AO Spine Textbook

Comprehensive Overview on Surgical Management of the Spine

AO 脊柱外科学
脊柱外科手术精粹

原著 [美] Michael P. Steinmetz
　　 [美] Jeffrey C. Wang
　　 [美] Thomas E. Mroz

主译 李危石　罗卓荆

中国科学技术出版社
·北 京·

图书在版编目（CIP）数据

AO 脊柱外科学：脊柱外科手术精粹 /（美）迈克尔·P. 斯坦梅茨，（美）杰弗里·C. 王，（美）托马斯·E. 姆罗兹原著；李危石，罗卓荆主译 . — 北京：中国科学技术出版社，2022.3

书名原文：AO Spine Textbook：Comprehensive Overview on Surgical Management of the Spine

ISBN 978-7-5046-9380-8

Ⅰ . ① A… Ⅱ . ①迈… ②杰… ③托… ④李… ⑤罗… Ⅲ . ①脊柱病—外科学 Ⅳ . ① R681.5

中国版本图书馆 CIP 数据核字 (2021) 第 251189 号

著作权合同登记号：01-2022-0390

Michael P. Steinmetz, Jeffrey C. Wang, Thomas E. Mroz

AO Spine Textbook: Comprehensive Overview on Surgical Management of the Spine

978-93-86056-95-5

Copyright © 2020 by Jaypee Brothers Medical Publishers (P) Ltd

All rights reserved.

Originally published in India by Jaypee Brothers Medical Publishers (P) Ltd

Chinese (in simplified character only) translation rights arranged with Jaypee Brothers Medical Publishers (P) Ltd through Mc-Graw-Hill Education (Asia)

本书封面贴有 McGraw-Hill Education 公司防伪标签，无标签者不得销售。

版权所有，侵权必究。

策划编辑	丁亚红　焦健姿	
责任编辑	丁亚红	
文字编辑	史慧勤　方金林	
装帧设计	佳木水轩	
责任印制	徐　飞	

出　　版	中国科学技术出版社	
发　　行	中国科学技术出版社有限公司发行部	
地　　址	北京市海淀区中关村南大街 16 号	
邮　　编	100081	
发行电话	010-62173865	
传　　真	010-62179148	
网　　址	http://www.cspbooks.com.cn	

开　　本	889mm×1194mm　1/16	
字　　数	1070 千字	
印　　张	43.5	
版　　次	2022 年 3 月第 1 版	
印　　次	2022 年 3 月第 1 次印刷	
印　　刷	天津翔远印刷有限公司	
书　　号	ISBN 978-7-5046-9380-8 / R・2824	
定　　价	498.00 元	

（凡购买本社图书，如有缺页、倒页、脱页者，本社发行部负责调换）

译者名单

主　　审　陈仲强　刘忠军　邱　勇　袁　文

主　　译　李危石　罗卓荆

副 主 译　陈华江　海　涌　黄东生　刘　浩　周　跃　朱泽章

译 校 者　（以姓氏笔画为序）

丁　琛　丁红涛　王　辉　王贝宇　王文凯　王龙杰　王建喜　王建强

王雁秋　韦　峰　尹　鹏　邓智怀　甘　璐　田　滗　史本龙　付佳伟

朱泽章　刘　浩　刘玉增　刘雳邦玺　刘嘉斌　闫　煌　汤　宇　祁　敏

杜传超　李　沫　李　越　李危石　李朋飞　杨　晨　肖强强　吴秉超

张万前　张扬璞　张杨洋　陈华江　罗力文　罗卓荆　周　跃　周非非

孟　阳　胡宗杉　钟沃权　秦景豪　贾象元　夏　天　高文杰　郭新虎

海　涌　涂志鹏　黄心乐　黄正祺　黄东生　龚俊峰　梁伟时　梁战成

韩　渤　韩超凡　鲍虹达　解　放　臧法智　潘爱星

学术秘书　周非非

内容提要

　　本书引进自 JAYPEE 出版社，是一部全面系统、提纲挈领和深入浅出的脊柱外科经典著作，由来自各大国际机构的神经外科及骨科专家共同编写。书中内容涵盖脊柱退变、畸形、感染、肿瘤等多种疾病，从发病机制、诊断、治疗等多个角度进行了详细的阐述，同时配有大量影像照片和手绘插图，还论述了解剖学基础、生物力学及未来发展方向等临床医师重点关注的问题。本书内容系统，阐述简洁，图表丰富，贴近临床，可供所有脊柱外科医生及相关从业者阅读参考，亦可作为骨科医师、康复理疗师及医学生的实用案头工具书。

主译简介

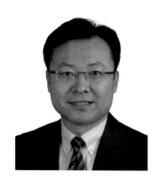

李危石

北京大学第三医院骨科主任、脊柱外科主任，骨与关节精准医学教育部工程研究中心主任，国家万人计划科技创新领军人才，主任医师、教授、博士研究生导师。中华预防医学会脊柱疾病防控专委会副主任委员兼脊柱退变学组组长，中国医师协会骨科分会委员兼副总干事，中国康复医学会骨质疏松预防与康复专委会副主任委员，北京医学会骨科学分会副主任委员，中国医药教育协会骨科分会脊柱学组副主任委员，中国医疗保健国际交流促进会骨科分会脊柱学组委员兼秘书，AO 脊柱中国教育官。先后承担国家科技部重点研发计划项目、国家自然科学基金项目等多项国家级和省部级科研项目。

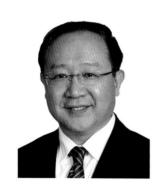

罗卓荆

空军军医大学西京骨科医院院长，全军骨科研究所所长，主任医师、教授，长江学者特聘教授，空军专业技术少将。AO 脊柱中国区主席，曾任两届 AO 脊柱亚太理事。中华医学会骨科分会第十届常委、基础研究学组组长，中国医师协会骨科医师分会副会长、基础研究学组组长，中国脊柱脊髓专业委员会副主任委员、脊柱专科医师培训工作委员会主委，中国生物医学工程学会组织工程与再生医学分会副主任委员，中国 3D 打印医疗器械专业委员会委员，APSS 亚太脊柱学会理事。长期从事骨科脊柱伤病的临床诊治和基础研究，承担了 973、863、国家重点研发计划项目、国家自然科学基金重点项目等课题，第一完成人获得国家科技进步二等奖，吴阶平 - 保罗杨森医学药学奖，享受国务院政府特殊津贴。

原书序一

　　本书是对脊柱外科文献著作的重大贡献，字里行间充分体现了 Malhotra 博士、Mroz 博士、Wang 博士和 Steinmetz 博士所付出的心血。本书将脊柱各个领域的知名专家都汇聚在一起，几乎没有遗漏，这是一项非凡的成就。这些专家就像交响乐队一样，充分调动和发挥出每个章节著者的优势，展现出令人震惊的一流水准。

　　书中收录了许多非常漂亮的插图。这些插图不仅做工精良，而且以一种极具教育性和启发性的方式呈现出来。每一章都排列整齐，每一页阅读起来都很流畅。AO Spine Textbook 可作为一部从头至尾通读的教科书，也可作为忙碌的脊柱外科医生的参考书。相信只要读者开始浏览此书，便会爱不释手。对许多读者来说，本书不可能被束之高阁。

　　尽管本书涵盖了许多非手术的内容，但总体聚焦于手术。因此，不管是外科医生还是对内科医生来说，都非常有意义和价值。

　　我很荣幸能够加入本书项目组，最终证实这是一项卓越的成就。请享受这部精心编排的著作。在未来的几年里，它将在许多人的书架上占据一席之地。

Edward C. Benzel MD
Emeritus Chair of Neurosurgery
Cleveland Clinic
Cleveland, Ohio, USA

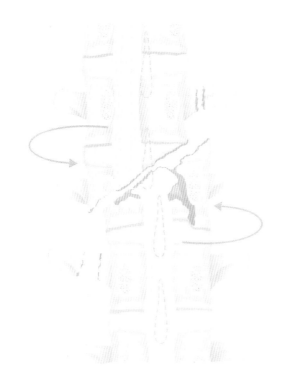

原书序二

　　脊柱外科不仅是骨科中发展最快的分支学科之一，而且也极具挑战性。如何实现精确的诊断，安排适当的检查，选择完美的治疗方式，而又不出现治疗过度或治疗不足的情况，仍然是脊柱外科领域的一大挑战。这些环节中的任何一个错误都可能导致非常糟糕的结局，通常被称为"腰椎手术失败综合征"。在文献中，这种综合征的发生率为3%～18%。如果不幸发生了这种情况，对患者及其家人和医生团队来说都是非常悲痛的。

　　过去的10年，我们共同见证了脊柱外科各个领域的巨大进步。外科医生在众多未经检验的诊断技术和手术方式的选择中常常会感到困惑。通常情况下，文献中指出了许多解决问题的成功方法，但外科医生必须从大量的现有方法中选择一种适合患者的解决方案。本书一定会在这一过程中给予外科医生帮助，因为它是一部对脊柱领域进行全面概述的著作。来自国际机构的顶尖骨科和神经脊柱外科医生将把重点放在体格检查、非手术治疗和手术治疗上。编著者们都是著名的脊柱外科医生，这部教科书自然承载着来自世界各地的集体智慧。此外，本书还配有精美的插图，便于阅读和理解。

　　祝贺 Michael P. Steinmetz、Jeffrey C. Wang 和 Thomas E. Mroz 出版了这部优秀的著作。本书将有助于实现 AO Spine 在世界各地改善脊柱外科教育水平的目标，我相信它将受到世界各地图书馆和脊柱外科医生的欢迎。

S. Rajasekaran MS FRCS MCh PhD
International Chair—AO Spine

译者前言

脊柱外科手术技术和理念日新月异，脊柱医生的临床诊治水平也不断提高。由于脊柱疾病的发病机制复杂，如何实现精准诊断和安全有效的手术治疗，一直以来都是医生面临的巨大挑战。因此，无论是对高年资医生还是年轻医生而言，全面系统地掌握脊柱外科相关疾病的基础知识和研究进展都至关重要。信息时代为医生们提供了更加便捷的知识获取方式。然而，许多医生学习新知识的方式从精读专业著作转变为只在网上阅读文献。这种方式虽然可以了解最新的研究进展，但却容易造成知识碎片化，缺乏系统性。

作为全球领先的国际学术组织、脊柱学术的领军机构，AO脊柱（AO Spine）一直致力于脊柱外科医生的教育工作，除了组织形式多样的学术活动之外，AO脊柱也组织编撰了许多优秀的专业著作。

本书由国际上众多知名的脊柱外科医生联合编撰，内容涉及脊柱退变、畸形、肿瘤、感染等多个领域。每一个章节都包含了疾病的发病机制、诊断方法和治疗策略，有助于读者全面了解和掌握脊柱疾病的诊断和治疗。本书的著者将脊柱外科的基础知识及最新进展与自己多年的临床经验结合在一起，为脊柱外科医生提供了一部高水平的教科书。

为了第一时间将新的专业知识系统地呈现在国内医生面前，AO脊柱中国区（AO Spine China）8个培训中心的专家联合编译了本书，同时由4位AO脊柱中国区前任主席担任本书主审。我们诚挚期望本书的中文翻译版能够帮助更多脊柱外科工作者学习和掌握最新的诊疗理念与技能。由于中外术语规范及语言表达习惯有所差别，书中可能存在偏颇或失当之处，恳请各位读者批评指正。

最后，感谢参与本书翻译工作的诸位译者和中国科学技术出版社的编辑人员，感谢他们付出的艰辛劳动，同时也要感谢广大读者朋友对我们工作的关注与肯定。

北京大学第三医院

空军军医大学附属西京医院

原著前言

　　我们很荣幸向读者推荐这部 *AO Spine Textbook: Comprehensive Overview on Surgical Management of the Spine*。本书全面覆盖了整个脊柱外科领域，为读者提供了最先进的一站式服务。不论是对医学生、实习医生，还是对经验丰富的外科医生都非常适用。

　　本书的内容从颈椎开始到骶椎结束，书末还集中介绍了脊柱护理和手术的前景。每一章都以病理学和生理学的讨论开始，接下来是诊断性检查，然后是外科治疗。专业章节则将焦点放在具体疾病上，如脊柱侧弯、畸形和肿瘤。

　　每一章均由该领域的权威专家撰写。他们能够带来最新证据，并将其与多年的经验相结合，每一部分都将提供从简单到最复杂疾病处理的完整讨论。

Michael P. Steinmetz

Jeffrey C. Wang

Thomas E. Mroz

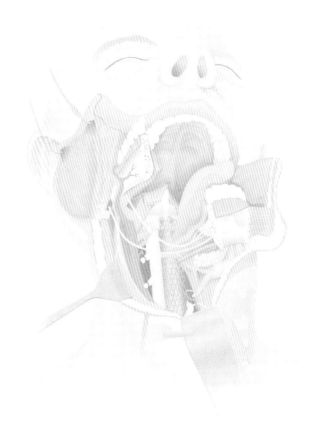

致 谢

感谢各位著者与我们一起踏上这段旅程，这是一条漫长的道路，但我们对最终的结果感到非常自豪。我们感谢印度新德里的 Jaypee Brothers 医学出版社。我们感谢 Nedup Denka Bhutia 女士和 Chetna Malhotra Vohra 女士为本书出版所做的不懈努力。我们也感谢 AO 脊柱对本书的支持和帮助。最后，我们还要感谢我们的导师、学员，以及现在和过去的合作者。

献 词

我想把这本书献给我的妻子和两个孩子。编写这样一本书是一项不知疲倦且耗时的工作。这些时间有很大一部分是从家庭活动中挤占出来的。作为一名编者，我不会忘记这一点，这本书是对他们的爱和支持的最好证明。

Michael P. Steinmetz

我想把这本书献给我已故的父亲，他是一位教育家和政治学领域的学者。他以身作则，领导、教育和凝聚了利益相关者，也是我们所有人都应该努力成为的人。他是影响和指引我生命的最重要的人。

Jeffrey C. Wang

我要感谢我的家人，在过去的 15 年里，他们用爱支持了我的事业。

Thomas E. Mroz

目　录

第三篇　颈

第四篇　胸

第五篇　腰　骶

第六篇 脊柱外科手术的未来趋势

第一篇

总 论
General Topics

第1章　手术相关解剖
Relevant Surgical Anatomy

Graham C Calvert　Michael J Beebe　Darrel S Brodke　著

解　放 **译**　李　沫 **校**

一、概述

正常人的脊柱包括 7 节颈椎（$C_1 \sim C_7$）、12 节胸椎（$T_1 \sim T_{12}$）、5 节腰椎（$L_1 \sim L_5$）、5 节融合的骶椎（$S_1 \sim S_5$）和"3~4"节融合的尾椎骨。脊柱有四个不同矢状曲度：颈椎和腰椎前凸（后方凹形），以及胸椎和骶骨 / 尾骨区域后凸（前方凹形）。评估矢状面的平衡应根据站立位 X 线片，从 C_7 椎体中心垂直向下画的一条线，正常应与 S_1 上终板后上角相交。矢状面平衡也取决于骨盆的形状和骶骨的倾斜（骶骨倾斜角）及骨盆的倾斜角，两者之和为固定的骨盆入射角。正常人脊柱的冠状面序列是直的。各种先天性、环境、特发性和退行性改变会导致偏离正常解剖结构。在处理脊柱畸形时，理解这些关系至关重要。

二、相关解剖

开展脊柱手术和设计切口时，特别是在前路手术，了解特定椎体平面的体表定位很重要。虽然这些位置时有变异，但它们仍然是识别深在脊柱位置的重要提示。腹侧，下颌角位于 $C_1 \sim C_2$ 水平，舌骨位于 C_3 水平，甲状腺软骨位于 $C_4 \sim C_5$ 水平，环状软骨和颈动脉结节位于 C_6 水平。隆椎对应于 C_7。T_3 位于腹侧胸骨柄、背侧肩胛骨水平。T_7 对应于腹侧剑突和背侧肩胛骨下角水平。脐位于 T_{10} 水平，而髂嵴位于 L_4 水平的后方。其他重要定位包括 L_1 水平对应脊髓末端和脊髓圆锥的起点，$L_3 \sim L_4$ 水平对应主动脉分叉，L_4 水平对应腔静脉的分叉。

三、脊柱骨

（一）颈椎骨

颈椎由 $C_1 \sim C_7$ 7 块椎骨组成，从颅底到胸椎呈脊柱前凸排列垂直堆叠。颈椎的主要功能是为颅骨提供支撑和运动，同时容纳脊髓、神经根和椎动脉通过。C_1 和 C_2 分别被称为寰椎和枢椎，具有独特的解剖学特征和功能。C_3 到 C_7 形成下颈椎，并且更均一，具有经典的颈椎解剖结构，但是 C_7 作为颈胸过渡区可能略有变异。

寰椎是枕骨和颈椎之间连接的最头侧椎骨。无椎体和棘突，由前弓、左右侧块、横突和后弓组成。后弓是后路手术中遇到的第一个结构，可能有 5% 的患者没有后弓[1]。在 12%~19% 的人群中，可能会出现后弓延长，包绕椎动脉[2-4]。必须在手术前进行检查以排除这些异常，避免意外损伤硬膜囊和椎动脉。后弓包含后结节，即项韧带的附着部位，此处椎管面积较大，平均矢状径为 23mm [5]。寰椎的横突有前结节和后结节，是颈部肌肉的起止点。横突有横突孔，容纳上行的椎动脉。上方的侧块包含两个向上的凹面，与枕骨髁形成寰枕关节。侧块的下表面包含两个下关节突，它们与枢椎的上关节突形成寰枢关节。前弓包含前结节、前纵韧带和颈长肌附着点。前环有一个向后的关节面，覆盖着透明软骨，与枢椎的齿突相关节。

枢椎是第二颈椎，椎体更典型，椎间盘和小关节在尾侧与 C_3 关节，通过齿突、侧块一起与 C_1 关节。棘突是从后路手术首先遇到的结构。通常很大，分叉，有时透过皮肤可以触摸到。枢椎椎板也较大，并向两边和尾侧倾斜。峡部由侧块和椎板上部的连接形成，与椎弓根汇合，向中间倾斜 30°，向头侧倾斜 20°，将后部骨质连于椎体 [6]。C_2 峡部易因过伸载荷而骨折，称为"上吊者骨折"。横突较短，有容纳椎动脉的横突孔，椎动脉走行曲折穿过峡部区域，这将在本章后面详细描述。横突孔的位置是可变的，需要在术前仔细检查，植入内固定前规避靠内或"高跨"椎动脉（图 1-1）。侧块包含两个上凹面和下凸面，以便于与寰椎发生旋转和与 C_3 椎体发生屈伸。

下颈椎椎骨解剖结构比较典型且一致（图 1-2）。此段颈椎椎体不同于下段椎体的显著特征是横突孔和棘突。C_3～C_6 横突中孔是椎动脉上行的通道。钩突是椎体上终板向头侧的延伸，与上位椎体的下终板相关节。椎体的前下边缘通常会有骨赘而突出于椎间盘的前缘，在椎间盘切除术中可切除以利到达椎间盘。侧块包括上下关节突，前部以椎弓根为界，后部以椎板为界，是颈椎后部固定常用的固定点。椎弓根将后方骨连接于椎体。下颈椎的棘突很小，分叉，通常不能从

外部触及。它们直接位于相应的椎骨后面，向后突出，略低于椎骨。

第 7 颈椎是一个过渡阶段，与上面略有不同。它有一个更突出且通常可触及的棘突，也称隆椎。关节突更为倾斜，类似于胸椎。C_7 椎弓根的直径比其他颈椎骨大，并且向后内侧和向下倾斜。C_7 的横突较短，横突孔通常没有椎动脉走行。偶尔横突的前突会发展成肋骨，称为颈肋。

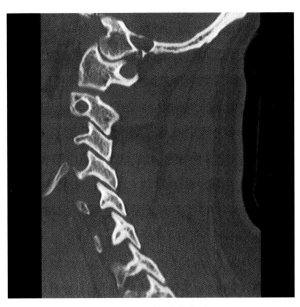

▲ 图 1-1　椎动脉高跨

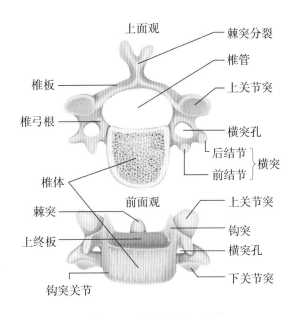

▲ 图 1-2　典型的枢椎下颈椎

（二）胸椎骨

胸椎由 $T_1 \sim T_{12}$ 12 块椎体组成，后凸排列，具有肋凹，用于与肋骨成关节。一般来说，由于这些关节存在，胸椎比颈椎或腰椎更僵硬。$T_2 \sim T_8$ 被认为是典型的胸椎，特征较一致。T_1 和 $T_9 \sim T_{12}$ 被视为过渡区，分别具有颈椎和腰椎的一些特征。胸椎的功能是为肋骨提供锚定支撑，保护脊髓，并传递轴向载荷。

典型胸椎的椎体呈肾形，前后直径大于内侧外径（图 1-3）。由于主动脉搏动，椎体的左侧可能呈偏扁平形。椎体的尺寸随着下移而增大。后上缘形成椎弓根，而上胸椎椎体的后外侧缘有相应的上、下肋关节凹，用于与肋骨头连接。T_{11} 和 T_{12} 椎体每侧只有一个肋凹。

胸椎椎弓根具有椭圆形的横截面外观，高度大于宽度，并且高度向尾侧递增。然而，椎弓根

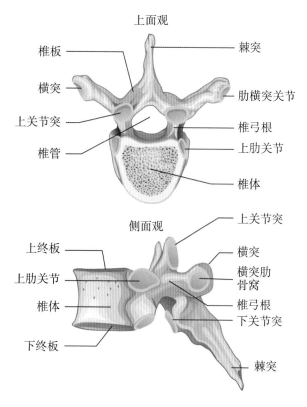

▲ 图 1-3　典型胸椎

的宽度并不遵循这种模式，这对植入内固定很重要。T_1 和 T_2 及 T_{11} 和 T_{12} 椎弓根较宽。$T_3 \sim T_6$ 水椎弓根横径最小。在一项 50 具尸体脊柱的研究中，记录了椎弓根横径，确定 T_6 最小，男性平均 3.0mm，女性平均 3.5mm。T_1 平均值女性为 6.4mm，男性为 7.3mm。T_{12} 最大，女性为 7.2mm，男性为 7.4mm [7]。椎弓根的轴面角度向尾侧而减小。T_1 约内倾 25°，T_2 15°，$T_3 \sim T_{10}$ 5°～7°，T_{11} 和 T_{12} 几乎没有内倾。内侧椎弓根的皮质壁略厚于外侧。

胸椎棘突起源于椎板，向后突出，尾倾。T_1 和 T_2 的棘突比其余椎体更长，更明显。胸椎的横突在前缘有一个凹面，与同一肋骨的肋结节相关节，也与椎体的上肋凹相连接。与颈椎和腰椎典型的椭圆形相比，胸椎的椎管更圆。胸椎的椎管直径也要小得多，只有 15～17mm [8]。因而创伤、占位或椎间盘突出导致的椎管直径的轻微变化都可能会导致严重的脊髓损伤。

上关节突呈椭圆形，略凸，从椎板上方与椎弓根的交界处发出，面朝背侧，略偏上外侧。下关节突自椎板下端发出，与下位上关节突相关节，呈瓦片状重叠。胸椎小关节的冠状面和略微倾斜的方向有助于抵抗椎间剪切力、压缩力和椎间扭转 [9, 10]。它还有利于侧屈和屈曲，同时限制旋转 [11]。

（三）腰椎骨

腰椎正常由 5 个最尾侧可活动的椎体组成，位于胸椎和尾椎之间。虽然脊柱分节在人体上大体一致的，但在 $T_{12} \sim L_1$ 和 $L_5 \sim S_1$ 的过渡区有一些变化。大约 12% 的人表现出 $L_5 \sim S_1$ 的正常移行解剖学变异，大约 1.8% 的人表现出 S_1 节段的完全腰化（有时被称为 L_6），而其他人则表现为 L_5 节段的骶化 [12, 13]。在胸腰椎过渡区，一些患者

图中标注：上面观、椎板、横突、上关节突、椎管、棘突、肋横突关节、椎弓根、上肋关节、椎体、侧面观、上终板、上肋关节、椎体、下终板、上关节突、横突、横突肋骨窝、椎弓根、下关节突、棘突

还会有 L_1 节段发出的一根短肋。

正常腰椎曲度起自 S_1 上终板，仰卧位的曲度为 42°～45°，站立位的曲度为 50°～53°。腰椎的前凸曲度在腰骶部尤为明显，楔形的 L_5～S_1 椎间盘和 L_5 椎体平均形成 16° 的前凸。

腰椎无横突孔、肋关节凹、节段间融合，是最大和最有力的骶前动力椎（图 1-4）。每个椎体由一个坚实的椎体组成，椎体后方有一个神经弓，用以保护脊髓圆锥和马尾神经。神经弓由一对椎弓根、一对椎板、四个关节突、两个横突和一个棘突组成。由于遗传或环境因素导致的先天性或发育变异，腰椎数量可有变化。

腰椎的椎体比颈椎或胸椎大得多。轴位呈芸豆状，前凸后凹。各椎体的宽度大于深度，椎体前后径比从 L_1～L_5，自 1.22 左右增加到 1.43 左右 [14]。冠状面椎体平均宽度从 L_1 到 L_5 逐渐增大，而各节段的上终板宽度均小于下终板的宽度 [14, 15]。椎体的前后径从 L_1 到 L_5 逐渐增大。矢

状位，同一椎体的上下终板前后径近似。上下终板之间的外、前骨皮质内凹，后骨皮质形成神经弓。椎体的上下终板如同未融合的椎骨，覆盖着透明软骨和坚固的软骨下骨。终板边缘有一块无软骨的骨区，称为环状隆起，是椎体的次级骨化中心。环状突起是间盘上的 Sharpey 纤维的锚定点。椎体后面有一个或多个滋养孔、动脉入口和椎静脉出口。

腰椎后外侧椎体的头侧边缘附近发出较粗的椎弓根，构成神经弓的底部。椎弓根含有腰椎最坚固的骨成分，内侧壁较外侧皮质厚 1.5～2 倍 [16]。椎弓根下凹皮质作为各节段标记神经根的椎间孔的头侧边界，而椎弓根上皮质作为上方神经根孔的尾侧边界。椎弓根内侧壁皮质层厚度是腰椎内壁皮质厚度的 1.5～2 倍，椎弓根下方凹陷是该节段椎间孔穿出脊神经的上界，而椎弓根的上方皮质是上位椎间孔的下界。

了解腰椎椎弓根的大小、方向和毗邻骨性结构对于安全徒手置钉至关重要。过去有报道螺钉破壁率为 1.8%～54.7%，0%～7% 的患者会出现相应的神经系变异 [17]。了解解剖形态可使医师能够选择正确的螺钉进针点、螺钉长度、直径和方向，从而最大限度地减少不良置钉率。

腰椎椎弓根一般是除骶椎外最宽的。L_1 椎弓根外侧皮质沿短轴的平均宽度（峡部宽度）为 8.5mm，在 L_5 椎弓根内侧皮质宽度增加到 13.3mm，内皮质峡部宽度也从 L_1 的 4.6mm 增加到 L_5 的 7.9mm [16]，因而腰椎椎弓根内常可放置 6.0～7.5mm 直径螺钉 [18-21]。

L_1 节段椎弓根的平均内倾角约为 7° [16, 21]。椎弓根外翻角在 L_2、L_3、L_4 和 L_5 分别增加到 8°、13°、20° 和 32°（图 1-5）。椎弓根倾斜角从 L_1～L_5 仅从 2.4° 轻微下降到 1.8°，外科医生可以使用侧位透视图像上的终板来预测椎弓根螺钉在

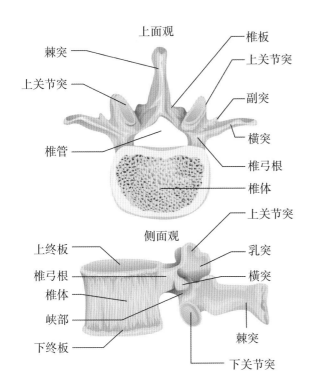

上面观

棘突
上关节突
上关节突
椎管
椎弓根

椎板
上关节突
副突
横突
椎弓根
椎体

侧面观

上终板
椎弓根
椎体
峡部

上关节突
乳突
横突
棘突
下关节突
下终板

▲ 图 1-4　典型腰椎

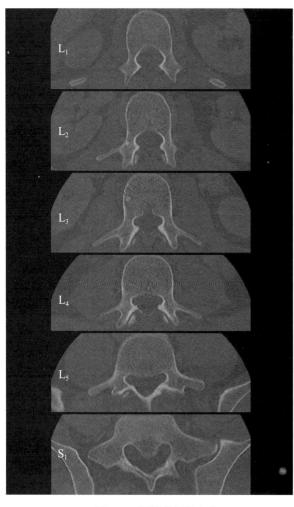

▲ 图 1-5 腰椎椎弓根方向

颅尾平面上的方向[21]。置钉必须考虑椎弓根方向，特别是下腰椎，因为缺乏足够的内倾通常会导致外侧壁破损。此外，适当的置钉内倾角度可使拔出力提高 28% 以上[22]。

从椎弓根起始点到椎体前皮质的深度（椎弓根弦长）平均约为 51mm，在不同患者之间差异很大，但也仅略穿过椎体[16, 20, 21]。虽然腰椎椎弓根本身只贡献了该深度的 15～25mm，但它提供了高达 80% 的头尾侧硬度和大约 60% 的抗拔出力[14, 16]。

许多学者描述了通过神经弓表浅结构来确定椎弓根中心的方法[18, 23-25]。这对徒手置椎弓根钉非常重要。有学者建议上下关节突连线在横突中

点位置[23]，或"颈背处"即上关节突的侧下角[25]，或上关节突外侧缘与横突中线交点[24]。最近，Su 等提出了水平面峡部最内缘，垂直面横突中点向头侧 1mm 为进针点[18]。

椎弓根后方，形成神经弓的顶，椎板短而宽，与胸椎相比重叠较少。认识这一点有助于避免在显露过程中不经意穿透椎板间隙，造成硬膜损伤。

每个椎板的上部与各自的椎弓根相连，形成上关节突，在后缘有一个小的乳突。下关节突从椎板的下外侧发出。腰椎后路手术中要清楚每个椎体的关节突方向，避免损伤关节囊，引发失稳。上关节突垂直，凹向后内侧，而下关节突凸向前外侧。相邻椎骨的上下关节突构成关节突关节。

椎板位于同侧上下小关节之间，与椎弓根相连的部分，称为峡部，当椎板传递的能量进入椎弓根时，它会受到相当大的弯曲力。为了承受这些力，峡部皮质骨通常比腰椎中的其他板层骨厚[26, 27]。然而，在 4%～6% 的个体中，尽管皮质增厚，峡部并不足以承受传递的力，导致峡部疲劳和应力性骨折[28-30]。

椎板后交汇成四角形棘突。腰椎棘突几乎直向背侧，尾倾很小，沿其后缘和下缘增厚[31]。头侧 4 个腰椎棘突相似，第 5 个最小，顶点较圆、朝向下。

椎弓根与其椎板交界处向侧方突出的是扁平矩形的横突。上三个腰椎横突细长，向外略向后突出，长度依次增加。而 L4 横突的长度要短。第五横突的不同之处在于先向外，然后向上外，圆钝，较其他横突明显背倾[31]。每个横突在其近椎弓根处，后表面有一个小的不规则的骨隆起，称为 Luschka 副结节，或者副突[27, 32]。副突的形状和大小各不相同，从横突背面的普通隆起到明显

的变化多样的突出都有可能[27]。副突是横突后下根部唯一骨性标志，位于乳突的下外侧，中间有一个切迹为乳突副突沟。副突和乳突之间的背外侧有一条韧带即乳突副突韧带，脊神经后支内侧支走行。

与颈椎和胸椎一样，腰椎管背侧以椎板和黄韧带为界，腹侧以椎体、椎间盘和后纵韧带（PLL）为界，侧方以椎弓根和椎间孔为界。腰椎椎管近端呈椭圆形，尾端逐渐变为三角形。虽然大部被硬膜囊填满，但硬膜外间隙主要由一层薄薄的结缔组织填充，有时也被称为硬膜外膜。正常腰椎管的矢状面高度为 18～20mm，横截面积为 200～225mm²，屈曲时增加约 24mm²，伸展时减少 26mm[2, 33, 34]。Schonstrom 等提出症状性狭窄发生在小于 100mm² 或正中矢状面高度小于 10mm 的区域[35]。

神经根管是包含神经根的椎管的侧方沟，从神经根从鞘囊出现到从椎间孔发出[36]。它是由骨凹陷形成的，最初指向中间，然后向下，当神经离开椎管时，它容纳着神经。根管可分为椎间盘后段、椎弓根旁段和椎间孔段三部分。椎间盘后段是指神经在其神经孔出口上方穿过椎间盘的区域。椎弓根旁段，俗称侧隐窝，贯穿椎弓根内侧形成。椎间孔段由下位椎弓根形成，神经由此发出。

腰椎间孔的尸体研究中报道的椎间孔大小差异很大[34, 37, 38]。椎间孔的高度平均在 18～20mm，而矢状面高度平均为 8～9mm。这些参数形成 70～130mm² 的骨性横截面积，这明显大于非骨性区域的横截面积，正常脊柱中也是如此[38]。Hasegawa 报道椎间孔高度低于 15mm 的 5 个标本中有 4 个明显狭窄，椎间盘后方高度低于 4mm 的 10 个样本中有 8 个样本明显狭窄[37]，后一结论与 Inufusa 等的类似研究中一致[34]。他

们报道说，在椎间盘后方高度、椎间孔中间宽度、椎间孔横截面积较小的尸体中，存在显著的狭窄。

（四）骶尾骨

骶骨呈三角形，由 5 块融合的骶椎组成，骶骨的功能是将载荷从动态的骶前脊传递到骨盆带，然后传递到下肢。虽然骶骨通常是一个单一的融合结构，外科医生需观察每个骶骨节段的独特标记以避免意外的神经损伤。

在前方，纵向突起代表融合的骶体，其上部的最大部分被称为骶骨角。沿着这个突起，横向的顶点代表骨化或残存的椎间盘。前纵韧带和后纵韧带的终末纤维附着在第一骶椎的腹侧和背侧[31]。在后方，一系列的中线隆起代表依次变小的棘突。每一层的椎板内侧融合，横向突起融合形成侧块。在融合的椎板和横突之间形成一组前孔和后孔，分别走行神经腹侧支和背侧支（图 1-6）。

在每个后孔的下内侧边缘附近，可见一个小的关节结节，代表融合的关节突关节[27]。连续的关节突结节系列构成了骶骨的中间嵴。在远侧，骶骨的外侧嵴由一系列纵向的横向结节组成，代

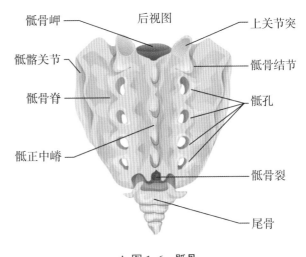

▲ 图 1-6　骶骨

表每个融合的横突的尖端。

脊柱外科医生对骶骨的上缘特别感兴趣，因为许多结构延伸到了 S_1 节段。骶骨上表面有一组后向和冠状朝向的关节面，即完整的 S_1 上关节突起。它们与 L_5 下关节突起一起形成 $L_5 \sim S_1$ 关节或腰骶关节。在上外侧，S_1 节段的横突比下方骶骨节段的横突延伸得更远，形成了骶骨翼。

第 5 个骶骨椎板在中线不融合，形成骶裂孔。在骶裂孔外侧缘，S_5 节段的下关节突形成角，与 3～4 个融合的尾骨节段相连。

腹侧，骶骨翼外侧与髂骨内侧关节。第 2～4 骶骨的侧块是梨状肌的起点。第 5 节的侧缘支撑尾骨的起点。

背侧，第 4 节和第 5 节的外侧为臀大肌内侧的附着点。在第 1～4 背孔的内侧和中间，为多裂肌骶骨起点，其周围有竖脊腱膜附着。

就脊柱的整体矢状排列而言，骶骨起着至关重要的作用。为了评估和治疗整体矢状面畸形，外科医生需理解骶骨的正常和病理排列。需要评估骶骨倾斜角、骨盆倾斜角和骨盆入射角三个重要参数才能完全理解骶骨排列（图 1-7）。骶骨

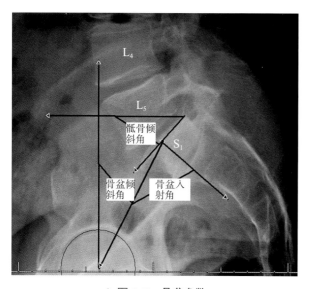

▲ 图 1-7 骨盆参数

倾斜角是指 S_1 上终板与水平线之间的夹角。骨盆倾斜角是垂直线与连接股骨头中心和 S_1 上终板中心的直线之间的夹角。这两个参数是可变的，并且彼此成反比例关系。骨盆入射角是在垂直于 S_1 上终板的直线与股骨头中心点和 S_1 上终板中心之间的直线之间形成的角度。骨盆入射角是一个固定参数，可以用骶骨倾斜角和骨盆倾斜角的总和来计算。正常无症状成人骨盆入射角为 $55° \pm 10.6°$。骨盆入射角与腰椎前凸之间的相关性已经被广泛研究[39]。一般来说，骨盆入射角高的患者通常具有偏垂直的骶骨和较高的腰椎前凸。相反，骨盆入射角低的人通常骶骨较平，腰椎前凸较少。在任何畸形手术前，考虑这些关系是评估矢状面平衡的关键。

虽然尾骨不提供结构性支撑，但它可以作为多块肌肉的附着点。臀大肌附着在背侧表面，肛提肌和肛门括约肌附着在顶端，尾骨附着在外侧缘。

四、脊柱关节

（一）颈椎的特殊关节

寰枕关节承担颈椎总屈伸活动度的 25° 或 50%[6]。枕骨髁呈圆形，与寰椎的杯状上关节面形成球窝结构。寰椎关节面的侧面陡峭，以容纳枕骨髁而防止侧向移位。

寰枢关节由两个外侧关节和一个正中关节组成，承担 50% 的颈椎旋转运动。正中关节为双关节，即齿突前部与寰椎前弓的后表面关节、横韧带的前面与齿状突的后面关节。寰椎横韧带是寰枢关节的主要稳定结构。它横跨寰椎后弓，上下伸展为十字韧带。横韧带平均长 21.9mm，宽 6～7mm，能承受 350N 的载荷[40-42]。韧带前表

面覆盖纤维软骨，以便于与齿突的动态枢轴相互作用。这条韧带因外伤断裂可能导致寰枢不稳定和齿突向脑干方向移位。在唐氏综合征等疾病中，韧带容易先天松弛，在类风湿关节炎等疾病中，韧带容易出现慢性松弛。

寰枢关节的次级稳定结构是翼状韧带和覆膜。翼状韧带是一对将齿突上部连接到颅底的韧带。它们不仅稳定，而且限制了寰枢关节向对侧的旋转和侧屈。当横韧带断裂时，这些韧带成为寰枢关节的主要稳定结构，并具有承受 200N 载荷的能力[42]。

覆膜是位于十字韧带背侧的宽阔的层状韧带，头侧附着于颅底，尾部与后纵韧带连续。它也是寰枢关节的次级稳定结构，最大能够承受76N 的负荷[43]。寰枢关节的小关节由寰椎下方朝尾侧的自内向外的下关节突和枢椎向上的自外向内的上关节突组成。关节面呈圆弧形以实现旋转运动（图 1-8）。在寰枢关节运动时，这些关节的关节囊也起到了维持稳定作用。

（二）椎间关节和椎间盘

在任何两个椎骨的交界处，有三个关节控制运动：椎间关节（椎间盘 / 终板复合体）和两

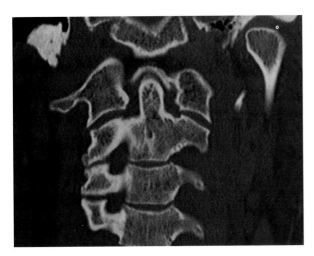

▲ 图 1-8　寰枢椎关节

侧关节突或小关节。首先最大的是椎间关节。椎间关节不仅允许椎间的多方向运动，而且还能吸收和传递大的重复性载荷。单个椎间关节由两个椎体终板和一个椎间盘组成。在两个终板之间，椎间盘由两个主要部分组成，髓核和纤维环，每一个在形态和功能上都高度分化。椎间盘的中心成分是富含蛋白多糖的髓核，占直径的50%～60%，而周围为富含胶原的纤维环，占其余的 40%～50%[44]。椎间盘内的主要成分是水，占体积的66%～86%，最大的浓度在髓核内，由内向外水浓度逐渐减少[44, 45]。剩余的椎间盘大部分由细胞外基质组成。成纤维细胞和软骨细胞约占椎间盘的1%[46]。神经和血管虽然存在于椎间盘中，但只延伸到椎间盘的外部几毫米[47]。

纤维环是椎间盘组织的外围，其高度组织化的结构提供了很高的抗拉强度。它由一系列15～25 个同心的板层环状结构组成[48]。每个板层厚 0.1～0.5mm，由平行的胶原纤维组成，与垂直轴成 60° 角排列，在相邻的板层环之间从左向右交错排列。外环的大部分由 I 型胶原组成，还有部分胶原纤维嵌入终板，另一些胶原纤维与前纵韧带和后纵韧带的膜、纤维融合。在内环，到达髓核前逐渐过渡为 II 型胶原[49]。内环胶原纤维嵌入矿化终板[50]。弹性蛋白纤维与板层胶原纤维一起有吸收径向载荷的作用，弹性蛋白纤维约占环干重的2%，外缘密度增加[51]。弹性蛋白纤维不仅与板层胶原纤维平行走行，还将相邻的胶原纤维连接在一起。以吸收径向载荷，防止在扭转应力作用下的分离[52]。最后，纤维环含有多种其他结构糖蛋白，如纤维连接蛋白、层粘连蛋白和张力蛋白[53]。

椎间盘中心是无定形的髓核组织。与系统地产生 I 型和 II 型胶原的纤维环细胞不同，髓核细胞只产生不规则的 II 型胶原，用于连接蛋白多糖

聚集体 [49]。蛋白多糖聚集体是由硫酸软骨素和硫酸角质蛋白的糖胺多糖（GAG）链共价结合到多肽核心蛋白上形成的 [54]。带负电荷的 GAG 侧链吸引阳离子，实现高保水性。这些带负电荷的侧链也与其他基质分子和可溶性因子相互作用。髓核内胶原和蛋白多糖的不规则模式允许通过变形而吸收较大的轴向载荷。很大一部分力量从轴向转换为径向，并分散到纤维环中。椎间盘对能量的径向耗散在后环上产生 $60\sim80kg/cm^2$ 的负荷，是后纤维环撕裂和髓核突出的生理基础 [55]。

终板由覆盖着一层薄薄的透明软骨的皮质骨组成，平均厚约 0.6mm，向中心则偏薄 [56]。终板对于椎间盘的健康是必不可少的，因为髓核营养来源于终板的渗透而非外纤维环。老年人软骨钙化，渗透作用减弱，椎间盘因营养不足而发生退变 [57]。终板对维持关节在牵拉和旋转中的稳定也很重要。位于终板外围的环状隆起是纤维环嵌入椎体的最稳定的板层。颈椎下终板在冠状面是偏凹，而相应的上终板偏凸。在胸椎和腰椎，上下终板都是略微凹陷的。行椎间盘手术融合或置换时，了解这一点是很重要的。

腰椎的椎间关节的轴向面积比腰椎前脊高，这是能吸收传递至腰椎间盘的较大载荷的必要特性 [27]。Nachemson 等在一系列研究中表明，腰椎间盘在坐位时承受的负荷大约是患者上半身重量的 3 倍 [55, 58]。这些负荷在站立位置时减少了约 30%，在仰卧位置减少了约 50%，在前倾位置增加了约 30%。结果显示，这些负荷导致组织学上显著的椎间盘退变，一般开始出现在男性年龄的 10—20 岁和女性年龄的 20—30 岁 [59]。至 50 岁时，超过 97% 的所有腰椎间盘退变，甚至在没有症状的患者中也是如此。

随着年龄的增长，纤维环和髓核之间的界限变得越来越模糊。髓核逐渐失去蛋白多糖，变得纤维化，保水性能丢失 [60]。同样，纤维环内的胶原组织变得松散，导致胶原和弹性蛋白网络不规则交错，容易裂开和破裂。这些过程解释了椎间盘负荷特性的变化，在轴向负荷下有降低高度和凸起的趋势 [61]。病理进展包括放射状撕裂、纤维化伴髓核突出或慢性椎间盘膨出并侵犯椎管。

（三）关节突关节

下颈椎关节突关节（关节突）是由朝头侧、向前向下的下关节突和朝上、向后向上的上关节突、关节囊和关节盘组成。解剖学研究表明，关节突关节平均宽度为 11mm，软骨厚度为 $0.4\sim0.9mm$，女性关节软骨厚度较薄 [62, 63]。这种差异在脊柱发生外伤时有意义。颈椎的小关节通常在横突的矢状面上成 45°，越往尾侧则趋于水平面。关节囊很坚固，在颈椎稳定性中发挥着重要作用，能够承受 61N 的载荷 [64]。White 和 Panjabi 证明在正常生理载荷下，切开后小关节囊会产生失稳，椎体平移超过 3.5mm [65]。

与颈椎相似，胸腰椎的小关节是真正的滑膜关节，关节表面有透明软骨，关节间隙由纤维囊包裹。在上、内侧，小关节囊与黄韧带混合。在关节的背侧，被膜厚约 1mm，最外层的纤维附着在距关节软骨边缘约 2mm 处 [66, 67]。背侧囊还有多裂肌的一些深层纤维加强 [27]，在上下端，关节囊更大而形成囊下袋，在完好的关节囊中由脂肪充填 [68]。

在功能上，腰椎的小关节承载了 3%～35% 的静态载荷和 33% 的动态载荷 [69-72]。关节突朝向，上关节突的凹陷和下关节突的凸起，可以允许屈伸，但限制了旋转和前移。腰椎的下关节突与下一腰椎的上关节突交互稳定。一般来说，腰椎小关节在轴位观察时是倾斜的，关节的形状呈 C 形或 J 形，凹向后方。从 $L_{1\sim2}$ 到 $L_5\sim S_1$，小关节的矢状面角度逐渐变小，而冠状面的角度逐渐变大，$L_1 \sim L_2$ 到 $L_5 \sim S_1$ 的矢状面夹角分别平均为 25°、28°、37°、48° 和 53°[73-75]。关节矢状方向增大，可能会减弱其对前向平移的保护，特别是在手术减压后，这是发生脊椎滑脱和孤立关节炎的危险因素[76-79]。类似地，关节间隙宽、关节高度低、短窄的关节突均证实是滑脱的独立危险因素[80]。

（四）脊柱韧带

从 C_2 到骶椎脊柱的功能单位由前纵韧带、后纵韧带、黄韧带、棘间韧带、双侧横突间韧带和棘上韧带韧带连接（图 1-9）[81]。除了黄韧带主要由弹性蛋白组成，其他韧带的主要成分都是胶原[27]（图 1-9）。

前纵韧带（anterior longitudinal ligament，ALL）起源于枕骨底部，沿椎体前方延伸至整个脊柱。解剖学上，椎体水平的 ALL 较宽，椎间盘水平的 ALL 较窄。ALL 的纤维与各椎体的骨膜、椎体前缘及各椎间盘的纤维环相连[82]。ALL 的深层纤维只连接上下两个椎体及其中的间盘，浅层的纤维可连接 3~5 个节段。从功能上讲，ALL

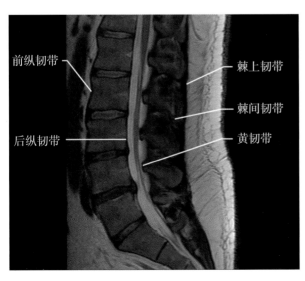

▲ 图 1-9　脊柱韧带

是一种坚韧的韧带，可限制脊柱过度背伸，可承受 590 N 左右的载荷[83]。

后纵韧带（posterior longitudinal ligament，PLL）位于椎体后方、脊髓前方。与 ALL 相反，PLL 在椎间盘水平附着点较宽，在椎体水平附着点较窄[81]。PLL 与椎体的连接强度低于 ALL 与椎体的连接强度。在颈椎椎间盘水平，PLL 与椎间盘后方中间纤维环连接紧密，但这种连接在钩突侧方位置变薄，使之成为颈椎间盘突出最常见的部位。PLL 在颈椎容易出现异常钙化，导致后纵韧带骨化（ossification of the posterior longitudinal ligament，OPLL）。据 Tsuyama 报道，OPLL 在亚洲人群中的发病率为 2.4%，在非亚洲人群中的发病率为 0.16%[84]。这是颈椎病的一种病因，选用哪种手术入路目前仍存在争议。

黄韧带（ligamentum flavum，LF）在拉丁语中是"黄色韧带"的意思，位于硬膜囊的正后方。它起源于上位双侧椎板的前下方，止于下椎板的后上侧。在解剖中，通常很难理解黄韧带的分布及特点，因为它看起来像一条横跨中线的韧带。它主要由弹性纤维组成，随年龄增长弹性纤维减少并可发生肥厚，偶见向脊髓突起，导致椎管狭窄。颈椎黄韧带最大载荷为 353N[83]。

棘间韧带（interspinous ligament，IL）是一种薄而弱的膜性韧带，位于棘突之间。它的功能是抵抗过度屈曲，在创伤情况下很容易撕裂。双侧横突间韧带位于横突之间，通常在解剖后外侧融合时会遇到并保留以利后外侧融合。

项韧带位于颈椎，棘突后方，与冈上韧带汇合。分两层，背侧的中缝和腹侧的中线有隔膜。中缝背侧是一层较厚的胶原组织，由上斜方肌、和下斜方肌之间的纤维形成，其牢固地附着在枕外隆凸的头侧和 C_7 棘突的尾侧。有部分与 C_6 棘突有少量附着，但与更头侧的棘突则没有附着。

腹侧正中由一条细长的结缔组织构成，从中缝背侧向前延伸，与近端的 $C_2 \sim C_6$ 棘突相连，并与棘间韧带和寰枕关节、寰枢关节膜汇合[85]。棘上韧带源于 C_7 的项韧带。连接棘突后端，相对延长了脊柱长度。最后，关节囊韧带围绕着每个关节突关节。棘上韧带、棘间韧带和关节囊韧带是后方韧带复合体的一部分，对维持脊柱稳定性起着重要作用。

五、神经解剖及毗邻

脊髓位于椎管内，共 31 对脊神经根。其中颈神经根 8 对，胸神经根 12 对，腰神经根 5 对，骶神经根 5 对，尾神经根 1 对。神经根通过椎间孔离开椎管。神经孔呈漏斗状，内侧入口狭窄，外侧出口较宽。神经根由硬脑膜鞘内的背根和腹根组成，占神经孔横截面直径的 $1/4 \sim 1/3$ [86]。颈椎神经根在同名椎弓根上方离开椎管。例如，C_1 神经根位于 C_1 环上方，C_2 神经根位于 C_2 椎弓根上方，以此类推。C_8 神经根是个例外，它位于 T_1 椎弓根上方，因为只有 7 个颈椎。胸椎和腰椎的神经根位于椎弓根的下方，这些椎弓根是以椎弓根的名字命名的。例如，T_1 神经根出在 T_1 椎弓根下方，T_2 神经根出在 T_2 椎弓根下方，以此类推到 L_5。

虽然脊髓圆锥（完整脊髓的尾侧）可终止于 T_{12} 和 L_3 之间的任何地方，但它通常终止于 L_1 和 L_2 之间，平均水平为 L_1 的中 1/3 [87]。女性、非洲裔美国人和老年人的脊髓圆锥比年轻的白人男性的圆锥终止的位置略远一些[88]。

在圆锥的远端，马尾神经的根束并不是随机分布的，而是由蛛网膜内陷固定在适当的位置[89, 90]。鞘囊内的根束呈重复的层状结构，类似于脊髓束中的神经纤维，其中骶神经根位于背内侧面，这些使得下一个出行根位于最外侧。每个神经根由 $2 \sim 12$ 根神经支在鞘囊内形成[27, 91]。$L_1 \sim L_5$ 的神经根从硬膜囊的外侧依次发出，在硬膜内，与垂直方向成 40° 的夹角向下外侧发出。在骶 1 椎体水平，突然增加到 68° 左右，每个下位骶根的外展角度都进一步增加。这是由于在发育过程中，由于脊椎比脊髓的生长快，导致脊髓偏头侧移动[92]。

当某一节段的脊神经背根和腹根离开硬膜囊时，紧贴在椎弓根的下内侧表面。当神经穿过椎间孔时，背根神经节可直接位于椎弓根的下方，有时甚至位于椎间盘的外侧[93]。在椎弓根的外侧，神经根汇合形成脊神经，然后在离开椎间孔时立即分叉成较大的腹侧支和较小的背侧支。

在椎管内，硬膜囊和神经根袖被硬膜韧带或脑膜脊椎韧带固定在椎体上[27]。这些韧带将硬膜囊固定到椎管的腹侧表面，直到其终点。终止水平从 L_3 的下 1/3 到 S_5 的上 1/3，终丝通常发出于 S_2 的上 1/3 [87]。

骨盆交感神经干由 5 个互联的骶神经节中的 4 个形成。上方与腰交感神经干相连，下方终止于尾骨前方的神经节内，可通过注射或神经阻滞来缓解骶尾部疼痛[94]。前两个骶神经节的分支形成下腹下神经丛，通过腹下神经与上腹下神经丛相连。其他几个分支在骶正中动脉上形成一个神经丛。

六、血管解剖

（一）颈椎

椎动脉是脑干和小脑的主要供血器官，构成 Willis 环，并在颈动脉受损的情况下为大脑的其余部分提供血液供应。它分为 4 个节段，即 $V_1 \sim V_4$ [95]。V_1 段横跨锁骨下动脉至 C_6 横突孔的起始点。V_2 段横跨 C_6 横突孔至 C_1 横突孔。V_3 段横跨 C_1 横突孔的出口点至枕大孔的入口点。V_4 段为颅内部分，动脉穿过硬脑膜，与对侧动脉汇合，形成基底动脉。在进行颈椎前路手术时，需对椎动脉的 V_2 段有很好的了解。在这个区域，椎动脉位于钩突的侧方，恰好在椎体中 1/3 节段神经根的前面。Russo 的解剖学研究表明[96]，$C_3 \sim C_6$ 椎动脉与钩突之间的平均间隙为 1.3mm。$C_6 \sim C_3$ 椎动脉向内侧上升，与中线成 4° 夹角，在 C_3 处比 C_6 处略偏后[97]。因此，应注意在更尾侧进行前外侧减压。在 $C_6 \sim C_7$ 节段，椎动脉位于横突之间，然后进入 C_6 横突孔。在这个水平上，对颈长肌进行广泛的侧向解剖可能会有损伤动脉的风险。综上所述，在进行前路手术时，进行术前影像学检查以确定椎动脉的进孔位置和走行是至关重要的，因为它们是可变的。在进行准备工作时识别钩突结构并保持在该结构内侧范围内是至关重要的。

在寰枢椎水平，椎动脉在进入枕骨大孔之前要经过一系列的曲折迂回。80% 的人群，椎动脉在 C_2 侧块上关节突下发生急性弯曲[98]。这种弯曲可以发生在侧块内侧较高的位置，被称为"椎动脉高跨"，在置入 C_2 椎弓根螺钉、峡部螺钉或 $C_1 \sim C_2$ 关节突侧块螺钉过程中容易受伤。研究表明，18%～20% 的人有"椎动脉高跨"[99, 100]。在从 C_1 横突孔出来后，椎动脉再次向内侧旋转 90°，并在 C_1 神经沟内沿着椎间盘后环的内侧边缘水平走行，然后再次向头侧转向枕大孔。在这一区域，椎动脉在减压或融合术的显露过程中特别容易受到损伤。Ebraheim 建议，应将 C_1 后弓的侧向减压范围限制为距后弓边缘 12mm，距弓上 8mm，以避免椎动脉损伤[101]。一种名为后桥（拉丁语"小后桥"）的骨桥可以在椎动脉穿过 C_1 处的沟槽时包裹椎动脉。这种解剖变异存

在于 15% 的人群中，在术前影像上识别这种异常是很重要的，因为在暴露时它可能被误认为后弓增宽，从而导致在 C_1 侧块置钉时椎动脉受到损伤[3]。

在行颈椎手术时，了解颈动脉的解剖也很重要，颈动脉是头颈部的主要供血动脉。它们纵行分布于颈部颈动脉鞘内，颈动脉鞘内还含有颈内静脉和迷走神经。该动脉在 C_3 或 C_4 水平分为颈外动脉和颈内动脉（internal carotid artery，ICA）。在颈椎前内侧入路中，可以触摸到鞘内颈动脉的搏动，这有助于识别这一结构，并将其牵拉至侧方，以避免受伤。在 C_1、C_2 经关节固定和 C_1 侧块固定时特别容易伤及颈内动脉，因为它靠近这些节段的前部。在一项解剖学研究中，Currier 等认为 C_1 与颈内动脉之间的最近距离为 2.8mm[102]。

（二）胸椎的血液供应

胸主动脉在胸椎左侧前外侧位置走行，横跨 $T_4 \sim T_{12}$ 节段。Kuklo 证实[103]，降主动脉在 T_{11}、T_{12} 节段尾端朝中线轻度偏移，平均离 T_{11} 椎体 2.8mm。在脊柱畸形患者中，进一步发现降主动脉在侧弯顶点（右胸侧弯）椎体左方的后外侧，但在 T_{11} 和 T_{12} 节段，降主动脉迅速移向中线，在穿过横隔膜的主动脉裂孔时，可能会产生拴系效应。在这些节段上进行内固定时，了解胸主动脉的位置对于脊柱畸形患者至关重要。

胸主动脉在每个水平发出成对的肋间动脉，主动脉偏左，故右侧肋间动脉比左侧长。肋间动脉绕过胸椎，在每根肋骨后方进一步分支为后支和脊支。后支进一步分为供应脊旁肌的内支和供应皮肤的外支。脊支进入椎孔，分支为分别与腹根和背根伴行的神经根前动脉和神经根后动脉。神经根前动脉持续并结合形成与脊髓前动脉吻合的前段髓动脉。脊髓前动脉在脊髓中央沟垂直走

行，提供脊髓前 2/3 的血供。神经根后动脉供应右、左脊髓后动脉，这些动脉也沿脊髓后外侧垂直走行，提供脊髓后 1/3 的血供。

Adamkiewicz 动脉是脊髓前段动脉中最大的一支，对脊髓前动脉的贡献最大。它通常源自左侧的 $T_7 \sim T_{12}$ 节段，其中 T_{10} 最常见[104]。尽管它只是众多节段动脉中的一条，但由于其直径较大，此血管单独受损可导致脊髓前动脉综合征。

（三）腰椎的血液供应

本章前面讨论过，$L_1 \sim L_4$ 每个节段的血液供应来自一对直接从主动脉发出的腰椎节段动脉。然而，L_5 和骶骨的血供来自髂腰动脉、骶正中动脉和骶骨外侧动脉，这是与近端腰椎不同的，值得特别注意。

髂腰动脉是髂内动脉背侧支的第一支。其路径始于闭孔神经背侧上方和腰骶干腹侧，腰骶干是腰椎和骶神经丛的连接处[105]。当它到达 $L_5 \sim S_1$ 椎间盘下缘的腰大肌内侧缘时，它分为髂支和腰支。

髂支下行供应髂肌。它与闭孔动脉的吻合供应髂骨，同时也发出分布于臀肌和腹肌的分支，然后与臀上动脉、旋髂动脉和旋股外侧动脉进一步吻合。

腰支在 $L_5 \sim S_1$ 椎间盘的后外侧表面继续上升，沿其路径供应腰大肌和腰方肌腰支与 L_4 段动脉吻合[106]，并联合向 $L_5 \sim S_1$ 椎间孔供应脊髓血管。

骶正中动脉起自其分叉处近端的背主动脉。它沿 L_4、L_5 椎体前方中线下行，发出与髂腰动脉腰支及骶外侧动脉吻合的分支。

骶外侧动脉是一组双侧上、下动脉。在 93% 的标本中，骶外侧动脉作为髂下动脉的第二背侧分支发出，其余 7% 则直接起自髂内[107]。在 51% 的标本中，这些动脉以共同主干发出，然后进一步分为上下两支，47% 的标本则是两条完全不同的动脉，骶上外侧动脉与骶正中动脉的分支吻合[108]，共同进入第一或第二骶前孔。下支穿过梨状肌前部和骶神经，到达骶前孔的内侧，由此下行，为第三和第四前骶孔分支。来自骶上、骶下外侧动脉的分支进入前孔，向骶管内供应营养，然后通过骶后孔向骶骨背侧与臀上、下动脉吻合，供应肌肉。骶外侧动脉还向梨状肌、尾骨肌、骶丛和直肠发出分支。

参 考 文 献

[1] Gehweiler JA, Daffner RH, Roberts L. Malformations of the atlas vertebra simulating the Jefferson fracture. AJR Am J Roentgenol. 1983;140(6):1083–6.

[2] Hong JT, Lee SW, Son BC, et al. Analysis of anatomical variations of bone and vascular structures around the posterior atlantal arch using three-dimensional computed tomography angiography. J Neurosurg Spine. 2008;8(3):230–6.

[3] Young JP, Young PH, Ackermann MJ, et al. The ponticulus posticus: implications for screw insertion into the first cervical lateral mass J Bone Joint Surg Am. 2005;87(11):2495–8.

[4] Hasan M, Shukla S, Siddiqui MS, et al. Posterolateral tunnels

and ponticuli in human atlas vertebrae. J Anat. 2001;199(Pt 3):339–43.

[5] Ebraheim NA, Lu J, Yang H. The effect of translation of the C1–C2 on the spinal canal. Clin Orthop Relat Res. 1998; 351:222–9.

[6] Xu R, Nadaud MC, Ebraheim NA, et al. Morphology of the second cervical vertebra and the posterior projection of the C2 pedicle axis. Spine (Phila Pa 1976). 1995;20(3):259–63.

[7] Scoles PV, Linton AE, Latimer B, et al. Vertebral body and posterior element morphology: the normal spine in middle life. Spine (Phila Pa 1976). 1988;13(10):1082–6.

[8] Masharawi Y, Salame K. Shape variation of the neural arch in the thoracic and lumbar spine: characterization

and relationship with the vertebral body shape. Clin Anat. 2011;24(7):858–67.

[9] Adams MA, Hutton WC. The effect of posture on the role of the apophysial joints in resisting intervertebral compressive forces. J Bone Joint Surg Br. 1980;62(3):358–62.

[10] Adams MA, Hutton WC. The mechanical function of the lumbar apophyseal joints. Spine (Phila Pa 1976). 1983;8(3):327–30.

[11] Masharawi Y, Rothschild B, Dar G, et al. Facet orientation in the thoracolumbar spine: three–dimensional anatomic and biomechanical analysis. Spine (Phila Pa 1976). 2004;29(16):1755–63.

[12] Bron JL, van Royen BJ, Wuisman PI. The clinical significance of lumbosacral transitional anomalies. Acta Orthop Belg. 2007;73(6):687–95.

[13] Mahato NK. Morphological traits in sacra associated with complete and partial lumbarization of first sacral segment. Spine J. 2010;10(10):910–5.

[14] Panjabi MM, Goel V, Oxland T, et al. Human lumbar vertebrae: quantitative three–dimensional anatomy. Spine. 1992;17(3).

[15] Masharawi Y, Salame K, Mirovsky Y, et al. Vertebral body shape variation in the thoracic and lumbar spine: characterization of its asymmetry and wedging. Clin Anat. 2008;21(1):46–54.

[16] Li B, Jiang B, Fu Z, et al. Accurate determination of isthmus of lumbar pedicle: a morphometric study using reformatted computed tomographic images. Spine (Phila Pa 1976). 2004;29(21):2438–44.

[17] Sedory DM, Crawford JJ, Topp RF. The reliability of the balltipped probe for detecting pedicle screw tract violations prior to instrumenting the thoracic and lumbar spine. Spine. 2011;36(6):E447–53.

[18] Su BW, Kim PD, Cha TD, et al. An anatomical study of the midlateral pars relative to the pedicle footprint in the lower lumbar spine. Spine (Phila Pa 1976). 2009;34(13):1355–62.

[19] Robertson PA, Stewart NR. The radiologic anatomy of the lumbar and lumbosacral pedicles. Spine (Phila Pa 1976). 2000;25(6):709–15.

[20] Chadha M, Balain B, Maini L, et al. Pedicle morphology of the lower thoracic, lumbar, and S1 vertebrae: an Indian perspective. Spine (Phila Pa 1976). 2003;28(8):744–9.

[21] Zindrick MR, Wiltse LL, Doornik A, et al. Analysis of the morphometric characteristics of the thoracic and lumbar pedicles. Spine. 1987;12(2):160.

[22] Barber JW, Boden SD, Ganey T, et al. Biomechanical study of lumbar pedicle screws: does convergence affect axial pullout strength? J Spinal Disord. 1998;11(3):215–20.

[23] Roy–Camille R, Saillant G, Mazel C. Internal fixation of the lumbar spine with pedicle screw plating. Clin Orthop Relat Res. 1986;203:7–17.

[24] Magerl FP. Stabilization of the lower thoracic and lumbar spine with external skeletal fixation. Clin Orthop Relat Res. 1984;189:125–41.

[25] Weinstein JN, Spratt KF, Spengler D, et al. Spinal pedicle fixation: reliability and validity of roentgenogram–based assessment and surgical factors on successful screw placement. Spine (Phila Pa 1976). 1988;13(9):1012–8.

[26] Krenz J, Troup JD. The structure of the pars interarticularis of the lower lumbar vertebrae and its relation to the etiology of spondylolysis, with a report of a healing fracture in the neural arch of a fourth lumbar vertebra. J Bone Joint Surg Br. 1973;55(4):735–41.

[27] Bogduk N. Clinical anatomy of the lumbar spine and sacrum. UK: Churchill Livingstone; 2005.

[28] Hadley LA. Fatigue fracture of the fifth lumbar neural arch; is spondylolysis a stress fracture? Clin Orthop. 1955;6: 110–3.

[29] Cavalier R, Herman MJ, Cheung EV, et al. Spondylolysis and spondylolisthesis in children and adolescents: I. Diagnosis, natural history, and nonsurgical management. J Am Acad Orthop Surg. 2006;14(7):417–24.

[30] Fredrickson BE, Baker D, McHolick WJ, et al. The natural history of spondylolysis and spondylolisthesis. J Bone Joint Surg Am. 1984;66(5):699–707.

[31] Standring S. Gray's anatomy. UK: Churchill Livingstone; 2008.

[32] Louyot P. [Comments on the accessory tubercle of the lumbar costiform apophysis (author's transl)]. J Radiol Electrol Med Nucl. 1976;57(12):905.

[33] Ullrich CG, Binet EF, Sanecki MG, et al. Quantitative assessment of the lumbar spinal canal by computed tomography. Radiology. 1980;134(1):137–43.

[34] Inufusa A, An HS, Lim T–H, et al. Anatomic changes of the spinal canal and intervertebral foramen associated with flexion–extension movement. Spine. 1996;21(21):2412–20.

[35] Schonstrom NS, Bolender NF, Spengler DM. The pathomorphology of spinal stenosis as seen on CT scans of the lumbar spine. Spine (Phila Pa 1976). 1985;10(9): 806–11.

[36] Vital JM, Lavignolle B, Grenier N, et al. Anatomy of the lumbar radicular canal. Anat Clin. 1983;5(3):141–51.

[37] Hasegawa T, An HS, Haughton VM, et al. Lumbar foraminal stenosis: critical heights of the intervertebral discs and foramina. A cryomicrotome study in cadavera. J Bone Joint Surg Am. 1995;77(1):32–8.

[38] Hasue M, Kikuchi S, Sakuyama Y, et al. Anatomic study of the interrelation between lumbosacral nerve roots and their surrounding tissues. Spine. 1983;8(1):50.

[39] Vialle R, Levassor N, Rillardon L, et al. Radiographic analysis of the sagittal alignment and balance of the spine in asymptomatic subjects. J Bone Joint Surg Am. 2005;87(2):260–7.

[40] Heller JG, Amrani J, Hutton WC. Transverse ligament failure: a biomechanical study. J Spinal Disord. 1993; 6(2):162–5.

[41] Dickman CA, Mamourian A, Sonntag VK, et al. Magnetic resonance imaging of the transverse atlantal ligament for the evaluation of atlantoaxial instability. J Neurosurg. 1991;75(2):221–7.

[42] Dvorak J, Schneider E, Saldinger P, et al. Biomechanics of the craniocervical region: the alar and transverse ligaments. J Orthop Res. 1988;6(3):452–61.

[43] Tubbs RS, Kelly DR, Humphrey ER, et al. The tectorial membrane: anatomical, biomechanical, and histological analysis. Clin Anat. 2007;20(4):382–6.

[44] Iatridis JC, MacLean JJ, O'Brien M, et al. Measurements of proteoglycan and water content distribution in human lumbar intervertebral discs. Spine (Phila Pa 1976). 2007;32(14):1493–7.

[45] Antoniou J, Steffen T, Nelson F, et al. The human lumbar intervertebral disc: evidence for changes in the biosynthesis and denaturation of the extracellular matrix with growth, maturation, ageing, and degeneration. J Clin Invest. 1996;98(4):996–1003.

[46] Roberts S, Evans H, Trivedi J, et al. Histology and pathology of the human intervertebral disc. J Bone Joint Surg Am. 2006;88 Suppl 2:10–4.

[47] Brodin H. Paths of nutrition in articular cartilage and intervertebral discs. Acta Orthop Scand. 1955;24(3): 177–83.

[48] Marchand F, Ahmed AM. Investigation of the laminate structure of lumbar disc anulus fibrosus. Spine (Phila Pa 1976). 1990;15(5):402–10.

[49] Chelberg MK, Banks GM, Geiger DF, et al. Identification of heterogeneous cell populations in normal human intervertebral disc. J Anat. 1995;186 (Pt 1):43–53.

[50] Nosikova YS, Santerre JP, Grynpas M, et al. Characterization of the annulus fibrosus–vertebral body interface: identification of new structural features. J Anat. 2012;221(6):577–89.

[51] Smith LJ, Fazzalari NL. Regional variations in the density and arrangement of elastic fibres in the anulus fibrosus of the human lumbar disc. J Anat. 2006;209(3):359–67.

[52] Yu J, Fairbank JC, Roberts S, et al. The elastic fiber network of the anulus fibrosus of the normal and scoliotic human intervertebral disc. Spine (Phila Pa 1976). 2005; 30(16):1815–20.

[53] Chan WC, Sze KL, Samartzis D, et al. Structure and biology of the intervertebral disk in health and disease. Orthop Clin North Am. 2011;42(4):447–64, vii.

[54] Jahnke MR, McDevitt CA. Proteoglycans of the human intervertebral disc. Electrophoretic heterogeneity of the aggregating proteoglycans of the nucleus pulposus. Biochem J. 1988;251(2):347–56.

[55] Nachemson ALF, Morris JM. In vivo measurements of intradiscal pressure discometry, a method for the determination of pressure in the lower lumbar discs. J Bone Joint Surg Am. 1964;46(5):1077–92.

[56] Roberts S, Menage J, Urban JP. Biochemical and structural properties of the cartilage end–plate and its relation to the intervertebral disc. Spine (Phila Pa 1976). 1989;14(2): 166–74.

[57] Urban JP, Smith S, Fairbank JC. Nutrition of the intervertebral disc. Spine (Phila Pa 1976). 2004;29(23): 2700–9.

[58] Nachemson A. The effect of forward leaning on lumbar intradiscal pressure. Acta Orthop. 1965;35(1–4):314–28.

[59] Miller JA, Schmatz C, Schultz AB. Lumbar disc degeneration: correlation with age, sex, and spine level in 600 autopsy specimens. Spine (Phila Pa 1976). 1988;13(2):173–8.

[60] Buckwalter JA. Aging and degeneration of the human intervertebral disc. Spine (Phila Pa 1976). 1995;20(11): 1307–14.

[61] Frobin W, Brinckmann P, Kramer M, et al. Height of lumbar discs measured from radiographs compared with degeneration and height classified from MR images. Eur Radiol. 2001;11(2):263–9.

[62] Yoganandan N, Knowles SA, Maiman DJ, et al. Anatomic study of the morphology of human cervical facet joint. Spine (Phila Pa 1976). 2003;28(20):2317–23.

[63] Francis CC. Variations in the articular facets of the cervical vertebrae. Anat Rec. 1955;122(4):589–602.

[64] Lee DJ, Winkelstein BA. The failure response of the human cervical facet capsular ligament during facet joint retraction. J Biomech. 2012;45(14):2325–9.

[65] Panjabi MM, White AA, Johnson RM. Cervical spine mechanics as a function of transection of components. J Biomech. 1975;8(5):327–36.

[66] Varlotta G, Lefkowitz T, Schweitzer M, et al. The lumbar facet joint: a review of current knowledge: part 1: anatomy, biomechanics, and grading. Skeletal Radiol. 2011;40(1): 13–23.

[67] Cyron B, Hutton W. The tensile strength of the capsular ligaments of the apophyseal joints. J Anat. 1981;132 (Pt 1):145.

[68] Giles LGF. Human lumbar zygapophyseal joint inferior recess synovial folds: A light microscope examination. Anat Rec. 1988;220(2):117–24.

[69] Nachemson A. Lumbar intradiscal pressure. Experimental studies on post–mortem material. Acta Orthop Scand Suppl. 1960;43:1–104.

[70] Grobler LJ, Robertson PA, Novotny JE, et al. Etiology of spondylolisthesis. Assessment of the role played by lumbar facet joint morphology. Spine (Phila Pa 1976). 1993;18(1):80–91.

[71] Lorenz M, Patwardhan A, Vanderby R, Jr. Load–bearing characteristics of lumbar facets in normal and surgically altered spinal segments. Spine (Phila Pa 1976). 1983;8(2):122–30.

[72] Yang KH, King AI. Mechanism of facet load transmission as a hypothesis for low–back pain. Spine (Phila Pa 1976). 1984;9(6):557–65.

[73] Taylor JR, Twomey LT. Age changes in lumbar zygapophyseal joints. Observations on structure and function. Spine (Phila Pa 1976). 1986;11(7):739–45.

[74] Van Schaik JP, Verbiest H, Van Schaik FD. The orientation of laminae and facet joints in the lower lumbar spine. Spine (Phila Pa 1976). 1985;10(1):59–63.

[75] Ahmed AM, Duncan NA, Burke DL. The effect of facet

geometry on the axial torque–rotation response of lumbar motion segments. Spine (Phila Pa 1976). 1990;15(5):391–401.

[76] Nagaosa Y, Kikuchi S, Hasue M, et al. Pathoanatomic mechanisms of degenerative spondylolisthesis: a radiographic study. Spine. 1998;23(13):1447–51.

[77] Dai L. Orientation and tropism of lumbar facet joints in degenerative spondylolisthesis. Int Orthop. 2001;25(1):40–2.

[78] Grobler LJ, Robertson PA, Novotny JE, et al. Etiology of spondylolisthesis. Assessment of the role played by lumbar facet joint morphology. Spine. 1993;18(1):80.

[79] Fujiwara A, Tamai K, An HS, et al. Orientation and osteoarthritis of the lumbar facet joint. Clin Orthop Relat Res. 2001;385:88–94.

[80] Masharawi Y, Dar G, Peleg S, et al. Lumbar facet anatomy changes in spondylolysis: a comparative skeletal study. Eur Spine J. 2007;16(7):993–9.

[81] White AA, Panjabi MM. Clinical Biomechanics of the Spine. Philadelphia: Lippincott–Raven; 1990.

[82] Francois RJ. Ligament insertions into the human lumbar vertebral body. Acta Anat (Basel). 1975;91(3):467–80.

[83] Devin Leahy P, Puttlitz CM. The effects of ligamentous injury in the human lower cervical spine. J Biomech. 2012;45(15):2668–72.

[84] Tsuyama N. Ossification of the posterior longitudinal ligament of the spine. Clin Orthop Relat Res. 198;(184):71.

[85] Mercer SR, Bogduk N. Clinical anatomy of ligamentum nuchae. Clin Anat. 2003;16(6):484–93.

[86] Tanaka N, Fujimoto Y, An HS, et al. The anatomic relation among the nerve roots, intervertebral foramina, and intervertebral discs of the cervical spine. Spine. 2000;25(3):286–91.

[87] Soleiman J, Demaerel P, Rocher S, et al. Magnetic resonance imaging study of the level of termination of the conus medullaris and the thecal sac: influence of age and gender. Spine (Phila Pa 1976). 2005;30(16):1875–80.

[88] Needles J. The caudal level of termination of spinal cord in American whites and American negroes. Anat Rec. 1935;63:417–24.

[89] Nauta HJ, Dolan E, Yasargil MG. Microsurgical anatomy of spinal subarachnoid space. Surg Neurol. 1983;19(5):431–7.

[90] Wall EJ, Cohen MS, Massie JB, et al. Cauda equina anatomy. I: Intrathecal nerve root organization. Spine (Phila Pa 1976). 1990;15(12):1244–7.

[91] Bouchard JM, Copty M, Langelier R. Preoperative diagnosis of conjoined roots anomaly with herniated lumbar disks. Surg Neurol. 1978;10(4):229–31.

[92] Villiger E, Piersol GA. Brain and spinal cord: a manual for the study of the morphology and fibre–tracts of the central nervous system. Philadelphia: J. B. Lippincott & Co.; 1918.

[93] Cohen MS, Wall EJ, Brown RA, et al. Cauda equina anatomy. II: Extrathecal nerve roots and dorsal root ganglia. Spine (Phila Pa 1976). 1990;15(12):1248–51.

[94] Foye PM, Buttaci CJ, Stitik TP, et al. Successful injection for coccyx pain. Am J Phys Med Rehabil. 2006;85(9):783–4.

[95] Heary RF, Albert TJ, Ludwig SC, et al. Surgical anatomy of the vertebral arteries. Spine. 1996;21(18):2074–80.

[96] Russo VM, Graziano F, Peris–Celda M, et al. The V2 segment of the vertebral artery: anatomical considerations and surgical implications. J Neurosurg Spine. 2011;15(6):610–9.

[97] Lu J, Ebraheim NA, Georgiadis GM, et al. Anatomic considerations of the vertebral artery: implications for anterior decompression of the cervical spine. J Spinal Disord Tech. 1998;11(3):233–6.

[98] Neo M, Matsushita M, Iwashita Y, et al. Atlantoaxial transarticular screw fixation for a high–riding vertebral artery. Spine. 2003;28(7):666–70.

[99] Paramore CG, Dickman CA, Sonntag VKH. The anatomical suitability of the C1–2 complex for transarticular screw fixation. J Neurosurg. 1996;85(2):221–4.

[100] Madawi AA, Solanki G, Casey ATH, et al. Variation of the groove in the axis vertebra for the vertebral artery implications for instrumentation. J Bone Joint Surg Br. 1997;79(5):820–3.

[101] Ebraheim NA, Xu R, Ahmad M, et al. The quantitative anatomy of the vertebral artery groove of the atlas and its relation to the posterior atlantoaxial approach. Spine (Phila Pa 1976). 1998;23(3):320–3.

[102] Currier BL, Maus TP, Eck JC, et al. Relationship of the internal carotid artery to the anterior aspect of the C1 vertebra: implications for C1–C2 transarticular and C1 lateral mass fixation. Spine (Phila Pa 1976). 2008;33(6):635–9.

[103] Kuklo TR, Lehman RA, Lenke LG. Structures at risk following anterior instrumented spinal fusion for thoracic adolescent idiopathic scoliosis. J Spinal Disord Tech. 2005;18 Suppl:S58–64.

[104] Hyodoh H, Shirase R, Kawaharada N, et al. MR angiography for detecting the artery of Adamkiewicz and its branching level from the aorta. Magn Reson Med Sci. 2009;8(4):159–64.

[105] Hassen–Khodja R, Batt M, Michetti C, et al. Radiologic anatomy of the anastomotic systems of the internal iliac artery. Surg Radiol Anat. 1987;9(2):135–40.

[106] Ratcliffe J. The anatomy of the fourth and fifth lumbar arteries in humans: an arteriographic study in one hundred live subjects. J Anat. 1982;135(Pt 4):753.

[107] Parsons F, Keith A. Sixth Annual Report of the Committee of Collective Investigation of the Anatomical Society of Great Britain and Ireland, 1895–96. J Anat Physiol. 1896;31(Pt 1):31.

[108] Poynter CWMC. Congenital Anomalies of the Arteries and Veins of the Human Body: With Bibliography. University of Nebraska; 1922.

第2章 脊柱临床生物力学：脊柱内固定的实践
Clinical Biomechanics of the Spine: The Nuts and Bolts of Spinal Instrumentation

Fernando Techy Edward C Benzel 著

解 放 译 李 沫 校

一、概述

判断脊柱是否失稳通常很难，因为这牵涉到相关解剖结构和受损程度。退变、肿瘤、感染、创伤和医源性因素均可以引起脊柱失稳。脊柱生物力学涉及诸多有争议的话题并且仍在不断发展。本章分为两个部分。第一部分探讨正常与病变脊柱基本的生物力学原理；第二部分聚焦关于颈椎和胸腰椎内固定的多项生物力学和临床相关研究。最终目标是协助临床医师在处理脊柱失稳时制定最佳的治疗策略。

二、颈椎

（一）颈椎生物力学

可以说，脊柱生物力学研究核心依赖于对脊柱失稳的理解。White 和 Panjabi 在其经典的生物力学教材中给出了最为广泛接受的脊柱临床失稳的定义，即生理负荷下，维持椎体间稳定关系能力的丧失，出现原发的或继发脊髓神经根损伤、

致残性畸形或严重疼痛[1]。引起脊柱失稳的原因包括退变、创伤、感染、肿瘤、医源性损伤或其他因素致脊柱结构破坏。诸多临床和生物力学研究业已开展，以期探究存疑的脊柱失稳，分析不同内固定系统的特点，最终帮助制订合适的临床治疗方案。

1. 上颈椎：稳定原则和生物力学证据

上颈椎的稳定性受局部特殊的骨与韧带解剖结构影响。Heller 通过在前后位施加致伤切力以测试寰椎横韧带的力学特性。2 具标本发生撕脱性骨折，在 11 具标本中，韧带自中部撕裂。平均最高载荷为 692N（220～1590N）。平均撕脱所需位移为 6.7mm（2～14mm）。该研究认为，寰椎与枢椎齿突关联的横韧带的前后向位移与其骨折密切相关。外力速度影响损伤类型（速度越大，越可能形成韧带损伤而非骨折）[2]。中部撕裂或齿突骨折引起横韧带 – 齿突复合体损伤，最明显失稳出现在屈伸位（42% 或 22°），其次为侧屈（24% 或 8°），旋转轴位发生率最低（5% 或 5°）[3]。翼状韧带研究也较多，其功能主要为限制轴向旋转。完全损伤会增加对向 15% 的轴位旋

转范围。与横韧带类似，翼状韧带损伤与外力速度有关，在 4°/s 时 13.6N·m 扭矩发生损伤，而 100°/s 时 27.9N·m 扭矩发生损伤[4]。影像学上，枕骨 – 寰椎间滑移超过 2mm 或旋转超过 5° 定义为枕骨 – 寰椎失稳。需指出患者之间存在显著差异，类风湿关节炎患者的指标应放宽。寰齿前间隙在成人超过 3mm，儿童超过 5mm 说明存在寰枢关节不稳。寰齿前间隙超过 5mm 一般认为存在横韧带损伤，超过 9mm 则横韧带、翼状韧带均失稳。寰枢间旋转超过 50% 也是影像学失稳的标志[5]。

2. 下颈椎：稳定原则和生物力学证据

1978 年，Panjabi 在颈部标本以 5kg 拉力递增直至出现前方或后方软组织损伤。他将前方结构失稳定义为：椎间盘层面移位超过 3.3mm 或旋转超过 3.8°。后方结构失稳为棘突间隙增宽超过 27mm 或轴向成角增加超过 30°[6]。

椎板和棘突作为后方稳定结构的重要附着点（棘间韧带和黄韧带）。Goel 开展一项标本研究提出，多节段椎板成形术后屈伸位活动度增加 10%[7]。而另一项标本研究表明，成形术后未出现失稳，而多节段椎板切除合并 25% 双侧小关节切除术后，各节段活动度均明显增加[8]。临床研究表明切除成人及儿童颈后方结构均会引起颈椎失稳[9, 10]。在最近的一项临床病例系列报道中，颈椎髓内肿瘤椎板切除后并未置入内固定。无内固定是为防止内固定在术后磁共振（MRI）检查中出现伪影而影响病灶检查。术后 52% 出现颈椎畸形，36% 出现颈椎失稳。16% 存在严重颈痛。失稳危险因素包括枢椎椎板切除（$P=0.02$）和手术时高龄（$P=0.05$）。多次手术与严重颈痛相关功能障碍相关（$P=0.01$）。该研究认为，只有 12% 患者会出现临床失稳，所有均需术后 MRI 检查。只有进展为临床失稳的患者需要重建稳定[9]。

Jane[107] 在一项回顾性病例系列研究中纳入 162 名行颈椎间孔切开术患者，随访 5 年以上。依据动力位片，有 8 名（4.9%）存在失稳，只有 1 名患者有症状，二次行颈前路椎间盘切除植骨融合内固定术（anterior cervical discectomy and fusion，ACDF）。30 名患者（20%）颈椎前凸丢失（10°），9 名有症状，4 名需行手术治疗[11]。

颈椎小关节和其关节囊对于颈椎稳定很重要。在经典标本研究中，Zdeblick 表明切除超过 50% 双侧小关节或双侧小关节囊会引起颈椎失稳[12, 13]。Voo 通过有限元分析证实，相同节段小关节切除超过 50% 时颈椎开始出现失稳[31]。屈伸位单侧关节突切除 75% 或 100% 时，稳定性也较双侧切除 50% 为佳。侧屈位和旋转位单侧切除 75% 稳定性较双侧切除 50% 差。各节段单侧切除 50% 比双侧切除 50% 活动范围小[14]。标本研究同样表明，双侧关节突完全切除稳定性下降 53%，单侧切除下降 32%[15]。

我们课题组率先开展序贯单侧关节突切除的生物力学标本研究。序贯双侧关节突或小关节囊切除已有报道并被用于推断单侧切除的结论。我们发现完整切除一个关节突也不会影响屈伸位稳定。侧屈位切除 75% 关节突颈椎仍保持稳定，切除 100% 则失稳。轴向旋转位，切除 75% 关节突增加 18% 活动范围，但无统计学差异（图 2-1）。切除 100% 活动范围显著增加。总之，如有限元分析结果，单侧切除关节突并未显著影响颈椎稳定，而单侧切除 75% 及以上在侧屈位和轴位上颈椎活动度明显增加。我们认为，单侧关节突切除并未如双侧切除引起颈椎失稳，切除 75% 以下颈椎各平面活动稳定性均未受明显影响[16]。

尽管前路非融合椎间盘切除术已经应用多年，目前认为前柱结构仍参与颈椎稳定，前路切除合并融合已成为公认的金标准治疗手段。Shulte

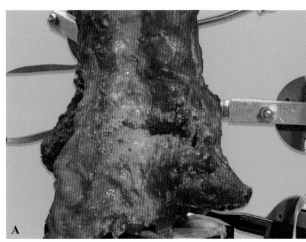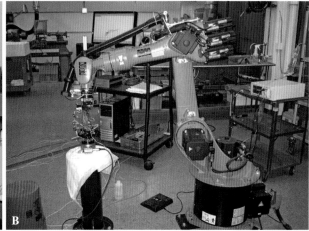

▲ 图 2-1　A. 标本 75% 单侧关节突切除；B. 6°机械臂测试生物力学

六向机械臂是一个多关节装置，可以实现 6 个不同方向运动。这些多轴运动由于附加自由度可以更好模拟脊柱运动。这个机械臂有六轴力 / 力矩传感器，测量三个主要方向轴的力（F_x、F_y 和 F_z）和力矩（M_x、M_y 和 M_z）

提出，$C_5 \sim C_6$ 切除后，椎间活动范围显著增加（屈位 66%，伸位 69%，侧屈 41%，轴位 40%）[17]。

（二）颈椎内固定的生物力学

1. $C_1 \sim C_2$ 后路内固定

$C_1 \sim C_2$ 经典的后路固定是绑线技术。目前更坚强的内固定装置提高了稳定性和融合率。在生物力学方面，Magerl 法经寰枢关节螺钉较绑线技术提高了约 10 倍的轴向强度和侧屈强度[18, 19]。Melcher 在标本上比较不同 $C_1 \sim C_2$ 后路融合技术的稳定性，认为 C_1 侧块钉和 C_2 椎板钉较绑线在侧屈和旋转位有更好的稳定性，较经寰枢关节螺钉无明显差异[20]。另一项研究表明在经寰枢椎螺钉基础上，于后方增加一条张力带（绑线）可以提高屈伸位稳定性[21]，这种方法在应用经寰枢椎螺钉及保留后方结构的术式中比较流行。

2. 枢椎齿突螺钉

20 世纪 80 年代初，齿突固定开始应用于临床。最早建议双钉固定，因其理论上可以增加抗旋转性能。然而由于置入双钉难度较大，同时应用单钉或双钉在稳定性和融合率上没有显著的生物力学差异[22]，目前单钉已成为标准术式。

3. 下颈椎后路固定

下颈椎绑线技术应用了数十年，Cusick 的生物力学证明关节突 – 椎板绑线或关节突绑线技术可以部分恢复（20% 完整关节突力量）单 / 双侧关节突切除后的颈椎稳定性[15]。目前脊柱外科医师最常用的下颈椎后路技术是侧块螺钉。这种相对简单易行的方式并发症低、预后较好。生物力学上，C_1 和 $C_3 \sim C_6$ 侧块稳定力量佳。C_2 和 C_7 侧块常因骨质、大小等问题而不适用，从而采用其他固定方式。各个节段的椎弓根螺钉在生物力学上较侧块钉为佳。骨螺钉表面松动率、疲劳试验后力量、抗拔出力均较侧块钉出色[23]。然而椎弓根钉置入技术要求高，也存在并发症风险。除了 C_2 和 C_7 节段，椎弓根钉一般不认为是必需的。

4. 颈椎椎板间螺钉

过去几年 C_2、C_7、T_1、T_2 椎板间螺钉逐渐流行。C_2 和 C_7 椎板钉并发症低，融合率高[24]。$C_{3 \sim 6}$ 不作为推荐，因为这些节段椎板厚度通常小于 3.0mm，置入 3.5mm 或 4.0mm 螺钉不安全[25]，故而不常用。C_2 椎板间螺钉生物力学与椎弓根钉等效，同时椎动脉损伤风险较低[26, 27]（图 2-2）。此外这种椎板间螺钉技术也可以作为后方结构完整的上颈椎和 C_7 固定手段。这些节段也可以采用椎弓根螺钉，但是风险较高，而侧块钉也不是最佳选择[28, 29]。

如果需延长固定至上胸椎，跳过 C_7 往往是个选择，因为这样置钉会比较方便，如果需要 C_7 置钉，侧块钉和椎弓根钉均可以考虑。

长节段颈胸固定中，T_1、T_2 椎板钉生物力学稳定性比椎弓根钉稍差（C_4～C_6 应用侧块钉）[30]。

5. 颈前路固定

ACDF 中刚性固定板的应用增加稳定性，提高融合率。过度活动会阻碍融合，但活动性差会影响骨生长（应力遮蔽效应）。明确的活动性（比如有限的活动性或固定性）是促进融合的最佳方式。刚性板减少了骨质的应力分布，消除了植骨与终板间的微动，可能对骨愈合有负面影响。钢板刚性越大，这种减少应力分布的作用就越强。一项标本研究中，C_5 椎体切除后，刚性板承载 23% 应力，动力板仅 9%（$P < 0.05$）[31]。其他生物力学研究表明植骨沉降时刚性板承载更大，进一步干扰融合[31, 32]。

为解决前路板的过度稳定性和应力遮蔽问题，动力板应运而生。应用时必须考虑内固定提供多少稳定性。

多节段椎体切除后稳定性重建的生物力学考虑要比 ACDF 的钢板多得多。长节段置入配合独立固定板的生物力学效果不佳，一些临床病例系列报道，这样的内固定失败和内植物移位发生率高[33, 34]。

一项研究表明，疲劳载荷下（1000 次循环），3 节段椎体切除融合稳定后出现松动，而单节段保持稳定[35]。DiAngelo 证实在长节段椎体切除合并植骨中放置刚性板可能会产生矛盾，因其反向影响了植骨载荷。在无板时，植骨在颈屈时加载，颈伸时卸载。板起到了前方张力带作用。颈椎顺时旋转中心从植骨转移至板，植骨在颈伸时加载，颈屈时卸载。这种内在力改变可能超过终板承受而导致其骨折[36]。因此对于多节段椎体切除的颈椎重建，要特别考虑予以后方固定作为辅助，或者采用更稳定的椎体切除/间盘切除混搭术式。

前路板起到悬臂作用，悬臂指靠一端固定的梁（类似墙上固定的旗杆或是内固定板上的螺

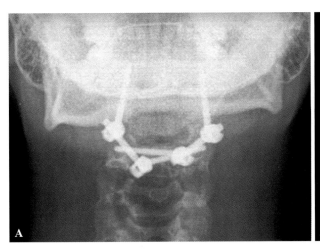
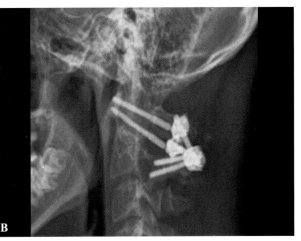

▲ 图 2-2　C_1 侧块钉和 C_2 经椎板钉固定；C_2 经椎板钉固定与其他 C_2 固定技术力量接近，但是避免了椎动脉、交感神经节和神经根损伤的风险

钉），悬臂分为固定力矩臂和非固定力矩臂（图 2-3），前者螺钉牢固固定于板上，不允许拔出和下沉，最为稳定，因此最容易出现过度稳定相关的并发症，如应力遮蔽和断钉（图 2-3B）。几乎所有的现代内固定装置都是固定力矩臂，螺钉以固定角度牢牢稳定在棒上。

非固定力矩臂中的螺钉不是完全锁死在板上，可以微动以适应中度沉降，这种结构稳定性不如固定力矩臂。

真正的轴向动态前路板允许置入物轴向沉降，原理包括减小尺寸和螺钉开槽。

各种置入物对不同方向载荷反应不同。轴向载荷下，前路置入物分担压缩力，起类似椎间融合器作用。伸位载荷下，前路置入物抗伸，提供压缩力，与后路置入物在前屈时作用相似。

如果脊柱与纵向结构接触，内植物可以在无干预固定点时承受三点弯曲力，前路板对抗轴向和过伸位力很有效。前方结构较长且不稳时，后方固定可能需作为辅助以增加前屈时稳定性[37]。

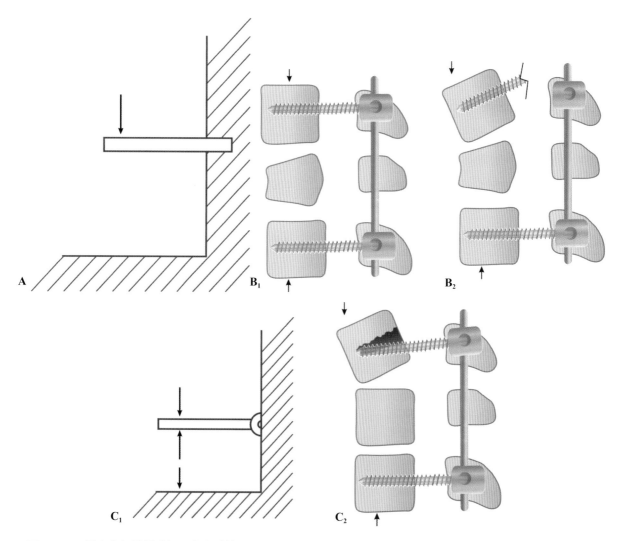

▲ 图 2-3　A. 固定力矩臂悬臂梁。在这种情况下，悬臂梁被刚性地固定在墙上。注意，不需要在载荷时施加一个额外的力向量（箭）。B. 固定力矩臂悬臂梁在受力时，应力在钉板交界或钉棒交界处最大（B_1）。这可能使其在轴向受力时在此处出现结构断裂（B_2）。C. 非固定力矩臂悬臂梁。在这种情况下，悬臂梁通过铰链固定在墙上（C_1）
注意在载荷（单箭）时，需要施加力矢量（反向箭）。非固定力矩臂悬臂梁结构可能会因螺钉拉拔而失效（C_2）

三、胸腰椎

胸腰椎内固定的生物力学内容丰富，可以用一整本书篇幅介绍。本章重点关注胸腰椎退变性疾病手术治疗的相关研究和内固定技术基本原理。

对腰椎中央管和椎间孔进行充分减压而不引起医源性失稳是脊柱外科医师必备的技能之一。需切除的受压组织（骨、韧带、增生的小关节突）多少因人而异。医源性失稳不仅取决于组织切除量，也与患者腰椎特点有关。一项生物力学研究中，作者认为低骨量、椎间隙小和无骨赘形成是腰椎椎板切除术后失稳的危险因素[38]。其他未经生物力学研究证实的失稳因素包括患者体重、年龄、活动量。Abumi 进行一项人体腰椎功能单位的体外研究，各向载荷模式下活动范围不受棘上 / 棘间韧带分布差异的影响。前屈位时，活动范围较单侧内侧小关节突切除轻度增加。右侧轴向旋转时，左侧小关节突完全切除后活动范围增加。双侧小关节突完全切除也不影响后伸和侧屈的活动范围。作者认为内侧关节突切除不影响腰椎稳定性，而完全切除关节突时即使单侧切除也会引起腰椎失稳[39]。

Zander 利用有限元测试切除不同后方结构后腰椎稳定性。结果显示单侧半关节突切除引起椎间轴向活动度增加，双侧半关节突切除增加更多，而进一步行双侧完全切除时额外增加量有限。椎板半切和全切只在前屈和肌肉支持的侧屈位效果不同。两节段椎板切除只在站立时增加椎间旋转度。退变的椎间盘引起相应椎间旋转度减小。手术减压对退变椎间盘的生物力学参数影响较健康椎间盘小。切除后侧骨质或韧带对椎间盘量的影响比应力分布和变形更大。对邻近节段生物力学特性影响较小。单节段椎板切除后前屈位脊柱稳定性下降，两节段切除后站立位时稳定性下降。而单侧半关节突切除即可引起脊柱稳定性下降。作者认为脊柱减压术后，加强核心肌群锻炼，防止活动范围异常增加有助于减少失稳的发生[40]。

（一）胸腰椎内固定

过去几十年，椎弓根钉棒系统已成为所有胸腰椎内固定的金标准。椎弓根钉置入耗时，有时颇具挑战（如畸形、失稳、退变引起骨性标志缺如），有损伤神经和其他邻近节段风险。开放椎弓根螺钉置入需要剥离大量肌肉组织，引起出血、原有肌肉组织部位形成瘢痕。尽管椎弓根钉棒系统可以提供优秀的稳定性，上述缺点促使医师寻找更简单、快速、微创、安全的内固定方式。不幸的是，目前少有研究能提供较长时间随访的数据来提供技术选择。

（二）皮质骨螺钉技术

这种技术目前为一些学者推崇。主要优势在于进钉点靠内，肌肉损伤少。抗拔出力较传统椎弓根钉小，可能由于固定质量较好。此外这种技术螺钉更短，减少邻近结构损伤。

这种方法的相关研究很少。最近，Santoni 等建议一种进钉点较椎弓根钉更靠尾侧、靠内，置钉方向偏外侧和头侧的置钉方式[41]，可以提供多 30% 的抗拔出力。这可能是其较传统椎弓根钉经过更多皮质。其他研究结果类似[42]。除了增加拔出力外，还有两个优势：①螺钉对神经血管损伤风险较小；②进钉点靠内，减少过多肌肉剥离损伤。

Perez-Orribo 等研究 28 具标本，发现无论椎体间轴向支撑如何，双侧皮质螺钉可以提供椎弓根钉棒相同的稳定性[43]。

（三）椎弓根螺钉动态固定技术

椎弓根钉联合动态或半刚性固定中，螺钉依靠刚性弱于金属棒的纵向结构连接。理论优势在于建立弱刚性结构。因此邻近节段受影响较小。也有人认为该技术可以恰好提供融合所需的稳定性。第三个应用情景是在失稳节段提供局部稳定性，从而在非融合情况下实现疼痛缓解。

很多生物力学试图解决这些问题。融合所需稳定性的量化指标只可以通过临床或动物实验中测定融合率体现。目前没有研究能证明半刚性系统在实现融合中比椎弓根钉棒系统有优势。然而 Schulte 等在动态半刚性置入物的生物力学研究中发现，与完整标本结构相比，手术节段总体活动度下降[44]。Strube 等发现置入半刚性装置后[45]，手术节段活动度显著减小，而邻近节段活动度明显增加。

Niosi 等发现腰椎损伤模型中[46]，动态稳定装置引起手术节段在屈伸、侧屈及轴向旋转方向活动度较正常标本均下降。Gedet 比较两组不同动态稳定装置[47]，发现两种装置均显著降低了手术节段屈伸及侧屈活动范围，而轴向旋转活动范围与正常状态无明显差异。Schmoelz 等也报道了手术节段活动范围减小[48]，但邻近节段与正常结果相比无明显差异。Cheng 发现单节段混搭手术对邻近节段影响很小[49]。我们课题组也开展了一项研究，采用腰椎单节段和双侧椎弓根钉/刚性棒技术，随后在头端置入了半刚性系统（Dynesys，Zimmer，Warsaw，IN）。研究假设基于动态稳定节段可以将应力平缓的传递至邻近节段。半刚性固定节段实际上与刚性棒节段同样稳定。因此"融合联合动态固定"实际上成为邻近节段应力增加所致的额外的融合节段（图 2-4）。前述研究结果与我们结论中的差异可能源于邻近节段评价的方法学不同。在我们的研究中[50]，我们应用混搭手术序贯检测手段[51-54]，而前述研究应用单纯力矩弹性试验而非混搭序贯测试。单纯力矩弹性试验应用于邻近节段影响的评估并不合

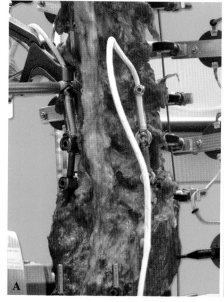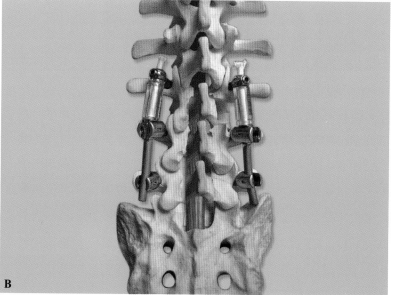

▲ 图 2-4　A. 具有"混合"动态和刚性腰椎内固定结构的人体标本示意图。该结构的刚性部分是椎弓根螺钉基座，并通过 L₄~L₅ 间的钛棒连接。动态部分也是基于椎弓根螺钉的，并通过 L₃~L₄（Dynesys，Zimmer，Warsaw，IN）处的线（控制弯曲）和塑料管（控制延伸）系统连接。B. 在"锯骨"模型上描绘了相同的构造

适，因为这使所有脊柱节段均承受同样力矩。因此，在诸如融合术后，邻近非手术节段总是不受影响[51]。以上分析强调了一个简单事实，即实验设计非常重要，科研人员开展生物力学研究要格外小心重视。毕竟你可以设计实验去"证实"任何事。

另一个生物力学的问题是人体与实验室中温度不同，半刚性装置置入生物体后性能常表现各异。Schmoelz 在其研究中采用特制的聚碳酸酯氨酯管[48]，以近似模拟和解释温度差异的影响。没有数据论证温度如何影响这种特制管以及和标准管相比差异如何。

目前，缺少生物力学研究证据支持动态稳定装置单用或混用。特别是缺少混用手术节段对动态节段头侧节段的影响。可能的结果是，融合节段传导应力至头侧的动态稳定节段，加速较长节段的脊柱退变。固定节段越多，更多活动会传导至邻近活动度较低的节段。值得注意的是，一些临床研究把重点放在了动态稳定作为传统融合术的独立替代品上。

一项多中心前瞻性随机对照研究中（FDA证明 Dynesys 为融合装置的器械临床豁免研究），Welch 等比较动态稳定装置和刚性融合术[55]，发现两组腿痛、腰背痛、ODI 指数均有明显改善。随访仅 1 年。Kim 等在另一项 3 年期病例系列报道研究中[56]，回顾性分析 21 名单用动态固定装置患者，发现手术节段活动度明显下降，邻近节段活动度明显增加。Cakir 等分析 26 名因退变性失稳行减压、单用动态固定装置的患者[57]，与减压联合融合相比，影像学发现动态组整体和局部活动范围无明显变化，而融合组两者均明显减小。两组邻近节段活动范围较术前均无明显差异。Kumar 等（前瞻性病例系列研究）在 32 名患者中应用动态固定装置[58]，20 名单用，12 名

混用，术后 2 年行 MRI 检查随访，临床效果未纳入评估。

在接受混搭手术患者中，25% 患者出现非融合、动态固定装置节段的退变。8% 患者动态固定装置节段头侧邻近节段出现退变。然而，以上结果解释受患者数量小、主要结局指标的主观性影响。Putzier 等开展一项初始把握度较高的前瞻性随机对照研究[59]，观察 60 名患者，30 名单用动态固定装置，30 名采用混搭术式。设计随访 6 年，影像评估为 MRI，临床评估包括腰痛ODI、VAS 评分和患者满意度。研究发现单用组6 名、混搭组 1 名患者出现邻近节段退变进展。4 名混搭组患者发现影像学内固定失败。作者不建议在有邻近节段退变症状的患者中于邻近节段应用动态稳定装置。随访至 5 年，融合组 5 名、Dynesys 组 8 名失访，降低了研究质量（随访率不足 80%，把握度较低）。

（四）棘突间稳定装置

以前流行过的融合区域（棘突间）在过去几年随着新内固定技术的发展重新获得关注。这种技术因几十年前更稳定的脊柱固定技术出现而失宠，而微创、易操作的理念又使其重获新生。1984 年，Bosman 报道使用 Dabb 板作为棘突间融合装置，总体融合率 86%。值得注意的是，该研究同时应用了后外侧（关节突间和横突间）。手术指征差异极大（病种：创伤、退变、感染、恶性肿瘤；节段：3 例颈椎，8 例胸椎，20 例腰骶椎）[60]。

随着近来棘突间装置逐渐引起关注，现代生物力学和动物实验研究开始专注于这种新一代内固定。Wang 等研究发现美敦力的 SPIRE 棘突间装置与前路椎间融合（anterior lumbar interbody fusions，ALIF）中的双侧椎弓根螺钉相比[61]，有

相近的屈伸位稳定性，但在侧屈位和轴向稳定性较差。如果前路结构破坏，棘突间装置也不足以维持稳定。最后研究者总结认为棘突间装置可以维持 ALIF 术后节段稳定性。Karahalios 比较了 ALIF 联合 Lanx 的 Aspen 棘突间装置得出了相似结论。他们发现屈伸位获得更大稳定性（保留 25% 正常活动度），侧屈位和轴位稳定性较小（保留 71% 活动度）。尽管如此，作者认为在 ALIF 辅助稳定性方面，双侧椎弓根螺钉和棘突间装置无明显差异，此外棘突间装置可以提供优秀的初始稳定性，提高 ALIF 融合率[62]。在我们应用棘突间装置联合经椎间孔椎间融合（transforaminal lumbar interbody fusions，TLIF）中[63]，我们发现测试节段活动度受到相似的限制（屈伸 74%，侧屈 5%，轴位 0.4%）。然而我们的实验数据发现双侧椎弓根螺钉在轴位和侧屈位更为稳定（双侧椎弓根螺钉在各平面活动范围限制约 70%）。

Bae 建立羊模型评估棘突间装置融合率，如果采用植骨和骨形成蛋白（bone morphogenic protein，BMP），融合率可达 100%，不使用 BMP，融合率为 0%[64]。这种新一代装置在人体上临床效果如何还很难说。Wang 比较 21 例 ALIF 联合棘突间装置和 11 例 ALIF 联合椎弓根螺钉[65]，两组在约 5 个月随访时均无并发症、假关节形成和内固定失败[65]。

我们的 TLIF 联合棘突间装置结果与 ALIF 联合棘突间类似，然而我们的结论不一定与实际完全一致，一项动物研究认为 BMP 使用时融合率非常好，而不使用融合率为 0%。多年前的研究中，内固定不同，诊断也存在差异，这些差异使得棘突间装置与更标准化的内固定（如椎弓根螺钉）的比较很困难。新的研究样本量小，随访时间短，因而目前仍无法得出明确的结论（图 2-5）。

（五）关节突螺钉

文献报道两种不同的关节突螺钉技术。Boucher 法（1959 年）为关节内侧置钉进入下关节突，穿过关节进入同侧关节骨质。Magerl 法为进钉点向同侧椎板位置偏移穿过关节，使钉子长度尽量长[66, 67]。两种方法均限制关节活动，但螺钉长度和进钉角度差异很大。关节突螺钉较椎弓根钉并发症少，经椎板关节突固定神经损伤和脑脊液漏发生率为双侧椎弓根钉的 25%～50%。伤口感染率后者是 10%。此外失血量、手术时间、手术花费均较低[66]。而两者直接的长期临床随访比较结果存在争议。

Best 研究 67 名行腰椎 360° 融合的患者（24 名应用椎弓根钉，43 名应用关节突钉），椎弓根钉组 37.5% 需行翻修手术，而关节突组仅 4.7%[66]。然而 Tuli 研究 77 名 ALIF 或 TLIF 患者（33 名椎弓根钉，44 名关节突钉）后发现，椎弓根钉组 27% 需翻修，关节突螺钉组翻修率为 32.5%。椎弓根钉组术后至翻修时间平均为 4.35 年，远大于关节突螺钉组的 2.94 年[68]。文献还没有将 Boucher 经关节突固定技术与传统的椎弓根钉两者的临床结果比较。最佳的证据为病例系列报道，结果满意[69]。El Masry 等[70] 报道 92% 经关节突固定患者临床效果满意以上。另一项类似研究报道 91% 患者效果满意[71]。

有四项生物力学研究比较传统椎弓根钉和 Boucher 法关节突钉辅助 ALIF 融合，没有研究把这种技术视为后路固定的主要手段[71]。Kandziora[72] 比较椎弓根钉和这两种关节突钉技术在消除 ALIF 术后失稳的差异。他发现椎弓根钉在前屈和轴向较另两种关节突钉更稳定，后伸和侧屈则无此特征。他们结论是由于前路融合器置入，两种关节突钉代偿后伸和轴位的稳定性下

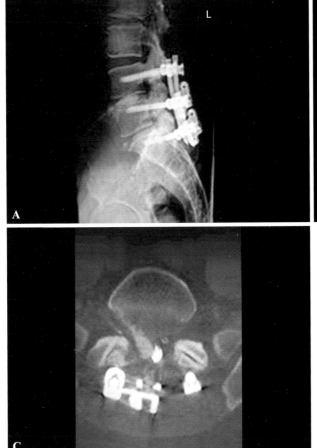
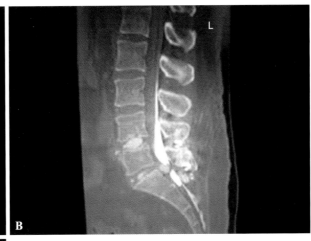

▲ 图 2-5　一名 53 岁男性，13 个月前于外院行 $L_4\sim L_5$、$L_5\sim S_1$ 经椎间孔椎间融合经皮椎弓根钉以及棘突间装置

主诉右侧 S_1 区疼痛无力 12 个月。术前无下肢痛。A. X 线示未融合。椎间、棘突间、后外侧均未融合。S_1 钉断裂。B. CT 矢状面显示椎间、后外侧、棘突间无骨形成。首次手术中放置的软性融合器（去矿化骨基质和外包层）突出压迫右侧 S_1 神经根。C. CT 轴位显示 $L_5\sim S_1$ 融合器突出，引起 $L_5\sim S_1$ 椎管狭窄。行翻修手术处理神经根受压。探查发现棘突间只有少量纤维而无骨生长。最后行 TLIF 手术做 $L_5\sim S_1$ 减压，用 peek 融合器和自体骨，移除 $L_4\sim S_1$ 内固定，重新置钉并做后外侧融合。患者下肢痛缓解

降。相反，Beaubien 等[73] 发现椎弓根钉和关节突钉（Boucher 法）在 ALIF 融合节段均显著减小活动度，而稳定性两组无明显差异。

类似地，Mahar 等[74] 发现椎弓根钉和 Boucher 法在前柱载荷和稳定性上无明显差异。一项研究发现关节突钉拔出力（694N）比椎弓根钉大（670N）[75]。Ferrara 在一项很全面的研究中发现，Boucher 法关节突钉在屈位稳定性优于椎弓根钉，伸位、侧屈、轴位无明显差异。关节突钉经 180 000 周期测试，螺钉强度保持不变[67]。Agarwala 在一项标本研究中表明，Boucher 法关节突钉在屈伸位时主要固定和周围固定均可提供与双侧椎弓根钉类似的固定强度。在侧屈和轴位上，单用关节突钉稳定性弱于双侧椎弓根钉，但如果联用前路内固定，这种差异减小[76]。

（六）前路椎间融合

前路椎间融合应用较多。除少数例外，绝大多数研究表明 ALIF 单用或联合后路固定均可实现稳定和牢固的融合。毫无疑问双侧椎弓根钉固定可以在各种内固定实现稳定。然而高质量研究表明单纯融合器即可实现优良的融合率和临床效果。Gerber 在标本研究中发现，ALIF 联合前路钢板在屈伸、轴位和前后滑移等方面与椎弓根钉稳定性相近。椎弓根钉在侧屈位更稳定[77]。

Tzermiadinos 发现 ALIF 手术，$L_5\sim S_1$ 节段椎弓根钉稳定性最佳，而前路板限制后伸，同样可以提供融合所需的稳定性[78]。Wang 等[61] 研究发现美敦力的 SPIRE 棘突间装置与 ALIF 中的双侧椎弓根螺钉相比，有相近的屈伸位稳定性，但在

侧屈位和轴向稳定性较差。如果前路结构破坏，棘突间装置也不足以维持稳定。最后研究者总结认为棘突间装置可以维持 ALIF 术后节段稳定性。Karahalios 比较了 ALIF 联合 Lanx 的 Aspen 棘突间装置得出了相似结论。他们发现屈伸位获得更大稳定性（保留 25% 正常活动度），侧屈位和轴位稳定性较小（保留 71% 活动度）。尽管如此，作者认为在 ALIF 辅助稳定性方面，双侧椎弓根螺钉和棘突间装置无明显差异，此外棘突间装置可以提供优秀的初始稳定性，提高 ALIF 融合率[62]。

有诸多临床研究分析了前/后路的成功融合术式[78]。Moore 等[79]研究 58 名 ALIF 联合后路固定患者，融合率为 95%。El Masry 等[80]报道 47 例取髂骨融合联合后路椎弓根钉固定的 ALIF 手术，融合率为 97%。Sarwat 等[81]报道 43 例自体骨 ALIF 联合后外侧固定，单节段融合率 100%，双节段融合率 93%。Liljenqvist 等报道 41 例异体骨填充皮质骨环行 ALIF，联合经椎板关节突螺钉[82]，总融合率为 95.2%。这些结果与 Pradhan 等[83]研究结果明显不同，后者发现 ALIF 单用异体股骨环和 BMP-2 行 ALIF，术后植骨塌陷和假关节形成发生率高。

而 Burkus 等在一些前瞻性随机对照研究中发现，单用融合器联合 BMP 或异体骨而无固定板时，融合率满意（95%～100%），临床效果好[84, 85]。

一项回顾性病例对照研究中，研究者将接受 ALIF 患者分为前路板固定和后路椎弓根钉固定两组。两组均实现 100% 融合。椎弓根钉组沉降更为明显[86]。

（七）直接外侧/极端外侧椎间融合

腰椎侧方椎间融合（直接外侧椎间融合即 DLIF 或极外侧椎间融合即 XLIF）近年来逐渐流行，基于以下特点：可微创下操作；充分切除间盘，置入较大的融合器以利稳定；保留前后纵韧带和后方结构等，部分学者认为不需另行固定。主要风险在于经腰大肌入路而可能损伤腰丛神经。大融合器的置入提供更稳定的条件。然而也意味着更多腰大肌损伤和更高的腰丛神经损伤风险。

Cappuccino 通过标本研究发现，与文献中 ALIF 和 TLIF 报道相比，XLIF 在单用融合器时可以使活动范围减少最大。各种椎间融合技术联合双侧椎弓根钉可以提供相似的活动范围减少。研究者建议医师根据这些结果选择相应的内固定方式[87]。

另一项 DLIF 生物力学研究中，Pimenta 认为融合器越大，稳定性越强。DLIF 的 26mm 融合器比 XLIF 的 18mm 融合器联合单侧椎弓根钉及 11mm 的 TLIF 融合器联合双侧椎弓根钉稳定性好。18mm XLIF 融合器联合单侧椎弓根钉比 11mm TLIF 融合器联合双侧椎弓根钉稳定性好。结论是大融合器提供充分的生物力学稳定性，可以使额外内固定少用或者不用[88]。

Laws 等比较 DLIF 和 ALIF 发现，各方向单用 DLIF 均比单用 ALIF 稳定[89]。

无论是 ALIF[90, 91]、TLIF[63, 91]、PLIF[92]，或应用圆柱形融合器的 DLIF[93]，单用椎间融合历来被视作各平面稳定性均不足，DLIF 应用水平的较大融合器似乎可以提供足够的节段力学稳定，且不造成畸形或韧带结构不稳。DLIF 大融合器置入没有破坏后方结构（如 TLIF 和 PLIF）或前纵韧带（如 ALIF），因此这个观点很可能成立[88]。

一些临床研究（主要是 Pimenta 团队）报道了单用 DLIF，没有畸形和失稳时，临床疗效满意[94-96]。但是研究者也报道了单用融合器时，沉降会影响间接减压效果[96]。

脊柱侧弯研究学会 2012 年的芝加哥年会上，讨论了微创技术治疗畸形。专家组被问及 DLIF 中是否采取单用融合器或侧方板 / 棒。一个共识是他们明显不建议矫形中采取单用融合器或侧方固定手段。他们同时指出这种手段对于无或轻度畸形的单节段 DLIF 可能足够。然而目前所有成员即使在他们的单节段无畸形 DLIF 术中，也会采用最为稳定的双侧椎弓根钉置入[97]。

（八）经椎间孔椎间融合

单用 TLIF 本质上不稳，需要辅助固定。这种不稳来源于两方面：一是切除关节突以利置入融合器；二是为防止损伤邻近神经结构，融合器较小。生物力学研究表明即使腰椎单侧关节突切除也会引起失稳[97]。融合器越大，结构越稳定[88]。

作为 TLIF 辅助的双侧椎弓根钉已经过生物力学研究证实为最稳定的结构，与其他固定相比是稳定的金标准[63]。临床上这种结构临床效果好，融合率高。然而双侧椎弓根钉固定损伤大、耗时且存在风险。基于此，学者们研究其他固定方式并将之与双侧椎弓根钉置入比较。一些稳定性接近这一金标准而促进融合，另一些效果不佳不被推荐。Perez-Orribo 等开展 28 例标本研究认为无论椎间支撑如何（DLIF 或 TLIF），双侧皮质螺钉 / 棒固定可以提供和椎弓根钉 / 棒相同的稳定性[43]。

我们比较棘突间装置联合 TLIF 和椎弓根钉联合 TLIF 两种方式。椎弓根钉组更稳定，特别是轴向和侧屈。棘突间装置在侧屈和轴向稳定上贡献很有限[63]。

Harris 通过标本研究发现 TLIF 中，单侧椎弓根钉不如双侧椎弓根钉稳定[98]。Chen 通过有限元分析认为，TLIF 联合双侧椎弓根钉固定在手术节段和邻近节段的纤维环应力接近，而单侧椎弓根钉固定，活动范围增加，应力集中于邻近螺钉、纤维环和融合器 - 终板面，主要表现在对侧轴向和侧屈位[99]。如文献中报道的微创单侧固定 TLIF 技术的并发症一样，这种应力差异可能增加断钉、对侧神经症状、融合器微动、终板骨折等风险[100-104]。

Chen 在该研究中模拟了对侧置入关节突钉（TLIF/ 单侧椎弓根钉）。这种结构明显增加了稳定性，椎弓根钉、纤维环和终板的应力明显减小。研究者认为加上关节突钉可以提供足够的稳定性促进融合，同时使手术节段应力分布更佳从而减少并发症。Suk 等报道单节段 / 双节段后外侧融合中，采用单侧或双侧椎弓根钉临床效果和融合率近似[105]。

Goel 证实单侧固定结构会受到不对称性引起的耦合运动影响，使得 TLIF 术后稳定性不足[106, 107]。Slucky 等发现单侧椎弓根钉只能提供双侧固定一半的强度[108]。

本章主要基于体外生物力学研究，因此不能按照临床治疗、预后、诊断或经济 / 决策分析研究来进行证据等级分类。本章引用的临床研究见表 2-1。

四、结论

尽管数据不一，原理是一致的。我们推荐经常性复习脊柱手术基本原理（基于物理规律和生物力学）。充分理解脊柱稳定和失稳的生物力学原理是手术成功的保证。外科医生要掌握大量的脊柱内固定相关知识和特性。内固定失败很少是由于内固定自身问题，更多是由于医师没有充分正确地理解生物力学概念或手术技术不过硬。

表 2-1　脊柱内固定临床和生物力学研究

作 者	研究类型	证据等级	临床指标	结 论
Asthagiri 等[9]	前瞻性病例系列报道	4	儿童多节段颈椎椎板切除术后失稳	12% 发生临床失稳，52% 出现畸形，36% 发生失稳
Bell 等[10]	回顾性病例系列报道	4	儿童多节段颈椎椎板切除术后失稳	56% Chiari 畸形患者出现失稳
Jagannathan[11]	回顾性病例系列报道	4	单节段单侧椎间孔切开术后失稳	4.9% 失稳，20% 术后前凸丢失超过 10°
Hong 等[24]	病例系列报道	4	C_2 和 C_7 经椎板钉早期并发症和预后	并发症发生率低（0%），无内固定失败
Kretzer 等[28]	病例系列报道	4	T_1 和 T_2 经椎板钉早期并发症和预后	无并发症，无内固定失败
Riew 等[33]	回顾性病例系列报道	4	多节段椎体切除前路板固定并发症	共 14 例，1 例内植物移位，患者死亡；4 例不融合，3 例后路翻修
Vaccaro 等[34]	回顾性病例系列报道	4	2～3 节段椎体切除前路固定失败率	2 节段失败率 9%，3 节段失败率 50%
Welch 等[55]	多中心前瞻性随机对照研究	1～2（随访仅 1 年）	VAS，ODI，SF-12	动态固定组和融合组腰背痛、下肢痛均改善
Putzier 等[59]	前瞻性随机对照研究	2（把握度低，随访率不足 80%）	邻近节段半刚性预防性固定的影像和临床结果	治疗组内固定失败较多，不推荐
Bostman 等[60]	病例系列报道	4	融合率	后外侧融合 Daab 板（棘突间装置）融合率 86%
Wang 等[65]	病例对照研究	3	ALIF 联合椎弓根钉和棘突间装置并发症比较	均无
Best 等[66]	病例对照研究	3	双侧椎弓根钉和关节突钉翻修率比较	椎弓根钉 37.5%，关节突钉 4.7%
Tuli 等[68]	病例对照研究	3	双侧椎弓根钉和关节突钉翻修率比较	椎弓根钉 27%，关节突钉 32.5%
El Marsy 等[69]	病例系列	4	关节突钉临床效果	优良率 92%
Margulies 等[71]	病例系列	4	关节突钉临床效果	91% 优
众多学者[78-82]	病例系列	4	ALIF 联合双侧椎弓根钉融合率	融合率 93%～100%
Pradhan 等[83]	病例对照	3	比较单用股骨环填充异体骨和 BMP（ALIF 术后融合率）	异体骨 36% 不融 vs. BMP 56% 不融合。BMP 组异体骨大量吸收。研究未至统计学差异时终止
Burkus[84, 85]	前瞻性随机对照研究	1	ALIF 单用金属融合器联合自体骨或 BMP 融合率	两组 95%～100% 融合率，无显著差异
Aryan 等[86]	病例对照	3	ALIF 联合前路板或后路椎弓根钉融合率	两组 100% 融合，椎弓根钉组更多沉降

（续表）

作　者	研究类型	证据等级	临床指标	结　论
Marchi 等[94]	前瞻性病例系列报道	4	单用 DLIF 治疗 1 度滑脱临床和影像结果	ODI 和 VAS 改善，融合率 86%
Marchi 等[95]	前瞻性病例系列报道	4	单用 DLIF 治疗腰背痛	ODI 和 VAS 改善，融合率 93%，沉降率 14%

ALIF. 前路腰椎椎间融合；BMP. 骨形态发生蛋白；DLIF. 直接外侧椎间融合；ODI. Oswestry 功能障碍指数；VAS. 视觉模拟评分

参 考 文 献

[1] White AA, Panjabi MM. Clinical Biomechanics of the Spine, 2nd edition. Philadelphia: JB Lippincott; 1990.

[2] Heller JG, Amrani J, Hutton WC. Transverse ligament failure: a biomechanical study. J Spinal Disord. 1993;6(2):162–5.

[3] Oda T, Panjabi MM, Crisco JJ 3rd, et al. Multidirectional instabilities of experimental burst fractures of the atlas. Spine. 1992;17(11):1285–90.

[4] Panjabi MM, Yue JJ, Dvorak J, et al. Cervical spine kinematics and clinical instability. In: Clark CR (Ed). The Cervical Spine, 4th edition. Philadelphia: Lippincott Williams and Wilkins; 2005.

[5] Maak TG, Grauer JN. The contemporary treatment of odontoid injuries. Spine (Phila Pa 1976). 2006;31(11 Suppl):S53–60; discussion S61.

[6] Panjabi MM, White AA, Keller D, et al. Stability of the cervical spine under tension. J Biomech. 1978;11:189–97.

[7] Goel VK, Clark CR, Harris KG, et al. Kinematics of the cervical spine: effects of multiple total laminectomy and facet wiring. J Orthop Res. 1988;6:611–9.

[8] Nowinski GP, Visarius H, Nolte LP, et al. A biomechanical comparison of cervical laminoplasty and cervical laminectomy with progressive facetectomy. Spine. 1993;18:1995–2004.

[9] Asthagiri AR, Mehta GU, Butman JA, et al. Long–term stability after multilevel cervical laminectomy for spinal cord tumor resection in von Hippel–Lindau disease. J Neurosurg Spine. 2011;14:444–52.

[10] Bell DF, Walker JL, O'Connor G, et al. Spinal deformity after multilevel cervical laminectomy in children. Spine. 1994;19:406–11.

[11] Jagannathan J, Sherman JH, Szabo T, et al. The posterior cervical foraminotomy in the treatment of cervical disc/osteophyte disease: a single–surgeon experience with a minimum of 5 years' clinical and radiographic follow–up. J Neurosurg Spine. 2009;10(4):347–56.

[12] Zdeblick TA, Abitbol JJ, Kunz DN. Cervical stability after sequential capsule resection. Spine. 1993;18(14):2005–8.

[13] Zdeblick TA, Zou D, Warden KE, et al. Cervical stability after foraminotomy. A biomechanical in vitro analysis. J Bone Joint Surg Am. 1992;74:22–7.

[14] Voo LM, Kumaresan S, Yoganandan N, et al. Finite element analysis of cervical facetectomy. Spine. 1997;22(9):964–9.

[15] Cuisick JF, Yoganandan N, Pintar F, et al. Biomechanics of cervical spine facetectomy and fixation techniques. Spine. 1988;13(7):808–12.

[16] Techy F, Tolhurst S, Magewasran P, et al. Effects of Sequential Unilateral Facetectomy on Cervical Spinal Stability. Presented at the 2013 AAOS meeting. Chicago, IL.

[17] Schulte KR, Clark CR, Goel VK. Kinematics of the cervical spine following discectomy and stabilization. Spine. 1989;14:1116–21.

[18] Grob D, Crisco JJ III, Panjabi MM, et al. Biomechanical evaluation of four different posterior atlantoaxial fixation techniques. Spine. 1992;17:480–90.

[19] Montesano PX, Juach EC, Anderson PA, et al. Biomechanics of cervical spine internal fixation. Spine. 1991;16:S10–6.

[20] Melcher RP, Puttlitz CM, Kleinstueck FS, et al. Biomechanical testing of posterior atlantoaxial fixation techniques. Spine. 2002;27(22):2435–40.

[21] Henriques T, Cunningham BW, Olerud C, et al. Biomechanical comparison of five different atlantoaxial posterior fixation techniques. Spine. 2000;25(22):2877–83.

[22] Sasso R, Doherty BJ, Crawford MJ, et al. Biomechanics of odontoid fracture fixation. Comparison of the one– and two– screw technique. Spine. 1993;18:1950–3.

[23] Johnston TL, Karaikovic EE, Lautenschlager EP, et al. Cervical pedicle screws vs. lateral mass screws: uniplanar fatigue analysis and residual pullout strengths. Spine J. 2006;6(6):667–72.

[24] Hong JT, Yi JS, Kim JT, et al. Clinical and radiologic outcome of laminar screw at C2 and C7 for posterior instrumentation— review of 25 cases and comparison of C2 and C7 intralaminar screw fixation. World Neurosurg. 2010;73(2):112–8.

[25] Nakanishi K, Tanaka M, Sugimoto Y, et al. Application of laminar screws to posterior fusion of cervical spine: measurement of the cervical vertebral arch diameter with a navigation system. Spine. 2008;33:620–3.

[26] Cassinelli EH, Lee M, Skalak A, et al. Anatomic considerations for the placement of C2 laminar screws. Spine. 2006;31:2767–71.

[27] Gorek J, Acaroglu E, Berven S, et al. Constructs incorporating intralaminar C2 screws provide rigid stability for atlantoaxial fixation. Spine. 2005;30:1513–8.

[28] Kretzer RM, Sciubba DM, Bagley CA, et al. Translaminar screw fixation in the upper thoracic spine. J Neurosurg Spine. 2006;5:527–33.

[29] Xing–guo L, Yun H, Yan Z, et al. Applied anatomy of the lower cervical pedicle screw insertion. Chin J Traumatol. 2007;10:299–305.

[30] McGirt MJ, Sutter EG, Xu R, et al. Biomechanical comparison of translaminar screw versus pedicle screws at T1 and T2 in long subaxial cervical constructs. Neurosurgery. 2009;65:167–72.

[31] Reidy D, Finkelstein J, Nagpurkar A, et al. Cervical spine loading characteristics in a cadaveric C5 corpectomy model using a static and dynamic plate. J Spinal Disord Tech. 2004;17:117–22.

[32] Brodke DS, Gollogly S, Alexander Mohr R, et al. Dynamic cervical plates: biomechanical evaluation of load sharing and stiffness. Spine. 2001;26:1324–9.

[33] Riew KD, Sethi NS, Devney J, et al. Complications of buttress plate stabilization of cervical corpectomy. Spine (Phila Pa 1976). 1999;24(22):2404–10.

[34] Vaccaro AR, Falatyn SP, Scuderi GJ, et al. Early failure of long segment anterior cervical plate fixation. J Spinal Disord. 1998;11(5):410–5.

[35] Isomi T, Panjabi MM, Wang JL, et al. Stabilizing potential of anterior cervical plates in multilevel corpectomies. Spine. 1999;24:2219–23.

[36] DiAngelo DJ, Foley KT, Vossel KA, et al. Anterior cervical plating reverses load transfer through multilevel strut grafts. Spine. 2000;25:783–95.

[37] Benzel E. Ventral Subaxial Spine Constructs in Biomechanics of Spine Stabilization. New York, NY: Thieme Medical Publishers;2001. pp. 239–53.

[38] Bisschop A, van Royen BJ, Mullender MG, et al. Which factors prognosticate spinal instability following lumbar laminectomy? Eur Spine J. 2012;21:2640–8.

[39] Abumi K, Panjabi MM, Kramer KM. Biomechanical evaluation of lumbar spinal stability after graded facetectomies. Spine (Phila Pa 1976). 1990;15(11):1142–7.

[40] Zander T, Rohlmann A, Klöckner C, et al. Influence of graded facetectomy and laminectomy on spinal biomechanics. Eur Spine J. 2003;12:427–34.

[41] Santoni BG, Hynes RA, McGilvray KC, et al. Cortical bone trajectory for lumbar pedicle screws. Spine J. 2009;9:366–73.

[42] Daftari TK, Horton WC, Hutton WC. Correlations between screw hole preparation, torque of insertion, and pullout strength for spinal screws. J Spinal Disord. 1994;7:139–45.

[43] Perez–Orribo L, Kalb S, Reyes PM, et al. Biomechanics of lumbar cortical screw–rod fixation versus pedicle screw–rod fixation with and without interbody support. Spine (Phila Pa 1976). 2013;38(8):635–41.

[44] Schulte TL, Hurschler C, Haversath M, et al. The effect of dynamic, semi–rigid implants on the range of motion of lumbar motion segments after decompression. Eur Spine J. 2008;17:1057–65.

[45] Strube P, Tohtz S, Hoff E, et al. Dynamic stabilization adjacent to single–level fusion: part I. Biomechanical effects on lumbar spinal motion. Eur Spine J. 2010;19:2171–80.

[46] Niosi CA, Zhu QA, Wilson DC, et al. Biomechanical characterization of the three–dimensional kinematic behaviour of the Dynesys dynamic stabilization system: an in vitro study. Eur Spine J. 2006;15:913–22.

[47] Gédet P, Haschtmann D, Thistlethwaite PA, et al. Comparative biomechanical investigation of a modular dynamic lumbar stabilization system and the Dynesys system. Eur Spine J. 2009;18:1504–11.

[48] Schmoelz W, Huber JF, Nydegger T, et al. Dynamic stabilization of the lumbar spine and its effect on adjacent segments: an in vitro experiment. J Spinal Disord Tech. 2003;16:418–23.

[49] Cheng BC, Gordon J, Cheng J, et al. Immediate biomechanical effects of lumbar posterior dynamic stabilization above a circumferential fusion. Spine (Phila Pa 1976). 2007;32:2551–7.

[50] Mageswaran P, Techy F, Colbrunn R, et al. Hybrid dynamic stabilization: a biomechanical assessment of adjacent and supradjacent levels of the lumbar spine. J Neurosurg Spine. 2012;17(3):232–42.

[51] Panjabi MM. Hybrid multidirectional test method to evaluate spinal adjacent–level effects. Clin Biomech (Bristol, Avon). 2007;22:257–65.

[52] Panjabi MM, Henderson G, Abjornson C, et al. Multidirectional testing of one– and two–level ProDisc–L versus simulated fusions. Spine (Phila Pa 1976). 2007; 32:1311–9.

[53] Panjabi MM, Henderson G, James Y, et al. StabilimaxNZ® versus simulated fusion: evaluation of adjacent level effects. Eur Spine J. 2007;16:2159–65.

[54] Panjabi MM, Malcolmson G, Teng E, et al. Hybrid testing of lumbar CHARITE discs versus fusions. Spine (Phila Pa 1976). 2007;32:959–67.

[55] Welch WC, Cheng BC, Awad TE, et al. Clinical outcomes of the Dynesys dynamic neutralization system: 1 year preliminary results. Neurosurg Focus. 2007;22(1):E8.

[56] Kim CH, Chung CK, Jahng TA. Comparisons of outcomes after single or multilevel dynamic stabilization: effects on adjacent segment. J Spinal Disord Tech. 2011;24:60–7.

[57] Cakir B, Carazzo C, Schmidt R, et al. Adjacent segment mobility after rigid and semirigid instrumentation of the lumbar spine. Spine (Phila Pa 1976). 2009;34:1287–91.

[58] Kumar A, Beastall J, Hughes J, et al. Disc changes in the bridged and adjacent segments after Dynesys dynamic stabilization system after two years. Spine (Phila Pa 1976). 2008;33:2909–14.

[59] Putzier M, Hoff E, Tohtz S, et al. Dynamic stabilization adjacent to single-level fusion: part II. No clinical benefit for asymptomatic, initially degenerated adjacent segments after 6 years follow-up. Eur Spine J. 2010;19:2181–9.

[60] Böstman O, Myllynen P, Riska EB. Posterior spinal fusion using internal fixation with the Daab plate. Acta Orthop Scand. 1984;55:310–4.

[61] Wang CJ, Haid Jr WR, Miller JS, et al. Comparison of CD HORIZON SPIRE spinous process plate stabilization and pedicle screw fixation after anterior lumbar interbody fusion. J Neurosurg Spine. 2006;4(2):132–6.

[62] Karahalios DG, Kaibara T, Porter RW, et al. Biomechanics of a lumbar interspinous anchor with anterior lumbar interbody fusion. Laboratory investigation. J Neurosurg Spine. 2010;12:372–80.

[63] Techy F, Gilbertson L, Mageswaran P, et al. Comparison of different posterior instrumentation systems in achieving stability to supplement transforaminal lumbar interbody fusions (TLIFs). A Biomechanical cadaver study. Spine J. 2011;11(10S):151S.

[64] Bae H, Ashraf N, Kanim LEA. Evaluation of Interlaminar Lumbar Instrumented Fusion (ILIF) in a Sheep Model. Abstract 617 from the 17th IMAST, 2010– Toronto, ON.

[65] Wang JC, Spenciner D, Robinson JC. SPIRE spinous process stabilization plate: biomechanical evaluation of a novel technology. Invited submission from the Joint Section Meeting on Disorders of the Spine and Peripheral Nerves, March 2005. J Neurosurg Spine. 2006;4:160–4.

[66] Best NM, Sasso RC. Efficacy of translaminar facet screw fixation in circumferential interbody fusions as compared to pedicle screw fixation. J Spinal Disord Tech. 2006;19: 98–103.

[67] Ferrara LA, Secor JL, Jin BH, et al. A biomechanical comparison of facet screw fixation and pedicle screw fixation: effects of short-term and long-term repetitive cycling. Spine. 2003;28:1226–34.

[68] Tuli J, Tuli S, Eichler ME, et al. A comparison of long-term outcomes of translaminar facet screw fixation and pedicle screw fixation: a prospective study. J Neurosurg Spine. 2007;7:287–92.

[69] Grob D, Rubeli M, Scheier HJ, et al. Translaminar screw fixation of the lumbar spine. Int Orthop. 1992;16:223–6.

[70] El Masry MA, McAllen CJ, Weatherley CR. Lumbosacral fusion using the Boucher technique in combination with a posterolateral bone graft. Eur Spine J. 2003;12:408–12.

[71] Margulies JY, Seimon LP. Clinical efficacy of lumbar and lumbosacral fusion using the Boucher facet screw fixation technique. Bull Hosp Joint Dis. 2000;59:33–9.

[72] Kandziora F, Schleicher P, Scholz M. et al. Biomechanical testing of the lumbar facet interference screw. Spine. 2005; 30:E34–9.

[73] Beaubien BP, Mehbod AA, Kallemeier PM, et al. Posterior augmentation of an anterior lumbar interbody fusion: minimally invasive fixation versus pedicle screws in vitro. Spine. 2004;29:E406–12.

[74] Mahar A, Kim C, Oka R, et al. Biomechanical comparison of a novel percutaneous transfacet device and a traditional posterior system for single level fusion. J Spinal Disord Tech. 2006;19:591–4.

[75] Liu GY, Xu RM, Ma WH, et al. Biomechanical comparison of cervical transfacet pedicle screws versus pedicle screws. Chin Med J (Engl). 2008;121:1390–3.

[76] Agarwala A, Bucklen B, Muzumdar A, et al. Do facet screws provide the required stability in lumbar fixation? A biomechanical comparison of the Boucher technique and pedicular fixation in primary and circumferential fusions. Clin Biomech (Bristol, Avon). 2012;27(1):64–70.

[77] Gerber M, Crawford NR, Chamberlain RH. Biomechanical assessment of anterior lumbar interbody fusion with an anterior lumbosacral fixation screw-plate: comparison to stand-alone anterior lumbar interbody fusion and anterior lumbar interbody fusion with pedicle screws in an unstable human cadaver model. Spine (Phila Pa 1976). 2006;31(7):762–8.

[78] Tzermiadianos MN, Mekhail A, Voronov LI, et al. Enhancing the stability of anterior lumbar interbody fusion: a biomechanical comparison of anterior plate versus posterior transpedicular instrumentation. Spine (Phila Pa 1976). 2008;33(2):E38–43.

[79] Moore KR, Pinto MR, Butler LM. Degenerative disc disease treated with combined anterior and posterior arthrodesis and posterior instrumentation. Spine. 2002;27(15):1680–6.

[80] El Masry MA, Badawy WS, Rajendran P, et al. Combined anterior interbody fusion and posterior pedicle screw fixation in patients with degenerative lumbar disc disease. Int Orthop. 2004;28(5):294–7.

[81] Sarwat AM, O'Brien JP, Renton P, et al. The use of allograft (and avoidance of autograft) in anterior lumbar interbody fusion: a critical analysis. Eur Spine J. 2001;10(3):237–41.

[82] Liljenqvist U, O'Brien JP, Renton P, et al. Simultaneous combined anterior and posterior lumbar fusion with femoral cortical allograft. Eur Spine J. 1998;7(2):125–31.

[83] Pradhan BB, Bae HW, Dawson EG, et al. Graft resorption with the use of bone morphogenetic protein: lessons from anterior lumbar interbody fusion using femoral ring allografts and recombinant human bone morphogenetic protein-2. Spine. 2006;31(10):E277–84.

[84] Burkus JK, Heim SE, Gornet MF, et al. Is INFUSE Bone Graft Superior to Autograft Bone? An integrated analysis of clinical trials using the LT-CAGE lumbar tapered fusion device. J Spinal Disord Tech. 2003;16(2):113–22.

[85] Burkus JK, Dorchak JD, Sanders DL. Radiographic assessment of interbody fusion using recombinant human bone morphogenetic protein type 2. Spine (Phila Pa 1976). 2003;28(4):372–7.

[86] Aryan HE, Lu DC, Acosta FL Jr, et al. Stand-alone anterior lumbar discectomy and fusion with plate: initial experience. Surg Neurol. 2007;68(1):7–13; discussion 13.

[87] Cappuccino A, Cornwall GB, Turner AW, et al. Biomechanical

analysis and review of lateral lumbar fusion constructs. Spine (Phila Pa 1976). 2010;35(26 Suppl):S361–7.

[88] Pimenta L, Turner AW, Dooley ZA, et al. Biomechanics of lateral interbody spacers: going wider for going stiffer. Scientific World Journal. 2012;2012:381814.

[89] Laws CJ, Coughlin DG, Lotz JC, et al. Direct lateral approach to lumbar fusion is a biomechanically equivalent alternative to the anterior approach: an in vitro study. Spine (Phila Pa 1976). 2012;37(10):819–25.

[90] Beaubien BP, Derincek A, Lew WD, et al. In vitro, biomechanical comparison of an anterior lumbar interbody fusion with an anteriorly placed, low–profile lumbar plate and posteriorly placed pedicle screws or translaminar screws. Spine (Phila Pa 1976). 2005;30(16):1846–51.

[91] Ploumis A, Wu C, Fischer G, et al. Biomechanical comparison of anterior lumbar interbody fusion and transforaminal lumbar interbody fusion. J Spinal Disord Tech. 2008;21(2):120–5.

[92] Lund T, Oxland TR, Jost B, et al. Interbody cage stabilization in the lumbar spine. J Bone Joint Surg Br. 1998;80(2):351–9.

[93] Le Huec J, Liu M, Skalli W, et al. Lumbar lateral interbody cage with plate augmentation: in vitro biomechanical analysis. Eur Spine J. 2002;11(2):130–6.

[94] Marchi L, Abdala N, Oliveira L, et al. Stand–alone lateral interbody fusion for the treatment of low–grade degenerative spondylolisthesis. Scientific World Journal. 2012;2012:456346.

[95] Marchi L, Oliveira L, Amaral R, et al. Lateral interbody fusion for treatment of discogenic low back pain: minimally invasive surgical techniques. Adv Orthop. 2012;2012:282068.

[96] Oliveira L, Marchi L, Coutinho E, et al. A radiographic assessment of the ability of the extreme lateral interbody fusion procedure to indirectly decompress the neural elements. Spine (Phila Pa 1976). 2010;35(26 Suppl):S331–7.

[97] Personal communication with panel of specialists at the 2012 Scoliosis Research Society meeting. Chicago, IL.

[98] Harris BM, Hilibrand AS, Savas PE. Transforaminal lumbar interbody fusion: the effect of various instrumentation techniques on the flexibility of the lumbar spine. Spine. 2005;30:E562–6.

[99] Chen SH , Lin SC, Tsai WC et al. Biomechanical comparison of unilateral and bilateral pedicle screws fixation for transforaminal lumbar interbody fusion after decompressive surgery: a finite element analysis. BMC Musculoskelet Disord. 2012;13:72.

[100] Villavicencio AT, Burneikiene S, Bulsara KR, et al. Perioperative complications in transforaminal lumbar interbody fusion versus anterior posterior reconstruction for lumbar disc degeneration and instability. J Spinal Disord Tech. 2006;19:92–7.

[101] Potter BK, Freedman BA, Verwiebe EG, et al. Transforaminal lumbar interbody fusion: clinical and radiographic results and complications in 100 consecutive patients. J Spinal Disord Tech. 2005;18:337–46.

[102] Ozgur BM, Yoo K, Rodriguez G, et al. Minimally invasive technique for transforaminal lumbar interbody fusion (TLIF). Eur Spine J. 2005;14:887–94.

[103] Holly LT, Schwender JD, Rouben DP, et al. Minimally invasive transforaminal lumbar interbody fusion: indications, technique, and complications. Neurosurg Focus. 2006;20:E6.

[104] Peng CWB, Yue WM, Poh SY, et al. Clinical and radiological outcomes of minimally invasive versus open transforaminal lumbar interbody fusion. Spine. 2009;34:1385–9.

[105] Suk KS, Lee HM, Kim NH. Unilateral versus bilateral pedicle screw fixation in lumbar spinal fusion. Spine. 2000;25:1843–7.

[106] Goel VK, Panjabi MM, Patwardhan AG, et al. Test protocols for evaluation of spinal implants. J Bone Joint Surg Am. 2006;88:103–9.

[107] Goel VK, Lim TH, Gwon J. Effects of rigidity of an internal fixation device a comprehensive biomechanical investigation. Spine. 1991;16:S155–61.

[108] Slucky AV, Brodke DS, Bachus KN, et al. Less invasive posterior fixation method following transforaminal lumbar interbody fusion: a biomechanical analysis. Spine J. 2006;6:78–85.

第3章　骨组织与椎间盘生理学

Bone and Intervertebral Disk Physiology

Shah-Nawaz M Dodwad　Sohrab S Virk　Safdar N Khan　Tom D Cha　Howard S An　**著**

黄正祺　高文杰　**译**　　黄东生　**校**

一、骨组织生理学

（一）概述

骨组织是骨骼的基本组成部分，构成人体的刚性框架。在脊柱中，由椎骨构成的中轴骨为人体提供基本的支撑。骨组织是一种动态的、有序的结构，由有机成分及无机成分共同组成，在相对较轻的基础上却拥有如铸铁般的抗拉伸强度[1]。骨组织中，有机成分约占其干重的40%，主要为胶原蛋白、蛋白聚糖及其他蛋白。胶原蛋白是一种具有三联螺旋结构的蛋白质，由2条α1链及1条α2链组成。胶原蛋白具有许多不同的亚型，其中Ⅰ型胶原在骨组织、韧带、肌腱及半月板中含量最为丰富。突变所致的胶原蛋白异常与成骨不全症及埃勒斯－丹洛斯综合征等疾病的发生相关。无机成分约占骨组织干重的60%，主要为包含钙及磷酸盐的羟基磷灰石，其分子式为$Ca_{10}(PO_4)_6(OH)_2$。在类骨质或未矿化的有机基质中，这些钙磷酸盐晶体在胶原蛋白周围沉积，以此形成刚性的骨结构。

（二）骨组织的结构

骨组织包括两种类型：①骨皮质或称骨密质；②骨小梁或称骨松质。骨小梁为晶格状结构，这样的结构可增加其组织内的孔隙，使骨小梁具备比骨皮质更大的表面积，同时骨小梁内表面积的增加使其具备8倍于骨皮质的代谢活性。在脊柱中，绝大部分的骨小梁分布于椎体内。代谢活跃的骨髓组织即位于骨小梁内，同时也促进此区域的局部代谢活性。骨小梁约占骨组织总重量的20%，主要作用为适应外力并提供支撑。根据Wolff定律，骨组织会对其所承受的力做出反应并重塑以抵抗其应力（骨的形成和改造取决于它所承受的力）[2]。致密的骨皮质包围在骨松质的外周。这些致密的骨皮质占骨组织总重量的80%。骨组织的外表面覆盖着一层较厚的纤维组织，称为骨外膜，而骨组织内表面则覆盖着骨内膜。骨外膜的深面以及骨内膜均含有骨祖细胞。

（三）骨代谢相关细胞

破骨细胞、成骨细胞及骨细胞是参与骨代谢及维持骨内稳态的3种主要细胞。骨组织中还包含骨祖细胞以及位于骨髓内部的、能生成淋巴细胞、粒细胞、单核细胞、红细胞和血小板的造血干细胞。骨祖细胞与干细胞相似，但已进一步分化为骨形成细胞[3]。破骨细胞是单核细胞来源的多核巨细胞，其皱褶状的细胞膜与骨表面密切接触。破骨细胞皱褶状的胞膜是其进行酶分解及骨吸收的区域，破骨细胞吸收骨质后在骨基质形成的陷窝被称为 Howship 陷窝。破骨细胞相当于骨组织中的巨噬细胞，破骨细胞的异常与骨硬化症或成骨不全症等疾病的发生有关。成骨细胞是间质细胞来源的单核细胞，能合成类骨质或骨基质中未矿化的有机成分。90% 的类骨质由 I 型胶原组成，剩余 10% 中则包含非胶原蛋白、碳水化合物及脂质。在成骨细胞作用下，类骨质经矿化后形成坚固的骨结构。成骨细胞直接参与骨沉积，同时通过激活破骨细胞间接参与骨吸收。骨细胞同样是间质细胞来源的单核细胞，一旦成骨细胞被其自身产生的骨基质包埋后，成骨细胞就成为骨细胞。骨组织中 90%～95% 的细胞为骨细胞[4]，它们被包埋在称为骨陷窝的腔隙内，骨细胞的胞质形成突起延进骨陷窝周围的小管或通道内。这些小管使骨细胞通过缝隙连接进行交流，在骨吸收、骨形成和局部稳态的调节中发挥关键作用[4]。

（四）骨代谢的调节

上述骨组织内的细胞、蛋白之间通过复杂的相互作用在骨形成与吸收之间维持平衡，形成了骨组织代谢活动的内稳态，即骨重塑。这些相互作用使骨组织能够根据不同的受力做出反应，同时也赋予了骨愈合的能力。上述过程的调节异常会导致多种病理改变，如骨质疏松或骨量、骨密度的降低[1, 5]。在参与骨代谢调节的信号转导通路中，我们将简要讨论一些主要分子的作用，包括核因子 kappa-B 受体活化因子配体（receptor activator of nuclear factor kappa-B ligand，RANKL）、核因子 kappa-B 受体活化因子（receptor activator of nuclear factor kappa-B，

RANK）和骨保护素。RANKL 是成骨细胞膜上的一种信号转导分子。成骨细胞合成 RANKL 的过程受甲状旁腺素的调控。RANK 是破骨细胞膜上的一种受体蛋白。当成骨细胞表面的 RANKL 与破骨细胞表面的 RANK 结合时，破骨细胞被激活并进行分化。RANKL 的激活也与骨代谢性疾病密切相关。骨保护素是 RANKL 的一种竞争性拮抗药，通过阻断 RANKL 与 RANK 的结合抑制破骨细胞的激活与分化，从而抑制骨吸收。临床上，与骨保护素相似的化合物已被应用于骨质疏松症及骨代谢性疾病的治疗中[6]。

（五）钙的调节

骨代谢在钙储存与利用的调节中发挥重要作用[7]。甲状旁腺素、降钙素及维生素 D 是调节骨代谢活动的主要激素。甲状旁腺素在血钙降低时由甲状旁腺分泌。成骨细胞表达甲状旁腺素受体，受甲状旁腺素作用后，通过激活破骨细胞增加骨吸收的方式提高血钙浓度。特立帕肽或重组甲状旁腺素是治疗骨质疏松症的药物，通过脉冲式释放的模式，较破骨细胞更高选择性地激活成骨细胞，从而发挥促进骨形成的作用[1, 5, 8]。降钙素则对甲状旁腺素具有拮抗作用，由甲状腺滤泡旁细胞分泌，具有降低血钙水平的作用。其作用机制涉及降钙素与破骨细胞表面的受体结合并抑制其活性，进而减少钙的释放[9]。降钙素目前已被应用于骨质疏松症的治疗中，通过减少骨吸收而降低骨质疏松性骨折的发生风险[1, 5, 10]。维生素 D 或其活性形式骨化三醇在肠道内的钙吸收以及骨代谢的调节中发挥作用。维生素 D 在佝偻病及骨质疏松症的预防和治疗中应用广泛[11]。

（六）植骨

在脊柱手术中，内固定器械的植入能提供即

时的稳定，但融合手术的成功与否最终取决于能否形成牢固的骨性融合。在脊柱融合手术中，内固定器械失效导致不稳与骨性融合之间处于对立状态。而植骨则有助于促进骨性融合。骨移植物包括骨传导性移植物、骨诱导性移植物和成骨性移植物。骨传导性移植物本质上是一种支架，为患者自身细胞的增殖生长提供条件。骨诱导性移植物中含有诱导骨生长的刺激因子，例如骨形成蛋白（bone morphogenetic protein，BMP）。成骨性移植物中含有骨生长所需的细胞，如成骨细胞、骨细胞和间充质干细胞等。取自患者脊柱、肋骨或骨盆的植骨块便是能够同时具有骨传导性、骨诱导性和成骨性的骨移植物。自体骨植骨的优势在于包含有骨生长所需的细胞及蛋白，并避免了尸体骨或同种异体骨植骨携带传染性疾病的风险。自体骨植骨的常见问题包括取骨区的损伤以及取骨量有限[12]。骨移植物还可以被分为结构性或非结构性移植物。结构性移植物能提供牢固的支撑而非结构性移植物则不行，如注射型骨浆。与皮质骨相比，松质骨更适合于植骨，因为松质骨能更好地重塑并以爬行替代的方式更快地取得融合。皮质骨则具备提供结构性支撑的优势，但与骨骼的融合较慢。总之，移植物的选择对患者的护理、手术疗效、并发症的发生和治疗费用等均产生影响。

（七）骨形成蛋白

作为一种具备骨诱导作用的蛋白，BMP 引起了广泛的关注，在此有必要对该产品作进一步讨论。BMP 是一类细胞信号蛋白，属于转化生长因子家族[13]。BMP 共有约 20 种亚型，其中 BMP2、4、6、7 及 9 型被证实具备诱导骨形成的作用[14]。在脊柱手术中，通过 FDA 批准的是重组骨形成蛋白 2（rhBMP$_2$）和骨形成蛋白 7（rhBMP$_7$ 或 OP-1）。然而，目前超过 85% 的 BMP 应用是指征以外的[15]。在脊柱融合手术中，使用 BMP 的优势在于避免自体骨植骨时取骨区的损伤，以及与机体自身相比，具有更强的骨诱导作用。BMP 可通过诱导成骨细胞分化而促进骨质形成。BMP 与位于细胞膜表面的 BMP 受体结合并激活细胞内信号蛋白 SMAD，这些蛋白进一步诱导特定基因的转录以促进骨质形成。

BMP 必须以适当的浓度和方式应用于合适的患者。BMP 不可应用于颈椎手术当中，因为它会引起严重的软组织水肿而导致气道阻塞。Smucker 等报道，在颈椎前路减压融合术中使用 rhBMP$_2$ 者软组织水肿的发生率为 27.5%，而不使用 rhBMP$_2$ 者则为 3.6%，两者间具备显著差异[16]。在腰椎前路椎间融合术中，使用 rhBMP$_2$ 而出现逆行性射精的发生率为 7.2%，其中 50% 的患者（3/6）在术后 1 年内缓解[17]。脊柱手术中应用 BMP 的其他并发症还包括神经根炎、骨溶解、皮下积液以及增加恶性肿瘤发生的风险等[14, 18]。同时，BMP 的使用还增加了医疗费用。据统计，在脊柱后外侧融合术围术期 3 个月的总费用方面，使用 BMP$_2$ 的患者平均为 33 860 美元，而使用自体髂骨植骨的患者平均为 37 227 美元[19]。尽管 BMP 的使用存在若干潜在风险，但其的确能够提高脊柱手术的融合率[20]。最近，Yale Open Data Access（YODA）项目开展了针对 rhBMP$_2$ 临床应用数据的大型系统性回顾和 Meta 分析。有趣的是，YODA 发现了大量报道偏倚的证据，但没有证据表明在脊柱融合术中 rhBMP$_2$ 的作用显著优于自体髂骨[21, 22]。此外，YODA 还显示 rhBMP$_2$ 的使用会增加术后早期的疼痛，还有部分证据提示 rhBMP$_2$ 的使用可能会增加罹患癌症的风险。他们认为目前尚缺乏确切的应用 BMP 的临床指征。鉴于众多争议，在使用 BMP

前应充分衡量相关的风险与收益，并在术前计划中充分考虑 BMP 的使用剂量与浓度。

（八）植骨融合生理学

与骨折愈合的过程相似，脊柱手术中的植骨融合是一个受生物化学、生物力学、细胞生物学、内分泌激素等多种因素影响的动态过程[23]。植骨融合以与骨折愈合相似的模式进行，包含 3 个主要过程，即炎症反应阶段、修复阶段及重塑阶段。在术后早期，经过术中去皮质及植入骨移植物，炎症反应阶段随即开始。血肿以及局部炎症的出现刺激血管肉芽组织形成。此时，抗炎药物的使用会抑制炎症反应，可能导致植骨不融合或延迟融合[24]。因此，部分外科医生会在术后初期避免使用抗炎药物。修复阶段涉及成骨细胞、成软骨细胞及其原始细胞生成骨组织和软骨组织的过程。此阶段生成的组织称为骨痂。此时的骨痂是未成熟的、脆弱的、无序的，它们将会被称为板层骨的有序的胶原组织所取代。最后，根据 Wolff 定律，板层骨经过重塑阶段后将变得更加坚固有序并最终达到融合。其他显著阻碍融合的因素包括吸烟、手术节段不稳以及营养不良[25-27]。吸烟会严重损害植骨融合的过程，香烟中的尼古丁成分会抑制植骨融合必需的血管生长[28]。事实上，在两节段腰椎融合术中，吸烟会使植骨不融合的风险增加 1 倍；在超过两个节段的腰椎融合手术中，吸烟更是会使植骨不融合的风险增加 2 倍[29]。

尽管影响融合的因素有很多，包括患者因素、植骨床的制备、骨移植物的选择和脊柱的固定等。但是，任何脊柱外科医生都需要对骨组织的生理学有基本的认识，并基于此为患者选择最合适的治疗方案[30]。

二、椎间盘生理学

（一）解剖

椎间盘位于脊椎的两个椎体之间，其上下两端与软骨终板相连。椎间盘由内层的髓核及外层的纤维环构成。据 Maroudas 等的测量，椎间盘内细胞的密度低至 6000/cm^3 [31]。在椎间盘中，纤维环外层中细胞最为丰富，细胞的密度由外向内递减。而且椎间盘是一种血供较差的组织。

纤维环主要由 Ⅰ 型胶原组成而髓核主要由 Ⅱ 型胶原组成。纤维环细胞是长条形的成纤维细胞样细胞，尽管纤维环主要由 Ⅰ 型胶原组成，但其细胞能同时合成 Ⅰ 型及 Ⅱ 型胶原。成人椎间盘的纤维环由 15～25 层胶原纤维构成。髓核细胞则是呈卵圆形的软骨细胞样细胞，主要合成 Ⅱ 型胶原[32]。

（二）胚胎学

脊柱由脊索及其周围的中胚层发育而来。大约在妊娠 4 周，神经管与脊索渐渐形成脊柱。髓核组织由脊索发育而来，而纤维环则源自中胚层[33]。椎体由相邻的体节形成并包围脊索，软骨终板也由脊索形成[34]。纤维环由薄板结构形成，这些薄板结构与椎体轴向平行但向不同方向排列的[34, 35]。这些薄板最终构成了成人纤维环中典型的有序层状结构。在胚胎阶段的椎间盘内，纤维化的纤维环与更接近液态的髓核间存在显著差异。此时的纤维环主要由胶原及成纤维细胞样细胞组成，而髓核则主要由脊索细胞及蛋白聚糖组成。

从胚胎阶段至成熟，椎间盘的成分会发生显著变化。胚胎阶段的椎间盘中包含有更多的细胞，且血供比之后任何阶段的椎间盘都要丰富。未成熟的椎间盘在纤维环的板层之间存在血管通道。此外，软骨终板在出生时具有丰富的血管通道，占椎间盘高度的 50%。在出生后不久，这些血管通道即开始被细胞外基质填充。椎间盘从高度细胞化和血管化到缺乏细胞及血供的成熟过程见图 3-1。

软骨终板在椎间盘发育的过程中也发生着巨大变化：在骨骼成熟前，终板发育与椎体的骨骺生长板近似，而当骨骼成熟后，终板将转变为透明软骨。在生长发育过程中，椎间盘高度中软骨终板所占的比例逐渐下降，当骨骼成熟后，透明软骨终板的厚度仅为 0.6mm。同时在成熟后，透明软骨终板将与椎体的外缘融合。

（三）生化组分

椎间盘内的生化组分主要包括水、胶原以及

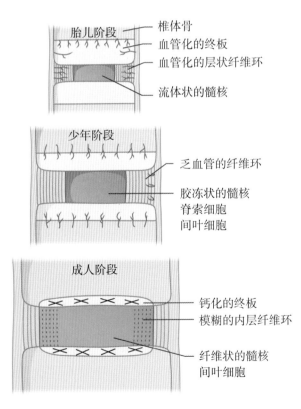

▲ 图 3-1　椎间盘随着时间的推移而发生的生理变化
从胎儿到少年再到成人阶段，椎间盘的血管和细胞总数随时间急剧减少〔引自 Roughley PJ. Biology of intervertebral disc aging and degeneration: involvement of the extracellular matrix. *Spine* (Phila Pa 1976). 2004; 29(23):2691-9. 〕

蛋白聚糖[36]。在椎间盘内的不同位置或不同年龄和不同退变程度的椎间盘内，其胶原及蛋白聚糖的类型与含量都存在巨大差异。纤维环干重的 60% 为胶原，而在髓核中仅为 20%[37]。蛋白聚糖在维持椎间盘内水分含量方面发挥着重要作用，下文将作详细讨论。蛋白聚糖在髓核组织中占其干重的 50%，但在纤维环中仅占 20%。

椎间盘中胶原主要为 I 型胶原和 II 型胶原，但仍存在着少量的其他胶原。I 型胶原主要位于纤维环内，而 II 型胶原在胶冻状的髓核组织内更为丰富。5 型、11 型、12 型和 14 型胶原参与形成 I 型和 II 型胶原间的杂合纤维。椎间盘内还存在着 I 型、II 型胶原独特的修饰。髓核组织 II 型胶原中的脯氨酸和赖氨酸的羟基化增加，这可能起限制纤维的纵向延长并使胶原更耐受胶原酶分解的作用[38]。胶原酶在椎间盘内软骨组织的分解代谢中发挥重要作用。但由于椎间盘内胶原呈高度相互交织状态，被胶原酶分解的受损胶原不一定能够被有效清除。而受损胶原的滞留会进一步削弱髓核组织的机械强度[39]。

聚蛋白多糖是椎间盘内含量最丰富的蛋白聚糖，在维持椎间盘内水分含量方面发挥着重要的作用，它是由硫酸角质素、硫酸软骨素与核心蛋白结合形成[40]。随着老化的发生，硫酸角质素、胶原的含量逐渐增加而硫酸软骨素的含量逐渐减少[41]。因为硫酸软骨素的合成过程是需氧的而硫酸角质素的合成不需要氧气，所以当退变进展、椎间盘的血供和氧供减少时，两者最终出现上述的含量改变。硫酸角质素携带的电荷更多，故能将更多的水分带到椎间盘的中心，这将有助于提高椎间盘内压力并使之具备更强的抗压缩力量。

在退变过程中，非聚集蛋白聚糖的含量也会逐渐增加，这可能源于胶原的分解[42, 43]。此外，连接蛋白和透明质酸的降解产物也逐渐累积[44]。

这些产物的增加可能有助于增加椎间盘的膨胀压力，这对于椎间盘而言是有利的；但另一方面，晚期糖基化终末产物的含量也同时增加，这有可能会限制椎间盘的膨胀[45]。

在椎间盘的生理过程中，两种基质蛋白具备特殊功能[33]。纤维连接蛋白在细胞与椎间盘基质的交互中起重要作用。在退变过程中，纤维连接蛋白浓度增加并导致蛋白水解增强[46]。这些降解产物可能会加速椎间盘成分的降解。弹性蛋白是另一种基质蛋白，它能协助椎间盘在外力作用下发生形变。在纤维环中，弹性蛋白与薄板状的胶原平行，并在髓核内呈放射状和横行分布，以抵消脊柱弯曲所产生的应力[47]。目前，弹性蛋白在椎间盘中的生理作用尚未被完全阐明，是研究的热点领域。

（四）血供与神经分布

酸性、缺乏血供、细胞稀少是椎间盘所处局部环境的特征，这样的特征使得椎间盘在损伤后难以再生。如上所述，椎间盘在出生前血供最为丰富，至成人阶段几乎无直接血供。在胎儿阶段，椎间盘的养分源自上下终板并由贯穿其中的血管供应[48]。随着生长发育进展，盘内的血管将退化消失。此时，中央髓核组织的营养供应则以梯度扩散的形式进行。因此，终板的退变钙化使局部扩散愈发困难，血供的缺乏进一步导致椎间盘基质的降解。虽然氧气是维持细胞活性的重要因素，但在椎间盘内，细胞的死亡实际上是由于局部酸性环境中葡萄糖的缺乏所致[49]。Urbana 等报道，在牛的椎间盘细胞中葡萄糖、乳酸、氧气的含量随着椎间盘深度的改变而发生如图 3-2 所示的变化。

从椎间盘的一端向另一端移动时，氧气、葡萄糖、乳酸的水平以串联梯度形式出现变化。向椎间盘的中央逐步靠近时，葡萄糖和氧气的水平下降而乳酸的水平随之上升[48]。

神经在椎间盘的分布并不丰富，常常受到椎间盘内的一些化学物质影响，椎间盘的神经多位于纤维环的最外层，主要来自脊神经前支的窦椎神经[50]。聚蛋白多糖具有延缓纤维环和髓核中神经纤维侵入的作用，这种作用在髓核中更为明显[51]。神经生长因子是一种能促进血管及神经生长的化学物质。研究发现，在有症状的椎间盘中神经生长因子表达增加，提示神经生长因子在椎间盘退变及下腰痛的发生中具有一定的作用[52]。

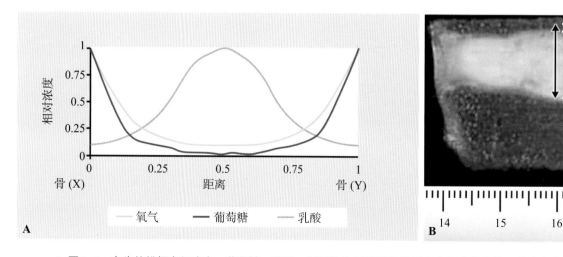

▲ 图 3-2　在牛的椎间盘细胞中，葡萄糖、乳酸、氧气的含量将随着椎间盘内深度的变化而发生变化

（五）生物力学特性

椎间盘的生物力学特性使其能够很好地承受和缓冲来自屈伸、旋转运动时产生的应力，这在椎体间的承重与运动中十分重要[53]。与此同时，作用于椎间盘上的应力又参与了椎间盘生物力学特性的重塑。

纤维环的纤维结构特性使之具有抵抗拉伸、剪切应力的能力[53]。纤维环中的Ⅰ型胶原以平行、反向的方式分层排列而形成同心圆状板层结构，这种结构能够将脊柱轴向的应力转变为环状的张力[40]。

在承受压应力负荷中，水分也扮演着重要角色[50]。聚蛋白多糖由双糖侧链组成，是髓核组织中含量最丰富的蛋白聚糖。亲水性的双糖侧链将水分保留在髓核中，水分填充于髓核组织的小间隙中，形成膨胀压力从而承受脊柱的压应力负荷。同时，髓核的膨胀压力受纤维环的抗拉伸力平衡，这种相互作用维持了椎间盘的高度。随着椎间盘的退变、椎间盘内含水量的减少，上述平衡便会被打破，使椎间盘承受压应力负荷的能力减弱。

在吸收缓冲震荡方面，椎间盘的作用目前仍存在争议。有研究报道椎间盘并不具备吸收缓冲震荡的功能[54, 55]：Holmes 等利用来自尸体的腰椎标本进行研究，逐渐依次施加压力于椎间盘及其相邻椎体上，发现在压力条件下椎间盘并不具备吸收缓冲震荡的功能。另一项由 Broberg 等开展的研究显示椎间盘在恒定外力的作用下出现了流体外溢和延展形变，而在撤销外力后这种形变最终得到恢复[56]。

同时，椎间盘所承受的机械负荷会影响其自身的生物力学结构。研究显示在施加持续 20s、2MPa 压强条件下，椎间盘内蛋白聚糖、胶原、基质蛋白含量将增加 2～3 倍[57]（图 3-3 显示各种外界刺激因素对椎间盘基质成分的影响）。显而易见的是，维持椎间盘生物力学强度所需的胶原蛋白、蛋白酶抑制药、基质蛋白和蛋白聚糖之间的内稳态是一个受多种因素影响的过程。

（六）化学内稳态

纤维环和髓核组织内的细胞及细胞外基质都受特定的生物化学和生物力学信号所调控，在椎间盘退变时此平衡中受到破坏[59]。在细胞水平，随着髓核软骨样细胞的减少，盘样细胞及细胞集簇增殖增强[60, 61]。与此同时，包括胶原蛋白、弹性蛋白、纤维连接蛋白、淀粉样蛋白等在椎间盘退变中发挥作用的蛋白的活性也会发生变化。

随着Ⅱ型胶原、聚蛋白多糖的丢失，退变椎间盘承载负荷的能力显著下降[62, 63]。在退变椎间盘中，纤维状的Ⅰ型胶原含量增加而更具弹性的Ⅱ型胶原含量减少。除了胶原类型发生改变外，胶原的力学特性也因胶原酶的影响而改变[64]。这

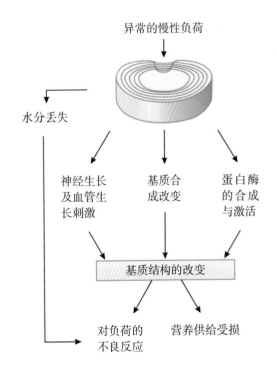

▲ 图 3-3　椎间盘的结构受到多种机械和化学的刺激影响[58]

些改变造成了胶原载荷能力的下降。如上所述，聚蛋白多糖含量的减少将影响髓核组织保持水分的能力，导致椎间盘内水分减少而使盘内膨胀压力减低[65]。另外，上述病理变化均会影响盘内营养物质的供应及代谢废物的排出。这可能是退变椎间盘内细胞凋亡增加的重要原因[66]。

除了胶原与聚蛋白多糖，椎间盘内生长因子和降解酶的合成、细胞炎性因子的表达均发生着剧烈改变。降解酶及促有丝分裂因子的改变详见表 3-1[67-74]。研究表明，基质金属蛋白酶会直接结合并损伤细胞外基质。值得注意的是，鉴于组织蛋白酶在椎间盘内的酸性环境中活性最佳，其在椎间盘退变的发生中可能发挥重要的作用。

表 3-1　退变性椎间盘疾病中各种酶的作用

酶	在退变性椎间盘疾病中的表达改变	加强或削弱椎间盘
血小板源性生长因子	下降	削弱
胰岛素样生长因子 - 1	下降	削弱
成纤维细胞生长因子	下降	削弱
基质金属蛋白酶 -1	增加	削弱
MMP-8	增加	削弱
MMP-13	增加	削弱
ADAMTS	增加	削弱
组织蛋白酶	增加	削弱

ADAMTS. 一种带有血栓反应蛋白基序的解整合素和金属蛋白酶

另外，细胞因子通过影响椎间盘细胞外基质代谢、调控细胞凋亡的方式在椎间盘的炎症过程中发挥重要作用。在退变椎间盘中，白介素 -1 表达的上调，会抑制的细胞外基质合成、增加椎间盘细胞对凋亡触发因素的敏感性，并协同上调其他细胞炎性因子[75]。在椎间盘退变过程中，白介素 -1 活性的增加某种程度上是因为其拮抗因子

（白介素 -1 受体拮抗药）反馈调节能力的下降。同时，在椎间盘退变性疾病中，TNF-α 的上调可能在下腰痛症状的发生中起重要作用，因其可促进神经向退变椎间盘的长入、并可直接刺激传入神经。

与此同时，上述化学过程在退变椎间盘生物力学特性的变化中扮演着重要角色。当椎间盘无法形成膨胀压力时，压力的正常传导将变得十分困难，不平衡的压力使椎间盘反复损伤，造成盘内薄弱区域的形成并在纤维环上形成裂隙，这些裂隙会进一步导致椎间盘突出及腰背部症状的出现。此外，退变椎间盘发生硬化时会将压力负荷引导至关节突等脊柱后部结构。退变椎间盘的大体改变如图 3-4 所示。图 3-4 展示了椎间盘退变的 5 个等级，其分级标准基于 MRI 研究而设立的 Pfirrmann 分级标准[76]。相关临床研究的简述详见表 3-2。

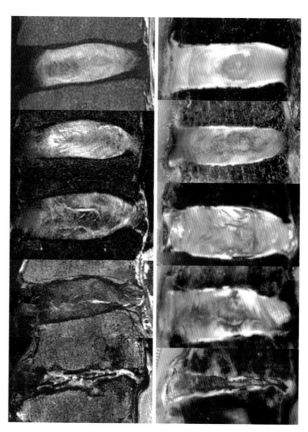

▲ 图 3-4　Pfirrmann 分级标准 [53]

三、总结

骨及椎间盘的生理活动受多种细胞、蛋白及外力之间复杂的相互作用所调节。这些相互作用是机体内环境稳态的基础，对其过程的深入理解将有助于脊柱疾病的诊治。临床研究（表 3-2）将继续关注脊柱手术中不同生物制剂的使用、功效、费用及相关并发症。

表 3-2　证据等级——骨组织及椎间盘生理学

作者, 刊物, 年份	研究类型	证据等级	主题	随访时间	评估指标	主要研究结果
Even, JAAOS, 2012	系统回顾	II	BMP 的功效及风险	不定	融合率，SF-36，并发症	与自体髂骨植骨相比，BMP 可诱导骨质形成。BMP 因安全风险及费用增加，不应在每个脊柱手术患者当中常规应用。BMP 可在无法再取自体髂骨的复杂翻修手术中应用，或者应用于吸烟者、糖尿病患者及植骨不融合者
Ong, Spine, 2010	回顾性分析	III	BMP 适应证外应用的流行病学研究	2003—2007 年	脊柱手术患者中 BMP 的使用	在 2003—2007 年，每年应用 BMP 的病例数增加了 4.3 倍，从 23 900 例增加至 103 194 例，85% 为适应证外的应用
Smucker, Spine, 2006	回顾性对比研究	III	明确 BMP$_2$ 的使用是否与颈椎前路融合术后临床相关椎前组织肿胀的增加有关	手术后 6 周内	肉眼可见的手术区域肿胀，吞咽困难，和（或）呼吸困难并导致下列结果：延迟出院；耳鼻咽喉科会诊；过早的复诊或急诊就诊；再次入院接受吞咽相关的医疗或手术处理	颈椎前路手术中，适应证外的 rhBMP-2 使用与临床相关组织肿胀的发生率增加相关
Carragee, Spine J, 2011	病例分析	III	对比使用或不使用 rhBMP-2，ALIF 术后患者逆行性射精的发生率	2002—2004 年	逆行性射精的发生率	ALIF 术中使用 rhBMP-2 的患者中逆行性射精的发生率更高。术后 1 年，6 名患者中的 3 名症状得到缓解
Glassman, Spine J, 2008	前瞻性 RCT	II	使用 BMP-2 与使用髂骨植骨的患者之间的围术期费用比较	3 个月	住院费用、医药费用和康复费用的总和	脊柱后外侧融合术围术期总费用中，使用 BMP-2 的患者平均为 33 860 美元，而使用自体髂骨植骨的患者平均为 37 227 美元。然而，BMP-2 组患者的平均住院费用为 24 736 美元，而自体髂骨组患者为 21 138 美元
Fu, Annals of Internal Medicine, 2013	系统回顾	III	评估 BMP-2 在脊柱融合手术中的效果与危害，以及在企业资助的刊物中的报道偏倚	N/A	融合率及并发症	BMP-2 与自体骨移植物相比并无已证实的优势，并且可能与重要的危害相关，这使得评估 rhBMP-2 的确切适应证尤为困难
Simmonds, Annals of Internal Medicine, 2013	系统回顾	III	评估 BMP-2 的效果及安全性	24 个月	主要结局：疼痛（ODI 或 SF-36）、融合、不良事件	与自体髂骨植骨相比，BMP-2 提高融合率及减少疼痛，但会增加术后早期疼痛。癌症发病率增加的证据支持并不肯定

（续表）

作者，刊物，年份	研究类型	证据等级	主 题	随访时间	评估指标	主要研究结果
Maroudas, J Anat, 1975	病例分析	IV	椎间盘内细胞密度及葡萄糖渗透的尸体研究	N/A	细胞密度，葡萄糖浓度	随着向椎间盘的中心靠近，细胞的密度下降，葡萄糖的渗透也减少
Yang, Eur J Biochem, 1993	病例分析	IV	椎间盘中的II型胶原	N/A	胶原的糖基化和羟基化程度，原纤维的直径	与关节软骨相比，纤维环中纤维的糖基化和羟基化程度，原纤维的直径均增加
Hollander, J Orthop Res, 1996	病例分析	IV	椎间盘中II型胶原的损伤	N/A	变形的II型胶原的含量	与关节软骨相比，纤维环及髓核中的II型胶原损伤增加
Verziji, Arthritis Rhem, 2002	病例分析	IV	软骨胶原中的晚期糖基化终产物	N/A	软骨的即时形变、软骨的水分	晚期糖基化终产物交织的增加会导致软骨硬度的增加
Oegema, Spine, 2000	病例分析	IV	退变的椎间盘中纤维连接蛋白的浓度	N/A	纤维连接蛋白的浓度	退变的椎间盘中纤维连接蛋白的浓度增加
Johnson, Arthritis Rhem, 2002	病例分析	IV	聚蛋白聚糖与神经生长的关系	N/A	神经突起生长	盘状聚蛋白聚糖抑制神经生长
Holmes AD, Med Eng Phys, 1996	病例分析	IV	脊柱在吸收缓冲震荡中的作用	N/A	拉力和载荷–松弛曲线	脊柱不具备吸收缓冲震荡的功能
Gruber, Spine, 1998	病例对照	III	椎间盘中细胞凋亡的发生率	N/A	细胞外基质的合成和胶原的分布	椎间盘中细胞凋亡的发生率高
Johnson, Connect Tissue Res, 2001	病例分析	IV	退变的腰椎间盘中细胞团簇的形成	N/A	增殖细胞核抗原	椎间盘细胞的增殖与椎间盘退变引起的细胞集簇有关
Cs–Szabo, Spine, 2002	病例分析	IV	椎间盘中mRNA的表达与蛋白聚糖的蛋白水平	N/A	聚蛋白多糖、二聚糖、核心蛋白聚糖、纤调蛋白的mRNA的表达	退变的椎间盘中，髓核细胞的蛋白表达下降
Gruber, Spine, 2000	病例分析	IV	纤维环细胞中IGF–1、PDGF与凋亡的关系	N/A	凋亡的百分比	IGF–1、PDGF延缓凋亡
Tolonen, Eur Spine J, 2006	病例对照	III	退变的椎间盘中生长因子的表达	N/A	转化生长因子β（TGF-β）、成纤维细胞生长因子（BFGF）与PDGF	退变的椎间盘中BFGF与PDGF减少
Tolonen, Spine, 1995	病例对照	IV	突出椎间盘中BFGF在细胞及血管中的表达	N/A	在椎间盘细胞及血管中的BFGF抗体的免疫反应	与对照组相比，退变的椎间盘中BFGF的表达下降
Doita, Spine, 1996	病例分析	IV	突出的椎间盘中前体炎性因子的表达	N/A	IL–1、BFGF及细胞间黏附分子–1的表达	突出椎间盘边缘的单核细胞表达炎症介质，并可能诱导新生血管形成

（续表）

作者，刊物，年份	研究类型	证据等级	主　题	随访时间	评估指标	主要研究结果
Roberts, Spine, 2000	病例分析	IV	在不同椎间盘疾病中基质金属蛋白酶、组织金属蛋白酶及蛋白聚糖代谢产物的表达	N/A	利用免疫组化染色发现多种组织金属蛋白酶、基质金属蛋白酶和蛋白聚糖代谢产物	基质金属蛋白酶在突出的椎间盘中活性最佳
Weiler, Eur Spine J, 2002	病例分析	IV	基质金属蛋白酶在椎间盘的降解和再吸收中的表达	N/A	不同年龄患者的椎间盘中 MMP-1、MMP-2、MMP-3、MMP-9 的表达	与年老的椎间盘相比，年轻的椎间盘中 MMP 较少。MMP 与椎间盘的撕裂相关
Hatano, Spine, 2006	病例分析	IV	腰椎间盘突出中 ADAMTS-4 的表达	N/A	ADAMTS-4 的蛋白质及 mRNA 表达	浸润肉芽组织和邻近组织的巨噬细胞表达 ADAMTS-4
Le Maitre, Arthritis Res Ther, 2005	病例分析	III	椎间盘退变中 IL-1、IL-1Ra、IL-1R1 的作用	N/A	IL-1、IL-1Ra、IL-1R1 和 IL-1β 转化酶的表达	IL-1 在正常及病变的椎间盘中皆有发现，IL-1 的表达于椎间盘病变的程度相关
Pfirrmann, Spine, 2001	病例分析	IV	退变性椎间盘疾病的 MRI 分级	N/A	由三位观察者利用作者制定的分级系统对退变性椎间盘疾病进行分级	T_2 加权像的 MRI 可用于退变性椎间盘疾病的分级

参考文献

[1] Truumees E, Dodwad SN. Osteoporosis and Spine Care, Part 1: General Overview and Medical Management. North American Spine Society SpineLine. 2008.

[2] Frost HM. Wolff's Law and bone's structural adaptations to mechanical usage: an overview for clinicians. Angle Orthod. 1994;64(3):175-88.

[3] Seaberg RM, van der Kooy D. Stem and progenitor cells: the premature desertion of rigorous definitions. Trends Neurosci. 2003;26(3):125-31.

[4] Schaffler MB, Kennedy OD. Osteocyte signaling in bone. Curr Osteoporos Rep. 2012;10(2):118-25.

[5] Dodwad SN, Khan SN. Surgical stabilization of the spine in the osteoporotic patient. Orthop Clin North Am. 2013;44(2):243-9.

[6] Pageau SC. Denosumab. MAbs. 2009;1(3):210-5.

[7] Bauer W, Aub JC, Albright F. Studies of Calcium and Phosphorus Metabolism: V. A Study of the Bone Trabeculae as a Readily Available Reserve Supply of Calcium. J Exp Med. 1929;49(1):145-62.

[8] Dempster DW, Cosman F, Parisien M, et al. Anabolic actions of parathyroid hormone on bone. Endocr Rev. 1993;14(6):690-709.

[9] Nicholson GC, Moseley JM, Sexton PM, et al. Abundant calcitonin receptors in isolated rat osteoclasts. Biochemical and autoradiographic characterization. J Clin Invest. 1986;78(2):355-60.

[10] Martens MG. Risk of fracture and treatment to prevent osteoporosis-related fracture in postmenopausal women. A review. J Reprod Med. 2003;48(6):425-34.

[11] Vieth R. The role of vitamin D in the prevention of osteoporosis. Ann Med. 2005;37(4):278-85.

[12] Olabisi R. Cell-based therapies for spinal fusion. Adv Exp Med Biol. 2012;760:148-73.

[13] Wozney JM, Rosen V. Bone morphogenetic protein and bone morphogenetic protein gene family in bone formation and repair. Clin Orthop Relat Res. 1998;346:26-37.

[14] Even J, Eskander M, Kang J. Bone morphogenetic protein in spine surgery: current and future uses. J Am Acad Orthop Surg. 2012;20(9):547-52.

[15] Ong KL, Villarraga ML, Lau E, et al. Off-label use of bone morphogenetic proteins in the United States using administrative data. Spine (Phila Pa 1976). 2010;35(19):1794-800.

[16] Smucker JD, Rhee JM, Singh K, et al. Increased swelling complications associated with off-label usage of rhBMP-2 in the anterior cervical spine. Spine (Phila Pa 1976).

2006;31(24):2813–9.

[17] Carragee EJ, Mitsunaga KA, Hurwitz EL, et al. Retrograde ejaculation after anterior lumbar interbody fusion using rhBMP–2: a cohort controlled study. Spine J. 2011;11(6): 511–6.

[18] Tannoury CA, An HS. Complications with the use of bone morphogenetic protein 2 (BMP–2) in spine surgery. Spine J. 2014;14(3):552–9.

[19] Glassman SD, Carreon LY, Campbell MJ, et al. The perioperative cost of infuse bone graft in posterolateral lumbar spine fusion. Spine J. 2008;8(3):443–8.

[20] Burkus JK, Gornet MF, Dickman CA, et al. Anterior lumbar interbody fusion using rhBMP–2 with tapered interbody cages. J Spinal Disord Tech. 2002;15(5):337–49.

[21] Fu R, Selph S, McDonagh M, et al. Effectiveness and harms of recombinant human bone morphogenetic protein–2 in spine fusion: a systematic review and meta–analysis. Ann Intern Med. 2013;158(12):890–902.

[22] Simmonds MC, Brown JV, Heirs MK, et al. Safety and effectiveness of recombinant human bone morphogenetic protein–2 for spinal fusion: a meta–analysis of individual participant data. Ann Intern Med. 2013;158(12):877–89.

[23] Kalfas IH. Principles of bone healing. Neurosurg Focus. 2001;10(4).

[24] Pountos I, Georgouli T, Blokhuis TJ, et al. Pharmacological agents and impairment of fracture healing: what is the evidence? Injury. 2008;39(4):384–94.

[25] Yamaji T, Ando K, Wolf S, et al. The effect of micromovement on callus formation. J Orthop Sci. 2001;6(6):571–5.

[26] Day SM, DeHeer DH. Reversal of the detrimental effects of chronic protein malnutrition on long bone fracture healing. J Orthop Trauma. 2001;15(1):47–53.

[27] Glassman SD, Anagnost SC, Parker A, et al. The effect of cigarette smoking and smoking cessation on spinal fusion. Spine (Phila Pa 1976). 2000;25(20):2608–15.

[28] Riebel GD, Boden SD, Whitesides TE, et al. The effect of nicotine on incorporation of cancellous bone graft in an animal model. Spine (Phila Pa 1976). 1995;20(20): 2198–202.

[29] Andersen T, Christensen FB, Laursen M, et al. Smoking as a predictor of negative outcome in lumbar spinal fusion. Spine (Phila Pa 1976). 2001;26(23):2623–8.

[30] Kaufman HH, Jones E. The principles of bony spinal fusion. Neurosurgery. 1989;24(2):264–70.

[31] Maroudas A, Stockwell RA, Nachemson A, et al. Factors involved in the nutrition of the human lumbar intervertebral disc: cellularity and diffusion of glucose in vitro. J Anat. 1975;120(Pt 1):113–30.

[32] Oegema TR, Jr. Biochemistry of the intervertebral disc. Clin Sports Med. 1993;12(3):419–39.

[33] Roughley PJ. Biology of intervertebral disc aging and degeneration: involvement of the extracellular matrix. Spine (Phila Pa 1976). 1 2004;29(23):2691–9.

[34] Roberts S, Evans H, Trivedi J, et al. Histology and pathology of the human intervertebral disc. J Bone Joint Surg Am. 2006;88 Suppl 2:10–4.

[35] Rufai A, Benjamin M, Ralphs JR. The development of fibrocartilage in the rat intervertebral disc. Anat Embryol (Berl). 1995;192(1):53–62.

[36] Setton LA, Chen J. Cell mechanics and mechanobiology in the intervertebral disc. Spine (Phila Pa 1976). 2004;29(23):2710–23.

[37] Buckwalter J. The fine structure of the human intervertebral disc. In: White A, Gordon S (Eds). AAOS Symposium on Idiopathic Low Back Pain. St. Louis: Mosby; 1982. pp.108–43.

[38] Yang CL, Rui H, Mosler S, et al. Collagen II from articular cartilage and annulus fibrosus. Structural and functional implication of tissue specific posttranslational modifications of collagen molecules. Eur J Biochem. 1993;213(3): 1297–302.

[39] Hollander AP, Heathfield TF, Liu JJ, et al. Enhanced denaturation of the alpha (II) chains of type–II collagen in normal adult human intervertebral discs compared with femoral articular cartilage. J Orthop Res. 1996;14(1):61–6.

[40] Roughley PJ, Alini M, Antoniou J. The role of proteoglycans in aging, degeneration and repair of the intervertebral disc. Biochem Soc Trans. 2002;30(Pt 6):869–74.

[41] Lyons G, Sweet MBE. Age–related changes in proteoglycans of bovine intervertebral disc. S Afr J Sci. 1986;82:151–5.

[42] Jahnke MR, McDevitt CA. Proteoglycans of the human intervertebral disc. Electrophoretic heterogeneity of the aggregating proteoglycans of the nucleus pulposus. Biochem J. 1988;251(2):347–56.

[43] DiFabio JL, Pearce RH, Caterson B, et al. The heterogeneity of the non–aggregating proteoglycans of the human intervertebral disc. Biochem J. 1987;244(1):27–33.

[44] Pearce RH, Mathieson JM, Mort JS, et al. Effect of age on the abundance and fragmentation of link protein of the human intervertebral disc. J Orthop Res. 1989;7(6):861–7.

[45] Verzijl N, DeGroot J, Ben ZC, et al. Crosslinking by advanced glycation end products increases the stiffness of the collagen network in human articular cartilage: a possible mechanism through which age is a risk factor for osteoarthritis. Arthritis Rheum. 2002;46(1):114–23.

[46] Oegema TR, Jr., Johnson SL, Aguiar DJ, et al. Fibronectin and its fragments increase with degeneration in the human intervertebral disc. Spine (Phila Pa 1976). 2000;25(21): 2742–7.

[47] Yu J. Elastic tissues of the intervertebral disc. Biochem Soc Trans. 2002;30(Pt 6):848–52.

[48] Urban JP, Smith S, Fairbank JC. Nutrition of the intervertebral disc. Spine (Phila Pa 1976). 2004;29(23): 2700–9.

[49] Bibby SR, Urban JP. Effect of nutrient deprivation on the viability of intervertebral disc cells. Eur Spine J. 2004;13(8):695–701.

[50] Kepler CK, Anderson DG, Tannoury C, et al. Intervertebral disk degeneration and emerging biologic treatments. J Am Acad Orthop Surg. 2011;19(9):543–53.

[51] Johnson WE, Caterson B, Eisenstein SM, et al. Human intervertebral disc aggrecan inhibits nerve growth in vitro. Arthritis Rheum. 2002;46(10):2658–64.

[52] Freemont AJ, Watkins A, Le Maitre C, et al. Nerve growth factor expression and innervation of the painful intervertebral disc. J Pathol. 2002;197(3):286–92.

[53] Slikker W, An HS. Pathophysiology of disc degeneration. In: Sharan AD, Tang SY (Eds). Basic Science of Spinal Diseases. New Delhi: Jaypee Brothers Medical Publishers (P) Ltd; 2013. pp. 73–9.

[54] Holmes AD, Hukins DW. Analysis of load–relaxation in compressed segments of lumbar spine. Med Eng Phys. 1996;18(2):99–104.

[55] Hughes SP, Freemont AJ, Hukins DW, et al. The pathogenesis of degeneration of the intervertebral disc and emerging therapies in the management of back pain. J Bone Joint Surg Br. 2012;94(10):1298–304.

[56] Broberg KB. Slow deformation of intervertebral discs. J Biomech. 1993;26(4–5):501–12.

[57] Urban JP, Roberts S. Cells of the intervertebral disc: making the best of a bad environment. Biochemist. 2003;25:15–7.

[58] Colombini A, Lombardi G, Corsi MM, et al. Pathophysiology of the human intervertebral disc. Int J Biochem Cell Biol. 2008;40(5):837–42.

[59] Iannone F, Lapadula G. The pathophysiology of osteoarthritis. Aging Clin Exp Res. 2003;15(5):364–72.

[60] Gruber HE, Hanley EN, Jr. Analysis of aging and degeneration of the human intervertebral disc. Comparison of surgical specimens with normal controls. Spine (Phila Pa 1976). 1998;23(7):751–7.

[61] Johnson WE, Eisenstein SM, Roberts S. Cell cluster formation in degenerate lumbar intervertebral discs is associated with increased disc cell proliferation. Connect Tissue Res. 2001;42(3):197–207.

[62] Herbert CM, Lindberg KA, Jayson MI, et al. Proceedings: Intervertebral disc collagen in degenerative disc disease. Ann Rheum Dis. 1975;34(5):467.

[63] Brickley–Parsons D, Glimcher MJ. Is the chemistry of collagen in intervertebral discs an expression of Wolff's Law? A study of the human lumbar spine. Spine (Phila Pa 1976). 1984;9(2):148–63.

[64] Monnier VM, Kohn RR, Cerami A. Accelerated age–related browning of human collagen in diabetes mellitus. Proc Natl Acad Sci U S A. 1984;81(2):583–7.

[65] Cs–Szabo G, Ragasa–San Juan D, Turumella V, et al. Changes in mRNA and protein levels of proteoglycans of the annulus fibrosus and nucleus pulposus during intervertebral disc degeneration. Spine (Phila Pa 1976). 2002;27(20):2212–9.

[66] Gruber HE, Norton HJ, Hanley EN, Jr. Anti–apoptotic effects of IGF–1 and PDGF on human intervertebral disc cells in vitro. Spine (Phila Pa 1976). 2000;25(17):2153–7.

[67] Tolonen J, Gronblad M, Vanharanta H, et al. Growth factor expression in degenerated intervertebral disc tissue. An immunohistochemical analysis of transforming growth factor beta, fibroblast growth factor and platelet–derived growth factor. Eur Spine J. 2006;15(5):588–96.

[68] Murakami H, Yoon ST, Attallah–Wasif ES, et al. The expression of anabolic cytokines in intervertebral discs in age–related degeneration. Spine (Phila Pa 1976). 2006;31(16):1770–4.

[69] Tolonen J, Gronblad M, Virri J, et al. Basic fibroblast growth factor immunoreactivity in blood vessels and cells of disc herniations. Spine (Phila Pa 1976). 1995;20(3):271–6.

[70] Doita M, Kanatani T, Harada T, et al. Immunohistologic study of the ruptured intervertebral disc of the lumbar spine. Spine (Phila Pa 1976). 1996;21(2):235–41.

[71] Matsui Y, Maeda M, Nakagami W, et al. The involvement of matrix metalloproteinases and inflammation in lumbar disc herniation. Spine (Phila Pa 1976). 1998;23(8):863–8; discussion 868–9.

[72] Roberts S, Caterson B, Menage J, et al. Matrix metalloproteinases and aggrecanase: their role in disorders of the human intervertebral disc. Spine (Phila Pa 1976). 2000;25(23):3005–13.

[73] Weiler C, Nerlich AG, Zipperer J, et al. 2002 SSE Award Competition in Basic Science: expression of major matrix metalloproteinases is associated with intervertebral disc degradation and resorption. Eur Spine J. 2002;11(4):308–20.

[74] Hatano E, Fujita T, Ueda Y, et al. Expression of ADAMTS–4 (aggrecanase–1) and possible involvement in regression of lumbar disc herniation. Spine (Phila Pa 1976). 2006;31(13):1426–32.

[75] Le Maitre CL, Freemont AJ, Hoyland JA. The role of interleukin–1 in the pathogenesis of human intervertebral disc degeneration. Arthritis Res Ther. 2005;7(4):R732–45.

[76] Pfirrmann CW, Metzdorf A, Zanetti M, et al. Magnetic resonance classification of lumbar intervertebral disc degeneration. Spine (Phila Pa 1976). 2001;26(17):1873–8.

第4章　择期脊柱融合手术患者的术前骨骼健康评估及骨质疏松药物的使用

Preoperative Bone Health Assessment and the Potential use of Systemic Osteoporosis Drugs in Select Patients Undergoing Elective Spine Fusion Surgery

Kelly Krohn　著

刘霁邦玺　译　　汤宇　校

一、概述

在老年患者中，择期脊柱融合手术非常常见，由于技术的改进和人口老龄化，手术数量可能会继续增加。更多的老年患者希望保持健康活跃的生活方式，并考虑通过脊柱手术以恢复功能。

脊柱融合手术有许多并发症，部分可能是由于潜在的骨骼健康不良导致。虽然目前尚不清楚骨质疏松症本身是否能够影响脊柱融合。但有很好的证据表明，骨骼健康不良的老年患者更有可能出现手术并发症，如邻近节段骨折（骨折导致近端交界性后凸）和内固定失败（如椎弓根螺钉松动或椎间融合器沉降）。影响骨质的不良因素包括长期糖皮质激素的使用、吸烟、类风湿关节炎和长期控制不良的糖尿病，这些都会加剧骨质疏松症的发展，并可能与手术融合率降低和脊柱手术的骨性并发症有关。

有几种经批准的药物可用于降低骨质疏松症患者的骨折风险。本文将对这些药物的生物学特性进行综述，并重点介绍它们应用于脊柱融合手术的研究试验。有骨骼健康不良病史的患者行脊柱融合手术应使用抗骨质疏松药物。术前评估患者的骨骼健康是很重要的，可预测骨骼相关的并发症，同时考虑围术期使用骨质疏松药物治疗。脊柱严重退行性改变患者进行骨骼健康评估可能会存在一些挑战。本文将提出一种择期脊柱手术患者骨健康的评估方法，并提供特定患者使用全身性骨质疏松症药物的相关数据支持。

二、骨质疏松症/骨质流失的病理生理学

男性和女性在30岁左右达到骨量峰值。有许多因素会影响一个人的骨量。这些因素包括遗传因素、营养、骨骼生长的机械负荷、内分泌因素、合并疾病，以及糖皮质激素等骨骼毒性药物的使用[1]。有研究表明，对儿童骨骼机械负荷的干预措施能够增加骨密度（bone mineral density，BMD）[2, 3]。一旦达到峰值骨量，男性和女性都

048

有一个缓慢的年龄相关的骨质丢失。然而，在女性经历更年期的时候，雌激素缺乏会导致几年时间内骨质快速流失。如果峰值骨量不足，这种快速的骨质丢失可导致其在五六十岁后出现骨脆性增加和相关的脆性骨折。典型的早期骨折包括桡骨远端骨折和椎体骨折。随后，肱骨近端和股骨近端骨折变得更为常见[4]。

男性也在年轻时达到峰值骨量并经历一个缓慢的年龄相关的骨质丢失。由于男性通常达到较高的峰值骨量，不经历与激素缺乏有关的快速骨丢失，临床脆性骨折往往在他们七八十岁时才变得明显。如果一个男人活到 80 多岁，那么他的骨折风险包括股骨近端并不罕见，并可能与丧失独立性和死亡率增加有关。男性患有脊椎骨折的发病率也随着年龄的增长而增加。美国最近对 40 岁以上的男性和女性进行的一项脊柱骨折患病率研究表明，从 50 岁开始，男性的脊柱骨折患病率高于女性[5]。据推测，并非所有这些椎体骨折都是脆性骨折，也许有些与年轻人更有可能参与的高风险活动有关。随着年龄每十年的增长，男性和女性脊柱骨折的患病率都在增加。

男性和女性都会出现糖皮质激素引起的骨质疏松症，并可在很小的年纪就导致脆性骨折。慢性糖皮质激素性骨质疏松症的病因主要是低骨量的形成[6]。脊柱最容易受到糖皮质激素引起的骨质疏松症的影响，长期接触糖皮质激素的患者在计划手术时，应该在术前评估骨骼健康。

虽然有一些不太常见的骨脆性增加病因，但脊柱手术患者主要面临绝经后骨丢失、年龄相关骨丢失和糖皮质激素引起的骨质疏松症的风险。对于骨骼健康相关的并发症风险较高的患者，行脊柱手术之前，应考虑术前评估骨骼健康。虽然尚无相关共识或指南，但在脊柱融合手术前考虑对 60 岁以上的女性和 70 岁以上的男性进行骨骼健康评估似乎是合理的。任何有慢性糖皮质激素暴露的患者都应在手术前进行评估。由于大多数脊柱手术是择期手术，因此进行骨骼健康评估是可行的，目的是能够为特定的患者行择期脊柱手术之前进行必要的营养和药物干预。

三、骨质疏松症的药物治疗

目前尚没有经批准的用于增加脊柱融合或降低脊柱手术骨相关并发症的药物。目前有几种药物被批准治疗骨质疏松症以降低椎体骨折。其中一些药物有降低非椎体骨折的证据，但所有经批准治疗骨质疏松症的药物都有数据支持可降低椎体骨折。

治疗骨质疏松症的药物有两个基本家族。大多数药物被是抗骨吸收剂，包括雌激素、雷洛昔芬、双膦酸盐、降钙素和地诺单抗。虽然它们的药理和药效不同，但它们都以破骨细胞为靶点，破骨细胞负责骨吸收 / 骨丢失 / 骨重塑。减少破骨细胞驱动的骨吸收可以稳定骨骼，并且随着骨转换降低，现存骨矿化增加。这种矿化的增加是双能 X 线吸收仪（dual energy X-ray absorptiometry，DXA）测量的骨密度增加的主要原因。更重要的是，这些药物有效地减少了椎体骨折和一些非椎体骨折。药物开始的时间、治疗的持续时间、药物的效力以及评判"脊柱融合手术成功"的方法都可影响在使用这些药物的情况下脊柱融合手术的效果。虽然相关的动物实验研究的众多，但仍需要良好的临床试验来了解这些药物对脊柱融合手术的影响。

另一种骨质疏松药物被称为骨合成药物。在美国，有两种被批准用于骨质疏松症的骨合成药物，特立帕肽（Teriparatide，TPTD）是人类甲状旁腺激素（PTH）1-84 的首个 34 氨基酸片段，阿巴洛肽（Abaloparatide）也是人体甲状旁腺激素相关蛋白（hPThrP）的 34 氨基酸类似物。以脉冲方式给药，每天短时间作用于甲状旁腺激素受体，TPTD 可促进干细胞成熟分化为成软骨细胞和成骨细胞[7]。TPTD 是一种骨合成药物，可以加速骨重塑，每个重塑周期伴随真实骨量的净增加[8]。阿巴洛肽是一种 hPTHRP 类似物合成肽，最近已被 FDA 批准。阿巴洛肽已被证明可有效降低更年期女性的骨折风险[9]。TPTD 与阿巴洛肽在骨合成代谢效价上存在差异。根据 Miller 等的研究，使用阿巴洛肽 80μg/d 与 FDA 批准的 TPTD 剂量 20μg/d 相比，阿巴洛肽导致骨吸收标志物的增加更少，表明生物学重构更少。目前还没有发表的临床研究，以证实阿巴洛肽与脊柱融合手术效果的关系。第三种骨合成药物罗莫单抗（Romosozumab）是一种是针对骨形成抑制药骨硬化蛋白的单克隆抗体，具有相当多的治疗骨质疏松临床数据。抑制骨硬化蛋白导致显著的成骨代谢。罗莫单抗使用 210mg/d 已被证明能显著降低椎体骨折，但对非椎体骨折的作用没有统计学差异[10]。在罗莫单抗的作用下形成的新骨主要是骨构建而不是骨重塑的结果。罗莫单抗对人类脊柱融合手术的影响迄今尚无充分研究。

四、脊柱融合术患者的用药

研究最多的用于脊柱融合术的药物是 TPTD。TPTD 的骨合成作用主要是一种基于骨重塑的生物学作用，这对促进脊柱融合有一定的生物学意义。骨性融合类似于长骨骨折的骨痂愈合，在术后的几个月里经历了显著的骨重塑和骨成熟。除了对骨融合的潜在影响外，由于已知 TPTD 在骨质疏松症研究中改善骨量和减少脊柱骨折的疗效，TPTD 可能会使椎弓根螺钉松动和邻近节段骨折等并发症发生率降低。在临床前脊柱融合模型研究中应用 TPTD 相关研究数据较多，且通常是有效的[11, 12]。这篇综述将只关注最近关于 TPTD 和脊柱融合术的临床研究。

Ohtori 等对 57 名处于更年期、骨密度低的女性进行了研究，采用后外侧融合 1～2 节段，脊柱融合成功与否判断标准为屈伸 X 线片上的活动受限。一半的患者接受 TPTD 20μg/d，50% 的患者接受每周 17.5mg 的口服双膦酸盐、利塞膦酸钠。术前 2 个月开始用药，术后平均持续用药 8 个月。TPTD 组 1 年骨融合率为 82%，利塞膦酸钠组为 68%[13]。Ohtori 等还研究了融合率与 TPTD 治疗的持续时间的关系。接受 TPTD 较长的患者（平均 13 个月）的融合率高于接受 TPTD 较短的患者（平均 5 个月）或接受口服利塞膦酸钠的患者，融合率分别为 92%、80% 和 70%[14]。

Ohtori 也研究了接受 TPTD 的更年期女性行后外侧融合术椎弓根螺钉松动情况，与利塞膦酸钠进行了比较，并且与未接受任何骨质疏松药物的对照组进行了比较。TPTD 组在术后 12 个月，经 X 线检查发现椎弓根螺钉松动的比例为 7%，经 CT 检查的比例为 13%。利塞膦酸钠组和对照组椎弓根螺钉松动率相似，X 线检查为 13% 和 15%，CT 检查为 26% 和 25%。这一数据表明，与口服利塞膦酸钠和对照组相比，TPTD 可以有效减少椎弓根螺钉松动的并发症[15]。

在一项支持术前至少 2 个月使用 TPTD 的创新性研究中，Inoue 研究了椎弓根螺钉植入所需的旋转扭矩。接受每日或每周 TPTD（仅在日本批准）的女性在旋转椎弓根螺钉时需要比对照组更高的扭矩。这些女性术前平均接受 TPTD 61 天，最少的 30 天。这表明椎体骨小梁发生了相当快的合成代谢作用，在术前用 TPTD 进行短期的治疗可能会影响椎弓根螺钉的植入和螺钉的寿命[16]。

Yagi 等对固定椎体的上位椎体进行了研究，对接受术后 18 个月 TPTD 治疗的女性患者与未接受任何骨质疏松药物的对照组相比。正如预测的那样，标准 DXA 和 CT 研究显示相邻椎体骨密度增加。更重要的是，术后接受 TPTD 治疗 18 个月的患者由于椎体骨折导致的近端交界性后凸发生率更低，TPTD 组椎体骨折发生率为 4.6%，对照组为 15.2%[17]。

由于 TPTD 限制为 2 年的使用寿命，应考虑在 TPTD 治疗后使用抗吸收药物，如双膦酸盐。Ohtori 及其同事对 19 名接受后外侧融合术（posterior lateral fusion，PLF）的更年期女性进行了随访。所有患者术前接受 2 个月 TPTD，术后至少接受 8 个月 TPTD。在 TPTD 的影响下，其融合率为 95%。停用 TPTD 后，给予口服利塞膦酸钠，随访 3 年。在使用 TPTD 后，使用双膦酸盐来能够维持骨融合的程度[18]。在骨质疏松症领域，这是相当标准的治疗方法，TPTD 最多使用 2 年，然后使用抗吸收骨质疏松药物来维持促成骨药物带来的骨量增加。

虽然已有大量关于双膦酸盐和脊柱融合术的临床前研究数据，但试验研究数据很有限。Nagahama 等对 40 名口服双膦酸酯阿仑膦酸酯、行单节段腰椎 PLF 的更年期女性患者进行了研究。将阿仑膦酸钠组与服用钙和服用维生素 D 的对照组进行比较。骨融合成功的判断由跨椎节的骨性桥接影像决定的。术后早期阿仑膦酸钠组在椎间融合骨桥接方面有轻微优势，但 1 年后没有太大差异。更重要的是，阿仑膦酸钠组相邻椎体骨折更少（0 例），对照组（4 例）。接受阿仑膦酸钠的女性患者中只有 1 名患者椎间融合器沉降至椎体，而对照组中有 5 名患者椎间融合器沉降[19]。

在一项非常相似的研究中，Chen 等对 65 名

DXA 检测患有骨质疏松症的男性和女性患者进行单节段融合术后 3 天静脉注射唑来膦酸与生理盐水的比较。减压后椎间盘间隙植入异体骨和局部自体骨，没有植入椎间融合器。融合的程度通过椎体间桥接的可视化分级。早期，使用唑来膦酸的患者在椎体间骨桥接的可视程度更好，但 1 年后无差异。盐水组有 6 例相邻椎体骨折，唑来膦酸组无一例相邻椎体骨折。唑来膦酸组的患者 Oswestry 评分更好，部分原因可能是邻近节段椎体骨折减少[20]。

Tu 等选择 64 例行腰椎椎体融合的骨质疏松症患者，研究了注射唑来膦酸的疗效。32 例患者术后 3 天静脉滴注唑来膦酸（zoledronic acid，ZOL），1 年后再次注射，其余 32 例患者未接受 ZOL 治疗。在 2 年的随访中，ZOL 组中 75% 的患者实现了可靠的融合，而对照组只有 56%。在末次随访，继发椎体压缩骨折的发生率（ZOL 组为 19%，对照组为 51%，$P=0.006$），椎弓根螺钉松动（ZOL 组为 18%，对照组 45%，$P=0.03$），椎间融合器沉降 > 2mm（ZOL 组为 28%，对照组为 54%，$P=0.04$）ZOL 组明显低于对照组。ZOL 组在感觉模拟评分（VAS）（腿部疼痛 VAS 评分，ZOL 组为 2/10，对照组为 5/10；背部疼痛 VAS 评分，ZOL 组为 2/10，对照组为 6/10）和 Oswestry 指数评分（ZOL 组为 7/25，对照组为 16/25）有改善[21]。

可见术后使用双膦酸盐似乎不会抑制融合。探讨双膦酸盐降低骨重塑的生物学作用很有意义。当手术后不久静脉滴注像唑来膦酸这样的强效双膦酸时，由于融合块的局部骨活动增加，大部分唑来膦酸可能优先进入融合块。当像唑来膦酸这样的强效抗骨吸收药物显著减少骨转换时，局部矿物沉积增加。在骨质疏松的治疗时通过 DXA 检测 BMD 增加。融合块局部矿化的增加可

能使其在 X 线或 CT 上更早地显现出来。12 个月后，融合率没有太大的差异，这一事实与上述假设相一致。最重要的是，术后给予双膦酸盐不会降低脊柱融合的成功率，还可以减少相邻椎体的椎体骨折。在 Chen 的研究中，阿仑膦酸钠和唑来膦酸试验均未发生椎弓根螺钉失败。Tu 的研究中椎弓根螺钉松动明显较少，提示在高危人群中，强效双膦酸盐可能有助于保持椎弓根螺钉的稳定。在全关节置换的长期随访研究中也有一些证据表明，使用双膦酸盐可以减少关节松动和翻修置换术 [22, 23]。可想而知，一旦松动出现，破骨细胞会因为骨骼和金属碎片被部分激活。双膦酸盐可以通过减少局部破骨细胞功能而减少局部骨吸收来进一步减少骨科内植物的松动。

可见，有合理的临床数据支持在高风险患者中使用抗吸收药物（如双膦酸盐类）和合成代谢药物（如 TPTD），如骨健康较差的患者，以及由于骨相关并发症导致的脊柱手术并发症风险较高的患者。我们面临的挑战是如何决定对哪些患者使用系统性骨活性药物治疗。

五、择期脊柱融合术患者术前骨健康评估

目前还没有关于哪些接受择期脊柱融合术的患者应该进行骨健康评估的指南。我们有理由认为，对一般人群骨折风险的评估以及诸如国际临床密度学会（International Society of Clinical Densitometry, ISCD）组织的 DXA 测试结果似乎有指导作用 [24]。也应该考虑到计划的手术类型和将要融合的节段数量。以下是作者对脊柱手术前应该考虑哪些人进行骨骼健康评估的建议。它们在某种程度上类似于用于骨质疏松症治疗决策的骨质疏松症检测指南。

- 60 岁以上的女性，尤其是有其他危险因素的女性，包括提前绝经或其他骨折临床危险因素。
- 70 岁以上的男性。
- 任何 50 岁以上的成人长期使用糖皮质激素（通常定义为每天至少 5mg，持续 90 天以上）。
- 这些建议可以根据计划的手术类型进行修改。例如，一位 55 岁的女性因成人脊柱畸形接受 10 节段融合术，与一位类似的女性进行单节段融合术，应该被认为是不同的。

评估成人脊柱骨骼健康的最简单方法是找到常见的脊柱骨折。文献中大量的研究表明，陈旧性的骨折是未来骨折的一个非常重要的危险因素。Siris 等在两项大型骨质疏松症研究的安慰剂组中观察了大约 2500 名女性，其中包括基线和 2 年的脊柱 X 线片。根据基线脊柱 X 线骨折状态和 DXA 基线骨密度，他们观察了 2 年脊柱骨折的发生率。低骨密度和脊柱骨折的发生风险之间有明显的关系。与骨密度无关，存在基线骨折的女性的风险明显更高。基线骨折的数量越多和椎体骨折的程度越严重，风险明显更高 [25]（图 4-1）。脊柱骨折的 X 线严重程度也与髂嵴骨活检的骨质量有关 [26]。美国疾病控制中心（Center of Disease Control, CDC）国家健康和营养检查调查（National Health and Nutrition Examination Survey, NHANES）小组最近进行了一项研究，对美国 40 岁及以上的男性和女性进行了调查，利用 DXA 机上提供的影像评估脊柱骨折，即椎体骨折评估（vertebral fracture assessment, VFA）。这可以在患者接受 DXA 的标准骨密度评估时进行，只需很少的放射量，在治疗台上多花额外几分钟时间即可完成。随着年龄的增长，男性和女性脊柱骨折

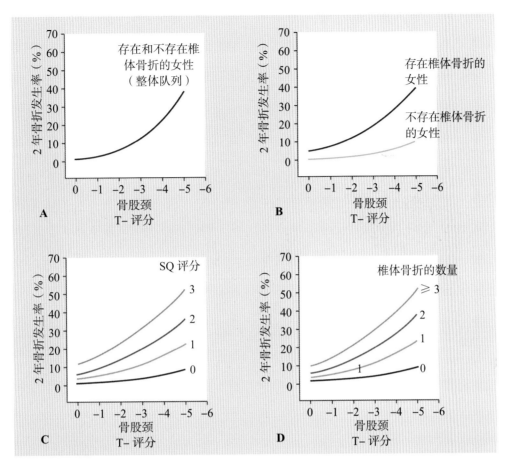

▲ 图 4-1　**A.** 基线骨密度与 2 年骨折发生率的关系；**B.** 基线存在或不存在椎体骨折的女性骨折发生率；**C.** 椎体骨折的发生率与基线骨折的严重程度的关系（**0.** 无骨折；**1.** 轻度骨折；**2.** 中度骨折；**3.** 重度骨折）；**D.** 椎体骨折的发生率与椎体骨折的基线数量的关系

引自 Siris ES, Genant HK, Laster AJ, et al. Enhanced prediction of fracture risk combining vertebral fracture status and BMD. *Osteoporos Int.* 2007; 18(6):761-70.

的发病率都稳步增加。重要的是，主诉既往有脊柱骨折的患者中，约 80% 的患者在影像学上没有椎体骨折。有椎体骨折记录的患者中，在 X 线检查前的调查中，少于 10% 的患者意识到骨折[5]。这告诉我们，脊柱骨折是脊柱骨骼健康的重要预测指标，但我们必须对胸椎和腰椎进行影像学检查才能识别骨折。

最常用的评估骨骼健康的技术是 DXA。吸收测定法中，X 线能量在患者下方的桌子上发射，探测器在患者上方。骨骼内的矿物质会阻挡发出的 X 线到达探测器。根据已知的矿物标准和机器的常规校准，可以估计感兴趣区域（如椎体）的

骨矿物含量。然后该机器测量单个椎体的面积以便确定面积骨密度（areal BMD，aBMD）。这些机器有一个内置的健康男性和女性的标准数据库。将成人的骨密度与健康 30 岁的平均骨密度进行比较，并得出一个高于或低于健康 30 岁的平均骨密度标准偏差，这就是 T 值。世界卫生组织（WHO）规定，DXA 对骨质疏松症的定义为 T 值至少低于健康 30 岁平均水平 2.5 个标准差。大多数临床医生认为，如果患者存在明显的脆性骨折，即使其骨密度不符合 -2.5 个标准差的标准，也可以诊断为临床骨质疏松症。DXA 的优点包括辐射低、采集时间速度快、成本低和可用

性好。然而，在有明显退行性变化的患者中，脊柱的 DXA 有局限性。后结构的显著退行性改变将影响骨密度结果，但骨赘的骨量不会增加椎体的强度。通常，有经验的临床医生阅读 DXA 图像时，如果个别椎体存在明显的退行性变化，将不允许该椎体纳入 $L_1 \sim L_4$ 的分析。指南要求采用腰椎 DXA 评估骨折风险，至少两个椎体无退行性变化。DXA 还将评估髋部和前臂的骨密度，这有助于对所有部位的骨折风险进行全面评估。然而，对于脊柱融合术患者，我们希望对脊柱进行骨骼健康评估来指导我们的治疗。

另外一个用于进一步分析脊柱 DXA 图像的软件叫作骨小梁评分（trabecular bone score，TBS）。在 DXA 机获取的二维图像上，该软件可查看椎体内骨骼的分布。TBS 值低与骨折风险增加独立相关[27]。2 名患者可能骨密度相同，但 TBS 值低的患者骨折风险更高，可能更容易发生脊柱手术引起的骨相关并发症（图 4-2）。使用糖皮质激素和长期糖尿病可能是脊柱融合手术前评估 TBS 的良好指征。DXA 标准骨密度检查加 TBS 评估的一个潜在优势是不会受到脊柱骨关节炎的影响[28]。尸体研究表明，TBS 分数的增加与拔出力的增加有关[29]。TBS 是已获 FDA 批准，但目前在美国的保险公司通常不能很好地报销费用。

许多患者将腰椎 CT 扫描作为术前评估的一部分。CT 图像可用于获得体积骨密度。体积骨密度可能对变化更敏感，但很少有流行病学研究常规使用它进行骨折风险评估。有限元分析（finite element analysis，FEA）是一种利用椎

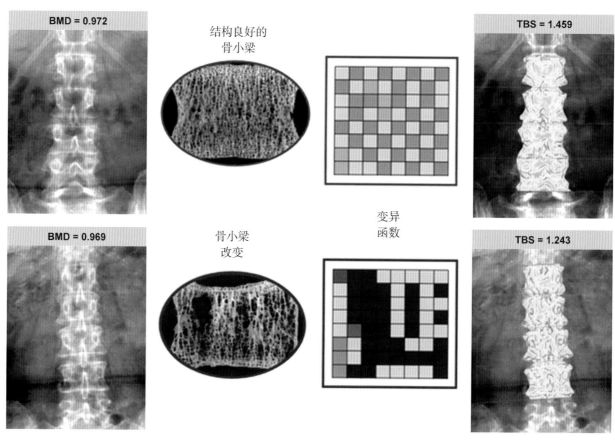

▲ 图 4-2　骨小梁评分（TBS）

DXA 检测显示这两个人的 LS 骨密度基本相同，但由于骨小梁改变，下面的患者的 TBS 明显较低

第 4 章　择期脊柱融合手术患者的术前骨骼健康评估及骨质疏松药物的使用

Preoperative Bone Health Assessment and the Potential use of Systemic Osteoporosis Drugs in Select Patients Undergoing Elective Spine Fusion Surgery

体 CT 图像并根据矿物密度分配单个像素点材质属性的技术。可对股骨近端和椎体进行骨强度估计。在椎体上施加轴向载荷至虚拟骨折点（图 4-3）。此项评估的软件算法需要对解剖椎体进行验证和生物力学测试。FEA 的输出结果为强度单位牛顿。该软件还将为临床医生提供一个体积骨密度。在一个老年男性队列研究中，FEA 估算的低椎体压缩强度比标准 DXA 骨密度更能预测骨折风险[30]。该公司提供的报告只是将强度标记为正常、低或脆弱（表 4-1）。这可能比传统 DXA T 值的使用要容易得多。Burch 等利用基于 CT 的有限元分析研究了 50—70 岁接受择期脊柱融合术的女性人群的骨强度。他们使用预先建立的有效阈值来定义骨质疏松（骨小梁密度 80mg/cm³ 或更低）和骨强度脆弱（椎体强度 4500 N 或更低）的存在[31]。他们发现 29% 被划分为骨质不良（骨质疏松或骨强度脆弱）。用以明确基于 CT 有限

元分析的低骨强度是否预示脊柱手术的骨相关并发症的研究正在进行中。这可能是一个有吸引力的技术，特别是对于脊柱手术术前准备已经做了腰椎 CT 的患者。并且，FEA 已获得 FDA 批准，但美国保险通常不予报销。

六、讨论

随着人口老龄化和脊柱手术技术和器械的改进，老年患者的脊柱融合手术有可能继续增长。老年人往往希望保持身体活动能力，成功的脊柱手术可以使一些患者的生活就此改变。骨骼健康不良似乎与骨相关并发症的增加有关，如椎弓根螺钉失败、邻近节段椎体骨折，并可能与脊柱融合的成功率较低有关。越来越多的人认识到在接受选择性脊柱融合手术的老年患者中骨骼健康的重要性[32]。

虽然使用系统性骨质疏松症药物的证据似乎相当可靠，但研究是在骨骼健康不佳的患者中进行的，在一些研究中，患者符合骨质疏松症诊断的标准。诸如 DXA 之类的标准评估是有帮助的，但在脊柱退行性改变的老年患者中有局限性。其他成像技术如 TBS 和基于 CT 的 FEA 可以标准 DXA 作为的补充。对于胸椎和腰椎常见脊柱骨折的评估可以用于术前评价患者的骨骼健康情况。在高危患者中，选择性使用合成代谢和抗吸收药物有可能减少并发症和提高融合成功率。骨骼健康专科医生需要对脊柱融合手术和这一人群的骨相关问题有基本的临床见解。脊柱外科医生可能不想进行骨骼健康评估或使用系统性骨质疏松症药物。这是一个内科医生和外科专家共同协作的很好机会，目的是改善脊柱融合手术患者的临床疗效。

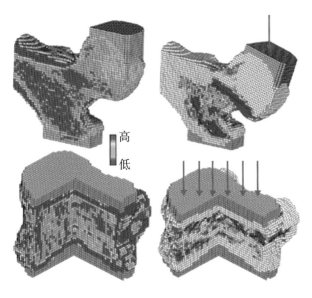

▲ 图 4-3　VirtuOst 骨骼强度测量

左图 . 股骨近端（侧方结构）和椎体的有限元模型切面，颜色显示源自于 CT 扫描的局部材质特性；右图 . 骨骼经受虚拟压力测试，颜色表示骨组织失效的部位（红色表示严重失效）（引自 ON Diagnostics）

表 4-1　骨密度和骨强度的介入阈值。与骨密度和骨强度测量数据相结合，这些阈值分别用于识别骨质疏松症和脆弱骨强度

解释 VirtuOst 报告：摘要			
	脊柱	骨密度（BMD）	髋关节
女性和男性	骨密度≥120mg/cm³	正常	骨密度 T ≥ -1.0
	80 <骨密度< 120	低（骨量减少）	-2.5 <骨密度 T < -1.0
	骨密度≤ 80	骨质疏松症	骨密度 T ≤ -2.5*
骨强度（STR）			
女性	STR ≥ 6000N	正常	STR ≥ 4000N
	4500 < STR < 6000	低	3000 < STR < 4000
	STR ≤ 4500	脆弱的骨骼力量	STR ≤ 3000
男性	STR ≥ 8500N	正常	STR ≥ 5000N
	6500 < STR < 8500	低	3500 < STR < 5000
	STR ≤ 6500	脆弱的骨骼力量	STR ≤ 3500

*. 在股骨颈或全髋关节区域
引自 ON Diagnostics.

参 考 文 献

[1] Bonjour J, Theintz G, Law F, et al. Peak bone mass. Osteoporos Int. 1994;4(Suppl 1):7–13.

[2] Bradney M, Pearce G, Naughton G, et al. Moderate exercise during growth in prepubertal boys: changes in bone mass, size, volumetric density, and bone strength: a controlled prospective study. J Bone Miner Res. 1998;13(12):1814–21.

[3] Fuchs RK, Bauer JJ, Snow CM. Jumping improves hip and spine bone mass in prepubescent children. J Bone Miner Res. 2001;16(1):148–56.

[4] van Staa T, Dennison EM, Leufkens HG, et al. Epidemiology of fractures in England and Wales. Bone. 2001;29(6):517–22.

[5] Cosman F, Krege J, Looker A, et al. Spine fracture prevalence in a nationally representative sample of US women and men aged ≥40 years: results from the National Health and Nutrition Examination Survey (NHANES) 2013–2014. Osteoporos Int. 2017;28(6):1857–66.

[6] Weinstein R. Clinical practice. Glucocorticoid–induced bone disease. N Engl J Med. 2011;365(1):62–70.

[7] Jilka R, Weinstein R, Bellido T, et al. Increased bone formation by prevention of osteoblast apoptosis with PTH. J Clin Invest. 1999;104(4):439–46.

[8] Langdahl B, Ferrari S, Dempster DW. Bone modeling and remodeling: potential as therapeutic targets for the treatment of osteoporosis. Ther Adv Musculoskelet Dis. 2016;8(6):225–35.

[9] Miller PD, Hattersley G, Riis BJ, et al; ACTIVE Study Investigators. Effect of Abaloparatide vs Placebo on New Vertebral Fractures in Postmenopausal Women with Osteoporosis: A Randomized Clinical Trial. JAMA. 2016;316 (7):722–33.

[10] Cosman F, Crittenden D, Grauer A. Romosozumab treatment in postmenopausal osteoporosis. NEJM. 2017;376 (4):396–7

[11] Lehman RA Jr, Dmitriev AE, Cardoso MJ, et al. Effect of teriparatide [rhPTH(1–34)] and calcitonin on intertransverse process fusion in a rabbit model. Spine (Phila Pa 1976). 2010;35(2):146–52.

[12] O'Loughlin P, Cunningham M, Bukata S, et al. Parathyroid hormone (1–34) augments spinal fusion, fusion mass volume, and fusion mass quality in a rabbit spinal fusion model. Spine (Phila Pa 1976). 2009;34(2):121–30.

[13] Ohtori S, Inoue G, Orita S, et al. Teriparatide accelerates lumbar posterolateral fusion in women with postmenopausal

第 4 章　择期脊柱融合手术患者的术前骨骼健康评估及骨质疏松药物的使用

Preoperative Bone Health Assessment and the Potential use of Systemic Osteoporosis Drugs in Select Patients Undergoing Elective Spine Fusion Surgery

osteoporosis: prospective study. Spine (Phila Pa 1976). 2012; 37(23):E1464–8.

[14] Ohtori S, Orita S, Yamauchi K, et al. More than 6 months of teriparatide treatment was more effective for bone union than shorter treatment following lumbar posterolateral fusion surgery. Asian Spine J. 2015;9(4):573–80.

[15] Ohtori S, Inoue G, Orita S, et al. Comparison of teriparatide and bisphosphonate treatment to reduce pedicle screw loosening after lumbar spinal fusion surgery in postmenopausal women with osteoporosis from a bone quality perspective. Spine (Phila Pa 1976). 2013;38(8):E487–92.

[16] Inoue G, Ueno M, Nakazawa T, et al. Teriparatide increases the insertional torque of pedicle screws during fusion surgery in patients with postmenopausal osteoporosis. J Neurosurg Spine. 2014;21(3):425–31.

[17] Yagi M, Ohne H, Konomi T, et al. Teriparatide improves volumetric bone mineral density and fine bone structure in the UIV+1 vertebra, and reduces bone failure type PJK after surgery for adult spinal deformity. Osteoporos Int. 2016;27(12):3495–502.

[18] Ohtori S, Orita S, Yamauchi K, et al. Does discontinuing teriparatide treatment and replacing it with bisphosphonate maintain the volume of the bone fusion mass after lumbar posterolateral fusion in women with postmenopausal osteoporosis? Asian Spine J. 2017;11(2):272–7.

[19] Nagahama K, Kanayama M, Togawa D, et al. Does alendronate disturb the healing process of posterior lumbar interbody fusion? A prospective randomized trial. J Neurosurg Spine. 2011;14(4):500–7.

[20] Chen F, Dai Z, Kang Y, et al. Effects of zoledronic acid on bone fusion in osteoporotic patients after lumbar fusion. Osteoporos Int. 2016;27(4):1469–76.

[21] Tu CW, Huang KF, Hsu HT, et al. Zoledronic acid infusion for lumbar interbody fusion in osteoporosis. J Surg Res. 2014;192(1):112–6.

[22] Khatod M, Inacio MC, Dell RM, et al. Association of Bisphosphonate use and risk of revision after THA: Outcomes from a US Total Joint Replacement Registry.

Clin Orthop Relat Res. 2015;473(11):3412–20.

[23] Namba RS, Inacio MC, Cheetham TC, et al. Lower total knee arthroplasty revision risk associated with bisphosphonate use, even in patients with normal bone density. J Arthroplasty. 2016;31(2):537–41.

[24] Schousboe J, Shepherd J, Bilezikian J, et al. Executive summary of the 2013 International Society for Clinical Densitometry Position Development Conference on Bone Densitometry. J Clin Densitom. 2013;16(4):455–66.

[25] Siris ES, Genant HK, Laster AJ, et al. Enhanced prediction of fracture risk combining vertebral fracture status and BMD. Osteoporos Int. 2007;18(6):761–70.

[26] Genant H, Delmas P, Chen P, et al. Severity of vertebral fracture reflects deterioration of bone microarchitecture. Osteoporos Int. 2007;18(1):69–76.

[27] Martineau P, Leslie W. Trabecular bone score (TBS): method and applications. Bone. 2017;104:66–72.

[28] Kolta S, Briot K, Fechtenbaum J, et al. TBS result is not affected by lumbar spine osteoarthritis. Osteoporos Int. 2014;25(6):1759–64.

[29] Le Nost P, Kolta S, Lelong C, et al. ASBMR Meeting Atlanta, GA Poster Sessions, Presentation Number: LB–MO0346 Session: Late–Breaking Posters III Monday, September 19, 2016.

[30] Wang X, Sanyal A, Cawthon PM, et al; Osteoporotic Fractures in Men (MrOS) Research Group. Prediction of new clinical vertebral fractures in elderly men using finite element analysis of CT scan. J Bone Miner Res. 2012;27(4):808–16.

[31] Burch S, Feldstein M, Hoffmann P, et al. Prevalence of poor bone quality in women undergoing spinal fusion using biomechanical–CT analysis. Spine (Phila Pa 1976). 2016;41(3):246–5.

[32] Fischer C, Hanson G, Eller M, et al. A systematic review of treatment strategies for degenerative lumbar spine fusion surgery in patients with osteoporosis. Geriatr Orthop Surg Rehabil. 2016;7(4):188–96.

第5章　脊柱炎症性疾病
Inflammatory Diseases of the Spine

Yu-Po Lee　著

张杨洋　高文杰　译　黄东生　校

一、类风湿关节炎

（一）流行病学及自然病史

类风湿关节炎（rheumatoid arthritis，RA）是一种慢性系统性自身免疫性疾病。其发病率为1%～2%，常于20—45岁发病[1-3]。女性更易罹患，70%的RA患者是女性[1-3]。大约85%的患者类风湿因子（rheumatoid factor，RF）呈阳性，但它不是RA所特有，正常人中也会出现RF阳性[1-3]。此外，HLA-DR$_1$或HLA-DR$_4$血清型的个体罹患该疾病的风险增加[4,5]。类风湿关节炎主要以对称的方式影响肢体小关节。症状为继发于滑膜炎的进行性关节肿胀、疼痛和僵硬。如累及脊柱部位通常局限于颈椎，但也可累及腰椎而出现腰痛症状，使用皮质类固醇治疗时可能导致骨质疏松性压缩性骨折。

病变表现为滑膜关节的滑膜炎[4,6,7]，类风湿关节炎的破坏性滑膜炎是由滑膜细胞表达的抗原引起的自身免疫反应所致。RF是靶向滑膜细胞抗原的免疫球蛋白。这种抗原抗体的相互作用会引起具有关节破坏作用的蛋白水解酶的释放[4,6,7]。大约60%的RA患者最终会出现脊柱病变[1-3]。病情重、病程长的患者颈椎受累风险较高。一旦累及颈椎，其症状将会逐渐加重，尤其是出现寰枢关节半脱位时。类风湿性滑膜炎可能会影响齿状突周围的滑膜关节，造成齿状突的磨损及横韧带、翼状韧带和齿突尖韧带的渐进性损伤，最终导致寰枢关节半脱位。齿状突后方的关节骨质增生将进一步压迫脊髓[4,6]。枕骨和寰枢关节之间的骨质磨损或两侧侧块的磨损将导致齿状突的上移，可能造成脑干、基底动脉和脊髓前动脉的受压。关节面磨损、棘间韧带和关节突关节的退变均可能导致脊柱的半脱位。多节段半脱位可能导致脊柱序列"阶梯状"改变或后凸畸形[4,6]。RF阳性、较多的外周关节受累、男性及使用皮质类固醇更易导致颈椎受累[4,6,7]。

（二）诊断检查

1. 症状和体征

RA的临床表现多种多样，可从无症状到严重畸形和神经功能损害[1-3]。颈部疼痛是最常见的临床表现，疼痛部位局限于上颈椎并伴有枕部头痛[1-3]。严重的C$_2$神经根刺激会导致面部、耳朵和乳突等区域的疼痛。椎基底动脉供血不足可引起眩晕、恶心、呕吐、吞咽困难和构音障碍[1-3]。脊髓受压的患者会表现出脊髓病的表现。Ranawat分类描述了不同类型脊髓病的临床特征（框 5-1）[8]。

2. 实验室检查

当临床怀疑类风湿关节炎时，实验室检查有助于明确诊断。RF 是最常用的指标之一[9, 10]。但 RF 阴性并不能完全排除 RA，血清学阴性的 RA 患者大约占 15%[9, 10]。而且，发病第一年，患者的 RF 常常为阴性。RF 阳性也可见于其他疾病，如 Sjögren 综合征、系统性红斑狼疮（systemic lupus erythematosus, SLE）、慢性感染和大约 10% 的健康人群，因此该检测的特异性不高。

鉴于 RF 特异性低，新的血清学检测方法已应运而生，包括抗瓜氨酸蛋白抗体（anticitrullinated protein antibodies, ACPA）或抗环瓜氨酸肽（anticyclic citrullinated peptide, anti-CCP）[9, 10]。如同类风湿因子，尽管这些血清学检测仅仅只在 67% 的类风湿关节炎患者中表现为阳性，但是非类风湿关节炎的患者其血清学阳性率却很低，其特异性高达 95%[9, 10]。

此外，联合其他的血液检查可排除引起关节炎的其他原因，如红斑狼疮。红细胞沉降率（erythrocyte sedimentation rate, ESR）、C 反应蛋白、CBC- 差异化、代谢谱、肝酶和其他免疫试验（如 ANA）可用于排除其他疾病。

3. 影像学检查

侧位 X 线片对颈椎情况的初步评估最有帮助。应评估寰枢椎后间隙（atlantodens interval, ADI）、寰枢椎前间隙、半脱位和齿状突上移情况。颈椎的过伸过屈位有助于评估颈椎的动态不稳（图 5-1）。寰枢椎前间隙大于 3.5mm 被视为异常。然而，一项研究表明寰枢椎后间隙更具诊断价值[11]。寰枢椎前间隙大于 9～10mm 或者寰枢椎后间隙小于 14mm 的患者其神经功能损伤的风险更高而且通常需要手术治疗。

颈椎的侧位 X 线片对于诊断齿状突上移相对困难。建议使用 MRI 或 CT 进一步评估。一些指标可以用于评估颅底凹陷。首当其冲的是 Redlund-Johnell 标准[12]。测量 McGregor 线到 C_2 下终板中点之间的距离。若男性小于 34mm、女性小于 29mm 则提示颅底凹陷。另一种评估方法

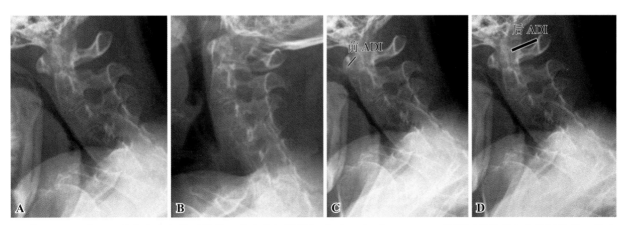

▲ 图 5-1　A. 类风湿关节炎患者的过屈位，注意寰枢椎前间隙（ADI）为 5mm；B. 类风湿关节炎患者的过伸位，注意前 ADI 恢复正常；C. 前 ADI；D. 后 ADI

是将齿状突分成三等份，即顶部、中部和底部。如果寰椎前环与齿状突的中 1/3 处于同一水平，则诊断为颅底凹陷。此外，还有一个 Ranawat 标准[13]。寰椎前后弓连线距 C_2 椎弓根中点的距离。男性距离小于 15mm，女性距离小于 13mm 即可诊断颅底凹陷。

（三）临床管理

治疗 RA 的抗风湿药物（disease-modifying antirheumatic drugs，DMARD）能够降低骨和软骨的损耗坏率，具有缓解疼痛、延缓或阻止病情进展的作用[14-16]。DMARD 的这种作用十分重要，因为骨和软骨的损害通常是不可逆的。抗炎药和镇痛药可以改善疼痛和僵硬状态，但不能预防关节损伤或延缓疾病进展[14-16]。

目前认为关节的永久性损伤发生在疾病的早期阶段。既往，疾病的早期通常只使用一种消炎药，然后从临床和影像学上去评估病情进展。如果有证据表明开始出现关节损伤，才开始使用更有效的 DMARD。现在的目标是在关节损伤发生前即开始治疗[14-16]。DMARD 药物如甲氨蝶呤、硫酸羟氯喹和柳氮磺胺吡啶金都具有显著的预防关节损伤的作用。口服类固醇类药物也经常被使用。靶向 TNF-α（英夫利昔单抗、依那西普和阿达木单抗）和 IL-1（阿那金拉）的药物可用于对 DMARD 反应欠佳的患者。

（四）手术适应证和治疗方式

对于顽固性疼痛或神经功能损伤的患者应考虑手术治疗。手术干预应在脊髓病 Ranawat Ⅲ级以下进行，因为脊髓病 Ranawat Ⅲ级以上患者术后神经功能改善有限[17-19]。对于症状较轻或无症状的患者，手术的决定更为复杂。根据影像学标准将患者分为 3 个亚组，这些患者即使症状

较轻或没有症状也能从手术中受益。第一亚组，后 ADI<14mm 或节段活动度大于 3.5mm，推荐 $C_1 \sim C_2$ 融合术[11, 17-19]。一项研究显示，神经功能损伤和寰枢椎后间隙小于 10mm 的患者术后神经功能恢复较差，寰枢椎后间隙大于 10mm 的患者术后能有部分恢复，而寰枢椎后间隙大于 14mm 的患者术后神经功能可以完全恢复。

1. $C_1 \sim C_2$ 融合

手术的目的是通过减压和稳定畸形来防止神经功能进一步恶化和缓解疼痛。传统的 $C_1 \sim C_2$ 融合方法包括椎板下钢丝固定和植骨融合。1939 年，Gallie 首次描述了 $C_1 \sim C_2$ 融合术，植骨材料取自髂骨嵴的三皮质 H 形骨[20]。这种技术的主要缺点是只有一个单一的固定点，容易受到旋转力的影响。因此，这种内固定方式不是一种刚性的固定方式。halo 环是一种刚性固定，可用于术后固定。此外，这种固定方式存在脊髓损伤的风险，尤其是多个节段固定时，损伤风险更高。脊髓损伤风险在 C_1 前移导致椎管前后径减小和椎管相对狭窄的病例中成倍增加。Brooks 后来改良了此项技术，使用双侧椎板下钢丝固定植骨融合术[21]。虽然采用双侧椎板下固定的 Brooks 技术可以获得更好的控制旋转的能力，但是 Brooks 融合技术与 Gallie 技术一样需要多段椎板下固定。大段单股钢丝在椎板下穿过的过程中有可能造成脊髓损伤。对于脊髓压迫和无法复位的寰枢椎半脱位患者，应避免使用 C_1 椎板下钢丝，并应进行椎板切除术。此外，在一些研究中发现这种手术方式假关节发生率相对较高。在 Coyne 等的一项研究中，作者对 32 名接受 Gallie 或 Brooks 手术方式的患者进行了回顾性研究。即使术后辅助 halo 头环固定，骨不连率仍高达 19%[22]。在 Farey 等的另一项研究中，作者对 12 名采用改良 Gallie 手术的患者进行了为期 6.9 年的回顾性随访研究[23]。

在这项研究中，假关节的发生率为 42%。因此，尽管 C_1 和 C_2 的椎板下钢丝内固定手术方式相对简单，但其假关节发生率较高。

1986 年 Magerl 描述了 $C_1 \sim C_2$ 后路固定的一个重大进展[24]。Magerl 使用螺钉穿过 $C_1 \sim C_2$ 关节，经 $C_1 \sim C_2$ 关节的侧块螺钉可提供即刻稳定性。而且，必要时可以进行后路减压，因为这种方法不需要完整或坚固的 C_1 后弓来进行融合。取自髂嵴的 H 形骨块可放置在 C_1 后弓、C_2 棘突和椎板的上方。术前需要仔细的规划，通过薄层 CT 扫描和三维重建以确认有足够的骨质可以在不损伤椎动脉的情况下置入螺钉。这种手术的优点是在 C_1 和 C_2 之间建立即刻稳定且融合率高的关系。在 Gluf 等的一项研究中，作者对 191 例经 $C_1 \sim C_2$ 关节螺钉融合的患者进行了回顾性研究[25]。其融合率为 98%，平均融合时间为 9.5 个月。值得注意的是，有 5 例出现椎动脉损伤，其中 1 例死亡。在 Dickman 等的另一项研究中，作者回顾性的分析了 121 例用 $C_1 \sim C_2$ 关节螺钉或 Gallie 椎板下钢丝固定进行后路融合的患者[26]。在此项研究中，$C_1 \sim C_2$ 关节螺钉组的骨融合率为 98%，而 Gallie 椎板下钢丝固定组为 86%。

2. 技术 1

枕骨和 $C_1 \sim C_3$ 的后弓应充分显露。钢丝、钻头和螺钉的置入需要一个相当"平坦"的角度，经常需要在上胸背部新建切口以获得所需的角度，以避免过长的颈项部切口。消毒铺巾有必要延向腰椎，因为需取三皮质髂骨块用作融合材料。通过双侧显露 C_2 椎板上缘和峡部，用探针触及 C_2 椎弓根的内侧面。C_2 的置钉点应位于下关节突下缘和内缘交点外 2~3mm，由于侧块关节是重叠的，因此可在下关节突的下 1/3 处进针。理想的钉道方向应使钻头朝向 C_1 的前弓（图 5-2A）。一旦透视显示位置满意，便可置钉（图 5-2B 和 C）。

虽然跨关节 $C_1 \sim C_2$ 螺钉具有很好的生物力学强度，但对于 C_2 横突孔较大或发育异常的患者操作可行性低（图 5-3）。在 Madawi 等的一项研究中，对 67 例接受 $C_1 \sim C_2$ 关节螺钉固定融合术的患者进行了回顾性分析[27]。CT 扫描结果显示，20% 的患者 C_2 椎弓根横径在 3.5mm 以下，这使得手术不可行或有潜在风险。在 Paramore 等的另一项研究中，作者对 94 例接受 $C_1 \sim C_2$ 关节螺钉固定的患者进行了回顾性分析[28]。作者指出，18% 的患者不能接受该手术或实施该手术将

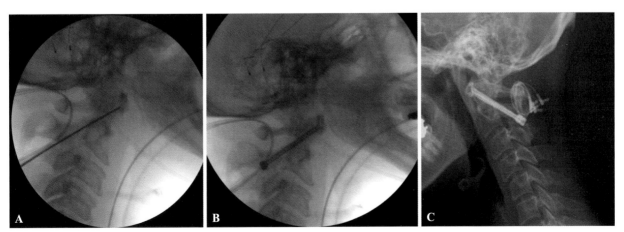

▲ 图 5-2 **A.** 沿着 C_2 置入导丝，其方向对准 C_1 前弓并穿过 $C_1 \sim C_2$ 关节的中后 1/3；**B.** 沿着导丝置入空心螺钉；**C.** 双侧 $C_1 \sim C_2$ 经关节螺钉联合椎板下钢丝固定

会增加 5% 的危险度。因此，在考虑 $C_1 \sim C_2$ 经关节固定前，建议所有患者进行薄层 CT 扫描，以确定其可行性。如果置钉过程中一侧椎动脉有损伤，对侧则不应再实施螺钉固定。损伤侧置入螺钉有止血的作用，应继续对对侧的 $C_1 \sim C_2$ 行椎板下钢丝固定。应避免再损伤对侧的椎动脉，因为两侧椎动脉的损伤是致命的。在 Song 等的一项研究中，作者回顾性地分析了 19 例实施单侧 $C_1 \sim C_2$ 关节螺钉辅以椎板下钢丝固定和植骨的患者。作者注意到其中的 18 例患者均实现了牢固的融合[29]。因此，双侧 $C_1 \sim C_2$ 经关节螺钉并不是必需的，如果术前 CT 显示 C_2 椎弓根太小而不能安全置入螺钉或已有一侧椎动脉受损，则应考虑单侧固定。

2001 年，Harms 和 Melcher 描述了另一种寰枢椎固定的方法[30]。将万向螺钉置入 C_1 侧块和 C_2 椎弓根或部分椎弓根。这些螺钉由两侧的连接棒固定。$C_1 \sim C_2$ 固定可用于因 $C_1 \sim C_2$ 半脱位而不适合使用经关节螺钉固定的患者，或椎动脉（vertebral artery，VA）走行异常、无法置入经关节螺钉的患者。

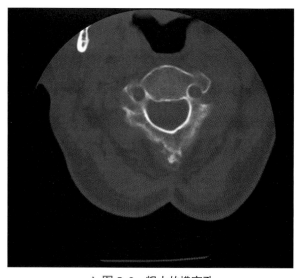

▲ 图 5-3　粗大的横突孔

C_2 椎弓根太小不能容纳螺钉

3. 技术 2

3.5mm 的万向螺钉分别置入 C_1 侧块并经峡部置入 C_2 椎弓根。如有必要，可在安装固定棒之前在透视引导下进行 $C_1 \sim C_2$ 关节的复位。这是 $C_1 \sim C_2$ 经关节螺钉不可能实现的，也是 $C_1 \sim C_2$ 钉棒固定的优点之一。髂嵴松质骨骨块可用于融合，而不需要结构性的植骨或钢丝固定。

标准的 C_1 和 C_2 后路显露区域是从枕骨到 C_4。C_1 侧块外侧有静脉丛，若损伤可致大出血。建议使用吸收性明胶海绵、凝血酶或其他止血材料来控制出血。此外，当暴露 C_1 时，避免暴露范围超过中线的 1.5cm，因为若暴露太多，可能会伤及椎动脉。$C_1 \sim C_2$ 复合体暴露至 $C_1 \sim C_2$ 关节的侧缘。C_2 神经根位于 C_1 侧块的下方。一旦确定了 C_1 侧块的中点位置，以钻头开道，其方向与轴平面成 $5° \sim 10°$，并在矢状面上与 C_1 后弓处在同一直线上。必要时 C_1 后弓尾端边缘的小部分骨质须用 Kerrison 枪钳咬除，以使钻头方向正确。有时，也可能需要结扎 C_2 神经根，以便充分暴露 C_1 侧块。在 Aryan 等的一项多中心回顾性研究中，作者对 C_2 神经根结扎的患者进行了多中心回顾性研究[31]。研究纳入了 102 名接受双侧 $C_1 \sim C_2$ 螺钉固定的患者，结果显示 C_2 神经根结扎没有任何明显的后遗症，除了 2 名患者外，其他患者均实现融合[32]。尽量采用双皮质固定，但应注意在 C_1 侧块前方皮质穿透后，钻头不应钻入过深。Currier 等一项纳入 50 名患者的 CT 影像研究发现，颈内动脉位于 C_1 侧块的 $2 \sim 3$mm 内，如果颈内动脉过于靠近 C_1 的前缘，应考虑采用单皮质固定或其他融合技术。置入 C_1 侧块螺钉时，应使用部分螺纹螺钉，以减少对 C_2 神经根的刺激。此外，应将其置入距 C_2 螺钉约 1cm 的位置，以便与 C_2 螺钉连接。

C_1 侧块螺钉置钉完毕后，即应对 C_2 置钉。

使用 4 号探针可以探查 C_2 峡部的内侧边界。导向器引导钻头开道。理想的置钉点是 C_2 椎板中线和峡部中线的交叉点。方向应尾倾 20°～30°，内倾 20°～30°。钻头应在透视下逐步钻入，并根据需要调整轨迹。如果透视显示位置良好，则置入适当长度的 3.5mm 万向螺钉。

术前 CT 显示 C_1～C_2 经关节螺钉和 C_1～C_2 侧块螺钉不可行或存在危险时，可选择的替代技术为 C_1 侧块螺钉联合 C_2 椎板螺钉（图 5-4）。在 Sciubba 等的一项研究中，作者对 16 例应用 C_1 侧块螺钉和 C_2 椎板螺钉进行 C_1～C_2 融合的患者进行了回顾性分析[33]。作者注意到除了一名患者外其他患者均实现融合。当获得牢固的融合后，齿状突周围增生的血管翳逐渐消失且颅骨沉降的进程得以减缓[18, 19]。

如果发生颅底凹陷，建议行枕骨 –C_2 融合术。减压可以通过 C_1 后弓切除或经口齿状突切除来实现。在严重的颅底凹陷病例中，颈椎牵引有助于在枕骨与 C_2 融合之前，将齿状突降低到正常位置，以减轻脑干与脊髓的压力[34]。对于需要手术复位的半脱位患者，后路侧块螺钉固定融合就可达到目的。

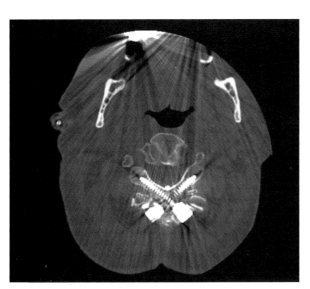

▲ 图 5-4　C_2 椎板螺钉

（五）并发症

类风湿关节炎的主要并发症是进行性神经功能恶化。因此，早期诊断和干预是非常重要。通过早期诊断，患者可以更早地开始使用 DMARD 来阻止或减缓病情的恶化。如前所述，一旦发生骨与软骨损伤，往往是不可逆的；因此预防是非常重要的。

一旦脊柱受到类风湿关节炎的影响，对这些患者病情的动态监测非常重要，因为对脊髓功能低于 Ranawat Ⅲ 级的患者进行及时干预，仍然可以使受损的脊髓功能得到部分或完全恢复。当进行手术时，脊髓和椎动脉的损伤需要高度重视。术前颈椎 CT 扫描在手术计划中非常重要，有助于预防脊髓或椎动脉的损伤。

（六）预后

目前 RA 患者的预后非常好。DMARD 已被证实在防止或减缓病情恶化方面十分有效。此外，手术技术也得到了改进，可实现更有效的融合，并且在许多情况下，通过手术可以阻止或逆转脊髓损伤的进展。

二、强直性脊柱炎

（一）流行病学及自然病史

强直性脊柱炎（ankylosing spondylitis, AS）是一种慢性血清阴性、病因不明、多累及中轴脊柱骨的炎症性疾病[35-39]。AS 常于 30 岁之前发病，男女比例为 3∶1。AS 是血清阴性脊椎关节病的一种。此类炎症性关节病具有相似的特征，包括 RF 阴性、伴有或不伴有脊柱炎的骶髂关节炎、周围炎性关节炎和遗传倾向[35-39]。这类疾病成员包括

AS、银屑病关节炎、Reiter 综合征和肠病性脊柱关节病。美国人群的发病率为 0.2%～0.3%[35-39]。虽然遗传方式尚不清楚，但存在遗传倾向。

目前一些理论支持 HLA-B$_{27}$ 与 AS 之间的联系[37-39]。其中一项研究指出 HLA-B$_{27}$ 与关节中的肽结合并由此产生病理性的级联反应。另一个研究发现 HLA-B$_{27}$ 阳性的个体更容易受到某些微生物，如肺炎克雷伯菌的影响，从而导致出现致病性的滑膜炎[37, 38]。最后，一些学者认为细胞毒性 T 细胞对 HLA-B$_{27}$ 的自身免疫也可能在 AS 的发病过程中发挥作用[37, 38]。

血清阴性脊椎关节病除了 RF 阴性外，与类风湿关节炎有着本质的区别。此类疾病影响附着点（韧带、肌腱与骨的连接处），而类风湿关节炎影响滑膜关节。附着点的炎症会导致骨质磨损，接着是新骨或反应性骨的生成，最终导致强直。而椎间盘纤维环的炎症导致桥联骨赘的形成。血清阴性的脊椎关节病往往影响整个脊柱轴，而类风湿关节炎主要局限于颈椎。脊椎关节病的特点是骶髂关节炎和肢体骨骼受累。在肢体骨骼中，强直性脊柱炎主要累及肌腱端。银屑病关节炎患者表现为指节间破坏。Reiter 综合征影响下肢滑膜关节。AS 的脊椎外表现包括周围大关节（髋关节和肩关节）关节炎、急性前葡萄膜炎、肾淀粉样变、升主动脉异常（狭窄、主动脉瓣炎和反流）和心脏传导异常[35-38]。

（二）诊断检查

1. 症状和体征

大多数患者在成年早期出现慢性腰痛。疼痛最初局限于臀部和骶髂区[35-38]。随着炎症的进展，背部僵硬进行性加重，这种僵硬会因长时间的不活动而加剧。与常人相比，患者的胸部扩张度减小。任何 AS 患者如果出现突发的背部或颈部疼痛，必须考虑骨折并积极诊治[40, 41]。这种骨折是不稳定的，因为它累及脊柱三柱，形成了两个刚性的节段，如同两个长杠杆臂彼此独立移动。脊柱失稳或血肿形成可导致神经功能迅速恶化。患者也可出现脊柱后凸畸形。这是由于随着时间的推移椎体发生多个微骨折[42]。

2. 实验室检查

AS 最常用的实验室检测指标是 HLA-B$_{27}$。HLA-B 基因的变异使 AS 的发生风险增加。约 95% 的 AS 患者 HLA-B$_{27}$ 呈阳性，但 6%～8% 无症状的高加索人也检测出 HLA-B$_{27}$ 阳性[35-38]。因此，HLA-B$_{27}$ 是一项具备参考价值的检测指标，但其阳性且合并背痛症状并不能诊断为 AS。其他的血液学检查通常是为了排除引发炎症的其他病因，如红细胞沉降率、C 反应蛋白、代谢检测、肝酶及其他免疫试验（如 ANA）等。

3. 影像学评估

AS 最早的征象是骶髂关节髂侧的侵蚀性改变[35-38, 42, 43]。AS 合并双侧骶髂关节炎以及椎体边缘韧带骨赘增生导致特征性的"竹节样脊柱"外观[35-38, 42, 43]（图 5-5）。颏眉角可用于判断脊柱后凸畸形程度，是下颏和眉弓连线与铅垂线形成的角度。这个角度有助于截骨术时所需矫正程度的估计。其他影像学检查包括同位素骨扫描、CT 和 MRI。同位素骨扫描检测骶髂关节炎十分敏感，但缺乏特异性。CT 能早期发现骨质改变，但无法评估炎症的活跃程度。MRI 可以反映活动性炎症，是早期发现疾病的最佳方法[42, 43]。如果怀疑骨折，除了 X 线片外，还应进行矢状位重建的薄层 CT 扫描[40, 41]。MRI 可用于评估血肿。

（三）治疗

临床管理

物理治疗、运动疗法和药物治疗是 AS 的主

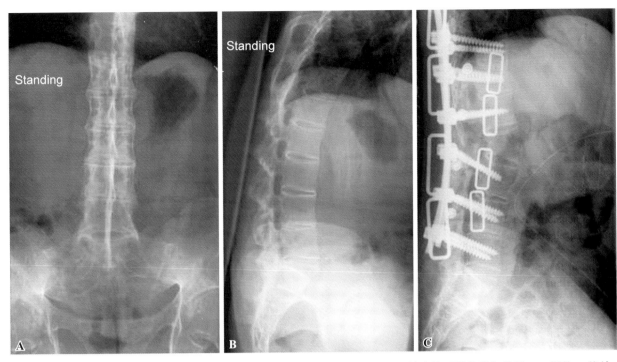

▲ 图 5-5　A. 强直性脊柱炎患者的正位 X 线片。其椎体边缘骨赘增生形成其特有的"竹节样"外观；B. 侧位 X 线片；
C. 经 L$_2$ 椎弓根截骨术后

要治疗方式。系统性的柔韧性锻炼和力量强化训练在内的物理治疗值得采纳。可以考虑佩戴支具缓解疼痛。

在开始治疗之前，通常使用抗炎药物来减轻炎症[44]。非甾体抗炎药一直是主要的治疗手段，但其对疼痛的缓解有限。因此，麻醉性镇痛药可协同用于疼痛的缓解，而非甾体抗炎药则用于减轻炎症。

最近的研究显示 TNF-α 阻断药对 AS 的治疗有效[45, 46]。目前认为症状持续时间短和 C 反应蛋白弱阳性是患者对 TNF-α 阻断药反应敏感的预测指标。

（四）手术适应证与手术方式

AS 患者突然发作的颈部或背部疼痛，除非能明确排除骨折病变，否则无论多么轻微，都应视为骨折。多数骨折发生于颈中段至颈胸段交界处或胸腰段交界处[40, 41]。骨折将造成脊柱不稳，

因为这些骨折累及脊柱三柱，形成了两个刚性节段，彼此相互独立运动。无神经损害的稳定骨折通常自发愈合而无并发症，可以采用支具或 halo 架固定。而不稳定的骨折则需要进行固定融合术[47]。由于存在神经功能损伤的风险及胸椎后凸所致的支具固定困难，颈椎骨折通常建议实施手术治疗。大多数骨折可以采用后路内固定治疗，但对于骨质疏松患者也需要前路固定[47-50]。当考虑手术方案时，内固定应至少跨过 3 个节段以防止内固定失效或拔出[47-50]。对于脊柱后凸畸形的患者，手术是一种治疗选择。手术的目的是恢复矢状位平衡和水平视物。前方开口截骨术或经椎弓根截骨术是首选手术方式。根据畸形部位的不同，可以在颈椎、胸椎或腰椎进行截骨。

颈椎截骨术可用于僵硬的屈曲畸形患者[51]。严重的病例会出现下巴紧贴胸壁畸形。颈部畸形使患者无法平视、生活无法自理，甚至吞咽困难。颈椎截骨术是一个高风险的手术。截骨通常

在 $C_7 \sim T_1$ 节段进行。这是因为椎动脉通常在 C_6 进入横突孔，$C_7 \sim T_1$ 椎管相对较宽。此外，C_8 神经根损伤的危害低于其他神经根损伤。

胸腰段截骨术可以用来矫正脊柱的整体序列、恢复水平视物（图 5-5C）。经典的术式是以椎体后缘为支点的前方开口式截骨。该术式有大血管损伤的风险，尤其是在动脉顺应性降低的老年患者中。当截骨节段在 L_2 或 L_2 以上时，由于位于主动脉分叉上方及肾血管起始部，血管并发症的发生率显著增高。

另一种手术方式为经椎弓根截骨[52, 53]。根据后凸畸形的严重程度，这可能需要在一个节段以上进行。截骨范围包括椎弓根上方和下方的后部结构，继而经椎弓根进行楔形截骨，然后以椎体前方皮质为铰链闭合上下方骨质，骨 - 骨直接贴合，这种方式能够迅速有效的融合。研究表明，这是一种安全有效的矫正后凸和矢状面失衡的方法。在 Chen 等的一项研究中，作者回顾性分析了 78 例因僵硬屈曲畸形而接受单节段或两节段经椎弓根截骨术的 AS 患者[52]。作者发现，每节段的截骨平均可获得 34.5° 的矫正。最终随访 77 例（98.7%）患者获得良好或优良的结果。没有死亡病例，也没有出现并发症。在 Kim 等的另一项研究中，作者对 45 名出现僵硬屈曲畸形的患者进行了前瞻性研究[53]。作者发现每节段的截骨平均可获得 34° 的矫正，大多数患者获得了良好的矫正效果和临床效果，但临床效果与影像学矫正程度并不一定相关。

技术

插管和摆放体位时应十分小心。谨记轻微的创伤也有可能导致颈椎或胸腰段骨折。插管后，患者应以自然的状态轻柔地置于俯卧位并垫好衬垫。由于 Wilson 架是可调节的，其有助于患者体位的摆放，对严重后凸患者，开始时即应将体位架调整至最大后凸状。暴露完成、节段确定后即置入椎弓根螺钉。理想的截骨位置是 L_2，在截骨位置上下 3 个节段置入椎弓根螺钉。继而，进行椎板及后柱结构的切除。使用咬骨钳来咬除棘突，如有必要可以使用高速磨钻打薄后方结构便于获得足够的操作空间进入椎管。一旦进入椎管，就可以使用 Kerrison 钳完成椎板切除。若进行 L_2 PSO 截骨，建议同时进行 L_1 和 L_3 的椎板切除。充分的减压能够避免截骨完成闭合上下骨质时神经根的受压。椎板切除完成后，对 L_2 椎弓根的头侧与尾侧进行 Smith-Petersen 截骨，并显露椎弓根尾侧的神经根。

下一步是去除椎弓根和椎体。确定椎弓根的内侧壁，用神经根拉钩将硬膜囊和神经根牵开以识别椎体后壁。首先应用高速磨钻去除椎弓根的松质骨。然后用咬骨钳咬除椎弓根的外侧皮质骨壁，直到椎弓根残端与椎体后缘平齐。

在截骨的过程应保护好出口根。显露并咬除两侧横突。然后，用刮匙刮除椎体的松质骨。接着是进行椎体后壁的切除。在椎体后壁皮质下操作时，应使用刮匙尽量使椎体后壁皮质变薄。当椎体后壁足够薄时，在硬脊膜腹侧表面利用 Woodsonelevator 或反向刮匙造成椎体后皮质的青枝骨折。然后咬除后皮质。后壁切除应是对称的。

接下来，探查椎体侧壁，并小心地将软组织剥离。剥离时应紧贴椎体侧壁，以避免损伤节段血管。然后，咬骨钳切除椎体侧壁，但不能穿过前壁骨皮质，其形状为楔状，顶端位于椎体前部。

最后一步是闭合截骨面。适当降低 Wilson 架，并在膝盖下方放置枕头，轻柔缓慢地逐渐伸展脊柱。选取合适长度连接棒置入椎弓根钉钉尾。拍摄正侧位 X 线片以确保没有椎体滑移或任何冠状面畸形。当固定完成，两侧截骨面闭合后，再次探查椎管，确保脊髓硬膜囊背侧没有受压。截骨后的上下面应紧密闭合以促进骨性融合。

（五）并发症

骨折是 AS 患者最常见的并发症。因此，当 AS 患者在外伤后突然出现急性疼痛，不管程度如何，除非有明确证据能够排除骨折，否则都应考虑发生骨折的可能。即使存在骨折，X 线片可能出现假阴性。因此，通过 CT 扫描或 MRI 进一步随访评估。骨折后可能形成血肿并导致神经功能损伤，因此应注意进行神经系统功能的评估以排查血肿或骨折引起的失稳。

（六）预后

强直性脊柱炎引起的症状可从轻度到重度、从药物可控到药物无效。有些患者有活动期和间歇期，而有些则没有间歇期，开始即出现急性炎症和疼痛。

随着新型药物的研发，有望避免严重脊柱畸形的出现，从而延长患者的预期寿命。

三、银屑病性脊柱炎

6%～48% 的银屑病关节炎患者会出现脊椎关节病[54]。其确切的原因仍不清楚，但可能与遗传有关。在这些患者中，70% 的患者 HLA-B$_{27}$ 阳性[55]。与 AS 不同，其椎间盘破坏和轴性强直以非连续的不对称模式出现，同时伴有边缘和非边缘的韧带骨化。银屑病性脊柱炎患者颈椎也可能有类似类风湿关节炎的滑膜增生病变，其临床表现也相似。目前还没有确诊性的检查指标来诊断银屑病关节炎。其诊断需要依靠病史、体格检查、血液学检测和 X 线片。以下指标有助于银屑病性脊柱炎的诊断：既往有银屑病病史或银屑病家族史、类风湿因子阴性、影像学显示关节破坏[54, 56, 57]。与其他关节炎相比，银屑病关节炎典型的临床表现为跟腱炎、足底筋膜炎或指关节炎（手指或脚趾的香肠样肿胀）。与类风湿关节炎类似，可使用 DMARD、TNF-α 阻断药及非甾体抗炎药[58-60]。手术适应证同类风湿关节炎合并颈椎疾病及强直性脊柱炎合并畸形。

四、Reiter 综合征

Reiter 综合征被认为是一种感染后反应性关节炎[61-63]。这种综合征常在三四十岁前发病。症状通常继发于尿道炎或肠炎的 1 个月之内。Reiter 综合征的表现包括以下三种症状，即大关节炎、葡萄膜炎、男性的尿道炎或女性的宫颈炎[61, 62]。Reiter 综合征血清类风湿因子阴性，但与 HLA-B$_{27}$ 有关[63]。约 50% 的患者为腰椎受累，颈椎受累病例罕见。与 AS 相反，脊柱受累的患者可见到不对称的骶髂关节炎和非边缘性韧带增生骨化。治疗主要是对症治疗，很少需要手术治疗[61, 62]。治疗的主要目标是识别和去除潜在的感染源。需使用敏感的抗生素去除感染源，并辅以对症治疗。对于有严重反应性症状且对其他治疗无效的患者，可能需要镇痛药，包括非甾体抗炎药、类固醇、免疫抑制药等。

五、肠病性关节炎

脊柱炎可伴有溃疡性结肠炎或克罗恩病[39]。其临床表现和治疗与强直性脊柱炎相同。80% 的脊柱受累患者 HLA-B$_{27}$ 阳性[39]。脊柱受累与肠病病程无关，甚至可能发生在肠道症状出现之前。

六、弥漫性特发性骨骼增生症

弥漫性特发性骨骼增生症（diffuse idiopathic skeletal hyperostosis, DISH）或 Forestier 病是一种累及脊柱、肩、肘、膝关节和跟骨的病变。通常好发于中老年患者。与 AS 相比，DISH 患者出现明显的非边缘性韧带骨化，而骶髂关节并不受累[64]。必须累及 4 个及以上相邻的椎体才能被归类为 DISH。胸椎和腰椎受累会导致僵硬和疼痛，而颈部受累会可能形成巨大的前方骨赘而导致吞咽困难和喘鸣[65]。后纵韧带骨化可导致脊髓病，而大段性骨化使脊柱容易发生骨折[66]。这些骨折同样不稳定，通常需要手术[67]。DISH 在糖尿病或痛风患者中更为常见。DISH 也会出现脊柱外的其他多关节的骨化，会增加全髋关节手术后异位骨化的风险[68]。

参考文献

[1] Majithia V, Geraci SA. Rheumatoid arthritis: diagnosis and management. Am J Med. 2007;120(11):936–9.

[2] Haraoui B. Assessment and management of rheumatoid arthritis. J Rheumatol Suppl. 2009;82:2–10.

[3] Anderson RJ. The diagnosis and management of rheumatoid synovitis. Orthop Clin North Am. 1975;6(3):629–39.

[4] Harris ED Jr. Pathogenesis of rheumatoid arthritis. Clin Orthop Relat Res. 1984;(182):14–23.

[5] Stastny P. Rheumatoid arthritis: relationship with HLA–D. Am J Med. 1983;75(6A):9–15.

[6] Weyand CM, Goronzy JJ. Pathogenesis of rheumatoid arthritis. Med Clin North Am. 1997;81(1):29–55.

[7] Mannik M, Nardella FA. IgG rheumatoid factors and self–association of these antibodies. Clin Rheum Dis. 1985;11(3):551–72.

[8] Ranawat CS, O'Leary P, Pellicci P, et al. Cervical spine fusion in rheumatoid arthritis. J Bone Joint Surg Am. 1979; 61(7):1003–10.

[9] Tedesco A, D'Agostino D, Soriente I, et al. A new strategy for the early diagnosis of rheumatoid arthritis: a combined approach. Autoimmun Rev. 2009;8(3):233–7.

[10] Lee AN, Beck CE, Hall M. Rheumatoid factor and anti–CCP autoantibodies in rheumatoid arthritis: a review. Clin Lab Sci. 2008;21(1):15–8.

[11] Boden SD, Dodge LD, Bohlman HH, et al. Rheumatoid arthritis of the cervical spine. A long–term analysis with predictors of paralysis and recovery. J Bone Joint Surg Am. 1993;75(9):1282–97.

[12] Redlund–Johnell I, Pettersson H. Vertical dislocation of the C1 and C2 vertebrae in rheumatoid arthritis. Acta Radiol Diagn (Stockh). 1984;25(2):133–41.

[13] Riew KD, Hilibrand AS, Palumbo MA, et al. Diagnosing basilar invagination in the rheumatoid patient. The reliability of radiographic criteria. J Bone Joint Surg Am. 2001;83(2):194–200.

[14] Saeki Y, Matsui T, Saisho K, et al. Current treatments of rheumatoid arthritis: from the 'NinJa' registry. Expert Rev Clin Immunol. 2012;8(5):455–65.

[15] Sen D, Brasington R. Tight disease control in early RA. Rheum Dis Clin North Am. 2012;38(2):327–43.

[16] Gramling A, O'Dell JR. Initial management of rheumatoid arthritis. Rheum Dis Clin North Am. 2012;38(2):311–25.

[17] Falope ZF, Griffiths ID, Platt PN, et al. Cervical myelopathy and rheumatoid arthritis: a retrospective analysis of management. Clin Rehabil. 2002;16(6):625–9.

[18] Matsunaga S, Sakou T, Onishi T, et al. Prognosis of patients with upper cervical lesions caused by rheumatoid arthritis: comparison of occipitocervical fusion between c1 laminectomy and nonsurgical management. Spine (Phila Pa 1976).. 2003;28(14):1581–7.

[19] Omura K, Hukuda S, Katsuura A, et al. Evaluation of posterior long fusion versus conservative treatment for the progressive rheumatoid cervical spine. Spine (Phila Pa 1976). 2002;27(12):1336–45.

[20] Gallie WE. Fractures and dislocations of the cervical spine. Am J Surg. 1939;46(3):495–9.

[21] Brooks AL, Jenkins EB. Atlanto–axial arthrodesis by the wedge compression method. J Bone Joint Surg Am. 1978;60(3):279–84.

[22] Coyne TJ, Fehlings MG, Wallace MC, et al. C1–C2 posterior cervical fusion: Long–term evaluation of results and efficacy. Neurosurgery 1995;37(4): 688–92.

[23] Farey ID, Nadkarni S, Smith N. Modified Gallie technique versus transarticular screw fixation in C1–C2 fusion. Clin Orthop Relat Res. 1999;(359):126–35.

[24] Magerl F, Seemann P–S. Stable posterior fusion of the atlas and axis by transarticular screw fixation. In: Kehr P, Weidner A (Eds). Cervical Spine I. New York, Wien: Springer; 1987. pp. 322–7.

[25] Gluf WM, Schmidt MH, Apfelbaum RI. Atlantoaxial transarticular screw fixation: a review of surgical indications, fusion rate, complications, and lessons learned in 191 adult patients. J Neurosurg Spine. 2005;2(2):155–63.

[26] Dickman CA, Sonntag VK. Posterior C1–C2 transarticular

screw fixation for atlantoaxial arthrodesis. Neurosurgery. 1998;43(2):275–80.

[27] Madawi AA, Casey AT, Solanki GA, et al. Radiological and anatomical evaluation of the atlantoaxial transarticular screw fixation technique. Neurosurg. 1997;86(6):961–8.

[28] Paramore CG, Dickman CA, Sonntag VHS. The anatomical suitability of the C1–2 complex for transarticular screw fixation. J Neurosurg. 1996;85(2):221–4.

[29] Song GS, Theodore N, Dickman CA, et al. Unilateral posterior atlantoaxial transarticular screw fixation. J Neurosurg. 1997;87(6):851–5.

[30] Harms J, Melcher RP. Posterior C1–C2 fusion with polyaxial screw and rod fixation. Spine (Phila Pa 1976). 2001;26(22):2467–71.

[31] Aryan HE, Newman CB, Nottmeier EW, et al. Stabilization of the atlantoaxial complex via C–1 lateral mass and C–2 pedicle screw fixation in a multicenter clinical experience in 102 patients: modification of the Harms and Goel techniques. J Neurosurg Spine. 2008;8(3):222–9.

[32] Currier BL, Maus TP, Eck JC, et al. Relationship of the internal carotid artery to the anterior aspect of the C1 vertebra: implications for C1–C2 transarticular and C1 lateral mass fixation. Spine (Phila Pa 1976). 2008;33(6):635–9.

[33] Sciubba DM, Noggle JC, Vellimana AK, et al. Laminar screw fixation of the axis. J Neurosurg Spine. 2008;8(4): 327–34.

[34] Graziano GP, Hensinger R, Patel CK. The use of traction methods to correct severe cervical deformity in rheumatoid arthritis patients: a report of five cases. Spine (Phila Pa 1976). 2001;26(9):1076–81.

[35] Sieper J, Braun J, Rudwaleit M, et al. Ankylosing spondylitis: an overview. Ann Rheum Dis. 2002;61(Suppl 3):iii8–18.

[36] Stafford L, Youssef PP. Spondyloarthropathies: an overview. Intern Med J. 2002;32(1–2):40–6.

[37] Reveille JD, Arnett FC. Spondyloarthritis: update on pathogenesis and management. Am J Med. 2005;118(6): 592–603.

[38] Braun J, Sieper J. Ankylosing spondylitis. Lancet. 2007; 369(9570):1379–90.

[39] Reveille JD. The genetic basis of spondyloarthritis. Curr Rheumatol Rep. 2004;6(2):117–25.

[40] Nakstad PH, Server A, Josefsen R. Traumatic cervical injuries in ankylosing spondylitis. Acta Radiol. 2004; 45(2):222–6.

[41] Grisolia A, Bell RL, Peltier LF. Fractures and dislocations of the spine complicating ankylosing spondylitis: a report of six cases. J Bone Joint Surg Am. 1967;49(2):339–44.

[42] Brophy S, Mackay K, Al–Saidi A, et al. The natural history of ankylosing spondylitis as defined by radiological progression. J Rheumatol. 2002;29(6):1236–43.

[43] Grigoryan M, Roemer FW, Mohr A, et al. Imaging in spondyloarthropathies. Curr Rheumatol Rep. 2004; 6(2):102–9.

[44] Braun J, Sieper J. Biological therapies in the spondyloarthritides the current state. Rheumatology (Oxford). 2004;43(9):1072–84.

[45] Song IH, Maksymowych WP. Therapeutic controversies: tumor necrosis factor α inhibitors in ankylosing spondylitis. Rheum Dis Clin North Am. 2012;38(3):613–33.

[46] Sieper J. Developments in therapies for spondyloarthritis. Nat Rev Rheumatol. 2012;8(5):280–7.

[47] Taggard DA, Traynelis VC. Management of cervical spinal fractures in ankylosing spondylitis with posterior fixation. Spine. 2000;25(16):2035–9.

[48] Payer M. Surgical management of cervical fractures in ankylosing spondylitis using a combined posterior–anterior approach. J Clin Neurosci. 2006;13(1):73–7.

[49] Sapkas G, Kateros K, Papadakis SA, et al. Surgical outcome after spinal fractures in patients with ankylosing spondylitis. BMC Musculoskelet Disord. 2009;10:96.

[50] Olerud C, Frost A, Bring J. Spinal fractures in patients with ankylosing spondylitis. Eur Spine J. 1996;5(1):51–5.

[51] Belanger TA, Milam RA 4th, Roh JS, et al. Cervicothoracic extension osteotomy for chin–on–chest deformity in ankylosing spondylitis. J Bone Joint Surg Am. 2005; 87(8):1732–8.

[52] Chen IH, Chien JT, Yu TC. Transpedicular wedge osteotomy for correction of thoracolumbar kyphosis in ankylosing spondylitis: experience with 78 patients. Spine. 2001;26(16):354–60.

[53] Kim KT, Suk KS, Cho YJ, et al. Clinical outcome results of pedicle subtraction osteotomy in ankylosing spondylitis with kyphotic deformity. Spine (Phila Pa 1976). 2002;27(6):612–8.

[54] Day MS, Nam D, Goodman S, et al. Psoriatic arthritis. J Am Acad Orthop Surg. 2012;20(1):28–37.

[55] Haroon M, Fitzgerald O. Pathogenetic overview of psoriatic disease. J Rheumatol Suppl. 2012;89:7–10.

[56] van Tubergen A, Weber U. Diagnosis and classification in spondyloarthritis: identifying a chameleon. Nat Rev Rheumatol. 2012;8(5):253–61.

[57] Amrami KK. Imaging of the seronegative spondyloarthopathies. Radiol Clin North Am. 2012;50(4):841–54.

[58] Soriano ER. The actual role of therapy with traditional disease–modifying antirheumatic drugs in psoriatic arthritis. J Rheumatol Suppl. 2012;89:67–70.

[59] Richards BL, Whittle SL, van der Heijde DM, et al. Efficacy and safety of neuromodulators in inflammatory arthritis: a Cochrane systematic review. J Rheumatol Suppl. 2012;90: 28–33.

[60] Cantini F, Niccoli L, Nannini C, et al. Infliximab in psoriatic arthritis. J Rheumatol Suppl. 2012;89:71–3.

[61] Carter JD, Hudson AP. Reactive arthritis: clinical aspects and medical management. Rheum Dis Clin North Am. 2009;35(1):21–44.

[62] Kataria RK, Brent LH. Spondyloarthropathies. Am Fam Physician. 2004;69(12):2853–60.

[63] Rihl M, Barthel C, Klos A, et al. Identification of candidate

genes for susceptibility to reactive arthritis. Rheumatol Int. 2009;29(12):1519–22.

[64] Olivieri I, D'Angelo S, Palazzi C, et al. Diffuse idiopathic skeletal hyperostosis: differentiation from ankylosing spondylitis. Curr Rheumatol Rep. 2009;11(5):321–8.

[65] Verlaan JJ, Boswijk PF, de Ru JA, et al. Diffuse idiopathic skeletal hyperostosis of the cervical spine: an underestimated cause of dysphagia and airway obstruction. Spine J. 2011;11(11): 1058–67.

[66] Kim TJ, Kim TH, Jun JB, et al. Prevalence of ossification of posterior longitudinal ligament in patients with ankylosing spondylitis. J Rheumatol. 2007;34(12):2460–2.

[67] Paley D, Schwartz M, Cooper P, et al. Fractures of the spine in diffuse idiopathic skeletal hyperostosis. Clin Orthop Relat Res. 1991;(267):22–32.

[68] Nilsson OS, Persson PE. Heterotopic bone formation after joint replacement. Curr Opin Rheumatol. 1999;11(2): 127–31.

第6章 脊柱创伤和脊髓损伤的原理
Principles of Spine Trauma and Spinal Cord Injury

Melissa Nadeau　Brian K Kwon　**著**

秦景豪　张万前　**译**　汤　宇　**校**

一、流行病学

创伤造成的脊柱损伤及其导致的残疾，特别是与脊髓损伤（spinal cord injury，SCI）相关的损伤，对于患者及其家人来说可能是毁灭性的，也是整个社会非常关注的问题。在加拿大，创伤性脊髓损伤患者的平均治疗费用在 147 万～303 万加元，在美国该费用在 50 万～200 万美元。据估计，加拿大每年治疗创伤性脊髓损伤患者的总费用约为 26.7 亿美元，在美国超过 70 亿美元[1-3]。由于创伤性脊髓损伤通常会导致终生残疾并造成严重的社会经济负担，因此了解创伤性脊髓损伤的流行病学、人口学和病因非常重要。这可能有助于识别不同人群中的潜在危险因素，指导预防计划的发展，并引导卫生保健资源分配到合适且专业的治疗和康复机构[4]。

在北美，脊髓损伤的发病率为每百万人口 27～48.4 例[5-10]。这些数字在世界其他地区有所不同，从荷兰的每百万人口 12.1 例到葡萄牙的每百万人口高达 57.8 例[11, 12]。最近的一项 Meta 分析发现，脊髓损伤的发病率在不同大洲之间存在很大差异，北美的发病率最高，每年每百万居民中有 51 例脊髓损伤，而亚洲为 23.9 例，欧洲为 19.4 例，澳大利亚为 16.8 例[13]。

（一）脊髓损伤的人口学特征

脊髓损伤的年龄分布呈双峰分布，第一个峰值出现在年轻人（15—29 岁），第二个峰值出现在老年人（＞ 70 岁）[6, 7, 14]。脊髓损伤的发病率最低的是 10 岁以下的儿童。尽管脊髓损伤的发病率在过去 30 年左右保持稳定，但脊髓损伤的人口趋势正在发生变化。受伤的平均年龄从 20 世纪 70 年代的 28.6 岁上升至 2004 年的 41.5 岁[6, 15]，虽然年轻人仍有较高的脊髓损伤发生率，但双峰分布中老年人的发病率升高，这可能是平均年龄上升的原因。老年患者增多是由人口的普遍老龄化造成的：加拿大 65 岁以上的人口从 1966 年的 7.7% 上升到 2011 年的 14.4%[16]。此外，公共卫生措施一直侧重于与交通事故有关的伤害，这对年轻人的影响较大。相比之下，老年人的脊髓损伤通常是因为跌倒等因素，但与之相关的预防措施却相对缺乏[17]。

每个年龄段的脊髓损伤患者的男女比例不同，最年轻（＜ 10 岁）和最年长（＞ 70 岁）年龄组的男女比例为 1.5∶1，10—69 岁年龄组的比例高达 3.5∶1[7]。这一比例最近有所下降，可能是因为女性生活方式的改变所造成的，在工作场所和参加高风险体育活动方面，女性和男性的人数越来越相似。

（二）脊髓损伤的病因分析

2005—2012 年，美国机动车碰撞（motor vehicle collisions，MVC）占 SCI 报道案例的 39.2%，其次是跌倒（28.3%），再次是暴力行为（14.6%），最后是运动和娱乐（8.3%）[15]。这些数字在加拿大略有不同，MVC 和运动造成的伤害比例较大，暴力造成的比例较小（表 6-1）[4, 6, 14, 18]。

表 6-1　成人创伤性脊髓损伤的病因

受伤原因	发病率（%）	
	美 国	加拿大
机动车碰撞	39	53
坠落	28	25
体育和娱乐	8	12
暴力	15	5
其他	10	5

引自 the National Spinal Cord Injury Statistical Center[15]；加拿大数据引自 Pirouzmand 2010 [18]，Dryden 2003 [6]，Lenehan 2012 [4]，Pickett 2006 [14] 报道的平均值

不同年龄段的主要病因有很大不同。值得注意的是，跌倒与最大的平均年龄有关，暴力与最小的年龄有关[18]。因此，病因的变化趋势与按年龄组划分的脊髓损伤发病率的变化趋势是平行的，继发于老年人跌倒的脊髓损伤发生的比例越来越高[19-21]。跌倒导致的外伤是北美和其他发达国家的一个主要公共卫生问题[22]。预防方案应将重点放在家庭安全和避免老年人跌倒上。鼓励医生使用世界卫生组织的 FRAX 算法等工具来识别高危患者，并对骨质疏松症进行更积极的医疗治疗，以帮助遏制这一趋势[14, 23]。在寻求刺激的运动中，如滑雪板、滑雪、山地自行车、攀岩、跳伞和悬挂式滑翔，受伤的比例也在增加[20, 24, 25]。

尽管如此，由运动引起的脊髓损伤的发生率总体上正在逐渐下降[15]。例如，由于预防计划和游泳池设计的改进，20 世纪 80 年代加拿大脊髓损伤的主要原因——跳水造成的百分比稳步下降[26-28]。类似的是，冰球运动中脊柱损伤的年均数量也逐步下降。这被认为是实施了若干教育倡议和有针对性的预防方案以及规则改变的结果（例如，加拿大曲棍球的"禁止从背后进攻"规则）[29, 30]。这表明了解脊髓损伤的病因对建立有效降低伤害率的意识和预防措施的重要性。

根据美国国家脊髓损伤统计中心 2005—2012 年收集的数据，美国脊髓损伤患者中最常见的神经系统类别是不完全性四肢瘫痪（40.8%），其次是完全性截瘫（21.6%）、不完全性截瘫（21.4%）和完全性四肢瘫痪（15.8%）。在过去的 15 年中，不完全性四肢瘫痪患者的比例增加，而完全性截瘫和完全性四肢瘫痪患者的比例下降[15]。急性脊髓损伤最常见于颈椎损伤，占所有脊髓损伤的 55%～75%。6%～15% 发生在胸椎（T_1～T_{11}）、胸腰椎（T_{11}～L_2）和腰骶部（L_2～S_1）[14, 20]。颈椎对脊髓损伤的脆弱性可能是由于活动能力的增加而造成的。与更多的尾部区域相比，该区域稳定软组织结构的强度降低[20]。在脊柱损伤的两个高峰年龄组之间，神经功能缺陷和水平数据差异很大。一般来说，与成人患者相比，老年患者的颈椎骨折较少，腰椎骨折较多，损伤程度较轻，瘫痪的发生率也较低[31]。

二、现场复苏和转运

在过去的 50 年里，脊柱损伤的神经系统并发症一直在减少。这可能是由于转运系统和固定的改进，以及受伤后立即护理的质量的提高，包

括及时的诊断和处理、积极避免全身低血压和缺氧，以及改善患者的移动和护理[20]。本部分将讨论有关脊柱和脊髓损伤患者的初步判别、评估和急救处理的问题。

（一）初步判断

脊髓损伤在多重创伤患者中有时并不明显。医生必须保持高度的警惕性，并进行仔细、全面和及时的初步评估，以便快速的明确脊髓损伤的存在并进行适当的初步治疗。这对于防止神经功能的潜在恶化至关重要，神经功能恶化可能是灾难性的并且不可逆转。正如流行病学部分提到的，应该提高人们对脊柱损伤高危机制的认识，包括年轻患者的高能量创伤（如机动车事故）和老年人的低能量创伤（如跌倒）。此外，医生在出现头部损伤或面部创伤时应提高临床怀疑，这表明颈椎可能受到很大的高能量创伤[32]。美国最近的一项全国性调查报道了以下伴随颈椎损伤的发生率：面部骨折患者 6.7%，头部损伤患者 7.0%，面部骨折合并头部损伤患者 7.8%[33]。此外，也应该认识到潜在的并发症，如骨质疏松症或强直性脊柱炎，也增加了脊柱损伤的风险[34]。非连续性脊柱损伤见于 10%～19% 的病例，因此存在脊柱损伤时应对整个脊柱进行仔细检查，以除外其他损伤的可能性[35, 36]。

（二）院前评估与管理

对可能受伤的脊柱和脊髓的保护必须从事故现场开始，以防止在救援和运输过程中由于脊柱固定不良和处理不当而造成进一步的神经损伤。在以前的报道中，高达 25% 的病例存在这样的神经损伤[37]。然而，新的护理模式和方案在解救和运输过程中对脊柱的固定和保护可能有助于提高脊柱损伤患者的存活率和减少神经后遗症[26, 38]。

目前对患者在运输过程中固定的建议包括硬质颈托、侧方支撑（如沙袋支撑）、额头上的胶带和身体背带，以将患者固定在硬板上，从而保护整个脊柱。因为幼儿的头部较大，相对于其体型不成比例，所以需要在标准的背板上增加枕骨凹陷或躯干下的床垫，以保持中性的颈椎对齐，并防止受伤节段的前移和屈曲。

到权威护理中心的快速转运时间与神经功能的改善有关[26, 39]。然而，不稳定的患者应该在最近的区域中心稳定下来，当血流动力学稳定时，应该被送到三级护理中心。研究表明，当采取脊柱预防措施进行转运时，空运和陆运都是安全的，没有任何证据表明这两种方式会造成神经损伤的加重[40-42]。因此，交通方式的选择应该取决于交通工具的可用性和快速性。

重要的是要认识到，脊柱损伤患者的急救方案也有其潜在的缺陷。硬质颈托可能会导致颅内压或脑脊液压升高、皮肤溃疡，并增加老年人吸入的风险[43-48]。必须尽快通过适当的临床和影像检查排除颈椎损伤，以便能够确定颈托的必要性。应该意识到，简单地使用颈托固定颈椎可能会产生严重的后果。在确认颈椎不稳定性损伤的情况下，将硬颈或费城颈托（通常在现场使用）改为毛细血管闭合压力较低的颈托（即 Miami-J 或 Aspen 颈托）已被证明可以减少皮肤溃疡[49, 50]。此外，长时间将患者留在硬板上的不良反应也已被证明；它们可能会降低呼吸功能，导致组织压力增加，导致骶骨和枕骨区域的皮肤坏死和溃疡，特别是在缺乏保护性感觉的脊髓损伤患者中尤其严重[51-55]。这些板子只能用于救援和运输；除了用于转移的时候，到医院后应该取下。

（三）初步应急评估与管理

对多发性创伤患者的初步评估和复苏遵循美

国外科医师学会（American College Of Surgeons）通过高级创伤生命支持（advanced trauma life support，ATLS）计划制订的指南。它们提供了一种系统的方法来快速识别和处理危及生命和肢体的急性损伤。评估的第一步包括对呼吸道、呼吸和循环功能的初步评估（A–B–C）；其次是残疾和环境暴露（D 和 E）[56]。本部分将详细阐述在 ALTS 过程中，针对脊柱或脊髓损伤的重要注意事项。

1. 气道（A）

管理创伤患者的气道是非常重要的，必须在保持颈椎稳定位置的同时进行。如果需要紧急插管，不应忽视危及颈髓的可能性。几项研究表明，在有经验的医生手中，经可视喉镜和经口气管插管对于中立位固定的颈椎是安全的[57, 58]。由于不稳定的颈椎损伤，特别是枕颈交界处韧带损伤在最初表现时可能不那么明显，垂线牵引是禁忌的，有导致分离的风险。

2. 呼吸（B）

颈脊髓损伤的患者容易出现呼吸困难；C_3 或 C_3 以上平面损伤的患者往往会在现场出现急性呼吸骤停，需要紧急插管和通气[59]。下颈椎脊髓损伤（$C_3 \sim T_1$）患者可能存在横膈肌和肋间肌功能受损，并因通气功能下降导致呼吸延迟[60]。一个病例系列研究明确了三个独立的插管危险因素：损伤严重程度评分 > 16，脊髓损伤超过 C_5 水平，以及完全性脊髓损伤[61]。总体而言，74% 的颈脊髓损伤患者需要插管[61-63]。预测和密切监测肺功能（如肺活量、动脉血气）至关重要。当观察到任何呼吸衰竭的迹象时，在有条件的情况下先行插管比在不利条件下的紧急插管更可取，因为急诊插管可能会加重神经损伤[62]。对于任何颈髓损伤的患者，在转运之前也应该考虑插管，因为在运输过程中固定气道和提供通气支持是非常具有挑战性的。

3. 循环（C）

急性创伤患者的低血压曾经被认为是失血造成的，直到研究证明并非完全如此。因此，应首先进行液体复苏治疗，并广泛寻找失血源；胸部、腹部和骨盆是最常见的部位。如果没有发现出血源，且患者心动过缓，则可能诊断为神经源性休克。神经源性休克在头端至 T_4 的脊髓损伤中是典型的，20%～25% 的颈椎脊髓损伤患者会发生神经源性休克[64, 65]。其机制是交感神经对周围血管和心脏的抑制。虽然没有普遍接受的血流动力学参数来定义神经源性休克，但大多数研究使用的是收缩压低于 100mmHg，心率低于每分钟 50 次的患者，而这些患者没有任何其他原因的休克[66]。没有皮肤血管收缩（如失血性休克所见）是另一个显著特征[56]。

无论其病因如何，必须积极纠正低血压，以最大限度地减少对脊髓的继发性缺血性损害。对于血压对晶体液复苏无反应的患者，应进行输血，在紧急情况时，推荐使用通用献血员血型（O 型，Rh 阴性），直到有匹配的血液制品可用。对于脊髓损伤的患者，早期应用血液制品尤其重要，以最大限度地提高携氧能力，从而最大限度地减少对脊髓的继发性缺血性和缺氧性损伤[67]。从动脉和中心静脉通路进行侵入性监测是指导介入治疗的当务之急。一旦患者的血容量正常，建议将平均动脉压控制在 85～90mmHg，尽管目前支持这一目标平均动脉压的临床证据仍相对较弱[68-70]。持续的低血压可以用升压药（如多巴胺、去甲肾上腺素或去氧肾上腺素）来控制，它们的激动药活性增加了全身血管阻力。紧随其后的是口服激动药米多君，随着血流动力学的稳定，可以在几周内逐渐停药。持续性心动过缓引起的低心排血量可以用阿托品治疗。如果仍不能控制，可能需要安装临时的膈肌起搏器[69]。

4. 残疾（D）和暴露（E）

在处理了 ABC 和所有危及生命的损伤后，重要的是记录患者的意识水平，并在患者完全暴露后确定四肢是否有自主活动。还应检查是否存在其他部位骨折和骨盆损伤。

通过滚木式搬运法挪动患者以便进行检查。首先，触诊对于脊柱的检查是必要的。除了定位潜在的损伤外，压痛、肿胀或阶梯畸形的存在还可提示后方韧带复合体损伤的存在，需要进一步的影像检查[71]。医生必须根据临床情况制定个体化的检查的范围。例如，根据 X 线片已知颈椎不稳的患者，不应因颈椎触诊而摘除颈圈。同样，完全性颈椎脊髓损伤和胸腰椎损伤的患者不太可能有颈部以下的压痛或疼痛，因此，这种不连续的损伤需要通过完整的脊柱成像来排除。

滚木式挪动检查的最后一个组成部分是直肠指诊。这可以说是脊髓损伤患者神经学检查中最重要的部分。肛周和肛门感觉，肛门张力和自主收缩，以及球海绵体反射（bulbocavernosus reflex，BCR）都应该被记录下来。如果没有 BCR，这意味着"脊髓休克"仍然存在，神经损伤的真实程度可能无法完全测量。脊髓休克的结束预示着 BCR 的恢复（通常在受伤后 48～72h 内），那时，可以做出"完全"脊髓损伤的诊断。

三、脊髓损伤综合征

在创伤患者稳定下来后，根据国际脊髓损伤神经病学分类标准（International Standards for Neurologic Classification of Spinal Cord Injury，ISNCSCI）进行神经学检查，该标准以前被称为"亚洲检查"。它定义了神经损伤的程度，包括上肢和下肢的 10 个关键肌节区的活动能力，28 个

皮节区的轻触和针刺感，以及基于随意的肛门收缩和肛周感觉，最低的骶根得以幸免的程度（框 6-1）。根据临床表现，不完全性脊髓损伤可进一步表现为六种不同的临床症状之一：中央脊髓综合征（central cord syndrome，CCS）、布朗 – 塞夸德综合征（Brown–Séquard syndrome，BSS）、前索综合征（anterior cord syndrome，ACS）、后脊髓综合征（posterior cord syndrome，PCS）、脊髓圆锥综合征（conus medullaris syndrome，CMS）和马尾神经综合征（cauda equina syndrome，CES），后者不是真正的脊髓损伤，而是周围神经损伤。21% 的脊髓损伤患者有其中一种症状（图 6-1）[72]。每种综合征的最佳治疗、恢复程度和功能结果各不相同，因此确定它们对医生和患者都有临床意义[73]。

框 6-1　美国脊髓协会损伤评定量表（AIS），基于国际脊髓损伤神经学分类标准

- A= 完成。在 S_4～S_5 段，没有感觉或运动功能被保留
- B= 感觉不完整。感觉而不是运动功能被保存在神经水平以下，包括骶骨段 S_4～S_5［轻触，在 S_4～S_5 针刺；或深肛门按压（deep anal pressure，DAP）］，身体两侧运动水平低于 3 个水平以上都不能保持运动功能
- C= 运动不完整。运动功能保持在神经水平以下**，超过一半的关键肌肉功能低于单一神经水平（neurological level of injury，NLI），肌肉分级低于 3（0～2 级）
- D= 运动不完整。运动功能保持在神经水平以下**，至少一半（一半或更多）的关键肌肉功能低于神经功能水平，肌肉等级级≥ 3
- E= 正常。如果用 ISNCSCI 测试的感觉和运动功能在所有节段都是正常的，并且患者以前有缺陷，那么 AIS 分级是 E 级，没有首字母的人。SCI 没有获得 AIS 等级

**. 个人要获得 C 级或 D 级，即运动不全状态，必须自愿收缩肛门括约肌，或保留骶骨感觉，但运动功能比该侧运动水平低 3 级以上。目前的标准允许，即使非关键肌肉功能低于运动水平 3 级以上，也可用于确定运动不完整状态（AIS B 与 C）

当评估 AIS B 和 C 的运动时余程度低于区分 AIS B 和 C 的水平时，使用两侧的运动水平；而在区分 AIS C 和 D（基于 3 级或更高力量级别的关键肌肉功能的比例）时，使用单一的神经水平

引自美国脊柱损伤协会（在线），可从 http://www.asia-spinalinjury.org/elearning/ISNCSCI_Exam_Sheet_r4.pdf 获得（上次访问时间：2019 年 7 月）

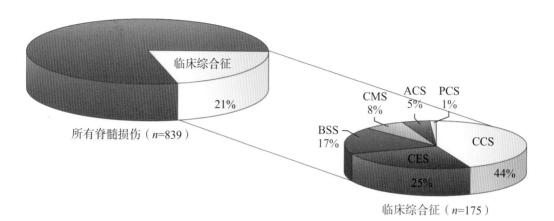

▲ 图 6-1　脊髓损伤临床症状发生率

BSS. 布朗－塞夸德综合征；CMS. 脊髓圆锥综合征；ACS. 前索综合征；PCS. 后脊髓综合征；CES. 马尾神经综合征；CCS. 中央脊髓综合征。引自 McKinley 2007.

（一）中央脊髓综合征

创伤性颈椎 CCS 表现为上肢远端相对于下肢不成比例的运动丧失，膀胱功能障碍（通常为尿潴留），以及损伤平面以下不同程度的感觉损害[74]。长期以来，人们一直认为上肢远端受影响的最大神经解剖学原因是支配手臂和腿部的纤维位于皮质脊髓束内侧的位置[75]。然而，这一躯体主题组织理论受到了最近研究的挑战[76, 77]，他们认为哺乳动物颈髓内侧的皮质脊髓束主要支配上肢远端肌肉，主要影响直立姿势和复杂的手功能，这种综合征仅见于颈椎损伤患者[72, 78–80]。

这是最常见的脊髓损伤综合征，占 44%~50%，占所有创伤性脊髓损伤的 9%[72, 81]。ASIA 损伤分级（ASIA impairment scale，AIS）D 级是这些患者最常见的损伤分类[72]。损伤的经典机制是老年人跌倒时椎管过度伸展，脊髓压迫发生在椎体后部的骨赘和已经狭窄的椎管内的黄韧带弯曲之间。通常不存在骨骼损伤，或者可能存在相对稳定的伸展型损伤（图 6-2）[74, 82]。然而，术语“中央脊髓综合征”并不仅针对老年患者，因为这种神经损害模式也可能发生在严重的颈髓创伤或前路椎间盘突出的年轻患者身上[83–85]。

中央脊髓综合征通常对功能恢复有良好的预后。这种症状从下肢开始，然后是膀胱、上肢近端，最后是手功能，不幸的是，手功能可能根本无法恢复，而且往往是持续的残疾的来源[85]。对于无明显脊柱不稳的 CCS 患者的手术治疗是极具争议的。最近的一项系统回顾和对观察数据的前瞻性分析得出结论，早期手术减压（在损伤后 24h 内）是合理和安全的，特别是当患者的神经功能严重缺失（AIS C 级）时。功能缺陷较轻（AIS D 级）的患者最初可以通过观察进行治疗，如果达到神经功能稳定并有显著的残留功能障碍，或者其神经功能恶化，可以考虑后期手术[86]。功能状态已被证明与受伤时较高的 AIS 评分、受过正规教育、无并发症、无痉挛和年龄较小呈正相关。81% 的患者实现了大便和膀胱可控性，86% 的患者实现了自主行走[87]。所有这三种功能的恢复率已经被证明与患者的年龄呈强烈的负相关[84, 86]。此外，MRI 上无异常颈髓信号是神经功能完全恢复的另一个重要预测指标[83]。

（二）Brown-Sequard 综合征

脊髓半切综合征（Brown-Sequard syndrome，BSS）的临床表现为同侧肢体无力、本体感觉和振动感觉丧失，对侧针刺、疼痛和温度感觉缺陷低于病变水平。它是由脊髓的一半损伤引起的，其中下行外侧皮质脊髓束的破坏导致同侧运动障碍，而上升的外侧脊髓丘脑束引起对侧感觉症状，因为这些束在背根入口上方的 1～2 个节段交叉，而不是像皮质脊髓束那样在延髓交叉处[88]。创伤性血肿的最常见原因是刀或子弹造成的穿透伤（图 6-3）。这些患者大多被归类为 AIS D 级[72]。很难估计血瘀证的发生频率，但据文献报道，他们占创伤性脊髓损伤的 2%～4%[72, 81]。

单纯的 BSB 是很少见的，因此术语"Brown-Séquard plus"被用来描述更常见的患者，他们表现为偏瘫程度较轻的不对称性瘫痪和痛觉减退[89]。BSS 或 BSSP 患者通常有很好的预后，并恢复到接近受伤前的生活方式[85, 90]。大约 3/4 能够独立行走，2/3 最终能够独立照顾自己，1/3 最终重新就业[85]。

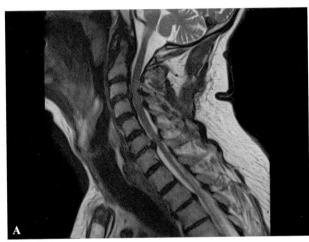
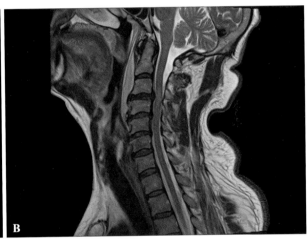

▲ 图 6-2　表现为 CCS 临床特征的患者的矢状位颈椎 MRI 图像

A. 一名老年男子从自身高度处坠落，颈部过度伸展受伤。注意潜在的椎管狭窄和脊柱退变，最明显的是 C4 退行性滑脱。过度伸展损伤会使椎管进一步变窄，并导致脊髓损伤，表现为 CCS，从 C2～C3 椎间盘间隙到 C6 椎间盘间隙所见的脊髓信号变化反映在图像上；B. 一名 40 多岁的男子从自己的身高的高度处坠落。损伤程度可以通过脊髓信号从 C2 变为 C3 来显示，在 C3 处也有椎间盘突出和黄韧带弯曲进入椎管，导致比以下节段更进一步的狭窄

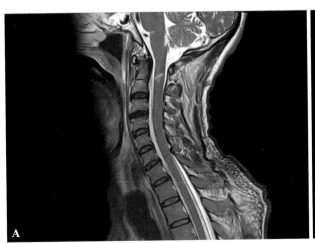
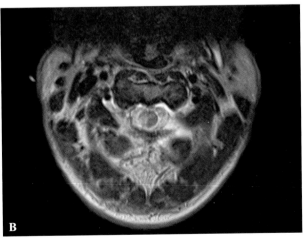

▲ 图 6-3　A. 矢状面；B. 被刀刺伤的患者出现同侧偏瘫和部分对侧麻木的横断位 MRI 图像

在 2 幅图像上都可以看到反映刀伤的脊髓信号变化

（三）脊髓前索综合征

ACS 的特点是病变影响到脊髓的前 2/3，但保留了后柱[91]。这在临床上表现为可变的运动、疼痛和温度感觉丧失，在损伤水平以下相对保留轻触觉、深压感和本体感觉[73]。据报道，其发病率占所有创伤性脊髓损伤的 2.7%，占所有不完全性脊髓综合征的 5%[72, 81]。它与屈曲损伤、骨碎片或椎间盘压迫直接损伤前脊髓，或脊髓前动脉闭塞导致脊髓血管功能不全有关[81, 92, 93]。大多数患者（62.5%）的 AIS 分级为 C 级，这种综合征对功能改善的预后很差。即使在有些恢复的人中，肌肉力量和协调性仍然很差[72]。

（四）脊髓后索综合征

脊髓后索综合征是脊髓损伤临床综合征中最不常见的一种，在所有不完全综合征中的发生率不到 1%。它被描述为后柱的选择性损伤，因此表现为损伤平面以下的本体感觉和振动感觉的丧失，但保留了所有其他运动和感觉功能。几乎所有这些患者都被归类为 AIS D 级[72, 73]。病因包括颈部过度伸展损伤、脊髓后动脉闭塞、肿瘤、椎间盘压迫和维生素 B_{12} 缺乏[72, 94]。

（五）脊髓圆锥综合征

严格地说，CMS 指的是脊髓远端的损伤，也就是骶神经根出现的地方。由于圆锥通常位于 $T_{12} \sim L_2$，在胸腰椎爆裂性骨折中它很容易受伤。这种综合征通常表现为圆锥和马尾部损害的混合神经学图像，同时伴有上下运动神经元缺陷。这通常包括鞍状麻醉、无反射的膀胱和肠道功能（无球海绵体反射）和轻度的下肢无力[72, 95]。CMS 仅占创伤患者出现的所有症状的 1.7%，而且这种综合征的患者往往有高度的神经损伤：21% 被归类

为 AIS A 级，36% 被归类为 AIS B 级[72]。尽管目前缺乏关于这些损伤的治疗的前瞻性研究，但通常建议手术减压以优化神经恢复的潜力[95, 96]。来自钝挫伤的 CMS 患者的 AIS 评分平均提高了 1.5 级，64% 的患者膀胱功能得到改善，其中大约一半的患者完全恢复了膀胱功能[97]。

（六）马尾综合征

马尾综合征不被认为是真正的脊髓损伤，也没有被赋予美国脊髓损伤协会的评分，因为损伤水平在脊髓的远端，在马尾神经根内的腰骶神经根水平[72, 95]。它表现为单纯下运动神经元损伤，伴有鞍状麻醉、膀胱和肠道功能障碍、性功能障碍和（或）可变性下肢功能缺陷（感觉 / 运动、反射减退），通常是不对称的。它是一种临床诊断，必须基于详细的病史、完整的体检和时刻保持警惕性。体检的主要特征是会阴针刺感觉减弱，直肠张力和自主收缩减弱，BCR 和肛门眨眼反射消失，深腱反射消失或减弱，耻骨上扩张。影像学检查是必要的，以明确诊断。CES 的创伤性原因通常包含下腰椎爆裂性骨折。

马尾综合征被认为比脊髓水平的损伤有更好的神经恢复预后，因为周围神经的再生往往比中枢神经系统的再生能力更强。减压手术是推荐的，手术的时机仍然是一个有争议的问题[98-100]。目前还没有解决这一问题的随机对照研究，因为很难将患者随机安排到延迟手术，而且当病因是非创伤性的时候，通常也很难确定发病时间。尽管如此，大多数研究人员还是建议对 CES 进行紧急手术减压[101, 102]。

四、急性脊髓损伤后的神经保护

当创伤性脊髓损伤发生时，脊髓会发生原发

性损伤和继发性损伤。原发性损伤由创伤引起，导致脊髓受压，产生一系列局部和全身因素，进而导致缺血、自我调节丧失、炎症、自由基产生、膜通透性的增加和病理性电荷移位，都可以极大程度地调节初始机械压力所致损伤的程度，这一系列反应称为继发性损伤[103]。继发性损伤在创伤后几分钟到几周以内进展，也是神经保护和治疗干预的关键[103, 104]。

甲泼尼龙

目前研究最广泛的神经保护药之一就是甲泼尼龙（methylprednisolone sodium succinate，MPSS）。这种类固醇在动物模型中进行了广泛的研究，据报道，它通过许多不同机制发挥作用，包括减少脂质过氧化，改善脊髓血流，以及减轻炎症[103, 105-110]。对急性脊髓损伤患者应用 MPSS 进行三项大型前瞻性随机双盲多中心临床试验，分别为国家急性脊髓损伤研究（NASCIS）Ⅰ、Ⅱ和Ⅲ[111-113]。第一项研究没有发现 MPSS 对神经功能有任何改善，后来的动物研究表明，这是由于给药剂量低于治疗剂量。在 NASCIS Ⅱ期试验中，45min 后剂量增加到 5.4mg/kg，24h 输注 30mg/kg。这项研究显示，在受伤后 8h 内接受治疗的患者有显著的运动和感觉功能改善。NASCIS Ⅲ期试验完善了给药方案，研究表明，在受伤后 3～8h 开始治疗的患者中，当输液时间延长至 48h 后，运动和功能得到了更大的改善（24h 输液等同于受伤后 3h 内接受治疗）。然而，输液时间越长，严重脓毒症和肺炎的发生风险就越高。

NASCIS 的试验随后因随机化不足（如每个治疗组的患者神经功能缺失的严重程度差异很大）、统计分析方面的缺陷（例如被质疑是在事后分析后决定的任意 8h 时间窗）以及不明确的

临床结局（运动改善评分与临床无关）而受到严厉批评[114-117]。许多学会对 NASCIS 试验和其他小型人类脊髓损伤研究进行了详尽审查，得出的结论是，MPSS 不应被视为一种标准疗法，而应被视为一种治疗选择[118-120]。自那以后，尽管 MPSS 仍然在美国使用，但大多数加拿大外科医生都放弃了 MPSS 的使用，这在很大程度上是由于医疗环境和对诉讼的恐惧[121]。因此，这个问题没有解决，仍然存在一定争议。

五、手术减压时机

根据急性脊髓损伤后继发性损伤的病理生理学基础，可以直观地认为早期脊髓减压是一种有效的神经保护策略。许多动物实验表明，早期减压手术可以减轻继发性损伤，改善神经系统预后，尽管这些研究大多采用的是低速压迫模型，而不是高速挫伤模型[122-125]。一些人甚至指出，这种益处与从受伤到减压的时间成反比[122, 126]。尽管如此，在人类脊髓损伤的临床研究中，很难证明早期手术减压后有显著的神经学益处。造成这种情况的潜在原因有很多。首先，人体损伤的生物力学作用比动物研究中模拟的要高得多，速度也快得多，因此人类的原发损伤可能会更严重，使更少的组织能够发挥外科减压的神经保护作用。其次，"早期手术减压"的定义仍然没有得到明确，即使在现在，脊髓损伤患者进行手术的时间仍然存在很大的差异。最后，设计和执行一项可以评估手术时机的研究有很大的实际困难，因为大多数临床医生不愿意将患者随机安排到后面减压。在一项针对脊柱外科医生的国际性调查中，超过 80% 的受访者表示倾向于在 24h 内进行脊髓手术减压。事实上，对于不完全性颈椎脊髓损伤，72.9% 的受访者认为应该在 6h 内减压，而

46.2% 的受访者认为对于完全性颈椎脊髓损伤也应该在这个时候达到减压[127]。

最近，急性脊髓损伤手术时机研究（STASCIS）发表，这是目前最大的一项前瞻性多中心队列研究，比较了早期（小于 24h）和晚期（超过 24h）手术减压治疗颈椎脊髓损伤患者的神经学结果[128]。入选的 313 名患者没有被随机分配到特定的治疗组。取而代之的是，手术时机的决定留给了注册的外科医生，而且通常取决于个人的情况（转到医院的时间，获得充分影像报告的时间，以及脊柱外科主治医生的自由裁量权）。早期减压组 19.8% 的患者 ≥ 2AIS 分级的改善，而晚期减压组仅为 8.8%。在对两组患者的术前神经状态和类固醇使用情况进行多因素分析后，早期减压的患者出现两级及以上 AIS 分级改善的概率是对照组的 2.8 倍。次要结果包括住院术后并发症的发生率和死亡率；早期组的并发症发生率为 24.2%，而晚期手术组的并发症发生率为 30.5%。当详细分析并发症数据时，据报道，在早期手术和晚期手术中，分别有 6.3% 和 2% 的病例发生了"需要手术的失败"，这可能与加速手术时缺乏特定的设备和经验丰富的医生有关。在伤后 30 天内，每组均有 1 例死亡。值得注意的是，STASCIS 研究排除了严重损伤的患者，仅限于颈部损伤[128]。

六、脊髓康复

康复在医院环境下开始，最好是在专门的脊髓病房，这样可以由一个综合的医疗保健专业团队提供初始的最好的脊髓损伤患者特定护理，预防和（或）治疗医疗并发症，以及解决脊髓损伤患者恢复所出现的身心问题和社会支持。这种设置为早期启动脊髓损伤者康复提供了稳固的框架。延迟治疗已被证明会对功能结果产生不利影响，并导致更长时间的康复治疗[129, 130]。

进入康复阶段的第一大步是接受创伤，意识到即使有脊髓损伤也是可以很好生活的。有一种跨学科的方法非常有帮助，充分地让患者和家属参与到教育过程中，这将提高他们的独立性和出院后的应对能力。应经常进行团队会议，由康复医生进行早期评估，并对家庭和设备进行评估[131]。

康复计划是基于每个脊髓损伤患者的预期功能结果制订的。这取决于 AIS 分级和脊髓损伤的水平，以及患者的年龄、医疗状况、并发症、动机和社会支持。不同运动完全性损伤水平的概括性预测结果已经发表，以帮助指导基于损伤水平的康复评分（表 6-2 和表 6-3）。这应该只起到指导作用，因为患者的个体因素可能会改变他们的康复潜能。一旦确定了患者预期的功能结果，就可以制定短期和长期的功能目标，并制定治疗方案。值得注意的是，运动水平在 C_3 或 C_3 以上的患者通常需要长期机械通气，而 C_4 或更低水平的患者最终可以脱机并自主呼吸[131]。

（一）步行

步行预后取决于最初的损伤程度和 AIS 分类。Oleson 等的研究结果表明，伤后 4 周时保留基础下肢针刺和保留骶骨针刺均与改善步行预后有关[132]。统计数据显示，在损伤后 1 年，46% 和 14% 的不完全性四肢瘫痪患者在社区和家庭活动。相比之下，76% 的不完全性截瘫患者和 5% 的完全性截瘫患者实现了社区行走。不完全性四肢瘫痪患者比下肢运动强度相当的不完全性截瘫患者更多地实现社区步行，因为后者的上肢功能缺陷使其更难使用辅助装置进行步行。正如脊髓康复部分所提到的，社区步行需要双侧髋屈肌

表 6-2　运动完全性脊髓损伤（SCI）损伤后 1 年的预计功能结果，按损伤程度（$C_1 \sim T_1$）分类

程　度	$C_1 \sim C_4$	C_5	C_6	C_7	$C_8 \sim T_1$
吃饭	依赖	安装后独立使用自适应设备	独立，带或不带自适应设备	独立	独立
洗刷	依赖	少量需要设备协助	在自适应设备的帮助下可以独立	独立使用自适应设备	独立
穿上衣	依赖	需要协助	需要协助	独立	通常独立
穿下衣	依赖	依赖	独立	在自适应设备的帮助下可以独立	独立
洗澡	依赖	依赖	在自适应设备的帮助下可以独立	在自适应设备的帮助下可以独立	独立使用自适应设备
床上翻身	依赖	需要协助	需要协助独立	需要少量协助独立	独立
重心移动	带电动倾斜或倾斜结构的电动椅独立	不在电动椅时需要协助	平地上需要协助独立	独立	独立
转移	依赖	需要最大限度的帮助	手动独立	平地上带或不带板独立	独立
轮椅运动	用电动椅时独立，手动轮椅时依赖	用电动轮椅时独立；在平地上使用手动轮椅需要一些帮助独立	平地上用有涂层轮缘的轮椅	除不平坦的地面和路边可以独立	手动汽车或厢式货车独立
驾驶	不能	适应独立	适应独立	手动汽车或厢式货车独立	手动汽车或厢式货车独立

经许可转载，引自 Kirshblum 2007（February 6th, 2013）.

表 6-3　完全性截瘫患者损伤后 1 年的潜在功能结果，按损伤程度（$T_2 \sim S_5$）分类

程　度	$T_2 \sim T_9$	$T_{10} \sim L_2$	$L_3 \sim S_5$
ADL（洗刷，吃饭，穿衣，洗澡）	独立	独立	独立
肠 / 膀胱	独立	独立	独立
转移	独立	独立	独立
步行	站在框架、斜桌子或者轮椅；仅限锻炼	带矫形器的家用步行器；可以尝试户外步行	可以社区步行
背带	使用拐杖或助行器的双侧 KAFO	使用拐杖的 KAFO	用手杖或拐杖可能 KAFO 或 AFO

ADL. 日常生活活动；AFO. 踝足矫形器；KAFO. 膝踝足矫形器（引自 Kirshblum 2007.）

和单膝伸肌的抗重力力量（3/5 级及以上的运动评分）[131]。

（二）反射失调

脊髓损伤在 T_6 及以上的患者特别是当损伤完全时有发生自主神经反射障碍（autonomic dysreflexia，AD）的风险。AD 通常发生在脊髓休克缓解后，脊髓损伤后的第一年内。当损伤水平以下的伤害性刺激激活脊髓反射机制，将传入冲动发送到脊髓，导致全身交感反应，进而导致损伤水平以下的血管收缩，发生 AD[133]。当病变位于 T_6 水平或以上时，内脏血管床和外周血管系统会发生收缩，导致血压升高。中枢抑制通路通常通过调节交感反应来应对血压升高，就不会

再因为脊髓损伤而下降到交感神经链（图 6-4）。然而，在病变平面以上，过度的副交感神经输出会导致包括外周血管扩张、双侧剧烈头痛、头颈部潮红、出汗和鼻塞在内的 AD 典型临床特征。这与未经调节的交感神经紊乱导致的肢端寒冷、脸色苍白和体温过低形成鲜明对比。此外，基线血压升高 20～40mmHg，或者颈动脉压力感受器刺激迷走神经引起的反射性心动过缓可能是 AD 的征兆[134]。

自主神经反射障碍必须及时治疗，以避免失控高血压的潜在严重并发症。主要治疗包括让患者坐直，移除束缚身体的衣物，让血液在下肢集中，找出并消除病因。间歇性导尿或更换导尿管的泌尿系统评估是必须进行的，因为 AD 最常见

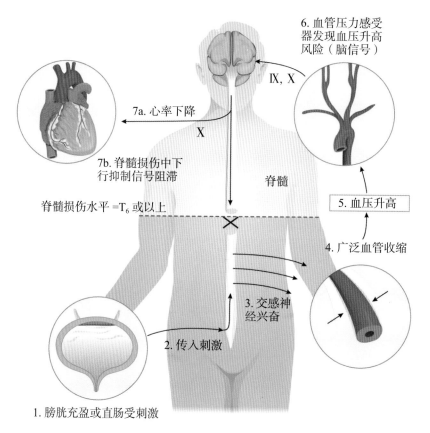

▲ 图 6-4　自主神经反射障碍示意图

这里的传入刺激是一个膨胀的膀胱，它触发外周交感反应，导致血管收缩和高血压。在没有脊髓损伤的人中，下行抑制信号会抵消血压的升高。然而，脊髓损伤的存在阻碍了下行信号。罗马数字指脑神经（引自 Blackmer 2003.）

的原因就是膀胱过度膨胀[131]。表 6-4 列出了一些其他原因，这些原因会指导患者进行体检，直到发现有害刺激。

表 6-4　自主神经反射障碍的起因[134, 135]

分　类	有害刺激
尿路方面	• 感染 • 扩张（膀胱 / 尿道） • 导尿术或导管扭结 • 膀胱 / 肾结石
肛门直肠方面	• 肠梗阻 / 扩张 • 便秘 • 结肠镜 • 痔疮 • 肛裂
胃肠方面	• 胃食管反流 • 溃疡
皮肤病方面	• 褥疮 • 衣服过紧 • 嵌趾甲 • 水疱
骨骼方面	• 骨折 • 关节脱位
生殖方面	• 分娩 • 月经 • 睾丸扭转 • 射精 • 性交

（三）心理影响

持续脊髓损伤在身体上和心理上都是一个巨大的创伤性挑战。据报道，脊髓损伤患者群体中焦虑的发生率约为 25%，临床显著抑郁的发生率约为 27%[136]。脊髓损伤患者人群的自杀率是正常人群的 2~6 倍[137, 138]。应尽早对患者及其家属进行生理咨询，并进行药物干预[137, 138]。康复人员必须积极与患者一起制订应对策略，并鼓励同

伴支持和参与，包括预防药物滥用和诊疗计划。

七、预后

（一）死亡率

在过去的 30 年里，脊髓损伤后的早期死亡率一直在下降。从 20 世纪 70 年代初到 21 世纪末，院前死亡率从 38% 下降到 15.8%[6, 139]。这可能是由于辅助医疗服务的广泛实施，区域性创伤系统的形成，以及 ATLS 教育课程的普及[140]。

Strauss 等收集了 1972—2004 年 30 822 名非呼吸机依赖型脊髓损伤患者的数据[141]。他们的结论是，在受伤后 24h 内到达医院治疗的患者中，受伤后前两年比 30 年的研究期的死亡率降低了 40%。他们还研究了影响脊髓损伤后死亡率的两个最重要的预后因素：年龄和损伤严重程度（水平和神经学分级）。他们的分析显示，受伤后前两年内死亡的概率随着年龄的增长以每年 7% 的速度稳步增加。在损伤程度和级别方面，他们显示，四肢瘫痪和完全性脊髓损伤的损伤程度越高，死亡率就越高；四肢瘫痪患者的死亡率高于截瘫患者；对于相同级别的颈椎损伤，AIS 分级 A 级（完全性）损伤的死亡率高于 B 级或 C 级（不完全性）损伤的死亡率。然而，在截瘫患者中，AIS 分级并不影响死亡率。因此，AIS 分级是影响颈椎脊髓损伤患者死亡率的重要预后因素，而不是胸腰椎损伤的预后因素。表 6-5 展示了一名 25 岁的白人男性非暴力脊髓损伤受害者的假定预期寿命，他在受伤后的前 3 年存活了下来，这是基于 AISA 分级和受伤级别。值得注意的是，脊髓损伤后头 3 年的存活率远低于本文所列的数字。此外，整个研究排除了依赖呼吸机的患者，因为这些人的生存预后通常更差。大约有 7% 的因

持续依赖呼吸机而紧急住院的脊髓损伤患者可以出院[19]。

考虑潜在死因和致死原因时，循环系统障碍是罪魁祸首，40.5% 的患者受此影响（表 6-6）[148]。

表 6-5　25 岁白人男性预期寿命样本：非呼吸机依赖、非暴力病因，时间为受伤后 3 年，按损伤程度和 AIS 分级

分　组	寿命预期（年）
普通人口	50.9
$C_1 \sim C_3$，A 级	25.4
$C_1 \sim C_3$，B 级和 C 级	32.2
C_4，A 级	26.4
C_4，B 级和 C 级	34.9
C_5，A 级	30.0
C_5，B 级和 C 级	35.7
$C_6 \sim C_8$，A 级	34.7
$C_6 \sim C_8$，B 级和 C 级	36.7
$T_1 \sim S_5$（截瘫），A 级、B 级和 C 级	37.6
全部为 D 级	44.7

脊髓损伤（SCI）后小于 3 年患者的预期寿命低于此表中显示的数字。还要注意的是，这些数字并不适用于呼吸机依赖型患者和 SCI 为暴力性病因的患者［经许可转载，引自 Strauss 2006（April 14, 2013）.］

表 6-6　慢性脊髓损伤（SCI）患者的主要和次要死亡原因

死亡原因	潜在死因（%）	直接死因（%）	合计（%）
循环系统疾病	21.6	18.9	40.5
神经系统疾病	8.1	27.0	35.1
肿瘤	24.3	n/a	24.3
呼吸系统疾病	5.4	18.9	24.3
外部	13.5	5.5	18.9
泌尿生殖系统疾病	5.4	10.8	16.2
内分泌 / 代谢疾病	8.1	5.4	13.5
感染性疾病	5.4	8.1	13.5
胃肠道疾病	0.0	13.5	13.5
肌肉骨骼系统疾病	2.7	0.0	2.7
先天性疾病	2.7	0.0	2.7
其他 / 定义不明确的情况	5.4	35.1	37.8

基于医院登记的 1994—2000 年收治的 402 例脊髓损伤患者的 ICD-9 编码记录［经许可转载，引自 Garshick 2005（April 14, 2013）.］

社会经济因素对死亡率也有深远的影响。Krause 等证明了死亡率基于家庭收入有明显的分级[142]。与家庭年收入在 75 000 美元或以上的人相比，家庭年收入 25 000 美元以下的人死亡率高出 2.31，在 25 000～74 999 美元的人死亡率高出 1.61。行为和心理社会因素也发挥了作用。早期的回顾性研究表明，酗酒和自理能力差与脊髓损伤后死亡率增加有关[143, 144]。后来的前瞻性研究表明，脊髓损伤后，更活跃、有工作、适应能力更好与死亡率较低相关[145-147]。

在慢性脊髓损伤患者中，头号死因是肿瘤（24.3%），其次是循环系统疾病（21.6%）。同时

（二）返回工作

一些研究着眼于脊髓损伤后的就业率。已经公布了各种各样的结果，可能是因为他们对就业的定义和数据收集的时间（相对于每个患者的受伤时间）存在差异。最近的两篇论文回顾了有关这一主题的文献。Young 等得出结论，接近 40% 的劳动适龄人口在受伤后 1 年内重新工作。这一比率随着受伤时间的增加而增加，在受伤后 10～12 年达到顶峰[149]。Ottomanelli 等对 1978—2008 年发表的 60 篇文章进行了回顾，得出了类似的结论；脊髓损伤后的平均就业率约为 35%[150]。

八、当前的试验和新视野

大量科学研究揭示了脊髓损伤复杂的病理生理机制，一些实验性治疗也在发展，这些治疗正在临床试验中进行评估。表 6-7 列出了目前正在研究的一些不同的药理和生物疗法及其应用的基本原理。这些主要针对继发性损伤病理生理学的各个方面，如离子稳态被破坏、脂质过氧化物产物（氧化应激）、神经递质释放和受体功能改变、细胞功能障碍，以及脊髓损伤后发生的炎症和免疫变化 [151]。截至撰写本文时，这些试验仍处于相对早期的阶段，几年内暂时不会有确凿的数据来证明疗效。

细胞移植到损伤的脊髓是另一个重要的研究领域 [173, 174]。细胞移植到脊髓可能起到一些潜在的神经修复作用。例如，细胞可以分泌神经营养因子，并通过"桥接"损伤部位为轴突萌发 / 再生提供一个宽松的环境，或者它们可以使脱髓鞘的轴突重新分化（但其他方面是完整的），以改善穿过损伤的信号转导。干细胞技术的使用在脊髓损伤领域引起了很大的反响，因为将干细胞分化成许多不同类型的细胞提高了干细胞的潜能，甚至有可能替代损失的神经元和再生轴突，这些轴突可能跨越损伤部位起到"接力器"的作用 [175]。

各种细胞基质在脊髓损伤的临床前模型中显示出很好的应用前景，包括施万细胞、嗅鞘细胞、间充质干细胞、神经干细胞和胚胎干细胞 [176]。2010 年 10 月，Geron 公司（Menlo Park, CA）启动了一项从人类胚胎干细胞中提取的少突胶质前体细胞的临床试验，但在招募了 5 名患者后，由于经济考虑，仅在 1 年多后就停止了试验。在 Stem Cells Inc 的赞助下，一项神经干细胞临床试验在瑞士苏黎世启动，在撰写本文时已经招募了 4 名患者。Miami Project to Cure Paralysis 最近启动了一项施万细胞的临床试验。像药物疗法一样，细胞移植疗法的临床试验仍然需要很多年才能确定疗效。

表 6-7　神经保护治疗

药物名称	药物性质	SCI 的 MOA	动物 SCI 模型	人类研究
米诺环素	四环素类抗生素	• 增加 IL-10 和降低 TNF-α 的表达，通过减轻神经炎症和抑制细胞凋亡，预防脊髓损伤继发性损伤的加重 [152, 153] • 抑制兴奋毒性、氧化应激、凋亡途径和活化的小胶质细胞释放的炎症介质 [153] • 减少小胶质细胞的激活 [153]	• 改善神经学和组织学结果，减少神经元和少突胶质细胞的凋亡，减少小胶质细胞的激活，减轻炎症 [154] • 减少损伤部位的组织损伤、病变大小和细胞凋亡，从而改善功能结果 [152, 155]	• 最近一项关于米诺环素治疗急性脊髓损伤的 II 期安慰剂随机对照试验。使用较高剂量的米诺环素以达到足够的 SCF 浓度已经证明是安全的。功能性结果显示差异缺乏统计学意义，但提示接受米诺环素治疗的患者有所改善。多中心 III 期试验有望证明具有统计学意义 [156]
促红细胞生成素（EPO）	糖蛋白激素（造血生长因子）	• 缺氧时上调红细胞的生成和介导组织保护 [157] • 被证明具有抗炎、抗氧化和抗凋亡的特性 [157]	• 与对照组相比，EPO 静脉注射和皮下注射可促进组织保护和改善运动能力 [158-162] • 脊髓损伤后立即单次应用 EPO 可促进大鼠脊髓挫伤模型的运动功能恢复，降低损伤严重程度，增加神经元再生 [163]	• 2008 年意大利开展了一项关于 EPO 与甲泼尼龙治疗创伤性脊髓损伤 ASIA 分级为 A 级或 B 级的多中心对照研究。主要结果包括至少 1 级的 AIS 改善。在撰写本文时，为这项研究招募受试者的计划已经中止 [164]

（续表）

药物名称	药物性质	SCI 的 MOA	动物 SCI 模型	人类研究
利鲁唑	苯并噻唑类抗惊厥药（FDA批准的目前用于ALS的钠通道阻断药）	• 通过减少细胞内钠离子[165]和抑制突触前钙依赖谷氨酸的释放来减轻继发性损伤[166]	• 在脊髓损伤的动物模型中，已被证明可以增加多余的白质和灰质[165]，改善运动功能[167]	• 利鲁唑治疗创伤性急性脊髓损伤的安全性和药代动力学研究目前正在进行中[168]
镁	NMDA 受体拮抗药	• 通过限制自由基的产生和谷氨酸的释放来减轻兴奋性毒性，并减少细胞凋亡[169]	• 脊髓损伤后大剂量镁治疗可显著改善脊髓损伤后的功能恢复、细胞凋亡和脂质过氧化[170]	• 一种镁和聚乙二醇的组合已经被开发出来，用于治疗有脊髓损伤的患者，允许低剂量使用。健康志愿者的I期临床研究已经完成。[171]颈椎脊髓损伤患者II期临床研究将于2013年启动
抗 Nogo 抗体	针对抑制轴突生长的分子的抗体	• 抑制 Nogo-A 的活性，Nogo-A 是中枢神经系统髓鞘中抑制轴突再生和（或）萌发的成分		• ASIA 分级为 A 级的胸段和颈段脊髓损伤患者的非随机多中心临床试验。治疗于伤后7～14天开始。通过囊内输注抗体持续数周，或通过重复鞘内注射。研究始于2006年，于2011年完成。在撰写本文时尚未发布任何结果[172]

SCI. 脊髓损伤；ALS. 肌萎缩性脊髓侧索硬化症；MOA. 作用机制；NMDA. N- 甲基 –D– 天冬氨酸

参考文献

[1] Krueger H, Noonan VK, Trenaman LM, et al. The economic burden of traumatic spinal cord injury in Canada. Chronic Dis Inj Can. 2013;33(3):113–22.

[2] DeVivo MJ. Causes and cost of spinal cord injury in the United States. Spinal Cord. 1997;35(12):809–13.

[3] Sadowsky CL, Margherita A. The cost of spinal cord injury care. Spine. 1999;13(3):593–606.

[4] Lenehan B, Street B, Kwon BK, et al. The epidemiology of traumatic spinal cord injury in British Columbia, Canada. Spine (Phila Pa 1976). 2012;37(4):321–9.

[5] Couris CM, Guilcher SJ, Munce SE, et al. Characteristics of adults with incident traumatic spinal cord injury in Ontario, Canada. Spinal Cord. 2010;48(1):39–44.

[6] Dryden DM, Saunders LD, Rowe BH, et al. The epidemiology of traumatic spinal cord injury in Alberta, Canada. Can J Neurol Sci. 2003;30(2):113–21.

[7] Pickett W, Simpson K, Walker J, et al. Traumatic spinal cord injury in Ontario, Canada. J Trauma. 2003;55(6):1070–6.

[8] Burke DA, Linden RD, Zhang YP, et al. Incidence rates and populations at risk for spinal cord injury: a regional study. Spinal Cord. 2001;39(5):274–8.

[9] Hu R, Mustard CA, Burns C. Epidemiology of incident spinal fracture in a complete population. Spine. 1996;21(4):492–9.

[10] Price C, Makintubee S, Herndon W, et al. Epidemiology of traumatic spinal cord injury and acute hospitalization and rehabilitation charges for spinal cord injuries in Oklahoma, 1988–1990. Am J Epidemiol. 1994;139(1):37–47.

[11] Van Asbeck FW, Post MW, Pangalila RF. An epidemiological description of spinal cord injuries in The Netherlands in 1994. Spinal Cord. 2000;38(7):420–4.

[12] Martins F, Freitas F, Martins L, et al. Spinal cord injuries–epidemiology in Portugal's central region. Spinal Cord. 1998;36(8):574–8.

[13] van den Berg MEL, Castellote JM, Mahillo–Fernandez I, et al. Incidence of spinal cord injury worldwide: a systematic review. Neurosurgery. 2010;34(3):184–92.

[14] Pickett GE, Campos–Benitez M, Keller JL, et al. Epidemiology of traumatic spinal cord injury in Canada. Spine (Phila Pa 1976). 2006;31(7):799–805.

[15] National Spinal Cord Injury Statistical Center. 2012. Spinal cord injury facts and figures at a glance. [online] Available from https://www.nscisc.uab.edu/PublicDocuments/fact_figures_ docs/Facts%202012%20Feb%20Final.pdf. [Last accessed July 2019].

[16] Statistics Canada. Census snapshot of Canada—Population (age and sex). [online] Available from http://www.statcan.

gc.ca/pub/11–008–x/2007006/article/10379–eng.pdf. [Last accessed July 2019].

[17] O'Connor PJ. Trends in spinal cord injury. Accid Anal Prev. 2006;38(1):71–7.

[18] Pirouzmand F. Epidemiological trends of spine and spinal cord injuries in the largest Canadian adult trauma center from 1986 to 2006. J Neurosurg Spine. 2010;12(2):131–40.

[19] Jackson AB, Dijkers M, Devivo MJ, et al. A demographic profile of new traumatic spinal cord injuries: change and stability over 30 years. Arch Phys Med Rehabil. 2004; 85(11):1740–8.

[20] Sekhon LH, Fehlings MG. Epidemiology, demographics, and pathophysiology of acute spinal cord injury. Spine. 2001;26(24 Suppl): S2–12.

[21] Bracken MB, Freeman DH Jr, Hellenbrand K. Incidence of acute traumatic hospitalized spinal cord injury in the United States, 1970–1977. Am J Epidemiol. 1981;113(6):615–22.

[22] Kannus P, Niemi S, Palvanen M, et al. Continuously increasing number and incidence of fall–induced, fracture– associated, spinal cord injuries in elderly persons. Arch Intern Med. 2000;160(14):2145–9.

[23] Fisher CG, Noonan VK, Dvorak MF. Changing face of spine trauma care in North America. Spine (Phila Pa 1976). 2006;31(11 Suppl):S2–8.

[24] Tarazi F, Dvorak MF, Wing PC. Spinal injuries in skiers and snowboarders. Am J Sports Med. 1999;27(2):177–80.

[25] Dodwell ER, Kwon BK, Hughes B, et al. Spinal column and spinal cord injuries in mountain bikers: a 13–year review. Am J Sports Med. 2010;38(8):1647–52.

[26] Tator CH, Duncan EG, Edmonds VE, et al. Changes in epidemiology of acute spinal cord injury from 1947 to 1981. Surg Neurol.1993;40(3):207–15.

[27] Tator CH, Edmonds VE, New ML. Diving: a frequent and potentially preventable cause of spinal cord injury. Can Med Assoc J. 1981;124(10):1323–4.

[28] DeVivo MJ, Sekar P. Prevention of spinal cord injuries that occur in swimming pools. Spinal Cord. 1997;35(8):509–15.

[29] Tator CH, Provvidenza CF, Lapczak L, et al. Spinal injuries in canadian ice hockey: documentation of injuries sustained from 1943–1999. Can J Neurol Sci. 2004;31(4):461–6.

[30] Tator CH, Provvidenza C, Cassidy JD. Spinal injuries in Canadian ice hockey: an update to 2005. Clin J Sport Med. 2009;19(6):451–6.

[31] Irwin ZN, Arthur M, Mullins RJ, et al. Variations in injury patterns, treatment, and outcome for spinal fracture and paralysis in adult versus geriatric patients. Spine (Phila Pa 1976). 2004;29(7):796–802.

[32] Holly LT, Kelly DF, Counelis GJ, et al. Cervical spine trauma associated with moderate and severe head injury: incidence, risk factors, and injury characteristics. J Neurosurg. 2002;96(3 Suppl):285–91.

[33] Mulligan RP, Friedman JA, Mahabir RC. A nationwide review of the associations among cervical spine injuries, head injuries, and facial fractures. J Trauma. 2010;68(3):587–92.

[34] Levi AD, Hurlbert J, Anderson PA, et al. Neurologic deterioration secondary to unrecognized spinal instability following trauma: a multicenter study. Spine (Phila Pa 1976). 2006;31(4):451–8.

[35] Miller CP, Brubacher JW, Biswas D, et al. The incidence of noncontiguous spinal fractures and other traumatic injuries associated with cervical spine fractures: a ten year experience at an academic medical center. Spine (Phila Pa 1976). 2011;36(19):1532–40.

[36] O'Malley KF, Ross SE. The incidence of injury to the cervical spine in patients with craniocerebral injury. J Trauma. 1988;28(10):1476–8.

[37] Toscano J. Prevention of neurological deterioration before admission to a spinal cord injury unit. Paraplegia. 1988; 26(3):143–50.

[38] Tan HB, Sloan JP, Barlow IF. Improvement in initial survival of spinal injuries: a 10–year audit. Injury. 2005;36(8):941–5.

[39] Hachen HJ. Idealized care of the acutely injured spinal cord in Switzerland. J Trauma. 1977;17(12):931–6.

[40] Armitage JM, Pyne A, Williams SJ, et al. Respiratory problems of air travel in patients with spinal cord injuries. BMJ. 1990;300(6738):1498–9.

[41] Burney RE, Waggoner, R, Maynard FM. Stabilization of spinal injury for early transfer. J Trauma. 1989;29(11): 1497–9.

[42] Flabouris A. Clinical features, patterns of referral and out of hospital transport events for patients with suspected isolated spinal injury. Injury. 2001;32(7):569–75.

[43] Davies G, Deakin C, Wilson A. The effect of a rigid collar on intracranial pressure. Injury. 1996;27(9):647–9.

[44] Hunt K, Hallworth S, Smith M. The effects of rigid collar placement on intracranial and cerebral perfusion pressures. Anaesthesia. 2001;56(6):511–3.

[45] Kolb JC, Summers RL, Galli RL. Cervical collar–induced changes in intracranial pressure. Am J Emerg Med. 1999;17(2):135–7.

[46] Raphael JH, Chotai R. Effects of the cervical collar on cerebrospinal fluid pressure. Anaesthesia. 1994;49(5): 437–9.

[47] Stambolis V, Brady S, Klos D, et al. The effects of cervical bracing upon swallowing in young, normal, healthy volunteers. Dysphagia. 2003;18(1):39–45.

[48] Butman AM, Schelble DT, Vomacka RW. The relevance of the occult cervical spine controversy and mechanism of injury to prehospital protocols: a review of the issues and literature. Prehosp Disaster Med. 1996;11(3):228–33.

[49] Plaisier B, Gabram SG, Schwartz RJ, et al. Prospective evaluation of craniofacial pressure in four different cervical orthoses. J Trauma. 1994;37(5):714–20.

[50] Powers J. A multidisciplinary approach to occipital pressure ulcers related to cervical collars. J Nurs Care Qual. 1997;12(1):46–52.

[51] Bauer D, Kowalski R. Effect of spinal immobilization devices on pulmonary function in the healthy, nonsmoking man. Ann Emerg Med. 1988;17(9):915–8.

[52] Totten VY, Sugarman DB. Respiratory effects of spinal immobilization. Prehosp Emerg Care. 1999;3(4):347–52.

[53] Chan D, Goldberg RM, Mason J, et al. Backboard versus mattress splint immobilization: a comparison of symptoms generated. J Emerg Med. 1996;14(3):293–8.

[54] Hauswald M, Hsu M, Stockoff C. Maximizing comfort and minimizing ischemia: a comparison of four methods of spinal immobilization. Prehosp Emerg Care. 2000;4(3):2502.

[55] Sheerin F, de Frein R. The occipital and sacral pressures experienced by healthy volunteers under spinal immobilization: a trial of three surfaces. J Emerg Nurs. 2007;33(5):447–50.

[56] American College of Surgeons Trauma Committee: Advanced Trauma Life Support for Doctors: ATLS Student Course Manual, 8th edition. Chicago: American College of Surgeons; 2008.

[57] Manoach S, Paladino L. Manual in-line stabilization for acute airway management of suspected cervical spine injury: historical review and current questions. Ann Emerg Med. 2007;50(3):236–45.

[58] Ollerton JE, Parr MJ, Harrison K, et al. Potential cervical spine injury and difficult airway management for emergency intubation of trauma adults in the emergency department: a systematic review. Emerg Med J. 2006;23(1):3–11.

[59] Mansel JK, Norman JR. Respiratory complications and management of spinal cord injuries. Chest. 1990;97(6):1446–52.

[60] Lu K, Lee T, Liang C, et al. Delayed apnea in patients with mid– to lower cervical spinal cord injury. Spine (Phila Pa 1976). 2000;25(11):1332–8.

[61] Velmahos GC, Toutouzas K, Chan L, et al. Intubation after cervical spinal cord injury: to be done selectively or routinely? Am Surg. 2003;69(10):891–4.

[62] Hassid VJ, Schinco MA, Tepas JJ, et al. Definitive establishment of airway control is critical for optimal outcome in lower cervical spinal cord injury. J Trauma. 2008;65(6):1328–32.

[63] Como JJ, Sutton ER, McCunn M, et al. Characterizing the need for mechanical ventilation following cervical spinal cord injury with neurologic deficit. J Trauma. 2005;59(4):912–6.

[64] Guly HR, Bouamra O, Lecky FE. Trauma Audit and Research Network: The incidence of neurogenic shock in patients with isolated spinal cord injury in the emergency department. Resuscitation. 2008;76(1):57–62.

[65] Mallek JT, Inaba K, Branco BC, et al. The incidence of neurogenic shock after spinal cord injury in patients admitted to a high–volume level I trauma center. Am Surg. 2012;78(5):623–6.

[66] Bilello JF, Davis JW, Cunningham MA, et al. Cervical spinal cord injury and the need for cardiovascular intervention. Arch Surg. 2003;138(10):1127–9.

[67] Harris MB, Sethi RK. The initial assessment and management of the multiple–trauma patient with an associated spine injury. Spine (Phila Pa 1976). 2006;31(11):S9–15.

[68] Markandaya M, Stein DM, Menaker J. Acute treatment options for spinal cord injury. Curr Treat Options Neurol. 2012;14:175–87.

[69] Casha S, Christie S. A systematic review of intensive cardiopulmonary management after spinal cord injury. J Neurotrauma. 2011;28(8):1479–95.

[70] Levi L, Wolf A, Belzberg H. Hemodynamic parameters in patients with acute cervical cord trauma: description, intervention, and prediction of outcome. Neurosurgery. 1993;33(6):1007–16.

[71] Vaccaro AR, Lehman RA Jr, Hurlbert RJ et al. A new classification of thoracolumbar injuries: the importance of injury morphology, the integrity of the posterior ligamentous complex, and neurologic status. Spine (Phila Pa 1976). 2005;30(20):2325–33.

[72] McKinley W, Santos K, Meade M, et al. Incidence and outcomes of spinal cord injury clinical syndromes. J Spinal Cord Med. 2007;30(3):215–24.

[73] Hayes KC, Hsieh JT, Wolfe DL, et al. Classifying incomplete spinal cord injury syndromes: algorithms based on the International Standards for Neurological and Functional Classification of Spinal Cord Injury Patients. Arch Phys Med Rehabil. 2000;81(5): 644–52.

[74] Schneider RC, Cherry G, Pantek H. The syndrome of acute central cervical spinal cord injury. J Neurosurg. 1954;13:546–77.

[75] Aarabi BB, Koltz MM, Ibrahimi DD. Hyperextension cervical spine injuries and traumatic central cord syndrome. Neurosurg Focus. 2008;25(5):E9.

[76] Pappas CT, Gibson AR, Sonntag VK. Decussation of hindlimb and forelimb fibers in the monkey corticospinal tract: relevance to cruciate paralysis. J Neurosurg. 1991; 75(6):935–40.

[77] Nathan PW. Effects on movement of surgical incisions into the human spinal cord. Brain. 1994;117(Pt 2):337–46.

[78] Levi AD, Tator CH, Bunge RP. Clinical syndromes associated with disproportionate weakness of the upper versus lower extremities after cervical spinal cord injury. J Neurosurg. 1996;38:179–85.

[79] Collignon F, Martin D, Lenelle J, et al. Acute traumatic central cord syndrome: magnetic resonance imaging and clinical observations. J Neurosurg. 2002;96(1 Suppl):29–33.

[80] Bucy PC, Ladpli R, Ehrlich A. Destruction of the pyramidal tract in the monkey: the effects of bilateral section of the cerebral peduncles. J Neurosurg. 1966;25(1):1–33.

[81] Bosch A, Stauffer ES, Nickel VL. Incomplete traumatic quadriplegia: a ten–year review. JAMA. 1971;216(3): 473–8.

[82] Waters RL, Adkins RH, Sie IH, et al. Motor recovery following spinal cord injury associated with cervical spondylosis: a collaborative study. Spinal Cord. 1996;34: 711–5.

[83] Ishida Y, Tominaga T. Predictors of neurologic recovery in acute central cervical cord injury with only upper extremity impairment. Spine (Phila Pa 1976). 2002;27(15):1652–7.

[84] Penrod LE, Hegde SK, Ditunno JF Jr. Age effect on prognosis for functional recovery in acute, traumatic central cord syndrome. Arch Phys Med Rehab. 1990;71(12):963–8.

[85] Roth EJ, Lawler MH, Yarkony GM. Traumatic central cord syndrome: clinical features and functional outcomes. Arch Phys Med Rehab. 1990;71(1):18–23.

[86] Lenehan B, Fisher CG, Vaccaro A, et al. The urgency of surgical decompression in acute central cord injuries with spondylosis and without instability. Spine (Phila Pa 1976). 2010;35((21 Suppl)):S180–6.

[87] Dvorak MF, Fisher CG, Hoekema J, et al. Factors predicting motor recovery and functional outcome after traumatic centra cord syndrome. Spine (Phila Pa 1976). 2005;30(20):2303–11.

[88] Miranda P, Gomez P, Alday R, et al. Brown–Sequard syndrome after blunt cervical spine trauma: clinical and radiological correlations. Eur Spine J. 2007;16(8):1165–70.

[89] Roth EJ, Park T, Pang T, et al. Traumatic cervical Brown–Sequard and Brown–Sequard–plus syndromes: the spectrum of presentations and outcomes. Spinal Cord. 1991;29(9):582–9.

[90] Pouw MH, van de Meent H, van Middendorp JJ, et al. Relevance of the diagnosis traumatic cervical Brown–Séquardplus syndrome: an analysis based on the neurological and functional recovery in a prospective cohort of 148 patients. Spinal Cord. 2010;48(8):614–8.

[91] Preobrasheski PA. Syphilitic paraplegia with dissociated disturbance of sensation. J Neuropathol Psychiatry. 1904;4:394–433.

[92] Cheshire WP, Santos CC, Massey EW, et al. Spinal cord infarction: etiology and outcome. Neurology. 1996;47(2):321–30.

[93] Bauer RD, Errico TJ. Cervical spine injuries. In: Errico TJ, Bauer RD, Waugh T (Eds). Spinal Trauma. Philadelphia: JB Lippincott; 1991. pp. 71–121.

[94] Suzuki T, Kawaguchi S, Takebayashi T, et al. Vertebral body ischemia in the posterior spinal artery syndrome: case report and review of the literature. Spine (Phila Pa 1976). 2003;28(13):E260–4.

[95] Radcliff KE, Kepler CK, Delasotta LA, et al. Current management review of thoracolumbar cord syndromes. Spine J. 2011;11(9):884–92.

[96] Harrop JS, Hunt GE, Vaccaro AR. Conus medullaris and cauda equina syndrome as a result of traumatic injuries: management principles. Neurosurg Focus. 2004;16(6):e4.

[97] Rahimi–Movaghar V, Vaccaro AR, Mohammadi M. Efficacy of surgical decompression in regard to motor recovery in the stetting of conus medullaris injury. J Spinal Cord Med. 2006;29(1):32–8.

[98] Shapiro S. Medical realities of cauda equina syndrome secondary to lumbar disk herniation. Spine. 2000;25(3):348–51.

[99] Spector LR, Madigan L, Rhyne A, et al. Cauda equina syndrome. J Am Acad Orthop Surg. 2008;16(8):471–9.

[100] Kostuik JP, Harrington I, Alexander D, et al. Cauda equina syndrome and lumbar disc herniation. J Bone Joint Surg Am. 1986;68(3):386–91.

[101] Todd NV. Cauda equina syndrome: the timing of surgery probably does influence outcome. Br J Neurosurg. 2005; 19(4):301–6.

[102] Delong WB, Polissar N, Neradilek B. Timing of surgery in cauda equina syndrome with urinary retention: meta–analysis of observational studies. J Neurosurg Spine. 2008;8(4):305–20.

[103] Amar AP, Levy ML. Pathogenesis and pharmacological strategies for mitigating secondary damage in acute spinal cord injury. Neurosurgery. 1999;44(5):1027–40.

[104] Gupta R, Bathen ME, Smith JS, et al. Advances in the management of spinal cord injury. J Am Acad Orthop Surg. 2010;18(4):210–22.

[105] Gleave JR, Macfarlane R. Prognosis for recovery of bladder function following lumbar central disc prolapse. Br J Neurosurg. 1990;4(3):205–9.

[106] Tator CH. Experimental and clinical studies of the pathophysiology and management of acute spinal cord injury. J Spinal Cord Med. 1996;19(4):206–14.

[107] Tator CH. Biology of neurological recovery and functional restoration after spinal cord injury. Neurosurgery. 1998;42(4):696–708.

[108] Young W, Bracken MB. The second national acute spinal cord injury study. J Neurotrauma. 1992;9(S1):S397–405.

[109] Hall ED. The neuroprotective pharmacology of methylprednisolone. J Neurosurg. 1992;76(1):13–22.

[110] Zeidman SM, Ling GS, Ducker TB, et al. Clinical applications of pharmacologic therapies for spinal cord injury. J Spinal Disord. 1996;9(5):367–80.

[111] Bracken MB, Collins WF, Freeman DF, et al. Efficacy of methylprednisolone in acute spinal cord injury. JAMA. 1984;251(1):45–52.

[112] Bracken MB, Shepard MJ, Collins WF, et al. A randomized, controlled trial of methylprednisolone or naloxone in the treatment of acute spinal–cord injury. Results of the second national acute spinal cord injury study. N Engl J Med. 1990;322(20):1405–11.

[113] Bracken MB, Shepard MJ, Holford TR, et al. Administration of methylprednisolone for 24 or 48 hours or tirilazad mesylate for 4. hours in the treatment of acute spinal cord injury. Results of the third national acute spinal cord injury randomized controlled trial: national acute spinal cord injury study. JAMA. 1997;277(20):1597–604.

[114] Coleman WP, Benzel E, Cahill DW, et al. A critical appraisal of the reporting of the National Acute Spinal Cord Injury Studies (II and III) of methylprednisolone in acute spinal cord injury. J Spinal Disord. 2000;13(3):185–99.

[115] Nesathurai S. Steroids and spinal cord injury: revisiting the NASCIS 2 and NASCIS 3 trials. J Trauma. 1998;45(6):1088–93.

[116] Short D. Is the role of steroids in acute spinal cord injury now resolved? Curr Opin Neurol. 2001;14(6):759–63.

[117] Sayer FT, Kronvall E, Nilsson OG. Methylprednisolone treatment in acute spinal cord injury: the myth challenged through a structured analysis of published literature. Spine J. 2006;6(3):335–43.

[118] Hugenholtz H, Cass DE, Dvorak MF, et al. High-dose methylprednisolone for acute closed spinal cord injury: only a treatment option. Can J Neurol Sci. 2002;29(3):227–35.

[119] Hadley MN, Walters BC, Grabb PA, et al. Pharmacological therapy after acute spinal cord injury. Neurosurgery. 2002;50(3 Suppl):S63–72.

[120] Bledsoe BE, Wesley AK, Salomone JP. High-dose steroids for acute spinal cord injury in emergency medical services. Prehosp Emerg Care. 2004;8(3):313–16.

[121] Eck JC, Nachtigall D, Humphreys SC, et al. Questionnaire survey of spine surgeons on the use of methylprednisolone for acute spinal cord injury. Spine (Phila Pa 1976). 2006;31(9):E250–3.

[122] Dimar JR, Glassman SD, Raque GH, et al. The influence of spinal canal narrowing and timing of decompression on neurologic recovery after spinal cord contusion in a rat model. Spine (Phila Pa 1976). 1999;24(16):1623–33.

[123] Delamarter RB, Sherman J, Carr JB. Pathophysiology of spinal cord injury. Recovery after immediate and delayed decompression. J Bone Joint Surg Am. 1995;77(7):1042–9.

[124] Nystrom B, Berglund JE. Spinal cord restitution following compression injuries in rats. Acta Neurol Scand. 1988;78:467–72.

[125] Guha A, Tator C, Endrenyi L. Decompression of the spinal cord improves recovery after acute experimental spinal cord compression injury. Paraplegia. 1987;25(4):324–39.

[126] Carlson GD, Minato Y, Okada A, et al. Early time-dependent decompression for spinal cord injury: vascular mechanisms of recovery. J Neurotrauma. 1997;14(12):951–62.

[127] Fehlings MG, Rabin D, Sears W, et al. Current practice in the timing of surgical intervention in spinal cord injury. Spine (Phila Pa 1976). 2010;35:166–73.

[128] Fehlings MG, Vaccaro A, Wilson JR, et al. Early versus delayed decompression for traumatic cervical spinal cord injury: results of the Surgical Timing in Acute Spinal Cord Injury Study (STASCIS). PLoS One. 2012;7(2):e32037.

[129] Scivoletto G, Morganti B, Molinari M. Early versus delayed inpatient spinal cord injury rehabilitation: an Italian study. Arch Phys Med Rehabil. 2005;86(3):512–6.

[130] Sumida M, Fujimoto M, Tokuhiro A, et al. Early rehabilitation effect for traumatic spinal cord injury. Arch Phys Med Rehabil. 2001;82(3):391–5.

[131] Kirshblum SC, Priebe MM, Ho CH, et al. Spinal cord injury medicine: 3. Rehabilitation phase after acute spinal cord injury. Arch Phys Med Rehabil. 2007;88(3 Suppl 1):S62–70.

[132] Oleson CV, Burns AS, Ditunno JF, et al. Prognostic value of pinprick preservation in motor complete, sensory incomplete spinal cord injury. Arch Phys Med Rehabil. 2005;86(5):988–92.

[133] Karlsson AK, Friberg P, Lonnroth P, et al. Regional sympathetic function in high spinal cord injury during mental stress and autonomic dysreflexia. Brain. 1998;121:1711–9.

[134] Blackmer J. Rehabilitation medicine: 1. Autonomic dysreflexia. CMAJ. 2003;169(9):931–5.

[135] Milligan J, Lee J, McMillan C, et al. Autonomic dysreflexia: recognizing a common serious condition in patients with spinal cord injury. Can Fam Physician. 2012;58(8):831–5.

[136] North NT. The psychological effects of spinal cord injury: a review. Spinal Cord. 1999;37(10):671–79.

[137] Beedie A, Kennedy P. Quality of social support predicts hopelessness and depression post spinal cord injury. J Clin Psychol Med Settings. 2002;9(3):227–34.

[138] Fichtenbaum J, Kirshblum S. Psychologic Adaptation to Spinal Cord Injury. In: Kirshblum S, Campagnola DI, DeLisa JA (Eds). Spinal Cord Medicine. Philadelphia: Lippencott, Williams and Wilkins.

[139] Kraus JF, Franti CE, Riggins RS, et al. Incidence of traumatic spinal cord lesions. J Chronic Dis. 1975; 28(9):471–92.

[140] Kelly DF, Becker DP. Advances in management of neurosurgical trauma: USA and Canada. World J Surg. 2001;25(9):1179–85.

[141] Strauss DJ, DeVivo MJ, Paculdo DR, et al. Trends in life expectancy after spinal cord injury. Arch Phys Med Rehabil. 2006;87(8):1079–85.

[142] Krause JS, Saunders LL, DeVivo MJ. Income and risk of mortality after spinal cord injury. Arch Phys Med Rehabil. 2011;92(3):339–45.

[143] Nehemkis A, Groot H. Indirect self-destructive behavior in spinal cord injury. In: Farberow N (Ed). The many faces of suicide. New York: McGraw Hill; 1980. pp. 99–115.

[144] Price M. Causes of death in 11 of 227 patients with traumatic spinal cord injury over a period of nine years. Paraplegia. 1973;11:217–20.

[145] Krause JS. Survival following spinal cord injury: a fifteen-year prospective study. Rehabil Psychol. 1991;36(2):89–98.

[146] Krause JS, Kjorsvig JM. Mortality after spinal cord injury: a four-year prospective study. Arch Phys Med Rehabil. 1992;73(6):558–63.

[147] Krause JS, Sternberg M, Maides J, et al. Mortality after spinal cord injury: an 11-year prospective study. Arch Phys Med Rehabil. 1997;78(8):815–21.

[148] Garshick E, Kelley A, Cohen SA. A prospective assessment of mortality in chronic spinal cord injury. Spinal Cord. 2005;43(7):408–16.

[149] Young AE, Murphy GC. Employment status after spinal cord injury (1992–2005): a review with implications for interpretation, evaluation, further research, and clinical

practice. Int J Rehabil Res. 2009;32(1):1–11.

[150] Ottomanelli L, Lind L. Review of critical factors related to employment after spinal cord injury: implications for research and vocational services. J Spinal Cord Med. 2009;32(5):503–31.

[151] Gris D, Hamilton EF, Weaver LC. The systemic inflammatory response after spinal cord injury damages lungs and kidneys. Exp Neurol. 2008;211(1):259–70.

[152] Stirling DP, Khodarahmi K, Liu J, et al. Minocycline treatment reduces delayed oligodendrocyte death, attenuates axonal dieback, and improves functional outcome after spinal cord injury. J Neurosci. 2004;24(9):2182–90.

[153] Stirling DP, Koochesfahani KM, Steeves JD, et al. Minocycline as a neuroprotective agent. Neuroscientist. 2005;11:308–22.

[154] Yong VW, Wells J, Giuliani F, et al. The promise of minocycline in neurology. Lancet Neurol. 2004;3(12): 744–51.

[155] Wells JE, Hurlbert RJ, Fehlings MG, et al. Neuroprotection by minocycline facilitates significant recovery from spinal cord injury in mice. Brain. 2003;126(Pt 7):1628–37.

[156] Casha S, Zygun D, McGowan MD, et al. Results of a phase II placebo–controlled randomized trial of minocycline in acute spinal cord injury. Brain. 2012;135(Pt 4): 1224–36.

[157] Brines M, Cerami A. Emerging biological roles for erythropoietin in the nervous system. Nat Rev Neurosci. 2005;6(6):484–94.

[158] Gorio A, Gokmen N, Erbayraktar S, et al. Recombinant human erythropoietin counteracts secondary injury and markedly enhances neurological recovery from experimental spinal cord trauma. Proc Natl Acad Sci. 2002;99(14):9450–5.

[159] Gorio A, Madaschi L, Di SB, et al. Methylprednisolone neutralizes the beneficial effects of erythropoietin in experimental spinal cord injury. Proc Natl Acad Sci. 2005; 102(45):16379–84.

[160] Kontogeorgakos VA, Voulgaris S, Korompilias AV, et al. The efficacy of erythropoietin on acute spinal cord injury. An experimental study on a rat model. Arch Orthop Trauma Surg. 2009;129(2):189–94.

[161] Matis GK, Birbilis TA. Erythropoietin in spinal cord injury. Eur Spine J. 2009;18(3):314–23.

[162] Vitellaro–Zuccarello L, Mazzetti S, Madaschi L, et al. Erythropoietin–mediated preservation of the white matter in rat spinal cord injury. Neuroscience. 2007;144(3): 865–77.

[163] Huang H, Fan S, Ji X, et al. Recombinant human erythropoietin protects against experimental spinal cord trauma injury by regulating expression of the proteins MKP–

1 and p–ERK. J Int Med Res. 2009;37(2):511–9.

[164] Clinicaltrail.gov. Evaluation of Tolerability and Efficacy of Erythropoietin (EPO) Treatment in Spinal Shock: Comparative Study versus Methylprednisolone (MP). [online] Available from http://www.clinicaltrials.gov/ct2/show/study/NCT00561067. [Last accessed July, 2019]

[165] Schwartz G, Fehlings MG. Evaluation of the neuroprotective effects of sodium channel blockers after spinal cord injury: improved behavioral and neuroanatomical recovery with riluzole. J Neurosurg. 2001;94(2 Suppl):245–56.

[166] Wang SJ, Wang KY, Wang WC. Mechanisms underlying the riluzole inhibition of glutamate release from rat cerebral cortex nerve terminals (synaptosomes). Neuroscience. 2004;125(1):191–201.

[167] Stutzmann JM, Pratt J, Boraud T, et al. The effect of riluzole on post–traumatic spinal cord injury in the rat. Neuroreport. 1996;7(2):387–92.

[168] Clinicaltrail.gov. Safety of Riluzole in Patients with Acute Spinal Cord Injury. [online] Available from http://www.clinicaltrials. gov/ct2/show/record/NCT00876889.[Last accessed July, 2019]

[169] Lee JS, Han YM, Yoo DS, et al. A molecular basis for the efficacy of magnesium treatment following traumatic brain injury in rats. J Neurotrauma. 2004;21(5):549–61.

[170] Suzer T, Coskun E, Islekel H, et al. Neuroprotective effect of magnesium on lipid peroxidation and axonal function after experimental spinal cord injury. Spinal Cord. 1999; 37(7):480–4.

[171] Caroni P, Schwab ME. Two membrane protein fractions from rat central myelin with inhibitory properties for neurite growth and fibroblast spreading. J Cell Biol. 1988;106(4):1281–8.

[172] Clinicaltrail.gov. Acute Safety, Tolerability, Feasibility and Pharmacokinetics of Intrath. Administered ATI355 in Patients with Acute SCI. [online] Available from http://clinicaltrials. gov/ct2/show/record/NCT00406016. [Last accessed July, 2019]

[173] Ruff CA, Wilcox JT, Fehlings MG. Cell–based transplantation strategies to promote plasticity following spinal cord injury. Resuscitation. 2012;235(1):78–90.

[174] Clinicaltrail.gov. [online] Available from http://www.clinicaltrials.gov/ct2/ results?term=stem+cell+spinal+cord+injury&Search=Search&view=record. [Last accessed July, 2019].

[175] Lu P, Wang Y, Graham L, et al. Long–distance growth and connectivity of neural stem cells after severe spinal cord injury. Cell. 2012;150(6):1264–73.

[176] Tetzlaff W, Okon EB, Karimi–Abdolrezaee S, et al. A systematic review of cellular transplantation therapies for spinal cord injury. J Neurotrauma. 2011;28(8):1611–82.

第7章 脊柱融合原理
Principles of Spine Fusion

S Tim Yoon　Colin G Crosby　**著**

解 放 **译**　李 沫 **校**

一、概述

对于很多脊柱外科手术来说，实现融合是其关键目标。脊柱融合是一个复杂的生物学过程。外科医师的目的在于优化该过程及生物力学稳定以获得最大的融合可能性。手术方案设计要充分考虑到影响融合的变量和因素。简单来说，融合定义为在两个或多个脊柱节段通过骨桥连接的骨性愈合。融合技术非常重要，且广泛应用于骨折、创伤、失稳和退变性疾病治疗。自从 Albee 于 1911 年首次报道脊柱融合术用于治疗 Pott 病及 Hibbs 畸形以来，内固定技术、手术技巧、骨生物制品等技术的发展促进了融合术的进步[1, 2]。在世界各地的脊柱失稳和矫形的治疗中，融合术应用不断增加。由于实现高融合率相对比较困难，因此诸多新技术和骨生物制品不断出现以提高融合率。然而骨生物制品大量涌现的同时却缺乏关于有效性的高等级循证医学依据，且目前各类产品和技术繁多，每年又有很多新品上市，难以对每一件产品都进行全面的评价。因此，对于外科医师来讲。更重要的是掌握融合的基本原理，并有一个衡量特定产品证据水平的指导方针。本章节讨论融合的基本概念和原理。

二、脊柱融合类型

脊柱融合可粗分为前方和后方融合。两者目的都是在椎体间实现骨连接，但几何学、生物学和生物力学均不同。前方融合是典型的椎间融合，植骨面彼此非常接近（融合距离），且融合面比较大。融合距离和融合面比例非常合适。植骨块植入融合面，使得跳过软骨内成骨过程而成骨。因为植骨块在融合面处于加压状态，因此在生物力学角度也有利于成骨。

后方融合不同，横突间植骨融合使得植骨床之间距离较大。去皮质融合面也远比椎间融合面小。使得融合距离和融合面比例不佳。此外，与椎间植骨不同，后路融合骨块位于软组织周围，后者极易破坏骨连接。肌肉及纤维组织的存在都会影响融合率，因为后方肌肉可以施加较大的压缩力，骨块必须有足够的抗压力以保持连续的支撑结构。在动物实验中发现，易压缩材料（如吸收性明胶海绵）效果较差，而在混入抗压缩材料效果提升。考虑到最终融合区域位于横突间中段，融合过程中保持良好的骨性支架非常重要。

后方融合的生物力学过程也与椎间融合不同。后方融合横突间存在拉伸载荷，而前方融合是一种压缩载荷。拉伸载荷在侧弯患者中进一步放大，使得凸侧融合块较小，凹侧融合块比较坚实。这种情况也出现在后方区域张力较大的矢状位正平衡患者中。

三、脊柱融合技术

良好的融合技术的总体原则包括良好的植骨床的准备、良好的植骨块质量与良好的稳定性。这些原则前后方融合均适用。具体技术描述如下。

颈前路椎间盘切除植骨融合内固定术（anterior cervical discectomy and fusion，ACDF）是讨论前方融合的一个合适模型。满意的技术须有出色的显露为基础。ACDF 中，不仅要显露出中间的纤维环，两侧应显露至钩椎关节。这不仅可以充分地完成椎间孔减压，而且显露充分可以实现钩椎关节之间的椎间盘切除，从而制备最大的植骨床。有时经验缺乏的医师侧方钩椎关节区域显露不够。融合床（终板）必须轻度去皮质。尽管过量去皮质可以显露更多髓质和血管，但椎间融合床必须有足够的机械力支撑植骨块，防止沉降。资深医师常见的选择是移植块接触面轻度去皮质，植骨块侧方与中央非接触区去皮质更多。终板和植骨块接触区需要仔细打磨，避免植骨块与终板间空隙。终板与植骨块间的良好契合可以减小成骨细胞跳跃距离，从而促进骨长入植骨块。

ACDF 融合率随着手术节段增加而降低。这常归因于每个植骨块和终板接触实现融合的统计学问题。单节段融合中有植骨块上下各一个终板接触面。假设每个接触面存在某种不融合的概率，随着节段增多，不融合比例也相应增加。实际上临床经验表明单节段融合率最高，多节段融合率较低。进一步观察表明最靠下的节段发生不融合的可能性最大。

前路固定确实提高了稳定性、降低了沉降率、提高了融合率[3]。钉板结构种类很多，从完全固定的圆孔板至相对运动的槽孔板。哪种固定更好仍存在争议。由于槽孔板可能出现更多沉降，多数场合并不采用。笔者认为相对固定的结构更合适。

医师可以用一些手段减少多节段前路手术不融合发生的概率。比如两节段 ACDF 可以用单个椎体次全切替代[4]。这可以使得融合接触面减少为两个。又如，一个三节段 ACDF 可以改为单椎体次全切和单节段 ACDF。这种杂交术式，锚定点不超过单节段次全切，可以实现稳定的生物力学结构和满意的临床效果。相反，如果连续两节段次全切（三节段 ACDF 改为两节段次全切），生物力学则不理想，植骨块不稳、沉降、后凸，不融合可能性都会上升。也可以头端行次全切，下部保留一个椎体，再往下再行次全切（图 7-1），这样融合接触面与两节段 ACDF 相同。但有时也需做连续的次全切，但医师通常会加做后路固定。

除了以上技巧外，医师可以用骨生物制剂来提高融合率。在单节段 ACDF 中即使用相对质量欠佳的异体皮质骨，仍可实现较高的融合率但在多节段前路融合手术中，植骨块的质量区别可

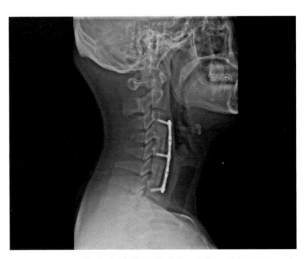

▲ 图 7-1　两个非连续椎体次全切手术，中间隔了一个完整椎体，这与两节段 ACDF 的融合面数量一致

能引起很大的融合差异。优良的植骨块如自体髂骨或骨生长蛋白（bone morphogenetic proteins，BMP）可以提高融合率，但也有一些问题，如取骨区并发症、手术时间延长、花费增多及术后肿胀吞咽困难等。外科医师需要综合技术及材料的利弊，以决定最合适的手术方案。

后方融合最为常用，包括横突间融合、椎板间（如果可行）、关节突融合等[5]。常与腰椎减压配合应用。后方腰椎融合应用广泛，医师对于解剖和手术技术很熟悉，但要做好并不容易。即使操作熟练，融合率也常常并不理想。如前方融合一样，良好的融合技术始于充分的显露。椎板切除减压神经根很典型，不能用椎板间融合，因此横突和关节突需要充分显露以利植骨。要制备后外侧植骨面，避免软组织干扰以方便横突间植骨。去皮质制备植骨面时，要兼顾减压范围和横突位置，目的是增加植骨块接触面，减少新生骨生长距离。因而外侧关节突和峡部也同样需去皮质（图7-2）。植骨块大小要足够与横突、峡部、关节突外侧充分契合。椎板和上关节突间距离比横突间距离小，因而要进行充分植骨。如椎板未

切除，椎板也要行去皮质操作。总的原则是在所有可能的表面去皮质。

有时植骨块体积不够，可以用骨制品混合自体骨，包括同种异体骨、人工骨和脱钙骨基质等。但这种方法也有局限，如果自体骨不够，有些医师选择单侧充分植骨而不是双侧不充分植骨，多节段手术中这种思路似乎可行。

在后路融合时，关节突关节的植骨也很常见，通常与横突间植骨同时进行。在理论上增加了融合区域，从而提高融合率。关节突彼此很近，需骨量小，不耗太多时间，也不用行额外显露。但有些医师不做关节突植骨，他们认为这会引起失稳，如果融合不佳会进一步产生问题。笔者认为椎弓根钉联合横突植骨时，应常规进行关节突植骨。

另一个重要观点是椎弓根钉道应在去皮质前建立，而置钉要在去皮质和植骨后进行。先置钉会影响去皮质和植骨。虽然这只轻微增加置钉难度，去皮质和植骨可以更顺利和成功地进行。

植骨块特性

很多场合下做融合术时，为了实现椎体间骨生长，医师更像是一名组织工程师。实现融合需要组织工程上的三个部分，即支架、细胞和因子。支架是引导新生组织必备的。骨移植中典型的架构要能够亲和骨细胞，存在允许细胞生长的一定的孔隙率，并且可以被骨组织重塑。这种支架被认为是具有骨传导性的。细胞是成骨所必需的，可以来自植骨块本身或从植骨块周围迁移而来，这样的细胞称为成骨性细胞。因子（小分子，常为生长因子）诱导细胞迁移至支架，使细胞分化为骨形成细胞，调节骨生长过程（表7-1），称为骨诱导性。

骨形成中有多种因子参与。而只有少数不依

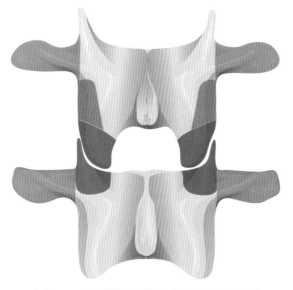

▲ 图 7-2　示意图为腰椎后外侧植骨解剖区域
横突间植骨为灰色，关节突植骨为蓝色，峡部植骨为绿色

表 7-1　不同植骨材料的关键特性

材　料	成骨性	骨诱导性	骨传导性	结构支持
自体松质骨	+	-	+	-
自体皮质骨	+	-	+/-	+
异体皮质骨	-	-	+/-	+
异体松质骨	-	-	+	-
脱矿骨基质	-	+	+	-
陶瓷	-	-	+	+/-
骨形态发生蛋白	-	+	-	-

赖外界因素诱导骨形成的才是成骨因子。自生的成骨因子限于转化生长因子 TGF-β 超家族，以 BMP-9，BMP-6 和 BMP-2 效应最强。需指出不是所有的 BMP 和 TGF-β 家族均有骨诱导性。有些在高浓度下成软骨或成纤维化，反而干扰骨形成。成骨 BMP 家族在骨中天然存在。皮质骨中比松质骨中浓度高。成骨因子被酸化前具有持续活性。Marshall Urist 博士发现酸化处理后的骨中，可以鉴别出成骨诱导成分，他称之为 BMP（骨形态发生蛋白）。最初分离出的 BMP 是不同蛋白的混合物。随着生物学技术进步，特异性的 BMP 可以被鉴别出来。BMP 家族是二聚体的糖蛋白，由细胞分泌至细胞外基质。BMP 可以是同二聚体（如两个 BMP-2 分子）或异二聚体（如一个 BMP-2 和一个 BMP-7）。有趣的是，BMP-2 和 BMP-7 二聚体在成骨中作用比两者的同二聚体强一个数量级。目前唯一商业化的成骨诱导因子是重组人 BMP-2（rhBMP-2）同二聚体。

四、脊柱融合生物学

脊柱融合是一个细胞生长过程。融合区域的制备和软组织处理至关重要。成功的融合需要数量可观的成骨干细胞、充分的血供、健康的宿主炎性反应过程以及合适的生物环境。手术操作要精细，确保融合区域良好，髓质和血液充分暴露于植骨块。

骨融合包括 3 个不同的过程，即炎性反应期、骨修复期、骨重塑期[6]。炎症反应期（1～3 周）起自手术显露和去皮质，引起血肿形成。血肿区富含血小板和各种生长因子，包括血管内皮生长因子（VEGF）、血小板源性生长因子（PDGF）、表皮生长因子（EFG）、成纤维细胞生长因子（FGF）、转化生长因子 -β，BMP-2、BMP-4、BMP-7 等[7]。

血供充分可以提供氧、营养、激素等骨发生所需物质。融合部位的血管引导炎性细胞，通过旁分泌途径促进成骨分化[8, 9]。炎性细胞包括多形核细胞、淋巴细胞、单核细胞和巨噬细胞等移除坏死组织，参与愈合过程，也是血肿的早期支架成分[10, 11]。

骨修复期（第 4～5 周）起自融合床的进一步血管化及间充质细胞向成软骨细胞以及成骨细胞的分化。在后期软骨组织钙化，形成幼稚编织骨。这期间一般认为发生了 50% 融合。

最后是骨重塑期（第 6～12 周）。在这期间，幼稚编织骨系统性的重建成成熟的板层骨皮质和松质。这个过程可以继续多年，但大部分的重塑都是在 12 周内完成。这个骨愈合是用家兔模型来确定的，可以推断出人类应该需要更长时间，大多估计人类重塑完成需 6～18 个月。

这个模型中，术后 4 周出现机械稳定的融合，血管研究表明早期融合区血供来源于去皮质的横突而非周围软组织[12, 13]。家兔模型也证明骨形成起自横突而后在横突中间区域汇合。学者也提出融合率与去皮质区域大小直接相关。

五、植骨类型

（一）自体松质骨

自体松质骨移植是植骨块选择的金标准。这种技术因兼具成骨性、骨诱导性和骨传导性而久负盛名。但也有其缺陷，如植骨块的采取增加了手术时间和失血、疼痛、感染风险、皮肤神经损伤和医源性骨折等风险。自体取髂骨相关主要并发症发生率为 5%～10%[14-16]。Sasso 及其同事前瞻性研究 208 名患者满意度发现，31% 的患者在髂骨取骨后 2 年仍有持续性疼痛[17]。

自体髂骨是自体松质骨主要来源，但对于长节段、儿童及翻修手术，骨量显得不足。同时松质骨的机械强度不足也应注意。

有趣的是，即使自体松质骨含有的成骨干细胞最丰富，成骨干细胞只占 1/20 000[18]。有大量的血管来源的基质细胞等存在，这形成了成骨细胞难以承受的相对缺氧环境。只有离植骨块表面 1～2mm 的细胞可以存活[19]。这种环境也出现了妨碍新骨形成的坏死碎片。

（二）自体皮质骨

自体皮质骨机械强度比松质骨高，但生物活

性低。皮质骨细胞在骨单位中密集排列，骨诱导性差。皮质骨缺乏松质骨中的非成骨性的髓质细胞和内皮细胞。此外，皮质骨接触面小，也影响新生骨形成。孔隙率低也影响血管长入。主要优势在于术中即获得很好的机械强度。但植入后，皮质骨发生蠕变，强度下降[19]。重塑期可长达 24 个月，导致植入物塌陷和失败。因此，自体髂皮质骨因兼备机械性和生物性常作为融合术的理想植骨材料。

（三）异体骨

同种异体骨在结构化和骨延长剂中应用日益普遍。主要优势在于减少自体骨采取所带来的风险，且来源丰富。结构化异体骨使其可适应医师需求而制成块状、环状、楔形、碎屑、榫状或粉末状等多种形态，省时好用。

很显然，异体骨缺陷也很明显。灭菌和制作过程使其传导性、诱导性和机械特性均有所下降[20-23]。制作中移除尽可能多的细胞以减少免疫源性。冷冻过程进一步降低免疫原性，但也使机械强度损失 50%[23, 24]。现代工艺使得异体骨很少引发明显的免疫反应。但在微观层面，几乎所有植入物都会产生亚临床的组织学免疫反应[24]。一些动物模型表明供受体之间的抗原匹配可能引起植入骨吸收[22, 25, 26]。考虑临床应用的高融合率和费用问题，人体中做抗原匹配检测没有必要[27]。

除了免疫方面，传播疾病的风险也常被提及。经处理和消毒的异体骨传播疾病的风险是 1/1667 000[28]。没有细菌性疾病传播报道，有一例 HIV 传播报道[29]。这个低发生率得益于无菌技术处理尸体获得骨源，细菌病毒表面培养和聚合酶链式反应监测[18]。过去常用的环氧乙烷消毒、高压消毒和高剂量辐照消毒也对骨块的生物学活性、机械强度产生不利影响[24]。

比较自体骨和异体骨的临床研究结论不一。一些研究认为自体骨更好，另一些则认为两者相当。Gibson 等在一项前瞻性 RCT 研究中认为腰椎融合内固定患者随访 6 年时，自体骨与新鲜冷冻异体骨临床效果近似[30]。

一项回顾性研究比较多节段 ACDF 中，35 名患者用异体骨，45 名用自体骨，Samartzis 认为两者均可实现 97.5% 的高融合率[31]。作者同样比较了单节段 ACDF 中，35 名自体骨融合率 100%，31 名异体骨融合率 90.3%[29]。文献认为异体骨在需要较大机械强度或支撑性时特别重要[32-34]。

（四）脱矿异体骨基质

酸萃取的脱矿异体骨基质通过牺牲部分机械强度，内植生长因子而增加骨诱导性。萃取后成分包括非胶原蛋白、胶原纤维、载体（常为透明质酸钠）结合的 BMP，提供一定骨传导性。骨基质也有多种其他的生长因子包括促进细胞增殖的有丝分裂因子、促进血管重建的血管生成因子[35]。此外，脱矿骨基质也有与异体骨类似的疾病传播风险。

在鼠股骨模型中，Sato 和 Urist 证明脱矿骨基质具有骨诱导性，与骨髓来源细胞在股骨缺损修复中具有协同作用[36]。Peterson 等将一些脱矿骨基质材料，包括 Grafton（Osteotech 公司），DBX putty（Synthes 公司）和 Allomatrix putty（Wright Medical Technology 公司）等与去皮质对照组比较，发现 Grafton 脊柱融合率比对照组和 Allomatrix 高（$P < 0.05$）[37]。一项类似的研究中，Wang 等发现 Osteofil 和 Grafton（Medtronic Sofamor Danek 公司）融合率最高，而 Dynagraft（Integra Life Sciences 公司）未融合[38]。这些研究体现了临床对脱矿骨基质的制备差异的关注，这部分与供体差异性有关。但目前并没有脱矿骨基质制备的规范流程，因此其生物学特性差异较大，这也如上述动物融合模型证实。在一项比较商业化脱矿骨基质中 BMP-2 和 BMP-7 浓度的研究中，Bae 等发现不同产品中浓度差异显著，甚至同一产品不同批次的浓度也不一致[39]。

脱矿骨基质已应用于颅面骨缺损、长骨缺损和脊柱融合中。最近一项前瞻性随机研究中，30 名患者应用 Grafton 和原位骨，16 名患者应用自体髂骨，Kang 等发现 Grafton 组融合率为 86%，自体髂骨融合率为 92%[40]。此外，髂骨组术中出血明显更多（$P < 0.0031$）。

（五）陶瓷制品

陶瓷制品是一类高温下将碳酸钙材料融合多晶结构中的人工材料。这种陶瓷中主要成分具有高生物相容性，吸附性有细微差异[41]。两种研究最多的材料是羟基磷灰石（HA）和磷酸三钙（TCP）。主要作用为骨传导性。通常设计为 $100 \sim 500 \mu m$ 的多孔结构以适应骨传导性和骨生长[42]。骨形成的最后阶段，通过将一些骨诱导物质如 BMP、TGF-β 和胰岛素样生长等蛋白质锚定至稳定表面来发挥出一些骨诱导性[43]。这些蛋白与骨传导结构共同构成了微环境，可以募集原位成骨祖细胞来诱导骨形成。然而陶瓷本身并不认为具有骨诱导性。

这类植入物的机械缺陷是易碎、强度和抗折性差[44]。一些研究表明陶瓷羟基磷灰石没有较好的生物相容性。有力证据表明磷酸三钙存在生物降解，而羟基磷灰石偏惰性[41,45]。此外，高度结晶化的羟基磷灰石降解度和重塑性有限，可能参与融合区域后期的机械特性[41]。Muschler 等将胶原与陶瓷（60% 羟基磷灰石和 40% 磷酸三钙）混合，做了一系列融合试验，发现在成功的融合中，尽管融合块有未吸收颗粒，其机械特性与自体骨移植接近，这使得对陶瓷机械特性可能下降的疑虑有所减轻[46, 47]。重要的是，这些研究也确实发现了陶瓷 HA 组的不融合率要高于自体骨组。

陶瓷块在山羊的颈前路模型应用中表现出的融合率为 50%～70%，临床应用陶瓷的病例系列也有报道。但总体而言，单用陶瓷的有效性如何仍无报道[48, 49]。腰椎中也有同样应用，但结论不一[50, 51]。然而陶瓷可能更适合作为自体骨应用的骨延长剂。其他植骨材料植入后，陶瓷可用来填充空隙，提供额外的骨传导基质的辅助作用。

（六）骨形态发生蛋白

截至 2013 年，两种蛋白已经过脊柱融合的关键临床试验（rhBMP-2 和 rhBMP-7）。重组人骨形态发生蛋白 -7，也即 OP-1 并未在脊柱手术应用中获得 FDA 的批准，但基于人道主义豁免政策，每年在严格监管下可用于不到 4000 例患者。FDA 批准 rhBMP-2 用于腰椎前路椎间融合联合一种可降解海绵和融合器的手术中。然而也有外科医师报道了一些在其他颈胸腰融合术中的应用案例。文献报道某些情形 rhBMP-2 可以提高融合率，具体合适的应用场合仍要靠后期研究来确定。

参 考 文 献

[1] Albee FH. Transplantation of a portion of the tibia into the spine for Pott's disease: a preliminary report 1911. Clin Orthop Relat Res. 2007;460:14–6.

[2] Hibbs RA. An operation for progressive spinal deformities: a preliminary report of three cases from the service of the orthopaedic hospital. 1911. Clin Orthop Relat Res. 2007; 460:17–20.

[3] Wang JC, McDonough PW, Endow KK, et al. Increased fusion rates with cervical plating for two–level anterior cervical discectomy and fusion. Spine (Phila Pa 1976). 2000;25(1):41–5.

[4] Wang JC, McDonough PW, Endow KK, et al. A comparison of fusion rates between single–level cervical corpectomy and twolevel discectomy and fusion. J Spinal Disord. 2001;14(3):222–5.

[5] Wilkins W. Posterolateral fusion of the lumbar and lumbosacral spine. J Bone Joint Surg. 1953;35:1014–8.

[6] Boden SD, Schimandle JH, Hutton WC, et al. 1995 Volvo Award in basic sciences. The use of an osteoinductive growth factor for lumbar spinal fusion. Part I: Biology of spinal fusion. Spine (Phila Pa 1976). 1995;20(24):2626–32.

[7] Gronthos S, Simmons PJ. The biology and application of human bone marrow stromal cell precursors. J Hematother. 1996;5(1):15–23.

[8] Villanueva JE, Nimni ME. Promotion of calvarial cell osteogenesis by endothelial cells. J Bone Miner Res. 1990; 5(7):733–9.

[9] Brighton CT, Lorich DG, Kupcha R, et al. The pericyte as a possible osteoblast progenitor cell. Clin Orthop Relat Res. 1992;(275):287–99.

[10] Simmons DJ. Fracture healing perspectives. Clin Orthop Relat Res. 1985;(200):100–13.

[11] Prolo DJ, Rodrigo JJ. Contemporary bone graft physiology and surgery. Clin Orthop Relat Res. 1985;(200):322–42.

[12] Boden SD. Overview of the biology of lumbar spine fusion and principles for selecting a bone graft substitute. Spine (Phila Pa 1976). 2002;27(16 Suppl 1):S26–31.

[13] Boden SD. The biology of posterolateral lumbar spinal fusion. Orthop Clin North Am. 1998;29(4):603–19.

[14] Younger EM, Chapman MW. Morbidity at bone graft donor sites. J Orthop Trauma. 1989;3(3):192–5.

[15] Hu RW, Bohlman HH. Fracture at the iliac bone graft harvest site after fusion of the spine. Clin Orthop Relat Res. 1994;(309):208–13.

[16] Ackerman SJ, Mafilios MS, Polly DW Jr. Economic evaluation of bone morphogenetic protein versus autogenous iliac crest bone graft in single–level anterior lumbar fusion: an evidence–based modeling approach. Spine (Phila Pa 1976). 2002;27(16 Suppl 1):S94–9.

[17] Sasso RC, LeHuec JC, Shaffrey C. Iliac crest bone graft donor site pain after anterior lumbar interbody fusion: a prospective patient satisfaction outcome assessment. J Spinal Disord Tech. 2005;18 Suppl:S77–81.

[18] Herkowitz H, Garfin S, Eismont F, et al. The Spine, 6th edition. Philadelphia: Saunders–Elsevier; 2006.

[19] Muschler GF, Nakamoto C, Griffith LG. Engineering principles of clinical cell–based tissue engineering. J Bone Joint Surg Am. 2004;86–A(7):1541–58.

[20] Tomford WW, Starkweather RJ, Goldman MH. A study of the clinical incidence of infection in the use of banked allograft

bone. J Bone Joint Surg Am. 1981;63(2):244–8.

[21] Tomford WW, Thongphasuk J, Mankin HJ, et al. Frozen musculoskeletal allografts. A study of the clinical incidence and causes of infection associated with their use. J Bone Joint Surg Am. 1990;72(8):1137–43.

[22] Stevenson S. The immune response to osteochondral allografts in dogs. J Bone Joint Surg Am. 1987;69(4):573–82.

[23] Bauer TW, Muschler GF. Bone graft materials. An overview of the basic science. Clin Orthop Relat Res. 2000;(371):10–27.

[24] Pelker RR, McKay J, Troiano N, et al. Allograft incorporation: a biomechanical evaluation in a rat model. J Orthop Res. 1989;7(4):585–9.

[25] Stevenson S, Hohn RB, Templeton JW. Effects of tissue antigen matching on the healing of fresh cancellous bone allografts in dogs. Am J Vet Res. 1983;44(2):201–6.

[26] Bos GD GV, Powell AE, et al. The effect of histocompatibility matching on canine frozen bone allografts. J Bone Joint Surg. 1983;65:89–96.

[27] Muscolo DL, Caletti E, Schajowicz F, et al. Tissue-typing in human massive allografts of frozen bone. J Bone Joint Surg Am. 1987;69(4):583–95.

[28] Swenson CL, Arnoczky SP. Demineralization for inactivation of infectious retrovirus in systemically infected cortical bone: in vitro and in vivo experimental studies. J Bone Joint Surg Am. 2003;85–A(2):323–32.

[29] Samartzis D, Shen FH, Goldberg EJ, et al. Is autograft the gold standard in achieving radiographic fusion in one-level anterior cervical discectomy and fusion with rigid anterior plate fixation? Spine (Phila Pa 1976). 2005;30(15):1756–61.

[30] Gibson S, McLeod I, Wardlaw D, et al. Allograft versus autograft in instrumented posterolateral lumbar spinal fusion: a randomized control trial. Spine (Phila Pa 1976). 2002;27(15):1599–603.

[31] Samartzis D, Shen FH, Matthews DK, et al. Comparison of allograft to autograft in multilevel anterior cervical discectomy and fusion with rigid plate fixation. Spine J. 2003;3(6):451–9.

[32] Kleinstueck FS, Hu SS, Bradford DS. Use of allograft femoral rings for spinal deformity in adults. Clin Orthop Relat Res. 2002;(394):84–91.

[33] Cohen DB, Chotivichit A, Fujita T, et al. Pseudarthrosis repair. Autogenous iliac crest versus femoral ring allograft. Clin Orthop Relat Res. 2000;(371):46–55.

[34] Siff TE, Kamaric E, Noble PC, et al. Femoral ring versus fibular strut allografts in anterior lumbar interbody arthrodesis. A biomechanical analysis. Spine (Phila Pa 1976). 1999;24(7):659–65.

[35] Linkhart TA, Mohan S, Baylink DJ. Growth factors for bone growth and repair: IGF, TGF beta and BMP. Bone. 1996;19(1 Suppl):1S–12S.

[36] Sato K, Urist MR. Induced regeneration of calvaria by bone morphogenetic protein (BMP) in dogs. Clin Orthop Relat Res. 1985;(197):301–11.

[37] Peterson B, Whang PG, Iglesias R, et al. Osteoinductivity of commercially available demineralized bone matrix. Preparations in a spine fusion model. J Bone Joint Surg Am. 2004;86–A(10):2243–50.

[38] Wang JC, Alanay A, Mark D, et al. A comparison of commercially available demineralized bone matrix for spinal fusion. Eur Spine J. 2007;16(8):1233–40.

[39] Bae HW, Zhao L, Kanim LE, et al. Intervariability and intravariability of bone morphogenetic proteins in commercially available demineralized bone matrix products. Spine (Phila Pa 1976). 2006;31(12):1299–306; discussion 307–8.

[40] Kang J, An H, Hilibrand A, et al. Grafton and local bone have comparable outcomes to iliac crest bone in instrumented single-level lumbar fusions. Spine (Phila Pa 1976). 2012; 37(12):1083–91.

[41] Jarcho M. Calcium phosphate ceramics as hard tissue prosthetics. Clin Orthop Relat Res. 1981;(157):259–78.

[42] Klawitter JJ HS. Application of porous ceramics for the attachment of load bearing orthopaedic applications. J Biomed Mater Res A. 1971;2:161.

[43] Tan Y, Wang G, Fan H, et al. Expression of core binding factor 1 and osteoblastic markers in C2C12 cells induced by calcium phosphate ceramics in vitro. J Biomed Mater Res A. 2007;82(1):152–9.

[44] Bhaskar SN, Brady JM, Getter L, et al. Biodegradable ceramic implants in bone. Electron and light microscopic analysis. Oral Surg Oral Med Oral Pathol. 1971;32(2):336–46.

[45] Hoogendoorn HA, Renooij W, Akkermans LM, et al. Long-term study of large ceramic implants (porous hydroxyapatite) in dog femora. Clin Orthop Relat Res. 1984;(187):281–8.

[46] Muschler GF, Negami S, Hyodo A, et al. Evaluation of collagen ceramic composite graft materials in a spinal fusion model. Clin Orthop Relat Res. 1996;(328):250–60.

[47] Muschler GF, Huber B, Ullman T, et al. Evaluation of bonegrafting materials in a new canine segmental spinal fusion model. J Orthop Res. 1993;11(4):514–24.

[48] Pintar FA, Maiman DJ, Hollowell JP, et al. Fusion rate and biomechanical stiffness of hydroxylapatite versus autogenous bone grafts for anterior discectomy. An in vivo animal study. Spine (Phila Pa 1976). 1994;19(22):2524–8.

[49] Zdeblick TA, Cooke ME, Kunz DN, et al. Anterior cervical discectomy and fusion using a porous hydroxyapatite bone graft substitute. Spine (Phila Pa 1976). 1994;19(20):2348–57.

[50] Epstein NE. A preliminary study of the efficacy of Beta Tricalcium Phosphate as a bone expander for instrumented posterolateral lumbar fusions. J Spinal Disord Tech. 2006;19(6):424–9.

[51] Lerner T, Bullmann V, Schulte TL, et al. A level-1 pilot study to evaluate of ultraporous beta-tricalcium phosphate as a graft extender in the posterior correction of adolescent idiopathic scoliosis. Eur Spine J. 2009;18(2):170–9.

第8章 脊柱感染
Spinal Infections

Scott D Daffner　Vincent J Miele　**著**
邓智怀　高文杰　**译**　黄东生　**校**

一、概述

人类与脊柱感染疾病的抗争已长达数百年，但对其诊治仍有必要达成进一步的共识，其原因如下：第一，如今我们拥有多种药物及外科干预措施，只要应用得当、及时，便可有效控制病情。第二，由于耐药菌及免疫功能低下人口的增多，此类疾病呈现出更频繁、更具破坏性的趋势。对于后者，其产生原因不仅是因为 HIV 携带者数量的增加，亦是由于糖尿病、吸毒等免疫抑制性疾病的增多。

脊柱感染是致死致残的重要原因之一，并发症包括脊柱不稳、脊柱畸形、慢性疼痛、瘫痪等，值得一提的是，当患者出现瘫痪时，其功能的预后通常较差[1]。据文献报道，脊柱局部感染若蔓延至神经系统，或播散至其他重要器官，患者死亡率在 5%～15%。若患者高龄（＞ 60 岁），或合并糖尿病、肝硬化、恶性肿瘤、感染性心内膜炎、需透析的肾病等基础病，则其死亡率更高[2-6]。

本章节讨论的"脊柱感染"涵盖了包括椎间盘炎、椎体骨髓炎和脓肿形成等各种疾病状态，根据其病因、临床表现、病程演变过程可以分为三类，即化脓性、肉芽肿性、寄生虫性感染。脊柱化脓性感染出细菌引起者最为常见，是本章节讨论的重点。脊柱肉芽肿性感染主要由结核及真菌引起。而脊柱寄生虫性感染由寄生于人体或其他宿主的寄生虫导致，它们必须依赖宿主存活。

二、脊柱化脓性感染

脊柱化脓性感染由细菌引起且最为常见，可分为脊柱有创操作引起的继发感染及原发感染。从解剖结构来看，此类感染中绝大部分（至多可达95%）累及椎间盘及其周围骨质，通常称之为化脓性骨性椎间盘炎，而单纯累及骨质或椎间盘的感染则称之为化脓性脊柱炎或椎间盘炎。通常准确区分受感染椎间盘及其相邻终板间的界限十分困难。

化脓性感染通常由存在于皮肤伤口、泌尿生殖道、呼吸道、胃肠道、口腔的细菌导致的菌血症一过或持续性扩散而来。静脉毒品使用亦可导致致病菌的侵入。某些基础疾病或治疗措施亦可增加病患的易感性，例如长期使用皮质醇类药物、糖尿病、慢性肾功能不全、类风湿关节炎、慢性病，或器官移植导致的免疫抑制。多数患者无法明确感染诱因，仅有部分患者存在如泌尿系感染、静脉炎等明确病史。

感染多发于椎间隙及终板周围主要是由该处的解剖特点决定的。此处的终末血管位于终板边缘的椎体内并形成环状盲端，容量较大但血流缓慢，在满足椎间盘、终板的营养供给的同时也为细菌繁殖提供了适宜条件。此外，节段动脉同时为同节段椎体下部及下位椎体上部供血，导致化脓性感染通常蔓延至相邻椎体及其间的椎间盘[7]。而脊柱系统的静脉丛（即 Batson 静脉丛）缺乏静脉瓣，同样具有容量大但血流缓慢的特点，静脉血逆流为细菌的迁移提供了条件[8]。

（一）流行病学

骨性椎间盘炎的发病率在人群中为 1/250 000～1/100 000，每 10 000 例住院患者中约有 2 例患此疾病[9]，其发病年龄呈双峰分布，峰值分别位于 7 岁及 50 岁，其中男性尤其是老年男性是主要发病人群。化脓性脊柱感染最常累及的节段依次是腰椎（45%～50%），胸椎（35%）及颈椎（20%）[7, 10, 11]，从分布数据上看还是比较"幸运"的，因为节段越高，发生瘫痪等严重并发症的概率越高。

（二）微生物学

金黄色葡萄球菌是最常见的致病菌，其他常见致病菌包括葡萄球菌属、肠杆菌属、肠球菌属和变形杆菌属。对于有多次住院史或正在康复的患者，需要特别注意耐甲氧西林的金黄色葡萄球菌感染。近年来耐药菌的不断增加，为治疗带来了诸多困难。反复尿路感染的老年患者感染格兰阴性杆菌的风险较大，其中肠杆菌属和变形杆菌属最多见。在吸毒患者中，最常见的致病菌仍是金黄色葡萄球菌，但铜绿假单胞菌和克雷伯菌属亦不少见。在免疫功能低下的患者群体中还需要考虑变形杆菌和真菌的感染。

（三）临床表现

脊柱感染多起病隐匿，严重程度取决于其缓急程度。早期症状多无特异性，常为椎旁肌的痉挛所致的背部疼痛及局部压痛。所以，从起病到确诊延迟 2～12 周，有时甚至会超过 3 个月[7, 12, 13]，导致治疗的盲目与不及时，进而影响患者的预后，增加感染复发率。少数患者还可表现出如发热、寒战、体重下降等全身症状和系统性疾病的表现。有研究报道，病例中 98% 的患者会出现颈背部疼痛，仅有 12.5% 的患者出现了发热[12]，大约 1/3 的患者会出现神经症状，以根性症状最多见[12, 13]，感染侵犯颈、胸段更易出现神经系统损害。

值得注意的是，相较于成人，儿童患病通常呈急性病程，因此有学者建议将儿童椎间盘炎作为独立疾病来看待。在儿童患者中，突发的背部疼痛、拒绝行走、易激惹是最常见的症状，常伴有局部压痛和背部活动受限。

（四）诊断

1. 实验室检查

所有可疑脊柱感染的患者均应进行白细胞计数、红细胞沉降率、C 反应蛋白和血培养检查。值得注意的是，过半数患者的白细胞计数正常，尤其对于非急性感染的患者[12, 13]。ESR 的上升更为常见，CRP 是更特异的感染指标，会在超过 9 成患者中升高[7]，并且在有效治疗后更快降至正常，可常用于评估患者对治疗是否敏感。25%～60% 患者可通过血培养明确致病菌，但是血培养阴性最多可达 75%[3, 11, 13]。其他一些实验室检查亦有助于判断患者感染的潜在原因（如尿常规、尿细菌培养）及可能影响治疗的因素（如营养状况、肾功能）。细菌性心内膜炎是椎间盘炎和栓塞性感染的重要来源，超声心动图可用于鉴别。痰培养有助于明确呼吸系统来源的感染。

2. 影像学检查

X 线片通常会滞后于临床症状 2～8 周，早期摄片的结果可能完全正常。典型的椎间盘炎和骨髓炎患者的 X 线片会出现椎间隙狭窄、终板形态不规则和骨质硬化，最终会进展为明显的骨质破坏或局部不稳（冠状位或矢状位畸形），脊柱稳定性可通过站立位摄片评估。在平片上观察到明显的骨质破坏通常需经过 8～12 周（图 8-1）。平片还有助于观察是否出现软组织脓肿。具体来说，在颈椎层面，可观察到咽后间隙的增宽；在胸椎层面，可观察到椎旁间隙的增宽；在腰椎层面，可观察到腰大肌影的改变。CT 可以更好地观察骨质的变化情况，同时亦能为软组织脓肿提供参考。

对于可疑感染患者，放射性核素检查有助于明确诊断。一项关于三相锝（^{99}Tc）的研究表明，其敏感性高达 90%，但特异性较低，仅 78%，而当其与柠檬酸镓（^{67}Ga）联合扫描时，其敏感性为 90%，特异性可达 100%，诊断的准确率为 94%[15]（表 8-1）。

表 8-1 不同影像学检查诊断感染的敏感性、特异性和准确率[15]

检查方法	敏感性（%）	特异性（%）	准确率（%）
X 线片	82	57	73
骨扫描	90	78	86
骨扫描联合镓扫描	90	100	94
磁共振	96	92	94

据报道，磁共振成像（magnetic resonance imaging，MRI）诊断椎体骨髓炎的准确率高达 94%，具有很高的特异性和敏感性[15]，已经成为怀疑椎体骨髓炎或椎间盘炎患者的首选检查，当采用钆对比剂造影时，它的敏感性为 96%，特异性为 92%[16]。感染灶在 T_1 加权像上表现为低信号，而在 T_2 加权像上表现为高信号（图 8-2）。不仅如此，MRI 还可以帮助鉴别化脓性、肿瘤性和肉芽肿性骨性椎间盘炎。虽然肿瘤和化脓性感染影像学表现相似，但前者通常不会累及椎间隙，因此椎间隙受累是提示感染的重要征象。肉芽肿性感染如脊柱结核多累及椎体并沿着前纵韧带上下延伸。

脊柱感染最早出现近终板处椎体的骨髓炎改变，随后会逐渐出现椎间隙受累的变化。尽管具有良好的敏感性和特异性，起病早期的 MRI 检查可能无法发现病灶，或被退变所表现出的征象干扰。不过，在 3 周内复查多可发现典型的感染征象[17]。一般不建议用 MRI 跟踪评估治疗后感染的消退情况，因为即使治疗有效且实验室指标好转，MRI 图像常无明显改变（在治疗早期甚至常呈恶化趋势）[18, 19]。

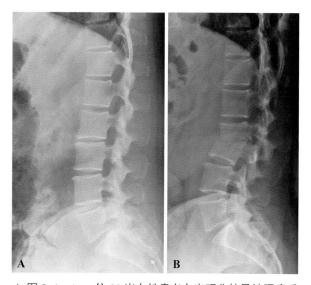

▲ 图 8-1　A. 一位 38 岁女性患者在出现非特异性腰痛后 6 周首诊时所摄腰椎侧位片，可见 L_2～L_3 椎间隙轻度变窄；B. 3 个月后患者症状加重，复查时所摄腰椎侧位片，可见 L_2、L_3 终板处骨质破坏并出现局部后凸畸形

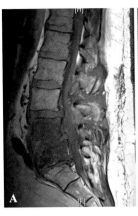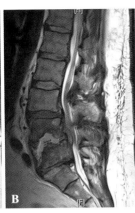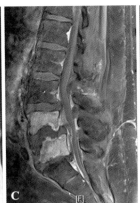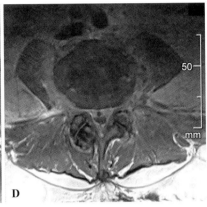

▲ 图 8-2　椎间盘炎 - 骨髓炎的磁共振表现

A. 矢状位 T_1 加权图像可见病变呈低信号；B. 矢状位 T_2 加权图像可见椎间隙和椎体呈高信号；C. 矢状位 T_1 增强图像可见椎体及硬膜外区域信号明显强化；D. 轴位 T_1 增强图像可见硬膜外区域及腰大肌内明显强化，提示脓肿形成

（五）药物治疗

尽管目前缺乏比较保守治疗与手术治疗对脊柱感染患者预后的前瞻性随机临床试验，保守治疗仍是未合并严重或进展性神经功能障碍、结构性不稳、全身败血症的脊柱感染首选。脊柱感染的确诊需要行组织活检以明确病原菌。活检应当在抗生素治疗开始前进行，所取标本应做革兰染色、需氧、厌氧、真菌及抗酸杆菌培养。此外，还应行病理学检查以排除肿瘤。活检可在传统的 CT 或荧光透视引导下进行，穿刺活检优于细针抽吸。据报道，约 70% 病例经皮穿刺活检呈阳性[20]，若首次活检呈阴性，则应行第二次活检，如果仍为阴性，评估患者病情后可考虑开放活检术[3]。

多数学者建议脊柱专科医师应积极联合感染科一起制定脊柱感染患者的抗菌治疗方案。尽管尚未确定抗生素治疗的最佳用药时间和途径，但从经验上说小于 4 周的疗程有着很高的失败率。大部分学者主张静脉应用抗生素 6～8 周，在此之后，如果患者表现出良好的转归，部分医师选择停用抗生素，另有部分医师建议患者继续口服 2 个月或更长时间的抗菌药物，目前没有强力证据表明后续口服抗生素对预后有显著影响。保守治疗的疗效由临床症状的改善及红细胞沉降率、C 反应蛋白的下降来评估。在停用静脉抗生素之前，应确保患者红细胞沉降率至少下降 30%～50%，活动时仅有轻微疼痛并且没有神经功能障碍[21, 22]。如果红细胞沉降率、C 反应蛋白未见明显下降，应该考虑再次穿刺活检。

抗感染方案的选择及持续时间不仅由感染的病原体决定，还应考虑到宿主自身因素如营养状况、基础疾病及是否存在脊柱内固定，症状出现至开始使用抗生素的间隔时间。已有学者证实，对于起病后 6～7 周才开始抗感染治疗的患者，4～8 周的疗程相较于 12 周的存在较高的复发率[14]。此外，临床医生应与营养科协同以调整患者的营养状况。

保守治疗方法还包括受累节段的外固定，其目的是减轻疼痛、促进行走、防止后凸畸形、并使病变节段在生理曲度范围内融合。良好的外固定需要为患者量身定做支具，在治疗开始后需要佩戴 3～6 周。在很多病例中，随访所摄 X 线片可以看到椎体的自发融合（图 8-3）。据文献报道，非手术治疗的成功率在 75%～85%[7, 13]。

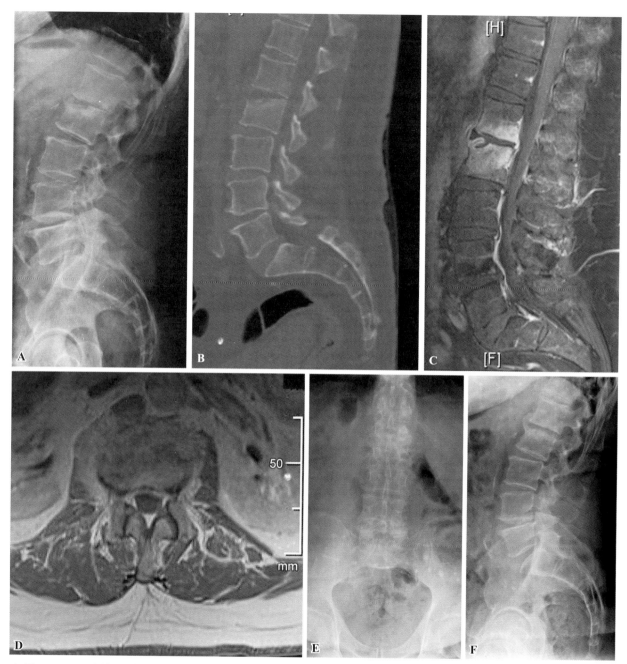

▲ 图 8-3　A. 腰椎侧位片；B. 腰椎矢状位 CT；C. 一名有 4 个月腰痛病史的 62 岁男性患者，其磁共振矢状位 T_1 加权强化图像；D. 磁共振轴位 T_1 加权强化图像，可见腰大肌轻度强化，无硬膜外脓肿形成。该患者未见神经功能障碍、骨质明显破坏或局部畸形，他的治疗方案是 6 周静脉抗生素辅以支架外固定；E. 腰椎正位片；F. 接受治疗 6 个月后所摄腰椎侧位片，可见良好的冠状位、矢状位序列，$L_1 \sim L_2$ 自发融合

（六）手术治疗及其适应证

　　脊柱感染患者需要行手术治疗的仅占 10%～25%，手术指征包括病灶（如脓肿）压迫导致患者存在或有持续加重的神经功能障碍，结构稳定性丧失或即将丧失，局部后凸，全身败血症需行脓肿引流术，严格内科保守治疗无效（疼痛加剧，红细胞沉降率、C 反应蛋白无好转），感染复发，以及经皮活检无法得到明确诊断（或无法活检）。

　　顽固性疼痛也是决定治疗方案的重要影响

因素。虽然保守与手术两种治疗方式都能改善疼痛，但手术对顽固性疼痛的治疗效果显然更好更快[23-25]。在炎症消退、受累节段稳定性恢复后，疼痛多会改善，至于是前者还是后者是决定性因素则因人而异。一项研究表明，接受手术治疗的患者中仅 26% 存在持续腰背部机械性疼痛，但在保守治疗患者中这一比例高达 64%[1]，此研究为"脊柱的稳定性是影响疼痛的重要因素"这一结论提供了有力的支持。虽然在保守治疗中我们会使用支具，受累节段也会出现自发性融合，但这个过程可能需要长达 2 年的时间，而且据报道其融合率低于 50%[26]。

手术治疗的目的包括神经减压，获取病变组织标本，清除感染及失活组织，清除脓肿，矫正畸形，以及维持脊柱稳定性。外科医生必须根据上述目的选择最合适的手术方案。脊柱感染大多累及椎体和椎间隙，因此通常推荐选择前路手术。虽然这种方法有助于清除感染灶和局部重建，但也存在一定的缺陷。在胸段和腰段，前路手术较后路的创伤更大，血管和脏器可能与炎症组织粘连，从而增加了损伤风险，亦延长手术时间，危重患者可能无法耐受。感染还易导致邻近椎体骨质疏松，从而影响前路固定的稳定性[27]。对于感染仅累及单个椎间隙，相邻椎体病变较轻的患者，单纯前路融合可以取得良好的稳定性（图 8-4）。有时也可以选择胸膜腹膜外入路（如胸椎手术中的横突切除术），该术式可以使术者从更熟悉的后路入手解决前方的病变，还可以避免留置胸腔引流管。

对于多节段感染、需要大范围清创、严重侧 / 后弯畸形、骨质疏松及因自身原因在前路术后无法长久佩戴支具的患者，可以选择前后路联合的手术方式（图 8-5）。后路融合可一期与前路手术一起进行，也可以二期进行。目前前后路联合治疗脊柱感染已得到越来越广泛的应用，大大减少了术后并发症，提高了保持矫正效果[28]。前后路联合对坏死、感染的骨和软组织的清创更为彻底，也降低感染的复发率[23, 29]。

单纯椎板切除减压在脊柱感染中的作用有限，大多用于原发硬膜下脓肿（病变不累及椎体、

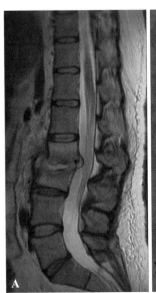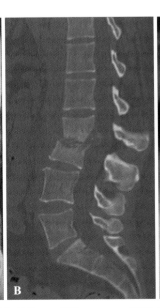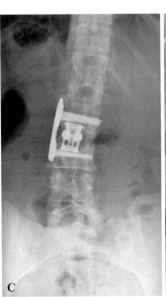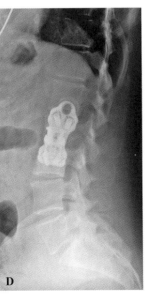

▲ 图 8-4　A. 图 8-1 患者的矢状位 T_2 序列 MRI；B. 腰椎 CT，虽然该患者存在局部后凸，但感染主要累及椎间隙，L_2、L_3 骨质未见明显破坏，因此可行单纯前路清创固定；C. 腰椎正位；D. 术后 9 个月所摄腰椎侧位 X 线片

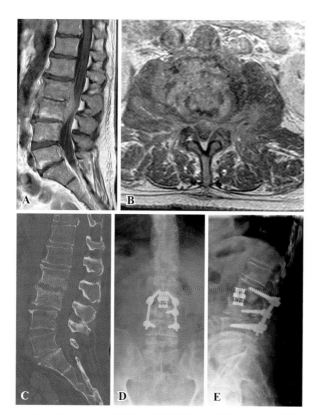

▲ 图 8-5　A. 一位诊断为椎间盘炎 - 骨髓炎的 **52** 岁男性患者的矢状位 **MRI** 图像；**B.** 轴位 **T₁MRI** 增强图像，其症状为腰痛 **2** 个月，加重伴腿痛、行走受限 **2** 个月，图中可见大片硬膜外脓肿；**C.** 矢状位 **CT** 提示 **L₃** 椎体严重受累；**D** 和 **E.** 患者接受了前后路联合清创及矫形手术

椎间盘）。这类患者一般存在进展性的神经功能障碍，手术的主要目的是紧急神经减压以防止功能永久丧失。值得注意的是，单纯椎板减压是继发硬膜外脓肿（由椎体或椎间盘感染引起）的相对禁忌证，因为感染会破坏前方的支撑结构，此时切除后方的椎板易导致严重的脊柱失稳。

手术清创后通常需要植骨进行前柱结构的重建。自体骨、异体骨、钛网（填充自体骨）均被用于前路清创后的植骨，只要清创彻底，它们都是安全有效的[30, 33]。传统上三皮质髂骨是自体骨移植的金标准，但由于同种异体皮质骨环的出现其使用率已大大减少。皮质骨环拥有极高的融合率，还可以抑制感染并避免自体取骨相关的并发症[32-34]。已经有文献证明，联合药物治疗的异体

骨植骨可以获得和自体骨植骨相当的融合率[35]。多项研究表明，尽管内固定材料在感染环境中可能会被蛋白质 - 多糖层包裹而增加细菌的黏附性，但内固定的置入仍是安全可靠的[32, 33, 36, 37]。

重组人骨形态发生蛋白 -2（rhBMP-2）在脊柱感染患者中的应用已经引起了学者的关注。它的主要用途是提高骨融合的速度和概率。有学者认为其本身的炎性特征有助于局部感染的清除。虽然其应用仍颇具受争议，但有研究表明对药物治疗不敏感的患者，rhBMP-2 联合抗生素、360° 环形融合是一种安全而有效的治疗方式[38, 39]。不过，该用法超出了 rhBMP-2 的适应证，未被 FDA 批准。

（七）感染复发

在治疗有效的情况下，感染复发还是会见于 2%～8% 的患者，确保彻底清除原发感染灶、祛除诱因可将复发率降到最低。此外，通过调整用药、改良患者生活习惯以消除危险因素亦可有效降低复发率，此类措施包括严格控制糖尿病患者血糖、改善营养状态、管控毒品和酒精成瘾等。上文提到，从症状出现到抗生素使用之间的时间间隔会影响复发率。在起病后 6～7 周开始接受治疗时，4～8 周的抗菌疗程较 12 周疗程有更高的复发率[14]。复发的表现为再次出现疼痛，红细胞沉降率和 C 反应蛋白的升高。尽管在治疗中动态进行影像学复查是必要的，但其目的是观察骨质塌陷或畸形，而非监测感染的复发。

（八）脊柱脓肿

脊柱脓肿可位于硬膜外、硬膜下或髓内，大多是由于感染未经治疗或治疗无效导致。幸运的是，硬膜内和髓内脓肿十分罕见，后者自 1830 年首次报道以来，至今报道病例仅 100 例[40]。硬

膜外脓肿是最常见的，大约出现在 2% 的脊柱感染患者中[41]。如果硬膜外脓肿由细菌直接播散至硬膜外引起，则称为原发性硬膜外脓肿。脓肿从椎间隙或邻近骨组织蔓延至硬膜外者更为常见，这被称为继发性硬膜外脓肿[1, 42, 43]。

从症状学角度看，硬膜外脓肿患者的全身症状较单纯骨性椎间盘炎患者严重。在 75% 的患者中，脓肿累及 3～4 个节段，位于硬膜囊背侧。具体来说，症状可为局部腰背疼痛，也可出现根性痛，如果不及时治疗，容易进展至瘫痪。对这类患者需采用手术减压联合应用抗生素的方式进行治疗[44]。

对以下患者应当考虑行单纯药物保守治疗：完全神经功能障碍超过 72h 者，手术耐受性较差者，不存在神经功能障碍者及椎管内存在多处病变者[45]。手术的方式则需根据脓肿位置决定，如果无邻近椎体脓肿，则单纯后路椎板切除减压可达到治疗效果；如果脓肿位于胸段椎体前部或继发于椎体、椎间盘骨髓炎，则需要行前后路联合手术[46]。

三、脊柱肉芽肿性感染

Percival Potts 于 1779 年首次描述了结核性脊柱炎的自然病程，而 Pott 病（Pott's disease）仍是脊柱肉芽肿性感染的经典例子[47]。当中性粒细胞、嗜酸性粒细胞等炎症细胞清除病原菌失败时，免疫系统就会募集巨噬细胞，此时便会发生肉芽肿性炎症。脊柱肉芽肿性感染可以有多种病理类型，在发展中国家及免疫缺陷的患者中，分枝杆菌、真菌、螺旋体是常见致病原，通常由肺部或泌尿生殖道等病变血行播散而来，亦可由脏器直接扩散或经淋巴或静脉系统迁移而来。

脊柱肉芽肿性感染与化脓性感染有几个主要区别：因为炎症反应较轻，肉芽肿性炎的病理改变进展较慢；由于椎间盘对此类感染的抵抗力相对较强，即使骨质破坏广泛亦可不受累及；肉芽肿性感染若产生脓肿，多为椎旁大片脓肿，易导致更严重的脊柱畸形。治疗上需要长期使用针对致病原的药物。残留的畸形需要手术矫正，其他手术指征则与化脓性感染相同如神经功能障碍或出现脊柱不稳。

四、脊柱寄生虫性感染

尽管在工业化发达国家中罕见，寄生虫性感染仍存在于一定数量的人口中。侵犯神经系统的寄生虫具有很高的致病率和致死率。血吸虫和棘球蚴是两种可以导致脊柱感染的寄生虫。

血吸虫是一种形态扁平的小蠕虫，全球人口中每 30 人便有 1 人携带。人类接触带有血吸虫幼虫的淡水，幼虫穿破皮肤入血而形成感染，它们利用血管到达全身，最长可在宿主体内存活 30 年。血吸虫最常引起的是腹部疾病，它们亦可移行至脊髓而导致永久性的脊髓病变，甚至瘫痪。吡喹酮是治疗的首选药物，但对于脊髓受累的患者，通常也需予类固醇类激素以减轻炎症反应[48, 49]。

棘球蚴是一种绦虫，常见于非洲、中亚、南美南部、地中海地区和中东。棘球蚴感染会在体内形成棘球蚴囊肿，多位于肝脏和肺部，有些囊肿可在脊髓中形成而导致压迫和瘫痪。棘球蚴的药物治疗采用阿苯达唑或吡喹酮，若条件允许，还应手术清除囊肿[50, 51]。

五、结论

脊柱感染仍是导致患者发病和死亡的重要原

因，尽管目前现代的实验室、影像学检测手段和抗生素为改善患者预后提供了强有力的手段，但随着免疫力低下人群和耐药菌的增多，它仍然是一个巨大的挑战。早期诊断，根据药敏结果使用敏感抗生素对减少后遗症非常重要。患者中大多数不需要手术治疗，对于需要者，手术的目的是神经组织减压、缓解疼痛、改善畸形、稳定脊柱。

参考文献

[1] Hadjipavlou AG, Mader JT, Necessary JT, et al. Hematogenous pyogenic spinal infections and their surgical management. Spine (Phila Pa 1976). 2000;25(13):1668–79.

[2] Akiyama T, Chikuda H, Yasunaga H, et al. Incidence and risk factors for mortality of vertebral osteomyelitis: a retrospective analysis using the Japanese diagnosis procedure combination database. BMJ open. 2013;3(3).

[3] Tay BK, Deckey J, Hu SS. Spinal infections. J Am Acad Orthop Surg. 2002;10(3):188–97.

[4] Krogsgaard MR, Wagn P, Bengtsson J. Epidemiology of acute vertebral osteomyelitis in Denmark: 137 cases in Denmark 1978–1982, compared to cases reported to the National Patient Register 1991–1993. Acta Orthop Scand. 1998;69(5):513–7.

[5] Weinstein MA, Eismont FJ. Infections of the spine in patients with human immunodeficiency virus. J Bone Joint Surg Am. 2005;87(3):604–9.

[6] Eismont FJ, Bohlman HH, Soni PL, et al. Pyogenic and fungal vertebral osteomyelitis with paralysis. J Bone Joint Surg Am. 1983;65(1):19–29.

[7] Cheung WY, Luk KD. Pyogenic spondylitis. Int Orthop. 2012;36(2):397–404.

[8] Batson OV. The vertebral system of veins as a means for cancer dissemination. Prog Clin Cancer. 1967;3:1–18.

[9] Frisbie JH, Gore RL, Strymish JM, et al. Vertebral osteomyelitis in paraplegia: incidence, risk factors, clinical picture. J Spinal Cord Med. 2000;23(1):15–22.

[10] Hadjipavlou AG, Korovessis PG, Kakavelakis KN. Spine Infections:Medical versus Surgical Treatment Options. In: Vaccaro AR, Eck JC (Eds). Controversies in Spine Surgery. New York: Thieme; 2010.

[11] Jaramillo–de la Torre JJ, Bohinski RJ, Kuntz C 4th. Vertebral osteomyelitis. Neurosurg Clin N Am. 2006;17(3): 339–51, vii.

[12] Butler JS, Shelly MJ, Timlin M, et al. Nontuberculous pyogenic spinal infection in adults: a 12–year experience from a tertiary referral center. Spine (Phila Pa 1976). 2006;31(23):2695–700.

[13] Bettini N, Girardo M, Dema E, et al. Evaluation of conservative treatment of non specific spondylodiscitis. Eur Spine J. 2009;18 Suppl 1:143–50.

[14] Grados F, Lescure FX, Senneville E, et al. Suggestions for managing pyogenic (non–tuberculous) discitis in adults. Joint Bone Spine. 2007;74(2):133–9.

[15] Modic MT, Feiglin DH, Piraino DW, et al. Vertebral osteomyelitis: assessment using MR. Radiology. 1985; 157(1):157–66.

[16] An HS, Seldomridge JA. Spinal infections: diagnostic tests and imaging studies. Clin Orthop Relat Res. 2006;444: 27–33.

[17] Dunbar JA, Sandoe JA, Rao AS, et al. The MRI appearances of early vertebral osteomyelitis and discitis. Clin Radiol. 2010;65(12):974–81.

[18] Kowalski TJ, Layton KF, Berbari EF, et al. Follow–up MR imaging in patients with pyogenic spine infections: lack of correlation with clinical features. Am J Neuroradiol. 2007;28(4):693–9.

[19] Zarrouk V, Feydy A, Salles F, et al. Imaging does not predict the clinical outcome of bacterial vertebral osteomyelitis. Rheumatology (Oxford). 2007;46(2):292–5.

[20] Kornblum MB, Wesolowski DP, Fischgrund JS, et al. Computed tomography–guided biopsy of the spine. A review of 103 patients. Spine (Phila Pa 1976). 1998;23(1):81–5.

[21] Conaughty JM, Chen J, Martinez OV, et al. Efficacy of linezolid versus vancomycin in the treatment of methicillin–resistant Staphylococcus aureus discitis: a controlled animal model. Spine (Phila Pa 1976). 2006;31(22):E830–2.

[22] Walters R, Rahmat R, Fraser R, et al. Preventing and treating discitis: cephazolin penetration in ovine lumbar intervertebral disc. Eur Spine J. 2006;15(9):1397–403.

[23] Kuklo TR, Potter BK, Bell RS, et al. Single–stage treatment of pyogenic spinal infection with titanium mesh cages. J Spinal Disord Tech. 2006;19(5):376–82.

[24] Ruf M, Stoltze D, Merk HR, et al. Treatment of vertebral osteomyelitis by radical debridement and stabilization using titanium mesh cages. Spine (Phila Pa 1976). 2007;32(9):E275–80.

[25] Emery SE, Chan DP, Woodward HR. Treatment of hematogenous pyogenic vertebral osteomyelitis with anterior debridement and primary bone grafting. Spine (Phila Pa 1976).1989;14(3):284–91.

[26] Collert S. Osteomyelitis of the spine. Acta orthopaedica Scandinavica. 1977;48:283–90.

[27] Krodel A, Kruger A, Lohscheidt K, et al. Anterior debridement, fusion, and extrafocal stabilization in the

treatment of osteomyelitis of the spine. J Spinal Disord. 1999;12(1):17–26.

[28] Hee HT, Majd ME, Holt RT, et al. Better treatment of vertebral osteomyelitis using posterior stabilization and titanium mesh cages. J Spinal Disord Tech. 2002;15(2):149–56; discussion 56.

[29] Fukuta S, Miyamoto K, Masuda T, et al. Two-stage (posterior and anterior) surgical treatment using posterior spinal instrumentation for pyogenic and tuberculotic spondylitis. Spine (Phila Pa 1976). 2003;28:E302–8.

[30] Dimar JR, Carreon LY, Glassman SD, et al. Treatment of pyogenic vertebral osteomyelitis with anterior debridement and fusion followed by delayed posterior spinal fusion. Spine (Phila Pa 1976). 2004;29(3):326–32; discussion 32.

[31] McGuire RA, Eismont FJ. The fate of autogenous bone graft in surgically treated pyogenic vertebral osteomyelitis. J Spinal Disord. 1994;7:206–15.

[32] Nakase H, Tamaki R, Matsuda R, et al. Delayed reconstruction by titanium mesh–bone graft composite in pyogenic spinal infection: a long-term follow-up study. J Spinal Disord Tech. 2006;19(1):48–54.

[33] Fayazi AH, Ludwig SC, Dabbah M, et al. Preliminary results of staged anterior debridement and reconstruction using titanium mesh cages in the treatment of thoracolumbar vertebral osteomyelitis. Spine J. 2004;4(4):388–95.

[34] Swanson AN, Pappou IP, Cammisa FP, et al. Chronic infections of the spine: surgical indications and treatments. Clin Orthop Relat Res. 2006;444:100–6.

[35] Schuster JM, Avellino AM, Mann FA, et al. Use of structural allografts in spinal osteomyelitis: a review of 47 cases. J Neurosurg. 2000;93(1 Suppl):8–14.

[36] Korovessis P, Petsinis G, Koureas G, et al. One-stage combined surgery with mesh cages for treatment of septic spondylitis. Clin Orthop Relat Res.2006;444:51–9.

[37] Robertson PA, Rawlinson HJ, Hadlow AT. Radiologic stability of titanium mesh cages for anterior spinal reconstruction following thoracolumbar corpectomy. J Spinal Disord Tech. 2004;17(1):44–52.

[38] Chen X, Kidder LS, Lew WD. Osteogenic protein-1 induced bone formation in an infected segmental defect in the rat femur. J Orthop Res. 2002;20(1):142–50.

[39] Chen X, Schmidt AH, Tsukayama DT, et al. Recombinant human osteogenic protein-1 induces bone formation in a chronically infected, internally stabilized segmental defect in the rat femur. J Bone Joint Surg Am. 2006;88(7):1510–23.

[40] Hart J. Case of Encysted Abscess in the Centre of the Spinal Cord. Dublin Hosp Rep. 1830;5:522–4.

[41] Calderone RR, Thomas JC Jr., Haye W, et al. Outcome assessment in spinal infections. Orthop Clin North Am. 1996;27(1):201–5.

[42] Khan SH, Hussain MS, Griebel RW, et al. Title comparison of primary and secondary spinal epidural abscesses: a retrospective analysis of 29 cases. Surg Neurol. 2003;59(1):28–33. discussion 33.

[43] Kuker W, Mull M, Mayfrank L, et al. Epidural spinal infection. Variability of clinical and magnetic resonance imaging findings. Spine (Phila Pa 1976). 1997;22(5):544–50; discussion 51.

[44] Karikari IO, Powers CJ, Reynolds RM, et al. Management of a spontaneous spinal epidural abscess: a single-center 10-year experience. Neurosurgery. 2009;65(5):919–23; discussion 23–4.

[45] Sorensen P. Spinal epidural abscesses: conservative treatment for selected subgroups of patients. Br J Neurosurg. 2003;17(6):513–8.

[46] Lohr M, Reithmeier T, Ernestus RI, et al. Spinal epidural abscess: prognostic factors and comparison of different surgical treatment strategies. Acta Neurochir (Wien). 2005;147(2):159–66; discussion 166.

[47] Pott P. Remarks on that kind of palsy of the lower limbs with is frequently found to accompany a curvature of the spine. London: Printed for J. Johnson; 1779.

[48] Ferrari TC. Involvement of central nervous system in the schistosomiasis. Mem Inst Oswaldo Cruz. 2004;99(5 Suppl 1):59–62.

[49] Arnon R. Life span of parasite in schistosomiasis patients. Isr J Med Sci. 1990;26(7):404–5.

[50] Bahloul K, Ghorbel M, Boudouara MZ, et al. Primary vertebral echinococcosis: four cases reports and review of literature. Br J Neurosurg. 2006;20(5):320–3.

[51] Keutgens A, Simoni P, Detrembleur N, et al. Fatal alveolar echinococcosis of the lumbar spine. J Clin Microbiol. 2013;51(2):688–91.

第9章 硬膜内脊髓肿瘤
Intradural Spinal Tumors

Yonatan G Keschner　Daniel Lubelski　Gregory R Trost　Edward C Benzel　著
祁　敏　译　　陈华江　校

一、概述

硬膜内脊髓肿瘤是罕见病变，占中枢神经系统肿瘤的 10%~15%[1]。根据它们与硬脊膜和脊髓实质的关系分为髓内或髓外硬膜下。髓内肿瘤位于脊髓实质内，而髓外硬膜下肿瘤位于脊髓实质以外[2]。这些肿瘤大多数是低级别良性病变。髓内脊髓肿瘤是较不常见的亚型，仅占脊髓肿瘤的 5%~10%[3, 4]，而髓外硬膜下肿瘤则较常见，占所有脊髓肿瘤的 30%~40%[3]。其余 55%~60% 的脊髓肿瘤是硬膜外肿瘤[2, 3]。通常，髓内肿瘤在儿童中更为常见，而髓外肿瘤在成人中更为常见[4]。最为常见的髓内肿瘤包括室管膜瘤、星形细胞瘤和血管网状细胞瘤；最常见的髓外硬膜下肿瘤包括脊膜瘤、神经鞘瘤和副神经节瘤。通过临床症状和体征、实验室检查结果以及影像学来准确识别特定肿瘤，从而实现最佳治疗效果。显微外科技术和术中神经生理学监测的进步彻底改变了脊柱外科治疗此类肿瘤的方法，并改善了患者的预后和生存率。在本章中，我们将对最常见的硬膜内肿瘤的流行病学、检查和治疗进行总结讨论。

二、髓内肿瘤

（一）室管膜瘤

1. 流行病学与自然史

室管膜瘤包括一系列起源于脑室和脊柱中央管周围的室管膜细胞的神经胶质肿瘤[5]。它们占成人髓内肿瘤的 60%，而在儿童髓内肿瘤中仅占 12%[2, 6, 7]，室管膜瘤在男性中的发病率高于女性[3, 8]，且在 30—50 岁人群中发病率最高[6]，中位发病年龄为 35 岁。手术切除后低级别脊髓室管膜瘤的长期预后较好，其 5 年生存率在 83%~100%[2]。

室管膜瘤有许多肿瘤类型，通常按世界卫生组织（WHO）等级分类可以分为：室管膜下室管膜瘤（WHO Ⅰ 级）、黏液乳头状室管膜瘤（WHO Ⅰ 级）、良性或"典型"室管膜瘤（WHO Ⅱ 级），以及间变性室管膜瘤（WHO Ⅲ 级）[8]。

室管膜下室管膜瘤是生长缓慢的良性肿瘤，预后良好。约占脊髓室管膜瘤的 8%[9]，最常见于颈椎和颈胸段，男性比女性更好发[10]。

黏液乳头状室管膜瘤常为良性，短期预后较好，但是经常容易复发。它们占硬膜下室管膜瘤的近 30%[11]，并常存在于终丝和脊髓圆锥[3, 4]。黏液乳头状室管膜瘤在儿童中相对罕见，其发病率在 30—40 岁达到高峰，并且主要多见于男性[12]。

良性室管膜瘤是室管膜瘤中最常见的亚型[7, 13]。它们的发病高峰期是 30—40 岁，主要见于男性[7]。良性室管膜瘤最常见于颈椎，经手术治疗后预后良好[7]。

间变性室管膜瘤很少见，仅占所有室管膜瘤亚型的 7%[14]。有研究发现它们是由低级别肿瘤发生恶性转化而来。间变性室管膜瘤是侵袭性肿瘤、分化较差，并且通常临床病程较快，10 年生存率明显差于其他亚型的室管膜瘤[15]。间变性室管膜瘤很少发生中枢神经系统外转移[16]。Ⅱ 型神经纤维瘤病（NF-2）患者由于位于 22 号染色体上的抑癌基因发生突变而易罹患室管膜瘤和其他硬膜内肿瘤[17]。

2. 诊断检查

(1) 症状和体征：由于肿瘤生长缓慢，且多变的临床表现特征可能只在疾病的晚期出现，髓内室管膜瘤的诊断可能会延迟数年[3, 18]。临床症状通常为逐渐出现并且为非特异性的。大多数患者表现出背痛，疼痛位置通常为肿瘤的水平[18]。患者还可能表现为感觉改变、运动功能障碍和由肿瘤位置决定的特定区域的无力感。在颈椎中出现的肿瘤可能会出现上肢症状，例如上肢肌肉萎缩[7, 18]。在胸椎中出现的肿瘤可能会导致下肢痉挛和感觉改变，例如麻木和对温度不敏感[18]。在腰椎出现的肿瘤经常会出现腿部疼痛和共济失调步态。黏液乳头状室管膜瘤最常见于终丝和脊髓圆锥，通常表现为背部、腿部或骶部的局限性疼痛。膀胱和括约肌功能障碍也可能出现[3, 8, 18]。运动障碍和无力通常出现在疾病进展的晚期，因为脊髓会由于周围肿瘤的生长而变薄。这些症状的出现可能不对称[19]。恶性病变和星形细胞瘤通常比良性室管膜瘤更容易引起临床症状[19]。但是，良性肿瘤的出血可能会引起症状的突然进展[7]。

(2) 实验室检查 / 病理检查：室管膜瘤分为五种组织学亚型：细胞型、黏液乳头型、乳头型，上皮型或伸长细胞型[11]。临床上也可见到混合细胞型[4, 5]。室管膜瘤的典型大体外观是从浅灰色到棕褐色的肿瘤[4]，很少有钙化[3]。在组织学上肿瘤通常看起来是良性的。但是，这种罕见的间变性表现出细胞分化较差、细胞增多和核分裂象增多等恶性证据。细胞型室管膜瘤是最常见的亚型。它表现出高度细胞型，主要由立方形细胞和低柱状细胞组成[11]。血管周假菊形团是室管膜瘤的标志性特征，表现为透明的肿瘤细胞排列在血管周围。这有助于将室管膜瘤与髓内星形细胞瘤鉴别[4, 11]。黏液乳头型室管膜瘤亚型几乎仅存在于脊髓圆锥和终丝[5]。它们由细长的室管膜细胞和纺锤形的核组成，可能会出现在血管周围的黏液样微囊性基质中[20]。虽然在大多数亚型中沿肿瘤边缘都会出现囊状物和出血灶，但在黏液乳头型室管膜瘤中最为常见[3, 11]。乳头型亚型很少见，其组织学表现类似于脉络丛乳头状瘤[11]。上皮型亚型的特征是细胞呈线性或腺状排列。与细胞亚型中出现血管周假菊形团不同的是，上皮型室管膜瘤通常含有真性室管膜细胞菊形团[11]。伸长细胞型室管膜瘤的表现与星形细胞瘤相似，并且可能仅包含细微的血管周假菊形团[11, 21]。它们包含高度纤维化和细长的细胞[11]。

(3) 影像学检查：髓内室管膜瘤在 MRI 上通常表现为脊髓的颈段和上胸段区域的局灶性增大，一般为界限分明的肿块，常含有界限清楚的液平面。大多数室管膜瘤对称性的位于脊髓中央[5]。室管膜瘤通常表现为均匀的造影强化。它们在 T_1 加权上通常为低信号或等信号的，在 T_2 加权上是高信号的[3]。肿瘤两极的反应性囊变通常在颈髓和胸髓中发现[4]。肿瘤内也可见到囊肿或出血而出现的异质性增强，而钙化很少见。钆强化显影后更容易看到肿瘤内囊肿的轮廓[8]。空洞的形成是室管膜瘤的特征性表现。这最常见于颈髓区域，由此可将室管膜瘤与其他类型的脊髓肿瘤相鉴别[5]。与非黏液乳头型室管膜瘤相比，黏液乳头型室管膜瘤具有独特的特征，并且几乎只出现在脊髓圆锥和终丝区域[11]。它们的大小各不相同，也可以通过局部骨性结构的变化来进行鉴别，黏液乳头型室管膜瘤可以出现椎间孔的扩大，且在 T_2 加权上表现为高信号。但是由于出血或囊变的出现，它们可能在 T_1 加权上表现为高信号和异质性增强[3, 8]。这与通常在 T_1 加权上表现为低信号或等信号的非黏液乳头型室管膜瘤有明显不同[11]。

3. 治疗

脊髓室管膜瘤生长缓慢，最好采用细致的显微外科手术治疗[22]。手术的目标是进行完全切除并保留神经功能[22, 23]。脊髓室管膜瘤通常边界清楚，易于与周围脊髓区分开，可使其获得完全切除[11]。在大多数情况下，完全切除均可实现患者的无瘤长期生存[14, 23, 24]。重要的是在手术早期获得组织诊断，以便确定病变的性质和级别。在个别情况下术中组织活检显示为恶性肿瘤时，应进行减瘤手术，因为恶性髓内肿瘤的手术根治效果不好[23]。术前神经系统状况是术后功能预后的最佳预测指标之一[22, 23]。因此，尽早切除脊髓室管膜瘤通常可以增加神经功能保留的机会，尽管丧失的神经功能一般很难恢复[20, 23]。在临床症状出现明显进展或肿瘤明显增大时，应尽早治疗[20, 23-26]。

建议采用背侧入路进行完全切除。可以通过从头段到尾端纵向切开肿瘤所在区域的脊髓来查看肿瘤的边界[23]。脊髓室管膜瘤通常呈红灰色、表面闪闪发光，这有利于与周围脊髓组织的分界[4, 23]。特征性的液平面可以帮助将肿瘤与周围

的脊髓分离[4, 27]。较大的肿瘤可能需要使用超声吸引器进行内部减压[4, 23]。然后在肿瘤边缘可以很容易辨认并烧灼肿瘤的滋养动脉[4]。将肿瘤从其腹侧的脊髓上分离时，供养该区域的脊髓前动脉是这一步骤中最危险的部分[27]。尽管大多数室管膜瘤与正常的脊髓界限清楚，但肿瘤与脊髓组织的细微的融合也并不罕见。手术切除这种难以区分的病变是非常困难且危险的[7, 23]。室管膜瘤的手术切除存在术后神经系统恶化的巨大潜在风险，包括运动无力、感觉丧失和自主神经功能丧失[24]。有些患者可能在术后早期出现感觉丧失，通常在术后 3 个月内改善[23]。

肿瘤切除术中可以使用术中脊髓监测[24, 26]。运动诱发电位（motor evoked potentials，MEP）或体感诱发电位（somatosensory evoked potentials，SSEP）发生变化提示手术应暂停几分钟。如果电位恢复至基线，并且确定电位的变化是由低血压、麻醉或体温变化引起的，则手术可以继续，同时应密切监测 MEP 和 SSEP 的变化。但是如果几分钟后 MEP 或 SSEP 没有改善或消失，则可以考虑中止手术来进行部分切除[24, 26]。可以在一周或者更长时间后考虑继续进行二期手术。

在仅进行了部分切除的情况下，术后放射治疗可能会对患者有疗效。但是在完全切除的情况下，不建议患者再进行放射治疗，因为此类患者的复发率非常低，并且放射治疗会带来相关的健康风险[23, 24, 28, 29]。手术切除的程度是患者无复发生存期的重要预测指标。与部分切除和放射治疗相比，完全切除术可提供最佳的长期存活和神经功能的保留[14, 20, 23]。

（二）星形细胞瘤

1. 流行病学与自然史

髓内星形细胞瘤占脊髓肿瘤的 6%～8%[30]。

它们是最常见的小儿髓内脊髓肿瘤[4]，90% 的 10 岁以下儿童髓内肿瘤和 60% 的青少年髓内肿瘤是星形细胞瘤[4, 31]。髓内星形细胞瘤在男性和女性中发生率相近，平均发病年龄为 30 岁[3]。大多数星形细胞瘤见于颈椎和胸椎区域[3, 4, 8]。小儿星形细胞瘤通常是良性的，通常分为毛细胞型星形细胞瘤（WHO Ⅰ 级）或弥漫性（分化良好的纤维型）星形细胞瘤（WHO Ⅱ 级）。毛细胞型星形细胞瘤较为罕见，在年轻的成年患者中也可出现。弥漫性星形细胞瘤是最常见的髓内星形细胞瘤亚型[32]，在小儿患者和成年患者中均可出现[4, 8, 30]。两种亚型的星形细胞瘤通常都生长缓慢[4, 34]，患者通常生存期较长，但由于其具有浸润性生长的特点，常会出现严重的神经功能障碍[31]。术前功能评分是确定低级别星形细胞瘤预后的最重要预后因素[30]。因此，早期接受治疗的症状较轻的患者预后较好。低级别星形细胞瘤中位生存期约为 15 年，5 年生存率 70%～100%[2, 30]，10 年生存率 30%[30]。高级别星形细胞瘤如间变性星形细胞瘤（WHO Ⅲ 级）和胶质母细胞瘤（WHO Ⅳ 级）占髓内星形细胞瘤的 10%[4, 30]。胶质母细胞瘤通常仅占所有脊髓星形细胞瘤的 1.5%[3]。这些肿瘤的特点是临床进程迅速，生存率低[9, 30]。它们在出现时往往已经存在严重的神经功能障碍[30]，并且肿瘤出现脑脊液扩散的发生率较高，这可能导致脊髓空洞症[4, 30]。高级别髓内星形细胞瘤的中位生存期为 6～15 个月[2, 30]。手术后患者的神经功能状况和存活率通常没有变化[30]。

2. 诊断检查

(1) 症状和体征：低级别脊髓星形细胞瘤的病程进展缓慢，确诊之前往往需要数月至数年之久[33]。高级别星形细胞瘤的平均症状持续时间为 6 周，症状发作后平均 3～5 个月患者可出现严重功能障碍[33]。症状通常是非特异性的，最常见的

是局限性或放射性疼痛和感觉障碍、运动无力、步态不稳、肌肉强直痉挛，病程后期可出现直肠膀胱括约肌功能障碍[3, 33]。肌无力通常出现在上肢，因为该肿瘤最常见于颈髓[33]。小儿患者通常表现为非特异性的全身症状，虽然通常也可能出现步态障碍、运动无力、斜颈和脊柱后侧弯畸形，但疼痛通常是最初的主诉[33]。在恶性肿瘤患者中，疼痛伴随着临床症状的快速进展，导致严重的功能障碍[35]。大多数患有高级别病变的患者在发病时已无法行走[30]。

(2) 实验室检查 / 病理检查：病理上脊髓星形细胞瘤可分为低级别或高级别肿瘤。低级别和高级别星形细胞瘤的分界定义不清[2]。星状细胞瘤可以在多个脊髓节段上进展，并可导致脊髓梭形膨大。许多病例可出现良性的液性区域，在 30% 的星形细胞瘤中可见肿瘤囊肿，但肿瘤钙化很少见[3]。低级别肿瘤包括毛细胞型（Ⅰ 级）和分化良好的纤维型或弥漫性星形细胞瘤（Ⅱ 级）。大体上看，它们的核心是灰色的，可能类似于正常的实质组织[36]。镜下观察显示，它们的特征是细胞的扩散浸润，类似于纤维细胞。它们显示出低级别的细胞特性和核分裂象，并且没有坏死和内皮微血管增生。Rosenthal 纤维和嗜酸性粒细胞粒是毛细胞型星形细胞瘤的特征表现[2]。高级别肿瘤如间变性星形细胞瘤（Ⅲ 级）和胶质母细胞瘤（Ⅳ 级）比低级别肿瘤少见得多。大体上看，它们的核心是灰色的，由于肿瘤细胞过多和血管过多，它们的周围常常能看到红色的斑点[36]。镜下观察显示，肿瘤级别越高则细胞数量越多，核分裂象和微血管增生也越多。胶质母细胞瘤中坏死很常见，在肿瘤的中央几乎没有完整的实质[2]。

(3) 影像学检查：星形细胞瘤主要表现为局限性扩大和脊髓的梭形膨大，通常出现在颈髓或胸髓中。它们界限不清，且肿瘤边缘不规则。还

可以出现囊性成分、空洞和相应的水肿区域[3]。星状细胞瘤通常不对称的位于脊髓中心。它们通常累及 1～4 个脊髓节段。但是体积更大、累及更多节段的肿瘤也会出现，尤其是毛细胞型星形细胞瘤[3, 8]。星状细胞瘤在 T_1 加权上表现为低信号或等信号，在 T_2 加权上表现为高信号。对比剂将导致不均匀强化，从统一到斑驳，甚至根本没有强化。由于肿瘤内囊肿或坏死，高级别星形细胞瘤往往出现斑片状增强和异质性成分[4]。鉴别肿瘤囊肿和空洞是至关重要的。肿瘤囊肿通常表现为环形强化，而空洞中央不会出现增强摄取。增强 MRI 可以帮助水肿区域、囊肿和空洞区分肿瘤的边界[3]。

3. 治疗

手术是脊髓星形细胞瘤的主要治疗方式。手术的目标是对病变进行组织学诊断并改善神经功能[37]。星状细胞瘤通常是浸润性的，与正常脊髓没有清晰的界线。因此对于外科医生而言，重要的是要考虑完全切除或部分切除对神经功能损害和其他并发症出现的风险[37, 38]。部分切除术可用于减瘤手术，为辅助治疗做准备[33]。纤维型 / 弥漫性星形细胞瘤最常见于成人，并且通常是浸润性肿瘤。它们的总体外观通常与周围的脊髓没有区别。因此通常不可能完全切除。由于健康的轴突通常会长入肿瘤中，因此即使小心地将肿瘤块完全切除，也可能会发生神经功能受损[33, 38]。毛细胞型星形细胞瘤常发生在儿童，其浸润性不如纤维亚型。它们可以挤压脊髓使其移位，但不会浸润性长入脊髓。因此毛细胞型星形细胞瘤可与健康的脊髓组织区分开，并可以做到完全切除且不出现神经功能恶化[37]。如果手术期间获得的组织标本回报为高级别肿瘤，一般会减少手术干预。这是由于恶性星形细胞瘤存在高度浸润性和侵袭性，而通过手术切除只能提供有限的收

益[37, 38]。在无法手术的肿瘤病例中，放疗可能是最好的治疗方法[2, 39]。浸润性和非浸润性星形细胞瘤的手术策略均是最大限度地对病变进行根治性切除，同时避免神经功能损害和并发症。术中采用 SSEP 和 MEP 进行神经电生理监测可以在某种程度上提供帮助。术中 SSEP 和 MEP 可以通过监测脊髓的功能完整性在切除病变过程中指导外科医生的操作。诱发电位的降低可用于指导肿瘤切除的程度。如果在手术切除过程中诱发电位持续存在，则该手术可以继续进行并可能做到充分的切除[4, 37, 39]。理想的手术患者是那些神经症状很少或没有神经症状的人，他们可以通过手术阻止神经功能障碍的进展。只要患者括约肌功能或卧床体位变化能力仍存在，即使患者有严重神经功能障碍，手术仍可能是有益的[33]。术前临床状态是手术预后的最佳预测指标[33, 37]。低级别肿瘤的复发率约为 25%，而高级别星形细胞瘤的复发率更高，接近 100%[2]。低级别星形细胞瘤患者的术后生存率通常比高级别星形细胞瘤患者高（5 年生存率 70%～100%，而后者生存期为 6～15 个月）[2, 30, 39]。

（三）血管网状细胞瘤

1. 流行病学与自然史

血管网状细胞瘤是血管起源的良性肿瘤（WHO Ⅰ 级），其界限分明却没有包膜[4, 8]。血管网状细胞瘤仅占所有脊髓肿瘤的 1%～5%[40]和所有髓内肿瘤的 3%～8%[4]。发病高峰出现在 30—40 岁[8, 41]，中位发病年龄为 35 岁[3]。该肿瘤主要出现在男性[41]，最常影响胸髓，但也可能出现在颈髓[41]。低位的脊髓水平，如马尾、脊髓圆锥、终丝很少出现血管网状细胞瘤[40]。大多数血管网状细胞瘤（60%～75%）起源于髓内[40, 42]，特别是在脊髓背侧或背外侧位

置[4, 8, 40, 41]，肿瘤通常由脊柱前动脉或后动脉及相应的静脉供血和引流[40, 42]。血管网状细胞瘤可散发，也可能继发于 von Hippel-Lindau（VHL）综合征。大约 75% 的血管网状细胞瘤是散发的，其余病例与 VHL 综合征有关[43]。VHL 综合征的患者更倾向于在较早的年龄出现症状[4, 44]。在相同情况下，VHL 综合征患者出现症状的平均年龄要早 10～20 年[43]。此外，VHL 综合征的患者通常会出现多个肿瘤，而散发性患者的血管网状细胞瘤通常是单发的[4, 44]。顺利地完全切除肿瘤的患者有望获得良好的神经功能预后，并大大降低发病率和死亡率[40, 41]。

2. 诊断检查

(1) 症状和体征：脊髓血管网状细胞瘤患者通常主诉疼痛、肌肉无力和感觉改变，例如本体感觉受损与肿瘤通常位于脊髓背面的位置有关[41, 42]。肿瘤的缓慢生长方式导致患者临床症状进展缓慢，从最初出现症状到入院平均持续时间为 30 个月[41]。有报道个别患者可出现致命性髓内出血进而引起神经根病和急性截瘫[44]，但这种情况并不常见。小体积肿瘤病例的临床症状不是由肿瘤本身引起的，而是由相关的空洞引起的。但是，较大的肿瘤的临床症状是由空洞和肿瘤共同引起的[42]。散发性和 VHL 血管网状细胞瘤的临床症状没有差异[42]。

(2) 实验室检查 / 病理检查：血管网状细胞瘤是良性、生长缓慢的肿瘤（WHO Ⅰ级）。从总体上看，它们表现为富血管性，由小动脉供血，并由大的静脉引流[3]。这些肿瘤通常是膨胀性生长的，与脊髓的边界清楚。切面可能是亮黄色或带血的。镜下观察显示它们由内皮细胞和基质细胞组成。内皮细胞不是其他脊髓肿瘤中的不典型细胞，而是形成团块状、条索状和薄壁血管[45]。基质细胞通常位于内皮细胞之间，胞质中充满脂质

液泡和含铁血黄素[45]。血管网状细胞瘤通常存在沿纤维细胞或空洞排列的囊肿[45]。

(3) 影像学检查：血管网状细胞瘤表现为局灶性脊髓团块。小型血管网状细胞瘤（10mm 或更小）在 T_1 加权上表现为等信号，在 T_2 加权上表现为高信号。这些肿瘤通常表现为均匀强化[41]。小型血管网状细胞瘤通常位于脊髓背侧表面[41]。较大的血管网状细胞瘤（10mm 或更大）在 T_1 加权上表现为低或等信号，在 T_2 加权上呈异质性表现。血管网状细胞瘤通常表现出不同的对比增强效果[8, 41]。非对比图像上，扩张的滋养动脉和回流静脉可能会出现血管流空影[4, 42]。由于静脉淤血或动静脉分流，可能会出现空洞和水肿。肿瘤周围水肿在 T_1 加权上表现为低信号，在 T_2 加权上表现为高信号。有症状的小血管网状细胞瘤可能存在相对较大的空洞，而无症状的患者就没有[41]。钆增强图像有助于从周围的水肿和囊肿中划定肿瘤的病灶范围[3, 46]。

3. 治疗

整体完全切除术是治疗脊髓血管网状细胞瘤的最佳方法。完全手术切除可以使患者获得神经功能和预后的改善，甚至同样适用于无症状的患者[41, 47]。血管网状细胞瘤通常与脊髓具有清晰的分界平面，通过观察肿瘤边缘可将肿瘤单个切除。大多数脊髓血管网状细胞瘤位于脊髓背侧，可通过背侧入路切除，并沿瘤膜界面进行环形切开[4, 41, 48]。也可以采用背侧或背外侧入路以显露和切除侧方肿瘤[48]。位于脊髓腹侧的病变可通过切除椎体后显露。这种方法提供了更直接切除肿瘤的途径，同时降低了病灶周围脊髓损伤的风险[48]。然而，这种方法对显露和闭合提供了更高的要求。对于较大的肿瘤，建议进行纵向脊髓切开术，以便更好地显露肿瘤[4]。当术前 MRI 检查发现较大的肿瘤中存在血管流空影像时，建议在

治疗前进行血管造影以进一步评估其与肿瘤滋养动脉的关系[8, 41]。术中出血过多会干扰肿瘤切除并可能导致不能完全切除肿瘤[41]。因此术前栓塞非常重要，因为它可以最大限度地减少手术期间的失血量并使术野更清晰[4, 41]。各种大小的肿瘤均有可能出现空洞，但它们与术后的预后好坏无关[48]。完全切除肿瘤通常也就去除了空洞，不需要再做额外的引流或分流手术[42]。根治性切除脊髓血管网状细胞瘤可以降低发病率和死亡率[42]。完全切除肿瘤可以获得神经功能预后的改善，而肿瘤切除不彻底可能会导致发病率和死亡率上升[41]。

三、髓外硬膜下肿瘤

（一）脊膜瘤

1. 流行病学与自然史

脊膜瘤约占所有原发性脊髓肿瘤的 25%[49]。大多数（大于 95%）脊膜瘤的是生长缓慢的良性肿瘤，属于 WHO Ⅰ级[8]。手术治疗后患者的复发率、发病率和死亡率均降低，并可获得良好的功能预后[50]。脊膜瘤的发病高峰期在 40—60 岁[8, 50]。年轻的脊膜瘤患者具有不同的组织学亚型，通常临床病程进展更快、预后更差[8, 50]。脊膜瘤在女性中比男性更为常见，其中 75%～90% 的病例为女性[4, 8, 49]。脊膜瘤起源于神经根袖旁边硬膜的蛛网膜帽状细胞。较少见情况的是，脊膜瘤也可能起源于硬脑膜或软膜中的成纤维细胞[4]。大约 80% 的脊膜瘤发生在胸椎，颈椎大约为 15%，腰椎为 5%[3, 8]。胸椎脊膜瘤通常位于脊髓的背外侧，但在颈椎大多位于脊髓的腹侧[8]。大多数脊膜瘤是孤立性肿瘤，只有 1%～2% 的患者有多处病变[4, 8, 51]。多发性脊膜瘤通常见于 NF-2 患者[8, 51]。

2. 诊断检查

（1）症状和体征：脊膜瘤是一种进展缓慢的肿瘤，一般存在许多非特异性症状。大约 50% 的患者最常见的起始症状是背痛[49]。患者还可能出现进行性的放射痛、运动无力、步态不稳和感觉改变[49]。在这些患者中膀胱直肠功能障碍较少见[3]。在病程晚期，肿瘤生长还可能导致 Brown-Séquard 综合征[49, 50]。存在蛛网膜瘢痕的复发肿瘤患者比初发性脊膜瘤患者更容易出现感觉障碍、感觉异常和疼痛[52]。

（2）实验室检查/病理检查：脊膜瘤是由蛛网膜细胞组成的肿瘤。几乎所有的脊膜瘤都是沿着硬膜生长的、实体的、包膜界限分明的光滑圆形肿瘤[8, 49]，它们通常附着在神经根、脊髓和硬膜上[49]。大体上看，切面从灰粉色到棕褐色不等，经常有钙化存在。镜下观察显示脊膜瘤存在几种组织学亚型，包括脑膜上皮细胞型、沙砾体型、过渡型、血管瘤型和纤维型[3, 50]。大多数脊柱脑膜瘤是脑膜上皮细胞型（29%～59%）或沙砾体型（21%～57%）[50]，在组织学上表现出螺纹和沙砾体的特征[53]。与其他组织学亚型相比，沙砾体型患者术后的神经系统预后不良[49]。

（3）影像学检查：脊膜瘤在 MRI 上表现为界限清楚的肿瘤，通常见于胸段脊髓的后外侧区域[3]。在 T_1 加权上，它们为等信号和低信号，在 T_2 加权上为高信号。除钙化区域外，脊膜瘤表现出均一性的强化[3, 8]。脊膜瘤的一个显著特征是硬膜边缘增厚，称为"硬膜尾巴"征[54]（图 9-1）。

3. 治疗

彻底切除脊膜瘤是获得长期预后的最佳治疗方法[52, 55, 56]。在大多数情况下均可完全切除肿瘤，主要是因为这些肿瘤一般不会侵犯脊髓或邻近的骨性结构。即使是术前神经功能缺损严重的患者

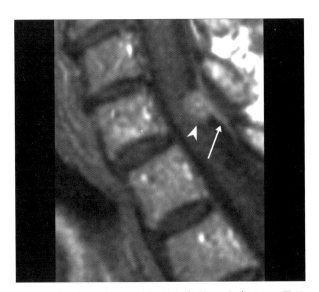

▲ 图 9-1　脊膜瘤：上胸椎的矢状位 T_1 加权 MRI 显示脊膜瘤（箭头）和相应的硬膜尾（箭）

引自 Wallace EW. The dural tail sign. *Radiology.* 2004; 233(1): 56-7.

也可以取得良好的效果[52]。在术中最重要的是通过适当地进行广泛的暴露以最大限度地切除整个肿瘤，同时最大限度地减少脊髓的移位[55, 57]。可以使用超声检查以提供详细的肿瘤位置图像，以避免不必要的较大的硬膜切口[57]。根据肿瘤的具体位置，可以采用多种策略切除脊膜瘤。最好是通过后路椎板切除术来处理背侧或背外侧肿瘤，可以提供足够的暴露并防止脊柱不稳[4, 55]。如果肿瘤位于脊髓腹侧或腹侧，则可进行一到两个节段的全椎板切除术或半椎板切除术及小关节切除术，这样可以充分显露肿瘤并防止脊髓移位[55, 57]。切除前应将腹侧的肿瘤压实，切除前应充分暴露肿瘤与脊髓之间的空间[55]。对于腹侧的胸椎脊膜瘤，需行横突切除术或胸腔外入路进行操作[4]。在大多数患者中，可以通过使用背侧或背外侧椎板切除术来安全切除肿瘤。这种方法对于脊髓腹侧的脊膜瘤也可做到满意的切除[4, 55]。钙化肿瘤的手术过程更为复杂，因为在手术策略中必须考虑其与脊髓的粘连。部分钙化的脊髓腹侧或脊髓腹外侧肿瘤患者宜采用部分椎体切除术或肋骨横突切

除术。对于极少数严重钙化的脊髓腹侧或脊髓腹外侧肿瘤患者，如果无法压实肿瘤内部，进行部分或完全椎体切除术以切除肿瘤可能更安全[55, 58]。临床上很少需要这种操作。

眼眶扁平肥厚型脑膜瘤和浸润性脊膜瘤是罕见的脑膜瘤亚型。外科手术切除是很大的挑战，因为它与健康的脊髓组织的界限不清晰，并且具有更广泛的肿瘤基质。眼眶扁平肥厚型脑膜瘤也可能侵犯周围的组织结构，例如附近的骨组织，并偶尔出现骨化[52, 57]。与更常见的包囊性脊膜瘤一样，眼眶扁平肥厚型脑膜瘤和浸润性脊膜瘤患者的长期预后与手术切除的程度有关[52]。虽然绝大多数有包膜的肿瘤可以完全切除，但只有大约 50% 的眼眶扁平肥厚型脑膜瘤可以完全切除[57]。

由于蛛网膜瘢痕的粘连会引起脊髓栓系，因此完全切除存在蛛网膜瘢痕的复发性脊膜瘤也具有挑战性。粘连可能使瘢痕、脊膜瘤和脊髓难以分辨[52, 57]。除了栓系的并发症外，瘢痕形成还可能干扰脊髓血流和阻塞脑脊液流动而引起进行性神经系统症状[52]。蛛网膜瘢痕的手术是有争议的，因为每次切除手术都会导致更多的瘢痕形成。因此，重要的是尽可能地减少蛛网膜的切除，清晰地切开瘢痕组织并进行细致的止血。放置人工硬膜可以为术后脊髓栓系和脑脊液流动受阻或渗漏提供保护[52, 57]。

进行神经电生理监测应包括 MEP 和 SSEP，以指导外科医生仅切除肿瘤组织，同时保留健康的脊髓组织。严密的监测可以减少术后神经功能损害的可能性[55, 57]。尽管对脊膜瘤最有利的治疗方法是完全切除，但对于部分切除脊膜瘤患者和复发性脊膜瘤患者，辅助放疗可能是有益的[55, 57, 58]。术前存在严重神经功能损害的患者在完全切除后，神经功能可能会完全恢复[52, 57]。有些患者可能会在手术后出现短暂的神经系统症

状恶化，通常会在 6 个月内改善[52]。Ⅰ级脊膜瘤的复发率较低，从 0%～14.7%[50, 55-57]。年轻患者、部分切除的患者、眼眶扁平肥厚型脑膜瘤和浸润性脊膜瘤患者存在较高的复发率[57]。有研究发现年龄在 21 岁以下的脊膜瘤患者的复发率为 20%[50]。

（二）神经鞘瘤

1. 流行病学与自然史

神经鞘瘤也称为神经瘤，起源于颈椎或腰椎的背侧神经根的新生性 Schwann 细胞。它们很少发生在胸椎区域。神经鞘瘤是良性肿瘤，被列为 WHO Ⅰ级[8]。患者具有良好的预后，他们的预期寿命与普通人群相当[59, 60]。神经鞘瘤是最常见的髓外硬膜下脊髓肿瘤，约占硬膜下神经鞘肿瘤的 65%[61]。其发病率在男性和女性中相同[3, 4, 59]，并且在 30—40 岁和 50—60 岁发病率最高[3, 4, 59]。神经鞘瘤最常以孤立性肿瘤的形式出现，但是患有 NF-2 的患者会出现多发性病变[3, 8]。尽管神经鞘瘤最常见于成人，但它们可能存在于患有 NF-2 的儿童中[8]。继发于 NF-2 的神经鞘瘤复发率和神经功能损害发生率较高，因此预后较差[8, 60, 62]。恶性神经鞘瘤（malignant nerve sheath tumors, MNST）很罕见，仅占神经鞘瘤的 0.8%～6%[60, 61]，一般预后很差[60]。MNST 的生存率是多变的，其 5 年生存率为 10%～47%[60]。

2. 诊断检查

(1) 症状和体征：神经鞘瘤患者的主要症状是局部疼痛或根性疼痛[60, 61]。第二常见的症状是运动相关的症状，包括进行性四肢无力和僵硬，其次是感觉改变[61]。出现神经系统症状是由神经鞘瘤经常位于神经根上。许多患者可能仅在触及肿块后才出现症状[60]。NF-2 相关的神经鞘瘤一般较早出现症状，并伴有严重的神经功能障碍。

这是由于它们的生长很快，且在神经根上生长更具侵袭性[62]。良性神经鞘瘤生长缓慢，在确诊前平均症状持续时间约为 30 个月[60, 61]。然而，对于生长很快的 MNST 患者，在确诊前平均症状持续时间约为 8 个月[60]。

(2) 实验室检查 / 病理检查：神经鞘瘤由施万细胞和相关的纤维组织组成[3]。它通常起源于单个神经束，并且发育不对称。神经鞘瘤与包裹神经根的神经纤维瘤不同，神经鞘瘤不包含贯穿神经根的神经纤维，而是使神经根移位[3]。神经鞘瘤大体观呈棕褐色或黄色，边界清楚，没有明显的血管。细胞性神经鞘瘤属于良性组织学亚型。它们的特征是富细胞性、中度核分裂和中度核不典型性。尽管其看起来像更具侵袭性的肿瘤，但它的临床表现仍为良性，并与其他良性神经鞘瘤具有相同的预后[60]。MNST 一般预后不良。它的特征是存在纺锤形或多边形细胞的高细胞性，核多态性和高度核分裂象。MNST 也侵犯周围组织[60]。

(3) 影像学检查：MRI 上脊柱神经鞘瘤有明确的肿瘤边缘。孤立性肿瘤通常位于颈椎或腰椎的脊髓背侧感觉根中。NF-2 相关患者中可能存在多个肿瘤。肿瘤的生长通常使脊髓移位到对侧。这一特点将它们与通常包裹神经的神经纤维瘤区分开来[3]。在 T_1 加权上神经鞘瘤表现为等信号，在 T_2 加权上它们表现为明显的高信号。T_1 加权上的高信号对应于出血。较大的神经鞘瘤可从椎间孔突出，形成哑铃状肿块（图 9-2）。与良性肿瘤相比，恶性肿瘤往往伴有不规则的边界。但是，在良性和恶性肿瘤中均可以观察到异质性。这导致了囊性和坏死区域的 MRI 信号为异质性的。钙化在神经鞘瘤中并不常见。通过确定囊性变、硬膜强化不明显或周围强化增强，可以将神经鞘瘤与脊膜瘤相鉴别[3, 8, 63]。

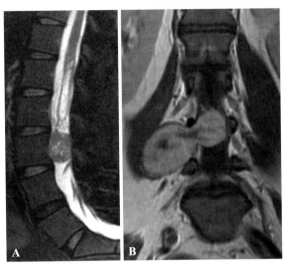

▲ 图 9-2　神经鞘瘤：A. 矢状位 T_2 加权 MRI 显示 L_3~L_4 水平的高信号髓外硬膜下肿瘤；B. 轴向 T_1 加权 MRI 显示哑铃样肿物[8]

3. 治疗

脊柱神经鞘瘤患者的治疗目标是完全切除肿瘤[64]。大多数（90%）无 NF-2 的良性神经鞘瘤患者可以做到完全切除[62]。手术方法取决于病变的部位和解剖结构。通常情况下可以通过椎板切除术彻底清除小的硬膜内病变[4, 62, 65, 66]。在显露和切除较大的肿瘤之前可能需要减压[62]。对于较大的肿瘤，可能需要更广泛切除背外侧骨性结构，然后进行脊柱稳定和融合以避免局部不稳定[64, 66]。位于腹侧的肿瘤可能需要经胸腔入路或侧方入路[4, 66]。如果采用适当的手术入路和精心设计的手术显露策略，则很少需要采用此类入路。肿瘤显露后，必须在肿瘤表面上确定切除平面。肿瘤的显露需要识别和划分肿瘤的近端和远端神经根[4]。将受累的神经束与神经根的其余部分分开可以最大限度地降低神经系统损害的风险[4, 59, 64]。对于起源于背侧根的肿瘤，可以通过将其从肿瘤的腹侧表面切开来保护腹侧神经根[4]。对于穿过椎间孔的哑铃形神经鞘瘤通常需要完全切除神经根[4]。在许多情况下，生长为神经鞘瘤的神经根在手术时是无功能的，因此切除这些神

经根一般不会造成进一步的神经系统损害[64]。但是如果完全切除会损害重要神经结构的完整性，考虑到神经鞘瘤通常是生长缓慢、复发率低的肿瘤，则可能需要进行较不彻底的切除[62, 67]。为了最大限度地减少和预防神经系统并发症，切除肿瘤时可以在术中同时使用 SSEP 和 MEP 进行脊髓监测[26]。直接刺激裸露的神经根可以帮助外科医生将功能性神经根与非功能性根神经区分开，从而降低术后并发症的发生[64]。

接受肿瘤完全切除手术的散发性神经鞘瘤患者通常可以长期保持无瘤状态，复发风险低。与普通人群相比，他们的预期寿命没有减少。但是部分切除的患者，特别是 NF-2 的患者由于肿瘤复发率很高，其预后较差[62]。年轻患者、没有术后脊髓栓系患者、首次肿瘤切除手术患者和无 NF-2 的患者一般预后良好[62]。无 NF-2 病史且接受部分切除的患者 5 年后总体复发率为 10%[62, 64]。然而，NF-2 患者 5 年后总体复发率为 40%[62]。因此，对于部分切除或有 NF-2 病史的患者安排常规的临床和放射学随访非常重要[62, 64]。

良性病变没有放疗的指征，但对于接受部分切除术的患者可能是有益的。即使在手术和放疗后，MNST 患者的预后也很差。因此，重要的是要考虑手术和放疗是否适合这些患者[60]。术前症状的严重程度可预测患者治疗后的恢复程度[59]。术前存在自主神经功能障碍的患者恢复较差，并且可能仍残留膀胱和直肠括约肌功能障碍。因此，对于此类患者建议尽早进行手术治疗，以防止患者并发症发生和自主神经功能障碍出现的增加[62, 64, 67]。

（三）神经纤维瘤

1. 流行病学与自然史

神经纤维瘤是 WHO Ⅰ 级良性神经鞘瘤，一

般比较罕见[8]。它占原发性脊柱肿瘤的 3%[67]，占脊髓神经鞘瘤的 15%～26%[61, 68]。它主要出现在神经根腹侧，通常包绕或包含神经根。与神经鞘瘤不同的是，神经鞘瘤一般是将神经根挤压移位。神经纤维瘤由 Schwann 细胞、成纤维细胞、神经束膜样细胞和包含它的胶原样基质组成[8]。神经纤维瘤通常是孤立性肿瘤，但 I 型神经纤维瘤病（NF-1）患者除外。尽管大多数神经纤维瘤完全位于髓外硬膜下，但有 10%～15% 的神经纤维瘤位于硬膜内和硬膜外交界区。这是由于其为穿过神经根袖处硬膜的哑铃状生长。少于 1% 的神经纤维瘤是位于髓内的。目前认为髓内神经纤维瘤是起源于伴行于脊髓血管的血管周神经鞘。常见于 NF-1 患者的丛状神经纤维瘤向软膜下延伸，因此分为髓内和髓外。它通常与近端神经相关[4]。神经纤维瘤在整个脊髓中分布相对均匀。男性和女性患者发病率较为一致，在 30—40 岁和 50—60 岁达到发病高峰[3]。尽管神经纤维瘤通常是良性的，但丛状神经纤维瘤可能进展为 MNST。MNST 通常预后较差，在 NF-1 患者中尤为常见。如果能获得早期诊断，则可以取得更好的预后[69]。

2. 诊断检查

(1) 症状和体征：由于大多数神经纤维瘤起源于脊髓神经根部，因此患者可能会出现根性痛。神经根受压还可能会出现运动障碍、感觉异常和麻木。存在骶部病变的患者常常会主诉下腰部的局部疼痛。由于良性神经纤维瘤生长缓慢，患者出现神经系统症状可能会延迟数年[3, 70, 71]。

(2) 实验室检查 / 病理检查：神经纤维瘤由 Schwann 细胞、成纤维细胞和周细胞组成。大体上看，它们呈棕褐色至白色，并具有明显的闪闪发光的切面。神经纤维瘤既可以作为界限分明的神经内肿瘤生长，也可以在神经外部位浸润生长

到软组织中，通过功能正常的神经束连接肿瘤和软组织。与神经鞘瘤相反，神经纤维瘤是细长且呈叶状的肿块，其界限清楚，但没有包膜[72]。肿瘤生长排列模式可以是局限的、弥散的或丛状的。镜下观察显示，神经纤维瘤细胞呈扭曲或曲线纺锤形，在黏液样基质背景中存在细长核。也可能存在散在的肥大细胞、淋巴细胞、周细胞和成纤维细胞，并伴有斑点状的 S100 阳性假 Meissnerian 小体。大多数神经纤维瘤为偶发的，但约 10% 的神经纤维瘤与 NF-1 相关。丛状神经纤维瘤通常可诊断为 NF-1，其特征是多条神经干交织在一起[72]。

(3) 影像学检查：脊髓神经纤维瘤往往相对较小且分散，通常会包裹神经根而不是将神经根挤压移位。脊髓神经纤维瘤通常是圆形或梭形肿瘤，在 T_1 加权上是等信号的，在 T_2 加权上是明显高信号的。肿瘤的强化程度从某些病灶的均匀强化到其他病灶的周边强化不等。但是，钆增强图像上可以看到较强的均匀强化。在 T_2 加权上可能会出现"靶征"，并且中央区域信号较低（图 9-3）。这种影像特征通常可以诊断为良性神经纤维瘤。与良性病变相比，恶性病变往往具有更多的不规则的边缘。多发性丛状神经纤维瘤常见于 NF-1 患者[3, 8, 73]。

3. 治疗

神经纤维瘤患者的治疗目标是在合适的情况下，利用显微外科技术和术中电生理监测技术进行完全切除[74, 75]。神经纤维瘤比神经鞘瘤更难以切除，因为神经纤维混在肿瘤实质中[76]。大体上通常会看到神经束从两极进入和离开肿瘤。这些神经束大多数不能产生神经动作电位，并且可以安全切除[68, 74, 75]。这表明去神经支配方式是对受累神经完全损伤的结果，该神经根的功能被相邻节段神经根所代替[76]。在手术过程中，神经根

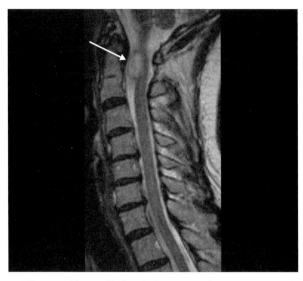

▲ 图 9-3　神经纤维瘤：矢状位 T₂ 加权 MRI 显示颈脊髓前外侧的髓外硬膜下肿物（箭）

肿物表现出常见的中央低信号的"靶标"征，是神经纤维瘤的特征表现［引自 Beall DP, Googe DJ, Emery RL, et al. Extramedullary intradural spinal tumors: a pictorial review. *Curr Probl Diagn Radiol.* 2007;36(5):185-98.］

的切开仅在少数情况下导致神经功能障碍[67, 68]。在某些情况下，功能正常的神经束从周围移至肿瘤表面并环绕肿瘤表面。通过显微外科技术可以将这些神经束从囊外剥离，并从肿瘤中保留下来[68, 74]。

一般可以通过标准的后路椎板切除术切除硬膜内的神经纤维瘤，因为这些肿瘤大多数位于脊髓背侧[4, 68]。位于腹侧的肿瘤可能需要经胸腔入路或侧方入路。应进行正中硬膜切开以显露肿瘤的硬膜内部分[77]。肿瘤显露后，必须在肿瘤表面上确定切除平面[4]。良性神经鞘瘤通常存在完好的包膜[68, 74]。应切开肿瘤并使用超声吸引器将肿块吸除，以显露从脊髓进入的神经根[4, 77]。彻底清除肿瘤一般必需切除神经根，这样很少会导致神经功能损害[74]。术中使用 SSEP 和 MEP 进行神经电生理监测可以区分正常的神经束和非正常的神经束，并有助于避免肿瘤切除过程中的神经损伤[78]。

单发神经纤维瘤患者通常在术后疗效良好，并发症发生较少。但是丛状神经纤维瘤更难治疗，是 NF-1 患者发病率和死亡率高的重要原因[79]。治疗丛状神经纤维瘤的复杂性和局限性在于其浸润性生长、肿瘤体积大、较高的沿脊柱旁广泛扩散发生和高复发率[74, 77, 79]。它没有包膜，通常累及多个相邻的脊柱节段，从而导致脊髓病或多节段性神经根病。此外，由于受累神经根的功能通常被部分保留，并且通常累及关键的脊柱外结构，因此这些病变很少能够完全切除[74, 77]。但是通过使用熟练的显微外科技术和术中神经电生理监测可以保留未被累及的小根，这样手术切除治疗丛状神经纤维瘤可以取得可接受的效果。这可以将神经系统症状的发生率降至最低，并重建或维持患者的神经系统功能。该治疗还必须考虑 NF-1 患者的全身情况，以确保取得长期良好的预后[77]。术前肌电图（electromyography, EMG）可以预测手术预后。如果肌电图显示无神经支配，则术后出现神经功能障碍的风险通常较低[76]。

单发脊柱神经纤维瘤患者术后通常预后良好[62]，复发率约为 12%，预计超过 85% 的患者疼痛可以完全缓解[67, 75]。手术后神经功能的改善可能需要几个月的时间，才能使被肿瘤压迫的邻近神经根功能恢复[67]。虽然 NF-1 患者的功能性切除风险更大，但由于症状的严重性和 15% 的恶变风险，切除肿瘤仍然是必要的。发生肿瘤恶变的患者需要高剂量放射治疗[74]。目前已经注意到丛状神经纤维瘤的患者接受标准的椎板切除术后，发生进行性脊柱后凸畸形的风险很高。这通常需要在椎板切除术后行脊柱融合术。对后柱结构和软组织的解剖重建可以减少术后后凸的发生率[77]。

（四）副神经节瘤

1. 流行病学与自然史

脊髓副神经节瘤是罕见的、生长缓慢的肿瘤，起源于神经嵴的副神经节细胞。它们通常是无功能的交感神经系统肿瘤，见于腰椎区域及脊髓圆锥、马尾和终丝[2, 80]。在极少数情况下，它们可能是有功能性的并可以分泌儿茶酚胺。它最常见于成人，儿童较少见。男性发病率较高，平均发病年龄在 30—50 岁[2]。副神经节瘤通常是良性的（WHO Ⅰ级），但有些可能更具侵袭性并可出现转移扩散[3, 8, 80-82]。

2. 诊断检查

(1) 症状和体征：患者通常表现出的临床症状和体征类似于黏液乳头型室管膜瘤。常见的症状包括下腰痛、下肢的感觉或运动障碍以及直肠和膀胱括约肌功能障碍。患者可能还会主诉因卧床而引起的疼痛和不适[81]。

(2) 实验室检查 / 病理检查：副神经节瘤是单发的、高度血管化生长、带有薄的纤维包膜的肿瘤。它们与相邻的神经根有很好地分界。由于血管的形成，它们大体上看呈红灰色[2]。肿瘤中可见囊性成分[81]。副神经节瘤的主要组织学特征是"Zellballen 巢"，由小的、圆形到长方体或柱状细胞巢组成，并且存在分隔和良好的血管网。这一标志性特征有助于鉴别组织学上相似的肿瘤，即具有血管周围假菊形团的黏膜乳头状室囊膜瘤进行鉴别[2, 80, 83]。副神经节瘤的主要细胞类型是主细胞，其特征是圆形到卵圆形的核，内含斑点状核染色质。细胞异形性很少见。免疫组化染色突触素和嗜铬粒蛋白 A 阳性对副神经节瘤的诊断具有特异性，而胶质纤维酸性蛋白阴性则排除了室管膜瘤。对 S-100 染色具有反应性的支持细胞通常可以观察到椭圆形小核[2, 80, 82]。

(3) 影像学检查：副神经节瘤的 MRI 表现通常是非特异性的，但 MRI 通常可以帮助缩小鉴别诊断范围。肿瘤在 T_1 加权上是低信号到等信号的，在 T_2 加权上是存在低信号边缘区域的高信号灶，这是因为副神经节瘤有完整的包膜。有时在 T_2 加权上可以看到由于肿块或其他相邻血管对肿瘤血管的压迫而产生的蛇形流空影。如果出现该特征性图像可以诊断为神经节旁瘤（图 9-4）。钆增强 T_2 加权上出现异质性的"胡椒盐"样表现也是副神经节瘤的特征性表现[2, 8, 80-82, 84, 85]。

3. 治疗

大体完全切除是治疗良性脊柱副神经节瘤的最佳方法。尽管副神经节瘤是最常见的无功能分泌性肿瘤，但术前筛查是否为儿茶酚胺分泌的肿瘤以预防肿瘤切除过程中出现高血压危象非常重要[2]。手术治疗通常可以治愈，完全切除或部分切除术后总复发率小于 5%。辅助放疗不会影响复发率，因此不建议使用[2]。术前症状的严重程度可预测治疗后的恢复情况[82]。

四、结论

硬膜内脊髓肿瘤占所有中枢神经系统肿瘤的 10%～15%[1]。这些肿瘤按部位可分为髓内肿瘤或髓外硬膜下肿瘤，分别占所有脊髓肿瘤的 5%～10% 和 30%～40%[3, 4]。髓内肿瘤包括室管膜瘤、星形细胞瘤和血管网状细胞瘤，而髓外硬膜下肿瘤包括脊膜瘤、神经鞘瘤和副神经节瘤。所有这些肿瘤通常都适合手术切除。这些肿瘤通常表现出各种各样的非特异性症状和临床特征，包括疼痛、运动障碍、感觉丧失和较少见的括约肌障碍。MRI 是评估脊髓肿瘤的最佳影像学方法。肿瘤的位置及其与脊髓的关系是确诊的最重要特征。应进行组织学检查以确定肿瘤的类型和

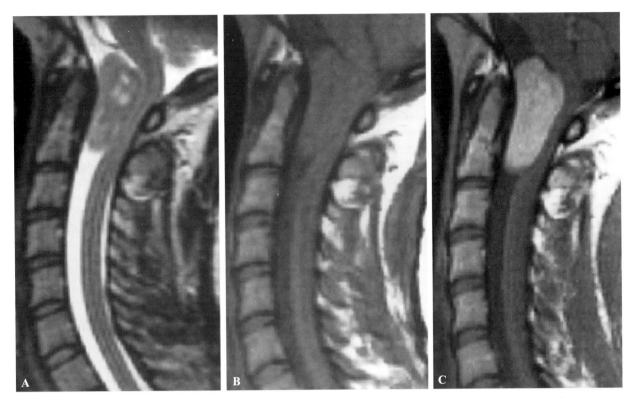

▲ 图 9-4　副神经节瘤：A. 矢状位 T_2 加权 MRI 显示在上颈椎中存在界限清楚的髓外硬膜下肿瘤；B. T_1 加权 MRI 显示为等信号；C. 钆增强 T_1 加权 MRI 显示密集均质表现
肿瘤内出现血流空影表现是副神经节瘤出血和瘤内血管的特征性表现[80]

级别，然后可指导治疗计划和评估预后。肿瘤类型和级别以及术前神经功能状态是术后预后的常见预测指标。诊断能力的提高和显微外科技术的进步为创造更好的治疗计划提供了支持，从而使硬膜内脊髓肿瘤患者的术后发病率和死亡率降至最低。

参 考 文 献

[1] Rhines LD, Groves MD. Tumors of the Brain and Spine. New York: Springer US; 2007. pp. 295–328.

[2] Traul DE, Shaffrey ME, Schiff D. Part I: Spinal–cord neoplasms— intradural neoplasms. Lancet Oncol. 2007; 8(1):35–45.

[3] Van Goethem, JWM, van den Hauwe L, Özsarlak Ö, De Schepper AM, , Parizel P. Spinal tumors. Eur J Radiol. 2004;50(2):159–76.

[4] Parsa AT, Lee J, Parney IF, et al. Spinal cord and intraduralextraparenchymal spinal tumors: current best care practices and strategies. J Neurooncol. 2004;69(1–3): 291–318.

[5] Sun B, Wang C, Wang J. MRI features of intramedullary spinal cord ependymomas. J Neuroimaging. 2003;13(4): 346–51.

[6] Yoshii S, Shimizu K, Ido K, et al. Ependymoma of the spinal cord and the cauda equina region. J Spinal Disord. 1999;12(2):157–61.

[7] McCormick PC, Torres R, Post KD, et al. Intramedullary ependymoma of the spinal cord. J. Neurosurg. 1990; 72(4): 523–32.

[8] Abul–Kasim K, Thurnher MM, McKeever P, et al. Intradural spinal tumors: current classification and MRI features. Neuroradiology. 2008;50 (4):301–14.

[9] Jallo GI, Zagzag D, Epstein F. Intramedullary subependymoma of the spinal cord. Neurosurgery. 1996;38(2):251–7.

[10] Dario A, Fachinetti P, Cerati M, et al. Subependymoma of the spinal cord: case report and review of the literature. J Clin Neurosci. 2001;8(1):48–50.

[11] Kahan H, Sklar EM, Post MJ, et al. MR characteristics

of histopathologic subtypes of spinal ependymoma. Am J Neuroradiol. 1996;17(1):143–50.

[12] Celli P, Cervoni L, Cantore G. Ependymoma of the filum terminale: treatment and prognostic factors in a series of 2. cases. Acta Neurochir (Wien). 1993;124(2–4):99–103.

[13] Chamberlain MC, Tredway TL. Adult primary intradural spinal cord tumors: a review. Curr Neurol Neurosci Rep. 2011; 11(3):320–8.

[14] Waldron JN, Laperriere NJ, Jaakkimainen L, et al. Spinal cord ependymomas: a retrospective analysis of 59 cases. Int J Radiat Oncol Biol Phys. 1993;27(2):223–9.

[15] Tominaga T, Kayama T, Kumabe T, et al. Anaplastic ependymomas: clinical features and tumour suppressor gene p53 analysis. Acta Neurochir (Wien). 1995;135(3–4):163–70.

[16] Newton HB, Henson J, Walker RW. Extraneural metastases in ependymoma. J Neurooncol. 1992;14(2):135–42.

[17] Ueki K, Sasaki T, Ishida T, et al. Spinal tanycytic ependymoma associated with neurofibromatosis type 2—case report. Neurol Med Chir (Tokyo), 2001;41(10):513–6.

[18] Schwartz TH, McCormick PC. Intramedullary ependymomas: clinical presentation, surgical treatment strategies and prognosis. J Neurooncol. 2000;47(3):211–8.

[19] Epstein FJ, Farmer JP, Freed D. Adult intramedullary spinal cord ependymomas: the result of surgery in 38 patients. J Neurosurg. 1993;79(2):204–9.

[20] Boström A, von Lehe M, Hartmann W, et al. Surgery for spinal cord ependymomas: outcome and prognostic factors. Neurosurgery. 2011;68(2):302–8; discussion 309.

[21] Goh KY, Velasquez L, Epstein FJ. Pediatric intramedullary spinal cord tumors: is surgery alone enough? Pediatr Neurosurg. 1997;27:34–9.

[22] Joaquim AF, Santos MJ, Tedeschi H. Surgical management of intramedullary spinal ependymomas. Arq Neuropsiquiatr. 2009;67(2A):284–9.

[23] Lee J, Parsa AT, Ames CP, et al. Clinical management of intramedullary spinal ependymomas in adults. Neurosurg Clin N Am. 2006;17(1):21–7.

[24] Manzano G, Green BA, Vanni S, et al. Contemporary management of adult intramedullary spinal tumors–pathology and neurological outcomes related to surgical resection. Spinal Cord. 2008;46(8):540–6.

[25] Eroes CA, Zausinger S, Kreth F–W, et al. Intramedullary low grade astrocytoma and ependymoma. Surgical results and predicting factors for clinical outcome. Acta Neurochir (Wien). 2010;152(4):611–8.

[26] Matsuyama Y, Sakai Y, Katayama Y, et al. Surgical results of intramedullary spinal cord tumor with spinal cord monitoring to guide extent of resection. J Neurosurg Spine. 2009;10(5):404–13.

[27] Sala F, Palandri G, Basso E, et al. Motor evoked potential monitoring improves outcome after surgery for intramedullary spinal cord tumors: a historical control study. Neurosurgery. 2006;58(6):1129–43; discussion 1129–43.

[28] Linstadt DE, Wara WM, Leibel SA, et al. Postoperative radiotherapy of primary spinal cord tumors. Int J Radiat Oncol Biol Phys. 1989;16(6):1397–1403.

[29] Garcia DM. Primary spinal cord tumors treated with surgery and postoperative irradiation. Int J Radiat Oncol Biol Phys. 1985;11(11):1933–9.

[30] Kim MS, Chung CK, Choe G, et al. Intramedullary Spinal Cord Astrocytoma in Adults: Postoperative Outcome. J Neurooncol. 2001;52(1):85–94.

[31] Innocenzi G, Raco A, Cantore G, et al. Intramedullary astrocytomas and ependymomas in the pediatric age group: a retrospective study. Childs Nerv Syst. 1996;12(12):776–80.

[32] Miller DC. Surgical Pathology of Intramedullary Spinal Cord Neoplasms. J Neurooncol. 2000;47(3):189–94.

[33] Houten JK, Cooper PR. Spinal cord astrocytomas: presentation, management and outcome. J Neurooncol. 2000;47(3):219–24.

[34] Epstein FJ, Farmer JP, Freed D. Adult intramedullary astrocytomas of the spinal cord. Journal of Neurosurgery. 1992;77(3):355–9.

[35] Choi GH, Oh JK, Kim TY, et al. The clinical features and surgical outcomes of pediatric patients with primary spinal cord tumor. Childs Nerv Syst. 2012;28(6):897–904.

[36] Dickman CA, Fehlings MG, Gokaslan ZL. Spinal Cord and Spinal Column Tumors: Principles and Practices. New York: Thieme; 2006.

[37] Roonprapunt C, Houten JK. Spinal cord astrocytomas: presentation, management, and outcome. Neurosurg Clin N Am. 2006;17(1):29–36.

[38] Cristante L, Herrmann HD. Surgical management of intramedullary spinal cord tumors: functional outcome and sources of morbidity. Neurosurgery. 1994;35(1):69–74; discussion 74–6.

[39] Jallo GI, Danish S, Velasquez L, et al. Intramedullary low–grade astrocytomas: long–term outcome following radical surgery. J Neurooncol. 2001;53(1):61–6.

[40] Biondi A, Ricciardi GK, Faillot T, et al. Hemangioblastomas of the Lower Spinal Region: Report of Four Cases with Preoperative Embolization and Review of the Literature. Am J Neuroradiol. 2005;26(4):936–45.

[41] Lee DK, Choe WJ, Chung CK, et al. Spinal cord hemangioblastoma: surgical strategy and clinical outcome. J Neurooncol. 2003;61(1):27–34.

[42] Chu BC, Terae S, Hida K, et al. MR findings in spinal hemangioblastoma: correlation with symptoms and with angiographic and surgical findings. Am J Neuroradiol. 2001;22(1):206–17.

[43] Neumann HP, Eggert HR, Weigel K, et al. Hemangioblastomas of the central nervous system. A 10–year study with special reference to von Hippel–Lindau syndrome. J Neurosurg. 1989;70(1):24–30.

[44] Wanebo JE, Lonser RR, Glenn GM, et al. The natural history of hemangioblastomas of the central nervous system in patients with von Hippel–Lindau disease. J Neurosurg.

2003;98(1):82−94.

[45] Browne TR, Adams RD, Roberson GH. Hemangioblastoma of the spinal cord: Review and report of five cases. Arch Neurol. 1976;33(6):435−41.

[46] Imagama S. Ito Z, Wakao N, et al. Differentiation of localization of spinal hemangioblastomas based on imaging and pathological findings. Eur Spine J. 2011;20(8): 1377−84.

[47] Pietilä TA, Stendel R, Schilling A, et al. Surgical treatment of spinal hemangioblastomas. Acta Neurochir (Wien). 2000;142(8):879−86.

[48] Mandigo CE, Ogden AT, Angevine PD, et al. Operative management of spinal hemangioblastoma. Neurosurgery. 2009;65(6):1166−77.

[49] Schaller B. Spinal meningioma: relationship between histological subtypes and surgical outcome? J Neurooncol. 2005;75(2):157−61.

[50] Cohen−Gadol AA, Zikel OM, Koch CA, et al. Spinal meningiomas in patients younger than 50 years of age: a 21−year experience. J Neurosurg. 2003;98(3 Suppl): 258−63.

[51] Chaparro MJ, Young RF, Smith M, et al. Multiple spinal meningiomas: a case of 47 distinct lesions in the absence of neurofibromatosis or identified chromosomal abnormality. Neurosurgery. 1993;32(2):298−301; discussion 301−2.

[52] Klekamp J, Samii M. Surgical results for spinal meningiomas. Surg Neurol. 1999;52(6):552−62.

[53] Riemenschneider MJ, Perry A, Reifenberger G. Histological classification and molecular genetics of meningiomas. Lancet Neurol. 2006;5(12):1045−54.

[54] Alorainy IA. Dural tail sign in spinal meningiomas. Eur J Radiol. 2006;60(3):387−91.

[55] Setzer M, Vatter H, Marquardt G, et al. Management of spinal meningiomas: surgical results and a review of the literature. Neurosurg Focus. 2007;23(4):E14.

[56] King AT, Sharr MM, Gullan RW, et al. Spinal meningiomas: a 20−year review. Br J Neurosurg. 1998;12(6):521−6.

[57] Gottfried ON, Gluf W, Quinones−Hinojosa A, et al. Spinal meningiomas: surgical management and outcome. Neurosurg Focus. 2003;14(6):e2.

[58] Roux FX, et al. Intraspinal meningiomas: review of 54 cases with discussion of poor prognosis factors and modern therapeutic management. Surg Neurol. 1996;46(5):458−63; discussion 463−4.

[59] Seppälä MT, Haltia MJ, Sankila RJ, et al. Long−term outcome after removal of spinal schwannoma: a clinicopathological study of 187 cases. J Neurosurg. 1995;83(4):621−6.

[60] Seppälä MT, Haltia MJ. Spinal malignant nerve−sheath tumor or cellular schwannoma? A striking difference in prognosis. J Neurosurg. 1993;79(4):528−32.

[61] el−Mahdy W, Kane PJ, Powell MP, et al. Spinal intradural tumours: Part I—Extramedullary. Br J Neurosurg. 1999; 13(6):550−7.

[62] Klekamp J, Samii M. Surgery of spinal nerve sheath tumors with special reference to neurofibromatosis. Neurosurgery. 1998;42(2):279−89; discussion 289−90.

[63] Demachi H, Takashima T, Kadoya M, et al. MR imaging of spinal neurinomas with pathological correlation. J Comput Assist Tomogr. 1990;14(2):250−4.

[64] Safavi−Abbasi S, Senoglu M, Theodore N, et al. Microsurgical management of spinal schwannomas: evaluation of 128 cases. J Neurosurg Spine. 2008;9(1):40−7.

[65] Abernathey CD, Onofrio BM, Scheithauer B, et al. Surgical management of giant sacral schwannomas. J Neurosurg. 1986;65(3):286−95.

[66] O'Toole JE, McCormick PC. Midline ventral intradural schwannoma of the cervical spinal cord resected via anterior corpectomy with reconstruction: technical case report and review of the literature. Neurosurgery. 2003;52(6):1482−5; discussion 1485−6.

[67] Seppälä MT, Haltia MJ, Sankila RJ, et al. Long−term outcome after removal of spinal neurofibroma. J Neurosurg. 1995;82(4):572−7.

[68] McCormick PC. Surgical management of dumbbell tumors of the cervical spine.Neurosurgery. 1996;38(2): 294−300.

[69] Friedrich RE, Kluwe L, Fünsterer C, et al. Malignant peripheral nerve sheath tumors (MPNST) in neurofibromatosis type 1 (NF1): diagnostic findings on magnetic resonance images and mutation analysis of the NF1 gene. Anticancer Res. 2005;25(3A): 1699−702.

[70] Thakkar SD, Feigen U, et al. Spinal tumours in neurofibromatosis type 1: an MRI study of frequency, multiplicity and variety. Neuroradiology. 1999;41(9):625−9.

[71] Sanguinetti C, Specchia N, Gigante A, et al. Clinical and pathological aspects of solitary spinal neurofibroma. J Bone Joint Surg Br. 1993;75(1):141−7.

[72] Rodriguez FJ, Folpe AL, Giannini C, et al. Pathology of peripheral nerve sheath tumors: diagnostic overview and update on selected diagnostic problems. Acta Neuropathol. 2012;123(3):295−319.

[73] Arazi−Kleinmann T, Mor Y, Brand N, et al. Neurofibro−matosis diagnosed on CT with MR correlation. Eur J Radiol. 2002; 42(1):69−73.

[74] Donner TR, Voorhies RM, Kline DG. Neural sheath tumors of major nerves. J Neurosurg. 1994;81(3):362−73.

[75] Levy WJ, Latchaw J, Hahn JF et al. Spinal neurofibro−mas: a report of 66 cases and a comparison with meningiomas. Neurosurgery. 1986;18(3):331−4.

[76] Kim P, Ebersold MJ, Onofrio BM, et al. Surgery of spinal nerve schwannoma. Risk of neurological deficit after resection of involved root. J Neurosurg. 1989;71(6):810−4.

[77] Pollack IF, et al. Surgical management of spinal cord compression from plexiform neurofibromas in patients with neurofibromatosis 1. Neurosurgery. 1998;43(2):248−55; discussion 255−6.

[78] Nuwer MR. Electrophysiologic evaluation and monitoring of spinal cord and root function. Neurosurg Clin N Am. 1990;1(3):533−49.

[79] Needle MN, Cnaan A, Dattilo J, et al. Prognostic signs in

the surgical management of plexiform neurofibroma: the Children's Hospital of Philadelphia experience, 1974–1994. J Pediatr. 1997;131(5):678–82.

[80] Sundgren P, Annertz M, Englund E, et al. Paragangliomas of the spinal canal. Neuroradiology. 1999;41(10):788–94.

[81] Faro SH, Turtz AR, Koenigsberg RA, et al. Paraganglioma of the cauda equina with associated intramedullary cyst: MR findings. Am J Neuroradiol. 1997;18(8):1588–90.

[82] Miliaras GC, Kyritsis AP, Polyzoidis KS. Cauda equina paraganglioma: a review. J Neurooncol. 2003;65(2): 177–90.

[83] Anderson JR, Gullan RW. Paraganglioma of the cauda equina: a case report. J Neurol Neurosurg Psychiatr. 1987;50(1):100–3.

[84] Hsieh CT, Tsai WC, Tang CT, et al. Paraganglioma of the cauda equina. Neurol India. 2009;57(6):833–4.

[85] Yang SY, Jin YJ, Park SH, et al. Paragangliomas in the cauda equina region: clinicopathoradiologic findings in four cases. J Neurooncol. 2005;72(1):49–55.

第二篇

小儿脊柱
Pediatric Spine

第10章 儿童背痛的评估
Evaluation of Back Pain in Children

Hillard T Spencer　　Anthony A Scaduto　**著**

闫　煌　**译**　　朱泽章　**校**

一、概述

虽然短暂性背痛是儿童就诊患者的常见症状，但若症状持续存在，则需要仔细评估，并使用合适的诊断性测试来评估特定的病理特征。本章将重点介绍儿童持续性背痛，不包括短暂的症状和肌肉劳损或急性外伤。据我们所知，目前尚没有症状"持续性"的明确定义。这一诊断必须由医生在仔细评估患者主诉特征的基础上做出[1, 2]。

二、流行病学与自然史

既往已有多项研究计算小儿背痛的患病率。传统的观点认为，儿童背痛是一种罕见的现象，通常预示着潜在的病理损害。然而，这种观点在前瞻性研究中受到了质疑[3]。目前人们普遍认为，在大多数情况下，儿童良性背痛的患病率很高[4]。过去几十年中观念的变化可能有几种原因，其中可能包括研究方法的不同（大型医疗中心对患者的病例回顾性研究与正常儿童的人口普查研究），术语定义不同（全背痛、背痛史或当前持续性背痛），甚至可能是社会对背痛更深入的了解，当孩子抱怨疼痛时父母对医疗需求增加，或者转诊

方式有所改变，选择在专科治疗小儿背部疼痛。此外，某些人群（如青少年高水平运动员）可能与儿童的总体人群不同，特定伤害发生率很高，从而导致背痛[5]。然而，在丹麦进行的一项横断面研究中，儿童背痛水平与其体育锻炼水平之间无关[6]。儿童非特异性背痛的自然病史尚未明确定义，尚不清楚儿童期背痛与成年后背痛有何关系。但是有证据表明，家长对背痛的态度和生活经历以及心理因素会影响儿童和青少年背痛的报道[7]。

三、诊断检查（临床发现）

（一）症状和体征

1. 病史

完善的病史是评估腰痛患者的第一步。医生应该根据疼痛的位置、持续时间、程度、时间特征（持续性和间歇性）、放射痛、加剧和缓解因素以及相关症状来全面描述疼痛的特征。应特别寻找局部症状史，包括局部肿胀、压痛或肿块。此外，仔细询问全身症状，如发热、体重减轻、最近的感染过程或任何神经系统变化，如头痛、大小便失禁或协调失调，这些症状可为诊断背痛

的潜在原因提供重要线索。儿童因椎体周围开放的动脉通道可能发生椎间盘炎症（椎间盘间隙感染）[8]。参加体育运动（如体操）可能会使患者的椎间盘纤维环或椎板峡部容易受损[9, 10]。

病史可以在评估儿童的背部疼痛和潜在基础疾病方面发挥作用，如脑瘫、重大内科疾病、吸收不良综合征，当然还应该进一步调查恶性肿瘤史。回顾家族史不仅有助于了解孩子或父母对背痛的看法，而且还有助于评估是否存在可能与家族病史有关的风湿病。在某些情况下，家庭背景调查可以揭示背痛的其他非医学原因，如药物滥用、心理社会压力或家庭虐待。

2. 体格检查

儿童背部疼痛的体格检查涉及某些关键要素（框 10-1）。视诊需关注矢状面形态的改变。如患儿过度前凸或过度后凸，则需重点检查相关区域。通常僵硬性或结构性后凸不能通过背部过伸

框 10-1　查体

- 大体观
  - 体型 – 肥胖或恶病质
- 脊柱
  - 视诊
    - 序列、矢状面轮廓、肩部高度、臀嵴
  - 触诊
    - 中线骨性结构，椎旁肌
  - 活动度
    - 前弯、后弯/侧弯/旋转/俯卧过伸（胸椎后凸可逆）
  - 激发试验
    - stork 试验
    - 直腿抬高 – 神经根症状与腘绳肌过紧（腘角）
    - FABER 试验 – 骶髂关节
- 神经系统
  - 肌力
  - 感觉
  - 反射 – DTR 和长束体征、腹壁反射
  - 协调性
- 步态
  - 站立 – 脚后跟 – 脚趾模式、踝关节稳定性、足趾活动
  - 摆足下垂
  - 跨步长度和对称性
  - Trendelenburg 征 / 单足站立试验

展试验得到改善。脊柱侧弯通常表现为脊柱柔韧性降低，手动检查（manual examination）能鉴别脊柱旁肌肉痉挛引起的疼痛和局限于脊柱的症状。包括腰椎过度伸展试验在内的刺激性测试可以帮助提高峡部病变检测的阳性率。通常关节峡部裂到腰椎滑脱是一个连续的病理过程，这种连续病理改变通常伴随下肢症状和腰椎前凸。如果这些测试没有产生阳性结果，仰卧屈曲、外展、外旋髋关节（faber）有助于定位骶髂关节病变产生的症状，如炎性关节炎或感染。最后，详细的神经学检查，包括步态评估，对于识别中枢或外周神经系统的病理异常至关重要。

神经学检查应该根据患者的年龄相应调整。虽然年龄较大的孩子可能会遵循运动查体指令，并可能对感觉查体做出准确的反应，但医生必须对不能在相同程度上参与查体的年龄较小的孩子使用其他检查办法。诸如四肢不对称运动、肌肉张力不同或反射亢进等线索可能有助于定位神经系统异常。对于可以评估的儿童，神经学检查应包括肌力和肌张力、感觉、反射、协调性和步态的评估。在评估肌力时，徒手肌力测试通常是可靠的，但医生必须小心区分真正的肌力减退和因疼痛或恐惧而产生的无力表现。如果患儿明显表现出害怕查体的情绪，需让父母参与劝说年幼的孩子配合查体。肌张力评估有助于区分高张力的上运动神经元病变和肌张力降低的下运动神经元病变。一般说来，感觉测试有助于筛查与神经根压迫相关的皮节异常。然而，如果怀疑脊髓髓内病变或已知的脊髓损伤，区分背柱 – 内侧丘脑束携带的机械感觉信息和脊髓丘脑束携带的伤害性刺激至关重要。与伤害性刺激测试相比，年幼的患儿可能更愿意配合温度感觉测试，温度感觉测试也遵循脊髓丘脑的通路。反射检查最好在孩子放松的情况下进行。如果患者坐着时双膝可以

越过检查床边缘，髌骨反射和跟腱反射最容易诱发。根据年龄的不同，巴宾斯基反射测试可能很难在儿童身上进行。不对称反射是一个危险信号，如果检查人员确信这一发现不是偶然，则需安排进一步检查。最后，协调性和步态的评估提供了关于小脑功能的基本信息。背痛儿童的小脑功能异常应该考虑 chiari 畸形、脊髓栓系综合征或脊髓空洞症，并需要进行全脊髓 MRI 和进一步的神经外科学检查[11]。

（二）影像学

1. 初始影像学检查

在小儿背痛的诊断中建议渐进式使用影像检查[3, 12]。通常，在将患者转诊至骨科时，我们认为应慎重对脊柱受影响区域行 X 线片检查。理想情况下，它们应限制在通过体检发现的相关区域，以使有效辐射剂量保持在合理可达到的最低水平。但是，特别是对于年幼的孩子，背痛通常定位不佳，并且实际上可能表现为跛行，不仅需要对脊柱进行 X 线检查，而且还需要对骨盆、臀部和下肢进行 X 线检查。X 线成像是多种病理类型出色的初始筛查方式，包括先天性畸形，许多溶细胞性或增生性肿瘤，感染后的变化，局部损伤或骨折。通常，X 线片将指导进一步影像学检查的选择。值得注意的是，"猫头鹰眨眼"征或椎弓根的溶解性破坏导致后前位 X 线片上没有椎弓根轮廓，可能有助于识别原本可以忽略的病变。

2. 磁共振成像

磁共振成像（MRI）的使用改变了多种脊柱疾病的评估。在椎间盘炎中，MRI 可以更早，更准确地检测到病变，并且可以用于评估椎间盘的修复[13]。尽管这些疾病可能是同一连续体的一部分，但它也可以帮助区分椎间盘炎和骨髓炎[8, 14]。

神经系统症状的出现应提示医师需进行 MRI 检查，以发现神经系统异常，如神经根、脊髓或圆锥受压、脊髓栓系或罕见的原发性脊髓肿瘤，最常见的是星形细胞瘤[15]。小儿椎间盘突出症虽然被认为是非常罕见的，但仍会发生并且通常表现出背痛。也许因为其发病率相对较低，所以通常会被误诊[16]。在任何具有持续放射症状的儿童中均应怀疑该病，直到最近有创伤，X 线片阴性和神经根病被证实不存在为止。如果没有局灶性神经功能损伤，则应初步进行非手术治疗，但许多患者仍会感到疼痛，并通过手术减压获得显著的止痛效果。与椎骨环隆突骨折相关的椎间盘突出症更可能需要手术以缓解症状[17]。此外，严重的腰椎滑脱即使没有神经症状可能也需要 MRI 来评估椎间盘相对于滑移的位置，并评估在手术复位过程中可能产生神经压迫的椎间盘突出。

对表现为过伸性疼痛和检查可疑为椎体峡部裂但 X 线片阴性的患者，可以在影像学改变明显之前使用 MRI 进一步确定椎弓根峡部的早期应力变化[18]。椎弓根峡部和邻近椎弓根的 T_2 加权 MRI 高信号改变可能有助于早期诊断儿童的腰椎峡部裂，并已被 CT 扫描证实可预测椎弓根峡部骨缺损患者的愈合[19, 20]。此外，当 X 线片阴性时，MRI 在许多情况下对骶髂关节炎敏感[21]。

3. 骨闪烁照相法

骨显像使用 Technetium 99〔平面（2-D）或 SPECT〕进行核医学骨扫描是定位病变和评估成骨细胞活性的重要工具，尤其适用于难以定位的疼痛或参加体检的幼儿。骨显像也可能在椎弓根峡部应力响应的识别中起作用，骨骼扫描中同位素摄取的增加与 MRI 上的骨髓水肿有关[10]。MRI 与骨骼扫描之间的选择取决于几个因素。一方面，与 SPECT 相关的辐射剂量相当大（从中等大小的 5 岁儿童的 2.9mSv 到 15 岁的儿童的

4.2mSv）[22]。然而，在幼儿中，MRI 通常需要使用镇静药，其往往伴随相关风险[23]。特别是越来越多的证据表明，年幼的全身麻醉会对神经系统产生长期的神经认知影响[24]。每种方式的可获得性以及对临床可疑病变的考虑也很重要。重要的是要记住，骨扫描对于某些肿瘤可能是阴性的，并且骨显像并不能排除病理诊断[25]。

4. 计算机断层扫描

计算机断层扫描是某些骨性病变的特异性检查方法。特别是类骨样骨瘤和成骨细胞瘤在 CT 扫描中显示出特征性病灶，这有助于将其与其他诊断区分开来。如果患者的主诉与活动无关，但可通过抗炎药缓解，则这些临床症状可高度怀疑以上疾病，而且病灶的大小是这些疾病关键的区别因素。通常，成骨细胞瘤大于 1.5cm 或 2cm，而骨样骨瘤较小。在脊柱后部发现动脉瘤性骨囊肿，最好用 CT 扫描来确定其受累程度，以帮助设计切除和内固定手术[26]。恶性肿瘤更常见于前部（椎体），包括神经母细胞瘤和尤因肉瘤。两者被发现时通常是侵入性的，因此都需要胸部CT 评估肺转移情况。血液恶性肿瘤也可能累及脊柱，在某些儿童白血病中，背部疼痛和椎体塌陷可能是最初的症状[27]。

（三）实验室检查

在某些情况下，实验室检查是有用的，特别是背痛或跛行的幼儿，以及有临床病史或检查提示有炎症的患者以及全身不适的患者。全血细胞计数的差异以及红细胞沉降率和 C 反应蛋白水平有助于确定炎症或感染性病因。如果需要进一步实验室检查，例如抗核抗体、类风湿因子，或认为有必要进行的白细胞抗原（HLA）分型，我们更愿意转诊患者进行风湿病咨询，以确保诊断和治疗决策的连续性。

四、医疗管理

在许多非特异性的儿童背痛病例中，初始可能会进行非手术治疗。一旦完成对患者的仔细评估，并且没有得到具体诊断，合理的做法是开处方进行物理疗法，口服抗生素和短暂的活动改变。重要的是要提醒患者和父母，目标是功能康复，预期的过程是恢复正常活动。与家人交谈通常会引起潜在的担忧，这可能是由于家人对疼痛的认知，父母担心孩子有恶性疾病，或者担心背痛会干扰孩子的运动。这也可能表明父母没有分享希望孩子参加运动的想法，而背痛的症状可能停止参加这项运动。

在断定没有引起患者不适的病理生理原因之前，医师有责任系统地考虑整个鉴别诊断，以避免在某些情况下延误诊断并错过治疗窗口。鉴别诊断大致可分为发育、创伤、感染、炎症、退变和肿瘤等主要类别（框 10-2）。发育原因包括脊柱结构异常，如先天性脊柱侧弯（由于骨畸形）或特发性脊柱侧弯、后凸畸形（如 Scheuermann病）、多汗症、某些类型的脊柱裂、先天性狭窄、移行椎或贝托洛蒂综合征[28]。尽管青少年特发性脊柱侧弯常伴有背痛，但特发性脊柱侧弯患者是否比普通人群具有更高的背痛风险一直存在争议。在一项针对 117 名特发性脊柱侧弯患者的 50年随访研究中，他们最终没有接受手术治疗，注意到 61% 的脊柱侧弯患者表示他们患有慢性背痛，这一比例明显高于对照组的 35%。但作者指出，报道有疼痛的脊柱侧弯患者中，约 2/3 以上的人表示他们仅经历了中度或轻度的疼痛，并且作者得出结论，即使脊柱侧弯未经治疗，在一生中也几乎不会导致功能受损[29]。然而，问题是，是否不包括在本研究内的患者与其他患者相比疼痛特征或疼痛程度可能有所不同。当然，对于患

框 10-2   小儿背痛的鉴别诊断

- 发育原因包括脊柱结构异常，如先天性（骨畸形所致）或特发性脊柱侧弯、脊柱后凸（如 Scheuermann 病）、脊柱前凸、部分先天性峡部裂狭窄亚型和移行椎或 Bertolotti 综合征
- 背痛的创伤性病因包括急性损伤（本章范围之外是指脊柱骨折和重复性劳损损伤一章，常见于青少年运动员）。这些重复性损伤可能包括一些脊柱裂、椎间盘疾病和关节突关节扭伤，以及骨突环损伤，前纵韧带/后纵韧带复合体损伤及肌肉拉伤
- 背痛的感染原因包括骨髓炎（通常是血源性）、椎间盘炎、脊柱旁脓肿（例如腰大肌脓肿）、脑膜炎或硬膜外脓肿
- 炎症病因，当炎症标志物证明升高或存在骶髂疼痛时，常提示幼年型关节炎、强直性脊柱炎或其他血清阴性脊柱关节病
- 退行性原因引起的背痛，如椎间盘突出、椎间隙变窄或干燥，虽然被认为在成年人群中最常见，但也可能在儿童中发现，特别是青少年
- 肿瘤原因很多，包括良性肿瘤，如骨样骨瘤、骨母细胞瘤（通常发生在后部结构），中间型肿瘤如嗜酸性肉芽肿动脉瘤样骨囊肿和脊索瘤，以及恶性原因（如尤因肉瘤、淋巴瘤或横纹肌肉瘤）；更不用说神经轴的良性和恶性肿瘤如神经鞘瘤、神经纤维瘤和神经纤维肉瘤

有脊柱侧弯和背痛的儿童，医生应努力寻找引起疼痛的任何其他原因，例如类骨质骨瘤，脊椎溶解或脊柱滑脱，骶髂关节炎或神经系统异常，包括脊髓栓系或小脑扁桃体疝。

Scheuermann 病后凸通常出现在青少年时期，父母通常认为是"姿势不良"，而患者则抱怨背部疼痛。虽然确切的病因学知之甚少，但它通常与儿童期的其他骨软骨病归为一类[30]。Scheuermann 病的疼痛原因可能是脊椎骨突炎症，导致生长异常和椎体楔形变。Scheuermann 病的诊断标准包括终板改变（Schmorl 结节），并且在三个连续的椎体（通常在胸椎区域）楔形变达到 5° 或更大。在丹麦双胞胎登记处，包括过去 130 年中丹麦出生的所有双胞胎（73 000 对），其中，男性的 Scheuermann 病发病率为 3.6%，女性的发病率为 2.1%，单卵双胞胎的疾病一致性明

显高于双卵双胞胎，表明该病具有很强的遗传成分[31]。关于未经治疗的 Scheuermann 病的自然史或手术干预结果的长期数据稀少[32]。一项 32 年的自然病史研究对 67 名 Scheuermann 驼背症患者（平均后凸角为 71°）进行的多年随访，研究表明 Scheuermann 驼背症患者的背痛强度高于年龄和性别匹配的对照组，并且从事体育活动的水平较低，但背痛对日常活动，上学，工作方面影响没有差异[33]。一般而言，表现为俯卧过度伸展试验的外观可逆性的中度驼背可以进行观察或支具治疗。对严重的畸形或骨骼成熟后进展的畸形则应进行手术治疗，根据 SRS 数据库中外科医生输入的数据（2001—2004 年），手术过程的并发症风险不容忽视（14%），包括急性神经系统损伤（1.9%）[34]。某些 Scheuermann 驼背病患者可能发生胸椎间盘突出症，多数情况下是在畸形的顶点，并且需要接受外科治疗以预防永久性神经损伤[35]。

腰椎过度前凸多见于腰背疼痛的患者，由于脊柱后部负荷增加，可能是脊柱裂发展的一个因素。对 29 例双侧 L_5 峡部裂患者和匹配的对照患者进行的研究显示，峡部裂患者的脊柱前凸平均角度和骶骨倾斜角度均高于对照组[36]然而，即使没有峡部裂，腰椎过度前凸可能与椎骨关节突关节炎或椎旁肌痉挛以及腘旁肌紧缩有关。许多有这种发现的儿童需要进行家庭锻炼计划，包括物理治疗，腘旁肌伸展，核心稳定性和抗腰椎前凸姿势训练。如果影像学检查显示椎弓根峡部损伤，则最初的非手术治疗宜使用 15° 抗脊柱前凸腰骶矫形器结合物理治疗。在一项针对 104 名背痛和脊椎滑脱的运动员的研究中，有 40 个人由于严重的背痛不得不停止运动，其中 35 位患者能够在抗前凸支具治疗 5.4 个月左右恢复初始运动状态[37]。

椎管狭窄在正常身高的儿童中很少见，但在患有软骨发育不良的儿童中可能是有症状的，患者可能出现背痛或神经系统症状。如果患者发生神经系统改变，则非手术治疗的作用很小。MRI可以很好地检测神经受压情况。一项研究比较了18 岁以下软骨发育不全患者进行减压和内固定治疗与单纯减压手术的预后情况，发现减压时接受了脊柱内固定融合的患者进行翻修手术的风险较低，并且症状改善更大[38]。

椎间盘炎或椎间盘间隙的炎症通常是由感染引起的，尽管通常无法分离出病原体。红细胞沉降率和 C 反应蛋白通常升高，白细胞计数可变。在某些研究报道中，从受累椎间盘活检中获得阳性培养的概率为 0%[14, 39]。由于培养阳性率低，通常仅对休息治疗和抗生素治疗后未能显示出改善的患者进行活检。由于通常没有早期的影像学发现，因此椎间盘炎的起病常常是隐匿的，并且诊断可能会延迟。腰椎前凸丢失可能是最早的影像学发现。然而，由于临床怀疑儿童脊柱感染，MRI 被认为是早期发现和区分椎间盘炎和骨髓炎最灵敏的方法[8]。治疗通常包括休息和针对金黄色葡萄球菌抗生素治疗[40]。在伦敦儿童医院的一系列 1—3 岁儿童病例中，有 63% 的患儿表现为拒绝步行，50% 的患者无法弯曲腰椎，40% 的患者患有腰椎前凸丢失，27% 的患者腰痛[13]。在部分临床随访的病例里进行了 MRI 检查，以观察其炎症吸收和椎间盘恢复情况。超过 2 年的随访影像学检查显示该系列的许多患者的椎间盘或椎体高度持续下降。

五、手术指征和治疗

除了脊柱侧弯以外，小儿骨科脊柱外科医生最有可能遇见的两种情况是脊椎滑脱和 Scheuermann 驼背症，并且需要进行手术治疗。这两类疾病和更多的外科手术细节将在本书其他地方涉及。

（一）脊椎滑脱 / 脊椎前移

对使用支具等保守治疗失败的脊椎滑脱症患者，在屈曲 / 伸直位上持续显示不稳定，滑脱进展至 Meyerding 2 级以上，或在某些情况下出现难以治愈的疼痛，则需考虑手术治疗。对于某些病例，如滑脱率小于 25%，可以尝试修复椎弓根峡部，前提是 MRI 上没有明显的与症状相关的椎间盘病理改变。修补峡部裂的方法很多，包括使用巴克（Buck）椎板螺钉闭合峡部裂，或采用各种内固定方法（如钉棒系统、螺钉线缆系统或椎弓根螺钉 – 椎板钩系统）进行植骨融合[41-44]。发育不良的脊椎滑脱进展的可能性更大，不适合进行峡部裂修复，需要进行后路融合治疗。对于由于持续进展超过 2 级或持续疼痛而无法保守治疗的较高级腰椎滑脱症，可选择内固定融合术，后路椎弓根螺钉固定结合前路椎间隙支撑现已成为公认的标准[45]。腰椎滑脱患者需要部分或部分减少滑脱才能获得满意的前方椎间支撑，充分减压可以降低滑脱复位过程中神经损伤的风险[46]。

（二）Scheuermann 病后凸

Scheuermann 病的病因，治疗和预后存在分歧，这一情况给明确手术指征带来了困难[32]。未经手术和手术治疗的长期随访研究未能显示出影像学结果与临床结果之间的关系[47, 48]。但是，一般而言，对于驼背超过 75° 且伴随持续剧烈疼痛的患者，当支具治疗无效时可以考虑手术治疗，手术目的是获得正常后凸外观和进行脊柱融合[49]。由于对获得脊柱融合并保持矫正效果非常关注，以前的手术标准是前路融合和后路融合[50]。但是，由于外科技术的进步，现在通常使用后路融合技术；当使用椎弓根螺钉系统结合 Ponte 截骨术时，椎体前方松解或椎体间融合被认为是不必要的[51]。

六、并发症

（一）腰椎滑脱

在脊柱侧弯研究协会的发病率和死亡率报道中，从 2004—2007 年，605 例接受了手术治疗的峡部裂或发育异常的脊柱滑脱的儿科患者，总体并发症率为 10.4%，其中最常见的是术后神经功能损伤（5%），伤口感染（2%）和硬脑膜撕裂（1.3%）[52]。有趣的是，我们注意到来自同一数据库和时间段的关于成人进行峡部和退行性腰椎滑脱手术的文章，这是一个更大的患者队列（10242 例患者），总并发症发生率相似，为 9.2%[53]。因此，很明显，无论患者年龄如何，这些手术引起的并发症都很常见。

（二）Scheuermann 后凸畸形

即使是经验丰富的术者，Scheuermann 后凸畸形的外科手术治疗也会带来重大风险。根据 SRS 数据库中外科医生输入的数据（2001–2004年）进行的分析[34]，发现总体并发症的发生率为 14%。在该分析中，伤口感染是最常见的并发症（3.9%），急性神经系统损伤也有文献报道（1.9%），成人患者（22%）比儿童患者（12%）的总体并发症更为常见。在此数据中，将全后路脊柱融合术与同时进行的前后路手术融合术进行比较时，并发症发生率没有显著差异。在手术前与患者及其家人讨论这些风险至关重要。最后，手术可能发生近端或远端结节后凸畸形的失代

偿，其与融合节段的选择和后方软组织复合体的是否有效保护有关[54]。

七、预后

脊柱滑脱手术治疗的前瞻性临床结果数据很少。但是，可以从芬兰进行的 3 项回顾性结局研究中对该疾病的预后得以窥见。该研究回顾性分析了 108 例经后路或后外侧融合治疗的低度滑脱儿科患者，平均随访 20.8 年，随访率 83%。结果表明，Oswestry 残疾指数和脊柱侧弯量表评分总体结果令人满意。然而，这些结果存在显著差异，有 14% 的患者报告经常或偶尔在休息时出现背痛[55]。在另一项回顾性分析中，对 70 例经后外侧，前路或周向融合治疗的高度滑脱的儿科患者进行了回顾性分析。这些作者平均进行了 17.2 年的随访，获得了 84% 的随访，再次发现采用相同的方法预后有显著差异，但得出结论是 360° 融合优于后外侧或前路技术[56]。一组外科医生还对 1983—1991 年的 22 例患者进行了比较，比较了 11 例高度滑脱行复位融合的患者和 11 例高度滑脱单纯原位融合的患者，Oswestry 指数和脊柱侧弯研究协会问卷结果显示，尽管原位融合组 MRI 显示 $L_5 \sim S_1$ 水平上具有较高的神经根撞击率，但评分结果优于复位融合组[57]。使用的技术较老可能是该研究的不足。另一项回顾性研究对 49 名高度脊椎滑脱儿童进行了比较，比较了接受手术和不接受手术的预后，结果显示滑移角较高与预后评分较差有关，并得出结论："与症状轻微不需要手术的患者相比，有症状患者的手术干预获得了相似的长期结果[58]"。

同样，Scheuermann 后凸畸形的手术治疗结果数据很少。一项回顾性研究显示，在脊柱侧弯研究协会调查问卷中，接受全后入路技术治疗的

患者群体的术后功能评分高于同类的接受前 – 后椎骨融合治疗的患者群体[59]。与采用前后路联合方法的患者相比，仅采用后路技术治疗的患者的并发症发生率高，但脊柱侧弯研究协会问卷评分无显著差异[60]。在一项回顾性研究中，分析了 63 例支具、功能锻炼或手术治疗的患者预后，10～28 年的随访结果发现，通过支具或手术治疗的患者的自我形象得到了改善。在随访中，虽然不同治疗组的后凸改善没有差别，但后凸超过70° 的患者治疗后功能结果较差，这些结果可能与目前的治疗理念不符[61]。然而，据我们所知，尚无关于比较 Scheuermann 驼背病患者手术和非手术治疗结局评分的随机研究，因此，干预手段的选择仍主要取决于患者的症状。总之，由于过去几十年小儿脊柱外科领域的快速发展，有关外科手术结果的数据落后于当前的外科技术，而这种信息不足需要进一步的研究以帮助确定这些情况的外科手术适应证。

参 考 文 献

[1] Afshani E, Kuhn JP. Common causes of low back pain in children. Radiographics. 1991;11(2):269–91.

[2] Rodriguez DP, Poussaint TY. Imaging of back pain in children. Am J Neuroradiol. 2010;31(5):787–802.

[3] Bhatia NN, Chow G, Timon SJ, et al. Diagnostic modalities for the evaluation of pediatric back pain: a prospective study. J Pediatr Orthop. 2008;28(2):230–3.

[4] Feldman DS, Hedden DM, Wright JG. The use of bone scan to investigate back pain in children and adolescents. J Pediatr Orthop. 2000;20(6):790–5.

[5] Curtis C, d'Hemecourt P. Diagnosis and management of back pain in adolescents. Adolesc Med State Art Rev. 2007;18(1):140–64, x.

[6] Wedderkopp N, Leboeuf–Yde C, Bo Andersen L, et al. Back pain in children: no association with objectively measured level of physical activity. Spine (Phila Pa 1976). 2003;28(17):2019–24; discussion 2024.

[7] Balagué F, Skovron ML, Nordin M, et al. Low back pain in school children. A study of familial and psychological factors. Spine (Phila Pa 1976). 1995;20(11):1265–70.

[8] Early SD, Kay RM, Tolo VT. Childhood diskitis. J Am Acad Orthop Surg. 2003;11(6):413–20.

[9] Katz DA, Scerpella TA. Anterior and middle column thoracolumbar spine injuries in young female gymnasts. Report of seven cases and review of the literature. Am J Sports Med. 2003;31(4):611–6.

[10] Spencer HT, Sokol LO, Glotzbecker MP, et al. Detection of pars injury by SPECT in patients younger than age 10 with low back pain. J Pediatr Orthop. 2013;33(4):383–8.

[11] Inoue M, Minami S, Nakata Y, et al. Preoperative MRI analysis of patients with idiopathic scoliosis: a prospective study. Spine (Phila Pa 1976). 2005;30(1):108–14.

[12] Feldman DS, Straight JJ, Badra MI, et al. Evaluation of an algorithmic approach to pediatric back pain. J Pediatr Orthop.2006;26(3):353–7.

[13] Brown R, Hussain M, McHugh K, et al. Discitis in young children. J Bone Joint Surg Br. 2001;83(1):106–11.

[14] Wenger DR, Bobechko WP, Gilday DL. The spectrum of intervertebral disc–space infection in children. J Bone Joint Surg Am. 1978;60(1):100–8.

[15] Huisman TA. Pediatric tumors of the spine. Cancer Imaging. 2009;9(Special issue A):S45–48.

[16] Haidar R, Ghanem I, Saad S, et al. Lumbar disc herniation in young children. Acta Paediatr. 2010;99(1):19–23.

[17] Lavelle WF, Bianco A, Mason R, et al. Pediatric disk herniation. J Am Acad Orthop Surg. 2011;19(11):649–56.

[18] Yamane T, Yoshida T, Mimatsu K. Early diagnosis of lumbar spondylolysis by MRI. J Bone Joint Surg Br. 1993;75(5):764–8.

[19] Sairyo K, Katoh S, Takata Y, et al. MRI signal changes of the pedicle as an indicator for early diagnosis of spondylolysis in children and adolescents: a clinical and biomechanical study. Spine (Phila Pa 1976). 2006;31(2):206–11.

[20] Sakai T, Sairyo K, Mima S, et al. Significance of magnetic resonance imaging signal change in the pedicle in the management of pediatric lumbar spondylolysis. Spine (Phila Pa 1976). 2010;35(14):E641–5.

[21] Pagnini I, Savelli S, Matucci–Cerinic M, et al. Early predictors of juvenile sacroiliitis in enthesitis–related arthritis. J Rheumatol. 2010;37(11):2395–401.

[22] Fahey FH, Treves ST, Adelstein SJ. Minimizing and communicating radiation risk in pediatric nuclear medicine. J Nucl Med. 2011;52(8):1240–51.

[23] Auerbach JD, Ahn J, Zgonis MH, et al. Streamlining the evaluation of low back pain in children. Clin Orthop Relat Res. 2008;466(8):1971–7.

[24] McCann ME, Soriano SG. General anesthetics in pediatric anesthesia: influences on the developing brain. Curr Drug Targets. 2012;13(7):944–51.

[25] Sanpera I, Jr., Beguiristain-Gurpide JL. Bone scan as a screening tool in children and adolescents with back pain. J Pediatr Orthop. 2006;26(2):221–5.

[26] Zenonos G, Jamil O, Governale LS, et al. Surgical treatment for primary spinal aneurysmal bone cysts: experience from Children's Hospital Boston. J Neurosurg Pediatr. 2012;9(3):305–15.

[27] Santangelo JR, Thomson JD. Childhood leukemia presenting with back pain and vertebral compression fractures. Am J Orthop (Belle Mead NJ). 1999;28(4):257–60.

[28] Quinlan JF, Duke D, Eustace S. Bertolotti's syndrome. A cause of back pain in young people. J Bone Joint Surg Br. 2006;88(9):1183–6.

[29] Weinstein SL, Dolan LA, Spratt KF, et al. Health and function of patients with untreated idiopathic scoliosis: a 50-year natural history study. JAMA. 2003;289(5): 559–67.

[30] Atanda A Jr, Shah SA, O'Brien K. Osteochondrosis: common causes of pain in growing bones. Am Fam Physician. 2011;83(3):285–91.

[31] Damborg F, Engell V, Andersen M, et al. Prevalence, concordance, and heritability of Scheuermann kyphosis based on a study of twins. J Bone Joint Surg Am. 2006;88(10):2133–6.

[32] Tsirikos AI, Jain AK. Scheuermann's kyphosis; current controversies. J Bone Joint Surg Br. 2011;93(7):857–64.

[33] Murray PM, Weinstein SL, Spratt KF. The natural history and long-term follow-up of Scheuermann kyphosis. J Bone Joint Surg Am. 1993;75(2):236–48.

[34] Coe JD, Smith JS, Berven S, et al. Complications of spinal fusion for Scheuermann kyphosis: a report of the Scoliosis Research Society morbidity and mortality committee. Spine (Phila Pa 1976). 2010;35(1):99–103.

[35] Kapetanos GA, Hantzidis PT, Anagnostidis KS, et al. Thoracic cord compression caused by disk herniation in Scheuermann's disease: a case report and review of the literature. Eur Spine J. 2006;15(Suppl 5):553–8.

[36] Bugg WG, Lewis M, Juette A, et al. Lumbar lordosis and pars interarticularis fractures: a case-control study. Skeletal Radiol. 2012;41(7):817–22.

[37] Iwamoto J, Takeda T, Wakano K. Returning athletes with severe low back pain and spondylolysis to original sporting activities with conservative treatment. Scand J Med Sci Sports. 2004;14(6):346–51.

[38] Baca KE, Abdullah MA, Ting BL, et al. Surgical decompression for lumbar stenosis in pediatric achondroplasia. J Pediatr Orthop.2010;30(5):449–54.

[39] Ryoppy S, Jaaskelainen J, Rapola J, et al. Nonspecific diskitis in children. A nonmicrobial disease? Clin Orthop Relat Res. 1993(297):95–9.

[40] Chandrasenan J, Klezl Z, Bommireddy R, et al. Spondylodiscitis in children: a retrospective series. J Bone Joint Surg Br. 93(8):1122–5.

[41] Buck JE. Direct repair of the defect in spondylolisthesis. Preliminary report. J Bone Joint Surg Br. 1970;52(3):432–7.

[42] Gillet P, Petit M. Direct repair of spondylolysis without spondylolisthesis, using a rod-screw construct and bone grafting of the pars defect. Spine (Phila Pa 1976). 1999;24(12):1252–6.

[43] Kakiuchi M. Repair of the defect in spondylolysis. Durable fixation with pedicle screws and laminar hooks. J Bone Joint Surg Am. 1997;79(6):818–25.

[44] Songer MN, Rovin R. Repair of the pars interarticularis defect with a cable-screw construct. A preliminary report. Spine (Phila Pa 1976). 1998;23(2):263–69.

[45] Molinari RW, Bridwell KH, Lenke LG, et al. Anterior column support in surgery for high-grade, isthmic spondylolisthesis. Clin Orthop Relat Res. 2002(394): 109–120.

[46] Molinari RW, Bridwell KH, Lenke LG, et al. Complications in the surgical treatment of pediatric high-grade, isthmic dysplastic spondylolisthesis. A comparison of three surgical approaches. Spine (Phila Pa 1976). 1999;24(16):1701–11.

[47] Poolman RW, Been HD, Ubags LH. Clinical outcome and radiographic results after operative treatment of Scheuermann's disease. Eur Spine J. 2002;11(6):561–9.

[48] Ristolainen L, Kettunen JA, Heliovaara M, et al. Untreated Scheuermann's disease: a 37-year follow-up study. Eur Spine J. 2012;21(5):819–24.

[49] Lowe TG. Scheuermann's disease. Orthop Clin North Am. 1999;30(3):475–87, ix.

[50] Herndon WA, Emans JB, Micheli LJ, et al. Combined anterior and posterior fusion for Scheuermann's kyphosis. Spine (Phila Pa 1976). 1981;6(2):125–30.

[51] Tsutsui S, Pawelek JB, Bastrom TP, et al. Do discs "open" anteriorly with posterior-only correction of Scheuermann's kyphosis? Spine (Phila Pa 1976). 2011;36(16):E1086–92.

[52] Fu KM, Smith JS, Polly DW Jr., et al. Morbidity and mortality in the surgical treatment of six hundred five pediatric patients with isthmic or dysplastic spondylolisthesis. Spine (Phila Pa 1976). 2011;36(4):308–12.

[53] Sansur CA, Reames DL, Smith JS, et al. Morbidity and mortality in the surgical treatment of 10,242 adults with spondylolisthesis. J Neurosurg Spine. 2010;13(5):589–93.

[54] Denis F, Sun EC, Winter RB. Incidence and risk factors for proximal and distal junctional kyphosis following surgical treatment for Scheuermann kyphosis: minimum five-year follow-up. Spine (Phila Pa 1976). 2009;34(20):E729–34.

[55] Helenius I, Lamberg T, Osterman K, et al. Scoliosis research society outcome instrument in evaluation of long-term surgical results in spondylolysis and low-grade isthmic spondylolisthesis in young patients. Spine (Phila Pa 1976). 2005;30(3):336–41.

[56] Helenius I, Lamberg T, Osterman K, et al. Posterolateral, anterior, or circumferential fusion in situ for high-grade spondylolisthesis in young patients: a long-term evaluation using the Scoliosis Research Society questionnaire. Spine (Phila Pa 1976). 2006;31(2):190–6.

[57] Poussa M, Remes V, Lamberg T, et al. Treatment of severe spondylolisthesis in adolescence with reduction or fusion in

situ: long–term clinical, radiologic, and functional outcome. Spine (Phila Pa 1976). 2006;31(5):583–90; discussion 591–2.

[58] Lundine KM, Lewis SJ, Al–Aubaidi Z, et al. Patient outcomes in the operative and nonoperative management of highgrade spondylolisthesis in children. J Pediatr Orthop. 2014;34(5):483–9.

[59] Koptan WM, Elmiligui YH, Elsebaie HB. All pedicle screw instrumentation for Scheuermann's kyphosis correction: is it worth it? Spine J. 2009;9(4):296–302.

[60] Lee SS, Lenke LG, Kuklo TR, et al. Comparison of Scheuermann kyphosis correction by posterior–only thoracic pedicle screw fixation versus combined anterior/ posterior fusion. Spine (Phila Pa 1976). 2006;31(20): 2316–21.

[61] Soo CL, Noble PC, Esses SI. Scheuermann kyphosis: long– term follow–up. Spine J. 2002;2(1):49–56.

第11章 先天性脊柱侧弯
Congenital Scoliosis

Kaine C Onwuzulike 著

闫 煌 译 朱泽章 校

一、概述

脊柱侧弯是脊柱的三维旋转畸形，是人类已知的最古老的疾病之一。它是一类复杂的疾病，胚胎学上可以先天性形式开始。但它最常见于儿童晚期和青春期，尤其是在女孩中。脊柱侧弯可分为特发性（因果关系不明，分为婴儿、少年和青少年）、先天性［椎体形成障碍（半椎体），椎体分节障碍（一侧骨桥）或上述两类的混合］、神经肌肉性（肌病性和神经性疾病）和综合征（与综合征有关）四大类。在本章中，我们将把大部分注意力集中在先天性亚型上。

先天性脊柱侧弯定义为由于存在≥1个椎骨畸形而导致的脊柱畸形。这是椎体发育异常导致椎体形成，分割或两者结合失败的直接结果。这些畸形发生在胚胎形成过程中（妊娠第4~6周），此时其他重要器官系统（尤其是泌尿生殖系统、肌肉骨骼和心血管系统）也正在形成。在胚胎发生过程中，脊椎通过体节发生而形成。在此过程中的异常可以导致椎体发育异常，包括节段发育障碍（半椎和楔形椎骨），节段融合（块状椎骨）和中线融合障碍（蝴蝶椎），这些异常可发生在脊柱的任何部位，通常在出生时既有[1]。但是，这些异常导致的脊柱侧弯可能会随着时间进一步

发生发展。这些畸形发育在一起导致脊柱三维不对称生长，从而导致不同程度的脊柱和轴向骨骼畸形[2]。其他器官系统中相关异常的高发率不仅会造成患病，还会给受影响的个体带来严重的健康问题，对家庭和医疗系统产生重大财务负担。

先天性脊柱侧弯的真正患病率尚不清楚；但是，我们估计总发病率约为1/1000例。尽管目前尚无其发展的原因，但它似乎受到各种外部因素的影响，如母亲一氧化碳暴露、妊娠期糖尿病和各种药物，最主要的是某些抗癫痫药。除了多发性脊椎异常及患者未来的兄弟姐妹发生先天性脊柱侧弯的风险大于5%~10%，孟德尔的真正遗传基础仍然难以捉摸[3]。

二、分类

先天性脊柱侧弯是由分节，形成或混合形式失败所致（图11-1）。Winter和Moe提出的分类方法仍然是最有用和具有临床转归预测意义的[2]。绝大多数（80%）异常可以分类为椎体形成障碍和椎体分节障碍，其余为混合形式。形成障碍会导致楔形椎骨或半椎骨。楔形椎骨是由于一侧椎体形成部分失败而引起的，但保持了双侧椎弓根。半椎骨是由于一半椎骨的完全破坏所致。半

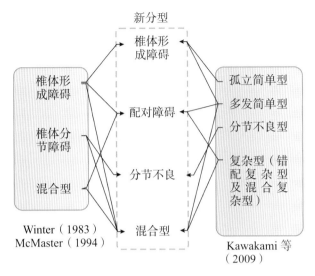

▲ 图 11-1　先天性脊柱侧弯的分类

椎体可发生在脊椎的同侧相邻水平处，从而产生明显的不对称脊柱发育，或者可能与在与脊椎对侧的半椎体同时发生，被一个或多个健康椎骨隔开。主要有三种子类型。

- 完全分节的半椎体（65%）：这种半椎体的上、下方都具有正常的椎间盘结构，与邻近的椎体完全分开。
- 半分节的半椎体（22%）：该型半椎体的上方或下方一侧具有椎间盘结构，而另一侧则与邻近椎体融合在一起。
- 嵌合型半椎体（12%）：这种半椎体表现为卵圆形小骨位于脊柱"壁龛"里。半椎体上方或下方的椎间盘通常较狭小且形成很差，显示出较差的生长潜能。

椎体分节障碍的特征是相邻椎骨之间的骨连接异常。这些可能是双边的，也可能是对称的，从而导致椎骨发育异常。它们是由单侧椎体融合，骨桥形成，并造成单侧生长阻滞。在某些情况下，单侧未分节骨桥形成合并对侧半椎体。这些患者不仅在一侧存在未分节骨桥形成，而且在对侧相应节段存在 1 个或更多的半椎体，并伴有相关的肋骨和胸廓发育异常。半椎体将会比仅单

侧未分节骨桥形成造成更大程度的脊柱生长失衡。由混杂、难以分类的脊椎畸形导致的先天性脊柱畸形很难预测其进展。对于每种亚型的进展风险，都无法通过因椎体形成障碍而导致的不平衡增长或因分节失败而导致的栓系所导致的生长迟缓来准确预测[4, 5]。单侧未分节骨桥形成合并对侧半椎体造成的凸侧椎体前外侧的生长及凹侧生长阻滞所产生的曲轴效应将导致严重的椎体旋转及肋骨扭曲。如不予手术治疗，侧弯将以每年 5°～10° 的速度加重恶化，并且在生命的前 5 年及 10—14 岁的过程中发展最快。在 1 岁以前出现畸形的人总预后最差。

Kawakami 等还提出了其他的先天性脊柱侧弯分类方案。通过使用三维分类系统，将先天性脊柱侧弯分为四种类型：单发单纯性、多重单纯性、复杂性和分割失败。Kawakami 等的最新分类系统引入耦合失败的概念，定义为椎前或后不一致，或两者兼有（前位型、后位型和前后位型）的椎体异常（图 11-2）。

三、其他相关的先天性畸形

超过一半的先天性脊柱侧弯患者，其侧弯发展通常导致继发性器官受累，还有其他相关的畸形。神经系统异常很常见，发生率最多可达 40%。其中大多数是椎管内异常，最常见的是脊髓空洞症。其他包括硬膜内脂肪瘤、脊髓空洞症、Chiari 畸形和脊髓栓系。先天性心脏异常也被发现与脊柱侧弯相关。心脏异常包括从最常见的异常，如心房和室间隔缺损，到复杂的先天性心脏缺陷，如法洛四联症和大血管移位。肾超声仍然是排查泌尿生殖系统畸形的主要手段。据报道，泌尿生殖系统畸形在先天性脊柱侧弯患儿中的发生率为 25%～35%。常见的发现包括单侧肾

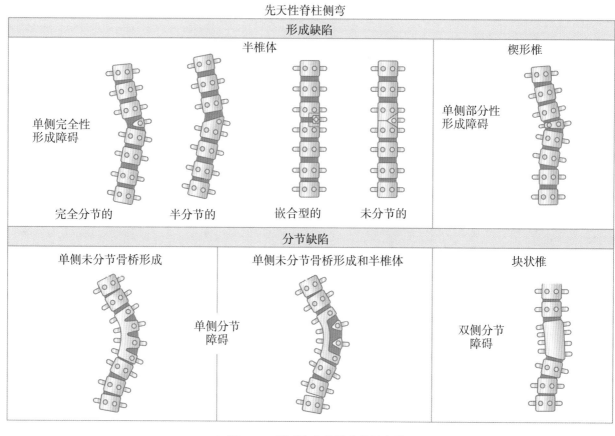

▲ 图 11-2　形成和分节缺陷的示意图

发育不全、肾脏重复、异位肾、反流和马蹄肾。肌肉骨骼异常也经常发生，包括马蹄内翻足，Sprengel 畸形，Klippe-Feil 畸形和髋部发育不良等疾病。与较大的侧弯进展相关的相对众所周知的伴发症是限制性肺疾病，这与肺功能异常和胸壁畸形有关[6]。

四、体格检查

先天性脊柱侧弯患者的临床评估应从全面的病史开始，包括产前和出生史，既往病史以及系统详细检查。临床评估应该考虑侧弯进展中（剩余）增长潜能的影响，包括患者的身高和体重。最重要的是记录何时首次发现畸形。应检查皮肤和四肢是否有椎管闭合不全的皮肤异常。包括但不限于脊柱皮肤区域的异常色素沉着、毛发斑或皮赘。其他体格检查，包括脊柱一侧的肌肉不对称或隆起、胸椎侧弯中肋骨旋转引起的肋骨突出或突出的肩胛骨（肋骨驼峰）以及下肢不等长。肌肉骨骼异常，如马蹄足、Sprengel 和 Klippel-Feil 畸形及发育性发育不良。当出现这些查体异常时，需及时排查脊柱侧弯。

由于先天性脊柱侧弯患者相关的肾脏异常高发，肾超声已成为脊柱侧弯的主要检查和评估方法。同样，对于已知患有先天性脊柱侧弯的患者，也建议通过超声心动图进行心脏筛查。考虑到侧弯发展与肺部疾病的相关性，应特别注意表现出高碳酸血症或低氧血症的儿童。在这种情况下，最常见的评估方法是通过血气分析和血清血红蛋白分析。

脊柱侧弯最初的症状是轻微的。但是，在严重的情况下它们可能会进行性发展并导致多种并发症。在进行任何外科手术之前，对这些患者进行相关的内脏和神经系统异常的详细评估和检查至关重要。尽管尚未确定一致的手术干预时机标准，但青春期前畸形的快速发展会带来病态的预后，因此最需要手术干预。尽管不同地方的影像学检查手段差异很大，但是三维成像正成为这些患者管理和手术计划的主要手段。

五、管理

先天性脊柱侧弯的儿童在成长过程中尤其是骨骼成熟之前需要密切观察。如前所述，尽管潜在的异常存在于出生时，但表型表现可能直到发育后期才完全表现出来。这强调了适当分类以及疾病治疗中预计自然史的重要性。即使在初次观察的情况下，也应使用 X 线片对患者进行随访，最初应间隔 3 个月，随后应间隔 6~12 个月，具体取决于畸形的类型和未来进展的风险。对于更复杂的病变或与潜在综合征相关的病变，可能需要通过 CT 和 MRI 对软组织和神经病变进行更详细的成像。

（一）保守治疗

先天性脊柱侧弯有几种非侵入性的治疗方式，包括支具、石膏和牵引。由于这些侧弯非常僵硬，非手术治疗效果欠佳，很少有证据支持对先天性脊柱侧弯单独行支具治疗。但是，对于先天性患者，支具治疗被证明是一种有效的"争取时间的策略"或与其他处理方法结合使用的治疗手段。支具通常用于脊柱发育相对成熟的患者，或不进展和平衡的脊柱侧弯。但是，也有一些例外情况，支具可以维持脊柱的力线并防止未经融合的代偿弯的进展。与主弯相比，继发性、结构性弯更容易用支具控制，因为继发性弯通常是发生在脊椎相对正常的区域而且比原发脊椎畸形节段有着更大的活动度。在已知预后较差的脊柱侧弯类型中绝对禁止使用支具，例如单侧半椎体合并对侧分节异常[7, 8]。

连续去旋转石膏（图 11-3）最近成为先天性脊柱侧弯潜在的"争取时间的策略"。它强调脊

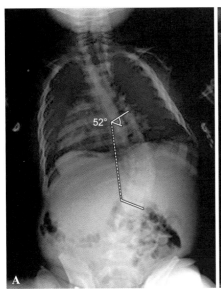 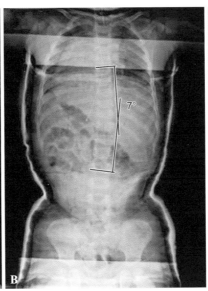 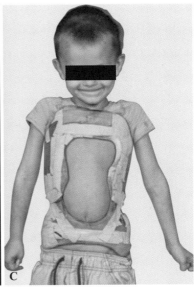

▲ 图 11-3　A. 患有特发性早发性脊柱侧弯的 3 岁男孩后前 X 线片，其测量曲线＞ 50°；B. 在应用旋转石膏后 6 个月后，该患者的后前 X 线片；C. 这位患者的正面照片展示了模型的切口和造型

柱的伸展、去旋转和屈曲，并在快速生长期间依靠铸造力矫正脊柱畸形。这主要是为了避免早期后路融合带来的曲轴现象和相关呼吸功能损害。考虑到长期有创生长棒治疗的并发症发生率较高，这些"时间购买策略"通常是有用的。Bess 等报道称，生长棒技术中的并发症发生率在每次延长手术时增加 24%，而在首次手术时患者年龄每增加 1 年，并发症发生率降低 13%。决定使用连续去旋转石膏时需要考虑的关键因素包括年龄、病因、主弯角度、是否存在脊柱后凸和进展率[9]。

Halo 牵引提供了另一种非手术治疗手段，是严重脊柱侧弯可行的辅助手段，并且相对安全，但对患有锐利、短促或高度成角畸形的患者必须谨慎使用 Halo 牵引，并且在脊柱后凸畸形中禁用。它最常见的应用是在手术后路融合之前，能最大限度地矫正僵硬畸形为手术做准备。由于允许患者在此治疗过程中活动，因此其耐受性更好。其额外的优势在于它能够使患者在接受最终治疗之前最大化摄取营养并改善肺功能和骨密度。牵引的时间通常在 2～12 周，在此期间可以实现达 44% 的畸形矫正。通常，如果辅以定期神经检查，患者可耐受 30%～50% 的总体重。与 Halo 重力牵引相关的并发症包括固定针部位感染和松动。

（二）早期手术治疗

脊柱侧弯的手术干预的历史具有几乎前所未有的故事性。第一次尝试是在几个世纪前。在讨论现代外科治疗之前，我们将首先介绍其历史和实践经验。最早记载矫正脊柱畸形的尝试记录在印度宗教神话书 *Srimad Bhagavata Maha Purana* 中，该书约写于公元前 3500 年和公元前 1800 年，克里希纳勋爵（印度教神）通过向背部施压同时将下巴向上牵引来治愈一名女性脊柱侧弯患者，

在外科手术出现前的时代人们已经进行了许多尝试来解决脊柱侧弯。希波克拉底（公元前 460—公元前 370 年）设计并依靠某些设备进行脊柱矫正和牵引治疗（图 11-4）。他主张对此类畸形患者使用 scamnum 和 succession（摇晃）方法。Galen 首先使用了脊柱侧弯、脊柱后凸和脊柱前凸的术语来描述脊柱畸形，他使用轴向牵引和局部压力的组合方法来治疗脊柱畸形。

在医学复兴之前，所有矫正脊柱侧弯的尝试都没有基于对脊柱的解剖结构和生物力学特性的了解。Leonardo da Vinci（1452—1519 年）首先认真地描述了脊椎的解剖结构和生物力学特征，并以此描述了脊椎之间各种曲度和关节的密切关系，将它们分为今天我们所知的三个部分，即颈椎、胸椎和腰椎，以及它们各自相关的脊柱前凸和后凸。Giovanni Alfonso Borelli（1608—1679 年）被广泛认为是脊柱生物力学之父，他撰写了第一本有关生物力学的文章，题为 *De Motu Animalium*（图 11-5）。他从理论上认为脊柱侧弯是由于椎骨肌肉失衡引起的，他的弯曲树绑在直桩上的图示仍然是当今整形外科手术的象征。

前面提到的先驱们很快将医学推向了外科时代，该时代充斥着同样进步的先驱者。19 世纪中叶报道了首例治疗脊柱侧弯的外科手术。法国骨

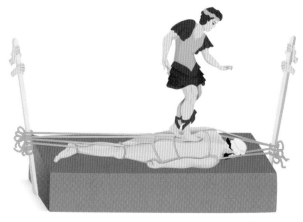

▲ 图 11-4 **Hippocrates** 依靠某些设备来操纵和牵引脊柱

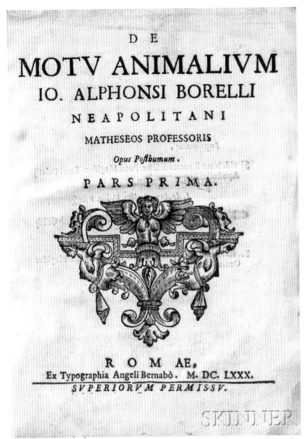

▲ 图 11-5　希波克拉底撰写了 **50** 多本医学书籍，其中许多都包含在希波克拉底收藏集中（*Corpus Hippocraticum*）

科医师 Jules Rene Guerin（1801—1886 年）通过椎旁肌肉软组织切开松解术开启了脊柱侧弯治疗的手术时代。他的术后管理方法包括支具，现在仍在围术期使用。

随着 X 线的发现和使用，脊柱矫形外科手术发生了一场革命。术前和术后受试者的脊柱侧弯变得可视化。Russell Hibbs 博士（1869—1933 年）发明了融合技术，这是 20 世纪初期的一个重大事件。他的搭档 Joseph Risser 因开发"里瑟征（Risser Sign）"而闻名，该放射特征在前后位上对髂骨骨骺的骨化进行分类，用以描绘骨骼生长发育的情况以及外科手术理想的干预时机。另一种广泛使用且具有重要意义的 X 线测量法是 Cobb 角，由 John Cobb 提出，被认为是脊柱侧弯测量方法金标准[10, 11]。

（三）现代外科治疗

目前先天性脊柱侧弯手术干预的指南建议对持续进展的畸形或预计未来会有高风险的畸形进行干预。从历史上看，预防畸形比纠正畸形更容易，这掩盖了在观察和了解自然病史和畸形类型方面的重要性。外科手术的目标是阻止侧弯的进一步进展并改善整体平衡，同时在不影响神经功能的情况下最大限度地促进脊柱的正常生长。这需要了解脊柱手术的各种技术。此类患者手术治疗的神经损伤风险大于特发性脊柱畸形患者。通常可以同时或在确定行脊柱矫形手术之前进行神经外科手术，以治疗先天性脊柱侧弯的并发症，例如脊髓栓系和脊柱裂畸形。这些多学科复合手术在很大程度上取决于手术的复杂性，并且需要神经外科医生的参与[12]。在开始手术之前，需要进行全面的医学评估，详细说明患者的脊柱异常，肺功能和营养状况。治疗通常分为预防 / 控制侧弯和纠正畸形两类[13, 14]。

1. 原位融合

局部原位融合是一种相对安全的手术，通常用于畸形进展预后不佳或已出现侧弯进展的先天性脊柱侧弯。原位融合可以阻止脊柱侧弯的发展，是轻度畸形的理想选择。预防性治疗的局部原位融合手术的适应证是单侧未分节、骨桥形成伴或不伴同一水平对侧半椎体或混合畸形导致的先天性脊柱侧弯。融合术跨越畸形节段至上、下（一个）正常的节段。用椎弓根螺钉固定行短节段的融合可以极大减小手术对脊柱生长的影响，并具有长期持久的效果。其成功是基于完整的后路关节突切除、去皮质以及使用大量的自体或同种异体移植材料融合。在具有正常椎间盘间隙的开放性前生长板畸形节段中，进行后路融合的不良反应是发生曲轴现象，目前认为发生这种现象的原因是坚固的后路脊柱融合术导致后方结构生长阻滞，引起前方脊柱生长失平衡，出现曲轴现象进而导致矫正丧失，椎体旋转加重和肋骨隆起[15]。

2. 凸侧骨骺阻滞术

凸侧骨骺阻滞术是一种改变脊柱生长的手术，作为一种预防性的外科技术，它被应用于进展缓慢的、单侧椎体形成障碍（例如半椎体）导致的先天性脊柱侧弯。虽然大多数矫正最初是在术后石膏中进行的，但随着时间的推移，根据孩子的年龄和成长潜力，可以实现矫正。手术通常在前路进行，摘除椎间盘和相邻终板，同时进行前路脊柱融合和后路脊柱凸侧半阻滞。对年龄小于 5 岁、中度侧弯的患者进行原位融合和凸侧骨骺阻滞术相对安全，但矫形效果有限。

3. 半椎体切除术

半椎体切除术最初由 Bradford 报道，随后由 Klemme 等报道，本质上是一种病椎前后路联合切除术，半椎体结构经前、后路均显露出来，术中除了完整切除半椎体同时，还可以广泛切除相邻椎间盘及椎体终板。在术中切除半椎体后方附件和椎弓根的后半部分，完成楔形截骨，接下来可以通过后路加压内固定矫正畸形。半椎体切除术能取得即刻矫形效果并恢复整体平衡，是治疗单纯半椎体的一种安全有效的手术方式。半椎体切除的最佳适应证与凸面骨骺阻滞和原位融合的适应证相似，即小于 5 岁的腰端或腰骶交界区的半椎体合并躯干失衡患者。半椎体切除的方法包括前后路联合半椎体切除和单纯半椎体切除，该技术神经并发症风险较高，因此应由经验丰富的高年资医生进行[4]。

（四）保留生长潜能技术

非融合内固定技术旨在适当控制脊柱畸形进展的同时，通过连续延长手术最大限度地保留脊柱生长潜能，直到儿童在接受侧弯的终末融合手术之前达到适当的体型和成熟度。这类技术绕过顶锥对整个畸形范围保持纵向持续生长，且仅在侧弯的末端融合较短的节段，对胸廓发育影响较小。该类内固定器械连接脊柱肋骨和（或）骨盆，包括传统生长棒、磁控生长棒和垂直扩张假体钛肋（VEPTR）结构。它们被认为是有利于脊柱生长的，通过控制幼儿脊柱畸形来保持生长是一个有吸引力的概念。当畸形在其演变早期被发现时，这尤其适用。

1. 纵向可撑开型人工钛肋技术

传统的外科手术治疗，包括原位融合和凸侧骨骺阻滞术，在解决多发性先天性脊柱发育异常患者的多胸畸形和功能不全方面并不有效。此外，关节融合固定术经常限制胸椎和肺的生长，从而可能对胸廓容积和肺生长造成的不利影响。Robert Campbell 博士和 Melvin Smith 博士开发了 VEPTR，用以治疗胸腔发育不良综合征（thoracic insufficiency syndrome，TIS）。VEPTR 最常用于肋骨融合的先天性脊柱侧弯，通过凹侧横向开放楔形胸廓造口术（通常通过融合肋骨截骨术或肋间肌松解术）撑开和拉长收缩的半侧胸壁，以最大化胸廓体积和对称性（图 11-6）。脊柱侧弯最初是通过胸腔切开术纠正的，并且通过在脊柱上增加肋骨或在骨盆 VEPTR 结构上增加肋骨可以进一步稳定胸腔重建。术后不需要支撑，VEPTR 随后每 4～6 个月加长一次，一旦达到骨骼成熟就进行最终融合。与 VEPTR 的使用相关的并发症发生率与保留生长潜能技术相同。最常见的情况是锚定点脱出，内固定失败，伤口感染和畸形矫正丢失[16]。

2. 生长棒

Harrington 医生最早使用单根骨膜下撑开棒

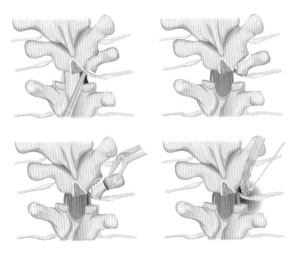

▲ 图 11-6　半椎体切除

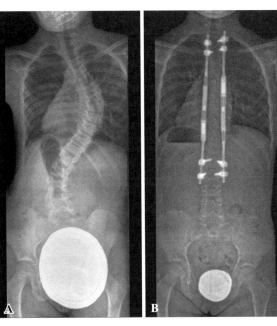

▲ 图 11-7　A. 一名 7 岁的早期特发性脊柱侧弯患者的 PA 位 X 线片；B. 术后 2 年用磁性控制生长棒进行 6 次延长后的 PA 位片

对 10 岁以下儿童脊柱侧弯进行无融合的脊柱手术。随后该技术出现了多种演变。无肋骨异常和生理节段脊柱患者的进行性畸形是生长棒技术的典型适应证，其两端固定 1 个运动节段并计划延长以促进生长[17]。生长棒可以作为单棒或双棒结构植入，其本身似乎在并发症发生率、再手术率、撑开长度和畸形控制方面具有相对优势。更多的改进选择包括磁控生长棒，其允许在不需要麻醉或手术干预的情况下延长生长棒（图 11-7）。

（五）脊柱内固定矫形及融合

如前所述，脊柱侧弯手术干预的历史跨越了一个多世纪，包括内固定和非内固定融合、生长友好型和磁控制型植入物。儿童脊柱畸形脊柱内固定矫形及融合的适应证因年龄、诊断和严重度而异。先天性脊柱侧弯是畸形矫正手术最具挑战性的领域之一。对幼儿进行内固定融合会阻碍胸廓及其内软组织和器官的生长，并可能导致曲轴现象。尽管前路关节融合术可结合后路脊柱融合术以防止曲轴现象，但这可能导致躯干高度显著丢失。当有手术指征时，最好使用能够促进脊柱生长的外科植入物。这种有利于生长的内固定已被分为三个不同的类别，每个类别由先天矫正

策略定义。这些包括撑开、压缩和引导性生长系统。虽然每种类型畸形矫正的详细外科手术程序和细微差别均不在本章的范围之内，但我们将介绍有关畸形矫正的一般外科原则。

对畸形，自然病史和病程进行综合分析后，通常应进行手术治疗。必须对患者进行多模态评估，以评估和管理任何相关的异常、心肺功能和营养状况。外科医生应能够使用脊柱内固定系统，为每位患者提供各种尺寸的植入物。在治疗长、严重和僵硬弯曲时，通常使用椎骨切除术、黄韧带切除术、后路截骨术和前路椎间盘切除术。全椎体切除是技术要求严格的手术方式，可用于最僵硬、畸形、融合和分节不良的顶锥区域。手术治疗存在轻度至中度神经损伤风险；然而，无论病因如何，治疗的主要目标是防止脊柱侧弯的进一步进展。必须使用神经监测。在过去的一个世纪里，人们对脊柱侧弯的手术矫正有了实质性的认识和改进。一系列手术选择应包括一系列术中病理改变的考量。先天性脊柱侧弯患者

治疗的目标是维持适当的脊柱形态和躯干平衡、最大化心肺功能、释放最大脊柱生长潜能和保护正常神经功能[18]。

节段性内固定能够施加矫正力，包括悬臂、旋转、横向牵引、纵向撑开和压缩，分别形成脊柱后凸或脊柱前凸。使用椎弓根螺钉进行后路内固定融合是骨骼成熟患者畸形矫正的首选和最广泛使用的方式。它们已被证明是安全可靠的。

（六）优点

外科手术治疗脊柱侧弯的主要优势是可以防止侧弯进展，在某些情况下，有助于在最终融合之前恢复脊柱曲线。最重要的是，它们有助于允许进一步的脊柱和躯干生长，从而增强胸廓容积，稳定肺功能。这对发育中的儿童中至关重要，是幼儿行这类治疗的主要目标。

六、操作细节和术前准备

手术准备始于经验丰富的团队。在入院前检查期间，需获得可能耐甲氧西林金黄色葡萄球菌的鼻培养物。

此外还需进行常规血液检查。手术前，先获得后前（PA）和侧站立以及前后（AP）仰卧最大弯曲的 X 线影像。通过影像学测量以确定柔韧性，这将有助于确定近端和远端融合固定椎。手术时需留置静脉和动脉通路。大多数患者使用鞘内注射吗啡作为术后疼痛处理。麻醉后接入脊髓监测线。然后患者取俯卧位，置于 Jackson 台上。这样可以提供适当的躯干和四肢支持，并避免腹部受压，否则会增加静脉压和术后出血。患者接受术中抗生素以及抗纤溶药物，以尽可能减少失血量。重要的是，在手术过程中应使用 X 线透视或术中计算机断层扫描（CT）辅助。双极电凝对进一步减少术中失血量方面非常有效。

适当准备和铺巾后，标记切口的皮肤。皮下组织用 1∶500 000 的生理盐水肾上腺素溶液浸润。这有助于收缩浅表血管并最大限度地减少失血量。切开筋膜，暴露出预定节段的棘突。进一步在椎板表面注射生理盐水肾上腺素溶液。然后进行骨膜下剥离。术中 X 线透视用于定位固定节段。术中完全清除预定椎体表面肌肉和软组织，进行关节面切除术，并切除下面的软骨，有助于增强融合。完成椎骨关节面切除术后，即可进行内固定。目前有多种脊柱内固定技术供选择，包括全椎弓根螺钉系统、胸椎钩和腰椎椎弓根螺钉的混合系统和全钩系统。前两种技术是当今应用最广泛的技术。使用椎弓根螺钉术中需充分咬除标识好的进钉点表面骨皮质，显露椎弓根螺钉的进针点，以专用开路器沿椎弓根方向开路，以头端为球形的椎弓根探子确认通道安全后，选择合适规格的椎弓根螺钉置入。术前在 CT 上测量椎弓根到椎体前沿的长度及椎弓根髓腔内径大小有助于术中选择合适尺寸的螺钉。如果使用非自攻螺钉，置钉前用丝锥扩大转入孔并对该部位进行攻丝。如果使用自攻螺钉，则无须攻丝。一旦完成所有置钉过程，使用 X 线透视检查螺钉位置，尤其是其方向和长度。如果可接受，再使用术中诱发 EGM 二次评估椎弓根螺钉位置：刺激电量一般最大为 30mA。当刺激电量≤10mA 时引出 EMG 波形说明椎弓根钉穿破椎弓根皮质。波幅变高通常没有意义。主弯凹侧先置入预弯矫形棒。可以根据患者体型选择 5.0mm、5.5mm 或 6.35mm 钛合金或钴铬棒，也可以考虑使用不锈钢棒，但由于相关的镍过敏，目前已不太常用。初步拧入螺帽，然后 90° 旋转提拉矫形棒，直到从后方观察脊柱完全笔直。根据矫正需要选择从头侧或尾侧开始，锁紧第一颗螺钉，随后在矫形时根据情况对各螺钉选择加压抱紧或撑开，可多次交替进行。然后置入凸侧棒，并进行相反的压缩 - 撑开操作。在手术结束时，脊柱通常会完全变直。然后使用 X 线透视或 CT 进行最终检查。如果矫形效果满意，脊髓监测正常，则冲洗伤口。然后对暴露的骨进行去皮质，并将该骨加上额外 90～120mm 立方体同源松质骨应用于整个脊柱。逐层闭合伤口。缝合层次通常包括筋膜和皮下组织。将一根引流管放置在筋膜层上，并从髂嵴上处引出。这有助于清除术后积血。使用连续皮下缝合闭合皮肤。然后使用皮肤拉链（3M Healthcare Products，St Paul，MN）和无菌敷料最后封闭切口。患者返回病房后拍摄术后 X 线片。应特别注意胸部，以确保未发生气胸。如果最终 X 线片满意，唤醒患者，检查神经功能状态，并将患者送至麻醉后恢复室（PACU）。

新的微创手术治疗正在出现，其中包括微创脊柱畸形矫正。学习这些技术有一定难度；但是，这类新技术可以显著减少失血量、对肌肉造成破坏更少、住院时间更短和外观瘢痕更少。与传统的开放方法相比，它们似乎也可以达到相同程度的矫正效果。

七、手术计划和专用设备

当患者达到手术标准时，开始术前准备。手术标准判断是的全脊柱站立位 X 线片的测量结果。但一旦准备手术，则有必要进行额外的检查。如通过术前 AP 仰卧位全脊柱左右弯曲 X 线片评估脊柱的柔韧性。评估脊柱的柔韧性有助于确定要固定的上下节段。术中使用牵引位 X 线片进行最终柔韧性评估。麻醉师对患者的头部施加牵引力，住院医师、研究员或临床护士对足部施加牵引力。牵引力要足够大但同时动作要轻柔，

以此再次使用相同方法测量整个脊柱的 AP 位 X 线片。远端融合椎通常选择侧弯近端和远端最水平的椎骨，同时骶骨中垂线应落于其两侧椎弓根之间，并相对居中。侧方弯曲位 X 线片也是有用的，它们可以显示远端椎间隙的活动能力。在左右弯曲片上能反向开口的椎间隙通常相当灵活，也可用于帮助确定远端融合椎[19, 20]。

除了适当的植入物外，在进行脊柱畸形手术时还需要大量的专业设备。这包括使用术中透视和（或）CT 扫描仪。鞘内注射吗啡和抗纤溶药物有助于术后疼痛和围术期失血的管理。双极电凝将非常有效地进一步减少术中失血量。当然，所有的患者都需要使用抗生素，以最大限度地降低术后感染的风险——这类手术中较为严重的并发症之一。

八、关键步骤和操作细节

脊柱畸形矫正过程中的所有步骤都至关重要。读者现在可能已经知道几个关键措施：①给予抗生素以降低术后急性感染的风险；②鞘内给予吗啡以辅助术后疼痛管理；③使用抗纤溶药物，如氨甲环酸和氨基己酸，以减少术中失血量；④使用神经电生理进一步加强对术中脊髓监测的控制，包括经颅运动和体感诱发电位；⑤完备的脊髓解剖学知识。减少失血量可在术中更好地暴露脊椎，对术后的生理影响较小，有助于加快总体康复速度并降低成本。鞘内注射吗啡可减少疼痛并减少与疼痛相关的并发症，并有助于加快患者的总体康复速度[21]。

也许最重要的手术细节是了解脊柱解剖结构，尤其是椎弓根的解剖结构。它们在上胸椎变得更倾斜，在腰椎变得更垂直。意识到这种解剖变化，可以更准确地制备钉道和置入椎弓根螺

钉。减少内侧壁的破壁和神经损伤的可能性。

九、手术危害 / 风险 / 避免人为伤害

小儿脊柱畸形手术最大的风险发生在术中，此时神经根和脊髓损伤最可能发生。这通常是医源性并发症。对解剖学的透彻了解以及进行此类手术的经验对于最大限度地减少并发症至关重要。先天性脊柱侧弯的儿童发生神经损伤的风险最高。僵硬性侧弯在矫正时可能需要包括截骨术和半椎骨切除在内的多种类型手术操作。这些都是技术要求很高的手术。熟稔的脊柱解剖学知识和临床经验将有助于外科医生将风险降至最低。很多时候，可以通过术中脊髓监测最大限度避免这些并发症。这类手术必须配备经验丰富的监测技术人员[22]。

其他危险因素包括低血压，可影响脊髓的血流，导致神经损伤。将手术中通常进行的低血压麻醉维持在约 70mmHg 至关重要。如果观察到神经功能变化，则升高血压是逆转任何潜在监测变化的第一步，也是最关键的步骤。

十、抢救

本节主要讨论术中脊髓监测变化的处理。这是非常关键的变化，必须恰当应对，以防止任何即将发生的脊髓或神经系统问题。发生术中脊髓监测变化时的第一步是停止手术，将血压升高至生理水平，并在必要时通过血液置换确保患者血流动力学稳定。如果这些作用在 5～10min 的时间间隔内不能改善脊髓监测，则必须进行唤醒试验。这包括逆转麻醉，当麻醉师要求患者移动足部时，让某人在患者足部评估运动。外科医生的

作用是确定患者不会在 Jackson 台上移动，因为有可能跌倒。如果脊髓监测变化逆转，患者的唤醒试验显示足部随意运动，即使平均动脉血压可能更高，也应重新开始麻醉。然后可以恢复继续手术。但如果脊髓监测变化反复出现，最好中止手术，关闭伤口，1～2 周后再行手术治疗。然后对患者进行紧急评价，以确定无其他可能对脊髓或神经根施加压力的异常，如硬脑膜外或硬脑膜内血肿。这最好通过术后 MRI 进行评估。

十一、结局和术后过程

作者根据几个因素评估了儿科脊柱畸形手术的结局。首先是避免并发症，安全畸形矫正，恢复生理性额状面和矢状面对位和平衡，不需要进一步手术。这些是通过对患者进行详细的术前评估、适当确定终末椎骨、细致的外科手术和适当的术后管理来实现的[7]。

十二、术后注意事项

脊柱畸形手术患者的术后管理至关重要。不同中心之间存在显著差异，但是某些要求对于实现最佳护理仍然至关重要，一般特发性脊柱侧弯的儿童和青少年不愿佩戴矫形器。然而，一些神经肌肉和先天性脊柱侧弯患者可能有必要使用矫形器，因为这将有助于其坐姿和功能康复。术后儿童需进行 5 个月的保护性活动。这意味着不能参加有组织的运动或去健身房健身。然而，允许参加个体活动，如游泳、慢跑或骑自行车。他们胜任日常例行家务工作。这样做的主要目的是避免患者跌倒或受伤，直至脊柱有足够的时间进行初始愈合。神经肌肉性脊柱侧弯患者在感到舒适时可恢复物理治疗。治疗师应避免其做任何躯干

活动。综合征性脊柱侧弯患者的变异性更大，取决于其术前功能水平。

十三、并发症

儿童和青少年脊柱畸形手术的并发症相对少见，但由于撑开手术在整个治疗阶段需要重复进行多次、内固定增加及其对动态发育中脊柱的固有应力作用，儿童脊柱畸形手术的并发症发生率高于青少年。神经损伤（此类手术最严重的并发症）的风险可能存在显著差异。2%~8% 的患者发生术后感染，并随着手术频率和接近程度的增加而增加。术后即刻发生骨植入物和金属失效的风险非常罕见。晚期假关节也不常见，通常表现为棒断裂。晚期感染的可能性更大，尤其是术后急性感染。年龄较小的儿童、神经肌肉综合征儿童、较高的侧弯程度及刚性固定脊柱与较高的并发症发生率相关。

十四、结论

脊柱畸形的历史跨越几个世纪，早期的开拓者利用新颖的发明和包括观察、牵引、支具和石膏固定在内的多种形式的治疗来解决这一相对未知的问题。随着新技术和方法的出现，手术干预已成为发病率最低和相对零死亡率的主要手段。脊柱关节融合术阻止了侧弯进展，使受影响的患者能够正常生活，在许多情况下，甚至开始进行一些以前无法参加的接触性运动。手术和非手术技术的最新进展以及对保留胸椎间隙重要性的理解改善了进展性先天性脊柱侧弯儿童的发病率和死亡率。更好的结局支持这些并发症较低的简单手术操作。VEPTR 可能对选定的先天性脊柱侧弯和融合肋骨伴 TIS 患者有益。当畸形很少时，原位融合或半骨骺阻滞术是可行的选择。然而，可能发生进一步进展、更严重的畸形应在达到骨骼成熟后进行内固定和关节融合术。对于严重和僵硬的畸形，可能需要进行截骨和椎体切除以恢复脊柱正常序列和躯干平衡。

随着人们对整体颅颈对线的重新关注，我们现在比以往任何时候更加关注，且配备足够的知识和技术，对先天性脊柱侧弯患者产生积极影响，为他们提供最佳干预，改善整体外观，加速康复。

参 考 文 献

[1] Shah SA, Song K. Congenital Scoliosis. Chapter 18.
[2] Erol B, Tracy MR, Dormans JP, et al. Congenital scoliosis and vertebral malformations: characterization of segmental defects for genetic analysis. J Pediatr Orthop. 2004;24(6):674–82.
[3] Heary RF, Madhavan K. Genetics of scoliosis. Neurosurgery. 2008;63(Suppl 3):222–7.
[4] Hedequist D, Emans J. Congenital scoliosis: a review and update. J Pediatr Orthop. 2007;27(1):106–16.
[5] Lopez–Sosa F, Guille JT, Bowen JR. Rotation of the spine in congenital scoliosis. J Pediatr Orthop. 1995;15(4):528–34.
[6] McPhail GL, Howells SA, Boesch RP, et al. Obstructive lung disease is common in children with syndromic and congenital scoliosis: a preliminary study. J Pediatr Orthop. 2013;33(8):781–5.
[7] Heary RF, Bono CM, Kumar S. Bracing for scoliosis. Neurosurgery. 2008;63(Suppl 3):125–30.
[8] Kawakami N, Koumoto I, Dogaki Y, et al. Clinical impact of corrective cast treatment for early onset scoliosis: is it a worthwhile treatment option to suppress scoliosis progression before surgical intervention? J Pediatr Orthop. 2018;38(10):e556–61.
[9] Hasler CC. Early–onset scoliosis: contemporary decisionmaking and treatment options. J Pediatr Orthop. 2018;38(Suppl 1):S13–20.
[10] Heary RF, Madhavan K. The history of spinal deformity.

Neurosurgery. 2008;63(Suppl 3):5–15.

[11] Pahys JM, Guille JT. What's new in congenital scoliosis? J Pediatr Orthop. 2018;38(3):e172–9.

[12] Sansone JM, Mann D, Noonan K, et al. Rapid progression of scoliosis following insertion of intrathecal baclofen pump. J Pediatr Orthop. 2006;26(1):125–8.

[13] Beauchamp EC, Anderson RCE, Vitale MG. Modern surgical management of early onset and adolescent idiopathic scoliosis. Neurosurgery. 2019;184(2):291–304.

[14] McGirt MJ, Mehta V, Garces-Ambrossi G, et al. Pediatric tethered cord syndrome: response of scoliosis to untethering procedures. J Neurosurg Pediatr. 2009;4(3):270–4.

[15] Terek RM, Wehner J, Lubicky JP. Crankshaft phenomenon in congenital scoliosis: a preliminary report. J Pediatr Orthop. 1991;11(4):527–32.

[16] Flynn JM, Emans JB, Smith JT, et al. VEPTR to treat nonsyndromic congenital scoliosis: a multicenter, mid-term follow-up study. J Pediatr Orthop. 2013;33(7):679–84.

[17] Elsebai HB, Yazici M, Thompson GH, et al. Safety and efficacy of growing rod technique for pediatric congenital spinal deformities. J Pediatr Orthop. 2011;31(1):1–5.

[18] Tis JE, Karlin LI, Akbarnia BA, et al. Growing Spine Committee of the Scoliosis Research Society. Early onset scoliosis: modern treatment and results. J Pediatr Orthop. 2012;32(7):647–57.

[19] Iorio J, Orlando G, Diefenbach C, et al. Serial casting for infantile idiopathic scoliosis: radiographic outcomes and factors associated with response to treatment. J Pediatr Orthop. 2017;37(5):311–6.

[20] Larson N, Polly DW Jr, Guidera KJ, et al. The accuracy of navigation and 3D image-guided placement for the placement of pedicle screws in congenital spine deformity. J Pediatr Orthop. 2012;32(6):e23–9.

[21] Smith JS, Abel MF, Shaffrey CI, et al. Decision-making in pediatric spinal deformity. Neurosurgery. 2008;63(Suppl 3):54–68.

[22] Fletcher ND, Larson AN, Richards BS, et al. Current treatment preferences for early onset scoliosis: a survey of POSNA members. J Pediatr Orthop. 2011;31(3):326–30.

第 12 章　特发性脊柱侧弯
Idiopathic Scoliosis

Richard E Bowen　Natalie L Leong　**著**

鲍虹达　**译**　　朱泽章　**校**

一、流行病学和自然史

（一）定义

脊柱侧弯是一种肌肉骨骼疾病，指脊柱在冠状面内存在至少 10° 的弯曲；脊柱弯曲小于 10° 则称为脊柱不对称。本章将重点介绍具体病因不明的特发性脊柱侧弯，其病因与先天性、综合征性或神经肌肉性脊柱侧弯均不同。特发性侧弯可以根据发病年龄进行分类。婴儿特发性脊柱侧弯发病年龄为 0—3 岁，少年特发性脊柱侧弯的发病年龄为 4—10 岁，青少年特发性脊柱侧弯的发病年龄为 11—17 岁，而成人特发性脊柱侧弯的定义为发病年龄超过 17 岁。此外，弯曲是根据顶椎的位置，或者在弯曲中心处偏移最大且最水平的脊椎来描述的（表 12-1）[1]。弯曲的位置对侧弯的进展可能有影响，对侧弯的处理也有影响。在某些情况下，顶椎可以是一个椎间盘，而不是一个单一的脊椎，因此此时可以存在两个顶椎。端椎与水平方向的夹角最大定义了弯曲的下界。骶骨中垂线（central sacral vertical line，CSVL）是一条将骶骨一分为二的垂直线，用于评估脊柱相对于骨盆的平衡。稳定椎是第一个被 CSVL 一分为二的侧弯最远端椎体。中立椎是指

最不存在水平面旋转的最头侧椎体[1]。

表 12-1　按位置对凸型进行分类

弯度类型	顶椎位置
颈段	$C_2 \sim C_6$
颈胸段	$C_7 \sim T_1$
胸段	$T_2 \sim T_{11}$
胸腰段	$T_{11} \sim L_4$
腰段	$L_2 \sim L_4$
腰骶段	L_5 或 L_5 以下

（二）流行病学

婴儿特发性脊柱侧弯罕见，仅占儿童特发性脊柱侧弯病例的 1%，且该类患者中 60% 为男性[2]。青少年特发性脊柱侧弯占特发性脊柱侧弯的 10%～15%，在 4—10 岁年龄段中，以左侧弯为主的男孩居多，右侧弯为主的女孩居多[3]。青少年特发性脊柱侧弯是特发性脊柱侧弯最常见的形式，据估计患病率为 2%～4%，弯度大于 30° 的患病率估计为 0.2%，弯度大于 40° 的患病率为 0.1%[4, 5]。青少年特发性脊柱侧弯在女性中的患病率是男性的 2～10 倍，在 10° 侧弯情况下患病

率基本相等，女性患者数量随着度数的增加而逐渐增加。

（三）病原学

即使经过几十年的研究，关于脊柱侧弯的病因和发病机制还没有一个被普遍接受的理论。虽然某一特定基因或一组基因尚未被确定为特发性脊柱侧弯的病因[6]，但观察到脊柱侧弯患者亲属中脊柱侧弯患病率的增加支持了遗传因素的存在。据估计，大约11%的脊柱侧弯患者的一级亲属也患有脊柱侧弯。当父母双方都有脊柱侧弯时，子女患病的概率是普通人群的50倍[7]。此外，在至少有一个患病个体的同卵双胞胎中，符合率为73%～92%，而同卵双胞胎的符合率较低，为36%～63%[8, 9]。此外，在受影响的双胞胎中，侧弯进展的速度几乎相同。最近 Kruse 等对140个家庭进行了一项研究，在这些家庭中，有一名以上的成员受到脊柱侧弯的影响，结果发现，受影响母亲的儿子中有36%患有脊柱侧弯，而受影响父亲的女儿中有85%患有脊柱侧弯。与患病女性（56%）相比，受影响的男性更有可能将脊柱侧弯遗传给任何性别的后代（80%），而且男性脊柱侧弯的兄弟姐妹比女性脊柱侧弯的兄弟姐妹更有可能受到影响[10]。这一数据可以用卡特效应来解释，在卡特效应中，受影响较少的性别携带较高的有害基因，因此更有可能将这种疾病遗传给后代。总体而言，这一数据支持青少年特发性脊柱侧弯的多基因遗传，在观察到脊柱侧弯之前，男性有较高的脊柱侧弯相关基因阈值。各种研究已经提出了很多影响细胞外基质的候选基因，例如编码胶原、纤维蛋白和弹性蛋白的基因[11, 12]。然而，到目前为止，还没有一个基因被发现与特发性脊柱侧弯有关。

随着生物学领域的最新进展，人们对寻找脊柱侧弯的表观遗传学解释越来越感兴趣。表观遗传学是研究未在 DNA 碱基对序列中编码的可遗传性状，表观遗传的三种主要模式是 DNA 甲基化、组蛋白修饰和改变基因表达的非编码 RNA[13]。人们认为环境因素可以通过表观遗传学影响基因的表达。例如，人们发现生物力学应力和雌二醇可以影响成骨细胞的基因表达，青少年特发性脊柱侧弯（adolescent idiopathic scoliosis，AIS）患者细胞中氧化亚氮和环氧合酶 -2 的表达水平明显高于健康对照组[14]。此外，通过表观遗传学研究，产妇年龄被认为是影响脊柱侧弯风险的环境因素，研究发现年轻母亲和躯干不对称的患儿之间存在关联[15]。此外，有人提出，婴儿暴露在恒温游泳池中的神经毒素会增加患 AIS 的可能性，但这一点尚未得到证实[16, 17]。

另一种观点认为，骨骼、韧带、肌肉或中枢神经系统的缺陷与特发性脊柱侧弯的发病机制有关。因为已经发现 AIS 患者的脊柱和股骨的骨密度都低于年龄匹配的对照组，所以有人认为骨量减少可能是脊柱侧弯的部分原因，而不是结果[18, 19]。此外，多裂肌的组织学分析显示肌腱交界处的肌膜不连续，以及相关的肌腱结构紊乱，提示 AIS 的病因可能与肌肉有关[20]。在脊柱侧弯患者和对照组的椎间盘中也发现了胶原交联的差异[21]，在曲线的凸侧比凹侧有更多的交联[22, 23]。然而，在脊柱韧带的胶原中，交联的异常还没有得到证实。因为马方综合征和 Ehlers-Danlos 综合征等软组织疾病可表现出脊柱侧弯，因此脊柱任何组织中的细微缺陷可能是特发性脊柱侧弯发生的原因。同样，中枢神经系统的状况，如脑瘫，与脊柱侧弯有关，因此神经系统缺陷也可能导致特发性脊柱侧弯。通过双耳听力测试，确定脊柱侧弯儿童在皮质上有更多的左右不对称[24]。

有趣的是，还发现听力障碍儿童的特发性脊柱侧弯的发病率（1.2%）远低于全国所有儿童的发病率（4%～10%）[25]。有人认为平衡功能障碍与脊柱侧弯有关[26]，然而，在最近一项对特发性脊柱侧弯患者的眼球震颤进行的迷路功能的研究中，AIS 患者和对照组之间没有发现差异[27]。鸡在松果体切除术后脊柱侧弯发生率高，据推测，松果体切除术后出现的褪黑素缺乏会引起脊柱侧弯，因为在与姿势控制相关的脊髓区域发现了褪黑素受体[28]。人们已经发现，一些患有 AIS 的女孩的褪黑素受体 MT_2 的表达很少[29, 30]。然而，关于脊柱侧弯患者褪黑素水平的研究一直没有定论[31-34]。

脊柱生长异常也被认为是脊柱侧弯的原因之一，因为脊柱侧弯往往在脊柱快速生长的时候进展和发展。有理论认为，脊柱侧弯可能是由于椎体前柱过度生长所致[35]。研究发现，与健康对照组相比，AIS 女童身高峰值速度较大，生长高峰期较短[36]。此外，有人提出，患者矢状面形态异常可以引起其对旋转抵抗力较弱，进而导致脊柱侧弯；研究发现，患有严重进展性 AIS 的女孩的父亲，而不是母亲的脊柱矢状面形态明显异常，胸椎后凸和腰椎前凸均减小[37]。

（四）进展的风险因素

预测侧弯进展风险有助于指导特发性脊柱侧弯的治疗。在婴儿期和青春期观察到脊柱侧弯在骨骼生长高峰期进展最快。Mehta 确定了导致婴儿特发性脊柱侧弯进展的两个影像学危险因素：肋骨椎角差（rib vertebral angle difference，RVAD）和肋骨头部位置[38]。在他对 135 例婴儿特发性脊柱侧弯患者的报道中，80% RVAD ＜ 20° 的患者侧弯自发消失，而在 RVAD ＞ 20° 的患者中，有 83% 的患者侧弯进展。青少年特发性脊柱侧弯通常以侧弯进展为特征，并有可能出现严重的后遗症，如心肺功能受损。在 AIS 中，侧弯进展与峰值生长速度相关，这一点已经得到了很好的证实[39]。然而，问题在于没有办法直接准确地衡量生长速度。取而代之的是，诸如患者年龄、骨龄、月经初潮、Risser 征和三角软骨闭合等指标被用来预测剩余生长和进展的可能性[40-42]。顶点在 T_{12} 以上的侧弯比腰椎侧弯更有可能进展[43]。最近有研究表明，脊柱的三维形态参数，如顶椎椎间盘的楔形变、下交界椎的轴向旋转、扭转、T_6 的高宽比和整个脊柱的高宽比，比传统的二维参数如 Cobb 角更能预测 AIS 的侧弯进展[44]。侧弯的大小可以用来预测骨骼成熟时的侧弯进程。胸弯小于 30° 倾向于无进展，而在 50°～75° 的胸弯倾向于以每年约 1° 的速度进展。如果在骨骼成熟时腰椎侧弯大于 30°，则腰椎侧弯一般会进展[45, 46]。

（五）成年自然史

超过 2/3 的脊柱侧弯患者在骨骼成熟后仍有侧弯进展[45]。除了最严重的胸弯大于 90° 与心力衰竭和肺心病死亡率增加有关外，AIS 的死亡率似乎没有增加[46]。患有脊柱侧弯的成人的背痛发生率比未受影响的同龄人更高，可能还有更高的致残率[47, 48]。在长期随访中，65% 的患有脊柱侧弯的成人报告慢性背痛，而对照组为 35%；即使是侧弯较小的成人，疲劳性背痛的患病率也有所增加。正如人们可能预期的那样，侧弯大于 80° 的患者被发现更有可能存在呼吸短促[49]。此外，还有与身体畸形相关的心理社会影响。研究发现，患有脊柱侧弯的女性比没有脊柱侧弯的女性结婚的可能性更小，这种影响在非特发性脊柱侧弯中更为明显[50, 51]。

二、临床工作

（一）学校筛查

在许多情况下，特发性脊柱侧弯是没有症状的，最初是通过常规的学校筛查发现的，这种筛查在美国已经广泛实施，最常见的是在五年级和六年级。学校筛查的目的是在支具仍是一种治疗选择的年龄段时诊断出脊柱侧弯。然而，学校对特发性脊柱侧弯的筛查是有争议的，因为临床上有意义的侧弯的发病率很低，而这些侧弯还不明显，学校筛查的费用和假阳性率也很高[52-54]。1996 年，美国预防服务工作组（United States Preventative Services Task Force，USPSTF）发布了关于学校脊柱侧弯筛查的指导方针，结论是有足够的证据建议支持或反对学校筛查[55]。然而，在 2004 年，USPSTF 修订了指导方针，指出学校筛查的危害，如不必要的随访和假阳性可能超过其好处[56]。目前，美国骨科医师协会（American Association of Orthopaedic Surgeons，AAOS） 和脊柱侧弯研究协会（Scoliosis Research Society，SRS）仍然建议学校进行筛查，而且学校筛查仍然相当普遍[57]。为了改善学校筛查的过度转诊率和假阳性率，提出了进一步选择筛查人群的建议[58]。然而，有研究表明，限制筛选可能会错过重要的侧弯[59]。此外，通过获取学生背部的三维图像，可以对远程学校筛查的可行性进行研究[60]。

（二）病史

在评估一个新患者脊柱侧弯时，必须进行彻底的病史和体格检查。有重点的病史可以提供很多信息，有助于诊断和治疗。医生应该询问患者是否有疼痛。尽管背痛是常见的主诉，但背痛不一定是由脊柱侧弯引起的。应该确定患者和父母对于侧弯是否进展的认知。询问患者的总体生长速度和任何青春期变化，特别是女性月经初潮的时间。任何限制患者的功能状态应被引起注意，同时关注任何肠或膀胱功能障碍。应了解家族史，重点是家族成员脊柱侧弯或其他神经肌肉疾病的病史。此外，应该查出就诊的真正原因。

（三）体格检查

患者的整体对称性应该在患者站立的情况下进行评估，同时注意从前面和后面看肩部、腰部和骨盆是否水平。头部相对于臀部的侧向偏移可以通过 C_7 垂线来评估。任何腿长的差异都应该测量，因为这可能会导致骨盆倾斜，从而导致功能性脊柱侧弯，这应该与特发性脊柱侧弯相鉴别。Adams 前屈试验（图 12-1）是脊柱侧弯的初步筛查试验，通过让患者腰部弯曲，膝盖伸直，手掌并拢来进行。任何观察到的不对称性都应使用脊柱侧弯测量仪测量，以确定躯干旋转角度（angle of trunk rotation，ATR）。5°～7° 的 ATR 对应 15°～20° 的 Cobb 角。ATR 与 Cobb 角的相

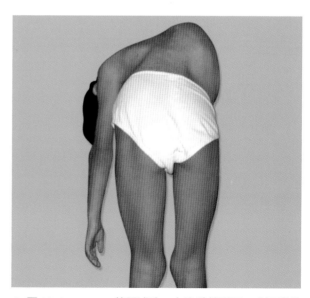

▲ 图 12-1　**Adams** 前屈试验，在这种情况下，由于脊椎在曲线顶端的旋转，该试验显示右侧肋骨突起较大

在特发性脊柱侧弯中，向中线方向的后部元素是恒定的

关系数为 0.7^[61]。近年来，iPhone 应用程序已经被用来取代传统的脊柱侧弯测量仪，并被证明至少在测量 ATR 方面同样出色^[62, 63]。有人提议用三维表面形态来取代脊柱侧弯测量仪来测量躯干旋转，但事实证明其灵敏度和特异性较差^[64]。

体格检查时应该进行全面的神经学检查，注意任何肌肉无力、感觉缺陷或异常反射。特别需要注意的是，腹部浅表反射的缺失或异常与脊髓空洞症和肌源性脊柱侧弯有关^[65]。应检查皮肤，并应注意神经纤维瘤病或与脊柱裂相关的毛斑。应该注意不正常的松弛，如马方综合征或 Ehlers-Danlos 综合征和其他结缔组织疾病。在出现上述任何异常发现时，应对非特发性脊柱侧弯保持高度怀疑。

（四）影像

1. 脊柱侧弯平片

Cobb 角用于量化冠状面内脊柱侧弯的严重程度（图 12-2）。在后前位（PA）片上，侧弯的上下端椎被定义为倾斜度最大的椎体。然后，在上端椎的上终板处和下端椎的下终板处画线。接下来，垂直于每条线绘制直线，并将这些直线相交的角度测量为 Cobb 角。当存在多个侧弯时，应为每个侧弯测量单独的 Cobb 角。传统上，观察者内和观察者间的误差估计约为 5°；在确定侧弯是否进展之前，应该考虑这一点^[66]。值得一提的是，研究发现，少年特发性脊柱侧弯（juvenile idiopathic scoliosis，JIS）观察者内和观察者间测量 Cobb 角的可靠性低于 AIS，这可能是由于 JIS 患者终板定义不明确所致^[67]。

近年来，Cobb 测量的数字化方法在提高测量精度方面显示出良好的前景。使用带有预先选择的终椎的数字测量系统，观察者内和观察者间可靠性的 95%CI 分别为 +1.30° 和 +1.26°^[68]。Mok 等比较了手动和基于计算机的 Cobb 角测量，发现除了将数字图像打印到两张未缝合的胶片上

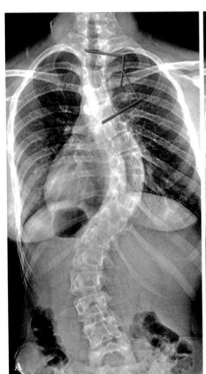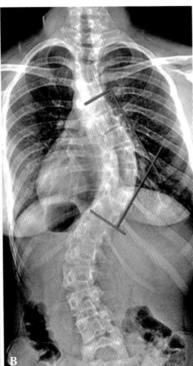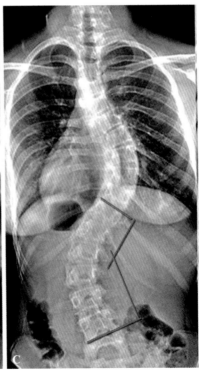

▲ 图 12-2　**Cobb 角是每条曲线上端椎体的上终板和下端椎体的下终板之间的夹角**

外，观察者之间的可靠性很高[69]。此外，已经开发了智能手机应用程序来测量 Cobb 角，并发现这些应用程序至少与传统方法相当[70,71]。

侧位 X 线片用于量化胸椎后凸（$T_2 \sim T_{12}$，正常 20°～50°）和腰椎前凸（$L_1 \sim S_1$，正常 31°～79°）。主胸弯患者一般测量 $T_5 \sim T_{12}$ 后凸，正常范围在 10°～40°。对于近侧胸椎曲度，$T_2 \sim T_5$ 后凸也很重要，对于胸腰椎曲度的患者，也需要测量 $T_{10} \sim L_2$ 后凸（正常 = 0°）。骨盆入射角（pelvic incidence，PI）对于特定患者来说是恒定的，可以衡量相对于骨盆的骶骨倾斜程度。骨盆入射角的增加与胸椎后凸和腰椎前凸的增加有关，骨盆入射角的差异可以解释胸椎后凸和腰椎前凸的广泛正常值范围。侧位摄影技术影响整体的矢状位平衡，患者的手放在锁骨上窝最能反映正常姿势，同时可以充分显示胸椎。

几种不同的应力 X 线检查可以量化侧弯柔韧性和椎间盘活动性，包括仰卧 Bending 位 X 线片、牵引 X 线片和支点加压位 X 线片。在三种模式中，仰卧 Bending 位 X 线片依赖于患者的努力，可能不能反映各种曲线的真实柔韧性，但最常使用（图 12-3）。支点加压位和牵引式 X 线片需要两名助手才能拍摄。与 Bending 位 X 线片相比，支点加压 X 线片在选择性胸椎融合术中更准确地反映残余腰椎曲度。

2. 磁共振成像

对于特发性脊柱侧弯的患者，通常不需要磁共振成像（MRI）等先进的成像手段。然而，如果怀疑曲线可能确实不是特发性的，MRI 可以帮助排除其他病因。此外，矢状面胸椎后凸较大的患者患脊髓空洞症的风险更高，应该做 MRI 检查[72]。此外，MRI 可用于左胸弯、男性患者、快速进展的侧弯、婴幼儿或青少年患者，以及神经检查异常的患者（包括不对称的腹部反射）。磁共振成像应该包括整个脊柱，并排除任何肿瘤、脊髓空洞症、脊柱闭合不全或脊髓栓系。

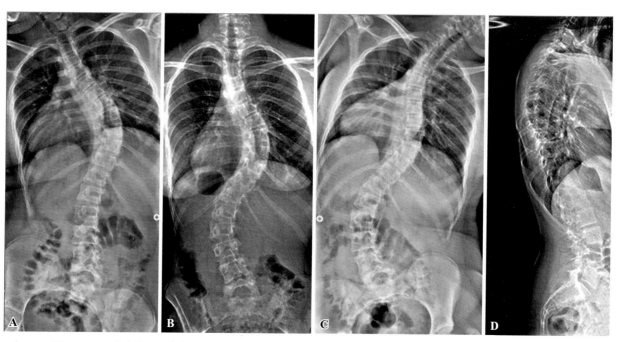

▲ 图 12-3　一套完整的术前 X 线片包括直立前后（AP）或后前（PA）片、侧位片和显示柔软性的 X 线片

在这种情况下，左（A）和右（C）仰卧 bending 位 X 线片被用来评估曲线灵活性和旋转校正，这有助于确定哪些弯度是结构性的

三、分类

为了便于交流、研究和指导治疗，已经开发了多种分类系统来描述脊柱侧弯。King–Moe 分型包括五种类型，即胸腰弯伴较大腰弯、胸腰弯伴较大胸弯、单胸弯、长腰弯伴 L_4 向内倾斜、双胸弯[73]。这种分类方法比较简单，能指导手术治疗，但并不全面。

基于标准的术前 X 线片（站立 PA 和侧位，仰卧弯曲），Lenke 等开发了一个描述大多数侧弯模式的分类系统。与 King–Moe 分类相比，开发该分类的部分原因是为了提高观察者内和观察者间的可靠性，并包括腰椎侧弯类型[74]。系统组合来自三个类别的数据以确定整体侧弯类型。第一个值考虑了冠状脊柱畸形的三个主要位置（胸椎、上胸椎、胸腰椎 / 腰椎）。使用常见的侧弯位置，将患者分为六种弯曲类型之一（即主胸弯、双胸弯、双主弯、三主弯、胸腰弯、腰弯 –主胸弯）。Bending 位射线照片有助于确定特定弯曲是否为结构性弯（矫正至＜ 25°）。下一步，根据 CSVL 在直立 X 线片上是落在椎弓根之间、在椎弓根上还是在椎弓根外，将腰弯顶点平移分为 A、B 或 C 组。最后，在矢状面上，患者按顺序分为 $T_5 \sim T_{12}$ 后凸减少、正常或增加（ –、N 或 +）。尽管有研究质疑该系统在观察者间的可靠性，近端结构性胸弯的重要性[75-78]，以及腰椎修正值的重要性，但该系统是目前在美国应用最广泛的（表 12–2 ）。

尽管不一定可靠，但 Risser 平衡是最常用的骨骼成熟标志。如髂嵴正位 X 线片所示，Risser 分级是对髂突骨化从外侧向内侧进行分类的系统，范围从 0（未骨化）到 V（完全骨化）（图12–4 ）。骨化的整个过程要持续 1.5～2 年。然而，考虑到髂嵴隆起的钙化发生在生长速度峰值之

表 12–2　Lenke 脊柱侧弯曲线分类

弯曲类型	腰弯修正型	矢状面胸椎轮廓
1. 主胸弯 2. 双胸弯 3. 双主弯 4. 三主弯 5. 胸腰弯 / 腰弯 6. 胸腰弯 / 腰弯 – 　结构性主胸弯	A. CSVL 在椎弓根 　之间 B. CVSL 触及顶椎 C. CVSL 位于凹侧 　椎弓根内侧	–：＜ 10° N：10°～40° +：＞ 40°

CSVL. 骶骨中垂线

后，Risser 征的作用有限[79]。事实上，Risser 征被发现可以最准确地预测一个人是否达到 14 岁，即第四阶段[80, 81]。然而，由于可以在脊柱侧弯片上看到髂嵴而不需要额外的片，所以 Risser 征经常被使用。

另一种评估骨骼成熟度的方法是拍摄手部 X 线片，并参考 Greulich 和 Pyle 的书中的标准化图像，但这种方法在青少年组的准确性并不理想[82]。最近，基于桡骨远端、尺骨远端和手部小骨骨骺的影像学表现，Tanner–Whitehouse–Ⅲ评分的修订版被发现比基于 Risser 或 Greulich 和 Pyle 的预测与脊柱侧弯进展的相关性更强[83]。此外，可以使用三角软骨的状态，因为它在髂骨隆起出现之前关闭，在 Risser 0 期间，与最大的脊柱生长更好地相关[84]。然而这需要获得单独的骨盆片。

四、医学处理

许多转诊脊柱专科进行评估的患者是可以保守治疗的。在小度数、几乎不进展的侧弯、骨骼成熟或接近成熟的患者中，通常只需要安抚和观察。

历史上，电刺激一直被用来治疗脊柱侧弯，通过对畸形的凸起部分进行表面刺激。然而，由

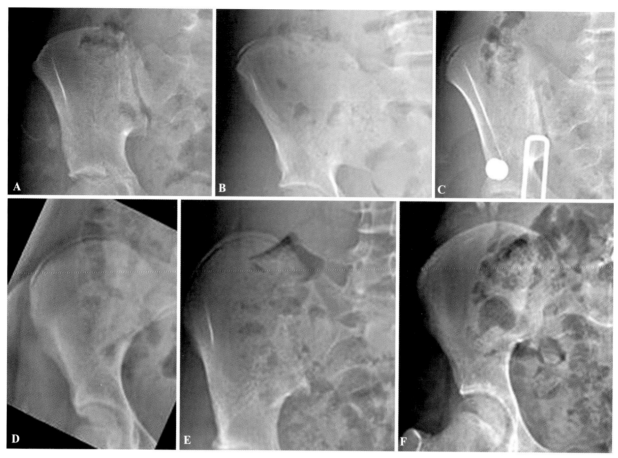

▲ 图 12-4　Risser 征（髂突进行性骨化）是衡量骨骼成熟度的一个指标

A. Risser 0；B. Risser 1；C. Risser 2；D. Risser 3；E. Risser 4；F. Risser 5。请注意，"A" 中的患者也有开放的三辐射状软骨，进一步表明患者还没有达到峰值高度速度

于缺乏支持其有效性的证据，这种方法不太受欢迎[43]。在一项大型 Meta 分析中，侧向电刺激的加权平均成功率为 0.39，而单独观察的成功率为 0.49[85]。

对于仍有显著骨骼生长的患者，可以考虑支具或脊柱矫形器。虽然支具不太可能永久纠正侧弯，但它有助于防止病情进一步发展。一般来说，当侧弯超过 25° 时，就应该使用支具治疗[86]。在一项关于支具预防侧弯进展的前瞻性研究中，发现支具移除后至少 2 年，68/284 的依从性好的患者和 46/71 的非依从性患者经历了至少 6° 的侧弯进展，依从性定义为每天至少有 20h 的支具佩戴[87]。有人认为支具对男性没有那么有效，因为他们的脊椎更僵硬[88]，然而，最近的研究表明，男性存在更多侧弯进展的原因是支具顺应性差[89]。在临床上有很多不同类型的支具可供选择，如下所示。

Milwaukee 支具，或颈胸腰骶矫形器（cervico-thoraco-lumbosacral orthosis，CTLSO），是一种传统的支具，在颈部和骨盆腰带之间提供纵向牵引，并按照垫片和胸壁之间的方向向侧弯顶点施加横向平移力。矫正的机制是垫在顶端施加的被动压力和胸肌主动避开垫的结合。这种支具最初每天 23h 佩戴，并联合锻炼计划。作为一种早期用于治疗脊柱侧弯的脊柱矫形器，Milwaukee 支具有几个显著的缺点，由于颈圈和立柱的可见性质，限制了患者和父母的接受程度和依从性。此外，Olin 和 Ponseti 的病例系列研究已经证明，使用没有口腔内装置的 Milwaukee 支具可能会导致颌面部畸形，这是由于矫形器的大多数头侧部分施加压力造成的[90]。

腋下支具，也被称为胸腰骶矫形器（thoraco-lumbo-sacral orthoses，TLSO），因为它们在外观上不那么明显，所以更受欢迎。Boston 支具（图 12-5）得到了广泛的研究，它是通过修改一个基于患者测量的"现成"模块来安装的。在接受 Boston 支具治疗的患者的长期随访中，9% 的患者接受了手术，13% 的患者侧弯进展大于 45°，69% 的患者侧弯进展小于 6°[91]。然而，与所有其他支具一样，其疗效高度依赖于患者对支具的接受程度。其他 TLSO 支架包括威尔明顿支架，它是由一种比波士顿支架刚性较小的环向热塑性材料制成的。SpineCor 支具是一种灵活的去旋支架，通过动态去旋起作用。在一项前瞻性随机对照试验中，研究发现 SpineCor 支具的效果不如刚性矫形器，而且依从性并不比刚性矫形器高[92]。到目前为止，BrAIST 试验是使用 TLSO 的最高水平证据[93]，在该试验中，北美 25 个地点的 242 名患者被随机分为观察组和 TLSO 支具组两组，

直到他们达到骨骼成熟或弯度进展到大于 50°。研究发现，支具与 72% 的治疗成功率有关，而观察组为 48%，疗效的显著差异导致研究提前停止[94]。

由于支具通常与心理负担和依从性差有关，因此间断或夜间支具是另一种选择。他们通常是通过过度矫正畸形来工作的[95]。查尔斯顿夜间支具的设计是为了产生严重的躯干弯曲，这种弯曲甚至可以妨碍行走。在一项对查尔斯顿支具的前瞻性研究中，发现在一组以前未接受治疗的侧弯为 25°～40° 的 AIS 患者中，支具总体成功率为 78%，在胸腰椎和腰椎侧弯成功率较高[96]。另一种流行的夜间支具是普罗维登斯支具，它是利用计算机辅助设计成型的，通过对躯干施加受控的、直接的、侧向的和旋转的反作用力，将侧弯顶端推向或越过中线[96]。在一项对 102 名佩戴普罗维登斯支具的女孩进行的前瞻性研究中，76% 的女孩没有出现侧弯进展；与查尔斯顿支具一样，胸腰椎和腰椎侧弯的成功率最高[97]。在腰椎侧弯的直接比较中，使用普罗维登斯支具的患者初级侧弯矫正率为 92%，进展率为 27%，而波士顿支具的佩戴者有 50% 的矫正率和 22% 的进展率[98]。目前一项前瞻性随机对照试验正在进行中，旨在比较在 25°～40° 的 AIS 青少年夜间支具的使用情况和活动情况[99]；这项研究的结果可能会为夜间支具的使用提供更明确的证据。

为了更好地了解支具在特发性脊柱侧弯中的作用，Mahaudens 等研究了短期佩戴支具的效果，发现在矫正原始侧弯的同时，支具通过减少骨盆、臀部和肩部的运动来改变步态[100]。此外，通过肌电图（EMG）测量，AIS 患者支具导致臀中肌活动持续时间缩短，但对腰盆肌的 EMG 活性和步态过程中的能量消耗没有显著影响。为了

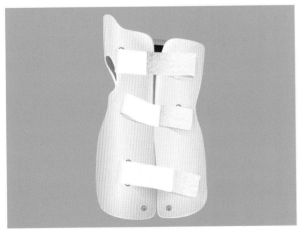

▲ 图 12-5　波士顿胸腰骶矫形器（TLSO），从后面展示了尼龙搭扣

更好地了解佩戴支具后脊柱的形态学变化，有学者使用了 EOS 成像系统的 3D 重建；这种成像系统几乎所有的参数显示了支具治疗的效果具有很大变异性[101]。

五、手术适应证与治疗

特发性脊柱侧弯的手术适应证取决于患者的年龄（或者更准确地说，患者的骨龄）、侧弯位置、柔韧性和弯曲程度。

（一）婴幼儿和少年特发性脊柱侧弯（10岁以下）

"年轻"患者的治疗策略与青少年不同，因为这些患者仍有显著的生长（脊椎和胸壁）和持续的肺部发育。"年轻"的定义不是绝对的，一些作者使用 5 岁（胸腰椎增长＞2cm）、2—8 岁（当肺泡复制或"肺泡化"可能完全）或 10 岁（当达到胸腔容积的 50% 时）作为分界点[102-105]。在保持脊柱生长（特别是胸椎生长）和保持胸壁顺应性的同时，控制脊柱曲度是这些患者的主要治疗原则。

1. 石膏矫形（Mehta，Risser）

本书作者认为系列石膏矫形是一种外科手术，因为它是在手术室麻醉下进行的。从历史上看，脊柱矫形最早产生于在 20 世纪中期，最近人们对这项技术重新产生了兴趣。有两种不同类型的系列石膏矫形模型：Mehta（去旋转型）和 Risser（平移型）[106-108]。这两种手术都需要特殊的手术台和全身麻醉。婴儿特发性脊柱侧弯的患者以及少部分少年特发性脊柱侧弯的患者都是系列石膏矫形的候选对象。在婴儿人群中，适应证包括侧弯持续进展、弧度＞20°或出现肋椎角度差（RVAD）＞20°[109]。脊柱石膏矫形没有年龄

下限，但在 1 岁之前开始矫形的情况很少见，大多数接受矫形的患者大约在 18 月龄的时候开始。Mehta 石膏在低龄且侧弯较小时会更成功，在这些患者中完全解决侧弯是可能的（图 12-6）。石膏治疗的年龄上限变成了实际的限制，因为年长、体型较大的患者很难佩戴石膏后进行社会生活。石膏一般每 3～6 个月更换一次。如果度数减少到 10°，那么患者可以过渡到 TLSO，每天穿戴 18～24h。如果侧弯已完全解决，仍有必要进行监测。据推测如果畸形完全消失，这些患者将接近正常人群。如果石膏矫形后仍有度数的进展，则需要根据患者的年龄制订另一种治疗方法。

Fletcher 等描述了 IS 患者在 6.1 岁时开始石膏矫形。矫形弯度的上限值为 80°[110]，但是大多数作者使用 60° 作为上限。Fletcher 等和 Sanders 等发现，尽管在具有较大侧弯度数的大龄儿童中，石膏矫形不能完全解决他们的侧弯，但他们确实可以通过延迟侧弯进展和外科干预获得好处。Sanders 等在 49/55 例接受石膏矫形的婴儿特征性脊柱侧弯患者中没有发现明显的侧弯进展，这些患者平均年龄为 2.2 岁，最小随访时间为 1 年，平均 Cobb 角为 52°[109]。

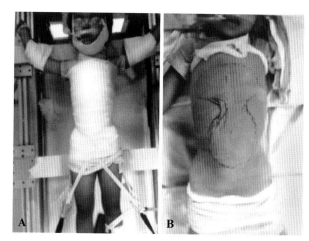

▲ 图 12-6　石膏板上的婴儿特发性脊柱侧弯患者
在应用 Mehta 脊柱侧弯石膏之前（A）和之后（B）

2. 后路生长友好型手术（生长棒、Shilla、VEPTR）

有利于生长的手术包括后路器械系统，如生长棒以及最近推出的 Shilla 技术和垂直可扩展假体钛肋（VEPTR）。后生长棒和 Shilla 技术都没有被美国 FDA 批准用于儿童，它们的应用都是标签外的说明。通过 VEPTR 系统，FDA 是出于人道主义豁免而批准的。所有这些系统的概念都是手术控制脊柱侧弯，限制或不进行脊柱融合，以允许脊柱持续生长。通常，生长棒在近端和远端植入椎体，近端和远端棒（或多个棒）连接在牵张套筒内或通过棒 – 棒连接器连接。中间的脊椎不会进行显露，而且棒位于肌肉内（或皮下）。单棒或双棒都可以置入，它们可以在有或没有顶椎融合的情况下使用（图 12-7）。Akbarnia 等研究发现，双棒在没有顶椎融合的情况下，最大限度地保存了脊柱的生长和侧弯控制[111]。棒通常每 6～12 个月通过手术延长一次，直到侧弯角度超过阈值（100°～120°）、没有更长的长度，或者出现严重的后凸，或者如果患者的骨骼已经成熟[112, 113]。在骨骼成熟时，通常需要进行脊柱融

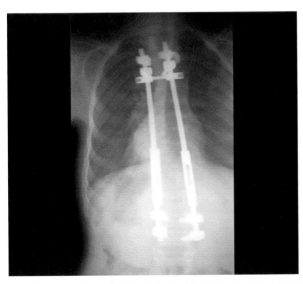

▲ 图 12-7　1 例青少年特发性脊柱侧弯患者，尽管使用了胸腰骶椎矫形器（TLSO），但仍有弯曲性进展

合手术。最近，磁生长棒系统取得了令人鼓舞的早期结果，该系统通过外部施加的磁铁无须手术即可实现棒的延长[114]。

VEPTR 装置最初是为先天性胸椎侧弯和肋骨融合患者设计的，它也可以用于早发性特发性脊柱侧弯和胸廓功能不全综合征患者[115, 116]。Smith 等在治疗进行性弯曲度超过 50°～60° 的患者时，最初采用双侧肋骨至骨盆 VEPTR 装置和一系列撑开手术。他们发现，虽然手术可以控制侧弯进展和脊柱生长，但 39% 的患者由于采用这一方案出现躯干前倾，并出现显著的跛行步态。他现在推荐 VEPTR 的远端固定位置在远端脊椎（而不是骨盆），这样可以缓解上述问题[115]。

Shilla 手术是一种后路脊柱引导的生长系统。它包括使用椎弓根螺钉进行融合，并使用特殊设计的螺钉插入近端和远端锚定，使脊柱棒可以滑入螺丝头内。这些杆故意留在近端或远端（或两者都有）较长的位置。随着生长，近端和远端锚杆向杆端生长。对一小部分年龄 < 10 岁、侧弯 > 50° 的患者进行短期随访，结果显示侧弯矫正良好，轻微并发症发生率约为 50%，与其他生长友好型脊柱植入物的并发症发生率相似。Shilla 系统还有一个额外的好处，就是省去了冗长的手术[117]。

脊柱石膏与生长友好型脊柱手术的适应证尚不清楚。许多人在 10 岁以下的进展性侧弯大于 50°～60° 的患者中应用有利于生长的脊柱手术。目前，尚无生长友好型手术与脊柱石膏矫形术之间的直接对比研究。尽管用石膏或者支具治疗年轻患者的进行性侧弯有时是有效的，但对侧弯进展的年轻患者保留手术干预似乎是明智的。

很难确定在特发性脊柱侧弯中生长棒、Shilla 或 VEPTR 的治疗结果，因为文献中的大多数报道都包括对混合病因学（如神经肌肉，先天性

等）的患者人群的评估。然而研究表明，在治疗过程中胸腰椎适度生长，随着时间的推移，并发症的发生率高达 50%。大多数并发症要么是感染性的，要么是植入物相关的（近端或远端锚定松动，断棒）[116, 118]。然而，在这些患者中生长棒，Shilla 或 VEPTR 治疗可能会延迟最终的融合，并允许儿童期脊柱生长。

3. 前路椎体生长调节（椎体系带，椎体钉）

前路生长调节手术是另一种对脊柱生长有利的手术，它通过前路对弯曲的凸侧进行压缩。根据 Heuter-Volkmann 原理，在椎体凹侧持续生长的情况下，减少凸侧生长会导致曲率随随后的增长而改善。目前最常用的生长调节技术是椎体钉和椎体栓系。两者都有相似之处，因为它们都是基于前路的内固定系统，可以通过胸腔镜或有限的开胸手术进行，留有足够的增长以具有矫正潜力，但不应留有太多的增长，以至于可能会出现侧弯的过度矫正。

椎体钉（vertebral body stapling，VBS）通常使用形状记忆合金作为材质，将其植入侧弯的凸侧。由于 VBS 独特的冶金性能，其尖齿在低温下由直立位置变为体温时的内弯位置。这会导致椎间盘和椎体凸侧的"压缩"，减少相应的脊椎生长（图 12-8）。Betz 和 Lavell 等描述了 VBS 的适应证，包括 8—13 岁（女孩）或 8—15 岁（男孩）仍有显著生长的患者［通常根据骨龄，Risser 0 或 1 和（或）1 年］和弯度小于 45°[119, 120]。胸椎后凸超过 40° 也是相对禁忌证，镍过敏（钉是含镍的合金）是绝对禁忌证。由于关于这项技术的数据有限，手术适应证并不被普遍接受。此外，VBS 技术和支具的纳入标准之间有许多重叠，这限制了 VBS 的广泛使用。

最近，已经在一些动物模型中研究的椎体系带（Vertebral Tethering）被应用于临床[121]。在病

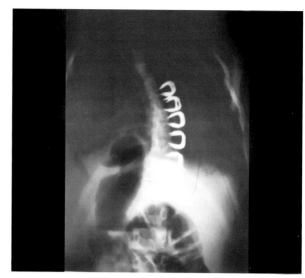

▲ 图 12-8　1 例晚期青少年特发性脊柱侧弯患者，接受了前路 VBS 以改善持续进展的胸弯

例报道中，一位进行性加重的男性胸弯患者，接受了前路螺钉的手术置入，并在凸侧的螺钉之间增加了一根柔软的聚丙烯系带。生长 4 年后，曲度由 40° 矫正至 8°，胸椎后凸无明显增加。前路椎体系带目前没有被 FDA 批准用于儿童。虽然结果令人鼓舞，但在推荐作为一种广泛的治疗方法之前，还需要更多的临床数据。

（二）青少年特发性脊柱侧弯（＞11 岁）

到 11 岁时，大部分胸椎高度（＞75%）和体积（＞50%）已经达到，肺泡细胞发育已经减慢。青春期的治疗策略侧重于防止进一步的弯曲进展，同时尽可能多地保留脊柱运动节段，维持或实现整体脊柱平衡，并减少脊椎曲度。如前所述，在骨骼不成熟的患者中，这可以通过支具治疗中等程度的侧弯来实现，或者如果侧弯（特别是胸弯）进展超过 50°，可以通过脊柱融合来实现。

外科治疗目标可以从外科医生或患者的角度来看待。一项对脊柱畸形外科医生的调查显示，外科医生在进行脊柱融合时的主要外科目标是实

现坚固的脊柱融合，以防止侧弯进入成年期，保持冠状面和矢状面脊柱平衡，以及维持腰椎前凸。次要手术目标包括最大限度地提高脊柱活动度、矫正 Cobb 角和矫正旋转畸形。外科医生之间在哪个目标（除了冠状面和矢状面的平衡）最重要上有很大的差异[122]，因此，每个外科医生如何处理脊柱畸形的手术方式往往是不同的。至于患者对手术的期望，大部分集中在没有疼痛和术后外观（特别是肩部对称、背部外观和手术瘢痕）[123]，因此，患者的首要目标往往与外科医生的首要目标不一致。

1. 手术入路

脊柱融合可以通过后路、前路或前后联合手术入路进行。对于所有侧弯类型，最常见的方法是后路手术，并且这一趋势在过去 10 年中有所增加。对于有持续显著的前路生长风险的患者，可以在后路融合中加入前路椎间盘切除和融合，在后路融合的情况下，这可能会导致固定的后路融合块周围的前柱扭曲（"曲轴"现象）[124]。曲轴在放射学上被明确定义为在融合区内侧弯进展 > 10° 或 RVAD 增加 > 10°。曲轴最危险的患者还没有达到他们的峰值高度速度（Risser 0，三角软骨开放）[42]。有一些证据表明，使用椎弓根螺钉（延伸到前柱）可能会降低曲轴的风险，尽管也可能是因为椎弓根螺钉增加了侧弯校正，使得更难发现显著的曲轴[125]。

前路椎间盘切除（或后路截骨术）结合后路内固定融合术可以增加大而僵硬的侧弯的灵活性。Dobbs 等发现在处理僵硬的特发性弯度 > 90° 的侧弯时，前路松解 + 后路内固定与后路内固定 + 椎弓根螺钉内固定及后柱缩短截骨术的矫形效果相当[126]。前路松解手术会增加脊柱后凸，降低术后肺功能，而后路截骨术会造成脊柱前凸，增加手术出血量。对于胸椎侧弯，在任何一

种情况下（曲轴风险或大而硬的曲度），都可以在胸腔镜下进行前路融合，以减少改良俯卧位的手术并发症[127]。如果侧弯延伸到腰椎，可以使用微创的经腰部肌肉入路进入椎间盘。这两种技术都增加了后路内固定脊柱融合术的手术时间，多位学者已经证明，在中等程度、柔韧性好的侧弯上使用这两种技术无益处[128, 129]，外科医生在选择两种技术时应该考虑这些问题。

在北美，前路内固定融合术并不常见。最常见的情况是没有结构弯的胸腰椎侧弯患者（图 12-9）。前路椎间盘切除术使脊柱更灵活，前路压缩 / 去旋转以及内固定（单棒或双棒）为外科医生提供了强大的矫形工具。通常允许外科医生选择一级 LIV 与后置方法（L$_3$ 的 LIV vs. L$_4$ 的 LIV）[130]。后路 Ponte 截骨术的使用增加了胸腰椎侧弯的后路内固定矫正力，减少了前路内固定融合术的次数[131, 132]。在一项技术比较中，前路短节段内固定融合导致更多远端保留运动的节段，术后更多的冠状面末端融合椎（lowest instrumented vertebra，LIV）偏移，更大的胸腰椎后凸和相似的临床结果[131]。

发生前路内固定融合的第二种情况是右胸主弯（最常在胸腔镜下）。胸腔镜下前路内固定胸椎融合术是在选定的中心进行的。假关节的早期问题已经在很大程度上被克服了，使用更硬、更大直径的棒以及对椎间盘间隙植骨的重视，已经在很大程度上避免了这些问题。与后路相比，前路内固定融合术治疗胸椎侧弯的一个优点是能更好地恢复正常的胸椎后凸[133]。当比较这些患者的后路与前路胸腔镜融合术时，后路融合术的手术时间更短，后路融合的节段更多，临床结果相似[134]。肺功能测试的结果发现，前路融合术会导致肺功能的永久性下降，但这取决于外科医生的经验。胸腔镜技术和前路胸腰椎技术会导致轻

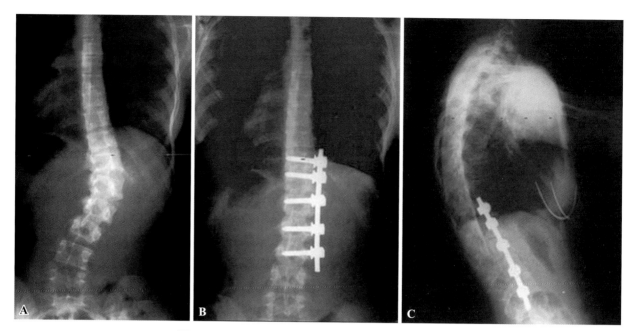

▲ 图 12-9　胸腰椎顶端脊柱侧弯的前路内固定融合术的一例

度、暂时性的肺功能下降。前路内固定融合术在治疗胸椎和胸腰椎脊柱侧弯中仍然发挥着重要作用。

2. 融合节段的选择

Lenke 分型通过定义哪些侧弯是结构性的，哪些是非结构性的，从而帮助外科医生选择融合节段。一般来说，所有的结构弯都应该包含在融合区域中。此外，融合不应终止于畸形的顶端（冠状面、矢状面或轴状面）。虽然在这些原则上有广泛的共识，但在考虑侧弯类型时，不同外科医生对近端和远端融合节段的具体选择有很大的差异，这种差异与外科医生的经验、手术目标、手术入路和预期的矫正有关[135]。为了讨论融合节段的选择，应回顾中立椎（neutral vertebrae，NV）、稳定椎（stable vertebrae，SV）、上下端椎（upper and lower end vertebrae，UEV 和 LEV）及上下固定椎（upper and lower instrumented vertebrae，UIV 和 LIV）的概念。选择 LIV 过高有术后叠加现象的风险，而选择 LIV 过低会不必要地牺牲运动节段，并可能导致未来相邻节段退行

性椎间盘疾病。在选择胸腰椎和腰椎的远端融合节段时，这一问题尤其重要，因为在融合节段下方有有限的活动节段可用。

尽管如此，文献仍试图改进 Lenke1 型和 3 型远端融合节段的选择和选择性胸椎融合的适应证。Suk 等建议，如果中立椎和端椎之间的差异不超过 2 个节段，那么融合应该延伸到中立椎[136]。Cao 等建议在术前 X 线片上 LIV 与 CSVL 的偏差不应超过 1cm[137]。实践中，大多数选择性胸椎融合术在 SV-1 或 SV-2 处结束，腰弯融合终止于 L_3（或少数情况下在 L_4）。近端融合节段的选择，大多数涉及胸椎的融合在 T_2（如果有近端胸椎弯曲）、T_3 或 T_4 结束。在胸腰弯接受后路融合手术的情况下，近端融合水平通常是上端椎（如果这不是矢状面或横断面畸形的顶点）。Cho 和 Erikson 等的文章很好地总结这个话题[138,139]，Trobisch 等最近的一篇评论文章也是如此[140]。前路内固定融合的融合水平有不同的选择。大多数情况下，除非胸腰椎侧弯采用短节段融合技术，否则通常使用端椎体作为上下固定椎

体。在这种情况下，可以进行 3 节段（如果顶椎是脊椎）或 4 节段（如果顶端是椎间盘）融合，并在矫形时需要达到过度矫正[141]。

3. 植入物的选择

植入物的选择涉及植入物的材料、类型和密度。可用的植入棒材料包括不锈钢、钛合金和钴铬合金。在选择材料时，有两个材料特性是最重要的：刚度（与杨氏弹性模量成正比）和屈服应力。棒的刚度也受棒直径的影响，刚度为直径的 4 次方。刚度反映在棒的维持和实现校正的能力上。一般来说，钛合金的杨氏模量在 55～110GPa，而不锈钢和钴铬合金的杨氏模量在 210～240GPa[142]。因此，较硬的材料允许使用较小直径的棒来实现相同的棒刚度。钛合金通常比不锈钢具有更高的屈服应力，这意味着它在面对循环微动时更坚固或不容易灾难性地失效（"断裂"）。选择植入材料的其他重要因素是磁共振兼容性和感染风险的影响。Di Silvestre 等的研究成果发现特发性脊柱侧弯患者采用后路内固定时，不锈钢植入物的迟发感染率高于钛植入物[143]。

锚钉的类型包括棘突钢丝、椎板下钢丝或线缆、椎弓根钩、椎板钩（腰椎或胸椎）、横突钩和椎弓根螺钉。虽然对锚钉类型的全面讨论超出了本章的范围，但最近对特发性脊柱侧弯的大多数研究都集中在后路融合结构中使用的钩和椎弓根螺钉的相对比例上，在较小程度上也集中在每个融合节段的置钉密度上。所谓的第二代脊柱植入物（Cotrel–Dubousset）允许用钩子进行节段性脊柱固定。随着椎弓根螺钉固定的出现，出现了"混合型"结构（钩和螺钉）。无论是钩形结构还是混合型结构都更加强调牵引力和压缩力来实现曲线矫正。随着椎弓根螺钉在胸椎中的使用越来越多，"全椎弓根螺钉"结构变得更加常见，而

作为矫正力的牵张和压缩的概念已经变得不那么重要了。锚钉密度（每个椎体节段使用的锚钉数量）和椎弓根螺钉密度（每个椎体节段使用的椎弓根螺钉数量）的概念较为重要，因为它们与手术结果有关。尽管有很好的证据表明，高密度的椎弓根螺钉结构改善了影像学结果，但研究并未显示在中等程度的主胸弯中使用高密度椎弓根螺钉结构可持续改善患者的预后。由于高密度椎弓根螺钉结构比低密度混合结构更昂贵，成本是一个问题[144-146]。对于中等程度、柔韧性好的侧弯，这两种策略都可以产生良好的结果（图 12-10）。也许在特发性脊柱侧弯中使用高密度椎弓根螺钉结构的最大好处将在严重、僵硬的侧弯患者、骨质疏松症患者和（或）假关节风险增加的患者中实现。

4. 矫形方法

在脊柱融合术中安全矫正整体和局部脊柱畸形是外科手术的主要目标之一。外科医生可以根据每个患者的弯型和个性选择多种矫正手法。同一患者经常采用多种矫正手法。矫形可以是激进的，也可以是渐进的。在较大的刚性侧弯中，逐步进行矫正可能会更安全。Halo 重力牵引或 Halo– 股骨牵引是可行的，Halo 重力牵

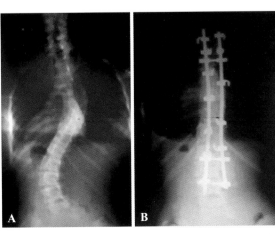

▲ 图 12-10　在中等程度、柔韧的双大弯中使用混合结构的后路内固定脊柱融合术的一个例子

引在手术前几周内完成的。特别改装的轮椅和助行器允许患者在牵引过程中活动。Halo 股骨牵引通常在手术开始时进行，手术期间可能会逐渐调整。最近，Buchowski 等提出了内部牵张的概念[147]。这包括在脊柱暴露开始时，在弧度的近端和远端（与脊柱、肋骨或骨盆相连）放置临时锚钉，并在手术暴露和植入物放置过程中逐渐牵引。

手术矫正旨在改善冠状侧弯、矢状面形态和椎体旋转。棒的去旋转需要将棒完成正常的矢状面，将其放置在距其期望位置 90° 的椎弓根螺钉内，并将棒旋转到正确的平面。这具有矫正冠状面和矢状面畸形的效果。冠状面和矢状面的其他矫正方式包括悬臂弯曲、平移、原位弯棒和压缩 / 撑开。椎体直接去旋转是解决脊柱侧弯轴状面畸形的一种重要的矫正手法，它包括对单个椎体施加力矩（最有效的是通过双侧椎弓根螺钉），使其绕其中心点旋转，从而矫正旋转畸形。

5. 胸廓成形术

如果直接椎体去旋转不能纠正与畸形相关的肋骨突出，可以进行胸廓成形术（与后路内固定脊柱融合术同时进行，或者在单独的手术环境下进行）。这包括切除凸侧的部分顶椎的肋骨。通常情况下，可以部分切除不超过 5 根连续的肋骨，每根肋骨的切除部分不超过 4cm。如果肋骨切除过多或长度过长，可能会导致连枷胸。此外，胸廓成形术可能会引起轻微但永久性的肺功能下降。Newton 等发现在后路内固定脊柱融合术（PISF）加胸廓成形术后，用力肺活量年龄百分位数（FVC%）略有下降（约 5%），而未行胸廓成形术的 PSF 组增加了 1%[148]。Lonner 发现，对于轻度的术前 ATR（＜ 9%），使用直接椎体去旋转（DVR）与胸廓成形术（两者）相

比，术后 ATR 相似，但对于较大的术前 ATR，同时做 DVR 和胸廓成形术可以获得更好的临床结果[149]。虽然现代植入物改进的侧弯矫正大大减少了胸廓成形术解决的旋转畸形，但它仍然是一种外科手术，可用于后路脊柱融合术（或与后路内固定融合术）后残留的、美观上不可接受的肋骨突出的患者。在实施胸廓成形术之前，应与患者充分讨论与胸廓成形术相关的呼吸方面的后果。

六、手术预后

（一）结果

特发性脊柱侧弯融合术后的结果可以通过影像学进行测量。X 线测量包括所有平面的畸形参数的矫正。临床结果采用基于患者或患者家属的问卷的形式，如 SRS-30 和脊柱外观问卷（包括其他）。这两种方法都不能全面描述脊柱侧弯脊柱融合术后的"真实"结果。然而，结合使用影像学和临床结果测量代表了理解真实治疗结果的"最大努力"。此外，脊柱侧弯是一种产生深远影响的疾病。令人感兴趣的结果不仅是短期（2 年）或中期（5～10 年）的结果，而且是成年以后的健康状况。有长期随访的研究在这种情况下有特别的价值，理想情况下应该将手术治疗的患者与非手术治疗的患者进行比较。话虽如此，但目前还没有这样的研究。

进展性婴儿或少年脊柱侧弯患者的治疗目标是在控制脊柱畸形的同时保持脊柱生长，直到患者达到可以进行脊柱融合的年龄。由于对手术治疗的婴幼儿或少年特发性脊柱侧弯患者没有良好的长期随访研究，结果必须从患者的现有研究中推断出来。乍一看，年轻特发性患者脊柱融合

后的结果可能被认为是相似的。然而，年轻的特发性患者经常接受保留生长的手术治疗，他们在最终融合时往往有更僵硬的侧弯，需要更多的脊柱截骨手术[150]。因此，可以假设与青少年特发性脊柱侧弯相比，他们会出现更多的手术并发症。但是，必须记住的是，这些没有手术的患者的自然病史比青少年特发性脊柱侧弯差，在一般人群中死亡率（呼吸或心肺衰竭）比匹配的对照组高[151]。

当比较前路和后路内固定融合的影像学结果时，冠状面的纠正率是相似的。在 Newton 等的一项研究中，前路和后路融合相比存在相似的侧弯矫正率（57%），后路的出血量更多，而前路的手术时间更长。前路内固定融合导致胸椎15°～40°正常后凸的患者增加 2 倍以上（43% vs. 18%）。与胸腔镜或后路融合术相比，前路开放（与胸腔镜）融合术在术后 2 年导致肺功能显著下降，对患者没有明显的益处[134]。

在大多数已发表的研究中，与钩或混合结构相比，后路椎弓根螺钉结构在冠状面上的 X 线畸形矫正效果更好。Yilmaz 等发现钩、混合内固定和椎弓根螺钉的冠状面 Cobb 矫正率分别约为50%、60% 和 70%[152]。他们还发现，与钩和混合内固定相比，椎弓根螺钉内固定术后胸椎后凸有恶化的趋势（平均后凸丢失 10°，平均 11°）（增加 2°，平均后凸 > 20°）。尽管存在这些差异，但总体 SRS-22 结果评分没有差异，尽管椎弓根螺钉组的患者满意度评分更高。Lowenstein 等的研究结果相似，全椎弓根螺钉与混合型椎弓根螺钉相比，胸椎的冠状面测量得到改善，但矢状面测量结果恶化（冠状面矫正率分别为 72% 和 60%；术后脊柱后凸平均丢失 10°，平均 < 20°）[153]。此外，增加的植入物密度（每节段融合的锚钉数量）对中度（50°～60°）胸椎侧弯的三平面矫正

几乎没有影响，在高密度和低密度椎弓根螺钉结构（＞或＜ 1.3TPS）中，冠状曲线矫正率约为 65%，胸椎后凸丢失 5°[144]。其他作者在一组相似的患者中也有类似的发现，增加胸椎椎弓根螺钉密度可能在度数更大、更僵硬的侧弯中有更明显的矫正效果[154]。Luhmann 等发现，在度数在 70° 和 100° 之间的患者中，椎弓根螺钉结构的矫正率（48%）与前路松解和后路内固定融合术（48%）相似，优于钩和混合型结构（38% vs. 34%）[129]。Watanabe 等在一组侧弯 > 100° 的不同诊断（许多是特发性）的患者中揭示了类似的结果[155]。临床上，与混合型结构相比，椎弓根螺钉结构可能改善了横截面矫正（肋骨突出度降低），这是因为椎弓根螺钉结构可以直接旋转顶椎。然而，在文献中很难找到关于这一点的确凿证据。Arlet 和 Ouellet 等的研究显示，在临床上，椎弓根螺钉与混合型结构显示出相似的轴状面矫正效果[156]。Fu 和 Kawakami 表明，对于柔软的胸椎侧弯患者，使用椎弓根螺钉和直接旋转椎体可以获得与前路内固定融合术相似的旋转矫正效果，而且优于钩或钢丝结构的矫正效果[157]。采用直接椎体旋转矫正肋骨突出的患者可以避免胸廓成形术和相关的对长期肺功能的负面影响。综上所述，各种后路结构和前路内固定结构均可获得良好的（> 50%）冠状面矫正。椎弓根螺钉和增加种植密度的结构可以改善冠状矫正。与钩形或混合型结构和前路内固定相比，椎弓根螺钉结构一致显示胸椎后凸畸形恶化（图 12-11）。旋转矫正可能优于使用椎弓根螺钉和灵活胸弯的直接椎体旋转手法。

临床上，冠状面和轴状面畸形矫正与患者或医生感觉到的外观改善之间的相关性很小或很轻微[152, 156, 158]。Smucny 等的结果显示，与混合型后路结构相比，接受椎弓根螺钉治疗的患者外观

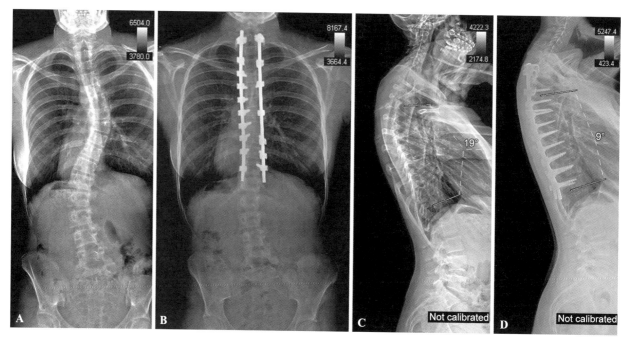

▲ 图 12-11　1 例主胸弯侧弯患者采用高密度椎弓根螺钉治疗

畸形的冠状面（A 和 B）和轴状面有良好的矫正，但胸椎后凸（C 和 D）恶化，这在高密度椎弓根螺钉结构中更常见

有轻微改善，然而侧弯校正的差异只有 7%[158]。Arlet 等研究了患者、非医生和脊柱外科医生对手术治疗患者的外观，评价者并不清楚内固定的类型（椎弓根螺钉或混合后路结构），这些患者的主胸弯在 40°～70°。他们发现患者预后、外观评分和内固定之间没有关系（尽管两组都有超过 70% 的曲线校正）。

　　临床上，手术后的几个月内会有术后疼痛。术后 6 个月，80%～93% 的患者疼痛程度较低，接近基线状态。疼痛增加超过 6 个月的患者（在没有手术并发症的情况下）更可能有与他们的背部相关的术前负面情绪和更多的焦虑[159-161]。中期（5～15 年）结果显示疼痛程度一般较低（30% 的受访者有明显疼痛），社会功能水平较高（70% 自述没有就业限制）[162]。Akazawa 等研究了术后 21～41 年接受脊柱融合治疗的 AIS 患者与年龄和性别匹配的对照组患者的基于患者的结果[163]。与正常对照组相比，脊柱融合术后青少年特发性脊柱侧弯患者的背痛和精神健康状况相似，但使用 SRS-22 和 Roland-Morris 残疾问卷结果测量时，报道的身体功能和身体自我形象下降[164]。其他作者发现，与普通人群相比，疼痛的发生率相似[165]。

（二）邻近节段疾病

　　适当的选择性融合能保留可移动的相邻脊柱节段。如果只剩下几个可移动的节段，它们会承受更大的压力，并且这些节段未来有发展成椎间盘退行性疾病的潜在风险。除了邻近节段疾病，这些患者还出现矢状面形态异常（平背综合征）。Cochran 等的研究显示，平均在术后 16 年，24% 采用 Harrington 棒内固定融合的患者出现明显的下腰痛，其中 71% 融合到 L$_4$ 或 L$_5$[166]。Helenius 发现，在使用 Harrington 棒进行治疗的胸弯 AIS 患者的未融合腰椎中，椎间盘退变的发生率为 20%，但与对照组相比，这与背痛无关[167]。Perez-Grueso 发现，尽管与 Harrington 棒融合术相比，矢状面轮廓有所改善，但在使用第二代植入系统融合的患者中，胸椎融合术下方的椎间盘出现退行性改变[168]。然而退变不是在相邻节段，最常见为 L_5/S_1 椎间盘，在其他研究中，退变的速度与正常对照组相似，患者的背痛发生率没有增加。虽然更远端的腰椎融合术会导致影像学上椎间盘退变，但下腰痛并不总是与影像学结果相关。此外，在腰痛和腰椎间盘退变的患者中，尚不清楚是退变还是术后矢状面形态异常（或两者兼而有之）是导致这些患者下腰痛的主要原因（图 12-12）。

七、并发症

并发症通常会导致再次手术，要么是在术后早期，要么是几个月到几年后。总体而言，再手术率为 4%～20%[78, 169]。大多数翻修手术是针对移位的植入物、假关节、植入物突出或感染进行的。

（一）神经系统并发症

神经系统并发症是脊柱手术一种罕见但具有潜在破坏性的并发症。术中脊髓损伤应采用多模式脊髓监护。这包括使用体感诱发电位（somatosensory evoked potentials，SSEP），其中远端神经刺激主要通过脊髓背柱上升，在近端体感皮层引起可测量的效应；运动诱发电位（motor evoked potentials，MEP），主要通过脊髓腹柱下降的近端运动皮质刺激引起远端肌肉活动。Schwartz 等的文章对 SSEP 和 MEP 在脊柱侧弯手术中的应用进行综述。另一种方法包括监测胸部神经根支配腹壁肌肉的触发肌电图（triggered electromyographic，t-EMG）活动[170]。如果通过椎弓根螺钉传输的刺激出现低于阈值电脉冲强度的肌电活动，这可能意味着椎弓根的内侧或下部断裂。然而，椎弓根螺钉阈值刺激的敏感度较差，随被测脊柱水平的不同而不同，并且在脊柱凹侧和凸侧有所不同，这使得这种方式的益处值

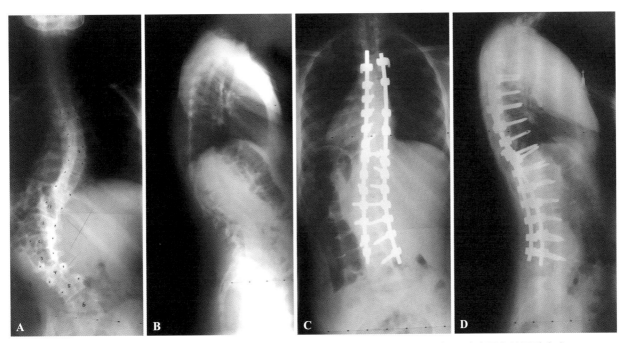

▲ 图 12-12　1 例严重胸腰段 / 主胸段脊柱侧弯患者，下端椎体明显平移，行后路内固定植骨融合术

虽然已经有了较好的侧弯校正，但由于该融合下方仅有两个活动椎间盘节段，因此未来仍有可能出现相邻节段疾病

得怀疑[171, 172]。

发现术中脊髓监测改变需要立即注意。在排除监测改变的技术原因后，纠正任何潜在损伤的步骤，包括移除任何可能影响神经的外科植入物，将血压提高至达到或高于基线清醒水平的平均动脉压（mean arterial pressure，MAP），确保氧饱和度水平为 100%，并将红细胞压积保持在 30% 以上。这些步骤的顺序取决于脊髓监测信号变化之前的确切临床情况。如果在短时间内（15~30min）神经监测变化没有改善，应考虑给予神经保护性抗氧化药物，研究证明其具有适度的神经保护作用，并导致脊髓损伤的适度恢复。根据 NASCIS Ⅱ 方案，脊髓损伤最常用的药物是大剂量甲泼尼龙[173]，尽管由于药物的不良反应，其使用存在争议。如果这些步骤后脊髓监测信号没有完全恢复，应立即进行术中唤醒试验。如果唤醒测试的结果异常或模棱两可，则应考虑在术中去除所有脊柱植入物。面对医源性脊髓损伤何时返回手术室，目前尚无很好的文献报道，但大多数学者需等待数周至数月才能见证神经功能缺损的稳定。Pahys 等最近撰写了一篇很好的评论文章，给出了医源性脊髓损伤的实用治疗指导[174]。

神经系统并发症可累及外周或中枢神经系统。周围神经损伤通常是患者手臂位置安放不当或压迫股外侧皮神经的结果，最常见的表现为暂时性神经失用[175, 176]。脊髓损伤可能是由手术器械或植入物造成的直接损伤，结扎供应脊髓前动脉的节段性血管造成的血管损伤，或者是由于伸展脊髓前动脉引起的缺血，植骨或止血材料的压迫造成的[170, 177, 178]。Coe 等总结 2001—2003 年 SRS 数据库中 AIS 患者的数据，发现前路手术、后路手术和联合手术的脊髓损伤率分别为 0.26%、0.32% 和 1.75%[169]，其中超过 60% 的损伤完全

恢复。Mooney 等的文章对脊髓损伤的认识和处理作了较好的总结[179]。

（二）感染

术后感染有两种类型：急性和慢性。按照 Clark 等的定义，急性感染发生在手术后的一年内[180]。急性感染的治疗包括手术冲洗和清创，保留植入物以保持脊柱的稳定性，长期使用抑制性抗生素，如果没有暴露的神经，可能还会应用负压伤口辅助愈合设备[181]。晚期感染被认为是细菌生长缓慢的结果（通常是皮肤菌群，如金黄色葡萄球菌、表皮葡萄球菌、痤疮丙酸杆菌或金凯氏球菌）。这些可能需要数年的时间才能发展出来。Hedequist 等写了一篇关于这个主题的评论文章，强调除了彻底的冲洗和清创，植入物移除对于彻底根除感染至关重要[182]。

外科医生的干预可以改变一些感染的危险因素，有些则不行。有充分的证据表明，术前预防性抗生素（如果没有禁忌证，则为第一代头孢菌素）的正确使用和时机可以减少手术部位的感染[183]。有证据表明，使用的金属植入物类型会影响感染率。Soultanis 和 De Silvestre 等都报道，与较新的钛合金植入物相比，第一代不锈钢植入物的后路脊柱融合术的晚期感染率更高[143, 184]。目前还不清楚这实际上是材料问题还是设计问题。将成人脊柱融合患者或非特发性脊柱侧弯患者的研究结果外推到青少年特发性人群，许多干预措施可以减少手术部位感染，包括使用氯己定皮肤术前擦洗（入院前和作为手术准备溶液），在闭合前将万古霉素粉末放在手术伤口内，将骨移植浸泡在庆大霉素中，以及术前使用莫匹罗星软膏治疗耐甲氧西林金黄色葡萄球菌（methicillin-resistant Staphylococcus aureus，MRSA）鼻腔定植。虽然上述做法是安全的，但目前还没有足够的证

据来确定它们的有效性[185, 186]。

（三）远端叠加现象

Adding-on 现象是指在前一次脊柱融合术的正上方或下方的未融合节段的脊柱弯曲度的进展。可发生在冠状面、矢状面或横面处。冠状面 Adding-on 被定义为椎间盘倾斜恰好发生在融合处上方或下方。它可以通过 CSVL 上或下融合椎体平移的增加来量化。Adding-on 现象被认为与上下固定椎体（UIV 或 LIV）的选择有关。一般情况下，选择明显偏离 CSVL 或停在末端椎体以下的固定椎可能会导致术后 adding-on。一些作者认为，无论选择哪种固定椎，骨骼不成熟的人都更有可能出现 Adding-on 现象，但发生原因尚不清楚（图 12-13）[187]。

矢状面上的叠加现象也被称为进行性交界后凸。它被定义为在内固定融合椎的正上方或正下方，矢状面后凸比术前值增加 10° 以上。交界性后凸的危险因素是选择已经存在节段性后凸的固定椎（固定椎选择错误），不能恢复融合区内的矢状面形态（后凸矫正失败），或者可能在融合的近端使用椎弓根螺钉的结构（与植入物相关）。

（四）失代偿

脊柱失代偿可定义为内固定融合后缺乏矢状位或冠状位平衡。失代偿可能是由于不恰当地将结构弯排除在融合之外，在选择性融合中过度矫正侧弯，不正确选择融合节段，或未能在融合区间内恢复适当的矢状面形态。手术后的失代偿可以是稳定的，也可以是进行性的。稳定性失代偿的例子包括术后近端或远端交界部后凸，或由于 LIV 从 CSVL 显著平移而导致的冠状失平衡。渐进性失代偿是 Adding-on（如上所述）的结果。

（五）假关节 / 内固定失败

脊柱侧弯融合术中脊柱植入物的目的是在脊

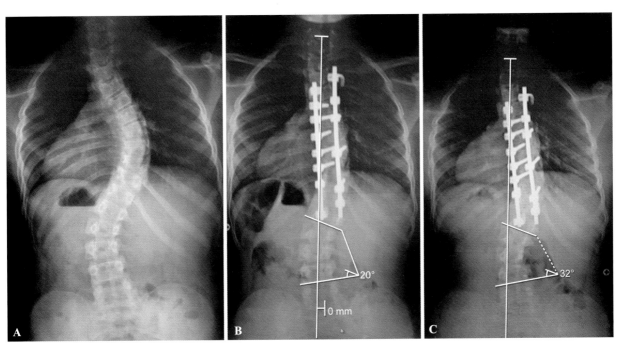

▲ 图 12-13　1 例 Risser 0 患者接受后路内固定脊柱融合术治疗主胸弯侧弯的早期 Adding-on 病例

术后 1 年，随着 C₇ 垂直线从骶椎中央向左平移 1cm，腰椎曲度有较小（3°）的进展。对这位骨骼不成熟的患者进行密切观察是有必要的，因为可能会有进一步的 Adding-on

柱融合的同时将脊柱牢固地固定在适当的位置。虽然也有由于植入物设计原因而导致内固定失败的案例，但大多数内固定失败的案例都是由于假关节的出现所致。总体而言，特发性脊柱侧弯的假关节发生率在 1%～3%。胸椎前路内固定的假关节发生率高于前路双棒内固定的胸腰椎融合或后路内固定的假关节发生率。在 Yoon 和 Newton 分别进行的研究中，他们比较了 4.0mm 不锈钢棒和 4.75mm 钛合金棒在胸椎前路融合术中的作用，假关节发生率增加了近 3 倍（21% vs. 8%），而使用 4.0mm 不锈钢棒的患者中有 13% 发生了断棒[188, 189]。这导致了在这种情况下 4.0mm 不锈钢棒被弃用。牛顿等采用精确的椎间盘切除和自体植骨，发现在前路内固定融合术中有 8% 的椎间盘未融合率[189]，同一位资深学者最近在术后 5 年的随访中报道了 3% 的未融合率[190]。在后方，由于后路结构更加坚硬，假关节发生率有下降的趋势。后路椎弓根螺钉结构导致假关节发生率降低至＜1%（与混合型结构＞2% 相比）[191, 192]。

（六）植入物相关

第一代和第二代后路脊柱植入系统比后来出现的后路内固定更突出（切迹更高）。特别是在瘦弱的患者身上，这些突出的植入物可能会引起皮肤刺激和疼痛。随着脊柱植入物的发展，植入物的切迹已经大大降低。植入物中最常见的突出物是横联。去除部分植入物通常能成功缓解疼痛。

植入物最初也可能会移位或位置不正确。移植物最初是在适当的位置，但移动到其他位置。Kuklo 等认为脱位在钩子上更为常见，因为它们不是刚性的固定点[191]。错位的植入物在放置后会立即位于非预期的位置，但这并不一定意味着所有非预期位置的术后植入物都错位[193]。在进行畸形矫正操作时，螺钉可能会通过施力而移动（或切割）到非预期位置。Wagner 等证明了这一点，他们在实施矫正操作之前，用术中 CT 扫描图像确认了适当位置的螺钉，结果发现术后成像螺钉紧靠主动脉[194]。有很多文章描述了椎弓根螺钉的移位。螺钉移位可以发生在任何方向，由于存在神经损伤的风险，大部分文献的焦点都在内侧移位上。螺钉超过椎弓根内侧距离小（＜2mm）很少引起症状，而超过椎弓根内侧的距离较大（＞4mm）的螺钉经常引起症状。即使是最好的外科医生，考虑到较大的内侧断裂时，椎弓根螺钉的准确率为 94%[195, 196]。由于大多数植入物都涉及多个螺钉，因此每位患者的移位率（在许多研究中约为 10%）将高于明显移位的错位率（在许多研究中约为 5%）[197-199]。在常规术后 CT 扫描中发现任何可检测到的椎弓根断裂的研究中，大约 15% 的螺钉发生移位，移位的螺钉如何处理尚不清楚[197]。螺钉移位的翻修手术率（螺钉取出）不到 1%，大多数螺钉取出发生在无症状的病例中[200]。如果植入物位置错误或移位到潜在的危险位置，则应该取出植入物。

最后，晚期手术部位疼痛是指在没有感染、突出的植入物或假关节的情况下的局部背部疼痛。虽然病因不清楚，但人们认为这种疼痛是由无菌松动造成的，由此形成的金属碎片会导致炎症反应。金属碎片可能来自于腐蚀或融合前的微运动，这是一种排除诊断[201]。在这些情况下，取出植入物（即使是部分取出）会很有帮助。

参考文献

[1] Working Group on 3-D Classification and the Terminology Committee. SRS Terminology Committee and Working Group on Spinal Classification Revised Glossary of Terms. From: scoliosis research society website, accessed 9/16/19 (https:// www.srs.org/professionals/online-education-and-resources/ glossary/revised-glossary-of-terms).

[2] Scoliosis Research Society. (2013). Infantile Scoliosis. From scoliosis research society website, accessed 9/16/19 (https:// www.srs.org/professionals/online-education-and-resources/ conditions-and-treatments/infantile-scoliosis).

[3] Scoliosis Research Society. (2013). Juvenile Scoliosis. From scoliosis research society website, accessed 9/16/19 (https:// www.srs.org/professionals/online-education-and-resources/ conditions-and-treatments/juvenile-scoliosis).

[4] Roach JW. Adolescent idiopathic scoliosis. Orthop Clin North Am. 1999;30(3):353-65, vii-viii.

[5] Miller NH. Cause and natural history of adolescent idiopathic scoliosis. Orthop Clin North Am. 1999;30(3):343-52, vii.

[6] Riseborough EJ, Wynne-Davies R. A genetic survey of idiopathic scoliosis in Boston, Massachusetts. J Bone Joint Surg Am. 1973;55(5):974-82.

[7] MacEwen G, Cowell H. Familial incidence of idiopathic scoliosis. JBJS. 1970;52A:405.

[8] Kesling KL, Reinker KA. Scoliosis in twins. A meta-analysis of the literature and report of six cases. Spine (Phila Pa 1976). 1997;22(17):2009-14; discussion 2015.

[9] Inoue M, Minami S, Kitahara H, et al. Idiopathic scoliosis in twins studied by DNA fingerprinting: the incidence and type of scoliosis. J Bone Joint Surg Br. 1998;80(2):212-7.

[10] Kruse LM, Buchan JG, Gurnett CA, et al. Polygenic threshold model with sex dimorphism in adolescent idiopathic scoliosis: the Carter effect. J Bone Joint Surg Am. 2012;94(16):1485-91.

[11] Carr AJ, Ogilvie DJ, Wordsworth BP, et al. Segregation of structural collagen genes in adolescent idiopathic scoliosis. Clin Orthop Relat Res. 1992;274:305-10.

[12] Miller NH, Mims B, Child A, et al. Genetic analysis of structural elastic fiber and collagen genes in familial adolescent idiopathic scoliosis. J Orthop Res. 1996;14(6):994-9.

[13] Burwell RG, Dangerfield PH, Moulton A, et al. Whither the etiopathogenesis (and scoliogeny) of adolescent idiopathic scoliosis? Incorporating presentations on scoliogeny at the 2012 IRSSD and SRS meetings. Scoliosis. 2013;8(1):4.

[14] Moldovan F, Villemure I, Fendri K, et al. Adolescent idiopathic scoliosis (AIS): netabolic factors, biomechanical stress and estrogen impact. Stud Health Technol Inform. 2012;176:452.

[15] Grivas TB, Mihas C, Mazioti C, et al. Maternal age at birth: does it dictate the epigenotypic expression of the trunkal asymmetry of a child? Stud Health Technol Inform. 2012;176:36-42.

[16] McMaster ME, Lee AJ, Burwell RG. Indoor heated swimming pools: the vulnerability of some infants to develop spinal asymmetries years later. Stud Health Technol Inform. 2006;123:151-5.

[17] McMaster ME. Heated indoor swimming pools, infants, and the pathogenesis of adolescent idiopathic scoliosis: a neurogenic hypothesis. Environ Health. 2011;10:86.

[18] Cheng JC, Guo X. Osteopenia in adolescent idiopathic scoliosis. A primary problem or secondary to the spinal deformity? Spine (Phila Pa 1976). 1997;22(15):1716-21.

[19] Cheng JC, Qin L, Cheung CS, et al. Generalized low areal and volumetric bone mineral density in adolescent idiopathic scoliosis. J Bone Miner Res. 2000;15(8):1587-95.

[20] Khosla S, Tredwell SJ, Day B, et al. An ultrastructural study of multifidus muscle in progressive idiopathic scoliosis. Changes resulting from a sarcolemmal defect at the myotendinous junction. J Neurol Sci. 1980;46(1):13-31.

[21] Duance VC, Crean JK, Sims TJ, et al. Changes in collagen crosslinking in degenerative disc disease and scoliosis. Spine (Phila Pa 1976). 1998;23(23):2545-51.

[22] Ponseti IV. Lesions of the skeleton and of other mesodermal tissues in rats fed sweet-pea (Lathyrus odoratus) seeds. J Bone Joint Surg Am. 1954;36-A(5):1031-58.

[23] Venn G, Mehta MH, Mason RM. Characterisation of collagen from normal and scoliotic human spinal ligament. Biochim Biophys Acta. 1983;757(2):259-67.

[24] Goldberg CJ, Dowling FE, Fogarty EE, et al. Adolescent idiopathic scoliosis and cerebral asymmetry. An examination of a nonspinal perceptual system. Spine (Phila Pa 1976). 1995;20(15):1685-91.

[25] Woods LA, Haller RJ, Hansen PD, et al. Decreased incidence of scoliosis in hearing-impaired children. Implications for a neurologic basis for idiopathic scoliosis. Spine (Phila Pa 1976). 1995;20(7):776-80; discussion 781.

[26] O'Beirne J, Goldberg C, Dowling FE, et al. Equilibrial dysfunction in scoliosis: cause or effect? J Spinal Disord. 1989;2(3):184-9.

[27] Kapetanos G, Potoupnis M, Dangilas A, et al. Is the labyrinthine dysfunction a causative factor in idiopathic scoliosis? Stud Health Technol Inform. 2002;91:7-9.

[28] Kono H, Machida M, Saito M, et al. Mechanism of osteoporosis in adolescent idiopathic scoliosis: experimental scoliosis in pinealectomized chickens. J Pineal Res. 2011;51(4):387-93.

[29] Man GC, Wong JH, Wang WW, et al. Abnormal melatonin receptor 1B expression in osteoblasts from girls with adolescent idiopathic scoliosis. J Pineal Res. 2011;50(4):395-402.

[30] Man GC, Wang WW, Yeung BH, et al. Abnormal proliferation and differentiation of osteoblasts from girls with adolescent idiopathic scoliosis to melatonin. J Pineal Res. 2010;49(1):69–77.

[31] Machida M, Dubousset J, Imamura Y, et al. Melatonin. A possible role in pathogenesis of adolescent idiopathic scoliosis. Spine (Phila Pa 1976). 1996;21(10):1147–52.

[32] Hilibrand AS, Blakemore LC, Loder RT, et al. The role of melatonin in the pathogenesis of adolescent idiopathic scoliosis. Spine (Phila Pa 1976). 1996;21(10):1140–6.

[33] Bagnall KM, Raso VJ, Hill DL, et al. Melatonin levels in idiopathic scoliosis. Diurnal and nocturnal serum melatonin levels in girls with adolescent idiopathic scoliosis. Spine (Phila Pa 1976). 1996;21(17):1974–8.

[34] Fagan AB, Kennaway DJ, Sutherland AD. Total 24–hour melatonin secretion in adolescent idiopathic scoliosis. A casecontrol study. Spine (Phila Pa 1976). 1998;23(1):41–6.

[35] Guo X, Chau WW, Chan YL, et al. Relative anterior spinal overgrowth in adolescent idiopathic scoliosis: result of disproportionate endochondral–membranous bone growth? Summary of an electronic focus group debate of the IBSE. Eur Spine J. 2005;14(9):862–73.

[36] Chazono M, Soshi S, Kida Y, et al. Height velocity curves in female patients with idiopathic scoliosis. Stud Health Technol Inform. 2012;176:202–5.

[37] Janssen MM, Vincken KL, van Raak SM, et al. Sagittal spinal profile and spinopelvic balance in parents of scoliotic children. Spine J. 2013;13(12):1789–800.

[38] Mehta MH. The rib–vertebra angle in the early diagnosis between resolving and progressive infantile scoliosis. J Bone Joint Surg Br. 1972;54(2):230–43.

[39] Little DG, Song KM, Katz D, et al. Relationship of peak height velocity to other maturity indicators in idiopathic scoliosis in girls. J Bone Joint Surg Am. 2000;82(5):685–93.

[40] Biondi J, Weiner DS, Bethem D, et al. Correlation of Risser sign and bone age determination in adolescent idiopathic scoliosis. J Pediatr Orthop. 1985;5(6):697–701.

[41] Risser JC. The Iliac apophysis; an invaluable sign in the management of scoliosis. Clin Orthop. 1958;11:111–9.

[42] Sanders JO, Little DG, Richards BS. Prediction of the crankshaft phenomenon by peak height velocity. Spine (Phila Pa 1976). 1997;22(12):1352–6; discussion 1356–7.

[43] Peterson LE, Nachemson AL. Prediction of progression of the curve in girls who have adolescent idiopathic scoliosis of moderate severity. Logistic regression analysis based on data from the Brace Study of the Scoliosis Research Society. J Bone Joint Surg Am. 1995;77(6):823–7.

[44] Nault ML, Mac–Thiong JM, Roy–Beaudry M, et al. Threedimensional spine parameters can differentiate between progressive and nonprogressive patients with AIS at the initial visit: a retrospective analysis. J Pediatr Orthop. 2013; 33(6):618–23.

[45] Weinstein SL, Ponseti IV. Curve progression in idiopathic scoliosis. J Bone Joint Surg Am. 1983;65(4):447–55.

[46] Weinstein SL, Zavala DC, Ponseti IV. Idiopathic scoliosis: longterm follow–up and prognosis in untreated patients. J Bone Joint Surg Am. 1981;63(5):702–12.

[47] Nilsonne U, Lundgren KD. Long–term prognosis in idiopathic scoliosis. Acta Orthop Scand. 1968;39(4):456–65.

[48] Mayo NE, Goldberg MS, Poitras B, et al. The Ste–Justine Adolescent Idiopathic Scoliosis Cohort Study. Part III: Back pain. Spine (Phila Pa 1976). 1994;19(14):1573–81.

[49] Weinstein SL, Dolan LA, Spratt KF, et al. Health and function of patients with untreated idiopathic scoliosis: a 50–year natural history study. JAMA. 2003;289(5):559–67.

[50] Nachemson A. A long–term follow–up study of non–treated scoliosis. Acta Orthop Scand. 1968;39(4):466–76.

[51] Akazawa T, Minami S, Kotani T, et al. Health–related quality of life and low back pain of patients surgically treated for scoliosis after 21 years or more of follow–up: comparison among nonidiopathic scoliosis, idiopathic scoliosis, and healthy subjects. Spine (Phila Pa 1976). 2012;37(22):1899–903.

[52] Yawn BP, Yawn RA, Hodge D, et al. A population–based study of school scoliosis screening. JAMA. 1999; 282(15):1427–32.

[53] Yawn BP, Yawn RA. The estimated cost of school scoliosis screening. Spine (Phila Pa 1976). 2000;25(18):2387–91.

[54] Lee CF, Fong DY, Cheung KM, et al. Costs of school scoliosis screening: a large, population–based study. Spine (Phila Pa 1976). 2010;35(26):2266–72.

[55] Guide to Clinical Preventive Services, 2nd edition. Report of the US Preventive Services Task Force. Baltimore (MD): Williams & Wilkins; 1996.

[56] Guide to Clinical Preventive Services, 3rd edition. Periodic Updates US Preventive Services Task Force. Rockville (MD): Agency for Healthcare Research and Quality (US); 2002.

[57] Richards BS, Vitale M. AAOS–SRS–POSNA–AAP Position Statement. Screening for Idiopathic Scoliosis in Adolescents 2007.

[58] Bunnell WP. Selective screening for scoliosis. Clin Orthop Relat Res. 2005;434:40–5.

[59] Lee CF, Fong DY, Cheung KM, et al. Referral criteria for school scoliosis screening: assessment and recommendations based on a large longitudinally followed cohort. Spine (Phila Pa 1976). 2010;35(25):E1492–8.

[60] Glinkowski W, Michoński J, Glinkowska B, et al. Telediagnostic 3D school screening of back curvatures and posture using structured light method: pilot study. Stud Health Technol Inform. 2012;176:291–4.

[61] Coelho DM, Bonagamba GH, Oliveira AS. Scoliometer measurements of patients with idiopathic scoliosis. Rev Bras Fisioter. 2013;17(2).

[62] Izatt MT, Bateman GR, Adam CJ. Evaluation of the iPhone with an acrylic sleeve versus the Scoliometer for rib hump measurement in scoliosis. Scoliosis. 2012;7(1):14.

[63] Franko OI, Bray C, Newton PO. Validation of a scoliometer

smartphone app to assess scoliosis. J Pediatr Orthop. 2012;32(8):e72–5.

[64] Chowanska J, Kotwicki T, Rosadzinski K, et al. School screening for scoliosis: can surface topography replace examination with scoliometer? Scoliosis. 2012;7(1):9.

[65] Fujimori T, Iwasaki M, Nagamoto Y, et al. The utility of superficial abdominal reflex in the initial diagnosis of scoliosis: a retrospective review of clinical characteristics of scoliosis with syringomyelia. Scoliosis. 2010;5:17.

[66] Carman DL, Browne RH, Birch JG. Measurement of scoliosis and kyphosis radiographs. Intraobserver and interobserver variation. J Bone Joint Surg Am. 1990;72(3):328–33.

[67] Modi HN, Chen T, Suh SW, et al. Observer reliability between juvenile and adolescent idiopathic scoliosis in measurement of stable Cobb's angle. Eur Spine J. 2009;18(1):52–8.

[68] Srinivasalu S, Modi HN, Smehta S, et al. Cobb angle measurement of scoliosis using computer measurement of digitally acquired radiographs–intraobserver and interobserver variability. Asian Spine J. 2008;2(2):90–3.

[69] Mok JM, Berven SH, Diab M, et al. Comparison of observer variation in conventional and three digital radiographic methods used in the evaluation of patients with adolescent idiopathic scoliosis. Spine (Phila Pa 1976). 2008;33(6):681–6.

[70] Qiao J, Liu Z, Xu L, et al. Reliability analysis of a smartphoneaided measurement method for the Cobb angle of scoliosis. J Spinal Disord Tech. 2012;25(4):E88–92.

[71] Jacquot F, Charpentier A, Khelifi S, et al. Measuring the Cobb angle with the iPhone in kyphoses: a reliability study. Int Orthop. 2012;36(8):1655–60.

[72] Ouellet JA, LaPlaza J, Erickson MA, et al. Sagittal plane deformity in the thoracic spine: a clue to the presence of syringomyelia as a cause of scoliosis. Spine (Phila Pa 1976). 2003;28(18):2147–51.

[73] King HA, Moe JH, Bradford DS, et al. The selection of fusion levels in thoracic idiopathic scoliosis. J Bone Joint Surg Am. 1983;65(9):1302–13.

[74] Lenke LG, Betz RR, Harms J, et al. Adolescent idiopathic scoliosis: a new classification to determine extent of spinal arthrodesis. J Bone Joint Surg Am. 2001;83–A(8):1169–81.

[75] Richards BS, Hasley BP, Casey VF. Repeat surgical interventions following "definitive" instrumentation and fusion for idiopathic scoliosis. Spine (Phila Pa 1976). 2006;31(26):3018–26.

[76] Ilharreborde B, Even J, Lefevre Y, et al. How to determine the upper level of instrumentation in Lenke types 1 and 2 adolescent idiopathic scoliosis: a prospective study of 132 patients. J Pediatr Orthop. 2008;28(7):733–9.

[77] Miyanji F, Pawelek JB, Van Valin SE, et al. Is the lumbar modifier useful in surgical decision making?: defining two distinct Lenke 1A curve patterns. Spine (Phila Pa 1976). 2008;33(23):2545–51.

[78] Ward WT, Rihn JA, Solic J, et al. A comparison of the lenke and king classification systems in the surgical treatment of idiopathic thoracic scoliosis. Spine (Phila Pa 1976). 2008;33(1):52–60.

[79] Little DG, Sussman MD. The Risser sign: a critical analysis. J Pediatr Orthop. 1994;14(5):569–75.

[80] Wang W, Zhen X, Sun X, et al. The value of different Risser grading systems in determining growth maturity of girls with adolescent idiopathic scoliosis. Stud Health Technol Inform. 2012;176:183–7.

[81] Wittschieber D, Schmeling A, Schmidt S, et al. The Risser sign for forensic age estimation in living individuals: a study of 643 pelvic radiographs. Forensic Sci Med Pathol. 2013;9(1):36–43.

[82] Greulich W, Pyle S. Radiographic atlas of skeletal development of the hand and wrist. Stanford, CA: Stanford University Press; 1959.

[83] Sanders JO, Khoury JG, Kishan S, et al. Predicting scoliosis progression from skeletal maturity: a simplified classification during adolescence. J Bone Joint Surg Am. 2008;90(3):540–53.

[84] Ryan PM, Puttler EG, Stotler WM, et al. Role of the triradiate cartilage in predicting curve progression in adolescent idiopathic scoliosis. J Pediatr Orthop. 2007;27(6):671–6.

[85] Rowe DE, Bernstein SM, Riddick MF, et al. A meta–analysis of the efficacy of non–operative treatments for idiopathic scoliosis. J Bone Joint Surg Am. 1997;79(5): 664–74.

[86] Nachemson AL, Peterson LE. Effectiveness of treatment with a brace in girls who have adolescent idiopathic scoliosis. A prospective, controlled study based on data from the Brace Study of the Scoliosis Research Society. J Bone Joint Surg Am. 1995;77(6):815–22.

[87] Brox JI, Lange JE, Gunderson RB, et al. Good brace compliance reduced curve progression and surgical rates in patients with idiopathic scoliosis. Eur Spine J. 2012;21(10):1957–63.

[88] Karol LA. Effectiveness of bracing in male patients with idiopathic scoliosis. Spine (Phila Pa 1976). 2001;26(18):2001–5.

[89] Yrjönen T, Ylikoski M, Schlenzka D, et al. Results of brace treatment of adolescent idiopathic scoliosis in boys compared with girls: a retrospective study of 102 patients treated with the Boston brace. Eur Spine J. 2007;16(3): 393–7.

[90] Olin W, Ponseti I. Orthodontic considerations for the patient wearing a Milwaukee Brace. Iowa Orthop J. 2011;31:22–9.

[91] Lange JE, Steen H, Gunderson R, et al. Long–term results after Boston brace treatment in late–onset juvenile and adolescent idiopathic scoliosis. Scoliosis. 2011;6:18.

[92] Wong MS, Cheng JC, Lam TP, et al. The effect of rigid versus flexible spinal orthosis on the clinical efficacy and acceptance of the patients with adolescent idiopathic scoliosis. Spine (Phila Pa 1976). 2008;33(12):1360–5.

[93] Weinstein SL, Dolan LA, Wright JG, et al. Design of the

Bracing in Adolescent Idiopathic Scoliosis Trial (BrAIST). Spine (Phila Pa 1976). 2013;38(21):1832–41.

[94] Weinstein SL, Dolan LA, Wright JG, et al. Effects of bracing in adolescents with idiopathic scoliosis. N Engl J Med. 2013;369(16):1512–21.

[95] Grivas TB, Rodopoulos GI, Bardakos NV. Night–time braces for treatment of adolescent idiopathic scoliosis. Disabil Rehabil Assist Technol. 2008;3(3):120–9.

[96] Lee CS, Hwang CJ, Kim DJ, et al. Effectiveness of the Charleston night–time bending brace in the treatment of adolescent idiopathic scoliosis. J Pediatr Orthop. 2012;32(4):368–72.

[97] D'Amato CR, Griggs S, McCoy B. Nighttime bracing with the Providence brace in adolescent girls with idiopathic scoliosis. Spine (Phila Pa 1976). 2001;26(18):2006–12.

[98] Yrjönen T, Ylikoski M, Schlenzka D, et al. Effectiveness of the Providence nighttime bracing in adolescent idiopathic scoliosis: a comparative study of 36 female patients. Eur Spine J. 2006;15(7):1139–43.

[99] Abbott A, Möller H, Gerdhem P. CONTRAIS: CONservative TReatment for Adolescent Idiopathic Scoliosis: a randomised controlled trial protocol. BMC Musculoskelet Disord. 2013;14:261.

[100] Mahaudens P, Banse X, Mousny M, et al. Very short–term effect of brace wearing on gait in adolescent idiopathic scoliosis girls. Eur Spine J. 2013;22(11):2399–406.

[101] Courvoisier A, Drevelle X, Vialle R, et al. 3D analysis of brace treatment in idiopathic scoliosis. Eur Spine J. 2013;22(11):2449–55.

[102] Canavese F, Dimeglio A. Normal and abnormal spine and thoracic cage development. World J Orthop. 2013;4(4):167–74.

[103] DiMeglio A, Dimeglio A, Canavese F, et al. Growth and adolescent idiopathic scoliosis: when and how much? J Pediatr Orthop. 2011;31(1 Suppl):S28–36.

[104] Zeltner TB, Burri PH. The postnatal development and growth of the human lung. II. Morphology. Respir Physiol. 1987;67(3):269–82.

[105] Dunnill M. Quantitative methods in the study of pulmonary pathology. Thorax. 1962;17:320.

[106] Cotrel Y, Morel G. The elongation–derotation–flexion technic in the correction of scoliosis. Rev Chir Orthop Reparatrice Appar Mot. 1964;50:59–75.

[107] Mehta MH. Growth as a corrective force in the early treatment of progressive infantile scoliosis. J Bone Joint Surg Br. 2005;87(9):1237–47.

[108] Risser JC. Scoliosis treated by cast correction and spine fusion. Clin Orthop Relat Res. 1976;116:86–94.

[109] Sanders JO, D'Astous J, Fitzgerald M, et al. Derotational casting for progressive infantile scoliosis. J Pediatr Orthop. 2009;29(6):581–7.

[110] Fletcher ND, McClung A, Rathjen KE, et al. Serial casting as a delay tactic in the treatment of moderate–to–severe early–onset scoliosis. J Pediatr Orthop. 2012;32(7):664–71.

[111] Akbarnia BA, Cheung K, Noordeen H, et al. Next generation of growth–sparing techniques: preliminary clinical results of a magnetically controlled growing rod in 14 patients with earlyonset scoliosis. Spine (Phila Pa 1976). 2013;38(8):665–70.

[112] Thompson GH, Akbarnia BA, Kostial P, et al. Comparison of single and dual growing rod techniques followed through definitive surgery: a preliminary study. Spine (Phila Pa 1976). 2005;30(18):2039–44.

[113] Schroerlucke SR, Akbarnia BA, Pawelek JB, et al. How does thoracic kyphosis affect patient outcomes in growing rod surgery? Spine (Phila Pa 1976). 2012;37(15):1303–9.

[114] Cheung KM, Cheung JP, Samartzis D, et al. Magnetically controlled growing rods for severe spinal curvature in young children: a prospective case series. Lancet. 2012;379(9830):1967–74.

[115] Smith JT. Bilateral rib–to–pelvis technique for managing earlyonset scoliosis. Clin Orthop Relat Res. 2011;469(5):1349–55.

[116] Schulz JF, Smith J, Cahill PJ, et al. The role of the vertical expandable titanium rib in the treatment of infantile idiopathic scoliosis: early results from a single institution. J Pediatr Orthop. 2010;30(7):659–63.

[117] McCarthy RE, Luhmann S, Lenke L, et al. The shilla growth guidance technique for early–onset spinal deformities at 2–year follow–up: a preliminary report. J Pediatr Orthop. 2014;34(1):1–7.

[118] Farooq N, Garrido E, Altaf F, et al. Minimizing complications with single submuscular growing rods: a review of technique and results on 88 patients with minimum two–year follow–up. Spine (Phila Pa 1976). 2010;35(25):2252–8.

[119] Betz RR, Ranade A, Samdani AF, et al. Vertebral body stapling: a fusionless treatment option for a growing child with moderate idiopathic scoliosis. Spine (Phila Pa 1976). 2010;35(2):169–76.

[120] Lavelle WF, Samdani AF, Cahill PJ, et al. Clinical outcomes of nitinol staples for preventing curve progression in idiopathic scoliosis. J Pediatr Orthop. 2011;31(1 Suppl):S107–13.

[121] Crawford CH, Lenke LG. Growth modulation by means of anterior tethering resulting in progressive correction of juvenile idiopathic scoliosis: a case report. J Bone Joint Surg Am. 2010;92(1):202–9.

[122] Majdouline Y, Aubin CE, Robitaille M, et al. Scoliosis correction objectives in adolescent idiopathic scoliosis. J Pediatr Orthop. 2007;27(7):775–81.

[123] Koch KD, Buchanan R, Birch JG, et al. Adolescents undergoing surgery for idiopathic scoliosis: how physical and psychological characteristics relate to patient satisfaction with the cosmetic result. Spine (Phila Pa 1976). 2001;26(19):2119–24.

[124] Dubousset J, Herring JA, Shufflebarger H. The crankshaft phenomenon. J Pediatr Orthop. 1989;9(5):541–50.

[125] Sarlak AY, Atmaca H, Buluç L, et al. Juvenile idiopathic scoliosis treated with posterior arthrodesis and segmental

pedicle screw instrumentation before the age of 9 years: a 5-year follow-up. Scoliosis. 2009;4:1.

[126] Dobbs MB, Lenke LG, Kim YJ, et al. Anterior/posterior spinal instrumentation versus posterior instrumentation alone for the treatment of adolescent idiopathic scoliotic curves more than 90 degrees. Spine (Phila Pa 1976). 2006;31(20):2386-91.

[127] Sucato DJ, Elerson E. A comparison between the prone and lateral position for performing a thoracoscopic anterior release and fusion for pediatric spinal deformity. Spine (Phila Pa 1976). 2003;28(18):2176-80.

[128] Halanski MA, Cassidy JA. Do multilevel Ponte osteotomies in thoracic idiopathic scoliosis surgery improve curve correction and restore thoracic kyphosis? J Spinal Disord Tech. 2013;26(5):252-5.

[129] Luhmann SJ, Lenke LG, Kim YJ, et al. Thoracic adolescent idiopathic scoliosis curves between 70 degrees and 100 degrees: is anterior release necessary? Spine (Phila Pa 1976). 2005;30(18):2061-7.

[130] Li M, Ni J, Fang X, et al. Comparison of selective anterior versus posterior screw instrumentation in Lenke5C adolescent idiopathic scoliosis. Spine (Phila Pa 1976). 2009;34(11):1162-6.

[131] Geck MJ, Macagno A, Ponte A, et al. The Ponte procedure: posterior only treatment of Scheuermann's kyphosis using segmental posterior shortening and pedicle screw instrumentation. J Spinal Disord Tech. 2007;20(8):586-93.

[132] Hee HT, Yu ZR, Wong HK. Comparison of segmental pedicle screw instrumentation versus anterior instrumentation in adolescent idiopathic thoracolumbar and lumbar scoliosis. Spine (Phila Pa 1976). 2007;32(14):1533-42.

[133] Newton PO, Yaszay B, Upasani VV, et al. Preservation of thoracic kyphosis is critical to maintain lumbar lordosis in the surgical treatment of adolescent idiopathic scoliosis. Spine (Phila Pa 1976). 2010;35(14):1365-70.

[134] Newton PO, Marks MC, Bastrom TP, et al. Surgical treatment of Lenke 1 main thoracic idiopathic scoliosis: results of a prospective, multicenter study. Spine (Phila Pa 1976). 2013;38(4):328-38.

[135] Lenke LG, Betz RR, Haher TR, et al. Multisurgeon assessment of surgical decision-making in adolescent idiopathic scoliosis: curve classification, operative approach, and fusion levels. Spine (Phila Pa 1976). 2001;26(21):2347-53.

[136] Suk SI, Lee SM, Chung ER, et al. Determination of distal fusion level with segmental pedicle screw fixation in single thoracic idiopathic scoliosis. Spine (Phila Pa 1976). 2003;28(5):484-91.

[137] Cao K, Watanabe K, Kawakami N, et al. Selection of lower instrumented vertebra in treating Lenke type 2A adolescent idiopathic scoliosis. Spine (Phila Pa 1976). 2014;39(4):E253-61.

[138] Cho RH, Yaszay B, Bartley CE, et al. Which Lenke 1A curves are at the greatest risk for adding-on and why?

Spine (Phila Pa 1976). 2012;37(16):1384-90.

[139] Erickson MA, Baulesh DM. Lowest instrumented vertebra selection in AIS. J Pediatr Orthop. 2011;31(1 Suppl):S69-76.

[140] Trobisch PD, Ducoffe AR, Lonner BS, et al. Choosing fusion levels in adolescent idiopathic scoliosis. J Am Acad Orthop Surg. 2013;21(9):519-28.

[141] Bernstein RM, Hall JE. Solid rod short segment anterior fusion in thoracolumbar scoliosis. J Pediatr Orthop B. 1998;7(2):124-31.

[142] Wedemeyer M, Parent S, Mahar A, et al. Titanium versus stainless steel for anterior spinal fusions: an analysis of rod stress as a predictor of rod breakage during physiologic loading in a bovine model. Spine (Phila Pa 1976). 2007;32(1):42-8.

[143] Di Silvestre M, Bakaloudis G, Lolli F, et al. Late-developing infection following posterior fusion for adolescent idiopathic scoliosis. Eur Spine J. 2011; 20(Suppl 1):S121-7.

[144] Bharucha NJ, Lonner BS, Auerbach JD, et al. Low-density versus high-density thoracic pedicle screw constructs in adolescent idiopathic scoliosis: do more screws lead to a better outcome? Spine J. 2013;13(4): 375-81.

[145] Howard A, Donaldson S, Hedden D, et al. Improvement in quality of life following surgery for adolescent idiopathic scoliosis. Spine (Phila Pa 1976). 2007;32(24):2715-8.

[146] Donaldson S, Hedden D, Stephens D, et al. Surgeon reliability in rating physical deformity in adolescent idiopathic scoliosis. Spine (Phila Pa 1976). 2007;32(3): 363-7.

[147] Buchowski JM, Bridwell KH, Lenke LG, et al. Epidural spinal cord compression with neurologic deficit associated with intrapedicular application of hemostatic gelatin matrix during pedicle screw insertion. Spine (Phila Pa 1976). 2009;34(13):E473-7.

[148] Newton PO, Perry A, Bastrom TP, et al. Predictors of change in postoperative pulmonary function in adolescent idiopathic scoliosis: a prospective study of 254 patients. Spine (Phila Pa 1976). 2007;32(17):1875-82.

[149] Lonner BS, Auerbach JD, Estreicher MB, et al. Pulmonary function changes after various anterior approaches in the treatment of adolescent idiopathic scoliosis. J Spinal Disord Tech. 2009;22(8):551-8.

[150] Flynn JM, Tomlinson LA, Pawelek J, et al. Growing-rod graduates: lessons learned from ninety-nine patients who completed lengthening. J Bone Joint Surg Am. 2013; 95(19):1745-50.

[151] Pehrsson K, Larsson S, Oden A, et al. Long-term follow-up of patients with untreated scoliosis. A study of mortality, causes of death, and symptoms. Spine (Phila Pa 1976). 1992;17(9):1091-6.

[152] Yilmaz G, Borkhuu B, Dhawale AA, et al. Comparative analysis of hook, hybrid, and pedicle screw instrumentation in the posterior treatment of adolescent idiopathic

scoliosis. J Pediatr Orthop. 2012;32(5):490–9.

[153] Lowenstein JE, Matsumoto H, Vitale MG, et al. Coronal and sagittal plane correction in adolescent idiopathic scoliosis: a comparison between all pedicle screw versus hybrid thoracic hook lumbar screw constructs. Spine (Phila Pa 1976). 2007;32(4):448–52.

[154] Yang S, Jones-Quaidoo SM, Eager M, et al. Right adolescent idiopathic thoracic curve (Lenke 1 A and B): does cost of instrumentation and implant density improve radiographic and cosmetic parameters? Eur Spine J. 2011;20(7):1039–47.

[155] Watanabe K, Lenke LG, Bridwell KH, et al. Efficacy of perioperative halo-gravity traction for treatment of severe scoliosis (≥100°). J Orthop Sci. 2010;15(6):720–30.

[156] Arlet V, Ouellet JA, Shilt J, et al. Subjective evaluation of treatment outcomes of instrumentation with pedicle screws or hybrid constructs in Lenke Type 1 and 2 adolescent idiopathic scoliosis: what happens when judges are blinded to the instrumentation? Eur Spine J. 2009;18(12):1927–35.

[157] Fu G, Kawakami N, Goto M, et al. Comparison of vertebral rotation corrected by different techniques and anchors in surgical treatment of adolescent thoracic idiopathic scoliosis. J Spinal Disord Tech. 2009;22(3):182–9.

[158] Smucny M, Lubicky JP, Sanders JO, et al. Patient self-assessment of appearance is improved more by all pedicle screw than by hybrid constructs in surgical treatment of adolescent idiopathic scoliosis. Spine (Phila Pa 1976). 2011;36(3):248–54.

[159] Bastrom TP, Marks MC, Yaszay B, et al. Prevalence of postoperative pain in adolescent idiopathic scoliosis and the association with preoperative pain. Spine (Phila Pa 1976). 2013;38(21):1848–52.

[160] Connelly M, Fulmer RD, Prohaska J, et al. Predictors of postoperative pain trajectories in adolescent idiopathic scoliosis. Spine (Phila Pa 1976). 2014;39(3):E174–81.

[161] Sanders JO, Carreon LY, Sucato DJ, et al. Preoperative and perioperative factors effect on adolescent idiopathic scoliosis surgical outcomes. Spine (Phila Pa 1976). 2010;35(20):1867–71.

[162] Bas T, Franco N, Bas P, et al. Pain and disability following fusion for idiopathic adolescent scoliosis: prevalence and associated factors. Evid Based Spine Care J. 2012;3(2):17–24.

[163] Akazawa T, Minami S, Kotani T, et al. Long-term clinical outcomes of surgery for adolescent idiopathic scoliosis 21 to 41 years later. Spine (Phila Pa 1976). 2012;37(5):402–5.

[164] Takayama K, Nakamura H, Matsuda H. Low back pain in patients treated surgically for scoliosis: longer than sixteen-year follow-up. Spine (Phila Pa 1976). 2009;34(20):2198–204.

[165] Kepler CK, Meredith DS, Green DW, et al. Long-term outcomes after posterior spine fusion for adolescent

idiopathic scoliosis. Curr Opin Pediatr. 2012;24(1): 68–75.

[166] Cochran T, Irstam L, Nachemson A. Long-term anatomic and functional changes in patients with adolescent idiopathic scoliosis treated by Harrington rod fusion. Spine (Phila Pa 1976). 1983;8(6):576–84.

[167] Helenius I, Remes V, Yrjönen T, et al. Comparison of longterm functional and radiologic outcomes after Harrington instrumentation and spondylodesis in adolescent idiopathic scoliosis: a review of 78 patients. Spine (Phila Pa 1976). 2002;27(2):176–80.

[168] Pérez-Grueso FS, Fernández-Baíllo N, Arauz de Robles S, et al. The low lumbar spine below Cotrel-Dubousset instrumentation: long-term findings. Spine (Phila Pa 1976). 2000;25(18):2333–41.

[169] Coe JD, Arlet V, Donaldson W, et al. Complications in spinal fusion for adolescent idiopathic scoliosis in the new millennium. A report of the Scoliosis Research Society Morbidity and Mortality Committee. Spine (Phila Pa 1976). 2006;31(3):345–9.

[170] Schwartz DM, Auerbach JD, Dormans JP, et al. Neurophysiological detection of impending spinal cord injury during scoliosis surgery. J Bone Joint Surg Am. 2007;89(11):2440–9.

[171] Samdani AF, Hwang SW, Miyanji F, et al. Direct vertebral body derotation, thoracoplasty, or both: which is better with respect to inclinometer and scoliosis research society-22 scores? Spine (Phila Pa 1976). 2012;37(14):E849–53.

[172] de Blas G, Burgos J, Regidor I, et al. Recording diffusion responses from contralateral intercostal muscles after stimulustriggered electromyography: refining a tool for the assessment of thoracic pedicle screw placement in an experimental porcine model. Spine (Phila Pa 1976). 2009;34(11):E391–6.

[173] Bracken MB, Shepard MJ, Collins WF, et al. A randomized, controlled trial of methylprednisolone or naloxone in the treatment of acute spinal-cord injury. Results of the Second National Acute Spinal Cord Injury Study. N Engl J Med. 1990;322(20):1405–11.

[174] Pahys JM, Guille JT, D'Andrea LP, et al. Neurologic injury in the surgical treatment of idiopathic scoliosis: guidelines for assessment and management. J Am Acad Orthop Surg. 2009;17(7):426–34.

[175] Tejwani SG, Scaduto AA, Bowen RE. Transient meralgia paresthetica after pediatric posterior spine fusion. J Pediatr Orthop. 2006;26(4):530–3.

[176] Diab M, Smith AR, Kuklo TR, et al. Neural complications in the surgical treatment of adolescent idiopathic scoliosis. Spine (Phila Pa 1976). 2007;32(24):2759–63.

[177] Lewis SJ, Gray R, Holmes LM, et al. Neurophysiological changes in deformity correction of adolescent idiopathic scoliosis with intraoperative skull-femoral traction. Spine (Phila Pa 1976). 2011;36(20):1627–38.

[178] Buchowski JM, Bhatnagar R, Skaggs DL, et al.

Temporary internal distraction as an aid to correction of severe scoliosis. J Bone Joint Surg Am. 2006;88(9): 2035–41.

[179] Mooney JF, Bernstein R, Hennrikus WL, et al. Neurologic risk management in scoliosis surgery. J Pediatr Orthop. 2002;22(5):683–9.

[180] Clark CE, Shufflebarger HL. Late–developing infection in instrumented idiopathic scoliosis. Spine (Phila Pa 1976). 1999;24(18):1909–12.

[181] Li Y, Glotzbecker M, Hedequist D. Surgical site infection after pediatric spinal deformity surgery. Curr Rev Musculoskelet Med. 2012.

[182] Hedequist D, Haugen A, Hresko T, et al. Failure of attempted implant retention in spinal deformity delayed surgical site infections. Spine (Phila Pa 1976). 2009;34(1):60–4.

[183] Milstone AM, Maragakis LL, Townsend T, et al. Timing of preoperative antibiotic prophylaxis: a modifiable risk factor for deep surgical site infections after pediatric spinal fusion. Pediatr Infect Dis J. 2008;27(8):704–8.

[184] Soultanis K, Mantelos G, Pagiatakis A, et al. Late infection in patients with scoliosis treated with spinal instrumentation. Clin Orthop Relat Res. 2003;411: 116–23.

[185] Gans I, Dormans JP, Spiegel DA, et al. Adjunctive vancomycin powder in pediatric spine surgery is safe. Spine (Phila Pa 1976). 2013;38(19):1703–7.

[186] Glotzbecker MP, Riedel MD, Vitale MG, et al. What's the evidence? Systematic literature review of risk factors and preventive strategies for surgical site infection following pediatric spine surgery. J Pediatr Orthop. 2013;33(5): 479–87.

[187] Sponseller PD, Betz R, Newton PO, et al. Differences in curve behavior after fusion in adolescent idiopathic scoliosis patients with open triradiate cartilages. Spine (Phila Pa 1976). 2009;34(8):827–31.

[188] Yoon SH, Ugrinow VL, Upasani VV, et al. Comparison between 4.0–mm stainless steel and 4.75–mm titanium alloy single–rod spinal instrumentation for anterior thoracoscopic scoliosis surgery. Spine (Phila Pa 1976). 2008;33(20):2173–8.

[189] Newton PO, White KK, Faro F, et al. The success of thoracoscopic anterior fusion in a consecutive series of 112 pediatric spinal deformity cases. Spine (Phila Pa 1976). 2005;30(4):392–8.

[190] Newton PO, Upasani VV, Lhamby J, et al. Surgical treatment of main thoracic scoliosis with thoracoscopic anterior instrumentation: a five–year follow–up study. J Bone Joint Surg Am. 2008;90(10):2077–89.

[191] Kuklo TR, Potter BK, Lenke LG, et al. Surgical revision rates of hooks versus hybrid versus screws versus combined anteroposterior spinal fusion for adolescent idiopathic scoliosis. Spine (Phila Pa 1976). 2007;32(20):2258–64.

[192] Ramo BA, Richards BS. Repeat surgical interventions following "definitive" instrumentation and fusion for idiopathic scoliosis: five–year update on a previously published cohort. Spine (Phila Pa 1976). 2012;37(14):1211–7.

[193] Campos M, Dolan L, Weinstein S. Unanticipated revision surgery in adolescent idiopathic scoliosis. Spine (Phila Pa 1976). 2012;37(12):1048–53.

[194] Wagner MR, Flores JB, Sanpera I, et al. Aortic abutment after direct vertebral rotation: plowing of pedicle screws. Spine (Phila Pa 1976). 2011;36(3):243–7.

[195] Ledonio CG, Polly DW, Vitale MG, et al. Pediatric pedicle screws: comparative effectiveness and safety: a systematic literature review from the Scoliosis Research Society and the Pediatric Orthopaedic Society of North America task force. J Bone Joint Surg Am. 2011;93(13):1227–34.

[196] Kuklo TR, Lenke LG, O'Brien MF, et al. Accuracy and efficacy of thoracic pedicle screws in curves more than 90 degrees. Spine (Phila Pa 1976). 2005;30(2):222–6.

[197] Smorgick Y, Millgram MA, Anekstein Y, et al. Accuracy and safety of thoracic pedicle screw placement in spinal deformities. J Spinal Disord Tech. 2005;18(6):522–6.

[198] Di Silvestre M, Parisini P, Lolli F, et al. Complications of thoracic pedicle screws in scoliosis treatment. Spine (Phila Pa 1976). 2007;32(15):1655–61.

[199] Suk SI, Kim WJ, Lee SM, et al. Thoracic pedicle screw fixation in spinal deformities: are they really safe? Spine (Phila Pa 1976). 2001;26(18):2049–57.

[200] Hicks JM, Singla A, Shen FH, et al. Complications of pedicle screw fixation in scoliosis surgery: a systematic review. Spine (Phila Pa 1976). 2010;35(11):E465–70.

[201] Cook S, Asher M, Lai SM, et al. Reoperation after primary posterior instrumentation and fusion for idiopathic scoliosis. Toward defining late operative site pain of unknown cause. Spine (Phila Pa 1976). 2000;25(4): 463–8.

第13章 神经肌源性脊柱侧弯
Neuromuscular Scoliosis

David Gurd　Siddharth A Badve　**著**

胡宗杉　**译**　朱泽章　**校**

一、概述

脊柱侧弯（scoliosis）通常被认为是冠状面畸形，但实际上它是一种影响脊柱水平面、矢状面和冠状面的三维畸形。根据侧弯出现的年龄，整体上分为儿童脊柱侧弯和成人脊柱侧弯。儿童脊柱侧弯包括多种情况，既可以是先天性的，也可以是发育性的。另一方面，成人脊柱侧弯多由于此前存在的脊柱侧弯或退行性变过程造成，或与两者均有关系。临床医生在工作中经常会遇到患有脊柱畸形或考虑为脊柱侧弯的儿童。不同形式儿童脊柱侧弯的病因、自然病史和治疗方案可能有显著差异。对于临床医生来说，理解这些概念是很重要的，不仅从诊断的角度，而且对于启动及时的治疗干预也是如此。恰当的临床干预措施可以显著提高儿童脊柱侧弯患者的生活质量，同时避免早期与远期并发症。

儿童脊柱侧弯的分类如下。

- 先天性。

- 发育性。

　- 特发性脊柱侧弯，可进一步分为三种。

　　➤ 青少年特发性脊柱侧弯。

　　➤ 早发性脊柱侧弯（包括婴儿与幼儿）。

　　➤ 神经肌源性（nm）脊柱侧弯。

根据原发病的情况，国际脊柱侧弯研究会（Scoliosis Research Society，SRS）将神经肌源性脊柱侧弯进一步细分为神经源性和肌源性两种类型。这一分类的详细情况将在本章的流行病学一节中介绍。

脊柱侧弯是各种神经肌源性疾病的常见临床表现。随意肌肉功能受损和本体感觉功能的丧失是导致进行性脊柱畸形的关键因素。尽管病因不同，此类疾病的侧弯有许多共同的特征。在冠状面上，多数神经肌源性脊柱侧弯表现为长胸腰段C形弯曲，在矢状面上的典型表现为脊柱后凸，但也可能出现前凸畸形。骶骨受累导致骨盆倾斜也是其常见特点，并可能导致患者就坐困难。随着原发病的病情加重，侧弯的程度也会有所进展。在评估和治疗此类患者同时，也需要注意原发病相关系统的临床表现。

二、流行病学与自然史

国际脊柱侧弯研究会根据神经性和肌病的病因对神经肌源性脊柱侧弯进行了分类。神经源性又可进一步分为上运动神经元和下运动神经元病变。上运动神经元的病变包括以下情况。

- 脑瘫。

- 脊髓小脑变性。
  - Friedreich 共济失调。
  - 进行性神经性腓骨肌萎缩症（Charcot-Marie-Tooth 病）。
  - 家族性运动失调（Roussy-Levy 综合征）。
- 脊髓空洞症。
- 脊髓肿瘤。

下运动神经元的病因包括以下 3 种。

- 脊髓灰质炎和其他病毒性脊髓炎。
- 脊髓性肌萎缩：Werdnig-Hoffmann 病、Kugelberg-Welander 病。
- 自主神经功能异常：Riley-Day 综合征。

继发于脊髓发育不良和创伤性脊髓损伤的神经肌源性脊柱侧弯可能是由于上、下运动神经元同时受累所致。

肌源性的病变包括以下几种。

- 关节挛缩症。
- 肌营养不良症。
  - Duchenne 和 Becker 肌肉萎缩症。
  - 肢肩胛带肌营养不良症。
  - 面、肩胛、臀部肌营养不良症。
- 先天性肌张力低下。
- 肌强直性萎缩。

神经肌源性疾病的受累程度对脊柱侧弯的出现及其严重程度有显著影响。在不同疾病中，侧弯的发病率为 10%～100%[1-4]。对于静止性脑病患者而言，脊柱侧弯在非卧床患者中的发病率为 62%，但在卧床患者中的发病率则高达 100%[5, 6]。对于患有脊髓发育不良的患者而言，脊柱侧弯在先天性脊柱畸形患者中的发病率为 7%～20%，而在发育性脊柱畸形的患病率为 52%～89%[7]。孕妇在怀孕期间补充叶酸，可有效降低神经管缺陷和相关脊柱畸形的发生率。另有学者统计了各种神经肌源性疾病中脊柱畸形的患病

率：脑瘫（25%）、脊髓发育不良（60%）、脊髓性肌萎缩（spinal muscular atrophy，SMA）（67%）、Friedreich 共济失调（80%）、Duchenne 肌营养不良（Duchenne muscular dystrophy，DMD）（90%）和幼儿创伤性瘫痪（100%）[4]。

神经肌源性脊柱侧弯在儿童早期发展。与青少年特发性脊柱侧弯不同，神经肌源性侧弯发病更早，且即使在骨骼成熟后还会继续进展。脊柱侧弯通常是缓慢进展的，但随着青春期的开始、神经功能的恶化、脑室 - 腹腔分流失常或下肢瘫痪，可导致侧弯迅速进展。Duchenne 肌营养不良等原发病也会导致侧弯畸形的加重。此外，在脑瘫等静止性脑部病变中，由于患者躯体肌肉力量的较差而无法支撑不断生长的骨骼和身体的重量，导致畸形的进一步加重。

（一）脑瘫

在脑瘫患者中，肌肉功能障碍、不对称痉挛和重力的作用与脊柱畸形的进展有关。骨盆倾斜和臀部失平衡常与脊柱侧弯同时存在，这一现象表明全身肌肉失衡是脊柱侧弯的诱因[5, 6]。Saito 等研究了脑瘫性脊柱侧弯患者的自然史，发现了侧弯进展的重要危险因素。其中包括患者在 15 岁以前脊柱侧弯角度已大于 40°、全身受累、长期卧床和存在胸腰段弯曲[5]。Thometz 和 Simon 一项对骨骼成熟的脑瘫患者的随访研究中发现，Cobb 角＜ 50° 者，侧弯进展速度为 0.8° / 年，Cobb 角＞ 50° 者，侧弯每年加重 1.4°（图 13-1）[8]。

（二）脊髓发育不良

对于脊髓发育不良患者而言，影响侧弯进展的主要因素包括运动水平、行走状态和下端椎的椎弓完整度。次要因素包括髋关节半脱位和下肢肌肉痉挛的严重程度[7]。脊柱侧弯往往在

15 岁之前进展，而在此之后出现的脊柱畸形并不常见[9]。若合并脊髓栓系可导致侧弯快速进展[7]（图 13-2）。

（三）脊肌萎缩症

在脊肌萎缩症患者中，病变严重者往往在 2 岁前进展为脊柱侧弯，但由于预期寿命非常有限，侧弯可能不会达到严重的程度。而病变较

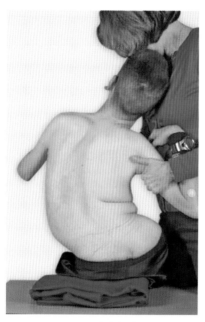

▲ 图 13-1 脑瘫伴脊柱侧弯
发生骨盆倾斜和右侧肋骨 - 骨盆撞击

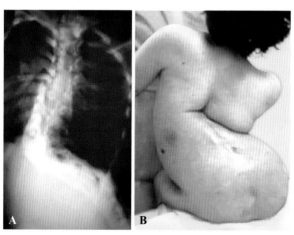

▲ 图 13-2 脊髓发育不良伴脊柱侧弯患者的后位观
右侧出现肋骨骨盆撞击，同时可见先前手术留下的瘢痕

轻的患者，脊柱畸形可能在 2 岁以后出现，并趋向于在非卧床患者中进展[10-12]。Schwentkar 和 Gibson 指出，患者的行走能力与脊柱侧弯的严重程度直接相关[12]。在 Evans 等的一项研究中，所有 SMA Ⅰ型或Ⅱ型患者都发生了脊柱侧弯，而只有大约一半的 SMA Ⅲ型患者发生了脊柱侧弯。脊柱侧弯起病时的年龄随着 SMA 的严重程度而增加。未经治疗的脊柱侧弯患者的自然史包括：上肢因需支撑躯干而丧失独立功能，坐骨黏液囊炎伴坏死，以及明显背痛[10]。严重的脊柱畸形可导致心肺功能障碍。

（四）假肥大性肌营养不良

据报道，假肥大性肌营养不良（duchenne muscular dystrophy，DMD）患者中，脊柱侧弯发生率高达 95%[13]。侧弯可能会迅速恶化到非常严重的程度。基于病情发展的严重性，Oda 等将侧弯分为三类：Ⅰ型为快速进展的侧后凸，Ⅱ型为脊柱后凸逐渐演变为脊柱前凸，Ⅲ型为轻度畸形[14]。随着疾病的进展，患者可出现肋间肌肌力降低、胸壁僵硬度增加和咳嗽反射减弱，导致肺功能受损。脊柱侧弯的恶化会进一步损害肺功能。心肺衰竭是此类患者常见的死亡原因[13, 14]。

（五）Friedreich 共济失调

Friedreich 共济失调患者发生脊柱侧弯是其常见特征，不同患者可能有不同的病程。患者进入生长发育高峰期与侧弯出现的年龄较小是脊柱侧弯进展的危险因素，但即使在骨骼成熟之后，侧弯也可能持续进展[15]。肌肉功能似乎并不会影响进展速度[15]。Friedreich 共济失调性脊柱侧弯在类型上与特发性脊柱侧弯类似。部分患者侧弯为非进展性的，或进展的速度非常缓慢。但一旦共济失调症状加重，该疾病往往会持续恶化而无法

逆转。此类患者通常于 30—40 岁死于原发性心肌病，从而失去了治疗脊柱侧弯的手术机会[15]。

（六）Rett 综合征

Rett 综合征是一种神经发育障碍性疾病，主要见于年轻女性患者[16]。脊柱畸形为该病常见的肌肉骨骼表现，且往往随着疾病的恶化而进展[16-18]。部分患者会发生侧弯的迅速恶化[16]。患者的侧弯进展速率不一，其进展速度常与原发病对神经的影响程度有关[17, 18]。

（七）关节挛缩症

关节挛缩症发生脊柱侧弯的发病率与其表现形式不一。研究表明，侧弯发病率为 30%～67%[19]。关于此类患者的自然史的资料很少，部分侧弯可能会迅速进展成僵硬性侧弯[19]。

一般说来，脊柱畸形的病程主要受原发病类型及其严重程度的影响。即使原发病没有显著进展，但随着生长发育的进行，患者虚弱的躯干肌也不足以支撑自身增加的体重。与特发性脊柱侧弯相比，关节挛缩症性脊柱侧弯进展更为常见，甚至在骨骼成熟后仍可持续发展。随着脊柱侧弯的加重，患者无法维持直立坐位的姿势，引起严重的功能性损害和肺损伤。患者因必须用手支撑以保持坐位时的平衡而无法进行其他目的性的活动。与 AIS 患者不同，由于此类患者先前已存在呼吸肌无力，即使角度不大的侧弯也会严重损害肺功能[4]。

三、临床表现和诊断检查

（一）脑瘫

多学科合作是评估脑瘫合并脊柱侧弯患者的

理想方法。在制定治疗方案时，还应考虑到该病的非脊柱病变。临床医生应详细分析患者的出生史、总体发育情况、神经损害的进展程度，并评估患者的行走能力、轮椅使用情况、整体身心功能、生长高峰期、上肢功能、进食、呼吸功能和髋关节病变情况[20]。根据患者的活动能力，可将患者分为可以行走、坐立或卧床不起。临床医生应注意巴氯芬、肉毒杆菌毒素、抗癫痫药等药物的使用情况，询问病史时还应涵盖侧弯的进展速度及其对总体健康状况的影响，尤其应注意患者的家人和陪护者的回答，了解患者、家人和陪护者对于患者治疗的预期也非常重要。

一般体格检查应评估步态、坐姿和站姿、营养状况、生长发育情况、青春期特征以及痉挛程度详细评估患者的呼吸系统和肺功能有助于制订治疗计划。在检查患者骨骼肌系统时应评估主要关节的活动度、肌张力和肌力。下肢屈肌腱的挛缩会导致腰椎前凸减小；相反，髋关节屈曲挛缩会增大腰椎前凸角。髋关节外展或内收挛缩可能导致腰椎 – 骨盆错位[20]。髋关节脱位会导致骨盆倾斜，从而产生代偿性脊柱侧弯。反之，脊柱侧弯畸形也可能会导致骨盆倾斜，进而又导致髋关节的畸形。临床医生行脊柱检查时应关注患者侧弯失代偿的性质和程度、肩部平衡和骨盆倾斜情况，同时考虑脊柱侧弯对坐、站立位平衡的影响。此外，还应注意患者的脊柱柔韧性、骨盆撞击以及是否存在皮肤问题和压疮[20]。

联合内科、神经科、骨科的专家对患者进行多学科会诊与评估，有助于整体规划和调整患者的治疗方案（图 13-3）。

（二）脊髓发育不良

脊柱侧弯定义为正在发育中的 Cobb 角大于 20°[7, 9]。度数较小的侧弯通常无须特殊的干

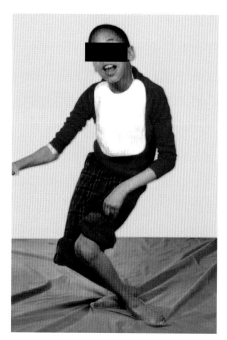

▲ 图 13-3　脑瘫合并脊柱侧弯的患者站立姿势
患者发生下肢关节的屈曲挛缩

预 [7, 9]。脊柱后凸也是脊柱畸形的常见临床表现，且早期即可出现。脊髓发育不良常与其他神经系统疾病相关，如脑积水、脊髓栓系和智力低下 [7]。合并脊髓栓系时会导致侧弯的快速进展，并出现肌张力增加、膀胱功能障碍、四肢畸形及背部不适等临床表现 [21, 22]。脑积水的发展会使患者的病情复杂化，且通常需在早期行分流手术。肾功能异常、大小便失禁以及慢性尿路感染均为其常见的临床表现，且需要恰当的治疗。在脊髓发育不良患者中，由于类似先天性的椎体解剖改变，脊椎畸形与先天性肾功能不全有关 [23]。下肢关节挛缩与感觉麻木可能会导致直立困难和感染风险增加。橡胶过敏在此类患者中有 9%～40% 发生率，可引起 IgE 介导的超敏反应，严重者甚至会危及生命。因此，脊髓发育不良患者应置于无橡胶环境中治疗 [24]。

定期对患者进行评估对于发现脊柱平衡、神经和功能状态的变化十分重要。对脊髓发育不良患者的体格检查可参照脑瘫患者。联合包括神经

外科、儿科、神经内科、呼吸科和物理治疗师在内的专家进行评估有助于调整治疗策略。

（三）脊髓性肌肉萎缩症

脊髓性肌肉萎缩症（spinal muscular atrophy，SMA）是一种常染色体隐性遗传病，其特征是脊髓前角细胞变性。该疾病会导致近端躯干肌肉的全身性瘫痪。根据严重程度的不同，SMA 可分为三种类型，Ⅰ型是最严重的，患者的预期寿命非常有限，而Ⅲ型是最轻的，仅有轻微的功能损害 [10]。Ⅰ型和Ⅱ型患者往往早期即发生脊柱侧弯。大多数Ⅱ型患者不能行走，且脊柱侧弯往往进展的十分迅速。Ⅲ型患者由于整体影响较小，脊柱侧弯的发生率相对较低 [11, 12]。

（四）假肥大性肌营养不良

假肥大性肌营养不良是一种常见的 X 染色体隐性遗传病，主要见于男性患者，女性通常是携带者。细胞内 dystrophin 蛋白的完全缺失导致肌细胞稳定性破坏是该病发生的主要原因。该病可能会出现迟发性的行走障碍，症状在第三年后变得更加明显。早期症状包括小腿肌肉假性肥大和近端肌肉无力。此类症状可通过 Gower 征鉴别，即患者从坐位站起时，需用手撑膝而后缓慢挺起腰部。行走方式改变、平足以及臀部、膝盖和脚踝的挛缩也是该病可能的相关特征。患病儿童在 10 岁时往往会失去独立行走的能力 [25]。在这个阶段，心、肺系统常受累，同时伴有轻度的精神损害。在患者十几岁时，随着肌肉功能的恶化，患者往往出现脊柱过度前凸，并最终发展为进行性侧后凸 [13, 14]。侧弯的进展常导致呼吸功能障碍逐渐加重，这也降低了患者的生存率 [26]。Becker 肌营养不良症是一种轻度的肌营养不良症，临床表现发生的较迟且不太严重。这也与其较低的发病

率和较轻的脊柱侧弯有关。

（五）Friedreich 共济失调

Friedreich 共济失调是一种遗传性、进行性神经退行性疾病，主要影响脊髓小脑功能。其诊断标准为以下临床表现：发病年龄 < 25 岁，下肢共济失调和深部腱反射消失，巴宾斯基征阳性，上肢运动和感觉功能障碍，以及构音障碍[15]。脊柱侧弯是继发症状之一，并需要仔细的筛查。

（六）Rett 综合征

Rett 综合征是一种 X 染色体基因突变导致的进行性神经功能障碍，主要累及女性患者。该病的临床病程分为四期，具体包括精神运动退化、自闭症样表现、手无意识地重复动作、共济失调、步态不稳和头小畸形[16, 17]。由于晚期患者常有肌肉功能不全，往往会发生脊柱侧弯，尤其在 Ⅳ 期患者中常见[17]。

（七）关节挛缩症

关节挛缩是一个通用术语，用于描述表现为多发性先天性挛缩的 150 多种不同的儿童疾病。其临床表现为四肢的关节挛缩。脊柱侧弯往往在低龄患者中出现，且进展迅速[19]（图 13-4）。

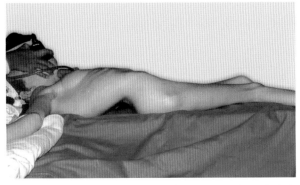

▲ 图 13-4　神经肌源性脊柱侧弯患者，发生脊柱过度前凸

四、诊断性评估

（一）影像学评估

X 线片是神经肌源性脊柱侧弯筛查的首选方法。全脊柱 X 线片可清晰地评估侧弯的特点、侧弯大小和脊柱柔韧性。目前对于拍摄 X 线片的频率或技术尚未达成共识，但每 6 个月拍摄一次正侧位 X 线片是合理的。根据患者的功能状态，应在站立位、坐位或仰卧位中选择最合适的体位拍摄 X 线片。术前最好应在站立位或仰卧位下拍摄前屈位片，以便制订手术计划。若患者无法配合主动前屈，那么牵引、手顶式或支点屈曲位 X 线片也有助于进行术前评估和规划。从影像学图片中还可获取于关于脊柱畸形、肋骨的外观、骨盆倾斜度、脊柱滑脱和髋关节受累情况的信息。在病变累及双下肢的脑瘫患者中，脊柱滑脱的发生率可能高达 21%[27]。此外，影像学检查还有助于评估是否合并髋关节受累。

对于脊髓发育不良的患者，术前定位神经管闭合不全所在平面是很重要的。每 6 个月拍摄上述整套的 X 线片对记录侧弯的进展很有价值。在一小部分患者中，进行性进展的脊柱后凸合并相对稳定的脊柱侧弯会使病程复杂化，影响患者的坐姿，也会导致畸形最上部的皮肤破裂。定期的影像学评估有助于早期诊断脊柱后凸。脊髓发育不良患者出现进行性后凸时，保守治疗一般无效，通常需要手术干预[7]（图 13-5）。

（二）磁共振成像

脊椎畸形的病因决定了拍摄 MRI 的必要性。例如骨髓发育不良的患者，需拍摄 MRI 以评估是否合并其他常见病变，如脊髓空洞症、脊髓积水和脊髓栓系。脑部 MRI 有助于研究 Chiari 畸

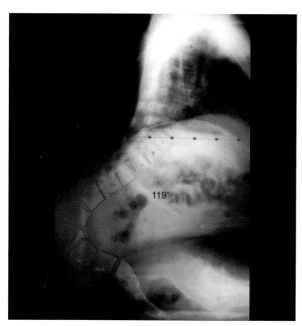

119°

▲ 图 13-5　脊髓发育不良性脊柱侧弯患者，侧位 X 线片示脊柱后凸为患者脊柱畸形的主要表现

形和脑积水之间的关联[7]。在骨髓发育不良患者中，应在患者 2 岁前拍摄脊柱 MRI，并在出现临床症状时重复进行。脑瘫合并脊柱侧弯患者拍摄 MRI 的指征包括侧弯的突然进展和神经状态的改变[20]。

（三）计算机断层扫描

计算机断层扫描（CT）有助于评估与脊柱畸形相关的骨性特征。例如，可以详细地识别出骨髓发育不良患者出现的脊柱畸形[7]。临床医生通过 CT 可了解患者椎体的解剖学信息，从而有助于决定手术需使用内固定器械的特点和大小。术中 CT 成像也可在特定的情况下发挥重要作用，例如需行全椎体切除术或三柱截骨术矫正复杂畸形时。

（四）血清肌酸磷酸激酶水平

肌酸磷酸激酶升高是肌肉坏死的标志，有助于肌病的诊断[25]。例如在 Duchenne 和 Becker 肌

营养不良症时，肌酸磷酸激酶水平可能为正常值的 100 倍[28]。

（五）肌电图

尽管区分不同类型的肌病可能最终需行肌肉活检，但肌电图对于肌病的诊断也是非常有价值的[28]。例如 Duchenne 和 Becker 肌营养不良患者的肌电图可发现异常变化。SMA 患者的肌电图表现包括去神经诱发的纤颤电位和运动单位有规律的自发性活动。当运动纤维的神经传导速度正常时，可出现肌肉震颤缺损。随着疾病的进展，这些变化发生的频率和强度会增大。

（六）肌肉活检

当原发疾病未知并且怀疑是肌病的原因时，适宜使用肌肉活检。组织病理学分析可以确定肌病的类型，从而有助于判断原发病和脊柱畸形的预后。活检关注的特点是内核纤维大小变化、纤维分裂、纤维变性和再生、纤维脂肪组织沉积[28]。肌肉活检标本的其他检测方法包括免疫组织化学法和免疫印迹法检测肌营养不良蛋白[25]。

五、治疗

神经肌源性脊柱侧弯的治疗包括观察、使用支具和坐姿支撑系统[4]。通常可用巴氯芬和肉毒杆菌这样的药剂来控制痉挛。这些方法通常适用于度数较小和柔韧性好的侧弯以及年轻患者。

（一）观察

观察，作为一种暂时措施，是侧弯进展较为缓慢患者的理想治疗方案，尤其适用于骨骼未发育成熟患者。成年患者中侧弯也可以保持相对稳定的状态。临床观察应该包括定期的临床和影像

学评估。临床医生应仔细观察侧弯进展的任何迹象，以便及时采取干预措施[4]。在特发性脊柱侧弯的治疗中，小于 20°～25° 的侧弯，通常仅需观察随访即可[7, 20, 29-34]。一般情况下，可以继续观察，直至脊柱畸形开始引起患者功能损伤。与照顾者密切合作对于确定脊柱畸形所致的侧弯进展或功能损害是很有价值的。

（二）支具治疗

对于神经肌源性脊柱侧弯患者而言，通过矫形治疗来控制侧弯进展是十分困难的。在骨骼发育完成之前，支具可以暂时延缓侧弯的进展。既往研究表明，使用支具治疗通常不能阻止脊柱畸形的发展[29, 30]。但对于具有行走能力的低肌张力及短节段、侧弯度数低的胸腰段侧弯型患者，支具具有良好的疗效[30]。目前对于支具治疗的策略尚未达成共识，但在临床工作中我们往往对侧弯 Cobb 角处于 20°～30° 的患者采取支具治疗[7, 29-34]。支具还用于帮助支撑脊柱，改善患者的坐姿。但在呼吸肌功能减弱的情况下，使用硬性脊柱支具会限制胸部扩张，从而对患者肺功能产生负面影响[11, 31]，还会导致皮肤问题和压疮。较柔软的支具可以在一定程度上避免这些问题[32, 33]。Kotwicki 等的研究发现，正确配戴矫形支具可以改善功能，预防某些并发症，并在一定程度上延缓手术的时间[34]。

（三）坐姿支撑系统和其他治疗方式

带有镶件的模制轮椅和其他坐位支撑系统已被广泛使用，但目前尚不确定其是否有减缓或阻止侧弯进程的效果。坐位支具确实能够支撑患者躯干，以维持坐姿平衡，并实现对畸形的静态矫正[35]。而物理治疗和电刺激在治疗脊柱畸形方面并没有表现出类似的价值。Nuzzo 等报道了部分

接受肉毒杆菌治疗的神经肌源性脊柱侧弯患者的短期疗效，他们发现患者的脊柱侧弯既没有加重也没有好转[36]（图 13-6）。

（四）脑瘫

在脑瘫伴脊柱侧弯的患者中，支具用于暂时控制畸形进展。但从长期来看，鉴于此类侧弯具有较长和柔韧度较好的特点，支具治疗并没有明显改变侧弯的进程[29, 30]。另一方面，可以行走的脑瘫患者，若其结构性侧弯节段较短，往往可通过使用支具来控制侧弯进展[30]。软支具可以减少呼吸功能和皮肤并发症的发生[33]。对于特定患者，支具和坐位支具（如轮椅座位托架）可辅助患者坐立，以提高患者护理质量、增进社会交际能力[35, 37]。

（五）脊髓发育不良

较小的侧弯具有自限性，可能不需要任何临

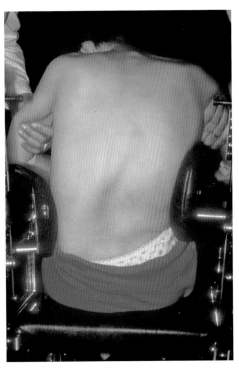

▲ 图 13-6　脑瘫伴脊柱侧弯患者使用坐位支具治疗示意图

床干预措施[7]。有些侧弯可能合并神经系统病变，如脊髓栓系或脊髓空洞，对此类患者的治疗仅需处理神经系统问题。患者应定期拍摄 X 线片，若发现 Cobb 角 < 20° 的侧弯，随访观察即可；而对于侧弯较大的患者，尤其是低龄儿童，可以考虑使用支具治疗[7, 38, 39]。支具并不会阻止，但可能会延缓侧弯的进展，以便在实施融合手术前让患者躯干尽可能地生长发育[7, 30, 38]。然而，对于皮肤麻木、肺功能差和肥胖的患者，支具治疗的疗效有限[31-33]。

（六）脊髓性肌肉萎缩症

支具可起到暂时支撑脊柱的作用，以改善整体坐姿平衡[10, 12]，且有助于防止成人患者肋骨撞击骨盆产生的疼痛[10]。对于侧弯 Cobb 角 ≥ 40° 的年轻患者，支具治疗有可能延缓侧弯的进展，推迟手术的时间[10, 12, 40]。研究表明，支具治疗在脊肌萎缩症 Ⅲ 型患者中非常有效，但对 Ⅰ 型患者无效[40]。患者的依从性差是长期适用支具治疗的主要限制因素。对于脊肌萎缩症患者，已经出现肺功能受损为支具治疗的相对禁忌证[11, 31]。

（七）假肥大性肌营养不良

随着疾病的进展，侧弯曲度增大，心肺功能也会逐渐受损[13, 14, 21]。支具治疗对于纠正 DMD 的侧弯畸形没有明显的作用，但可以延缓其侧弯的进展[13, 41, 42]。随着一段时间的支具治疗，部分患者的侧弯曲度变得过大，导致患者十分虚弱，手术风险大大增加，从而可能失去了手术治疗的最佳时间窗。因此，在 DMD 伴脊柱侧弯患者的早期治疗中，支具治疗并不作为一个推荐的治疗方案[41-43]。对于等待手术的患者，带有支撑躯干作用的轮椅有助于保持患者的躯干平衡[43]。

（八）Friedreich 共济失调

对于 Friedreich 共济失调患者而言，支具似乎并不能改变脊柱侧弯的自然进展[15, 44-46]。患者对于支具的耐受性很差，甚至可能会限制患者的行走能力。对于骨骼发育尚未成熟患者，支具治疗可能在推迟手术时间方面起到一定作用[15, 44, 46]。轮椅可以帮助改善患者的坐位平衡。物理治疗和其他方式对于改善脊柱侧弯患者的预后没有明显的效果[15]。

（九）Rett 综合征

与其他类型的神经肌源性脊柱侧弯类似，佩戴支具对于此类患者的疗效十分有限且不会改变侧弯的进展[18, 47-50]。但支具在改善患者的躯干平衡和推迟骨骼发育未成熟患者的手术时间方面可能有一定的价值[50]。

（十）关节挛缩症

对于关节挛缩症合并脊柱侧弯患者，保守治疗的疗效是有争议的。Sarwak 等研究发现，局部拉伸对躯干肌挛缩疗效较好[50, 51]。鉴于尚无有效的标准用于预测侧弯的进展，Greggi 等建议尝试早期全天佩戴支具治疗[19]。相反，其他研究发现佩戴支具对控制脊柱侧弯的进展无效[19, 50, 52]。

六、外科治疗

神经肌源性脊柱侧弯的手术治疗的目的是防止畸形的进一步发展，并在改善肺功能的同时将躯干矫正至安全、舒适的位置，以便患者的护理并提高患者的生活质量。术者通过矫正脊柱侧弯，恢复骨盆至水平，并在平衡状态下获得稳定的融合，以确保侧弯畸形停止进展[7, 20, 40, 45, 49, 52]。

矫正后稳定的脊柱序列有助于恢复患者坐姿，解放双手，使其术后能完成更多活动，并以直立姿势与他人进行互动交流。通过防止侧弯的进展以维持甚至改善患者的呼吸功能也是治疗的重要目标之一。治疗的最终目的是提高此类患者的生活质量。

鉴于神经肌源性疾病常与其他疾病并存，手术干预的作用和时机仍有争议[53]。此类患者大多都有心肺功能的损伤，且呼吸道感染的发生率很高[7, 20, 26, 53]。神经系统病变同样值得注意，具体包括脑积水、脑脊液分流、癫痫、共济失调、神志不清、巴氯芬泵等[7, 53]。呼吸问题和胃肠道问题（如喂食问题和慢性便秘）十分常见。贫血常与患者营养不良相关[53]。由于缺乏活动和应用抗癫痫药物所致的骨量减少问题也同样需要临床医生关注[54, 55]。鉴于以上因素，此类患者的手术难度很大。脊柱侧弯手术需要长时间的麻醉和广泛的暴露，以进行长节段的融合固定，且大多数患者需固定到骨盆。手术会导致患者大量失血，发生水、电解质紊乱等问题。术者还需考虑神经系统恶化的风险。术后的长、短期并发症都很严重，有时需要行翻修手术。因此，神经肌源性脊柱侧弯患者手术的风险较大，难度较高。

许多研究均支持为神经肌源性脊柱侧弯患者行手术治疗。Bohtz 等回顾分析了 50 例脑瘫患者，通过健康相关生存质量（health-related quality of life，HRQL）的主观评分和客观的影像学改变，分析手术矫正脊柱侧弯的疗效。结果表明，脑瘫患者矫正脊柱侧弯后，生活质量有所改善。患者及其照顾者的满意率较高。术后健康相关生存质量的主观评价与矫正脊柱侧弯后的影像学改变无关，表明目前符合手术适应证的患者所获得的侧弯矫正足以改善此类患者的健康生存相关质量[56]。Watanabe 等纳入了 84 例接受手术治疗的脑瘫性脊柱侧弯患者，评估手术临床疗效和患者及其家属的满意度。主观评价指标包括患者预期、外观、功能、患者的护理工作、生活质量、肺功能、疼痛、健康状况、自我形象和满意度，手术并发症发生情况和影像学改变为客观评价指标。结果表明，患者及其家属均对侧弯矫正手术的结果感到满意，但术后的功能改善却十分有限[57]。Mercado 等系统地回顾分析了脊柱融合手术对神经肌源性脊柱侧弯患者生活质量的影响的相关文献，得出结论：关于神经肌源性侧弯患者行脊柱融合手术后生活质量的研究证据等级较低。手术可改善静止性脑病和肌营养不良患者的生活质量，而对于合并脊髓纵裂患者的疗效并不明显[58]。Larsson 等的研究纳入了 100 例神经肌源性脊柱侧弯患者，将患者的术前情况与远期预后进行了对比。评价指标包括坐姿、侧弯 Cobb 角、肺功能、伸展、疼痛评估、日常生活能力（activities of daily living，ADL）、护理状况及休息时间。结果表明，术后患者侧弯 Cobb 角、肺功能、坐姿、日常生活能力、休息时间均有所改善。长期随访与术后 1 年随访时相比，坐姿、日常生活能力和护理状况都有了进一步的改善，但 Cobb 角增大了。这些结果与患者及其亲属对手术的评价一致，表明患者可从手术中持续受益[59]。Larsson 等在另一项研究中，从功能损害、活动能力和患者的独立能力等方面，评价了脊柱融合术对麻痹性脊柱侧弯患者术后 1 年的临床疗效。结果表明，麻痹性脊柱侧弯患者术后 1 年时功能得到改善，独立生活能力有所提高。患者及其亲属的主观评价结果也表明手术获得了较好的疗效。患者取坐位时，座椅表面的重量分布有所改善，但仍然不均匀[60]。Bridwell 等在一项研究中纳入了 44 例行脊柱融合术治疗的假肥大性肌营养不良或脊肌萎缩症患者，评估了

患者 / 家属的满意度、手术对患者的临床 / 功能的影响、并发症情况和最终的影像学结果。评价指标包括功能、自我形象、外观、疼痛、肺功能、护理情况、生活质量和满意度。研究表明，尽管这些疾病的病程逐渐恶化，但脊柱融合术对大多数患者有益。外观、生活质量和总体满意度得分最高[61]。Comstock 等分析了行脊柱融合术治疗的全身受累的脑瘫患者，得出结论：矫正脊柱手术是必要的，且对大多数患者有益。此外，尽管此类手术十分复杂且可能有并发症发生，但整体手术效果良好，患者及其照顾者的满意度高达 85%[62]。在另一项研究中，Askin 等纳入了因神经肌源性疾病而继发严重身体残疾和脊柱畸形，且正在接受脊柱侧弯手术的患者，基于患者的体能和日常活动独立性进行了一项前瞻性功能评估。术前评估患者的生活自理能力，包括就坐能力、行走能力以及进行日常生活活动的能力。所有患者在术前、术后 6 个月和术后 12 个月时评价各项指标，并对患者的外观进行了主观评价。结果表明，术后前 6 个月里，患者各项能力有所下降，随后又逐渐改善，恢复到术前的功能水平，但术后 12 个月时功能未见进一步改善。患者及其家属对术后外观的改善非常满意。该研究的结论为，对于严重的身体残疾病者，脊柱矫正手术应及早进行，以保留功能，而不应仅由侧弯的严重程度来决定手术时间。在躯干稳定后，患者的生活自理能力不一定会有明显的改善[63]。

因此，尽管手术的风险性较高且可能出现并发症，但手术仍是利大于弊。尽管证据等级仍然很低，然而手术干预可以保护，并在一些情况下改善了神经肌源性脊柱侧弯患者的功能。患者、家属和照顾者对患者生活质量的满意度较高。

（一）系统的围术期医学评估

彻底的术前评估是限制手术相关并发症发生率的关键。联合麻醉科、儿内科、呼吸科、康复科及外科医生对患者进行围术期管理，对于手术的成功至关重要。此外，手术医生对于成功的手术结果至关重要。以下为临床医生需要特别关注的各个系统的重要问题。

（二）心肺问题

假肥大性肌营养不良患者常患有心肌病和心律失常[25, 53, 65]。心肌病，特别是左心室肥厚，其同样也是 Friedreich 共济失调的常见症状[15, 46, 64]。继发于严重胸椎畸形的限制性肺部疾病可能引起肺动脉高压，进而可能导致肺心病[53]。肌肉功能受损会导致呼吸困难。反复吸入胃内容物可导致肺纤维化[53]。以上因素使患者极易频繁发生呼吸道感染等并发症，尤其在术后早期。详尽的临床评估、影像学和实验室检查，包括胸片、超声心动图和肺功能测试等，可以评估心肺功能，以便进行必要的治疗。对于有严重精神障碍的患者而言，传统肺功能评估可能并不适合，而涉及呼吸功能的动作，如大笑、咳嗽、哭泣和尖叫等则可以提供有价值的数据[65]。

（三）血液系统问题

神经肌源性脊柱侧弯患者手术过程中会发生大量失血[65]。丙戊酸等抗癫痫药物会影响血小板功能，进而延长出血时间，增加手术出血量。常规的实验室检测包括全血细胞计数、凝血酶原时间和部分凝血活酶时间，这些实验并不能充分筛查丙戊酸的血小板介导作用[66]。因此，应努力使患者摆脱对丙戊酸的依赖，或用合适的药物代替丙戊酸。氨基己酸和抑肽酶等药物已被安全应用于神经肌源性脊柱侧弯患者的手术，可以减少术中出血[67, 68]。而两种药物相比，氨基己酸更加经济、有效[25]。所以，围术期应做好应对大出血的准备，并提前备好血液制品。

（四）胃肠道问题

吞咽肌缺乏张力和协调性可导致急性误吸发作，尤其在围术期[53]。吞咽评估以及其他合适的措施，如改变饮食、管饲或胃造瘘术有助于解决这些问题。大多数患者存在慢性便秘和肠动力不足的问题，术后肠梗阻和使用阿片类药物会使便秘问题进一步加重。积极的排便方案和适当补水有助于缓解便秘[53, 65]。较为瘦弱的患者在接受脊柱畸形矫正术后，由于十二指肠梗阻易导致肠系膜上动脉综合征的发生。术后在仰卧位下使用非节段性内固定器械和石膏固定是导致骨折发生的主要因素。节段性内固定器械的出现和手术后的早期活动可降低骨折的发生率[53]。

（五）营养状况

慢性营养不良和水分不足的患者易发生手术部位及全身的感染、伤口愈合不良、伤口裂开和骨不连等问题。术前白蛋白水平和淋巴细胞总数是反映患者营养状况的敏感指标[25]。Jevsevar 和 Karlin 的一项研究中发现，血清白蛋白水平 > 3.5g/L，淋巴细胞总数 > 1500/mm³ 的患者感染率明显较低，术后气管插管时间以及住院时间均较短[69]。

（六）手术适应证

许多因素都会影响神经肌源性脊柱侧弯患者的手术治疗策略，其中侧弯程度是最重要的因素。一般认为，Cobb 角达到 40°～50° 或更大需行手术治疗[7, 15, 19, 20, 26, 40, 41, 43–46, 49, 50, 53, 70–73]。骨骼发育程度、并发症和患者的护理需求等因素同样需要注意。原发病的性质和严重程度对侧弯进展的影响也应纳入考虑范围。支具治疗无法控制的侧弯快速进展，部分侧弯进展的患者因肥胖或皮肤问题而不适合支具治疗，均是需要手术干预的指征。而在某些情况下，矢状位失衡可能是影响手术决定的主要因素。下面讨论了不同神经肌源性脊柱侧弯的手术适应证。

（七）脑瘫

多种不同因素影响了脑瘫合并脊柱侧弯患者的手术决策，如进行性侧弯、精神状态、功能状态的改变、坐位困难和患者的护理问题等。如果骨骼发育尚未成熟的儿童（> 10 岁）Cobb 角达到 50° 或序贯 X 线片显示侧弯进展（> 5°），此类精神功能健全的脑瘫患者可以考虑手术治疗[20, 53, 70]。而对于有精神损伤和身体严重受累的患者，即使侧弯较小，侧弯进展（> 5°～10°）也是手术干预的指征[70]。此外，功能状态的恶化（如坐姿平衡受损）、患者护理和保持卫生的难度增加、压力分布不均导致的压疮等也是影响手术决策的因素[20, 53, 70]（图 13-7）。

（八）脊髓发育不良

大多数脊髓发育不良患者的手术适应证与青少年特发性脊柱侧弯患者相似[74]。Cobb 角 > 40°～50°、进展性侧弯、明显的坐位不平衡、功能状态恶化以及与患者的护理和卫生问题是考虑手术干预的主要原因[7, 53, 71]。理想情况下，只有患者躯干得到最大限度增长（> 10 岁）后，才能进行手术治疗。在矫正脊柱侧弯之前，应首先处理髋关节挛缩问题[53]。在脊髓发育不良患者的亚组中，进行性后凸是主要的畸形形式，可导致脊柱突出处的皮肤破裂、躯干缩短从而引起姿势

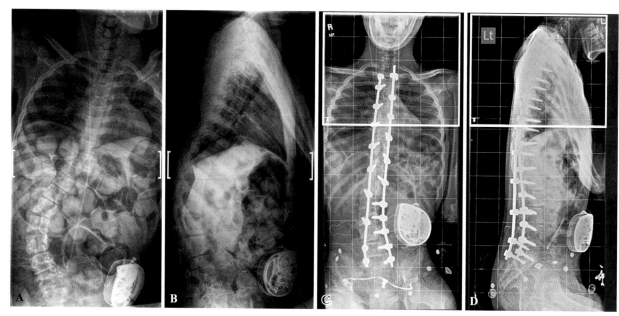

▲ 图 13-7　脑瘫性脊柱侧弯患者，接受后路脊柱融合手术，固定至骶骨
术前与术后的后位（A 和 C）和侧位（B 和 D）X 线片

问题以及腹腔脏器受压增加。因此，症状进行性加重的脊柱后凸是手术治疗的另一个适应证[7]。

（九）脊肌萎缩症

应根据脊肌萎缩症的类型、侧弯的严重程度和进展速度制定个性化的手术方案。一般来说，对于预期寿命较长的进展性侧弯患者，若支具治疗效果不佳，且已对姿势、坐位平衡、肺功能和功能容量产生不良影响，应考虑手术治疗。对于身高已发育至成人水平的儿童（> 10 岁），Cobb 角达到 50°～60° 时应予手术干预[40, 72]。一旦有手术指征，手术应在患者的肺功能和全身健康状况受损到无法耐受手术前进行。Shapiro 等得出结论，对于侧弯程度不是很大的患者，早期手术治疗可以改善预后，减少并发症的发生[75]。

（十）假肥大性肌营养不良

对于假肥大性肌营养不良合并脊柱侧弯的患者，早期行手术治疗已基本达成共识，尤其是在患者的心肺功能恶化之前。许多学者建议在

Cobb 角达到 20° 且用力肺活量大于正常预计值的 40% 时进行手术干预，而用力肺活量大于正常预计值 30% 的患者围术期肺部并发症的发生率明显增加[26, 41, 43, 53]（图 13-8）。

（十一）Friedreich 共济失调

Friedreich 共济失调患者脊柱畸形的处理原则与青少年特发性脊柱侧弯类似。对于骨骼发育尚未成熟的患者，若其冠状面上 Cobb 角 > 40° 或随访发现侧弯持续进展，应行脊柱融合术[15, 44-46, 73]。而骨骼发育成熟的患者，Cobb 角稳定在 40°～60° 的侧弯可以随访观察[15, 73]。

（十二）Rett 综合征

由于缺乏相关研究，继发于 Rett 综合征的脊柱侧弯患者，其手术治疗指征尚不明确[49, 50, 53]。可能的手术指征包括伴有坐姿不平衡的快速进展性侧弯。骨骼发育程度、脊柱侧弯的严重程度、柔韧性以及躯干高度是临床医生决定治疗方案时需要考虑的一些因素[50, 53]。

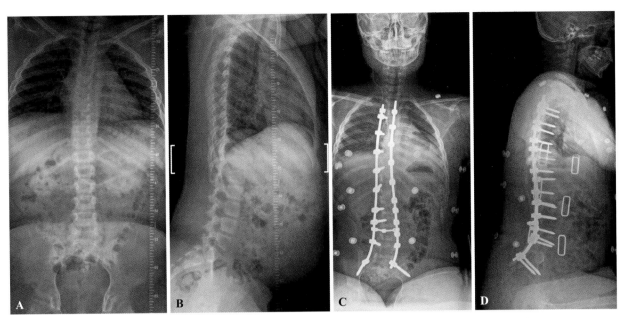

▲ 图 13-8 假肥大性肌营养不良合并脊柱侧弯患者，行后路脊柱融合术并固定至骶骨
手术前后的后位观（A 和 C）和侧位观（B 和 D）

（十三）关节挛缩症

同样，由于缺乏足够的数据支持，手术治疗对于关节挛缩症合并脊柱畸形患者的作用尚不明确。此类患者的侧弯往往进展迅速，并发展成累及骨盆的僵硬畸形。因此，应在发展为僵硬畸形或出现骨盆倾斜前，进行早期的手术干预[19, 51, 52]。Greggi 等建议，对胸椎过度后凸、过度前凸或骨盆倾斜明显且侧弯 Cobb 角 > 40°的患者，应早期行手术治疗[19]。Sarwak 等认为，Cobb 角 > 50°的侧弯为行脊柱融合的指征[51]。另一方面，Daher 等发现胸椎前凸的出现可作为手术干预的重要指征[52]。

（十四）脊柱内固定

在过去的几十年里，脊柱内固定技术有了显著的飞跃。神经肌源性脊柱侧弯的手术目的是矫正脊柱侧弯和骨盆倾斜，在平衡状态下将脊柱融合，以防止畸形的进一步发展，保护患者的肺功能[7, 20, 40, 45, 49, 52]。根据目前的医疗水平，通过脊柱内固定融合术可达到较好的疗效。

20 世纪 60 年代早期，Harrington 压缩和撑开系统应用于脊柱融合术中。尽管 Harrington 棒对于脊柱畸形的手术治疗而言是一次很大的改进，但所获得的矫正效果并不理想，假关节的发生率很高[76, 77]。此外，患者术后必须长时间的卧床休息并用石膏进行外固定[76]。节段性脊柱固定的发展是现代治疗脊柱畸形的重要一步。Luque 棒技术是此类技术的最早应用之一，这种方法将固定改良于椎板上，具有更好的稳定性和侧弯矫正度[78, 79]。与 Harrington 棒系统相比，并发症发生率，特别是假关节发生率明显降低[76, 78, 79]。患者术后无须长时间佩戴支具，这是 Luque 法的主要优势[76, 78, 79]。随后，针对神经肌源性脊柱侧弯手术，Luque 法进行了许多的改进。Galveston 棒技术的出现使棒更容易固定在骨盆上，以解决骨盆倾斜的问题[80, 81]。Unit 棒技术将 Galveston 中骨盆固定的技术融入 Luque 系统中，从而用同一棒实现了脊柱和骨盆的固定[82, 83]。因此，椎板下节段性钢丝技术使神经肌源性脊柱侧弯的治疗发生了革命性的突破。其优点是使用方便、成本低、并发症少、冠状面矫正效果好。缺点包括矢状面和椎体旋转矫正不充分，半刚性矫正导致术后会发生沉降或部分矫正丢失，以及棘间韧带的破坏导致发生近端交界处后凸的风险增加[53]。

钩的研制是脊柱畸形矫正的又一次突破。钩既可以压缩，又可以撑开，因此可使冠状面和矢状面都得到矫正。Cotrel-Dubousset 和其他基于钩的内固定系统在脊柱畸形手术中得到了广泛的应用[84]。

椎弓根螺钉技术的出现是神经肌源性脊柱侧弯手术内固定器械的最新进展。椎弓根螺钉在椎体内实现三柱固定，从而提供坚固的稳定性。术者可以压缩、撑开旋转棒、原位弯曲棒，并在适当的情况下，从后路直接对椎体进行旋转，甚至可以矫正僵硬的脊柱畸形。据报道，椎弓根螺钉技术在治疗神经肌源性脊柱侧弯中是安全有效的[85-87]。根据 Whitaker 等的研究，在纳入的一组患者中，使用椎弓根螺钉固定的后路内固定术和关节固定术可以安全地终止于下腰椎区。对于脑瘫伴脊柱侧弯患者，椎板下钢丝固定并不适用，而后路椎弓根螺钉固定的疗效较好[87, 88]。脊髓发育不良患者的后方结构可能畸形或缺失，椎弓根螺钉有助于在可用的骨性结构中置钉以获得稳定的锚定[7]。此法也适用于使用巴氯芬泵的情况，棒可以很轻松地插入分流器下方，这是单元棒所不能做到的[87]。

在某些情况下，建议使用椎弓根螺钉、钢丝和钩组合的混合式固定，有助于获得良好的侧弯矫正[86, 89]。混合结构也有助于降低内固定费用。

（十五）骨盆固定

神经肌源性脊柱侧弯手术治疗最重要的一个方面是决定是否固定至骨盆。传统脊柱手术中

骨盆固定的适应证包括严重的骨盆倾斜、坐姿不平衡和下肢挛缩，特别是对于无法行走的患者[7, 20, 53, 56, 82, 83, 90-96]。骨盆固定的目的是通过矫正骨盆倾斜来改善和维持坐姿平衡。相反，对于行走功能良好的患者，融合至腰椎是安全有效的，这尤其适用于轻度骨盆倾斜（< 15°）和轻度下肢挛缩的患者[77, 86, 91, 97, 98]（图 13-9）。

在考虑骨盆固定时，还需考虑其他一些因素，例如骨盆固定使手术明显复杂化，会导致出血量增加和手术时间延长[86, 99, 100]。多项研究表明，骨盆固定仅适用于无法行走的患者[86, 101]。另有研究发现，腰骶交界区的活动度有利于患者在坐立和行走时变化重心和转移重力，尤其是对于骨盆倾斜较小的患者而言[91, 97]。另外，Tsirikos 等认为，脑瘫患者骨盆固定术后出现不明原因的行走功能障碍，原因在于早期尝试使用直 Harrington 棒固定骨盆，Harrington 棒会破坏腰椎的生理前凸，形成了"腰椎平背畸形"。此外，

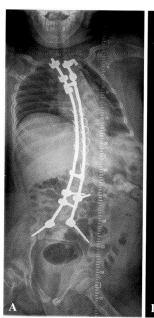
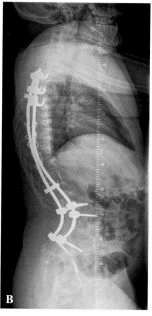

▲ 图 13-9　神经肌源性脊柱侧弯患者，应用髂骨钉固定的正侧位观

A. 后前方；B. 神经肌源性脊柱侧弯患者 X 线片，应用髂骨钉延长融合至骨盆

在没有长时间卧床休息和身体铸型的情况下，许多最初用于神经肌源性脊柱侧弯手术的内固定系统不够坚固，无法实现牢固的脊柱融合。术后长期制动对患者的行走能力有不利影响。在使用单元棒固定的患者，患者脊柱矢状位复位良好，并可早期活动。综上所述，Tsirikos 等报道了因痉挛性脑瘫继发脊柱侧弯而接受骨盆固定的患者，其步态没有改变[102]。因此，关于将骨盆纳入融合结构，相关文献仍存在明显的争议。应根据患者的行走状态、独自坐立能力、骨盆倾斜的严重程度和下肢挛缩程度，个体化决定神经肌源性脊柱侧弯患者的骨盆固定方式，以实现患者的整体坐位平衡（图 13-10）。

各种各样的骨盆固定技术已被应用于临床中。常用的技术包括 Galveston、Dunn-McCarthy、Warner-Fackler、McCall、STIF、髂骨螺钉、Amrita、Colorado II、四棒技术等。建议读者参考相应文献，详细了解各项技术（图 13-11）。

（十六）手术方法

1. 前路手术的作用

在神经肌源性脊柱侧弯患者的手术治疗中，前路适应证松解联合后路内固定融合术已经有了很好的应用[7, 20, 59, 77, 84, 86, 94, 96]。侧弯 Cobb 角＞70° 的侧弯前屈位片上矫正率＜30% 的僵硬性侧弯，均是行联合前路手术的适应证[86, 96]。前路手术有助于改善侧弯的柔韧性，从而获得更大程度的矫正[7, 20, 77, 86, 96]，还可以通过提供更大的融合面积来降低假关节的发生率[7, 20, 59, 96]。对于骨骼发育尚未成熟的患者，联合后路融合术有助于防止曲轴现象的发生[7, 20, 59, 62]。Comstock 等对接受神经肌源性脊柱侧弯矫正手术的骨骼发育未成熟患者进行了研究，得出结论：前后路联合手术治疗的患者，其矫形效果和远期预后最好[62]。在脊髓发育不良性脊柱畸形中，后方结构可能缺失，单纯行前路融合术或前后联合路融合术可能是实现

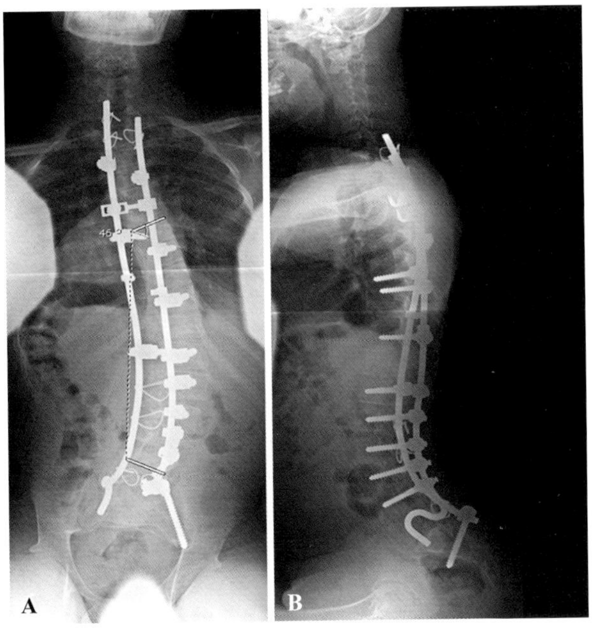

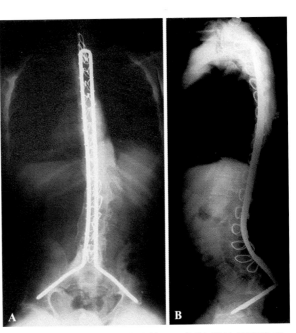

▲ 图 13-10　神经肌源性脊柱侧弯骨盆固定术后的正侧位 X 线观

A. 使用 Dunn-McCarthy 技术；B. 采用髂骨钉固定

▲ 图 13-11　应用单元棒的神经肌源性脊柱侧弯患者，行骨盆固定的后位观（A）和侧位观（B）

畸形矫正的基础[7, 71, 103–108]。

尽管前路手术有很多优点，但它可能会增加并发症的发生率，尤其是在围术期。前路手术会使手术时间延长，出血量增加，肺部并发症的风险增高，以及手术相关的总体发病率增加[83, 85, 90, 96, 101, 109]。开胸手术对肺功能的长期损害是众所周知的[90, 101, 109]。这一点非常重要，因为大多数神经肌源性脊柱侧弯患者在心肺功能受损的同时还患有一些并存病[7, 15, 20, 25, 26, 46, 53, 64, 65]。因此，对于此类耐受性较差的患者，额外的前路手术可能会使手术风险大大增加。这限制了前路松解手术在治疗重度僵硬侧弯时的作用[96]。前路手术的入路包括经胸入路、胸腹入路和腰部腹膜后入路。依赖其他科室医生辅助进行前位暴露的情况并不少见。电视辅助胸腔镜手术（video-assisted thoracoscopic surgery，VATS）已用于特发性脊柱侧弯的治疗，且对患者肺功能的不良影响较小。此技术在神经肌源性脊柱侧弯治疗中的作用尚不明确。需要短时间迅速掌握新技能和对设备的要求是限制其使用的其他因素[53]。

2. 后路手术的作用

许多研究表明，在不进行前路松解的情况下，单一后路手术具有良好的矫形效果和融合率[46, 56, 85, 86, 89, 96, 109]。节段性内固定系统的发展，特别是椎弓根螺钉的应用，使脊柱畸形的后路手术矫正非常方便[85, 89, 96, 109]。椎弓根螺钉通过对椎体的前、中、后三柱控制，可非常有效地矫正侧弯[85, 109]。后路手术入路简单，应用范围更为普遍。对严重和僵硬的畸形，可采用各种截骨术来达到理想的矫形效果。对于临床中体质较差的神经肌源性患者，避免前路手术的优势很多，而且已经被讨论过了。因此，对于大多数需行手术治疗的神经肌源性脊柱侧弯患者，后路脊柱融合术已成为一种安全、有效且病死率较低的选择（图 13-12）。

3. 术后护理

神经肌源性脊柱侧弯的脊柱融合手术对体质较差的患者造成了极大的生理损伤。儿科重症监护室为患者的术后即刻护理提供了最佳的环境。通常情况下，此类患儿需 24～48h 的气管插管和呼吸支持，但在可能的情况下应该尝试早脱机。积极的复苏措施可以预防此类虚弱患者的严重术后并发症。

患者病情稳定后，及早下床活动有助于肺部清洁和预防压疮。一个熟悉神经肌源性患者处理的康复团队是十分重要的。临床医生可以考虑术后让患者佩戴支具以促进早期活动，特别是在担心脊柱内固定的稳定性和骨质时。在考虑支具时，应注意压疮和支具对患者肺功能的影响（图 13-13）。

七、并发症

儿童脊柱大手术后常见的并发症往往更频繁地发生，有时在神经肌源性脊柱侧弯患者中更为

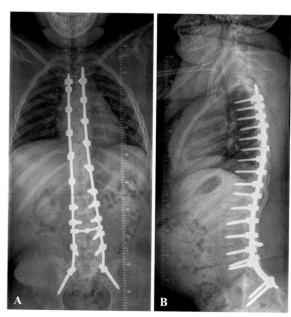

▲ 图 13-12 （A）神经肌源性脊柱侧弯患者，后路单一椎弓根螺钉固定术后正侧位观（B）

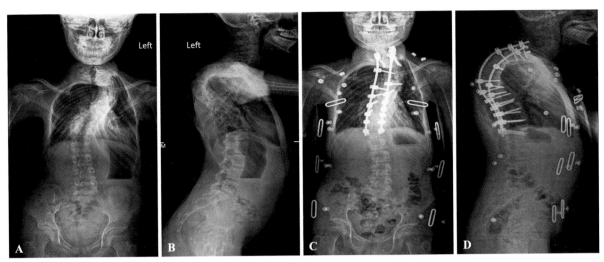

▲ 图 13-13 神经肌源性胸椎后凸畸形，行后路脊柱融合术
术前和术后正位（A 和 C）和侧位（B 和 D）X 线片

明显。这可能是由于此类患者病情复杂。许多关于神经肌源性脊柱侧弯手术治疗的研究显示，并发症的发生率为 24%～75%[53, 70, 90, 91, 110, 111]。为方便归类与阐述，出院前发生的并发症称为早期并发症，而出院后发生的并发症称为晚期并发症。

（一）早期并发症

1. 呼吸系统并发症

由于之前就存在呼吸功能损害，此类患者容易发生肺不张、胸腔积液和肺炎。气管插管时间过长和依赖呼吸机也是常见问题。呼吸科医生和呼吸治疗师参与患者的治疗管理是很有积极意义的。积极的肺部清洁，如反复吸痰、胸部物理治疗，和早期下床活动是处理这些问题的关键[53, 110-112]。

2. 泌尿系统并发症

据报道，尿路感染的发病率在 9%～22%。长时间留置导尿管是影响因素之一。拔除导尿管后的尿潴留是另一个常见的问题。必要时，可以进行早期的尿液培养，以便对感染进行适当的治疗。骨髓发育不良患者的下尿路常有细菌的慢性定植。围术期预防性应用抗生素可起到限制感染

的作用[53, 110-112]。

3. 心血管并发症

神经肌源性脊柱侧弯的手术出血量较大，这可能导致血流动力学损害和心脏负荷增加。患者在围术期往往需要大量的补液和血液制品进行复苏，这会引起水、电解质失衡以及凝血指标的紊乱。因此，术中应尽可能减少出血量，并使用血液回收机回输失血。输血反应虽然罕见，但一旦发生会使手术过程复杂化。因此，在围术期严密检测和及时纠正这些异常情况是必要的[110-112]。

4. 胃肠道并发症

肠动力障碍在神经肌源性脊柱侧弯患者中是一个非常常见的问题。脊柱融合术后，尤其是采用腹膜后入路时，可能会发生肠梗阻。作为主要止痛手段的阿片类药物会进一步降低肠道的动力，影响进食，导致患者营养不良。积极的排便方案和适当补水可以帮助恢复肠道活力。必要时，应考虑应用肠外营养，直到肠道功能恢复[70, 110-112]。

5. 神经系统并发症

神经损害虽然罕见，但在脊柱畸形的手术治疗过程中仍可能发生，可能与脊柱畸形的手术操

作、内固定或血流动力学因素有关。术中神经监测有助于避免这个问题。

（二）晚期并发症

1. 感染和伤口并发症

各种研究报道了神经肌源性脊柱侧弯手术的感染率为 4%～14%[91, 112-114]。造成感染的潜在高危因素包括严重的神经系统受累、骨髓发育不良、存在脑室 - 腹腔分流、使用同种异体移植物、营养不良、尿路感染以及因出血量大而需要输血[25, 69, 113, 114]。尤其对于低度或无症状性伤口感染，临床医生需高度警惕。及时的冲洗和清创有助于消除早期伤口感染。应根据从伤口获得的细菌培养结果选择合适的抗生素。对于脊柱充分融合后出现的迟发性深部伤口感染，可能需要取出内固定。

2. 融合相关并发症

神经肌源性脊柱侧弯的长节段固定范围从上胸椎延伸到下腰椎，必要时，还需固定至骶骨和骨盆。远端融合节段选择不当易导致残余的骨盆倾斜和坐位不平衡。另一方面，近端交界性后凸可能是由于近端的融合节段选择不当所致[91, 98]。假关节和内固定失败是随访后期出现的并发症。腰骶部和胸腰段是骨不连最常见的部位。通常为无症状的，也可能不会进展。但部分患者可能会出现疼痛、矫正丢失和植入物移位，这需要行翻修手术[77, 82, 83, 90, 91, 98, 109, 111]。Bell 等报道，平均随访 30 个月时，假关节发生率为 7.5%[82]。而Boachie-Adjei 等发现，假关节发生率为 6.5%，内固定失败的发生率为 15%[90]。对骨骼发育尚未成熟的患者行后路脊柱融合术，尤其在早期使用非节段性器械系统时，曲轴现象需引起重视。这

可能会导致畸形矫正的丢失。节段性器械的使用，特别是椎弓根螺钉技术，因其可同时对椎体的前、中、后柱控制，可限制这一并发症的发生[83, 98, 109]（图 13-14）。

八、预后

未经治疗的神经肌源性脊柱侧弯的自然史已在本章前文论述。大多数患者中脊柱畸形的进展主要受原发病类型及其严重程度的影响[5, 7-9, 11-19]。脊柱畸形的加重会对此类患者的坐位平衡、肺功能和整体生活质量产生不利影响。行脊柱融合手术可以维持并在一定情况下改善以上情况[56-63]。手术并不会改变原发神经肌源性疾病的进程。大多数患者都合并有其他系统的病变，这些并发症往往会影响他们的总体生活质量和生存率。总而言之，患者的预后取决于原发性神经或肌肉疾病的类型和严重程度（表 13-1）[53, 70]。

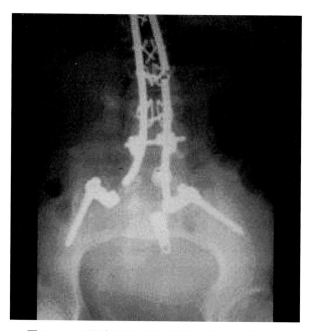

▲ 图 13-14　腰骶部假关节形成导致内固定失败的后位观

表 13-1　既往文献研究展示

作者，期刊，年份	研究类型	证据等级	主题	随访时间（个月）	测量	主要结果
Saito, Lancet, 1998[5]	R	IV	脑瘫性脊柱侧弯的自然史	207	Cobb 角	进展的危险因素包括：Cobb 角 > 40°，年龄 < 15 岁，全身受累，卧床，胸腰段侧弯
Thomez, JBJS Am, 1988[8]	R	IV	侧弯进展	195	Cobb 角	进展的危险因素包括：骨骼成熟且侧弯程度较大，痉挛性四肢瘫痪，胸腰段或腰段侧弯，卧床
Trivedi, JBJS Am 2002[9]	R	IV	脊髓硬膜膨出型脊柱侧弯进展的临床和影像学预测因素	112.8	Cobb 角	因素包括临床运动水平、活动状态和最后一个完整的椎弓
Oda, J Pedatr Orthop, 1998[14]	R	IV	脊柱畸形的自然史	48	Cobb 角，脊柱形态，肺活量	若侧弯 Cobb 角 > 30°，用力肺活量大于正常预计值的 35%
Potaczek, Chir Narzadow Ruchu Ortop Pol, 2010[16]	R	IV	Rett 综合征术前的侧弯进展，手术过程和最终影像学和主观治疗结果	37	Cobb 角，出血量，护理者满意度	Cobb 角介于 40°～50° 的侧弯，手术是安全的。不能行走的患者需行骨盆固定
Greggi, Scoliosis, 2010[19]	R	IV	手术治疗的作用	50	临床，影像学 - Cobb 角，融合	Cobb 角 < 40° 需佩戴支具，更大的侧弯需行手术治疗
Pierz, J Peadatr Orthop, 2000[21]	R	IV	松解术对脊髓脊膜膨出合并脊柱侧弯患者的影响	60	Cobb 角	松解术可改善 Cobb 角 < 40° 的侧弯
Emans, JBJS Am, 1992[24]	R	IV	脊髓发育不良患者对橡胶的过敏反应			
Kennedy, Thorax, 1995[26]	R	III	手术对假肥大性肌营养不良患者肺功能的影响	84	Cobb 角，用力肺活量百分比	手术对于假肥大性肌营养不良患者，既不会改变肺功能，也不会影响生存
Hennrikus, J Pediatr Orthop, 1993[27]	P	II	卧床的脑瘫患者脊椎滑脱的发生率		临床，影像学	发生率与一般人群相同，与髋关节屈曲挛缩无关
Miller, J Pediatr Orthop, 1996[29]	P	II	支具对脑瘫伴脊柱侧弯患者侧弯进展的影响	67	Cobb 角	佩戴支具无法控制侧弯的进展。顶椎旋转是侧弯进展的指标
Olafsson, J Pediatr Orthop, 1999[30]	R	IV	神经肌源性脊柱侧弯患者的支具治疗	37	Cobb 角，并发症	对于肌张力降低、Cobb 角 < 40° 的短节段胸腰段侧弯患者和痉挛性短节段腰段侧弯患者，支具治疗有效
Morillon, Ann Readapt Med Phys, 2007[31]	R	III	支具对肺功能的影响		呼吸量测定法	神经肌源性疾病的脊柱支具导致明显的呼吸功能损害
Kotwici, Disabil Rehabil Assist Technol, 2008[34]	P	II	躯干矫形器在无法行走的患者中的构造和应用的技术特点		临床、主观评价	正确的矫形可以改善功能，预防并发症，延缓手术治疗
Homes KJ, Clin Biomech（Bristol, Avon），2003[35]	P	II	特殊坐位对脑瘫行脊柱侧弯患者侧弯的影响		Cobb 角	通过特殊的坐位，可以获得显著的脊柱侧弯矫正

（续表）

作者，期刊，年份	研究类型	证据等级	主 题	随访时间（个月）	测 量	主要结果
Terjesen，Dev Med Child Neurol，2000[37]	R	IV	临床疗效评价和脊柱侧弯进展率的影响因素	24	Cobb 角	年龄和矫形器的初始矫正是仅有的显著影响进展率的因素
Marchesi，Acta Orthop Belg，1991[39]	R	IV	脊髓脊膜膨出保守治疗脊柱侧弯的临床和影像学改变	120	临床，Cobb 角	对于 Cobb 角在 50°以下的侧弯，行保守治疗；Cobb 角 > 50°，予手术治疗
Milbrandt，J Pediatr Orthop，2008[46]	R	IV	评估 Friedreich 共济失调伴脊柱畸形患者的基线资料、进展、保守治疗和手术治疗	45	Cobb 角	Friedreich 共济失调患者需要进行脊柱侧弯的筛查，并咨询手术治疗的相关问题
Farhat，Neurology，2002[54]	C	II	测定抗癫痫药物对维生素 D 水平和骨密度的影响		骨密度与血清 25- 羟维生素 D	癫痫及其治疗是骨密度低的危险因素，而与维生素 D 水平无关
Joyce NC，Phys Med Rehabil Clin N Am，2012[55]	SR	III	关于神经肌源性疾病骨骼健康的文献综述			现有骨质疏松症治疗方法的疗效分析
Bohtz，J Pediatr Orthop，2011[56]	R	IV	以健康相关生存质量（HRQL）评分的主观改变和客观影像学改变评价脊柱侧弯手术的矫正效果	24	HRQL，影像学，Cobb 角	脑瘫患者手术矫正脊柱侧弯后生活质量改善，但与影像学改变无关
Watanabe，Spine（Phila Pa 1976），2009[57]	R	IV	评价脑瘫性脊柱侧弯患者手术治疗的临床疗效和患者满意度	74	患者的期望、外观、功能、患者的护理、生活质量、肺功能、疼痛、健康状况、自我形象、满意度、并发症和影像学资料	脑瘫患者及其家属对脊柱畸形手术效果满意
Mercado，Spine（Phila Pa 1976），2007[58]	SR	IV	判断神经肌源性脊柱侧弯患者行手术治疗是否能改善其生活质量			C 级推荐：手术可改善脑瘫和肌营养不良患者的生活质量，但对脊柱裂患者的生活质量无明显改善
Larsson，Spine（Phila Pa 1976），2005[59]	P	II	神经肌源性脊柱侧弯患者术后功能的远期随访	84.5	坐姿、脊柱侧弯角度、肺功能、伸展、疼痛、日常生活能力、护理和休息时间	术前与术后长期随访相比，大部分患者病情好转
Bridwell，Spine（Phila Pa 1976），1999[61]	R	IV	评估患者及家属的满意度以及脊柱融合术影响患者临床或功能的方式	93.6	评估功能、自我形象、外观、疼痛、肺功能、患者护理、生活质量和满意度	节段性脊柱内固定融合术可使大多数患者受益

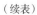

（续表）

作者，期刊，年份	研究类型	证据等级	主　题	随访时间（个月）	测　量	主要结果
Comstock，Spine（Phila Pa 1976），1998[62]	R	IV	全身受累的脑瘫患者行脊柱融合术的疗效分析		体格检查和对患者、父母和主要照顾者进行面谈	患者及其家属对手术的满意度高，证明了脊柱矫正手术对大多数全身受累的脑瘫合并脊柱侧弯患者是有益的
Askin，Spine（Phila Pa 1976），1997[63]	P	II	改善脊柱形态和躯干平衡是否能提高残障患者的功能能力	12	就坐能力、行走能力和完成日常生活事务的能力	对于有严重身体残疾的患者，应尽早行脊柱手术以保留其功能，而不应仅由侧弯的严重程度来决定手术时间
Chambers，J Pediatr Orthop，1999[66]	R	III	评价丙戊酸对脊柱手术出血量的影响		出血时间，出血量	丙戊酸钠的使用与出血量增加存在潜在联系
Thompson，Spine（Phila Pa 1976），2008[67]	R	III	评价氨基己酸在减少神经肌源性脊柱侧弯患者围术期出血量中的作用		围术期出血量	氨基己酸可有效降低神经肌源性脊柱侧弯患者围术期出血量和输血需求
Kasimian，Eur Spine J，2008[68]	R	III	评估抑肽酶在神经肌源性脊柱侧弯接受脊柱融合术的儿童患者中的安全性和有效性		围术期出血量	抑肽酶可减少神经肌源性脊柱侧弯儿童患者的出血量和输血率
Dias，J Pediatr Orthop，1996[83]	R	IV	单元棒矫正儿童脑瘫性脊柱畸形患者	33.6	临床，Cobb 角	脊柱融合术可提高患儿坐位时的舒适度
Piazolla，Eur Spine J，2011[84]	R	IV	Cotrel-Dubousset 内固定系统在神经肌源性患者中的应用	142	临床，出血量，Cobb 角	CD 内固定技术为神经肌源性脊柱侧弯患者提供了持久的脊柱畸形矫正
Modi，Spine（Phila Pa 1976），2009[85]	R	IV	后路全椎弓根螺钉技术矫正脊柱侧弯的疗效和矫形效果	36	临床，改良 Rancho Los Amigos 医院系统标准，Cobb 角	后路全椎弓根螺钉固定治疗脑瘫患者的冠状面和矢状面矫形效果满意，且没有较高的并发症发生率
Whitaker，Spine（Phila Pa 1976），2000[86]	R	IV	后路椎弓根螺钉固定终止在腰椎的安全性和有效性	62	临床，影像学，Cobb 角	对特定的脊柱侧弯和骨盆倾斜较小的患者，选择腰椎作为下端固定椎，行后路椎弓根螺钉固定和脊柱融合术是安全而有效的
Li，Microsurgery，2008[88]	R	IV	选择性脊神经后根切断术治疗痉挛性脑瘫腰椎畸形	75	临床，影像学	脑瘫患者在选择性脊神经后根切断术后可能发生脊柱畸形
La Rosa，Eur Spine J，2011[89]	R	IV	验证脊柱内固定植入物在神经肌源性脊柱侧弯手术中的有效性	36	临床，影像学，出血量	通用夹具技术安全有效，其力学性能可与全节段螺钉结构相媲美
Broom，J Bone Joint Surg Am，1989[91]	R	IV	Luque 棒节段性内固定加强神经肌源性侧弯的脊柱融合	42	临床，影像学，Cobb 角	后路 Luque 棒节段性内固定是治疗神经肌源性脊柱侧弯的有效方法
Ferguson，Orthop Clin North Am，1988[92]	EO	V	脑瘫合并脊柱畸形治疗的治疗注意事项			应用 Luque 棒稳定脑瘫患者的脊柱畸形

（续表）

作者，期刊，年份	研究类型	证据等级	主题	随访时间（个月）	测量	主要结果
Majd，Spine（Phila Pa 1976），1997[95]	P	II	该研究跟踪随访了未经治疗的脊柱侧弯的自然史，以确定患者功能状态的减退是否与侧弯的进展相关		临床，影像学，Cobb 角	侧弯的大小和患者功能下降、压疮之间存在一定的相关性
Auerbach，Spine（Phila Pa 1976），2009[96]	R	IV	比较接受脊柱前后路联合手术或单一后路手术的患者，冠状面和矢状面影像学结果		临床，影像学，Cobb 角	对于严重骨盆倾斜的患者，行后路脊柱融合术，可较好地矫正 Cobb 角较小、柔韧性较好的患者侧脊柱侧弯，而对于 Cobb 角较大、柔韧性较差患者，可行前路松解联合后路脊柱融合术
Sussman，J Pediatr Orthop，1996[98]	R	IV	后路胸腰段脊柱融合内固定术治疗神经肌源性脊柱侧弯	66	临床，影像学，Cobb 角	对于仍有明显生长潜能或严重畸形的患者，可通过前路松解融合或固定至骨盆或骶骨而受益
Mubarak，J Pediatr Orthop，1993[99]	R	IV	Duchenne 肌营养不良患者行脊柱融合固定与融合至骶骨骨盆		临床，影像学，用力肺活量	Cobb 角＞20°，用力肺活量＞40% 时应推荐手术治疗。T_2 至 L_5 融合充分
Sengupta，Spine（Phila Pa 1976），2002[100]	R	IV	判断骶骨盆固定对于 Duchenne 肌营养不良性脊柱侧弯的充分稳定是否是必要	42	临床，影像学，Cobb 角	若患者手术进行得早，刚出现无法行走的症状不久，并且具有较小的侧弯与骨盆倾斜，腰椎固定到 L_5 是足够的，而对于年龄较大的儿童可能需要固定至骨盆，因为他们的侧弯较大且已出现明显的骨盆倾斜
Tsirikos，Spine（Phila Pa 1976），2003[102]	R	IV	评价应用 unit 棒从 T_1 或 T_2 固定至骶骨对患者步行能力的影响	33	临床，影像学，步态分析	延伸至骨盆的脊柱融合手术为脑瘫患者提供了良好的畸形矫正，并保留了他们的行走功能
Banta，Spine（Phila Pa 1976），1990[103]	R	IV	前后路联合融合术治疗脊髓脊膜膨出性脊柱畸形	66	临床，影像学，Cobb 角	对脊柱闭合不全患者行前路手术不仅对脊柱畸形与骨盆倾斜有较好的矫形效果，还可提供良好的融合强度
Sponseller，Clin Orthop Relat Res，1999[107]	R	IV	对于脊髓脊膜膨出患者，是否能降低其感染率，是否能提供充分的矫正和骨盆水平化，是否能避免后路手术	24	临床，影像学，出血量	单一前路融合内固定术可能有显著优势，但仅适用于胸腰段 Cobb 角＜75°、代偿性弯曲＜40°、无增加的后凸与脊髓空洞的患者
Stella，Eur J Pediatr Surg，1998[108]	R	IV	脊髓脊膜膨出合并脊柱侧弯的手术入路治疗	74	临床，影像学	前后路联合内固定融合术矫正畸形效果最佳，并能降低假关节的发生率
Keeler，Spine（Phila Pa 1976），2010[109]	R	IV	术中使用 halofemoral 牵引时需行前路松解吗	24	临床，影像学，出血量	当术中使用 halofemoral 牵引时，仅行后路脊柱融合术的神经肌源性脊柱侧弯患者即可以获得良好的侧弯矫正和脊柱平衡

（续表）

作者，期刊，年份	研究类型	证据等级	主 题	随访时间（个月）	测 量	主要结果
Benson，Spine（Phila Pa 1976），1998[110]	R	IV	提供行脊柱内融合术的神经肌源性脊柱侧弯患者的预后和并发症发生情况的最新数据	40	临床，影像学，Cobb 角	对于经验丰富的临床中心，在当今的手术技术和围术期管理下，行脊柱融合术的神经肌源性脊柱侧弯患者的预后已得到改善，主要并发症发生率也有所降低
Lonstein，Spine（Phila Pa 1976），2012[111]	R	IV	应用 luque-galveston 内固定治疗的脑瘫性脊柱侧弯的预后及并发症	45.6	临床，影像学，Cobb 角	应用 Luque-Galveston 技术进行脊柱融合手术是一种安全有效的方法。术后迟发性假关节是再次手术的主要原因
Mohamad，J Pediatr Orthop，2007[112]	R	IV	神经肌源性脊柱侧弯手术治疗的围术期并发症		临床，影像学	神经肌源性脊柱侧弯患者在手术矫正畸形后发生围术期并发症的风险很高（整体发生率为 33.1%）
Master，Spine（Phila Pa 1976），2011[114]	R	III	确定神经肌源性脊柱侧弯患者术后发生伤口感染的危险因素、病原菌及治疗结果	55.2	临床，影像学	脑室 - 腹腔分流的出现是神经肌源性脊柱侧弯患者矫正术后伤口感染的一个具有统计学意义的危险因素。伤口感染与假关节和长期住院有关

C. 横断面研究；EO. 专家意见；FU. 随访；HRQL. 健康相关生活质量；P. 前瞻性；R. 回顾性；SR. 系统综述

参考文献

[1] Bleck EE: Orthopaedic management in cerebral palsy. In: Clinics in developmental medicine. Philadelphia: JB Lippincott; 1987.

[2] Balmer GA, MacEwen GD: The incidence and treatment of scoliosis in cerebral palsy. J Bone Joint Surg. 1970;52(1):134–7.

[3] Madigan RR, Wallace SL. Scoliosis in the institutionalized cerebral palsy population. Spine (Phila Pa 1976). 1981;6(6):583–90.

[4] Lonstein JE: Neuromuscular spinal deformities. In: The pediatric spine principles and practice, 2nd edition. Philadelphia: Lippincott Williams & Wilkins; 2001. pp. 789–96.

[5] Saito N, Ebara S, Ohotsuka K, et al. Natural history of scoliosis in spastic cerebral palsy. Lancet. 1998;351(9117):1687–92.

[6] Hodgkinson I, Berard C, Chotel F, et al. Pelvic obliquity and scoliosis in non-ambulatory patients with cerebral palsy: A descriptive study of 234 patients over 15 years of age. Rev Chir Orthop Reparatrice Appar Mot 2002;88(4):337–41.

[7] Guille JT, Sarwark JF, Sherk HH, et al. Congenital and Developmental Deformities of the Spine in Children With Myelomeningocele. J Am Acad Orthop Surg. 2006;14(5):294–302.

[8] Thometz JG, Simon SR. Progression of scoliosis after skeletal maturity in institutionalized adults who have cerebral palsy. J Bone Joint Surg Am. 1988;70(9):1290–6.

[9] Trivedi J, Thomson JD, Slakey JB, et al. Clinical and radiographic predictors of scoliosis in patients with myelomeningocele. J Bone Joint Surg Am. 2002;84(8):1389–94.

[10] Evans GA, Drennan JC, Russman BS. Functional classification and orthopedic management of spinal muscular atrophy. J Bone Joint Surg Br. 1981;63B(4):516–22.

[11] Tangsrud SE, Carlson KC, Lund-Peterson I, et al. Lung function measurements in young children with spinal muscular atrophy: a cross-sectional survey on the effect of position and bracing. Arch Dis Child. 2001;84(6):521–4.

[12] Schwentker EP, Gibson DA. The orthopedic aspects of spinal muscular atrophy. J Bone Joint Surg Am. 1976;58(1):32–8.

[13] Cambridge W, Drennan JC. Scoliosis associated with Duchenne muscular dystrophy. J Pediatr Orthop. 1987;7(4):436–40.

[14] Oda T, Shimizu N, Yonenobu K, et al. Longitudional study of spinal deformity in spinal deformity in Duchenne muscular dystrophy. J Pedatr Orthop. 1993;13(4):478–88.

[15] Labelle H. Spinal deformities in Friedreich's Ataxia. In: The Pediatric Spine Principles and Practice, 2nd edition. Philadelphia: Lippincott Williams & Wilkins; 2001. pp. 809–18.

[16] Potaczek T, Jasiewicz B, Tesiorowski M, et al. Scoliosis in Rett syndrome–own experience. Chir Narzadow Ruchu

Ortop Pol. 2010;75(1):17–23.

[17] Lidstrom J, Stokland E Hagberg B. Scoliosis in Rett syndrome: Clinical and biologic aspects. Spine (Phila Pa 1976). 1994;19(14):1632–5.

[18] Holm VA, King HA. Scoliosis in the Rett syndrome. Brain Dev. 1990;12:151–3.

[19] Greggi T, Martikos K, Pipitone E, et al. Surgical treatment of scoliosis in a rare disease: arthrogryposis. Scoliosis. 2010;9;5:24.

[20] McCarthy JJ, D'Andrea LP, Betz RR. Scoliosis in the child with cerebral palsy. J Am Acad Orthop Surg. 2006;14(6): 367–75.

[21] Pierz K, Banta J, Thomson J, et al. The effect of tethered cord release on scoliosis in myelomeningocele. J Pediatr Orthop. 2000;20(3):362–5.

[22] Sarwark JF, Weber DT, Gabrieli AP, et al. Tethered cord syndrome in low motor level children with myelomeningocele. Pediatr Neurosurg. 1996;25(6):295–301.

[23] Tori JA, Dickson JH. Association of congenital anomalies of the spine and kidneys. Clin Orthop Relat Res. 1980; 148:259–62.

[24] Emans JB. Current concepts review: Allergy to latex in patients who have myelodysplasia. J Bone Joint Surg Am. 1992;74:1103–9.

[25] Bushby K, Finkel R, Birnkrant DJ, et al. Diagnosis and management of Duchenne muscular dystrophy, part 1: diagnosis, and pharmacological and psychosocial management. Lancet Neurol. 2010;9(1):77–93.

[26] Kennedy JD, Staples AJ, Brook PD, et al. Effect of spinal surgery on lung function in Duchenne muscular dystrophy. Thorax. 1995;50(11):1173–8.

[27] Hennrikus WL, Rosenthal RK, Kasser JR. Incidence of spondylolisthesis in ambulatory cerebral palsy patients. J Pediatr Orthop. 1993;13(1):37–40.

[28] Hoffman EP, Fischbeck KH, Brown RH, et al. Characterization of dystrophin in muscle biopsy specimens from patients with Duchenne's or Becker's muscular dystrophy. N Engl J Med. 1988;318(21):1363–8.

[29] Miller A, Temple T, Miller F. Impact of orthosis on the rate on the rate of scoliosis progression in children with cerebral palsy. J Pediatr Orthop. 1996;16(3):332–5.

[30] Olafsson Y, Saraste H, Al-Dabbagh Z. Brace treatment in neuromuscular spine deformity. J Pediatr Orthop. 1999;19(3):376–9.

[31] Morillon S, Thumerelle C, Cuisset JM, et al. Effect of thoracic bracing on lung function in children with neuromuscular disease. Ann Readapt Med Phys. 2007; 50(8):645–50.

[32] Letts M, Rathbone D, Yamashita T, et al. Soft Boston orthosis in the management of neuromuscular scoliosis: A preliminary report. J Pediatr Ortho. 1992;12(4):470–4.

[33] Leopando MT, Moussavi Z, Holbrow J, et al. Effect of soft Boston orthosis on pulmonary mechanics in cerebral palsy. Pediatr Pulmonol. 1999;28(1):53–8.

[34] Kotwicki T, Durmala J, Czubak J. Bracing for neuromuscular scoliosis: orthosis construction to improve the patient's function. Disabil Rehabil Assist Technol. 2008;3(3):161–9.

[35] Homes KJ, Michael SM, Thorpe SL, et al. Management of scoliosis with special seating for nonambulatory spastic cerebral palsy population—A biomechanical study. Clin Biomech. 2003;18(6):480–7.

[36] Nuzzo RM, Walsh S, Boucherit T, et al. Counterparalysis for treatment of paralytic scoliosis with botulinum toxin type A. Am J Orthop (Belle Mead NJ). 1997;26(3):201–7.

[37] Terjesen T, Lange JE, Steen H. Treatment of scoliosis with spinal bracing in quadriplegic cerebral palsy. Dev Med Child Neurol. 2000;42(7):448–54.

[38] Müller EB, Nordwall A, Oden A. Progression of scoliosis in children with myelomeningocele. Spine (Phila Pa 1976). 1994;19(2):147–50.

[39] Marchesi D, Rudeberg A, Aebi M. Development in conservatively treated scoliosis in patients with myelomeningocele (patients of the years 1964–1977). Acta Orthop Belg. 1991;57(4):390–8.

[40] Sucato DJ. Spine deformity in spinal muscular atrophy. J Bone Joint Surg Am. 2007;89(Suppl 1):148–54.

[41] Sussman MD. Advantage of early spinal stabilization and fusion in patients with Duchenne muscular dystrophy. J Pediatr Orthop. 1984;4(5):532–7.

[42] Weimann RI, Gibson DA, Moseley CF, et al. Surgical stabilization of spine in Duchenne muscular dystrophy. Spine. 1983;8(7):776–80.

[43] Hann G, Mubarak S. Muscular dystrophy. In: The Pediatric Spine Principles and Practice, 2nd edition. Philadelphia: Lippincott Williams & Wilkins. 2001. pp. 819–32.

[44] Cady RB, Bobechko WP. Incidence, natural history, and treatment of scoliosis in Friedreich's ataxia. J Pediatr Orthop. 1984;4(6):673–6.

[45] Daher YH, Lonstein JE, Winter RB, et al. Spinal deformities in patients with Friedrich's ataxia: a review of 19 patients. J Pediatr Orthop. 1985;5(5):553–7.

[46] Milbrandt TA, Kunes JR, Karol LA. Friedreich's ataxia and scoliosis: the experience at two institutions. J Pediatr Orthop. 2008;28(2):234–8.

[47] Harrison DJ, Webb PJ. Scoliosis in Rett syndrome: Natural history and treatment. Brain Dev. 1990;12(1):154–6.

[48] Huang TJ, Lubickey JP, Hammerberg KW. Scoliosis in Rett syndrome. Orthop Rev 1994;23(12):931–7.

[49] Keret D, Basset GS, Bunnell WP, et al. Scoliosis in Rett syndrome. J Pediatr Orthop 1988;8(2):138–42.

[50] Barnes MJ. Other Neuromuscular deformities. In: The Pediatric Spine Principles and Practice, 2nd edition. Philadelphia: Lippincott Williams & Wilkins; 2001. pp. 881–91.

[51] Sarwark JF, MacEwen GD, Scott CL. A multidisciplinary approach to amyoplasia congenita ("classic arthrogryposis"). Orthop Trans. 1986;10:130. [Google Scholar].

[52] Daher YH, Lonstein JE, Winter RB, et al. Spinal deformities in patients with arthrogryposis. A review of 16

patients. Spine (Phila Pa 1976). 1985;10(7):609–13.

[53] Newton PO, Frances F, Wenger D, et al. Neuromuscular scoliosis. In: Rothman–Simone The Spine, 5th edition. Philadelphia : Saunders Elsevier; 2006. pp. 535–64.

[54] Farhat G, Yamout B, Mikati MA, et al. Effect of antiepileptic drugs on bone density in ambulatory patients. Neurology. 2002;58(9):1348–53.

[55] Joyce NC, Hache LP, Clemens PR. Bone health and associated metabolic complications in neuromuscular diseases. Phys Med Rehabil Clin N Am. 2012;23(4):773–99.

[56] Bohtz C, Meyer–Heim A, Min K. Changes in health–related quality of life after spinal fusion and scoliosis correction in patients with cerebral palsy. J Pediatr Orthop. 2011;31(6):668–73.

[57] Watanabe K, Lenke LG, Daubs MD, el al. Is spine deformity surgery in patients with spastic cerebral palsy truly beneficial? a patient/parent evaluation. Spine (Phila Pa 1976). 2009;34(20):2222–32.

[58] Mercado E, Alman B, Wright JG. Does spinal fusion influence quality of life in neuromuscular scoliosis? Spine (Phila Pa 1976). 2007;32(19 Suppl):S120–5.

[59] Larsson EL, Aaro SI, Normelli HC, et al. Long–term follow–up of functioning after spinal surgery in patients with neuromuscular scoliosis. Spine (Phila Pa 1976). 2005;30(19):2145–52.

[60] Larsson EL, Aaro S, Oberg B. Activities and functional assessment 1 year after spinal fusion for paralytic scoliosis. Eur Spine J. 1999;8(2):100–9.

[61] Bridwell KH, Baldus C, Iffrig TM, et al. Process measures and patient/parent evaluation of surgical management of spinal deformities in patients with progressive flaccid neuromuscular scoliosis (Duchenne's muscular dystrophy and spinal muscular atrophy). Spine (Phila Pa 1976). 1999;24(13):1300–9.

[62] Comstock CP, Leach J, Wenger DR. Scoliosis in total–bodyinvolvement cerebral palsy. Analysis of surgical treatment and patient and caregiver satisfaction. Spine (Phila Pa 1976). 1998;23(12):1412–24.

[63] Askin GN, Hallett R, Hare N, et al. The outcome of scoliosis surgery in the severely physically handicapped child. An objective and subjective assessment. Spine (Phila Pa 1976). 1997;22(1):44–50.

[64] Tsirikos AI, Smith G. Scoliosis in patients with Friedreich's ataxia. J Bone Joint Surg Br. 2012;94(5): 684–9.

[65] Pruijs JE, van Tol MJ, van KesterenRG, et al. Neuromuscular scoliosis: Clinical evaluation pre– and postoperative. J Pediatr Orthop B. 2000;9(4):217–20.

[66] Chambers HG, Weinstein CH, Mubarak SJ, et al. The effect of valproic acid on blood loss in patients with cerebral palsy. J Pediatr Orthop. 1999;19(6):792–5.

[67] Thompson GH, Florentino–Pineda I, Poe–Kochert C, et al. Role of Amicar in surgery for neuromuscular scoliosis. Spine (Phila Pa 1976). 2008;33(24):2623–9.

[68] Kasimian S, Skaggs DL, Sankar WN, et al. Aprotinin in pediatric neuromuscular scoliosis surgery. Eur Spine J.

2008;17(12):1671–5.

[69] Jevsevar DS, Karlin LI. The relationship between preoperative nutritional status and complications after an operation for scoliosis in patients who have cerebral palsy. J Bone Joint Surg Am. 1993;75(6):880–4.

[70] Lonstein JE. Spinal deformities due to cerebral palsy. In: The Pediatric Spine Principles and Practice, 2nd edition. Philadelphia: Lippincott Williams & Wilkins; 2001. pp. 797–807.

[71] McMaster MJ. Anterior and posterior instrumentation and fusion of thoracolumbar scoliosis due to myelomeningocele. J Bone Joint Surg Br. 1987;69(1):20–5.

[72] Daher YH, Lonstein JE, Winter RB, et al. Spinal surgery in spinal muscular atrophy. J Pediatr Orthop. 1985;5(4):391–5.

[73] Labelle H, Tohmé S, Duhaime M, et al. Natural history of scoliosis in Friedreich's ataxia. J Bone Joint Surg Am. 1986;68(4):564–72.

[74] Lindseth RE. Myelomeningocele spine. In: The Pediatric Spine Principles and Practice, 2nd edition. Philadelphia: Lippincott Williams & Wilkins; 2001. pp. 845–68.

[75] Shapiro F, Bresnan MJ. Orthopaedic management of childhood neuromuscular disease. Part I: spinal muscular atrophy. J Bone Joint Surg Am. 1982;64(5):785–9.

[76] Sullivan JA, Conner SB. Comparison of Harrington instrumentation and segmental spinal instrumentation in the management of neuromuscular spinal deformity. Spine (Phila Pa 1976). 1982;7(3):299–304.

[77] Lonstein JE, Akbarnia A. Operative treatment of spinal deformities in patients with cerebral palsy or mental retardation. An analysis of one hundred and seven cases. J Bone Joint Surg Am. 1983;65(1):43–55.

[78] Luque ER. Segmental spinal instrumentation for correction of scoliosis. Clin Orthop Relat Res. 1982;(163):192–8.

[79] Taddonio RF. Segmental spinal instrumentation in the management of neuromuscular spinal deformity. Spine (Phila Pa 1976). 1982;7(3):305–11.

[80] Allen BL Jr, Ferguson RL. The Galveston technique for L rod instrumentation of the scoliotic spine. Spine (Phila Pa 1976). 1982;7(3):276–84.

[81] Allen BL Jr, Ferguson RL. L–rod instrumentation for scoliosis in cerebral palsy. J Pediatr Orthop. 1982;2(1):87–96.

[82] Bell DF, Moseley CF, Koreska J. Unit rod segmental spinal instrumentation in the management of patients with progressive neuromuscular spinal deformity. Spine (Phila Pa 1976). 1989;14(12):1301–7.

[83] Dias RC, Miller F, Dabney K, et al. Surgical correction of spinal deformity using a unit rod in children with cerebral palsy. J Pediatr Orthop. 1996;16(6):734–40.

[84] Piazzolla A, Solarino G, De Giorgi S, et al. Cotrel–Dubousset instrumentation in neuromuscular scoliosis. Eur Spine J. 2011;20 Suppl 1:S75–84.

[85] Modi HN, Hong JY, Mehta SS, et al. Surgical correction and fusion using posterior–only pedicle screw construct for neuropathic scoliosis in patients with cerebral palsy: a three–year follow–up study. Spine (Phila Pa 1976).

2009;34(11):1167–75.

[86] Whitaker C, Burton DC, Asher M. Treatment of selected neuromuscular patients with posterior instrumentation and arthrodesis ending with lumbar pedicle screw anchorage. Spine (Phila Pa 1976). 2000;25(18):2312–8.

[87] Jones-Quaidoo SM, Yang S, Arlet V. Surgical management of spinal deformities in cerebral palsy. A review. J Neurosurg Spine. 2010;13(6):672–85.

[88] Li Z, Zhu J, Liu X. Deformity of lumbar spine after selective dorsal rhizotomy for spastic cerebral palsy. Microsurgery. 2008;v28(1):10–2.

[89] La Rosa G, Giglio G, Oggiano L. Surgical treatment of neurological scoliosis using hybrid construct (lumbar transpedicular screws plus thoracic sublaminar acrylic loops). Eur Spine J. 2011;20(Suppl 1):S90–4.

[90] Boachie-Adjei O, Lonstein JE, Winter RB, et al. Management of neuromuscular spinal deformities with Luque segmental instrumentation. J Bone Joint Surg Am. 1989;71(4):548–62.

[91] Broom MJ, Banta JV, Renshaw TS. Spinal fusion augmented by Luque-rod segmental instrumentation for neuromuscular scoliosis. J Bone Joint Surg Am. 1989;71(1):32–44.

[92] Ferguson R, Allen B Jr. Considerations in the treatment of cerebral palsy patients with spinal deformities. Orthop Clinics North Am. 1988;19(2):419–25.

[93] Lonstein JE. The Galveston technique using Luque or Cotrel- Dubousset rods. Orthop Clin North Am. 1994;25(2):311–20.

[94] Maloney W, Rinsky LA, Gamble JG. Simultaneous correction of pelvic obliquity, frontal plane, and sagittal plane deformities in neuromuscular scoliosis using a unit rod with segmental sublaminar wires. J Pediatr Orthop. 1990;10(6):742–9.

[95] Majd ME, Muldowny DS, Holt RT. Natural history of scoliosis in the institutionalized adult cerebral palsy population. Spine (Phila Pa 1976). 1997;22(13):1461–6.

[96] Auerbach JD, Spiegel DA, Zgonis MH, et al. The correction of pelvic obliquity in patients with cerebral palsy and neuromuscular scoliosis: is there a benefit of anterior release prior to posterior spinal arthrodesis? Spine (Phila Pa 1976). 2009;34(21):E766–74.

[97] Sussman M. Is fusion to the sacrum necessary in patients with progressive flaccid neuromuscular disease? Orthop Trans. 1987;11:123–4.

[98] Sussman MD, Little D, Alley RM, et al. Posterior instrumentation and fusion of the thoracolumbar spine for treatment of neuromuscular scoliosis. J Pediatr Orthop. 1996;16(3):304–13.

[99] Mubarak SJ, Morin WD, Leach J. Spinal fusion in Duchenne muscular dystrophy: fixation and fusion to the sacropelvis? J Pediatr Orthop. 1993;13(6):752–7.

[100] Sengupta DK, Mehdian SH, McConnell JR, et al. Pelvic or lumbar fixation for the surgical management of scoliosis in Duchenne muscular dystrophy. Spine (Phila Pa 1976). 2002;27(18):2072–9.

[101] Swank SM, Cohen DS, Brown JC. Spine fusion in cerebral palsy with L-rod segmental spinal instrumentation. A comparison of single and two-stage combined approach with Zielke instrumentation. Spine (Phila Pa 1976). 1989;14(7):750–9.

[102] Tsirikos AI, Chang WN, Shah SA, et al. Preserving ambulatory potential in pediatric patients with cerebral palsy who undergo spinal fusion using unit rod instrumentation. Spine (Phila Pa 1976). 2003;28(5):480–3.

[103] Banta JV. Combined anterior and posterior fusion for spinal deformity in myelomeningocele. Spine 1990;15(9):946–52.

[104] Ward WT, Wenger DR, Roach JW. Surgical correction of Myelomeningocele scoliosis: A critical appraisal of various spinal instrumentation systems. J Pediatr Orthop. 1989;9(3):262–8.

[105] Parsch D, Geiger F, Brocai DR, et al. Surgical management of paralytic scoliosis in myelomeningocele. J Pediatr Orthop B. 2001;10(1):10–7.

[106] Banit DM, Iwinski HJ, Talwalkar V, et al. Posterior spinal fusion in paralytic scoliosis and myelomeningocele. J Pediatr Orthop. 2001;21(1):117–25.

[107] Sponseller PD, Young AT, Sarwark JF, et al. Anterior only fusion for scoliosis in patients with myelomeningocele. Clin Orthop Relat Res. 1999;(364):117–24.

[108] Stella G, Ascani E, Cervellati S, et al. Surgical treatment of scoliosis associated with myelomeningocele. Eur J Pediatr Surg. 1998;8(Suppl 1):22–5.

[109] Keeler KA, Lenke LG, Good CR, et al. Spinal fusion for spastic neuromuscular scoliosis: is anterior releasing necessary when intraoperative halo-femoral traction is used? Spine (Phila Pa 1976). 2010;35(10):E427–33.

[110] Benson ER, Thomson JD, Smith BG, et al. Results and morbidity in a consecutive series of patients undergoing spinal fusion for neuromuscular scoliosis. Spine (Phila Pa 1976). 1998;23(21):2308–17.

[111] Lonstein JE, Koop SE, Novachek TF, et al. Results and complications after spinal fusion for neuromuscular scoliosis in cerebral palsy and static encephalopathy using luque galveston instrumentation: experience in 93 patients. Spine (Phila Pa 1976). 2012;37(7):583–91.

[112] Mohamad F, Parent S, Pawelek J, et al. Perioperative complications after surgical correction in neuromuscular scoliosis. J Pediatr Orthop. 2007;27(4):392–7.

[113] Szöke G, Lipton G, Miller F, et al. Wound infection after spinal fusion in children with cerebral palsy. J Pediatr Orthop. 1998;18(6):727–33.

[114] Master DL, Connie PK, Son-Hing J, et al. Wound infections after surgery for neuromuscular scoliosis: risk factors and treatment outcomes. Spine (Phila Pa 1976). 2011;36(3):E179–85.

第14章　青少年脊柱后凸畸形
Juvenile Kyphosis (Scheuermann's Disease)

Luiz Roberto Vialle　Emiliano Vialle　Orlando Colina　著

史本龙　译　　朱泽章　校

一、定义和历史背景

青少年脊柱后凸畸形（Scheuermann's disease，SD）是在生长发育过程中继发于椎体楔形变的脊柱胸段或胸腰段后凸畸形。其真实发病率目前未知，文献报道为总人口的1%～8%，并且在男性中更为常见（比率最高为7:1），其中约1/3的患者还可能并发轻度脊柱侧弯[1, 2]。

尽管先前关于胸椎和胸腰椎后凸畸形的研究已较为详细，但丹麦医生Holger Werfel Scheuermann于1920年将僵硬性青少年脊柱后凸畸形与柔韧性良好的姿势性后凸畸形进行了区分，认为椎体的楔形变是畸形的主要原因，他是首位描述这种影像学特征的人，并将其命名为"变形骨软骨炎"，试图将其与Calvé和Perthes描述的股骨头骨软骨炎相关联[3]。

二、病因学

Scheuermann医生对该畸形的经典描述表明椎骨终板的无血管坏死最终导致了椎体的楔形变。SD确切的病因目前尚不清楚，大多数学者都认为可能是多种因素协同导致了SD的发生。

一些作者已经探讨了该病的常染色体显性遗传模式。Halal将5个SD的家族系作为研究对象，发现该疾病似乎遵循常染色体显性遗传方式。Findlay则报道了一个家庭，其中Scheuermann病青少年脊柱后凸畸形在连续的3个世代中均发病，并通过男性向男性传播[4, 5]。最近，Damborg等[6]在一项使用丹麦双胞胎注册系统的研究中报告SD的遗传力为0.74，该研究强调了遗传因素对Scheuermann病的重要性应高于环境因素。

Aufdermaur认为胶原蛋白聚集紊乱可导致终板的骨化过程发生了变化。其他作者则详细探讨了软骨终板和椎骨终板的组织学变化（呈镶嵌状），发现其中胶原蛋白量减少而蛋白聚糖增加[7]。最终，上述变化导致椎体受影响区域的早期生长停滞，而正常区域则加速生长，从而导致椎体楔形变和后凸畸形增加[8]。框14-1总结了Scheuermann病最常见的病因学理论。

在SD的病程中，疼痛的根源可能是姿势改变和肌肉组织不足以补偿不断增加的脊柱后凸畸形。颈椎和腰椎会倾向于伸展以补偿姿势，这也会引起疼痛。在成人中，这可能进一步导致椎体后凸和代偿区域的椎间盘退变和小关节关节炎。

框 14-1　Scheuermann 病最常见的病因学

- 骨软骨炎，骨骺炎
- 常染色体遗传性状
- 胶原蛋白缺损
- 终板缺陷
- 青少年骨质疏松症
- 激素异常（生长激素）
- 剧烈的体力劳动
- 维生素 A 缺乏症
- 脊髓灰质炎
- 久坐

三、Scheuermann 病的诊断和分类

文献报道的正常胸椎后凸角为 $10°\sim50°$，在男性中更为突出，并从青春期到成年期胸椎后凸角度逐渐增加。由于脊柱的退变性改变，我们可以观察到胸椎后凸的自然进展。由于胸椎后凸畸形定义的跨度范围很大，因此应始终将脊柱作为一个整体来系统性评估分析，以准确的理解脊柱的矢状面平衡。胸腰交界处（$T_{10}\sim L_2$）是 Scheuermann 病的另一个关注区域，其测量范围可从前凸 3° 到后凸 20°[9]。Scheuermann 病的两个最常用定义是由 Sorensen（1964 年）和 Bradford（1977 年）提出的[10, 11]。Sorensen 诊断 Scheuermann 病的标准是在 3 个连续椎体楔形变超过 5°，并且在侧位 X 线片上发现典型的终板不规则性。

Bradford 诊断标准包括以下几点。

- 不规则椎骨终板。
- 椎间盘间隙变窄。
- 在一个或多个椎骨中楔形变 ≥ 5°。
- 后凸畸形增加到 40° 以上。

很多学者认为这两个诊断标准过于武断。例如根据 Sorensen 的标准，将排除脊椎畸形少于 3 个的任何后凸畸形，而根据 Bradford 标准，考虑

到普通人群的胸椎后凸变化范围很大，研究数据并不支持后凸畸形（40°）的阈值。Schlenzka 和 Arlet 则尝试采用以下针对青少年胸椎后凸畸形（或 I 型后凸畸形）的诊断标准[12]。

- 胸椎或胸腰椎的一个或多个椎体的楔形角度超过 5°。
- 终板不规则。
- 椎间盘间隙变窄。
- 胸椎或胸腰椎后凸畸形进展。

尽管 Scheuermann 病通常是胸椎的畸形，但有几位学者报道了腰椎后凸畸形的存在。Lindemann、Edgren 和 Vaino 相继提出了终板变化的特征和表现以及生长结束后的外观[13, 14]。通过 3 个必需标准和 3 个非必需标准来定义 SD 腰椎后凸或 II 型后凸畸形。

(1) 必需标准。

- 胸腰段或腰段的一个或多个椎体的终板不规则。
- 椎体的矢状径增大。
- 椎间盘间隙变窄。

(2) 非必需标准。

- 骨突分离。
- 前凸消失或腰椎后凸畸形。
- Schmorl 结节。

Blumenthal、Wenger 和 Murray 等学者则试图对胸椎和腰椎后凸畸形进一步的区分，但与上述描述略有不同[15, 1, 16]。

- Blumenthal 将腰椎 SD 细分为 I 型（三个或更多楔形椎体）、IIa 型（非典型形式，伴有终板不规则、Schmorl 结节和椎间隙变窄）和 IIb 型（急性外伤性骨内椎间盘突出症）。
- Wenger 将 Scheuermann 病分为 I 型（胸型）和 II 型（胸腰型）。由于力学超负荷，

Ⅱ型将在较晚的年龄出现进展并疼痛更加明显；

- Murray 根据顶点位置将 Scheuermann 病分为头型（顶椎位于 $T_1 \sim T_8$）和尾型（顶椎位于 $T_9 \sim T_{12}$）。

目前可以确定的是这些分型均是同一问题的不同解释，并且这些观点上的差异不会影响 Scheuermann 病的治疗原则。

四、临床表现和鉴别诊断

Scheuermann 病的临床表现主要是继发于背痛和外观畸形的。在青春期，通常由家人或父母注意到运动或坐姿的异常。在成人中，疼痛成为首要表现，其次是外观。

尽管 Scheuermann 病患者的腰椎病变很常见，但其疼痛似乎更为严重。疼痛明显者的日常活动可显著受限，且患者可具有更高的顶椎位置和更严重的畸形角度[16]。另有一些研究表明，Scheuermann 病腰椎病患者倾向于并发腰椎管狭窄[17]。

患者典型的体格检查是过度驼背和颈椎、腰椎的代偿性过度前凸。通常患者具有良好的冠状面平衡及矢状面负平衡。这种负平衡即使在治疗后也不会有随时间变化的趋势[18]。

医生可以通过向前弯曲或使患者俯卧并要求患者抬头伸展脊柱来评估畸形的柔韧度。这可用对姿势性后凸畸形进行诊断，姿势性脊柱后凸患者在向前弯腰时脊柱是平滑的，并且可以通过俯卧位的伸展进行校正（图 14-1）[19]。

如果患者主诉腰痛，还应针对腰骶部进行检查，因为此处可合并腰椎峡部裂或腰椎滑脱，有研究显示高达 50% 的 Scheuermann 病例可发生腰椎峡部裂，这可能是继发于代偿性腰椎前凸的增加导致的椎弓根峡部应力的增加[20]。

肌肉相关的检查可发现畸形区域上下存在压痛，并且下肢肌肉及胸部肌肉紧张是常见的临床表现。尽管大多数患者不会有神经症状，但这一检查步骤对于鉴别 Scheuermann 病与其他较少见的脊柱后凸畸形至关重要（表 14-1）。部分严重畸形的 Scheuermann 病患者的病因可能是椎间盘突出和硬膜囊肿等导致脊髓受压[21-23]。

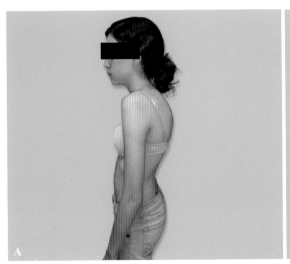
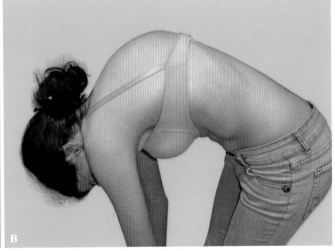

▲ 图 14-1　A. Scheuermann 病患者的侧面呈 80° 弯曲；B. 前屈时后凸畸形明显

表 14-1 Scheuermann 病的主要鉴别诊断

特发性胸椎后凸畸形	
神经肌肉异常	骨骼发育异常
脊髓肿瘤	感染
椎板切除术后凸畸形	肿瘤
外伤后凸畸形	
结缔组织疾病	
先天性后凸畸形	

后凸畸形通常使用 Cobb 法进行测量，通常是测量 $T_5 \sim T_{12}$ 的角度，并且必须包括腰椎前凸和过渡区（胸椎上部和胸腰段），上述均为制定治疗计划的基础。

尽管 MRI 无法达到诊断的目的，但其可以更好地观察终板和椎间盘的变化，其主要用途是明确严重畸形和伴有神经症状的患者在畸形顶椎区的脊髓受压情况。目前没有对神经系统检查正常和行保守治疗的患者应用 MRI 检查，但由于现代仪器的快速发展，术前 MRI 已成为术前常规检查的一部分。

五、影像学表现

传统的 X 线片可以提供足够信息来确诊病症和制订治疗方案。MRI 有助于鉴别诊断，还可以详细显示终板和椎间盘异常（图 14-2）。

全脊柱侧位 X 线片可以测量胸椎后凸角度和代偿性脊柱前凸角度（图 14-3A）。后前位 X 线片可用于评估继发性脊柱侧弯（图 14-3B），患者在仰卧位时用沙袋辅助伸直可用于评估弯曲的柔韧性。

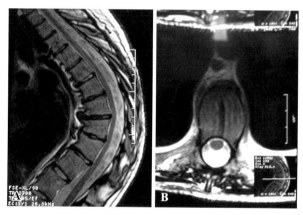

▲ 图 14-2 Scheuermann 病的 MR 影像特征

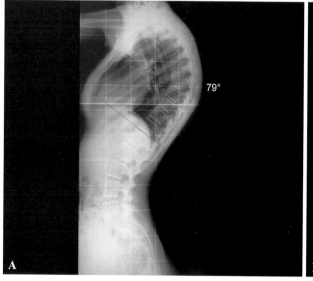
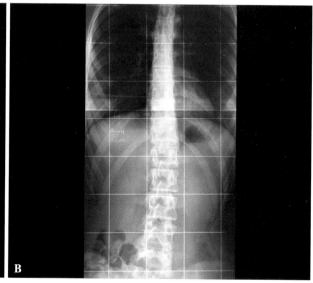

▲ 图 14-3 A. Scheuermann 病性胸椎后凸畸形伴代偿性腰椎过度前凸的典型表现；B. 前后位 X 线片显示 Scheuermann 病继发性脊柱侧凸

六、治疗

尽管 Scheuermann 病的是良性的病程，不超过 100° 后凸的患者具有正常的心肺功能和慢性疼痛，但其可存在严重背痛、外观畸形，并影响患者的日常社交活动[16]。

有研究表明，大于 45° 的 SD 后凸畸形在生长过程中会逐渐进展，并在成年后不断增加。尽管没有明确数据支持，但后凸畸形大于 70° 的患者身体外观表现及临床症状会很明显。后凸畸形在成年后的进展原因一方面是由于胸椎后凸的自然病史，另一方面则是由于脊柱矢状面代偿能力的逐渐丧失（主要为腰椎前凸和骨盆倾斜）[24]。

这种自然病史似乎对 Scheuermann 病腰椎型的患者更加不利，随着年龄的增加，患者在后期随访中可能会出现更明显的疼痛和畸形进展[25]。

治疗的总体目标包括预防进展、缓解疼痛、矫正畸形、改善外观。

治疗方案的选择应根据患者的年龄、后凸的严重程度以及患者的临床症状和期望而有所不同。

（一）保守治疗

对于大多数 SD 患者而言，最初的选择均应该是非手术治疗，包括物理治疗和支具治疗。一些学者主张对经影像学检查畸形柔韧性良好并仍有生长潜能的 Scheuermann 病患者应进行保守治疗，并可获得满意的结果。

笔者通常建议低于 60° 的青少年和伴有轻度症状的成年 Scheuermann 病患者行腰背部锻炼。对于骨骼发育不成熟、后凸超过 60° 的患者应考虑支具治疗。应用矢状面过伸位 X 线片来评估柔韧性，若畸形僵硬且矫正不明显，则支具治疗

可能无效。一些研究者指出要使支具有效需保证 40% 的脊柱柔韧性[26]。与脊柱侧弯矫正相反，对于 Scheuermann 病患者，治疗目标是通过借助骨骼重塑减少椎体楔形变来获得矫正。由于后凸畸形的顶点通常在 T_8 之上，因此 Milwaukee 支具比 TLSO 更受青睐。

Bradford 报道了以下三个影响 Scheuermann 病矫正的不利因素。

- 大于 65° 的后凸畸形。
- 骨骼成熟。
- 10° 以上的椎体楔形变[27, 28]。

经过更长时间的随访后，原作者发现支具治疗可对后凸最大达 74° 的患者有效。结果表明，在支具治疗过程中畸形可得到约 50% 的矫正，尽管随访过程中矫正有部分反弹。其他研究将 Milwaukee 与 Boston 支具进行了比较，发现 Milwaukee 支具矫正效果更好，但佩戴支具的顺应性较差明显限制了 Milwaukee 支具的应用。Gutowski 研究还发现佩戴支具 16h 与佩戴 23h 具有相同的效果，Boston 支具对 70° 以下的后凸畸形可提供足够的矫正效果，并认为 Milwaukee 支具适用于更严重畸形的 SD 患者[29]。

文献报道的支具治疗的持续时间各不相同，但作者遵循了 Crawford 描述的"四个 6"的原则[26]。他们主张应该遵守过伸位石膏应固定 6 周，Milwaukee 支具佩戴 6 个月，逐渐拆除支具 6 周以及夜间睡眠佩戴 6 个月的规则。作者已经删除了方案中的过度伸展治疗，并在他们的治疗计划中强调了物理疗法和身体伸展锻炼，以防止随访过程中患者矫正没有明显的反弹。

（二）手术治疗

Scheuermann 病的良性病程以及外观和功能的重要性必须与手术风险相权衡，并应根据每个

患者的需求和期望进行个性化处理。

一般的手术适应证包括以下几点。

- 骨骼发育未成熟的进展性胸椎后凸畸形且大于 75°。
- 胸腰椎后凸畸形超过 50°，保守治疗后仍伴有疼痛。
- 采用保守治疗未能阻止畸形进展。
- 外观畸形严重，患者及其家人无法接受。
- 后凸成角畸形。
- 肺功能障碍（罕见，除非后凸大于 100°）。
- 神经损伤（通常是并发相关致病因素，例如椎间盘突出或硬膜囊肿）。

术前评估应包括彻底的神经系统检查、MRI 检查、肺功能检查（对于后凸 90° 以上患者）以及对肌肉紧张性的评估。Hosman 的研究表明腘绳肌紧绷的患者腰椎适应能力差，导致负矢状面平衡显著恶化，术后发生交界性后凸畸形的风险增加[30]。

Scheuermann 病患者手术可以通过后路、前路或前后路联合方式进行。

单纯后路矫形手术的早期治疗结果，如使用 Harington 器械，会产生较高的骨不连发生率、内固定并发症和矫正反弹等，这导致前路松解联合后路融合成为多年来的标准治疗策略[18, 31-33]。

通过开放或胸腔镜手术进行前路松解也是 SD 的一个可选手术策略。尽管作者对胸腔镜的前路松解有经验，但是目前的偏好仍然是使用微创的开放手术，松解顶椎区相邻的 6～8 个椎间盘，完全去除前纵韧带和椎间盘，并且椎间隙内充分植入自体骨或同种异体骨。尽管前路松解可以获得良好的矫正效果，但前入路仍有自身的局限性，主要包括额外的手术时间，额外的手术费用，潜在的肺活量降低风险，发生血胸、气胸和肺栓塞可能性等。

我们目前采用的前路松解适应证包括 90° 以上的后凸畸形以及顶椎存在骨赘，上述情况采用单纯椎弓根螺钉和截骨术的后入路将无法获得足够的矫正效果（图 14-4）。

多节段椎弓根螺钉内固定和多节段后柱缩短截骨术（称为 Ponte 截骨术）的出现极大地提高了后路矫正的能力，即使在严重和僵硬的畸形中也无须采用前路手术（图 14-5）[34-36]。

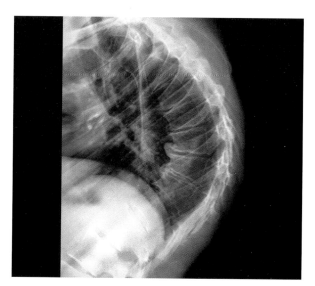

▲ 图 14-4 后凸顶椎的骨赘可能会限制单纯后路手术的矫正效果

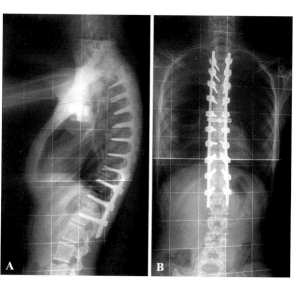

▲ 图 14-5 单纯后路矫正 Scheuermann 病的多节段椎弓根螺钉内固定技术
A. 侧位片；B. 前后位片

（三）手术策略

为了避免过度矫正、神经系统并发症和交界性（近端和远端）后凸畸形，术前必须仔细制定手术策略。矫正应针对后凸的正常范围上限（40°~50°），使用现代的内固定器械，部分后凸畸形很容易被过度校正，从而增加上述并发症的发生风险[18]。

近端融合椎的确定一直是被争论的话题，部分学者主张在畸形的端椎，而另一部分学者则建议应在畸形上方包括第一个脊柱前凸椎体以减少交界性后凸的风险。为了更好地理解补偿机制，这需要对颈胸交界处进行完善的影像学检查。Winter 主张除了选择节段以外，保持椎体韧带结构和小关节对于避免术后失代偿和术后"鹅颈"姿势至关重要。作者还认为某些畸形会进一步进展，部分患者可能需要固定至 C_7 或 T_1 才能避免出现术后失代偿[37]。

传统上，远端固定椎为腰椎区域中第一个凸椎间盘下方的椎体，通常为 L_1 或 L_2[18, 38]。这显然无法解决远端交界性后凸的问题，因此往往建议远端应固定至少两个脊柱前凸的椎间盘[39]。Lenke 等提出了矢状面稳定椎的概念，给本领域的研究带来启发，其中固定的最后一个椎体应该是从侧位 X 线片上从骶骨后上角垂直画出的线接触的最近端的椎体。他们认为与传统的融合至第一个前凸的椎间盘相比，该方法可显著减少远端的并发症[40]。

作者的矫形策略遵循以下步骤。

(1) 畸形矫正规划，调整至 40°~50°，对于 90° 以上的畸形进行 50% 的矫正。

(2) 确定需要前路松解的畸形，包括 90° 以上的后凸畸形，以及顶椎区椎体前方存在骨赘。如果有必要，可以使用微创开放式左侧入路在畸形区域切除 4~6 个椎间盘并松解前纵韧带。

(3) 将端椎上方第一个椎体确定为上固定椎。

(4) 将矢状面稳定椎确定为下端固定椎。

(5) 椎弓根螺钉固定策略：在上下固定椎相邻三个椎体使用双侧椎弓根螺钉，然后其余椎体交替置入单侧椎弓根螺钉（图 14-6）。

(6) 在顶椎上方和下方三个节段行 Ponte 截骨术（共计 6 个椎体）。

(7) 将患者放置在过伸位。

(8) 在手术前立即进行血液稀释，通常不需要额外的输血或使用细胞保护剂。

(9) 神经电生理监测。

(10) 用事先弯好的内固定棒逐渐矫正到所需的后凸角度。

(11) 去皮质，自体 / 同种异体骨植骨。

(12) 万古霉素粉末（1g）覆盖手术暴露区域。

(13) 逐层封闭用筋膜下引流 24h。

（四）并发症预防和处理

最严重的手术相关并发症是神经损伤。SRS报道 Scheuermann 病手术治疗神经损害发生率为 1/700[41]。原因包括手术过程中的直接损伤，矫形过程中脊髓过度拉伸，以及由于血液供应中断或低血压引起的血管损伤。椎管异常也是可能因

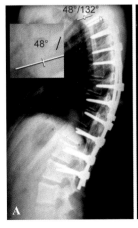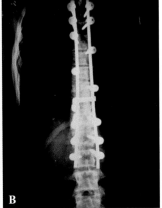

▲ 图 14–6　**Scheuermann 病手术治疗的典型病例**

素之一，因此术前 MRI 应排除椎管狭窄、硬膜囊肿和脊髓空洞症等，尤其是在严重后凸畸形的情况下。预防神经系统损伤的最佳方法是谨慎应用手术技术，适当控制血压并在神经电生理监测下适当矫正畸形。

交界性后凸畸形定义为第一个未固定椎体和最后一个固定椎体之间存在 10° 以上的后凸。由于某些情况下其可能是无明显临床表现的，因此需要在随访期间行影像学检查以进行早期识别和治疗。通常仅在患者有症状或外观畸形明显时才需要扩大固定范围，Lonner 发现大约 5% 行手术治疗的 Scheuermann 病患者存在交界性后凸，而交界性后凸畸形的主要原因是过度矫正或融合范围过短[42]。

与其他长节段固定一样，术后骨不连也是常见并发症。作者认为避免在所有节段应用内固定可为移植物和融合物留出了更大的接触面积，进而可降低 Scheuermann 病术后的骨不连率。

七、总结

- 尽管 Scheuermann 病的自然病史是良性的，但未经治疗的患者一生都会面临严重背痛和外观畸形问题。
- 保守治疗对柔韧度好且具有生长潜能的患者有良好的疗效。
- 应当与患者及其家人仔细讨论手术治疗策略，完备的手术计划是手术成功的关键。
- 表 14–2 列出了当前文献的摘要。

八、经典文献

1. Hosman et al. *Spine*；2003：在这一回顾性病例研究中，作者强调了鉴别腘绳肌张力升高（pop 角＞30°）患者的重要性。腘绳肌张力升高被认为是腰椎代偿机制之一，患者术后容易出现过度矫正和术后失衡。

2. Hosman et al. *Spine*；2002：对 33 例患者进行了回顾性分析，发现前后联合入路（n=17）和后路（n=16）在随访 4.5 年后疗效无显著差异。作者还建议将矫正率限制在正常后凸畸形的上限（40°～50°），以最大限度地减少前路松解的需求。

3. Murray et al. *JBJS-Am*；1993：这项研究对 Scheuermann 病的自然病史进行了 32 年的随访，结果显示与年龄和性别相匹配的对照组相比，Scheuermann 病患者生活质量较差，身体活动受限。

4. Poolman et al. *Eur Spine J*；2002：关于外科手术治疗 *Scheuermann* 病的少数前瞻性研究之一，由于在最终随访后期出现矫正丢失，因此对低于 75° 后凸畸形的手术指征提出质疑。但其结果表明存在矫正丢失的患者似乎并没有出现更坏的临床结果。

5. Cho et al. *Spine*；1999：作者定义了矢状面稳定椎，改变了 Scheuermann 病远端固定椎的概念。

6. Geck et al. *JSDT*；2007：本文描述了胸椎后路缩短截骨术，即 Ponte 截骨术，增加了后路手术矫正 Scheuermann 病的可能性。

表 14-2　**Scheuermann 病后凸文献汇总**

作者，杂志，年份	性　质	证据等级	主　题	随　访	测量指标	主要结果
Blumenthal, Spine, 1987	回顾性	4	腰椎；Scheuermann 病；后凸	无	影像学测量	少数关于 Scheuermann 病的腰椎病变的研究并建议分类
Murray, JBJS-A, 1993	回顾性	4	Scheuermann 病自然史	32 年	生活质量；肺功能	生活质量差异不大；后凸 > 100° 肺功能降低
Lowe, Spine, 1994	回顾性	4	脊柱平衡与术后失代偿原因	2 年	影像学测量	过度矫正导致交界性后凸；下端固定椎为第一个前凸椎体上方
Bradford, JBJS-A, 1974	回顾性	4	支具治疗		影像学测量	明确 Scheuermann 病支具治疗的最佳适应证
Sachs, JBJS-A, 1987	回顾性	4	支具治疗	5 年	影像学测量	Scheuermann 病支具治疗最长随访研究
Hosman, Spine, 2003	回顾性	3	腘绳肌紧张对 Scheuermann 病的影响		影像学测量	腘绳肌紧张易发生过度矫正和术后失代偿
Geck, JSDT, 2007	回顾性	4	Scheuermann 病的手术治疗		影像学测量	详细阐述后路 Ponte 截骨优势
Lee, Spine, 2006	回顾性	3	比较后路与前后路联合入路			阐述单纯后路手术优势
Hosman, Spine, 2002	回顾性	4	比较后路与前后路联合入路	4.5 年	影像学参数；生活质量	尽量减少前路松解
Denis, Spine, 2009	回顾性	4	明确交界性后凸危险因素	最短 5 年	临床和影像学参数	确定交界性后凸原因及手术预防策略
Poolman, ESJ, 2002	前瞻性	3	Scheuermann 病手术治疗的前瞻性评价	75 个月	临床和影像学参数	临床和影像学参数之间没有相关性
Cho, Spine, 2009	回顾性	4	Scheuermann 病远端固定椎	2 年	影像学测量	定义矢状面稳定椎
Lonner, Spine, 2007	回顾性	4	明确交界性后凸危险因素	2 年	影像学测量	定义近端交界性后凸的危险因素

参考文献

[1] Wenger DR, Frick SL. Scheuermann kyphosis. Spine. 1999;24(24):2630–9.

[2] Scholes P, Latimer B, Diglovanni B, et al. Vertebral alterations in Scheuermann's kyphosis. Spine. 1991;16(5): 509–15.

[3] Scheuermann HW. The classic: kyphosis dorsalis juvenilis. Clin Orthop Relat Res. 1977;(128):5–7.

[4] Halal F, Gledhill RB, Fraser C. Dominant inheritance of Scheuermann's juvenile kyphosis. Am J Dis Child. 1978;

132(11):1105–7.

[5] Findlay A, Conner AN, Connor JM. Dominant inheritance of Scheuermann's juvenile kyphosis. J Med Genet. 1989; 26(6):400–3.

[6] Damborg F, Engell V, Nielsen J, et al. Genetic epidemiology of Scheuermann's disease. Acta Orthop. 2011;82(5):602–5.

[7] Aufdermaur M, Spycher M. Pathogenesis of osteochondrosis juvenilis Scheuermann. J Orthop Res. 1986;4(4):452–7.

[8] Ippolito E, Ponseti IV. Juvenile kyphosis: histological

and histochemical studies. J Bone Joint Surg Am. 1981;63(2):175–82.

[9] Vialle E, Vialle LR. Postura e equlíbrio sagital do adolescente. Clínica Ortopédica. 2005;6(1):45–8.

[10] Sorensen K. Scheuermann's Juvenile Kyphosis: Clinical Appearances, Radiography, Aetiology, and Prognosis. Copenhagen: Enjar Munksgaard Forlag; 1964.

[11] Bradford DS. Juvenile kyphosis. Clin Orthop Relat Res. 1977; 128:45–55.

[12] Arlet V, Schlenzka D. Juvenile Kyphosis (Scheuermann's Disease). In: Aebi M, Boos N (Eds). Spinal Disorders. Berlin Heidelberg: Springer–Verlag; 2008. pp. 765–96.

[13] Lindemann K. Die Lumbale Kyphose im Adoleszentenalter. Z Orthop. 1933;58:54–65.

[14] Edgren W, Vainio S. Osteochondrosis juvenilis lumbalis. Acta Chir Scand Suppl. 1957;227:3–47.

[15] Blumenthal S, Roach J, Herring J. Lumbar Scheuermann's. A clinical series and classification. Spine. 1987;9:929–32.

[16] Murray PM, Weinstein SL, Spratt KF. The natural history and long–term follow–up of Scheuermann kyphosis. J Bone Joint Surg Am. 1993;75(2):236–48.

[17] Tallroth K, Schlenzka D. Spinal stenosis subsequent to juvenile lumbar osteochondrosis. Skeletal Radiol. 1990;19:203–5.

[18] Lowe TG, Kasten MD. An analysis of sagittal curves and balance after Cotrel–Dubousset instrumentation for kyphosis secondary to Scheuermann's disease. A review of 32 patients. Spine. 1994;19(15):1680–5.

[19] Vialle LR. Coluna Torácica. In: de Barros Filho TEP, Lech O (Eds). Exame Físico em Ortopedia. São Paulo: Sarvier; 2001. pp. 20–36.

[20] Ogilvie J, Sherman J. Spondylolysis in Scheuermann's disease. Spine. 1987;12:251–3.

[21] Bhojraj SY, Dandawate AV. Progressive cord compression secondary to thoracic disc lesions in Scheuermann's kyphosis managed by posterolateral decompression, interbody fusion and pedicular fixation. A new approach to management of a rare clinical entity. Eur Spine J. 1994;3(2):66–9.

[22] Klein DM, Weiss RL, Allen JE. Scheuermann's dorsal kyphosis and spinal cord compression: case report. Neurosurgery. 1986;18(5):628–31.

[23] Yablon JS, Kasdon DL, Levine H. Thoracic cord compression in Scheuermann's disease. Spine. 1988;13(8): 896–8.

[24] Ponte A, Gebbia F, Eliseo F. Non–operative treatment of adolescent hyperkyphosis. Orthop Trans. 1985;9:108.

[25] Lowe TG. Kyphosis of the thoracic and thoracolumbar spine in the pediatric patient: surgical treatment. Instr Course Lect. 2004;53:493–500. Review.

[26] Agabegi S, Kazemi N, Crawford A. Pediatric Kyphosis: Scheuermann Disease and Congenital Deformity. In: Herkowitz H, Garfin S, Eismont F, Bell G, Balderston R (Eds). Rothman Simeone The Spine, 6th edition. Philadelphia: Saunders; 2011.

[27] Bradford DS, Moe JH, Montalvo FJ, et al. Scheuermann's kyphosis and roundback deformity. Results of Milwaukee brace treatment. J Bone Joint Surg Am. 1974;56(4):740–58.

[28] Sachs B, Bradford D, Winter R, et al. Scheuermann kyphosis. follow–up of Milwaukee–brace treatment. J Bone Joint Surg Am. 1987;69(1):50–7.

[29] Gutowski WT, Renshaw TS. Orthotic results in adolescent kyphosis. Spine. 1988;13(5):485–9.

[30] Hosman AJ, de Kleuver M, Anderson PG, et al. Scheuermann Kyphosis: the importance of tight hamstrings in the surgical correction. Spine. 2003;19:2252–9.

[31] Bradford DS, Moe JH, Montalvo FJ, et al. Scheuermann's kyphosis. Results of surgical treatment by posterior spine arthrodesis in twenty–two patients. J Bone Joint Surg. 1975;57A:439–48.

[32] Herndon W, Emans B, Micheli L, et al. Combined anterior and posterior fusion for Scheuermann's kyphosis. Spine. 1981;6:125–30.

[33] Lim M, Green D, Billinghurst J. Scheuermann kyphosis: safe and effective surgical treatment using multisegmental instrumentation. Spine. 2004;29:1789–94.

[34] Geck MJ, Macagno A, Ponte A, et al. The Ponte procedure: posterior only treatment of Scheuermann's kyphosis using segmental posterior shortening and pedicle screw instrumentation. J Spinal Disord Tech. 2007;20(8):586–93.

[35] Lee S, Lenke L, Kuklo T. Comparison of Scheuermann kyphosis correction by posterior–only thoracic pedicle screw fixation versus combined anterior/posterior fusion. Spine. 2006;21:2316–21.

[36] Hosman A, de Kleuver M, Anderson P. Analysis of the sagittal plane after surgical management for Scheuermann's disease: a view on overcorrection and the use of anterior release. Spine. 2002;27:167–75.

[37] Denis F, Sun EC, Winter RB. Incidence and risk factors for proximal and distal junctional kyphosis following surgical treatment for Scheuermann kyphosis: minimum five–year follow–up. Spine. 2009;34(20):E729–34.

[38] Sturm P, Dobson J, Armstrong G. The surgical management of Scheuermann's disease. Spine. 1993;18:685–91.

[39] Poolman R, Bee H, Ubags L. Clinical outcome and radiographic results after operative treatment of Scheuermann disease. Eur Spine J. 2002;11:561–9.

[40] Cho KJ, Lenke LG, Bridwell KH, et al. Selection of the optimal distal fusion level in posterior instrumentation and fusion for thoracic hyperkyphosis: the sagittal stable vertebra concept. Spine. 2009;34(8):765–70.

[41] Cheh G, Lenke LG, Padberg AM, et al. Loss of spinal cord monitoring signals in children during thoracic kyphosis correction with spinal osteotomy: why does it occur and what should you do? Spine. 2008;33(10):1093–9.

[42] Lonner BS, Newton P, Betz R, et al. Operative management of Scheuermann's kyphosis in 78 patients: radiographic outcomes, complications, and technique. Spine. 2007;32(24): 2644–55.

第 15 章 儿童创伤
Pediatric Trauma

Theodore J Choma　Daniel G Hoernschemeyer　Sumit K Gupta　著

贾象元 译　　刘玉增 潘爱星 校

一、流行病学和自然史

儿童脊柱创伤与成人脊柱创伤并非完全不同；患者神经功能与脊柱稳定性仍是首要需考虑的问题。但是，鉴于发育中的儿童脊柱与成人脊柱在形态和生物力学上的差异，本章将作为一个单独的主题来探讨儿童脊柱创伤是非常有意义的。

儿童脊柱创伤较成人少见，占所有脊柱创伤的 2.7%～9%[1-3]。最常见的受伤原因包括交通事故、车辆撞击、高处坠落、运动损伤、非意外伤害、产伤等。儿童颈部创伤所占比例高于成人[4-7]。由于未成熟脊柱独特的解剖特征，包括未骨化的生长中心、未融合的软骨联合、松弛的韧带、排列不同的小关节及相对更大的头尺寸等，故而儿童脊柱的受伤模式与成人存在差异。

（一）脊髓损伤

如果脊柱的骨性损伤超过一定限度，暴力传递至脊髓的能量可能导致脊髓急性损伤。这一基本事实对于儿童和成人来说是一样的。然而，在儿科脊柱有不同的机械损伤模式可能造成脊髓受损，我们将一一了解它们。一般来说，创伤性脊髓损伤（spinal cord injury，SCI）涉及神经实质的急性变性，这是最初的神经功能缺损的原因；但由脊髓肿胀、缺血和细胞凋亡导致的组织损伤可能在急性创伤事件发生后的几个小时内继续进展，而进一步导致神经功能损伤。

幸运的是，儿科的 SCI 是一个相对罕见的事件，在欧洲国家，发生率为每年每百万人口 1～27 名儿童[8]。据估计，在 2005 年美国的约 250 000 名 SCI 患者中，约有 37 500 名患者不满 15 岁。在 2011 年，10% 的新发急性脊髓损伤患者年龄≤17 岁。儿科 SCI 的主要原因仍然是交通事故（37.4%）、暴力（22.8%）和体育活动（23.9%）[9]。4—8 岁因机动车事故导致脊髓损伤的儿童，主要原因是未正确系安全带；有腹壁瘀斑同时伴有椎体骨折和脊髓损伤的儿童在此类事件中占 11%[10]。

（二）颈椎损伤

颈椎损伤占所有儿科创伤的 1%～2%[4, 11, 12]。儿童的 60%～80% 的脊柱创伤发生在颈椎区域，而在成人的发生率为 30%～40%[5-7, 13]。小于 8 岁的儿童通常为上颈椎损伤，而那些超过 8 岁的儿童主要是下颈椎损伤，与成人类似[4-7, 11-15]。儿童易患上颈椎损伤的原因，可以归因于未成熟脊柱的生物力学和生理特征。这些包括不完全的骨化、椎体前楔形变、小关节水平定向、韧带松弛、颈部肌肉发育不全，以及相对更大的头尺寸。更大的头/体比导致上颈椎的扭矩和加速应力增加，因此未成熟脊柱的旋转支点（$C_2 \sim C_3$）比青少年和成人（$C_4 \sim C_5$）要高得多。

（三）胸腰椎损伤

在最近的一系列研究中，小儿胸腰段脊柱损伤相对少见，大约占儿科创伤的 7%[16]。这些损伤主要由交通事故导致，但也可能发生在儿童跌倒或被虐待时[17, 18]。胸腰段脊柱骨折最常见于青少年人群，大多为脊柱的轴向负荷、屈曲、牵张或剪切力而造成的高能量损伤[19]。多重研究显示了非连续胸腰椎损伤有着不小的发生率。因此，一旦发现某个节段的损伤，行全脊柱的影像检查是非常明智的[17]。

二、临床评估和影像检查

在最初的评估中，可能很难从儿童那里获得准确的病史，因此有必要根据损伤类型怀疑脊柱损伤的可能。当评估涉及高能量损伤机制的儿童时，团队应该保持对脊柱创伤的高度怀疑。儿童颈椎损伤最常见的原因是交通事故、运动损伤或行人撞击伤，因此医生应警惕此类患者。婴儿更容易受到虐待和摔伤。运动相关和机动车相关伤害的发生率，随着年龄的增长而增加。颈椎损伤的常见症状包括颈部疼痛和不愿意或不能移动颈部。患者可能还会抱怨头痛或神经症状。婴儿可能出现烦躁、不明原因的虚弱、肌张力减退、虚弱、胃肠道或膀胱功能障碍或呼吸抑制。任何头部或面部创伤、感觉改变或意识丧失都在提示检查人员注意颈椎创伤的可能性。局部疼痛或压痛是胸腰段创伤最常见的体征，尽管它们的敏感性或特异性不高[16]。

对于非常年幼或不合作的患者，神经功能检查可能很困难。孩子可能因为不熟悉的环境而感到痛苦或焦虑。当儿童和婴儿被抱在照顾者的怀里时而非检查台上时，检查他们往往更容易，因此检查期间应尽量让父母在场。体格检查包括视诊和触诊整个背部，然后是具体的神经系统检查。对每一个能够理解和配合检查的儿童，应进行完整的感觉和运动检查并记录在案。如果儿童的年龄或精神状况不允许进行完整的检查，则仍应评估 Babinski 征、腹壁反射、球海绵体反射和腱反射。

任何怀疑有颈椎损伤的儿童都应使用合适的颈托和脊柱板固定。固定整个脊柱是很重要的，因为有 6%～12% 的非连续损伤的发生率[20-22]。如果没有合适尺寸的颈托，可以将卷起的毛巾放在头部的两侧来固定颈部以防止旋转。对儿童使用标准的成人脊柱板会导致颈部旋转，因为儿童有更大的头尺寸（图 15-1）[23]。如果没有合适大小的头部固定板，应将患儿躯干放置在毯子上垫高。虽然这些保护措施对儿童很重要，但研究并未发现较差的固定体位与不良神经功能预后存在相关性[24]。

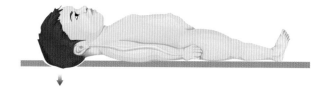

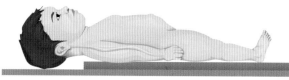

▲ 图 15-1　儿童较大的头部被固定在脊柱板上，需要在板上有一个放置枕骨的凹陷，或者使用 25mm 的填充物抬高躯干

引自 Green NE，Swintkowski MF（Eds）. Skeletal Trauma in Children，4th edition. Philadelphia：Elsevier.

（一）影像

与成人不同，没有既定的指南来协助儿科颈椎疾病的诊疗[25]。国家急救 X 线利用研究（national emergency X-radiography utilization study，NEXUS）概述了成人临床排除的标准，包括没有轴向颈部疼痛，局部神经功能缺损，中毒，分散注意力或改变的精神状态。Viccellio 等研究了这一标准在儿童中的有效性[26]。他们对 3065 名 18 岁以下的患者进行了回顾性调查，评估了他们的创伤情况，发现在应用 NEXUS 标准时，没有损伤会漏掉。但是，他们的样本只包括 88 名 2 岁以下的儿童，没有一个有颈椎损伤。他们得出结论，NEXUS 标准可能减少 20% 儿童颈椎摄片，但不应用于婴幼儿[27]。最近的一份病例报道描述了一名没有达到 NEXUS 标准的 3 岁女孩，在一辆机动车碰撞后的齿状突骨折。作者强调，受伤机制易导致颈椎损伤的患者均应行颈椎影像学检查。

初始 X 线片包括横向、前后（AP）和开口齿状突视图。斜位 X 线片可以更有效地显示椎弓根和小关节的细节。CT 扫描是评估骨性损伤的最佳检查，对评价稳定性具有高度敏感性和特异性[28]。对于清醒和合作的孩子，动力位片可以进一步帮助诊断。MRI 是评估急性脊髓损伤、韧带和椎间盘等软组织的首选检查。

（二）正常脊柱发育

从出生起，脊柱经历了一个成熟的过程而达到成人最后的形态。对于治疗儿童脊柱损伤的临床医生来说，了解儿童与成人脊柱的解剖差异从而正确地识别损伤是非常重要的，寰椎和枢椎具有独特的解剖特征，而 $C_3 \sim L_5$ 的近轴椎体则遵循共同的发育途径。

1. 寰椎

三个骨化中心存在于寰椎（图 15-2）。腹侧的骨化中心通常在出生时不可见。在 33% 的儿童中，3 个月后可见，在 81% 的儿童中，1 年后可见，所有的儿童在 3 岁时均可见[29]。两个背侧神经弓在妊娠 7 周时开始骨化，出生时可见[30]。背侧软骨联合 3 岁开始融合，腹侧软骨联合（神经中央同步软骨）在 7 岁左右闭合[30, 31]。

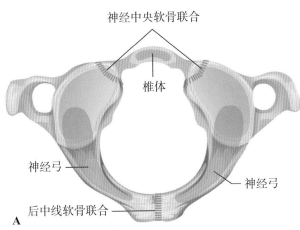

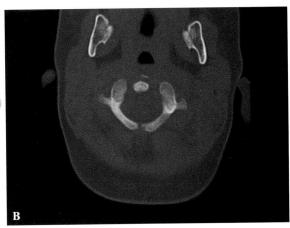

神经中央软骨联合

椎体

神经弓

神经弓

后中线软骨联合

A

B

▲ 图 15-2　A. 寰椎的骨化中心和软骨联合。神经弓骨化中心形成于第 7 个孕周，而 C_1 内的骨化中心在出生第 1 年可见。后中线软骨联合的融合大约在出生的第 3 年。寰椎椎体与神经中枢在 7 岁左右同步融合；B. 10 月龄的 C_1 相关轴向 CT 扫描

引自 Figure A from Gore PA, Chang S, Theodore N. Cervical spine injuries in children: attention to radiographic differences and stability compared to those in the adult patient. *Semin Pediatr Neurol*. 2009;16(1):42-58.

2. 枢椎

枢椎有 4 个骨化中心，后神经弓两侧各一，一个在椎体，一个在齿状突（图 15-3）。齿状突骨化中心由 2 个不同的骨化核组成，他们在妊娠 7 个月时在子宫内融合。到 3—6 岁时，椎体就会与齿突融合。然而，这条融合线，即齿突下的软骨联合，直到 11 岁都可见，可能被误认为是骨折[30]。齿状突的尖端有自己的骨化中心，它在 6 岁出现，并在 12 岁的时候，融合到枢椎的椎体。后弓在 3 岁的时候融合，在 6 岁左右的时候融合到 C₂ 的椎体。

3. 下段颈椎（C₃～C₇）、胸椎和腰椎

颈椎、胸椎和腰椎的发育方式相似。每个椎体由三个骨化中心组成——一个位于椎体前部，另外两个位于后神经弓两侧（图 15-4）。神经弓在 3 岁后融合，在 3—6 岁时神经中央同步融合。次生骨化中心发育于横突尖端、棘突、小关节和上、下骨突环。这些骨化中心会存在至 30 岁左右[30]。

在平片上看到出生时的椎体高度与椎间盘相似或略小。这不是真正的椎体高度，因为终板没有骨化，从而显得椎体更小，而椎间盘更大。椎体中部前壁存在裂缝。这是一个营养动脉，通常在 3—6 岁 X 线片可见[32]。类似的后裂也是可见的（包含椎动脉和营养动脉），在进入成年后，它仍然存在。

小关节的朝向随年龄变化。它最初水平，逐渐变得更加垂直。因为这个原因，以及棘间韧带、关节囊和软骨终板弹性较大，使它对向前运动的阻力较小。这可能是儿童颈椎中常见假半脱位的解释。

未成熟颈椎的解剖在 X 线片上有几个不寻常的特征，这些特征不能与创伤性损伤混淆。与成人相比，8 岁以下儿童具有相对水平的小关节朝向和较大的韧带松弛度，这会导致椎体运动增加[33]。假性半脱位最常见于 C₂～C₃，也见于 C₃～C₄。Swischuk 描述了利用棘突椎板线（图 15-5）区分假性半脱位和病理半脱位的方法[34]。

在 8 岁以下儿童中，寰枢间隔（ADI）可在 3～5mm。在成人中，这种距离应该是 3mm 或更小。颈椎椎体前楔形变并不意味着骨折。前楔形变小于 3mm 处于正常范围内。伴随旋转的颈椎前凸的丧失是常见的，并可在过伸位片中恢复。继发性骨化中心，未融合的同步软骨和未融合的环状骨突可被误认为骨折。

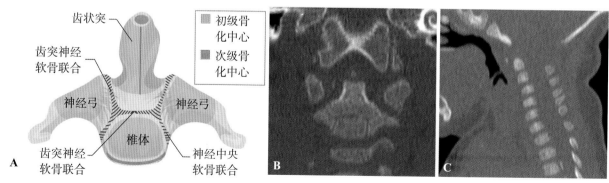

▲ 图 15-3　A. 枢椎的骨化中心和软骨联合。两个骨化中心在中线融合，在第 7 个孕月形成齿状突。C₂ 的椎体在 3—6 岁与齿状突融合。关于椎体的神经中枢同步融合也在 3—6 岁。齿状突顶部的次生骨化中心出现在 6—8 岁，并在 12 岁左右与齿状突融合。B. 一名 5 月龄儿童的冠状位 CT，显示齿状突与 C₂ 椎体和神经中央同步软骨之间的软骨联合。C. 同一儿童的相关矢状位 CT 显示齿状突与 C₂ 椎体的软骨联合[30]

引自 Fig. A from Gore PA, Chang S, Theodore N. Cervical spine injuries in children: attention to radiographic differences and stability compared to those in the adult patient. *Semin Pediatr Neurol.* 2009;16(1):42-58.

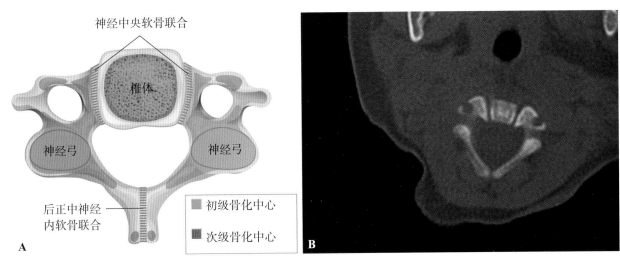

▲ 图 15-4　A. 近轴椎体的骨化中心和软骨联合。颈椎下段的发育从 C₃ 到 C₇ 高度保守。中心骨化在第 5 个孕月出现。神经弓在 2—3 岁时在中线融合。神经中央同步融合发生在 3—6 岁；B. 一名 15 周龄婴儿的相关矢状 CT

图 A 引自 Gore PA，Chang S, Theodore N. Cervical spine injuries in children: attention to radiographic differences and stability compared to those in the adult patient. *Semin Pediatr Neurol.* 2009;16(1):42-58.

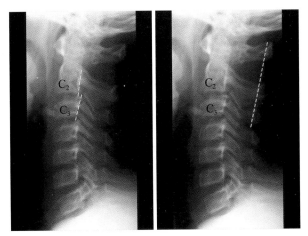

▲ 图 15-5　A. 绘制后椎体线时，侧位脊柱 X 线片上显示 C₂～C₃ 前向位移；B. 绘制棘层线后诊断为假性半脱位
引自 Shaw M, Burnett H, Wilson A, et al. Pseudosubluxation of C₂ on C₃ in polytraumatized children：prevalence and significance. *Clin Radiol.* 1999;54(6):377-80.

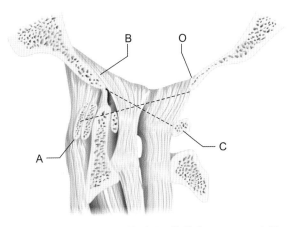

▲ 图 15-6　Power 的比值测量，比值为 BC/OA；大于 1 的值表示枕骨在 C₁ 上的前移位，小于 0.55 表示后移位
A. C₁ 的前弓；B. 基弓；C. C₁ 的后弓；O. 枕骨（引自 Spiteri V, Kotnis R, Singh P, et al. Cervical dynamic screening in spinal clearance: now redundant. *J Trauma.* 2006;61(5):1171-7; discussion 1177.）

　　侧位颈椎片上，颅颈交界处的对位评估可以在几种方式中选[35, 36]。Powers 等所描述的比率计算方法是将寰椎基底到后弓的距离除以寰椎前弓之间的距离（图 15-6）[37]。大于 1 或小于 0.55 的比值代表寰枕关节的前后移位。Kaufman 等在侧位 X 线片上观察枕髁与 C₁ 上小关节之间的距离，发现这种距离不应超过 5mm[38]。Harris 等描述了"12 规则"，为测量枕骨大孔缘的中点到齿状突尖的距离，以及枕骨大孔缘的中点和枢椎后皮质线延长线间的距离（图 15-7）[39]。这些测量方法分别称为 BDI 和 BAI。在 13 岁以上的患者中，这两种距离测量的都较少超过 12mm。在 12 岁以下的儿童中，由于齿突骨化程度的不同，BDI 不太可靠。但是，BAI 在所有年龄均应小于 12mm。

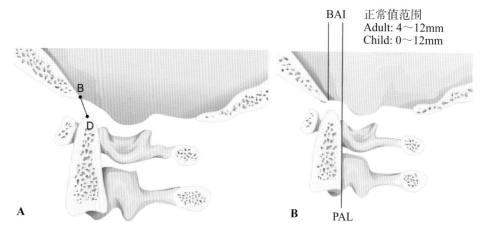

▲ 图 15-7 **A. 颅底点和齿突的间距；B. 寰枕间隔应小于 12mm**

间距值＞ 12mm 提示寰枕分离 [引自 Pang D, Nemzek WR, Zovickian J. Atlanto-occipital dislocation—part 2: the clinical use of（occipital）condyle-C$_1$ interval，comparison with other diagnostic methods，and the manifestation，management，and outcome of atlanto-occipital dislocation in children. *Neurosurgery.* 2007;61(5):995-1015; discussion 1015.]

三、生长中脊柱常见的损伤类型、治疗和预后

（一）Sciwora

由 Pang 和 Wilberger 在 1982 年描述了没有放射学异常的 SCI（SCI without radiographic abnormality，SCIWORA）现象，接诊医生已经将 MRI 作为一种常规的成像选择[40]。这提高了我们对 SCI WORA 过程的理解。在某些情况下，尽管骨结构没有损伤，但韧带或椎间盘完全破裂。在其他 SCI WORA 病例中，抑制性软组织在幼儿（＜ 8 岁）中明显高于大龄儿童或成人[41, 42]。这可能会使脊柱瞬间变形，导致脊髓损伤，但其自发的恢复可以使常规成像显得正常。这些机制的某些组合可能出现在 30%～40% 的创伤性脊髓病变的儿童中，许多研究已经证明了相较于大龄儿童，SCIWORA 更容易在较年轻儿童（＜ 10 岁）中出现[44, 45]。此外，这些儿童往往承受着更严重的急性脊髓损伤。

应该记住的是，并不是所有的 SCIWORA 都

会影响颈段脊髓。13% 的脊髓损伤可发生在胸髓上，通常是由于机动车创伤所致[43]。不幸的是，还必须记住儿童脊柱潜在的不稳定性，这可能将他们置于迟发的神经损害中，SCIWORA 有记载发生于创伤后 4 天[40]。SCIWORA 的治疗包括液体支持治疗，还有脊髓灌注的血压维持。当明显不稳定的损伤被证实时，可以考虑手术治疗，当出现真正的 SCIWORA 损伤而 MRI 提示无支持结构损伤时，可以用支架固定 3 个月。即使 MR 未提示神经之外的损伤，在急性晚期随访时，仍建议用动力位 X 线片评估脊柱稳定性，但不推荐血管造影或脊髓造影[46]。脊髓损伤儿童预后的主要预测因素是当前神经系统状态，状态越差预后越差[43]。有证据表明，MRI 正常的患者有更好的预后，那些显示脊髓横断或脊髓出血的患者神经功能的恢复更差[47]。

（二）枕骨髁骨折

由于无法在平片上诊断枕骨髁骨折（occipital condyle fractures，OCF），导致这种损伤在过去很少被报道[48]。CT 和 MRI 的广泛使用提高了对这

一疾病的认识。

儿童枕骨髁骨折通常与机动车或运动事故、头部损伤和意识丧失有关[49]。颅脑神经、脑干、高位脊髓损伤的报道频繁。

Anderson 和 Montesano 的 分 类 应 用 最 广 泛[50]。他们描述了三个类型的损伤：Ⅰ型是枕骨髁的冲击骨折；Ⅱ型是延伸到枕骨髁的颅底骨折；Ⅲ型是枕骨髁的撕脱骨折（图 15-8）。部分Ⅱ型和所有Ⅲ型被认为是不稳定的。Tuli 等提出了一种基于韧带损伤程度的不同分类系统，通过对移位 OCF 在 CT 上的观察，并在 X 线片、CT和 MRI 上测定枕 -C$_1$-C$_2$ 的不稳定性。他们描述了三种类型：Ⅰ型为非移位骨折；2A 型为移位稳定骨折；2B 型为移位不稳定骨折[51]。

一般不稳定损伤的治疗是非保守治疗应用颈托或 Halo 背心治疗 8 周。骨性损伤可以很好地治愈 - 包括恢复运动和消除疼痛。然而，神经功能缺陷可能无法完全恢复。早期诊断和治疗对于防止碎骨块二次移位导致脑神经延迟损伤或脑干受压至关重要[49]。

（三）寰枕脱位

寰枕脱位（Atlanto-occipital dislocation，AOD）是一种罕见的损伤，有较高死亡率。改进的院前护理、高度的怀疑指数、早期识别与更好的成像技术，以及快速固定和治疗使得生存率得到了提高[36]。由于头部相对大、水平的寰枕关节和较小的枕髁，儿童似乎有更高的受伤风险[52]。

最常见的原因是汽车撞击，亦有气囊弹出、直接创伤和产钳分娩伤导致的报道，其机制是颈椎过伸，导致翼状韧带、顶上韧带及盖膜的撕裂，从而造成颅骨相对于颈椎移动[53-55]。Traynelis 等描述了一个基于颅骨移位方向的成人分类系统 - Ⅰ型是前部的，Ⅱ型主要是纵向牵张，Ⅲ型是后部的[56]。Harris 等也描述第四种类型，是前平移和牵张的联合[57]。

临床表现可以是多变的。神经系统症状可介于无症状至完全四肢瘫痪伴呼吸衰竭。同时并存颅内损伤是常见的，可能掩盖临床检查的结果[52, 36]。任何有严重创伤的患者，如表现为痛苦呼吸、不规则心率、下脑神经异常或不对称运动缺陷，应怀疑此诊断[36]。

这个诊断通常可以通过仔细检查平片做出。目前已经有几种方法来检测寰枕关节的不稳定性。Power 的比率、Harris 等的"12 法则"和 Kaufmann 的方法在本章前面已经描述过了。CT和 MRI 是诊断和评估骨和软组织结构的有用辅助手段。

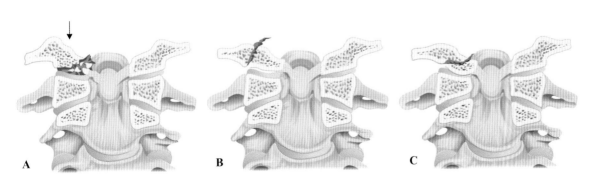

▲ 图 15-8　Anderson 和 Montesano 对枕骨髁骨折的分类

A. Ⅰ型损伤是由轴向载荷引起的粉碎性撞击性骨折；B. Ⅱ型损伤是指延伸到颅底的撞击或剪切骨折；C. Ⅲ型损伤是翼状韧带撕脱性骨折［引自 Maddox JJ, Rodriguez-Feo JA 3rd, Maddox GE, et al. Nonoperative treatment of occipital condyle fractures: an outcomes review of 32 fractures. Spine (Phila Pa 1976). 012;37(16):E964-8.］

最初的管理包括固定患处，最好开始就用 Halo 架固定。然而，单独的外部固定在恢复韧带稳定性方面是不可预测的，一旦患者临床稳定到足以进行手术，这些损伤需要通过枕颈融合进行手术稳定。孤立枕骨（C_0）到 C_1 融合可以在没有 $C_1 \sim C_2$ 不稳定性的情况下进行，还可保持 $C_1 \sim C_2$ 旋转运动。固定可以用跨关节 C_0-C_1 螺钉或枕骨龙骨（中线）至 C_1 外侧螺钉和棒（图 15-9）。经关节螺钉内固定在生物力学上更稳定。结构植骨用于帮助实现融合。肋骨和髂骨移植均已成功应用[36]。在大多数情况下，融合将向下延伸到 C_2。该结构可以包括 C_1 侧块螺钉与 C_2 椎弓根螺钉，或在 $C_1 \sim C_2$ 的跨关节螺钉，还需中线枕骨螺钉。术后方案通常包括用 Halo 支架固定 6 周。

寰枕脱位仍然是一种非常严重的创伤，死亡率很高。较高的死亡率与完全神经损伤、严重分离（底穴与齿突间隔＞ 16mm）和高损伤严重程度评分有关[59]。但是，通过早期识别和及时管理，结果可能比以前想象的更好。

（四）寰椎骨折

C_1 环骨折（Jefferson 骨折）在儿童少见[60-62]。

通常的机制是来自头顶部的轴向负荷。患者通常会出现疼痛和斜颈。神经系统缺陷是罕见的。力从枕骨髁分布到寰枢外侧块，将其分散，导致 C_1 环在张力中失效。骨折可能位于骨头，或不致密的软骨联合，这些可能很难识别。C_1 外侧块的分离程度取决于损伤程度，最终取决于寰枢韧带（trtansverse atlantal ligament，TAL）的完整性。侧块位移累计超过 6.9mm 通常与寰枢韧带断裂以及不稳定相关[61]。

CT 扫描是检测这些损伤的首选（图 15-10）。MRI 图像将在软骨联合显示高信号强度，与急性损伤一致，并可以验证 TAL 的完整性。

对于儿童，这些损伤的治疗一般是非手术治疗。Halo 固定架或其他刚性固定，为期 3 周，最多 3 个月[61, 63]。文献中几乎没有报道有必要对这种损伤的儿童进行外科干预。

（五）寰枢椎旋转半脱位

寰枢椎旋转半脱位（Atlantoaxial rotatory subluxation，AARS）是 C_2 上 C_1 的旋转畸形，伴有明显的活动性丧失。病因通常是创伤性的或与上呼吸道感染（Grisel 综合征）或炎症有关。由

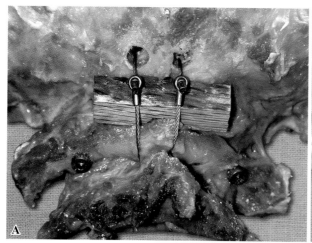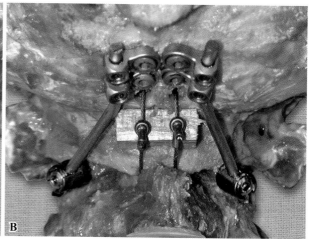

▲ 图 15-9　枕骨固定到 C_1

A. 经关节螺钉和结构植骨；B. 枕骨龙骨螺钉和 C_1 侧块螺钉[58]

于上颈椎的独特解剖，AARS 在儿童中更常见。枢椎中，齿状突与小关节所成的角在儿童比成人更大[64]。在枕 C_1 和 $C_1 \sim C_2$ 小关节中发现半月板样滑膜皱襞，可致未成熟脊柱内陷和阻滞自发还原。颈部感染或炎症可引起寰枢椎区域充血，因为它是直接连接咽椎静脉与脉络膜静脉丛和枕下静脉之间的血管窦。

Fielding 等将 AARS 分为 4 种亚型（图 15-11）。Ⅰ 型为旋转移位，无前移。齿状突起支点作用，横韧带和翼状韧带与其联结。这是最常见的类型[65]。Ⅱ 型涉及旋转固定，前移位小于 5mm。这意味着横韧带缺乏，是第二常见的类型。Ⅲ 型是旋转固定，伴有前位移超过 5mm，并提示横韧带和翼状韧带缺乏。Ⅳ 型涉及后路 C_1 在 C_2 上的平移。这个类型是罕见的，还有发生了一种缺乏齿状突的情况。

儿童通常出现斜颈，头部保持在 "Cock-Robin" 的位置。颈部向一侧倾斜，但头部旋转朝向另一侧（图 15-12）。畸形是僵硬的，通常只能部分主动纠正和被动纠正。常有疼痛和肌肉痉挛。神经损害在 Ⅰ 型和非创伤性病例中是罕见的，但可能存在于创伤性 2～4 型损伤中。

诊断是通过动态测试证明 C_1 在 C_2 上的固定旋转。平片很难发现，因为颅骨重叠在枕骨 - 寰椎 - 枢椎复合体（图 15-13）。张口位显示外侧块不对称，前块则更宽、更接近中线。诊断首选 CT（图 15-13）。轴向切面可以充分显示寰椎在枢椎上的旋转。当有前后位移时，静态 CT 将做出诊断。在 Ⅰ 型斜颈中，静态 CT 外观与正常受试者保持头部旋转和倾斜位置的 CT 外观相同。

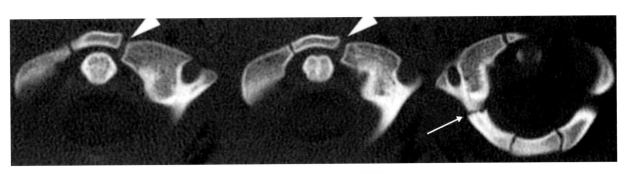

▲ 图 15-10　Jefferson 骨折

轴向 CT 扫描显示前弓（箭头）左侧软骨联合破坏，后弓（箭）右侧骨折。请注意，这名儿童有两个后弓软骨联合，这是正常的变异

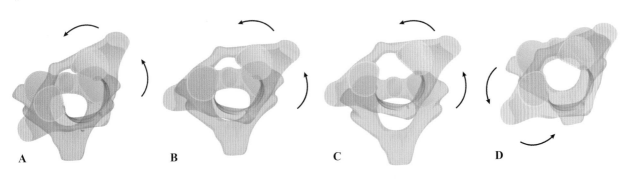

▲ 图 15-11　4 种类型的旋转固定

A. Ⅰ 型旋转固定，无前移位，齿状突作为轴心；B. Ⅱ 型旋转固定，前移位 3～5mm，一个外侧关节突作为轴心；C. Ⅲ 型旋转固定，前移位 5mm 以上；D. Ⅳ 型旋转固定，后移位[66]

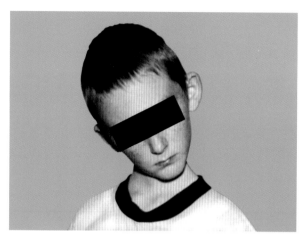

▲ 图 15-12　AARS 儿童中的 Cock-robin 位置

颈部向右倾斜，头部向左旋转

因此，患者最初在 Cock-Robin 位置被扫描，然后再次扫描，同时保持他们的头在最大的校正位置。在 AARS 中，C_1 不会像正常个体一样在 C_2 上旋转。

早期诊断和治疗一般会在没有手术干预的情况下产生有利的结果[65, 67]。在出现急性症状不到 1 周的患者中，通常用软的颈托再加适当的镇痛药就足够了。如果畸形持续存在，或患者症状比一周前的更重，应首先尝试吊带牵引。如果这不成功，Halo 环骨牵引可以应用更高的重量。在对牵引没有反应的患者中，手术矫正涉及 $C_1 \sim C_2$ 或 $C_0 \sim C_2$ 融合。

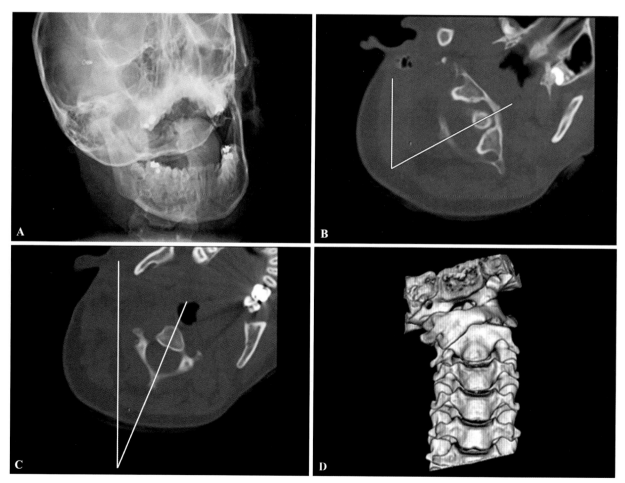

▲ 图 15-13　寰枢椎旋转半脱位

A. 普通 X 线片往往难以解释。由于颅骨重叠，外侧块很难观察到这种张口位视图。B 和 C. CT 扫描显示 C_1（B）在 C_2（C）上旋转偏离。D. 3D 重建 CT 图像显示 2 型 AARS

（六）齿状突骨折

齿状突骨折是儿童颈椎最常见的骨折之一。与成人不同的是，幼年儿童的齿状突骨折不会通过齿状突底部的骨发生，而是在 C_2 椎体内的较低水平，通过未致密齿状中心软骨联合的分离[68]。最常见的损伤机制是交通事故中的屈曲损伤，发生在坐前面汽车座椅的儿童身上[69]。

脊髓损伤在这种骨折中不常见，虽然短暂的感觉异常和无力被报道过[68]。除非在那里有自发的骨折复位，否则大多数齿状突骨折向前移位，可在侧位 X 线片上诊断。MRI 扫描有助于诊断这些病例。

儿童齿状突骨折一般愈合良好。通过后伸头部来减少移位，以达到至少 50% 的附着。如果不能通过简单的伸展来实现充分的复位，那么带 Halo 环的吊带或骨牵引通常是有效的。用 Minerva 或 Halo 环支撑固定 6～12 周通常足以愈合骨折。

急性损伤必须与齿突小骨鉴别。这是一种解剖异常，齿状突的尖端与 C_2 的椎体缺乏连续性（图 15–14）[70]。在创伤后颈部疼痛或神经症状的评估中，可以偶然发现齿突小骨。病因在文献中有广泛的争论。一些作者认为它是由两个骨化核融合失败引起的发育性病变，而另一些作者认为它是创伤后假关节[70-72]。与一般患者相比，有 Klippel–Feil 综合征、唐氏综合征、多发性骨骺发

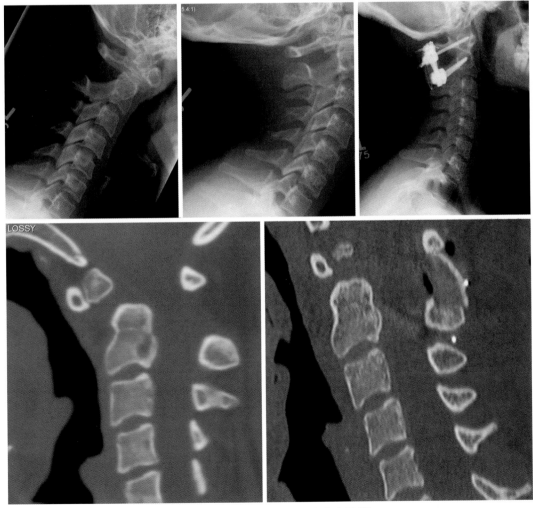

▲ 图 15–14　CT 扫描显示齿突小骨[75]

育不良或其他骨骼发育不良的患者，齿突小骨出现的概率会增加[71]。

在无症状的患者中，齿突小骨可以作为偶然的发现，也可以引起颈部疼痛、斜颈、头痛或脊髓受累症状。通常可以在平片上进行诊断。应行前屈后伸侧位的 X 线片以明确稳定性。齿突小骨随 C_1 前弓移动，因此影像学应用于评估 C_1 和 C_2 椎体之间的移位，以及脊髓可用的空间。

是否治疗无症状的齿突小骨是有争议的。一些作者建议单纯观察，因为突发神经损伤的风险很低[70, 73-75]。然而其他人建议，即使是无症状的患者也应该提供手术稳定，因为没有指南能预测哪些患者会进展到神经损伤[75, 76]。大多数作者同意对于症状或放射学证据提示不稳定的患者是外科手术固定的指征。

C_1～C_2 固定最常见的是用关节螺钉、外侧块固定、椎弓根钉、椎板螺钉或挂钩。这些技术通常具有更好的稳定性，并在很大程度上取代了旧技术，如 Gallie 和 Brooks 手术[70]。

（七）Hangman 骨折

儿童可发生 C_2 创伤性滑脱或 Hangman 骨折。损伤的机制是被迫过伸。这种骨折很少与神经损伤有关，因为脊髓的可用空间实际上由于 C_2 环的断裂而增加。可通过平片诊断；然而，它不能与寰椎的软骨联合混淆，这是一个正常的变异。治疗通常包括硬颈围固定，Minerva 管或者 Halo 架固定。如果骨折不愈合，可以进行后路或前路融合。

（八）下位颈椎损伤

下位颈椎损伤多见于年龄较大的儿童和青少年。损伤可包括骨性或软骨（终板）骨折，小关节脱位，骨折脱位或韧带损伤。这些损伤大多发生在 C_5～C_7，反映了颈椎运动支点的远端移

位[7]。这些损伤多数可以用外部固定治疗，如果不愈合则可能需要手术固定。最严重的不稳定将需要基本的手术融合，就像在成人那样。

（九）胸腰椎骨环损伤

骨突环损伤大多发生在青少年时期，但在年轻人中亦有报道[77]。椎体的骨突环在 6 岁左右开始骨化，在 17 岁左右融合。屈曲时的拉伸应力被认为是撕脱性骨折的原因[78]。椎体与椎间盘环部紧密结合，相关的撕脱断裂导致 28% 的青少年椎间盘突出[79]。最多的骨折发生在腰椎区域，但也会出现在其他节段。CT 脊髓造影上可以更好地确定骨突环骨折的大小和位置，也能更好地识别通道中的任何骨碎片[80]。磁共振成像可以用来显示任何突出到椎管的椎间盘，但是它可能很难发现骨折，因此导致正确诊断的延迟。

青春期骨突环损伤的青少年在其症状表现上有很大的差异，这取决于骨折的大小和移位。与孤立的腰椎间盘突出症相比，患有巨大的、中央移位的根尖碎片的患者通常会出现更严重的背痛和神经症状[79]。

在整个文献中已经报道了各种治疗方案，从前路减压融合到显微镜下切除和双侧半椎板切除术，以去除大的骨碎片。一篇 2012 年的文献综述回顾 19 篇文章发现，后路椎间盘切除术合并无脊柱融合的骶端骨折切除是首选的治疗方法[81]。

（十）胸腰椎爆裂骨折

儿科爆裂性骨折是相对罕见的，因为儿童脊柱在椎间盘上有更大的灵活性和更厚的纤维环[82]。发生在主要承担轴向压缩负荷的脊柱，这些骨折导致前中柱的断裂，可能致使骨折碎片进入椎管[83]。小儿爆裂性骨折的神经损伤与骨折的节段有较强相关性，其中胸段的风险更高，而不

是 CT 扫描上看到的椎管侵占的百分比[82]。

虽然最初的评估开始于脊柱的普通 X 线，但 CT 扫描在评估损伤程度方面更有价值。评估后凸、椎管受压和椎体高度损失时，最好都在 CT 扫描上确定。MRI 有助于进一步评估儿童脊柱后韧带结构，有助于区分稳定和不稳定的爆裂性骨折。

虽然稳定的爆裂性骨折可以通过过伸的支架或石膏固定，不进行手术治疗，但不稳定的爆裂性骨折最好行手术治疗。在儿科胸腰段脊柱，因为缺乏临床证据的基础标准，稳定性的评估是更困难的。手术干预的目的是纠正任何过度的后凸畸形，保护脊髓免受损伤，稳定骨折，并允许早期活动。在一项儿童爆裂性骨折的研究中，与非手术治疗患者相比，手术治疗患者的住院时间较少，且无矢状面畸形进展[84]。

小儿爆裂性骨折的治疗方案包括单纯后路融合或前路椎体切除融合联合后路融合。应该尽量保留儿童脊柱的后方节段，特别是腰椎节段。最近的文献报道了使用短节段混合内固定，即使用通用夹子与椎弓根螺钉结合，以限制融合水平的数量[85]。

（十一）Chance 骨折

Chance 骨折是儿童脊柱屈曲牵拉损伤的结果，这种损伤可能发生未正确系扣安全带时。在损伤时，瞬时旋转中心位于椎体腹侧一点，后部元件在张力中受损。通常被称为"安全带综合征"，40%～50% 的儿科脊柱骨折伴有相关的腹腔脏器损伤，需要进一步评估。当儿童腹部出现瘀伤和变色时，更应怀疑类似损伤。腹部 CT 扫描可以识别危及生命的损伤[86]。

X 线片、CT 扫描和脊柱 MRI 可以帮助确定损伤是否纯粹是韧带损伤，或者是否涉及骨的破坏。在一项研究中，研究了儿童 Chance 骨折的 MRI 评估，1/3 的患者发现骨折累及椎弓根和椎体，另 2/3 的患者累及上下骨性终板，未发现椎间盘损伤[87]。

在仅有骨性损伤而无腹部损伤时，可以考虑使用过伸支撑杆或石膏进行保守治疗。当 MRI 上看到韧带断裂时，脊柱后路融合内固定是金标准。观察这些损伤的结果，一项关于预后的研究报道了 Chance 骨折的随访 6 年的儿童，显示用非手术治疗有更多的疼痛和残疾[88]。

（十二）压缩骨折

在对所有儿童脊柱骨折的回顾中，发现压缩骨折是最常见的，占儿童所有脊柱骨折的 42%[89]。根据定义，压缩骨折只涉及脊柱的前柱，中柱完整。因此，这些骨折被认为是相当稳定的，SCI 是非常罕见的。当这些骨折发生时，可以看到上下终板的不完整，给孩子造成更多的疼痛。楔形变和高度丧失可以在脊柱的平片上识别，但更长节段的摄片能够更好地评估任何后凸畸形和整体矢状位平衡。虽然这些损伤大多是由于创伤造成的，但在急性淋巴细胞白血病（acute lymphoblastic leukemia，ALL）患者化疗后有压迫性骨折的报道[90]。

压缩性骨折最好行非手术治疗。小于 20% 的椎体高度丢失应监测疼痛控制与活动的耐受性。当疼痛控制不佳，椎体高度损失超过 20% 时，可考虑使用 TLSO。椎体高度丧失后的自发重塑可发生在 10 岁以下的儿童[91]。

（十三）骨折脱位

小儿脊柱骨折脱位损伤是一种相对罕见的损伤，涉及脊柱三柱。因此，这是高度不稳定的，通常与神经损伤有关。手术需要稳定脊柱，保护脊髓不受进一步损伤。小儿脊柱骨折脱位最常见于胸腰椎交界处。虽然这些损伤绝大多数是由于高能事故造成的，但据报道，创伤性胸腰椎骨折脱位亦可由于虐待儿童造成[18]。

如果发生了更多危及生命的损伤，并且患者血流动力学不稳定，这些儿科脊柱骨折的治疗可能需要延迟。由于这些相关的损伤，这些高能损伤的死亡率相当高。这些骨折的复位和稳定通常可以通过后路经椎弓根固定来完成。一份证据水平分级（表 15-1）附在本章的末尾。

表 15-1　C- 脊柱的证据水平

作者，期刊，年份	设 计	洛 伊	主 题	F/U（m）	措 施	主要成果
Anderson, Spine, 1988	系列病例	IV	枕骨髁骨折	12		分类说明
Beier, J Neurosurg Peds, 2012	R	IV	AARS	Na		急性患者可以通过颈托固定，亚急性和晚期的患者可能需要手术
Brockmeyer, Childs Nerv Syst, 2012	PC	II	小儿 C- 脊柱清除	3	Flex-Ex X 线片	开始使用 CT 和平片，治疗韧带损伤，弯曲 X 线片优于 MRI
Chaput, J Trauma, 2011	R	IV	AOD	6	生存，神经状况，ISS	高 ISS, BDI 或与死亡率相关的完全神经功能缺损
Firth, Spine, 2012	R	IV	脊柱创伤 – 非连续脊柱损伤（NCSI）	56	创伤后 NCSI 的发生率	11.7% NCSI, 16% 的人最初没有。24% 的 NCSI 患者有神经损伤
Garrett, Neurosurgery, 2010	Rev		AOD			回顾文章
Hofbauer, J Tr Acute Care Surg, 2012	R	IV	小儿多发性创伤脊柱损伤	20	神经损伤的部位和发生率	最常见的损伤是胸椎，其次是 TBI。较年幼的儿童更常见的是上脊柱损伤
Hosalkar, JBJSAm, 2005	R	IV	儿童的 AOD 结果	50	AOD 后的神经学结果	69% 的死亡率。存活的 1/5 患者神经学正常
Klimo, J Neurogurg Spine	R	IV	手术固定后的游离齿突小骨的结果	14	神经功能	症状改善 90%
Mortazavi, Childs Nerv Syst, 2011	R	IV	NCSI	7.5	神经学结果	神经功能正常的有 73%，不完全性脊髓损伤 4%，完全性脊髓损伤 8%
Parent, J Neurotrauma, 2011	Sys Rev	IV	小儿急性脊髓损伤	Na	SCI 后的各种结果	儿科患者神经恢复较好。青春期前的患者有很高的机会脊柱侧弯
Viccellio, Pediatrics, 2001	PC	III	儿童颈椎损伤	Na	NEXUS	NEXUS 在儿童中表现良好

AARS. 寰枢椎旋转半脱位；AOD. 寰枕离解；BDI. 基底密度间隔；Childs Nerv Syst. 儿童神经系统；ISS. 损伤严重程度评分；J Tr Acute Care Surg. 创伤和急性护理外科杂志；JBJSAm. 美国骨和关节外科杂志；J Neuro Trauma. 神经创伤杂志；J Trauma. 创伤杂志；J Neurosurg Peds. 神经外科杂志，儿科；J Neurosurg Spine. 神经外科杂志，脊柱；Na. 未报道；NEXUS. 国家 X- 射线照相利用研究；PC. 前瞻性队列研究；R. 回顾性；Rev. 综述；SCI. 脊髓损伤；Sys Rev. 系统评价；TBI. 创伤性脑损伤

<h1 style="text-align:center">参 考 文 献</h1>

[1] Ruge JR, Sinson GP, McLone DG, et al. Pediatric spinal injury: the very young. J Neurosurg. 1988;68(1):25–30.

[2] Osenbach RK, Menezes AH. Pediatric spinal cord and vertebral column injury. Neurosurgery. 1992;30(3):385–90.

[3] Hamilton MG, Myles ST. Pediatric spinal injury: review of 174 hospital admissions. J Neurosurg. 1992;77(5):700–4.

[4] Kokoska ER, Keller MS, Rallo MC, et al. Characteristics of pediatric cervical spine injuries. J Pediatr Surg. 2001;36(1):100–5.

[5] McCall T, Fassett D, Brockmeyer D. Cervical spine trauma in children: a review. Neurosurg Focus. 2006;20(2):E5.

[6] Tilt L, Babineau J, Fenster D, et al. Blunt cervical spine injury in children. Curr Opin Pediatr. 2012;24(3):301–6.

[7] Jones TM, Anderson PA, Noonan KJ. Pediatric cervical spine trauma. J Am Acad Orthop Surg. 2011;19(10):600–11.

[8] Augutis M, Abel R, Levi R. Pediatric spinal cord injury in a subset of European countries. Spinal Cord. 2006;44(2):106–12.

[9] National Spinal Cord Injury Statistical Center. (2011). NSCISC: The 2011 Annual Statistical Report for the Spinal Cord Injury Model Systems. [online] Available from https://www. nscisc.uab.edu/Public/2011%20Annual%20 Report%20-%20 Complete%20Public%20Version.pdf. [Last accessed July, 2019].

[10] Achildi O, Betz RR, Grewal H. Lapbelt injuries and the seatbelt syndrome in pediatric spinal cord injury. J Spinal Cord Med. 2007;30(Suppl 1):S21–4.

[11] Platzer P, Jaindl M, Thalhammer G, et al. Cervical spine injuries in pediatric patients. J Trauma. 2007;62(2):389–96; discussion 394–6.

[12] Hofbauer M, Jaindl M, Hochtl LL, et al. Spine injuries in polytraumatized pediatric patients: characteristics and experience from a Level I trauma center over two decades. J Trauma Acute Care Surg. 2012;73(1):156–61.

[13] Ramrattan NN, Oner FC, Boszczyk BM, et al. Cervical spine injury in the young child. Eur Spine J. 2012;21(11):2205–11.

[14] Eleraky MA, Theodore N, Adams M, et al. Pediatric cervical spine injuries: report of 102 cases and review of the literature. J Neurosurg. 2000;92(1 Suppl):12–7.

[15] Basu S. Spinal injuries in children. Front Neurol. 2012;3:96.

[16] Junkins EP Jr, Stotts A, Santiago R, et al. The clinical presentation of pediatric thoracolumbar fractures: a prospective study. J Trauma. 2008;65(5):1066–71.

[17] Dogan S, Safavi-Abbasi S, Theodore N, et al. Thoracolumbar and sacral spinal injuries in children and adolescents: a review of 89 cases. J Neurosurg. 2007;106(6 Suppl):426–33.

[18] Bode KS, Newton PO. Pediatric nonaccidental trauma thoracolumbar fracture–dislocation: posterior spinal fusion with pedicle screw fixation in an 8–month–old boy. Spine (Phila Pa 1976). 2007;32(14):E388–93.

[19] Santiago R, Guenther E, Carroll K, et al. The clinical presentation of pediatric thoracolumbar fractures. J Trauma. 2006;60(1):187–92.

[20] Firth GB, Kingwell SP, Moroz PJ. Pediatric noncontiguous spinal injuries: the 15–year experience at 1 pediatric trauma center. Spine (Phila Pa 1976). 2012;37(10):E599–608.

[21] Mahan ST, Mooney DP, Karlin LI, et al. Multiple level injuries in pediatric spinal trauma. J Trauma. 2009;67(3):537–42.

[22] Mortazavi MM, Dogan S, Civelek E, et al. Pediatric multilevel spine injuries: an institutional experience. Childs Nerv Syst. 2011;27(7):1095–100.

[23] Herzenberg JE, Hensinger RN, Dedrick DK, et al. Emergency transport and positioning of young children who have an injury of the cervical spine. The standard backboard may be hazardous. J Bone Joint Surg Am. 1989;71(1):15–22.

[24] Curran C, Dietrich AM, Bowman MJ, et al. Pediatric cervicalspine immobilization: achieving neutral position? J Trauma. 1995;39(4):729–32.

[25] Burns EC, Yanchar NL. Using cervical spine clearance guidelines in a pediatric population: a survey of physician practices and opinions. CJEM. 2011;13(1):1–6.

[26] Viccellio P, Simon H, Pressman BD, et al. A prospective multicenter study of cervical spine injury in children. Pediatrics. 2001;108(2):E20.

[27] Maxwell MJ, Jardine AD. Paediatric cervical spine injury but NEXUS negative. Emerg Med J. 2007;24(9):676.

[28] Brockmeyer DL, Ragel BT, Kestle JR. The pediatric cervical spine instability study. A pilot study assessing the prognostic value of four imaging modalities in clearing the cervical spine for children with severe traumatic injuries. Childs Nerv Syst. 2012;28:699–705.

[29] Wang JC, Nuccion SL, Feighan JE, et al. Growth and development of the pediatric cervical spine documented radiographically. J Bone Joint Surg Am. 2001;83(8):1212–8.

[30] Lustrin ES, Karakas SP, Ortiz AO, et al. Pediatric cervical spine: normal anatomy, variants, and trauma. Radiographics. 2003;23(3):539–60.

[31] Gore PA, Chang S, Theodore N. Cervical spine injuries in children: attention to radiographic differences and stability compared to those in the adult patient. Semin Pediatr Neurol. 2009;16(1):42–58.

[32] Byrd SE, Comiskey EM. Postnatal maturation and radiology of the growing spine. Neurosurg Clin N Am. 2007;18(3):431–61.

[33] Copley LA, Dormans JP. Cervical spine disorders in infants and children. J Am Acad Orthop Surg. 1998;6(4):204–14.

[34] Swischuk LE. Anterior displacement of C2 in children:

physiologic or pathologic. Radiology. 1977;122(3): 759–63.

[35] Eubanks JD, Gilmore A, Bess S, et al. Clearing the pediatric cervical spine following injury. J Am Acad Orthop Surg. 2006;14(9):552–64.

[36] Hosalkar HS, Cain EL, Horn D, et al. Traumatic atlantooccipital dislocation in children. J Bone Joint Surg Am. 2005;87(11):2480–8.

[37] Powers B, Miller MD, Kramer RS, et al. Traumatic anterior atlanto–occipital dislocation. Neurosurgery. 1979;4(1): 12–7.

[38] Kaufman RA, Carroll CD, Buncher CR. Atlanto–occipital junction: standards for measurement in normal children. Am J Neuroradiol. 1987;8(6):995–9.

[39] Harris JH Jr, Carson GC, Wagner LK. Radiologic diagnosis of traumatic occipitovertebral dissociation: 1. Normal occipitovertebral relationships on lateral radiographs of supine subjects. Am J Roentgenol. 1994;162(4):881–6.

[40] Pang D, Wilberger JE Jr. Spinal cord injury without radiographic abnormalities in children. J Neurosurg. 1982;57(1):114–29.

[41] Sullivan CR, Bruwer AJ, Harris LE. Hypermobility of the cervical spine in children; a pitfall in the diagnosis of cervical dislocation. Am J Surg. 1958;95(4):636–40.

[42] Taylor AR. The mechanism of injury to the spinal cord in the neck without damage to vertebral column. J Bone Joint Surg Br. 1951;33–B(4):543–7.

[43] Pang D. Spinal cord injury without radiographic abnormality in children, 2 decades later. Neurosurgery. 2004;55(6):1325–42; discussion 1342–23.

[44] Yngve DA, Harris WP, Herndon WA, et al. Spinal cord injury without osseous spine fracture. J Pediatr Orthop. 1988;8(2):153–9.

[45] Osenbach RK, Menezes AH. Spinal cord injury without radiographic abnormality in children. Pediatr Neurosci. 1989;15(4):168–74; discussion 175.

[46] Rozzelle CJ, Aarabi B, Dhall SS, et al. Spinal cord injury without radiographic abnormality (SCIWORA). Neurosurgery. 2013;72 (Suppl 2):227–33.

[47] Dare AO, Dias MS, Li V. Magnetic resonance imaging correlation in pediatric spinal cord injury without radiographic abnormality. J Neurosurg. 2002;97(1 Suppl): 33–9.

[48] Neeman Z, Bloom AI. Occipital condyle fractures in the pediatric population. Radiographics. 2003;23(6):1699–701; author reply 1699–701.

[49] Momjian S, Dehdashti AR, Kehrli P, et al. Occipital condyle fractures in children. Case report and review of the literature. Pediatr Neurosurg. 2003;38(5):265–70.

[50] Anderson PA, Montesano PX. Morphology and treatment of occipital condyle fractures. Spine (Phila Pa 1976). 1988;13(7):731–6.

[51] Tuli S, Tator CH, Fehlings MG, et al. Occipital condyle fractures. Neurosurgery. 1997;41(2):368–76.

[52] Ehlinger M, Charles YP, Adam P, et al. Survivor of a traumatic atlanto–occipital dislocation. Orthop Traumatol Surg Res. 2011;97(3):335–40.

[53] McKenna DA, Roche CJ, Lee WK, et al. Atlanto–occipital dislocation: case report and discussion. CJEM. 2006;8(4):50–3.

[54] Angel CA, Ehlers RA. Images in clinical medicine. Atloidooccipital dislocation in a small child after air–bag deployment. N Engl J Med. 2001;345(17):1256.

[55] Saveika JA, Thorogood C. Airbag–mediated pediatric atlanto–occipital dislocation. Am J Phys Med Rehabil. 2006;85(12):1007–10.

[56] Traynelis VC, Marano GD, Dunker RO, et al. Traumatic atlanto–occipital dislocation: a case report. J Neurosurg. 1986;65(6):863–70.

[57] Harris JH Jr, Carson GC, Wagner LK, et al. Radiologic diagnosis of traumatic occipitovertebral dissociation: 2. Comparison of three methods of detecting occipitovertebral relationships on lateral radiographs of supine subjects. Am J Roentgenol. 1994;162(4):887–92.

[58] Garrett M, Consiglieri G, Kakarla UK, et al. Occipitoatlantal dislocation. Neurosurgery. 2010;66(3 Suppl):48–55.

[59] Chaput CD, Torres E, Davis M, et al. Survival of atlanto–occipital dissociation correlates with atlanto–occipital distraction, injury severity score, and neurologic status. J Trauma. 2011;71(2):393–5.

[60] Vilela MD, Peterson EC. Atlantal fracture with transverse ligament disruption in a child: a case report. J Neurosurg Pediatr. 2009;4(3):196–8.

[61] AuYong N, Piatt J Jr. Jefferson fractures of the immature spine. Report of 3 cases. J Neurosurg Pediatr. 2009;3(1): 15–9.

[62] Korinth MC, Kapser A, Weinzierl MR. Jefferson fracture in a child—illustrative case report. Pediatr Neurosurg. 2007; 43(6):526–30.

[63] Judd DB, Liem LK, Petermann G. Pediatric atlas fracture: a case of fracture through a synchondrosis and review of the literature. Neurosurgery. 2000;46(4):991–4; discussion 994–5.

[64] Kawabe N, Hirotani H, Tanaka O. Pathomechanism of atlantoaxial rotatory fixation in children. J Pediatr Orthop. 1989;9(5):569–74.

[65] Roche CJ, O'Malley M, Dorgan JC, et al. A pictorial review of atlanto–axial rotatory fixation: key points for the radiologist. Clin Radiol. 2001;56(12):947–58.

[66] Fielding JW, Hawkins RJ. Atlanto–axial rotatory fixation (fixed rotatory subluxation of the atlanto–axial joint). J Bone Joint Surg Am. 1977;59(1):37–44.

[67] Beier AD, Vachhrajani S, Bayerl SH, et al. Rotatory subluxation: experience from the Hospital for Sick Children. J Neurosurg Pediatr. 2012;9(2):144–8.

[68] Hosalkar HS, Greenbaum JN, Flynn JM, et al. Fractures of the odontoid in children with an open basilar synchondrosis. J Bone Joint Surg Br. 2009;91(6):789–96.

[69] Odent T, Langlais J, Glorion C, et al. Fractures of the odontoid process: a report of 15 cases in children younger than

6 years. J Pediatr Orthop. 1999;19(1):51–4.

[70] Klimo P Jr, Coon V, Brockmeyer D. Incidental os odontoideum: current management strategies. Neurosurg Focus. 2011; 31(6):E10.

[71] Bach CM, Arbab D, Thaler M. Treatment strategies for severe C1C2 luxation due to congenital os odontoideum causing tetraplegia. Eur Spine J. 2013;22(1):29–35.

[72] McHugh BJ, Grant RA, Zupon AB, et al. Congenital os odontoideum arising from the secondary ossification center without prior fracture. J Neurosurg Spine. 2012;17(6): 594–7.

[73] Spierings EL, Braakman R. The management of os odontoideum. Analysis of 37 cases. J Bone Joint Surg Br. 1982;64(4):422–8.

[74] Fielding JW, Hensinger RN, Hawkins RJ. Os Odontoideum. J Bone Joint Surg Am 1980;62(3):376–83.

[75] Arvin B, Fournier–Gosselin MP, Fehlings MG. Os odontoideum: etiology and surgical management. Neurosurgery. 2010;66(3 Suppl):22–31.

[76] Klimo P Jr, Kan P, Rao G, et al. Os odontoideum: presentation, diagnosis, and treatment in a series of 78 patients. J Neurosurg Spine. 2008;9(4):332–42.

[77] Yang IK, Bahk YW, Choi KH, et al. Posterior lumbar apophyseal ring fractures: a report of 20 cases. Neuroradiology. 1994;36(6):453–5.

[78] Sairyo K, Goel VK, Masuda A, et al. Three–dimensional finite element analysis of the pediatric lumbar spine. Part I: pathomechanism of apophyseal bony ring fracture. Eur Spine J. 2006;15(6):923–9.

[79] Chang CH, Lee ZL, Chen WJ, et al. Clinical significance of ring apophysis fracture in adolescent lumbar disc herniation. Spine (Phila Pa 1976). 2008;33(16):1750–4.

[80] Dake MD, Jacobs RP, Margolin FR. Computed tomography of posterior lumbar apophyseal ring fractures. J Comput Assist Tomogr. 1985;9(4):730–2.

[81] Wu X, Ma W, Du H, et al. A review of current treatment of lumbar posterior ring apophysis fracture with lumbar disc herniation. Eur Spine J. 2013;22(3):475–88.

[82] Vander Have KL, Caird MS, Gross S, et al. Burst fractures of the thoracic and lumbar spine in children and adolescents. J Pediatr Orthop. 2009;29(7):713–9.

[83] Denis F. The three column spine and its significance in the classification of acute thoracolumbar spinal injuries. Spine (Phila Pa 1976). 1983;8(8):817–31.

[84] Lalonde F, Letts M, Yang JP, et al. An analysis of burst fractures of the spine in adolescents. Am J Orthop (Belle Mead NJ). 2001;30(2):115–20.

[85] Ilharreborde B, Hirsch C, Presedo A, et al. Circumferential fusion with anterior strut grafting and short–segment multipoint posterior fixation for burst fractures in skeletally immature patients: a preliminary report. J Pediatr Orthop. 2012;32(5):440–4.

[86] Choit RL, Tredwell SJ, Leblanc JG, et al. Abdominal aortic injuries associated with chance fractures in pediatric patients. J Pediatr Surg. 2006;41(5):1184–90.

[87] de Gauzy JS, Jouve JL, Violas P, et al. Classification of chance fracture in children using magnetic resonance imaging. Spine (Phila Pa 1976). 2007;32(2):E89–92.

[88] Mulpuri K, Jawadi A, Perdios A, et al. Outcome analysis of chance fractures of the skeletally immature spine. Spine (Phila Pa 1976). 2007;32(24):E702–7.

[89] Carreon LY, Glassman SD, Campbell MJ. Pediatric spine fractures: a review of 137 hospital admissions. J Spinal Disord Tech. 2004;17(6):477–82.

[90] Kakihara T, Watanabe A, Imai C, et al. Chemotherapy–induced multiple vertebral compression fractures in a boy with acute lymphoblastic leukemia. Pediatr Int. 2002;44(6):683–5.

[91] Hasler C, Jeanneret B. Pediatric spinal injuries. Orthopade. 2002;31(1):65–73.

第 16 章　小儿脊柱：先天性畸形
Pediatric Spinal Column: Congenital Anomalies

Juliann Kwak Lee　Mauricio Silva　**著**

韩　渤　李　越　**译**　　张扬璞　尹　鹏　**校**

一、脊柱

（一）颅底凹陷症

颅底凹陷症是指齿状突升高进入颅底侵犯枕骨大孔。先天性颅底凹陷常伴有上颈椎的其他畸形，包括枕髁或寰椎发育不良、齿状突畸形、寰枕融合，以及寰椎异常所致侧块移位。颅底凹陷症常见于软骨发育不全和 Klippel-Feil 综合征患者[1]。

据推测，轴旁中胚层不足而导致的枕体节发育不良伴随斜坡（颅骨枕骨大孔向上至背鞍）缩短和枕骨大孔前后径扩大是导致先天性颅底凹陷形成的原因[2]。

随着齿状突向头端移位，脑干下部可能会受到影响。颅底凹陷症的儿童通常表现为颈部短小僵硬，也可能直到 10—30 岁才会出现症状[3]，但有时轻微外伤也会引起症状。临床上患者通常表现为颈部疼痛、肌肉无力、后索和脊髓丘脑束功能障碍、发际线低、颈部短小僵硬畸形，以及局限的斜颈[3]。

颅底凹陷症的诊断通常借助颈椎 X 线，Chamberlain、McGregor、McRae 和 Wackenheim 等几种测量方法被用来诊断颅底凹陷症[1]。尽管每种测量方法的定义不同，但各种方法都评估了枢椎齿状突向近端的移位程度。

齿状突的移位超过枕骨大孔开口水平往往会造成神经功能损伤[1]。尽管可以通过 X 线片检查有效地进行筛查，但磁共振成像（magnetic resonance imaging，MRI）可以更好评估神经结构是否存在潜在的侵犯牵引术通常被认为是颅底凹陷症的一线治疗方法，可以达到缓解齿状突对神经组织压迫的目的。如果牵引复位成功，可以通过后路固定融合术来维持复位；如果不能通过牵引取得复位，可能需要经口减压后再行后路固定融合术[3]。

（二）寰枢椎不稳与唐氏综合征

唐氏综合征（21 三体综合征）可能是最常见的人类畸形，在新生儿中发病率约为 1 : 660[4]。除了心脏表现、眼部表现、胃肠道表现、感染和内分泌失调[5-7]，多发性骨骼肌肉疾病也是唐氏综合征的重要表现，其中包括颈椎不稳、髋关节异常、髌股关节不稳和足部畸形等。韧带结构松弛是唐氏综合征患者常见的表现，与上述骨骼肌肉疾病的发生有关[8]。

在唐氏综合征患者中，颈椎不稳可出现于在枕颈交界处和寰枢椎交界处，其中寰枢椎不稳定更为常见[4, 8-19]。齿状突的完整性和寰椎横韧带的完整性是维持寰枢关节稳定的两个主要保障[20]。唐氏综合征患者寰椎横韧带松弛与$C_1 \sim C_2$水平的活动性增加相关[8]，从而导致C_1前弓后缘与C_2齿状突前缘之间的距离（即寰齿间距或 ADI）增加；随着 ADI 的增加，脊髓有效间隙（space available for the cord, SAC）减小。因此，ADI 的测量可用以评估脊髓受压的风险。据报道，唐氏综合征患者中有 10%～30% 的 ADI 大于 4～5mm[6, 8, 9, 21-24]。通常，ADI > 10mm 可导致 SAC 显著降低，最终导致脊髓病变的发生。虽然 ADI 的放射学评估可提供有关 SAC 的间接信息，但在过伸过屈位下利用 MRI 评估椎管空间已成为广受认可的一种定性评估脊髓和 SAC 的方法[6]。

有研究表明唐氏综合征患者中影像学表现异常（以 ADI 增加为代表）与神经系统异常并不直接相关[25]。因此，对唐氏综合征患者的评估必须包括详尽的活动量与活动类型记录、仔细的体格检查、神经系统检查以及颈椎的放射学评估。由颈椎不稳定引起的颈椎管狭窄可表现为活动减少、步态异常、生理反射亢进、原始反射存在以及丧失膀胱控制能力[4, 6]。

Pizutillo 和 Herman 提出了一种兼顾临床表现和放射学表现的唐氏综合征患者管理算法[6]。根据该算法，无症状且 ADI < 4.5mm 的患者可以继续进行充分的、不受限制的活动；无症状、无神经系统体征但 ADI 在 4.5～10mm 的患者，由于其存在相应风险，必须避免拳击、潜水、足球、体操、冰球、橄榄球、足球和摔跤等高强度活动；有症状、伴神经系统异常体征、ADI 在4.5～10mm、脊髓 MRI 表现正常的患者应进行严密的临床观察和活动限制；有症状且脊髓 MRI 表现异常的患者以及 ADI > 10mm 的患者应进行手术治疗。

如果选择手术治疗，外科医生应进行详细的

医学评估和术前计划。唐氏综合征患者出现术后并发症的风险较高，其主要包括伤口不愈合、感染、复位丢失、骨不连、关节不稳定和神经功能恶化[26]。手术医生应当与患者家属明确讨论手术的风险和收益。

（三）齿状突异常

齿状突缺如、齿状突发育不全和游离齿状突作为骨骼畸形的表现，常常出现在染色体 22q11.2 缺失综合征、唐氏综合征、Dyggve-Melchior-Clausen 综合征、Goldenhar 综合征、Hurler 综合征、Kozlowski 型脊柱干骺端发育不良病、Maroteaux-Lamy 综合征（黏多糖贮积病Ⅵ型）、骨骼发育不良综合征、Morquio 综合征、多发性骨骺发育不良、假性软骨发育不全、脊柱骨骺发育不良等多种先天性疾病中[4]。

完整且大小正常的齿状突对于保证$C_1 \sim C_2$稳定至关重要。齿状突先天性畸形包括齿状突缺如、齿状突发育不全和游离齿状突，导致寰齿关节的不相匹配，往往会引起在屈曲和伸展过程中$C_1 \sim C_2$的不稳定和脊髓的压迫[27]。对于假性软骨发育不全的患者，由于游离齿状突而导致的$C_1 \sim C_2$不稳定可能会随着年龄的增长而加重[28]；所以持续的临床监测至关重要。与其他伴有$C_1 \sim C_2$不稳定的疾病一样，先天性齿状突异常可表现出从轻度的局部症状（颈部疼痛、头痛）到严重的脊髓病等一系列不同的临床症状[29]。因此，完整的病史、仔细的体格检查和神经系统检查以及详尽的颈椎放射学评估是必不可少的。与唐氏综合征患者一样，获得包含活动类型和活动强度的完整病史信息对于先天性齿状突畸形的患者来说是至关重要的。尽管先天性齿状突畸形的患者可以承受日常的生理负荷，但轻微的外伤便可导致神经系统损伤。根据影像学检查中齿状突尖端的位置，游离齿状突可分为原位游离齿状突（齿状突尖端在解剖位置）或异位游离齿状突（齿状突尖端在任何其他位置）。患者的颈椎过伸过屈位 X 线片可用于明确颈椎不稳定的存在；而如果计划进行手术治疗，则应进行 CT 检查来评估游离齿状突的解剖结构以及其他相关的颈椎和颅底的异常。

有神经症状或有明显颈部疼痛的患者通常应考虑手术治疗[27]。$C_1 \sim C_2$ 固定融合术可以采用半刚性固定（钢丝或缆线）或刚性固定（螺钉、钢板、棒）来完成[4]。然而，在婴幼儿的小型骨头中进行刚性固定将是困难且危险的。

（四）寰枕融合（寰椎同化、寰椎枕化）

由第 4 枕骨和第 1 颈椎体节的分节不全而导致的枕部与寰椎融合可发生于人群中约 25% 的人[30]，其中寰枕融合按照融合程度分为部分融合和完全融合，按照融合性质又分为骨性融合和纤维性融合[31]。寰枕融合畸形很少单独出现，通常伴有颅底凹陷、Chiari 畸形、Klippel-Feil 综合征或 $C_2 \sim C_3$ 融合等其他畸形。

寰枕融合会对寰枢关节造成沉重的机械负荷，其通常与寰椎横韧带缺失或薄弱有关[33]，进一步可导致寰枢椎不稳定[1]。伴随着寰枢椎不稳定的进展，可能会发生颅底凹陷症[1]。寰枕融合患者通常出现四肢不稳、无力、麻木、反射亢进、痉挛、颈部短小、颈部活动受限和低发际线等症状[1, 32]。单侧寰枕融合的患儿可以出现斜颈畸形，对于怀疑存在单侧寰枕融合的患儿，应完善 X 线、CT 和 MRI 检查。

寰枕融合的患者，特别是伴有寰枢椎不稳的情况下，存在较高的风险发生严重神经功能损害甚至死亡。对于无节段性不稳定或无神经功能受损的患者，可以采取改变活动方式、支具和牵引等干预，而一旦出现神经系统症状和体征的患者应考虑手术治疗。对于 C_1 前弓与枕骨融合而不伴有寰枢椎不稳定的患者，可以考虑切除寰椎后部结构[1]。对于存在寰枢椎不稳定的患者，手术应同时包括减压和融合[1]。

（五）Klippel-Feil 综合征

颈椎部分椎体或全部椎体的先天性分节障碍是 Klippel-Feil 综合征的常见特征[34-36]，但 Klippel-Feil 综合征涉及的病变十分广泛，包括先天性脊柱侧弯、肋骨异常、耳聋、先天性翼状肩胛畸形、连带运动、颈肋、泌尿生殖系统异常和心血管疾病异常[36]。该综合征最初被描述为短颈、发际过低、颈椎活动严重受限三联征[37]；但是，现有研究表明在所有 Klippel-Feil 综合征患者中，出现三联征全部症状的患者少于 50%[34, 36]。据估计，Klippel-Feil 综合征在新生儿中发病率大约为 1：40 000，女性略多[38]。然而，Klippel-Feil 综合征的病因是复杂多样的。

Klippel-Feil 综合征的早期分类方法基于融合节段的解剖分布。随着遗传图谱的发展，遗传方式与最顶端的融合节段已被用作新的分类依据[39]：Klippel-Feil 1（KF1）为常染色体隐性遗传，C_1 处融合，伴或不伴的远端融合；Klippel-Feil 2（Kf 2）为常染色体显性遗传，$C_2 \sim C_3$ 为最顶端的融合节段；Klippel-Feil 3（KF 3）为常染色体显性或隐性遗传，C_1 和 $C_2 \sim C_3$ 的远端出现单独的融合节段；Klippel-Feil 4（KF 4）为伴 X 染色体显性遗传，与先天性颈椎融合有关，伴有先天性耳聋和 Duane 畸形（Wildervanck 综合征）[39]。

颈椎融合的类型和严重程度以及相关解剖异常会影响疾病的评估、病程和治疗。虽然在 X 线检查中偶尔会发现无症状的颈椎融合患者，但 Klippel-Feil 综合征的患者通常因疼痛、神经系统症状、伴或不伴颈椎活动受限等主诉而被诊断[36]。一旦发现颈椎融合，高质量的颈椎、胸椎和腰椎 X 线是十分必要的，以此来评估融合的程度、是否伴有其他结构异常以及监测脊柱侧弯的发展[36-40]。如果怀疑颈椎不稳或椎管狭窄，应进行磁共振成像检查以确定脊髓有效间隙、评估融合引起的椎管狭窄及其严重程度、排除脊髓其他结构异常（脊髓空洞、脊髓纵裂或脊髓栓系）[36]。由于 Klippel-Feil 综合征的受累组织众多，应考虑进行包括神经、心血管、肾脏、听力、胃肠道、呼吸系统和皮肤在内的全面评估[40]。

在临床上，Klippel-Feil 综合征患者的表现多种多样：患者可能没有任何症状仅在 X 线片上偶然发现颈椎融合；或由于颈椎异常导致颈部活动受限；或由于退行性改变而出现颈部疼痛或神经根性疼痛；或由于与颈椎胚胎发育时间相同的器官出现异常而产生的相关症状[36, 40]。即便临床表现可能不同，但关键是要识别患者存在 Klippel-Feil 综合征，以解决可能存在的颈椎不稳、活动过度、狭窄和退变等问题[34, 36, 41]。存在症状的颈椎不稳定的患者通常与以下三种融合模式有关：在枕颈融合的情况下存在 $C_2 \sim C_3$ 处融合；枕颈交界处异常合并多节段融合；由非融合节段隔开的两个融合节段。

大部分融合节段稳固的患者不会出现相关症状[35]。活动方式的改变、支具和牵引等对症治疗可以用于无节段性不稳定或无神经功能受损患者的治疗[40, 42]；然而，需要强调的是轻微的创伤事件会导致灾难性的脊髓损伤[1, 43-49]。对于出现神经系统症状及节段性不稳症状的患者应进行手术来获得颈椎稳定性[36]。

（六）肌性斜颈

斜颈表现为头部倾斜伴异常旋转，是由于先天性肌肉缩短所导致的原发畸形或继发于骨骼畸形、炎症或神经性疾病的畸形。高达 82% 的斜颈是先天性的[50]；Klippel-Feil 综合征及其相关的骨骼畸形、眼部疾病、臂丛神经麻痹以及涉及中枢神经系统的病变（颅后窝肿瘤、脊髓肿瘤、脊髓空洞和 Arnold-Chiari 畸形）是造成其余大多数病例的病因[50]。颅底凹陷、寰枕畸形、单侧 C_1 缺如、家族性颈椎发育不良、寰枢椎旋转性脱位等骨骼异常也可导致斜颈[35]。

胸锁乳突肌无痛挛缩会导致先天性肌性斜颈 - 同侧头部倾斜和对侧头部旋转。这种畸形通常在新生儿 2 月龄之前出现，常合并髋关节发育不良[51, 52]、跖骨内收畸形和马蹄内翻足[53]。虽然先天性肌性斜颈的病因尚不明确，但可能的病因包括肌肉内出血或筋膜间隔综合征引起的胸锁乳突肌纤维化[54]、原发性肌病或宫内压迫[55]。

二、脊髓

（一）脊髓脊膜膨出

神经管缺陷是最常见的严重致残性中枢神经系统先天缺陷，包括脊髓和大脑[56]。神经管缺陷的主要类型是无脑畸形、脑膨出和脊柱裂。脊柱裂包括脑膜膨出和脊膜膨出。脑膜膨出的特点是脊椎后部结构缺失导致囊状突起，囊内有脑脊膜，但没有脊髓；这是最低程度的残疾。脊髓脊膜膨出更为常见，包含脊膜和脊髓的囊状物通过脊椎后方结构缺失部位的突出。在脊髓脊膜膨出中不可避免地伴随神经功能的缺损，进而导致残疾。在脊髓脊膜膨出中，含有神经内容物的囊性突起可以发生在脊柱的任何部位，但腰椎最常见，且残疾程度取决于病变所处的脊柱水平。

神经系统通过形成管状结构或神经管而发

育，神经管的闭合在妊娠的第 24～26 天完成。脊髓脊膜膨出被认为是因神经管未能融合或先前闭合的神经管发生破裂后形成的。因此，脊髓脊膜膨出是指脊髓和脊膜通过椎体后弓的缺损突出最终形成囊样囊肿。通常情况下，这种突起没有皮肤覆盖。其他可能同时伴随的畸形包括脊髓分裂畸形、脊髓纵裂和椎骨异常，并可能导致先天性脊柱侧弯和脊柱后凸。

在美国，脊髓脊膜膨出的发病率低于 1/1000。出生时女性比男性发病率高，比例为 1.2：1.0。神经管缺陷的确切病因尚不清楚，但可能的诱发因素有糖尿病、家族史、接触抗惊厥药或营养、饮食缺乏[57]。研究资料表明，维生素缺乏，尤其是叶酸缺乏，在神经管缺陷的发病机制中起一定作用，这提示补充叶酸可能预防该病的发生[58-60]。目前，美国食品药品管理局建议计划怀孕的育龄女性在受孕前和妊娠早期服用 0.4mg 叶酸。疾病控制和预防中心也建议高危女性每天服用 4mg 叶酸。随着技术进步，通过血清标志物以及更精细的超声和影像手段可进行更加准确的产前诊断。

脊髓脊膜膨出可在子宫内被确诊。血清标志物中，甲胎蛋白的升高与胎儿神经管缺陷相关，是母体筛查试验的重要部分。如果检测到母体甲胎蛋白水平升高，则需要进行羊膜穿刺术检测羊水中的甲胎蛋白。此外，对胎儿的超声检查可用于确诊和评价胎儿是否合并其他异常。

脑积水是指脑脊液（cerebrospinal fluid，CSF）产生和吸收之间的不平衡所导致的一种疾病。超过 90% 的脊髓脊膜膨出患儿也同时合并有脑积水。脑积水的发病率与病变的神经水平有关；神经病变水平越高其发生率越大。CSF 分流术通常可缓解脑积水。不需要进行分流术的脑积水患儿在上肢功能、躯干平衡和步态方面预后较好[61]。

对脊髓脊膜膨出新生儿的手术治疗是在出生后 48h 内进行囊闭合术，随后进行脑室腹膜分流术治疗脑积水。及时通过手术闭合暴露的神经组织可预防脊柱感染并提高患者生存率。最近一项前瞻性研究表明，在子宫内囊闭合治疗可能对患者的运动能力有益，并减少脑室腹膜分流术的需求，但是对泌尿系统功能无改善[62]。此研究还注意到，子宫内囊闭合治疗可能导致母亲和胎儿的发病率/死亡率提高。此外，神经外科医师应积极评估分流不畅、Arnold-Chiari Ⅱ 畸形造成的脑干损害、脊髓空洞症的发展以及与脊髓栓系一致的症状[63, 64]。

分流不畅或感染可导致神经功能进一步恶化，此类分流失效的表现包括恶心、呕吐和严重头痛。脑积水也可导致脊髓空洞症，即脊髓中央管积液扩大引起的疾病。脊髓空洞症可导致脊髓脊膜膨出患者出现包括下肢瘫痪水平升高、进行性脊柱侧弯和上肢无力等问题。脑干异常与 Arnold Chiari 畸形一样，可与脑积水并发 Ⅱ 型 Chiari 畸形最常见于脊髓脊膜膨出患儿，表现为延髓经枕骨大孔向尾侧移位进入颈椎椎管。这种移位会引起下脑神经功能障碍，症状可能包括眼球震颤、喘鸣、吞咽困难和咳嗽反射抑制。脊髓栓系也是脊髓脊膜膨出患儿的伴发表现。脊髓栓系的临床表现为运动功能丧失、下肢痉挛（如内侧腘绳肌、踝关节背屈和外翻肌群）、6 岁前发生脊柱侧弯、腰椎前凸增加和泌尿功能变化。

对泌尿系统的评估从出生后进行尿动力学检查评估膀胱功能开始。泌尿外科治疗的目标包括维持控尿功能、保留肾功能和尽量减少尿路感染的频率。

脊髓脊膜膨出患者存在乳胶过敏，这可能是在出生后因反复暴露而获得的。这种过敏反应是经 IgE 介导的 Ⅰ 型超敏反应，可引起全身性过敏反应和死亡。

脊髓脊膜膨出可以按照病变所处的 3 个不同神经区域进行分类。Ⅰ类患者的病变位于胸椎或高位腰椎，以股四头肌功能丧失为特征。这些患者不太可能具备行走能力。第 Ⅱ 类患者的病变位于低位腰椎水平，股四头肌和内侧腘绳肌功能良好，臀中肌力量较差。这些患者可能有一定行走能力，尽管需要 AFO 和辅助器具协助保持稳定。Ⅲ类患者病变水平较低，常位于骶骨处，致残极少，可以在没有外部支撑的情况下行走，也可能不需要任何矫形器。病变位于 L_4 和 L_3 之间的儿童是否有独立行走能力取决于膝关节是否可以伸展。行走的先决条件包括脊柱矢状面和冠状面平衡、无髋关节和膝关节挛缩以及足部柔软或足部有足够的支撑。

（二）脊髓栓系和隐性脊柱闭合不全

1. 脊髓栓系综合征

脊髓栓系综合征是指脊髓受到来自于异常的低位病理性固定或牵拉，使脊髓发生机械拉伸、扭转并可能引起缺血[65]。包括脊髓脊膜膨出和隐匿性椎管闭合不全在内的许多病变都可能造成脊髓栓系。

脊髓栓系影响感觉运动、泌尿和骨骼的区域并产生症状。感觉运动症状表现为疼痛、行走延迟、感觉缺失和运动无力[66]。泌尿功能障碍开始表现为排空不全导致的持续性尿路感染、尿失禁或阳痿、继发于反流的肾积水。脊髓栓系对骨骼结构的影响主要表现为步态障碍、进行性足部畸形和脊柱侧弯[67, 68]。首选的影像诊断方式是 MRI。通过对脊髓进行完整评价以排除如脊髓空洞或 Chiari 畸形在内的异常非常重要。

脊髓栓系的治疗方法是通过后路手术进行松解[69]。许多人主张即使患者无症状，也应行

松解术，以防止未来发生神经功能恶化。症状持续时间较短的患者行松解术后可以获得较好的预后[65]。

2. 隐性脊柱闭合不全

隐性脊柱闭合不全（occult spinal dysraphism, OSD）是指以脊柱中线间充质、骨性或神经结构不完全融合为特征的一系列先天性异常。这种畸形被认为是由于早期胚胎形成过程中背侧中线结构的形成不全所致。隐匿性脊柱闭合不全表现为无神经组织暴露的皮损样病变，如无局灶性毛发斑、尾侧附属物或血管瘤等[70, 71]。这些病变既可以单独存在，也可以同时出现，且通常与上述的典型腰骶部的中线皮肤改变有关。构成 OSD 的一系列特定病理表现包括分裂索畸形、终丝综合征、脂肪脊髓脊膜膨出、真皮窦道、神经肠囊肿和骶前脊膜膨出。OSD 的真实发病率尚不清楚。OSD 通常仅在有皮肤红斑或其他皮肤症状的患者中被诊断，或在调查无关问题后偶然发现，这一点是与脊髓脊膜膨出不同的[72]。

（三）脊髓分裂症

脊髓分裂症是脊髓被纤维带或骨性间隔纵向劈裂的一种闭合性神经管缺损。如 Pang 及其同事在 1993 年所描述，脊髓分裂畸形可分为两种类型[73, 74]。两种类型之间的机制是相同的，原肠胚形成过程中中线外内胚层粘连束的缺陷决定了两种脊髓分裂畸形之间的区别。Ⅰ 型，旧称脊髓纵裂，是指脊髓被从椎体至椎弓根的骨性分隔分为两个脊髓半索，分别包含在单独的硬膜管内。该间隔是刚性的且在硬膜外。Ⅱ 型，脊髓半索位于同一硬膜管内，无硬膜外的刚性间隔。

脊髓分裂症通常见于女性，初期表现可能为先天性椎体异常、半椎体和椎体分节不全引起的脊髓功能障碍或脊柱侧弯[75, 76]。50%～80% 的脊

髓分裂症患者有皮肤表现，但此表现的位置与脊髓病变的层面无关。分裂脊髓的上下端脊髓一般正常且对称，但 10% 的脊髓分裂表现为不对称分裂。

神经系统症状可能成年后才出现，此时脊髓被隔膜或骨性间隔牵拉，从而限制了脊髓的上升。患者平均就诊年龄最早为 5 岁，常表现为步态障碍。首次就诊的成人常见的主诉为腰痛或腿部放射痛。脊髓受牵拉或发生栓系还会引起包括感觉变化、泌尿功能障碍、脊柱曲度异常、典型的脊柱侧后凸畸形等症状。

影像学检查可选择 MRI，冠状位和轴向位可以清楚地显示裂髓畸形。应评估整个脊柱，以发现任何其他继发性隐匿性脊柱裂，如相关的紧密终丝、脂肪瘤、皮样囊肿或第二骨刺。

手术适应证包括出现进行性神经功能损害、脊柱侧弯手术前预防性切除骨性分隔或松解脊髓栓系。手术目标是松解纤维、骨性分隔对脊髓的牵拉，以缓解症状、保留脊髓功能和逆转受损的神经功能[77]。手术并发症包括持续性 CSF 漏和罕见的硬膜外出血。通过手术，长期存在的畸形和脊柱侧弯不太可能改善，但研究表明胃肠和膀胱功能障碍的改善率可高达 40%。神经感觉运动可恢复 5%～10%，疼痛的改善往往较明显[77]。

（四）皮肤窦道

皮肤窦道由从皮肤表面延伸至脊髓筋膜、硬脊膜或脊髓的上皮内衬道组成，是神经管闭合不完全的残留物。它们是由神经管与真皮外胚层的异常粘连所致。这些病变可见于沿神经轴背侧中线的任何部位，以腰骶部多见[78]。腰骶束沿中线上升至发育终点，而颅真皮窦从其发育起点下降。真皮窦可作为孤立性病变发生，也可合并其他脊柱闭合不全，如脊髓分裂症和中线骨异常[78, 79]。

皮肤窦道中小的凹陷或开口在体格检查中可能被忽略，窦道可能在出现脊髓栓系或持续感染症状后才被发现。慢性脑膜炎发作，特别是由不寻常的微生物引起的脑膜炎，以及硬膜外和已有被报道过的硬膜下脓肿[81] 通常是导致皮肤窦道被初次发现的指征。皮肤窦道可伴有 CSF 流出、硬膜内皮样或表皮样囊肿及脊髓栓系。与皮肤窦道相关的常见皮肤表现包括凹坑、扁平毛细血管瘤、多毛症、皮下脂肪瘤、凹坑中的碎屑或液体引流和局部感染体征。除与脊髓栓系一致的症状外，常见的神经系统表现是继发于硬膜内皮样囊肿生长占位效应的脊髓压迫。

基于其临床表现，皮肤窦道即可诊断，但有必要进行 MRI 检查以确定窦道受累的程度以及任何相关的脊柱病理改变[78-82]。过去的治疗包括浅表病灶切除或硬膜内手术探查[79]。然而目前建议通过手术探查皮肤窦道至其终点，并切除末端皮样瘤[83, 84]。

（五）脂肪脊膜膨出

脂肪脊膜膨出类似于闭合性脊髓脊膜膨出，不同的是此类膨出中神经成分留在内部，只有脂肪瘤团块突出于脊柱缺损处。这在新生儿中通常可能表现为中线背侧腰骶部区域的皮下肿块，可伴有皮肤表现以及肛门直肠和泌尿生殖系统异常[85]。年龄＞1 岁的儿童可能出现与脊髓栓系综合征一致的进行性症状。

脂肪脊膜膨出的存在早在胎儿位于子宫内就能被检测，但通过超声技术仍难以排除脊髓脊膜膨出[86]。首选的影像学检查是 MRI，在 T_1 加权图像上脂肪肿瘤清晰可见。脂肪脑膜膨出的典型 MRI 表现为低位脊髓圆锥，伴随着脂肪肿块位于圆锥背侧或尾侧。

脂肪脑膜膨出的推荐治疗方式为手术切除

和松解。脂肪瘤切除的首选时机是在婴儿期，通过预防手术以防止神经运动功能恶化和泌尿系统功能障碍的发生[87, 88]。早期手术已被证明是有效和安全的，并最大限度地提高器官功能和预期结果。脂肪脑膜膨出常常合并骨性畸形，最常见的是内翻或马蹄内翻足畸形，因此也需要进行骨科专科评估[89]。

（六）终丝综合征

终丝是一种黏弹性带，可稳定脊髓远端，减少其在椎管内的运动。然而某些病理改变如异常增厚或脂肪浸润可引起其张力增高或脊髓牵拉，从而导致脊髓栓系综合征[90]。肥大的终丝可将脊髓圆锥束缚在较低的位置，阻止脊髓随着发育自然上升。圆锥通常位于 L_1~L_2 间隙，但如果在 5 岁或以上时位于 L_2 以下则为异常。尽管终丝异常可能出现明显的皮肤表现，但首发症状常是进行性泌尿系统功能障碍和膀胱活动不协调，与脊髓栓系体征一致。骨科表现包括进行性脊柱侧弯、腿 / 足萎缩、下肢无力或痉挛[91-93]。

磁共振成像是评估终丝病理改变的最佳方式。MRI 可清楚地显示向尾侧移位的终丝和被牵拉的脊髓圆锥的位置，T_1 加权扫描中可见终丝脂肪浸润或增厚[94]。一旦确诊终丝综合征，建议有症状的患者进行外科手术切除或松解终丝，以缓解对脊髓的牵拉效应。许多外科医生也提倡对具有低位圆锥的无症状患者进行预防性终丝松解或切除术，以防止将来出现神经或运动功能恶化[95]。

（七）神经肠囊肿

脊髓神经肠囊肿，也称为肠源性囊肿，是一种罕见的先天性异常，被认为是来源于胚胎形成第 3 周原始内胚层和外胚层之间的异常连接。这种异常连接导致脊柱中轴处的病变，类似于胃肠道的异位黏液分泌上皮[96]。这些囊肿不一定局限于脊柱，也可见于脑、纵隔、腹部、盆腔内或皮下区域。大多数神经肠囊肿位于硬膜内 / 髓外间隙，而不到 10% 的病变位于硬膜内 / 髓内或硬膜外位置。神经肠囊肿通常被描述为位于颈部脊髓前方或前外侧的孤立性病变[96]。如果存在骨性异常，病变很可能累及前柱。然而其他研究表明，这些囊肿也发生在胸腰段脊髓背侧。通常，囊肿的存在可能与另一种形式的隐匿性脊柱闭合不全、脊柱侧弯和脊柱裂有关[97]。此外，神经肠囊肿可与胃肠道、肾脏和心脏系统的内脏异常并存。

成人患者可表现为局灶性背痛、脊髓病理性改变或神经根症状。儿童患者的临床表现更多变，包括脑膜炎、尿失禁和截瘫。与前面讨论的脊柱病变一样，MRI 特别是在 T_2 加权像中，可以清楚地显示神经肠囊肿的位置以及揭示其他相关的异常。手术切除是首选的治疗方法，目标是在不损害神经的情况下完全切除。大多数囊肿位于硬膜内 / 髓外，可使解剖分离更加直观、切除更加彻底。通过完全手术切除基本上可以解决囊肿引起的神经运动缺陷。然而位于硬膜内的囊肿可能含有粘连，仅可部分切除，这会增加囊肿复发和神经运动功能损害复发的风险。

（八）骶前脊膜膨出

骶前脊膜膨出是一种罕见的脊柱闭合不全，典型出现于骶骨处，硬膜囊通过脊柱前表面的缺损疝出。疝囊通常由硬脑膜外膜和蛛网膜内膜组成，含有 CSF 和异常的神经成分。骶前脊膜膨出可同时伴有泌尿生殖系统畸形[98]。但与典型的脊髓脊膜膨出不同，骶前脊膜膨出不合并脑积水及 Chiari 畸形。

这种疾病通常在成年期表现为盆腔肿块，患者主诉为盆腔结构受压[99]。当婴儿和儿童出现症状时，他们的主诉是慢性便秘或排尿困难[100]。正位 X 线片可显示骶骨透亮缺损或完全缺如。腹部超声可帮助诊断骶前脊膜膨出并与盆腔囊性肿块相鉴别。但 MRI 是显示椎管与脊柱前方结构相互交通的最佳影像学方式[100]。

有报道称，骶前脊膜膨出可出现分娩时的盆腔梗阻[101]，或在如脑膜炎等感染后出现直肠侵犯或窦道形成[102, 103]。因此建议骶前脊膜膨出患者应行手术关闭膨出的脊膜与蛛网膜下腔的交通，切除膨出的脊膜，使骨盆结构减压[105, 106]。此外，如有必要应进行脊髓栓系的松解。

（九）骶骨发育不全

骶骨发育不全是一种罕见的先天性疾病，指骶骨下段和尾椎部分节段或全部缺失[107, 108]。通常这种脊柱疾病伴随着广泛的其他异常[109]，特别是胃肠道系统和泌尿生殖道异常[110, 111]。儿童通常会表现出持续性尿路感染、膀胱功能障碍和便秘。典型的临床表现包括"佛"坐位，即手臂放在髋关节上，在坐位时为上脊柱提供支持。患者经常合并出现膝关节屈曲挛缩和马蹄内翻足。治疗应基于个体的矫形需求[112]。下肢挛缩和畸形可松解矫正。坐位失衡或不适的患者可能需要进行腰骶至骨盆的固定。

参 考 文 献

[1] Klimo P, Rao G, Brockmeyer D. Congenital anomalies of the cervical spine. Neurosurg Clin N Am. 2007;18:463–78.

[2] Marin-Padilla M. Cephalic axial skeletal-neural dysraphic disorders: embryology and pathology. Can J Neurol Sci. 1991;18:153–69.

[3] Goel A, Bhatjiwale M, Desai K. Basilar invagination: a study based on 190 surgically treated patients. J Neurosurg. 1998;88:962–8.

[4] McKay SD, Al-Omari A, Tomlinson LA, et al. Review of cervical spine anomalies in genetic syndromes. Spine (Phila Pa 1976). 2012;37:E269–77.

[5] Mik G, Gholve PA, Scher DM, et al. Down syndrome: orthopedic issues. Curr Opin Pediatr. 2008;20:30–6.

[6] Pizzutillo PD, Herman MJ. Cervical spine issues in Down syndrome. J Pediatr Orthop. 2005;25:253–9.

[7] van Allen MI, Fung J, Jurenka SB. Health care concerns and guidelines for adults with Down syndrome. Am J Med Genet. 1999;89:100–10.

[8] Caird MS, Wills BP, Dormans JP. Down syndrome in children: the role of the orthopaedic surgeon. J Am Acad Orthop Surg. 2006;14:610–9.

[9] Brockmeyer D. Down syndrome and craniovertebral instability. Topic review and treatment recommendations. Pediatr Neurosurg. 1999;31:71–7.

[10] Burke SW, French HG, Roberts JM, et al. Chronic atlantoaxial instability in Down syndrome. J Bone Joint Surg Am. 1985;67:1356–60.

[11] Davidson RG. Atlantoaxial instability in individuals with Down syndrome: a fresh look at the evidence. Pediatrics. 1988;81:857–65.

[12] Hankinson TC, Anderson RC. Craniovertebral junction abnormalities in Down syndrome. Neurosurgery. 2010;66:32–8.

[13] Martel W, Tishler JM. Observations on the spine in mongoloidism. Am J Roentgenol Radium Ther Nucl Med. 1966; 97:630–8.

[14] Martel W, Uyham R, Stimson CW. Subluxation of the atlas causing spinal cord compression in a case of Down's syndrome with a "manifestation of an occipital vertebra". Radiology. 1969;93:839–40.

[15] Menezes AH, Ryken TC. Craniovertebral abnormalities in Down's syndrome. Pediatr Neurosurg. 1992;18:24–33.

[16] Morton RE, Khan MA, Murray-Leslie C, et al. Atlantoaxial instability in Down's syndrome: a five year follow up study. Arch Dis Child. 1995;72:115–8.

[17] Nader-Sepahi A, Casey AT, Hayward R, et al. Symptomatic atlantoaxial instability in Down syndrome. J Neurosurg. 2005;103:231–7.

[18] Pueschel SM, Scola FH. Atlantoaxial instability in individuals with Down syndrome: epidemiologic, radiographic, and clinical studies. Pediatrics. 1987;80:555–60.

[19] Pueschel SM, Scola FH, Pezzullo JC. A longitudinal study of atlanto-dens relationships in asymptomatic individuals with Down syndrome. Pediatrics. 1992;89:1194–8.

[20] White AA, Panjabi MM. The clinical biomechanics of the

occipitoatlantoaxial complex. Orthop Clin North Am. 1978; 9:867–78.

[21] Doyle JS, Lauerman WC, Wood KB, et al. Complications and long–term outcome of upper cervical spine arthrodesis in patients with Down syndrome. Spine (Phila Pa 1976). 1996;21:1223–31.

[22] Ferguson RL, Putney ME, Allen BL. Comparison of neurologic deficits with atlanto–dens intervals in patients with Down syndrome. J Spinal Disord. 1997;10:246–52.

[23] Pueschel SM, Scola FH, Tupper TB, et al. Skeletal anomalies of the upper cervical spine in children with Down syndrome. J Pediatr Orthop. 1990;10:607–11.

[24] Taggard DA, Menezes AH, Ryken TC. Treatment of Down syndrome–associated craniovertebral junction abnormalities. J Neurosurg. 2000;93:205–13.

[25] Roy M, Baxter M, Roy A. Atlantoaxial instability in Down syndrome—guidelines for screening and detection. J R Soc Med. 1990;83:433–5.

[26] Crostelli M, Mariani M, Mazza O, et al. Cervical fixation in the pediatric patient: our experience. Eur Spine J. 2009;18(Suppl 1):20–8.

[27] Klimo P, Coon V, Brockmeyer D. Incidental os odontoideum: current management strategies. Neurosurg Focus. 2011;31:E10.

[28] Shetty GM, Song HR, Unnikrishnan R, et al. Upper cervical spine instability in pseudoachondroplasia. J Pediatr Orthop. 2007;27:782–7.

[29] Rowland LP, Shapiro JH, Jacobson HG. Neurological syndromes associated with congenital absence of the odontoid process. AMA Arch Neurol Psychiatry. 1958;80: 286–91.

[30] McRae DL, Barnum AS. Occipitalization of the atlas. Am J Roentgenol Radium Ther Nucl Med. 1953;70:23–46.

[31] Ryken TC, Menezes AH. Cervicomedullary compression by separate atlantal lateral mass. Pediatr Neurosurg. 1993;19:165–8.

[32] Hensinger RN. Osseous anomalies of the craniovertebral junction. Spine (Phila Pa 1976). 1986;11:323–33.

[33] Wackenheim A. Occipitalization of the ventral part and vertebralization of the dorsal part of the atlas with insufficiency of the transverse ligament. Neuroradiology. 1982;24:45–7.

[34] Kaplan KM, Spivak JM, Bendo JA. Embryology of the spine and associated congenital abnormalities. Spine J. 2005;5:564–76.

[35] Theiss SM, Smith MD, Winter RB. The long–term follow–up of patients with Klippel–Feil syndrome and congenital scoliosis. Spine (Phila Pa 1976). 1997;22:1219–22.

[36] Tracy MR, Dormans JP, Kusumi K. Klippel–Feil syndrome: clinical features and current understanding of etiology. Clin Orthop Relat Res. 2004;424:183–90.

[37] Klippel M, Feil A. The classic: a case of absence of cervical vertebrae with the thoracic cage rising to the base of the cranium (cervical thoracic cage). Clin Orthop Relat Res. 1975;109:3–8.

[38] Thomsen MN, Schneider U, Weber M, et al. Scoliosis and congenital anomalies associated with Klippel–Feil syndrome types I–III. Spine (Phila Pa 1976). 1997;22:396–401.

[39] Clarke RA, Catalan G, Diwan AD, et al. Heterogeneity in Klippel–Feil syndrome: a new classification. Pediatr Radiol. 1998;28:967–74.

[40] Herman MJ, Pizzutillo PD. Cervical spine disorders in children. Orthop Clin North Am. 1999;30:457–66, ix.

[41] Pizzutillo PD, Woods M, Nicholson L, et al. Risk factors in Klippel–Feil syndrome. Spine (Phila Pa 1976). 1994;19:2110–6.

[42] Copley LA, Dormans JP. Cervical spine disorders in infants and children. J Am Acad Orthop Surg. 1998;6:204–14.

[43] Ducker TB. Cervical myeloradiculopathy: Klippel–Feil deformity. J Spinal Disord. 1990;3:439–40.

[44] Elster AD. Quadriplegia after minor trauma in the Klippel–Feil syndrome. A case report and review of the literature. J Bone Joint Surg Am. 1984;66:1473–4.

[45] Epstein NE, Epstein JA, Zilkha A. Traumatic myelopathy in a seventeen–year–old child with cervical spinal stenosis (without fracture or dislocation) and a C2–C3 Klippel–Feil fusion. A case report. Spine (Phila Pa 1976). 1984;9:344–7.

[46] Hall JE, Simmons ED, Danylchuk K, et al. Instability of the cervical spine and neurological involvement in Klippel–Feil syndrome. A case report. J Bone Joint Surg Am. 1990;72:460–2.

[47] Rouvreau P, Glorion C, Langlais J, et al. Assessment and neurologic involvement of patients with cervical spine congenital synostosis as in Klippel–Feil syndrome: study of 19 cases. J Pediatr Orthop B. 1998;7:179–85.

[48] Sherk HH, Dawoud S. Congenital os odontoideum with Klippel–Feil anomaly and fatal atlanto–axial instability. Report of a case. Spine (Phila Pa 1976). 1981;6:42–5.

[49] Southwell RB, Reynolds AF, Badger VM, et al. Klippel–Feil syndrome with cervical compression resulting from cervical subluxation in association with an omo–vertebral bone. Spine (Phila Pa 1976). 1980;5:480–2.

[50] Ballock RT, Song KM. The prevalence of nonmuscular causes of torticollis in children. J Pediatr Orthop. 1996;16:500–4.

[51] Hummer CD, MacEwen GD. The coexistence of torticollis and congenital dysplasia of the hip. J Bone Joint Surg Am. 1972;54:1255–6.

[52] von HJ, Green DW, Burke SW, et al. The relationship between developmental dysplasia of the hip and congenital muscular torticollis. J Pediatr Orthop. 2006;26:805–8.

[53] Lincoln TL, Suen PW. Common rotational variations in children. J Am Acad Orthop Surg. 2003;11:312–20.

[54] Davids JR, Wenger DR, Mubarak SJ. Congenital muscular torticollis: sequela of intrauterine or perinatal compartment syndrome. J Pediatr Orthop. 1993;13:141–7.

[55] Tang S, Liu Z, Quan X, et al. Sternocleidomastoid pseudotumor of infants and congenital muscular torticollis: fine–structure research. J Pediatr Orthop. 1998;18:214–8.

[56] Northrup H, Volcik KA. Spina bifida and other neural tube defects. Curr Probl Pediatr. 2000;30:313–32.

[57] Sandler AD. Children with spina bifida: key clinical issues. Pediatr Clin North Am. 2010;57:879–92.

[58] Folic acid for the prevention of neural tube defects. American Academy of Pediatrics. Committee on Genetics. Pediatrics. 1999;104:325–7.

[59] Oakley GP. Elimination of folic acid–preventable neural tube defects. Am J Prev Med. 2008;35:606–7.

[60] Wolff T, Witkop CT, Miller T, et al. Folic acid supplementation for the prevention of neural tube defects: an update of the evidence for the U.S. Preventive Services Task Force. Ann Intern Med. 2009;150:632–9.

[61] Battibugli S, Gryfakis N, Dias L, et al. Functional gait comparison between children with myelomeningocele: shunt versus no shunt. Dev Med Child Neurol. 2007;49:764–9.

[62] Adzick NS, Thom EA, Spong CY, et al. A randomized trial of prenatal versus postnatal repair of myelomeningocele. N Engl J Med. 2011;364:993–1004.

[63] Ansari S, Nejat F, Yazdani S, et al. Split cord malformation associated with myelomeningocele. J Neurosurg. 2007; 107:281–5.

[64] Piatt JH, Jr. Syringomyelia complicating myelomeningocele: review of the evidence. J Neurosurg. 2004;100:101–9.

[65] Cornette L, Verpoorten C, Lagae L, et al. Tethered cord syndrome in occult spinal dysraphism: timing and outcome of surgical release. Neurology. 1998;50:1761–5.

[66] James HE, Walsh JW. Spinal dysraphism. Curr Probl Pediatr. 1981;11:1–25.

[67] Archibeck MJ, Smith JT, Carroll KL, et al. Surgical release of tethered spinal cord: survivorship analysis and orthopedic outcome. J Pediatr Orthop. 1997;17:773–6.

[68] McGirt MJ, Mehta V, Garces–Ambrossi G, et al. Pediatric tethered cord syndrome: response of scoliosis to untethering procedures. Clinical article. J Neurosurg Pediatr. 2009;4:270–4.

[69] Lew SM, Kothbauer KF. Tethered cord syndrome: an updated review. Pediatr Neurosurg. 2007;43:236–48.

[70] Singh DK, Kumar B, Sinha VD, et al. The human tail: rare lesion with occult spinal dysraphism—a case report. J Pediatr Surg. 2008;43:e41–3.

[71] Tubbs RS, Wellons JC, Iskandar BJ, et al. Isolated flat capillary midline lumbosacral hemangiomas as indicators of occult spinal dysraphism. J Neurosurg. 2004;100:86–9.

[72] Guggisberg D, Hadj–Rabia S, Viney C, et al. Skin markers of occult spinal dysraphism in children: a review of 54 cases. Arch Dermatol. 2004;140:1109–15.

[73] Pang D. Split cord malformation: Part II: Clinical syndrome. Neurosurgery. 1992;31:481–500.

[74] Pang D, Dias MS, Ahab–Barmada M. Split cord malformation: Part I: A unified theory of embryogenesis for double spinal cord malformations. Neurosurgery. 1992;31:451–80.

[75] Ersahin Y, Mutluer S, Kocaman S, et al. Split spinal cord malformations in children. J Neurosurg. 1998;88:57–65.

[76] Mahapatra AK. Split cord malformation—A study of 300 cases at AIIMS 1990–2006. J Pediatr Neurosci. 2011;6:S41–5.

[77] Proctor MR, Scott RM. Long–term outcome for patients with split cord malformation. Neurosurg Focus. 2001;10:e5.

[78] Radmanesh F, Nejat F, El KM. Dermal sinus tract of the spine. Childs Nerv Syst. 2010;26:349–57.

[79] Ackerman LL, Menezes AH. Spinal congenital dermal sinuses: a 30–year experience. Pediatrics. 2003;112:641–7.

[80] Wang YM, Chuang MJ, Cheng MH. Infected spinal dermal sinus tract with meningitis: a case report. Acta Neurol Taiwan. 2011;20:188–91.

[81] Chen CY, Lin KL, Wang HS, et al. Dermoid cyst with dermal sinus tract complicated with spinal subdural abscess. Pediatr Neurol. 1999;20:157–60.

[82] Barkovich AJ, Edwards MS, Cogen PH. MR evaluation of spinal dermal sinus tracts in children. Am J Neuroradiol. 1991;12:123–9.

[83] Ackerman LL, Menezes AH, Follett KA. Cervical and thoracic dermal sinus tracts. A case series and review of the literature. Pediatr Neurosurg. 2002;37:137–47.

[84] Coumans JV, Walcott BP, Redjal N, et al. En bloc excision of a dermal sinus tract. J Clin Neurosci. 2011;18:554–8.

[85] Rendeli C, Ausili E, Tabacco F, et al. Urodynamic evaluation in children with lipomeningocele: timing for neurosurgery, spinal cord tethering and followup. J Urol. 2007;177:2319–24.

[86] Sharony R, Aviram R, Tohar M, et al. Prenatal sonographic detection of a lipomeningocele as a sacral lesion. J Clin Ultrasound. 2000;28:150–2.

[87] Macejko AM, Cheng EY, Yerkes EB, et al. Clinical urological outcomes following primary tethered cord release in children younger than 3 years. J Urol. 2007;178: 1738–42.

[88] Satar N, Bauer SB, Scott RM, et al. Late effects of early surgery on lipoma and lipomeningocele in children less than 1 year old. J Urol. 1997;157:1434–7.

[89] Gourineni P, Dias L, Blanco R, et al. Orthopaedic deformities associated with lumbosacral spinal lipomas. J Pediatr Orthop. 2009;29:932–6.

[90] Tehli O, Hodaj I, Kural C, et al. A comparative study of histopathological analysis of filum terminale in patients with tethered cord syndrome and in normal human fetuses. Pediatr Neurosurg. 2011;47:412–6.

[91] Steinbok P, Kariyattil R, MacNeily AE. Comparison of section of filum terminale and non–neurosurgical management for urinary incontinence in patients with normal conus position and possible occult tethered cord syndrome. Neurosurgery. 2007;61:550–5.

[92] Chern JJ, Dauser RC, Whitehead WE, et al. The effect of tethered cord release on coronal spinal balance in tight filum terminale. Spine (Phila Pa 1976). 2011;36:E944–9.

[93] Cornips EM, Vereijken IM, Beuls EA, et al. Clinical characteristics and surgical outcome in 25 cases of

childhood tight filum syndrome. Eur J Paediatr Neurol. 2012;16:103–17.

[94] Fabiano AJ, Khan MF, Rozzelle CJ, et al. Preoperative predictors for improvement after surgical untethering in occult tight filum terminale syndrome. Pediatr Neurosurg. 2009;45:256–61.

[95] Wehby MC, O'Hollaren PS, Abtin K, et al. Occult tight filum terminale syndrome: results of surgical untethering. Pediatr Neurosurg. 2004;40:51–7.

[96] de Oliveira RS, Cinalli G, Roujeau T, et al. Neurenteric cysts in children: 16 consecutive cases and review of the literature. J Neurosurg. 2005;103:512–23.

[97] Rauzzino MJ, Tubbs RS, Alexander E, et al. Spinal neurenteric cysts and their relation to more common aspects of occult spinal dysraphism. Neurosurg Focus. 2001;10:e2.

[98] Savage JJ, Casey JN, McNeill IT, et al. Neurenteric cysts of the spine. J Craniovertebr Junction Spine. 2010;1:58–63.

[99] Liu L, Li J, Huang S, et al. Adult anterior sacral meningoceles misdiagnosed as pelvic cysts. Br J Neurosurg. 2011;25: 532–3.

[100] Mohta A, Das S, Jindal R. Anterior sacral meningocele presenting as constipation. J Pediatr Neurosci. 2011;6: 40–3.

[101] Manson F, Comalli-Dillon K, Moriaux A. Anterior sacral meningocele: management in gynecological practice. Ultrasound Obstet Gynecol. 2007;30:893–6.

[102] Fitzpatrick MO, Taylor WA. Anterior sacral meningocele associated with a rectal fistula. Case report and review of the literature. J Neurosurg. 1999;91:124–7.

[103] Sanchez AA, Iglesias CD, Lopez CD, et al. Rectothecal fistula secondary to an anterior sacral meningocele. J Neurosurg Spine. 2008;8:487–9.

[104] Miletic D, Poljak I, Eskinja N, et al. Giant anterior sacral meningocele presenting as bacterial meningitis in a previously healthy adult. Orthopedics. 2008;31:182.

[105] Ashley WW, Wright NM. Resection of a giant anterior sacral meningocele via an anterior approach: case report and review of literature. Surg Neurol. 2006;66:89–93.

[106] Jeon BC, Kim DH, Kwon KY. Anterior endoscopic treatment of a huge anterior sacral meningocele: technical case report. Neurosurgery. 2003;52:1231–3.

[107] Estin D, Cohen AR. Caudal agenesis and associated caudal spinal cord malformations. Neurosurg Clin N Am. 1995;6:377–91.

[108] Pang D. Sacral agenesis and caudal spinal cord malformations. Neurosurgery. 1993;32:755–78.

[109] Emami-Naeini P, Rahbar Z, Nejat F, et al. Neurological presentations, imaging, and associated anomalies in 50 patients with sacral agenesis. Neurosurgery. 2010;67: 894–900.

[110] Emami-Naeini P, Nejat F, Rahbar Z, et al. Urological manifestations of sacral agenesis. J Pediatr Urol. 2012; 8:181–6.

[111] Levitt MA, Patel M, Rodriguez G, et al. The tethered spinal cord in patients with anorectal malformations. J Pediatr Surg. 1997;32:462–8.

[112] Caird MS, Hall JM, Bloom DA, et al. Outcome study of children, adolescents, and adults with sacral agenesis. J Pediatr Orthop. 2007;27:682–5.

第 17 章　腰椎峡部裂和滑脱
Spondylolysis and Spondylolisthesis

Haariss Ilyas　Keith Bachmann　Joel Kolmodin　Siddharth A Badve　Ryan Goodwin　**著**

郭新虎　**译**　李危石　**校**

一、概述

腰椎峡部裂（spondylolysis）和滑脱（spondy-lolisthesis）是临床医生在儿童和青少年中常见到的脊柱疾病。"spondylolysis"一词是指峡部有缺损不连而椎体无滑移（图 17-1）。"spondylolisthesis"是指由于峡部不连导致椎体相对于尾端椎体的前移或后移。上述两种情况可能是无症状的、偶然影像学发现，也可能有伴随症状。在儿童和青少年人群中，两者均可导致腰痛，伴或不伴神经症状。多种因素可导致腰椎峡部裂和滑脱，人类特有的直立姿势似乎与之有关。

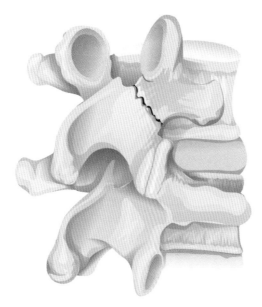

▲ 图 17-1　**腰椎峡部裂**

二、流行病学和分类

目前文献报道一般人群中峡部裂发生率约为 5%[1-5]。而在某些特定群体中，这一比例要高得多[4-7]。直立行走的姿势会使腰椎后附件承受更大的应力，这可能是人类这种病理现象的基本诱发机制。不能行走的人群中几乎不存在腰椎峡部裂[8]。众所周知，涉及反复过伸和旋转腰部的活动是峡部裂的诱因之一。因此，峡部裂常见于体操运动员、跳水运动员、板球投手、美式足球运动员，甚至一些舞蹈演员。在一些高水平运动员中，峡部裂发病率可高达 47%[9, 10]。遗传因素也被认为是其发病因素之一。Albanese 等报道峡部裂患者家庭成员中峡部缺损和隐性脊柱裂的发生率较高[4, 6, 7]。峡部裂常发生在下腰椎，L_5 节段最为常见。症状性的峡部裂常见于 L_4 节段。更高节段的峡部裂比较少见[5, 11]。峡部裂的病理损伤可以是骨的应力性反应，也可以是峡部完全断裂。骨的应力反应可以表现为 X 线片或 CT 上的骨硬化，也可表现为 MRI 上的骨水肿[5]。

滑脱是由腰椎节段间不稳定导致受累椎体相对于尾侧椎体向前或向后位移，其病理因素可能

是先天性 / 发育不良性或获得性的。获得性腰椎滑脱进一步可分为峡部裂性、退变性、创伤性、医源性或病理性。腰椎滑脱除了会引起腰背部疼痛外，也可导致神经系统症状和损害。发育不良性和某些峡部裂性滑脱最常见于儿童，主要位于 L_5～S_1，而退变性滑脱多见于 L_4～L_5 节段[5]。

除 Meyerding 分型（图 17-2）外，腰椎滑脱的分型系统还有多种。Meyerding 分型是一种解剖学分型，依据滑移的严重程度描述了不同等级的椎体滑脱。这一分型虽然易用，但它并未考虑其他病理因素[12]。

Wiltse-Newman 分型纳入了病理和解剖学因素，便于理解和易用的特点使其成为最为广泛使用的分类方法之一。依据发病机制，它将腰椎滑脱分为以下五型[13]：Ⅰ 型为发育不良性，是由 L_5～S_1 关节突区域发育异常所致。关节突关节和峡部的发育不良使腰骶部无法承受相应的剪切力，从而导致滑移。研究表明，发育不良型约占腰椎滑脱的 14%～21%[13, 14]。Ⅱ 型为峡部性，以峡部病变损伤为基础。Wiltse 将 Ⅱ 型的病因归于

有遗传易感因素情况下的峡部疲劳骨折[15]。Ⅱ 型进一步分为了三个亚型。ⅡA 型最常见，是由峡部疲劳骨折所致。其可能是由各种涉及腰椎过伸活动的慢性重复性应力所致。由于骨折未愈合，其峡部缺损较为明显。ⅡB 型指峡部延长。其病理机制为慢性、反复性微骨折，最终在牵张应力下愈合。ⅡC 型指急性峡部骨折。Ⅲ 型是指退变性，由长期节段间不稳定所致，最常见于 L_4～L_5 节段。Ⅳ 型是由创伤所导致的除峡部以外其他地方的骨折导致的滑脱。最后，Ⅴ 型指的是由于病理性骨病（如肿瘤等）引起的滑脱。

Marchetti 和 Bartolozzi 提出了另一种分型，将滑脱分为发育性和获得性两大类。由于其相对复杂和混乱的分类方法，这一分型尚未被广泛接受[5, 16]。

三、自然病史

腰椎峡部裂和滑脱的自然病史已有文献报道（表 17-1）。这些报道大多基于证据等级较低的回顾性研究。此外，一些研究并未区分峡部性和发育不良性滑脱。Wiltse-Newman 分型为理解峡部裂和滑脱的病理机制提供了良好背景。

发育不良性腰椎滑脱，多见于儿童，其进展性远高于其他类型的滑脱。Macphee 等的研究发现，发育不良性腰椎滑脱进展的概率为 32%，而峡部型滑脱的这一比例要低得多，为 4%[17]。发育不良性滑脱的后附件尽管发育不良，但依然完整，随着滑脱进展，椎管逐渐变窄，这会导致马尾神经（L_5 和骶神经根）受压并产生神经功能障碍。患者往往表现为神经根性痛、神经源性跛行，甚至大小便障碍。不少研究已证实，发育不良性滑脱患者往往就医较早，因滑脱易进展以及早期易出现神经系统症状，且研究表明发育不良

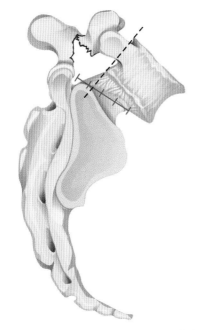

▲ 图 17-2　**Meyerding 分型，依据滑移的程度**

表 17-1 文献概括

作者、杂志、年份	研究设计	证据等级	研究主题	随访时间（月）	测量指标	主要结果
Fredrickson BE, Baker D, McHolick WJ, 等. J Bone Joint Surg Am, 1984	前瞻性	I	峡部裂和滑脱的自然病史	300	临床和影像学	峡部不连由软骨分解缺陷造成，有遗传倾向，与隐性脊柱裂有关。滑脱在青春期以后几乎不会进展，本研究中所有滑脱无症状
Turner RH, Bianco AJ, J Bone Joint Surg Am, 1971	前瞻性	IV	儿童及青少年峡部裂和滑脱	—	临床和影像学	只有症状性的I度和II度滑脱需要治疗。III度和IV度滑脱需要手术治疗
Cavalier R, Herman MJ, Cheung EV, 等. J Am Acad Orthop Surg, 2006	综述	IV	峡部裂和滑脱		文献回顾	诊断、自然病史和非手术治疗
Albanese M, Pizzutillo PD, J Pediatr Orthop, 1982	横断面研究	I	峡部裂和滑脱的家族研究		访谈、临床和影像学	有遗传倾向
Rosenberg NJ, Bargar WL, Friedman B, Spine(Phila Pa 1976), 1981	横断面研究	I	无法行走的人群中峡部裂和滑脱的患病率		影像学	峡部裂是与直立行走有关的疲劳性骨折
Congeni J, McCulloch J, Swanson K, Am J Sports Med, 1997	前瞻性	III	运动员中的腰椎峡部裂	—	临床和影像学	CT检查对于指导治疗很重要
Micheli LJ, Wood R, Arch Pediatr Adolesc Med, 1995	回顾性	II	年轻运动员的背痛	—	临床和影像学	年轻运动员腰痛的主要诱因与成年人群明显不同
Saraste H, J Pediatr Orthop, 1987	前瞻性	I	峡部裂和滑脱的临床和影像学长期随访	240	临床和影像学	腰部症状的危险因素：滑脱超过25%，L_5峡部裂伴低腰椎指数，L_4峡部裂，早期间盘退变
Wiltse LL, Newman PH, Macnab I, Clin Orthop Relat Res, 1976	回顾性	II	峡部裂和滑脱的分型	—	影像学	病理和解剖学因素
Boxall D, Bradford DS, Winter RB, 等. J Bone Joint Surg Am, 1979	回顾性	II	儿童和青少年重度滑脱的治疗	—	临床和影像学	融合能够缓解症状，但滑脱仍可能会进展
McPhee IB, O'Brien JP, McCall IW, 等. Australas Radiol, 1981	回顾性	II	腰骶部滑脱的进展	12	临床和影像学	进展仅发生在青少年中。发育不良性为32%，峡部性为4%
Sys J, Michielsen J, Bracke P, 等. Eur Spine J, 2001	回顾性	IV	高水平运动员峡部裂的非手术治疗	13.2	临床和影像学	单侧病变容易愈合。峡部不愈合并不意味着临床结果不好
Debnath UK, Freeman BJ, Grevitt MP, 等. Spine(Phila Pa 1976), 2007	前瞻性	II	症状性的腰椎峡部单侧应力性损伤的临床结果	24	临床和影像学	保守治疗效果良好
Beutler WJ, Fredrickson BE, Murtland A, et al. Spine(Phila Pa 1976), 2003	前瞻性	II	峡部裂和滑脱的自然病史	540	临床和影像学	峡部裂人群的临床过程与普通人群类似，随年龄增加，滑脱进展越来越小

（续表）

作者、杂志、年份	研究设计	证据等级	研究主题	随访时间(月)	测量指标	主要结果
Harris IE，Weinstein SL，J Bone Joint Surg Am，1987	回顾性	Ⅲ	Ⅲ度和Ⅳ度滑脱的长期随访：有/无后外侧融合	288	临床和影像学	两组生活质量均良好。有症状患者原位融合效果良好
Ravichandran G，AJR Am J Roentgenol，1980	相关性研究	Ⅱ	滑脱的影像学征象		影像学	腰椎正位 X 线片显示棘突侧方分离或旋转提示峡部病变
Boden SD，Wiesel SW，Spine（Phila Pa 1976），1990	相关性研究	Ⅱ	正常人腰骶节段活动度	—	临床和影像学	通过计算节段动态活动度能够区分有症状和无症状患者，显著降低两者的重叠（8 倍），而非通过静止状态下的椎体位置来判定
Dunn AJ，Campbell RS，Mayor PE，Rees D，Skeletal Radiol，2008	回顾性	Ⅳ	峡部不完全性应力骨折的影像学表现及愈合模式	—	影像学	峡部不完全骨折是完全骨折的一个阶段，两者骨折形态具有一致性，多数通过适当保守治疗能够痊愈
Johnson DW，Farnum GN，Latchaw RE，等 . AJR Am J Roentgenol，1989	回顾性	Ⅳ	峡部的 MR 表现	—	影像学	以下 4 种 MR 矢状位上的表现与峡部裂类似：峡部硬化；稍位于峡部外侧的上关节突退行性骨刺的部分容积成像；部分小关节切除术后；峡部骨髓的成骨表现
Hollenberg GM，Beattie PF，Meyers SP，等 . Spine（Phila Pa 1976），2002	回顾性	Ⅳ	腰椎峡部的应力性反应：以 MRI 为基础的新分型	—	影像学	腰椎峡部应力性反应的 MRI 表现可分为 5 型
Saifuddin A，Burnett SJ，Clin Radiol，1997	相关性研究	Ⅱ	MRI 评估腰椎峡部的价值	—	临床和影像学	MRI 诊断峡部缺损的敏感度为 57%~86%，特异性为 81%~82%，阳性预测值为 14%~18%，阴性预测值为 97%~99%。
Bellah RD，Summerville DA，Treves ST，等 . Radiology，1991	回顾性	Ⅳ	青少年运动员腰痛：单光子发射计算机断层扫描（SPECT）检测峡部应力性损伤	—	影像学	SPECT 能够检测出平面骨显像或者 X 线片未能检测出的应力性损伤，建议将其应用至运动员腰痛的评估
Sakai T，Sairyo K，Mima S，等 . Spine（Phila Pa 1976），2010	前瞻性	Ⅱ	MR 上椎弓根信号改变对治疗儿童腰椎峡部裂的意义	—	影像学	保守治疗 3 个月的 MR 可以提示治疗是否成功
Fujii K，Katoh S，Sairyo K，et al. J Bone Joint Surg Br，2004	回顾性	Ⅳ	峡部裂的愈合：保守治疗的影像学结果	—	影像学	峡部裂的具体位置、是否有滑脱、对侧峡部的状态、腰椎前凸大小、腰椎倾斜程度均可影响融合
Sairyo K，Sakai T，Yasui N，J Bone Joint Surg Br，2009	回顾性	Ⅳ	腰椎峡部的保守治疗：预测愈合的影像学表现	—	影像学	CT 上的早期缺损和 MR T_2 像上相邻的椎弓根高信号是预测儿童峡部裂保守治疗后骨性愈合的有用指标
Sairyo K，Sakai T，Yasui N，等 . J Neurosurg Spine，2012	回顾性	Ⅳ	支具治疗：确定何种类型的峡部裂能够骨性愈合以及所需要的时间	—	影像学	早期峡部缺损是硬支具保守治疗最佳适应证，90% 以上 3 个月能够愈合

（续表）

作者、杂志、年份	研究设计	证据等级	研究主题	随访时间（月）	测量指标	主要结果
Anderson K，Sarwark JF，Conway JJ，等.J Pediatr Orthop，2000	回顾性	IV	峡部应力性损伤支具保守治疗后，应用 SPECT 进行定量评估	–	临床和影像学	SPECT 的数据支持用支具治疗儿童和青少年急性峡部裂
Ranawat VS，Dowell JK，Heywood– Waddington MB，Injury，2003	回顾性	IV	运动员中峡部应力性骨折	–	临床和影像学	保守治疗为首选，如无效，可用 Buck 法修补
Sairyo K，Sakai T，Mase Y，等.Arch Orthop Trauma Surg，2011	回顾性	IV	本研究的目的是阐明运动员峡部裂相关腰痛的原因	–	临床和影像学	研究表明峡部缺损处常伴有炎性反应，部分病例可累及关节突关节
Pizzutillo PD，Hummer CD，1989	回顾性	IV	青少年疼痛性峡部裂和滑脱的非手术治疗	80	临床和影像学	2/3 的 II 度以内滑脱可通过非手术治疗缓解疼痛
Klein G，Mehlman CT，McCarty M，J Pediatr Orthop，2009	Meta 分析	IV	儿童和年轻人峡部裂和 I 度滑脱的非手术治疗	–	临床和影像学	大多数非手术治疗患者至少 1 年后的临床结果满意，似乎与是否用支具无关。鉴于大多数保守治疗效果良好，而大多数峡部未愈合的患者也是如此，这提示良好的临床效果不依赖于骨性的愈合。相比于双侧病变，早期和单侧病变更容易经保守治疗愈合
O'Sullivan PB，Phyty GD，Twomey LT，等.Spine（Phila Pa 1976），1997	前瞻性	I	研究某一特定锻炼方法治疗峡部裂或滑脱伴慢性腰痛的疗效	–	临床	在治疗峡部裂或滑脱伴慢性腰痛方面，这一"特定锻炼"似乎比其他常用保守治疗方法更为有效
Helenius I，Lamberg T，Osterman K，等.Spine（Phila Pa 1976），2005	回顾性	IV	研究 SRS 问卷评估峡部性滑脱的有效性，同时将它与 ODI 评分和影像学参数进行比较	–	–	轻度滑脱后外侧融合后的长期随访疗效满意。末次随访时疗效与滑移程度呈负相关
Frennered AK，Danielson BI，Nachemson AL，等.Spine（Phila Pa 1976），1991	回顾性	IV	年轻滑脱患者原位融合术后中期随访	98	临床和影像学	轻度滑脱的手术治疗指征是相对的
Ekman P，Möller H，Tullberg T，等.Spine（Phila Pa 1976），2007	回顾性	II	比较后路椎体间融合术（PLIF）和后外侧融合术（PLF）治疗成人峡部性滑脱	24	临床和影像学	融合的方式不影响术后 2 年临床疗效
Sudo H，Oda I，Abumi K，等.J Neurosurg Spine，2006	–	I	五种不同腰椎重建技术对相邻节段椎间盘内压力和椎板张力影响的生物力学研究	–	生物力学	如果应用 PLIF 纠正局部后凸能够减少融合节段，那么这一术式可能会帮助减轻相邻节段退变
Kakiuchi M，J Bone Joint Surg Am，1997	回顾性	IV	峡部裂的修补：椎弓根螺钉和椎板钩固定法	25	临床和影像学	这一直接修补法治疗峡部裂简单有效

（续表）

作者、杂志、年份	研究设计	证据等级	研究主题	随访时间（月）	测量指标	主要结果
Schlenzka D，Remes V，Helenius I，Eur Spine J，2006	回顾性	Ⅳ	比较钢丝环扎法（Scott 技术）直接峡部修补与后外侧原位融合治疗症状性峡部裂或轻度峡部性滑脱的年轻患者的长期临床效果、功能和影像学结果	180	临床和影像学	直接峡部修补术后，ODI 评分随时间逐渐变差，导致结果更支持节段融合，有中度但尚有意义的疗效差距。直接修补后腰椎活动度下降。直接修补的理论优势似乎并未表现出来
Labelle H，Roussouly P，Berthonnaud E，等 . Spine（Phila Pa 1976），2004	相关性研究	Ⅱ	研究发育性滑脱骨盆解剖特点以及其对整体躯干平衡的影响	–	临床和影像学	PI 较大者出现滑脱的风险更高，大的 PI 是预测发育性滑脱进展的重要因素
Labelle H，Mac–Thiong JM，Roussouly P，Eurs pine J，2001	–	Ⅲ	回顾脊柱畸形研究组（SDSG）过去 10 年的工作，创建新的分型	–	影像学	L_5-S_1 滑脱具有一定异质性，其姿势代偿方式多样。对于姿势异常患者应进行滑脱复位，以恢复整体脊柱 – 骨盆平衡以及创造良好植骨融合条件
Lenke LG，Bridwell KH，Bullis D，等 . J Spinal Disord，1992	回顾性	Ⅳ	峡部性滑脱原位融合的结果	–	临床和影像学	尽管融合率低，但＞80% 的患者的背痛、腿痛或腘绳肌紧张得到整体改善
Grzegorzewski A，Kumar SJ，J Pediatr Orthop，2000	回顾性	Ⅳ	后外侧原位融合治疗Ⅲ度、Ⅳ度和Ⅴ度滑脱	144	临床和影像学	应用自体骨后外侧原位融合结合石膏裤制动可获得坚强融合以及满意临床效果
Carragee EJ，J Bone Joint Surg Am，1997	前瞻性	Ⅰ	单节段后外侧融合，伴或不伴减压，治疗成人峡部性滑脱的前瞻性研究	54	临床和影像学	对于轻度峡部性滑脱不伴明显神经症状者在后外侧融合（伴或不伴内固定）基础上进行减压，并不会明显提高临床疗效，且可能会提高假关节及不满意结果发生率
Smith MD，Bohlman HH，J Bone Joint Surg Am，1990	回顾性	Ⅳ	一期减压结合前方和后外侧原位融合术治疗滑脱	24–144	临床和影像学	所有患者均获得坚强融合，均有大部分或完全的神经功能恢复。疗效不随时间而降低
Poussa M，Schlenzka D，Seitsalo S，等 . Spine（Phila Pa 1976），1993	回顾性	Ⅳ	手术治疗青少年重度峡部性滑脱：复位或原位融合	56.5 和 59.8	临床和影像学	复位伴随更高的并发症率及翻修率。复位组无神经并发症。依据本研究，青少年重度峡部性滑脱应行原位融合
Muschik M，Zippel H，Perka C，Spine（Phila Pa 1976），1997	回顾性	Ⅳ	重度滑脱的手术治疗：前路原位融合 VS. 前路融合加后路经椎弓根固定复位	125 和 67	临床和影像学	前路融合加后路经椎弓根固定复位优于单纯前路融合，因前者可恢复腰骶部正常曲度及骨性结构。这一结果并未在临床疗效评估中体现出来
Molinari RW，Bridwell KH，Lenke LG，等 . Spine（Phila Pa 1976），1999	回顾性	Ⅳ	手术治疗儿童重度峡部发育不良性滑脱的并发症：三种手术入路的比较	36	临床和影像学	360° 融合术融合率最高，且对已形成假关节的有效。融合患者的功能、疼痛和满意度优良。360° 融合及复位的风险尚可接受

（续表）

作者、杂志、年份	研究设计	证据等级	研究主题	随访时间（月）	测量指标	主要结果
Petraco DM，Spivak JM，Cappadona JG，等．Spine（Phila Pa 1976），1996	–	Ⅱ	定量分析滑脱复位、纠正滑脱角和恢复椎间隙高度后 L_5 神经根的长度变化。	–	尸体研究	研究发现 L_5 神经牵拉损伤风险与重度滑脱的复位程度不成线性相关；71% 的 L_5 神经根牵张力产生在复位的后半段，因此对重度滑脱部分复位要比完全复位更安全
Dubousset J，1997	回顾性	Ⅳ	儿童及青少年峡部裂和滑脱的治疗	–	临床和影像学	当腰骶角不能通过牵引达到100°或以上时，应在行后外侧融合前，先行前路椎体间支撑、融合
Hanson DS，Bridwell KH，Rhee JM，等．Spine（Phila Pa 1976），2002	回顾性	Ⅳ	研究部分复位结合腓骨销钉治疗重度峡部性滑脱的疗效	240	临床和影像学	重度滑脱部分复位结合腓骨销钉是有效的手术方法。临床及影像学结果满意。自体骨与异体骨无明显差异。末次随访时所有腓骨销钉均获得融合及重塑，仅一例出现腓骨销钉骨折
Lehmer SM，Steffee AD，Gaines RW，Spine（Phila Pa 1976），1994	回顾性	Ⅳ	研究分期 Gains 技术治疗脊椎脱垂：适应证、技术、结果和满意度	35	临床和影像学	尽管并发症率较高，但若选择好合适患者、术前计划和手术技巧，Gains 技术是治疗重度脊椎脱垂患者的合理方法，患者满意度非常高
Schoenecker PL，Cole HO，Herring JA，等．J Bone Joint Surg Am，1990	回顾性	Ⅳ	腰骶部重度滑脱原位融合术后马尾综合征	–	临床和影像学	腰椎滑脱原位融合术后出现急性马尾综合征，应尽快行减压手术，包括切除骶骨拱顶及以上缘及椎间盘。此外还应考虑将滑脱复位
Fantini GA，Pappou IP，Girardi FP，等．Spine（Phila Pa 1976），2007	回顾性	Ⅳ	前路腰椎术后大血管损伤的发生率，危险因素的识别及处理技巧	–	临床和影像学	前路腰椎手术血管损伤的高危因素：当前或既往骨髓炎或椎间盘感染，既往前路脊柱手术史，滑脱，骨刺形成，移植椎，椎体间装置前移
Newton PO，Johnston CE，J Pediatr Orthop，1997	回顾性	Ⅳ	青少年滑脱原位融合术后不良疗效的分析及治疗	56	临床和影像学	术前后凸（滑脱角）最重者最可能疗效较差

性腰椎滑脱的手术干预的比例较高[5, 18, 19]。峡部性滑脱的发生通常归因于峡部慢性的过度的负荷，特别是在易发生峡部裂的人群中。在某些体育活动中，反复的腰部过度伸展、旋转、屈曲扭转等动作可能是关联性很强的诱因[20-22]。开始往往是应力性损伤，如果应力持续存在，则可发展为明显峡部缺损。对于单侧早期应力性损伤，通过适当的制动、限制过伸及扭转动作可以治愈[20, 21]。

Wiltse 的研究表明，峡部裂的人群合并隐性脊柱裂的比例是一般人群的 13 倍。此外，腰椎滑脱患者近亲患腰椎滑脱的比例是正常人的 5 倍[6]。Albanese 等报道，如果患者有发育不良或者峡部缺陷，那么其家族核心成员中峡部裂和滑脱的发生率分别为 29% 和 21%[7]。Frederickson 等的研究表明，峡部裂的发病率随年龄而不同，其中 6 岁和 18 岁的发病率分别为 4.4% 和 6%。

大多数峡部裂患者无症状且不会出现滑脱进展。滑脱进展的概率小于 4%，且多发生于女性、发育成熟前和重度滑脱者（>50%）[14, 17, 20]。Beutler 等发现，双侧峡部裂者较单侧峡部裂者在成年期更容易进展。然而，轻度双侧峡部性滑脱（Ⅰ度和Ⅱ度）的临床进展表现与正常人相似。滑移的进展随个体的年龄增长而减小，所有患者滑移程度最终都未超过 40%。此外，此研究没有证明滑移进展与临床腰痛之间的关系[23]。Harris 和 Weinsten 比较了重度滑脱（Ⅲ度或Ⅳ度）的非手术治疗和原位融合的疗效。非手术治疗组，36% 的患者无症状，55% 的偶有腰背痛，45% 有神经症状。末次随访时，平均 18 年，所有患者都过着积极的生活，只是生活方式有微小调整[24]。

四、临床评估

（一）症状和体征

详细的临床检查评估至关重要，包括对脊柱、髋关节和神经系统充分的查体。需要注意的是，峡部裂伴或不伴轻度滑脱可能仅是偶然的影像学发现，因为上述情况可以完全没有症状。

青少年腰椎峡部裂伴轻度滑脱的通常表现是隐匿起病及与活动有关的腰痛。这些人经常参与高冲击力和体能要求高的运动，他们的症状与活动密切相关。急性背部损伤并不少见，这可能会使潜在的症状更加明显。损伤究竟是峡部裂的一个原因或者仅仅是一个诱发因素，这一直存在争议。峡部裂伴轻度滑脱患者中，明显的神经症状并不常见。峡部裂长时间不愈合导致增生的纤维瘢痕可能会刺激出口神经根，引起神经根症

状。重度滑脱可导致根性痛、跛行，甚至大小便障碍。

患者偶尔出现伴背部不适的脊柱侧弯。对于一些个体，尤其是重度腰椎滑脱患者，常伴有侧弯，侧弯可能是特发性的、继发于慢性肌肉痉挛或滑脱椎体的旋转，这样的例子也并不少见。对于继发性的侧弯，一旦始发因素得到适当解决，侧弯往往也会消失。

临床评估时，患者应穿着内衣等服装以方便检查。不要忽视全脊柱序列的评估。重度滑脱常导致腰椎前凸（lumbar lordosis，LL）丢失。冠状位上可能会发现由于肌肉痉挛导致的脊柱侧弯。在滑脱节段，可以触及棘突的台阶感或深度的差异。继发于骨盆后倾的骶骨垂直化也可能很明显。脊柱活动时可产生不适感，特别是在过度伸展时。明显的椎旁肌痉挛是一个重要的评价指标。

下肢查体时，腘绳肌痉挛或挛缩可导致膝关节和髋关节屈曲。这可能会迫使患者以更短的步幅行走。直腿抬高试验通过测量腘窝角度来帮助判断腘绳肌痉挛的程度。

更详细的神经系统查体包括评估下肢感觉、运动功能及深部腱反射。直肠检查的指征包括存在膀胱和其他神经系统症状，特别是当滑脱为Ⅲ度或Ⅳ度时。

（二）影像学检查

对腰椎峡部裂进行影像学检查的目的是辨别峡部缺损，区分急性和慢性情况，识别纤维瘢痕，帮助判断预后和指导治疗，此外还可以辅助评估脊柱自身的愈合潜力。存在滑脱时，影像学检查也能帮助医生了解滑脱严重程度、神经受压情况，以及有无解剖学变异。

1. X 线片

X 线片评估背痛原因的最常用检查。在峡部裂和滑脱时，影像学检查一般包括前 – 后位（anterior–posterior，AP）X 线片，侧位和斜位（倾斜 45° 角）X 线片。正位片显示冠状位序列，侧位片显示矢状位序列和 Meyerding 分型所述的滑脱程度（图 17–3）[12]。明显的峡部缺损有时也能观察出来，然而斜位片对于检测峡部缺损更为准确。斜位片上"苏格兰狗颈征"早已有描述。狗颈即代表峡部，在滑脱患者中可明显观察到狗脖子断裂的影像。狗耳朵代表一侧上关节突，前腿代表同一侧的下关节突，而尾巴和后腿代表另一侧下关节突，狗身体代表椎板。斜位片上也能观察到其他后方附件结构，因此还可以用于评估发育不良和峡部延长的情况。尽管斜位片很有用，但仍有一定局限性。由于峡部的三维的自然形态，通常很难获取与之垂直的 X 线片[25-27]。

侧位 X 线片是评估腰椎滑脱最有效的方法。沿各腰椎椎体后缘画一条线，若这条连线不连续，则提示存在滑脱[28]。此外，对于有症状的患者，侧位动力位片可以评估滑脱的稳定性，显示椎体在过伸过屈时滑移的程度。通常位移超过 4mm 即为不稳定[29, 30]。在侧位片上还应测量滑脱角。滑脱角代表了滑脱患者腰骶部的后凸程度，测量方法是先画一条与骶骨后缘相切的直线，做此直线的垂线，这条垂线与 L_5 上终板所对应直线的夹角即为滑脱角（图 17–4）。目前文献报道滑脱角大于 50° 时，滑脱易进展、不稳定和更高的术后并发症率[14]。

2. 计算机断层扫描

CT 扫描是评估脊柱病理改变的有效工具，因它能够在三维角度进行薄层成像。在峡部裂情况下，轴位上峡部的不连续即是峡部裂的证据（图 17–5）[5, 25.31]。此外，峡部裂伴或不伴滑脱时，后附件的相对后移可导致椎管矢状径增大，这一点可与退变性滑脱相鉴别，后者的矢状径会变小[25, 32]。

CT 扫描对于判断峡部裂是生理性或病理性、完全或不完全愈合也有很大价值。在生理应力下，人体的自然反应是将峡部裂进行纤维化或纤维软骨组织填充。峡部附近组织的骨化可能会导致出口神经根或走行神经根区域的狭窄，导致神经根受压，产生症状。这些病理改变称为 Gill 结节[25]。此外，CT 能够更精确的显示峡部缺损，

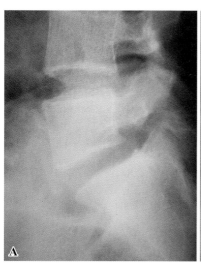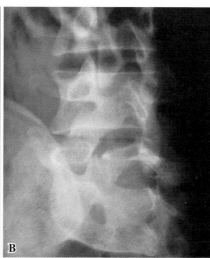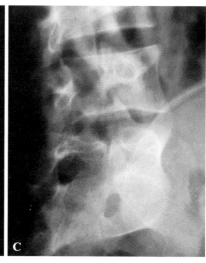

▲ 图 17-3　峡部裂伴Ⅰ度滑脱，侧位（**A**）、斜位（**B** 和 **C**）**X** 线片

尽管不是所有患者都如此。与急性峡部裂相比，慢性峡部裂的边缘是硬化的，而前者的缺损比较窄且无硬化边缘[25]。

尽管 CT 扫描在对峡部裂的诊断和评估方面较为实用，有较高的敏感度和特异性，但其较大的辐射暴露限制了它作为筛查工具。在实践中，CT 常被用于确定是否愈合以及了解术前解剖细节[5, 25]。

3. 磁共振显像

MRI 是评估和诊断腰椎峡部裂和滑脱的常

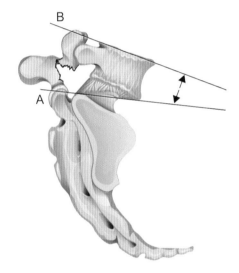

▲ 图 17-4　滑脱角概念：L$_5$ 上终板对应直线与 S$_1$ 上终板对应直线的夹角

用手段。除了提供更多的平面成像，它还可以评估神经结构、潜在的神经受压以及骨代谢情况。MRI 无辐射风险，尤其在儿童人群中，应用 MRI 代替 CT 作为筛查工具优势明显[5, 25]。为保证完整性，每个 MRI 应包括 T$_1$ 加权序列和流体敏感序列［如短时间翻转恢复序列（STIR）或 T$_2$ 加权像］的矢状位和反向斜轴位图像[32, 33]。

T$_1$ 加权序列最适合评估解剖结构，因此 T$_1$ 像适合观察峡部缺损，即峡部存在骨皮质和骨髓的不连续，因为骨髓在 T$_1$ 像为高信号，其不连续容易被观察到[34]。结合多个 MRI 序列可以综合评估峡部缺损的位置、严重程度、愈合情况以及急慢性特点。Hollenberg 等提出依据 MRI 的峡部裂分型系[35]。

- 0 级（正常）：骨皮质完整，骨髓信号正常（T$_1$ 序列）。
- 1 级（应力性反应）：峡部骨皮质完整（T$_1$ 序列），骨髓水肿（流体敏感序列）。伴或不伴邻近椎弓根或小关节的信号改变。
- 2 级（不完全骨折）：骨髓水肿（流体敏感序列）+峡部骨皮质不完全骨折。
- 3 级（完全、活动性骨折）：完全断裂（T$_1$ 序列），伴骨髓水肿（流体敏感序列）。

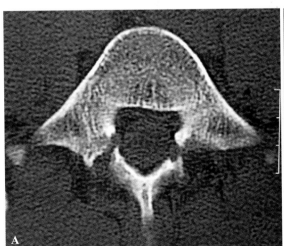

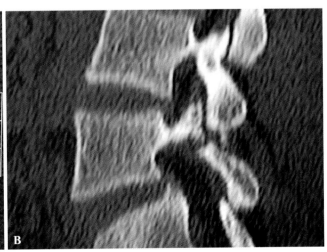

▲ 图 17-5　CT 扫描显示峡部裂，轴位（A）和矢状位（B）

● 4 级（不愈合 / 非活动性骨折）：完全断裂，无骨髓水肿。

如前所述，不管是应力性反应还是骨折，流体敏感序列（STIR 或脂肪饱和 T_2）上出现骨髓水肿则提示急性、活动性病变。无骨髓水肿则提示代谢不活跃的慢性或非活动性骨折[35]。尽管 MRI 提供的信息量巨大，但正确判读 MRI 的诸多信息仍然是有难度的。在用 MRI 诊断峡部裂时，T_1 序列上骨皮质的连续性可能并不总是明确的，导致 MRI 可能有较高的假阳性率和较低的阳性预测值[5, 25, 33, 36, 37]。因此，MRI 在诊断年轻患者应力性反应或症状性峡部裂的价值仍在不断改善。

对于存在神经系统症状的患者，MRI 可以提供横断面成像以评估神经结构及可能的致病因素，包括 Gill 结节、椎间孔狭窄、间盘突出和中央管狭窄等。针对峡部裂和神经压迫，MRI 能够很好评估侧隐窝和椎间孔狭窄情况[5, 25]。尽管 MRI 存在一定局限性，但它能够评估神经结构且无辐射损害，是诊断和评估峡部裂和滑脱的有力手段。

4. 单光子发射计算机断层成像

单光子发射计算机断层成像（single-photon emission computed tomography，SPECT）是一种相当敏感的诊断评估峡部裂的方式，能更清楚定位异常骨质位置。由于灵敏度较高，若 SPECT 正常则可以排除峡部裂来源的腰痛。此外，SPECT 还能检测出 X 线片尚正常但已有峡部应力性反应的患者。最近有研究评估了因峡部裂而接受脊柱融合手术的患者，发现术前 SPECT 阳性者比术前 SPECT 阴性者有更大的改善[38, 39]。

虽然 SPECT 阴性可以排除峡部裂，但 SPECT 的特异性则没那么优异，其假阳性率很高，包括在无症状的人群中[40, 41]。此外，在 SPECT 上，不同的病理可能类似峡部裂，包括小关节退变或感染等。而且，SPECT 不能可靠地区分单侧和双侧峡部缺陷。因此，尽管 SPECT 对峡部裂有很高的敏感度，但较高的假阳性率，缺乏病理特异性，以及包含放射性，导致其不是最理想的筛查方式[42, 43]。

五、药物治疗

（一）应力反应和早期峡部骨折

如前所述，MRI 和 CT 是诊断峡部裂的有效方法，并可对峡部裂的进展和严重程度进行分级。如 1 级改变，峡部的骨结构虽然完整，但在峡部、椎弓根和相邻突关节处可形成骨髓应力反应。目前的文献报道，应力反应或早期峡部骨折的愈合潜力很大[5, 44, 46]。单侧病变比双侧愈合更好，目前报道非手术治疗的成功率为 81%[5, 20, 21]。从影像学方面来看，邻近椎弓根在流体敏感的 MRI 序列上有高信号也被认为是保守治疗成功的因素[46]。

非手术治疗的目的是缓解症状和促使病灶愈合。与其他骨折不同，治疗的目标是缓解症状而不是获得骨愈合，因为纤维愈合也可以减轻症状。如前所述，某些过伸动作已被确认为会促进峡部裂，因此佩戴防止躯干伸展和旋转的支具制动可以提供组织愈合的环境。儿童或青少年的峡部应力性反应，建议胸腰骶矫形支具（thoracolumbosacral orthosis，TLSO）固定 6～12 周。当腰椎伸展和旋转无疼痛、复查 CT 发现骨性愈合时可停用支具。Sairyo 等对 TLSO 治疗峡部裂进行了前瞻性研究。他们将患者分为四组，即早期（发丝状骨折）、进展性（无硬化）伴邻近椎弓根骨水肿、进展性且不伴邻近椎弓根骨水肿、非活动性病变（骨质硬化性改变）。研究显示，CT 扫描的愈合率分别为 94%、64%、27% 和 0%。虽然绝大多数早期和活动性的峡部裂都可以通过非手术方式治愈，但硬化 / 不活跃的却不能通过支具制动来治愈，这提示非手术治疗有一定的治疗窗口期[47]。

经过适当的保守治疗后，有相当一部分患者虽然疼痛缓解但没有实现骨性愈合。峡部缺损由纤维瘢痕组织连接，以实现稳定、无痛的"纤维结合"。这一点与良好的长期预后并不矛盾[5, 20, 48]。

当患者休息和制动治疗结束后，需逐步康复锻炼。患者应避免引起峡部应力增加的过伸和旋转动作，否则可能会加重症状。为避免症状复发，应将物理治疗纳入治疗方案，重点强化患者核心肌群、屈髋肌和腘绳肌拉伸。经过适当保守治疗和康复锻炼，大多数患者能够恢复到伤前水平[5, 20, 48, 49]。

（二）慢性峡部裂伴滑脱

对有腰背痛儿童、青少年和运动员进行影像学检查时，常常发现合并边界清晰的峡部裂。当这一病变为慢性时，通常在缺损处存在纤维瘢痕连接，相当于假关节形成。慢性的峡部损伤通常无痛，且不影响患者功能。在确定峡部裂为疼痛病因前应除外其他疼痛来源。

在儿童和青少年群体中，重复性、体力要求高的运动可能会不断刺激峡部，导致炎性改变，这可能是引起腰背痛和活动受限的原因之一。Sairyo 等研究了运动员中慢性峡部裂的病理生理学。他们认定了 12 个处于终末期的峡部裂，CT 证实均已形成假关节，随后进行 MRI 检查，流体敏感 MRI 序列证实所有 12 名患者的峡部均有炎症。有趣的是，58% 的峡部裂在头侧或尾侧小关节存在炎症反应。随后，作者推测慢性峡部裂的症状性背痛可能来源于邻近小关节的炎症[50]。

当除外其他疼痛原因后，有症状的慢性峡部裂通常保守治疗。治疗的主要手段包括适当休息或调整活动方式、短时间应用非甾体抗炎药（nonsteroidal anti-inflammatory drugs，NSAID）、鼓励安抚家属和物理治疗等。佩戴腰围可使患者症状缓解，并会限制腰部的过度活动[5, 51-54]。康复训练应包括强化核心肌群，以及拉伸紧张的腰背筋膜和腘绳肌[5, 55]。

（三）轻度腰椎滑脱

峡部性滑脱和发育不良性滑脱的进展以及神经系统并发症的发生率有显著差异。因此，两种滑脱的保守治疗效果是由其自然病史决定的。

轻度滑脱（Ⅰ度或Ⅱ度）的自然病程相对良性，进展风险非常低[5, 17]。滑脱进展的可能性随着每 10 年寿命增加而逐渐降低[23]。在影像学上滑脱稳定的情况下，偶发的背痛可通过以下的方式处理：主要措施包括休息、活动调整、物理治疗和对症止痛。没必要进行长期的制动，年轻人及运动员可以继续进行他们喜爱的运动。向患者和家人详细讲解滑脱的原理和发展原理，着重说明滑脱进展的可能性很低，对增强信心和治疗效果很有帮助[5, 53, 54, 56]。支具的作用目前尚不肯定，但它能够提高患者舒适度以及明显延缓活跃期疾病的进展。Bell 等对症状性滑脱进行支具治疗，发现峡部裂进展成滑脱以及滑脱进展的情况并不少见，发生率为 15%～40%。某些病例可能会有明显的滑脱进展，例如从Ⅱ度进展到Ⅳ度。滑脱进展最有可能发生在快速生长的青春期。Ⅰ度和Ⅱ度滑脱患者经支具治疗可以获得症状的缓解。支具治疗期间，腰椎前凸角和骶骨倾斜角减小。一旦开始支具治疗，Ⅰ度或Ⅱ度滑脱患者均没有发生滑脱进展，其原理可能是支具通过减少腰椎前凸减小了滑脱部位剪切力。虽然该研究的病例数较少，但对于症状性Ⅰ度或Ⅱ度滑脱患者，没有出现因顽固性疼痛或滑脱进展而需要手术的情况，因此这种治疗方式值得考虑[57]。虽然 Bell 等认为支具治疗有效，但轻度滑脱没有进展也有可能纯粹是因为轻度滑脱的病程本身就是如此。

与峡部裂性滑脱不同，发育不良性滑脱可能进展很快，特别是在青春期生长发育高峰。随之而来的症状可能包括背痛以及神经系统症状加重。对于进展性滑脱，有必要早期手术干预以避免神经并发症[5, 17-19]。因此，应及时识别及密切关注发育不良性滑脱，特别是在青春期。青春期以后发生进展的报道较为罕见[17]。

（四）重度腰椎滑脱

稳定的无症状重度滑脱可以继续观察，目前文献不支持对Ⅲ度和Ⅳ滑脱进行预防性融合[5, 24]。Harris 等一项随访 18 年的对比性研究发现，非手术治疗患者未出现明显生活受限，只有生活方式微小改变以应对轻微的症状[24]。另一方面，症状明显的重度滑脱患者对保守治疗反应不佳[5, 53]。Pizzutillo 等回顾了 12 例重度滑脱患者，建议这类患者更适合进行融合手术治疗[53]。

六、手术指征和治疗

（一）峡部裂和轻度腰椎滑脱

儿童峡部裂和轻度滑脱引起的背痛的主要治疗方式为保守治疗。当保守治疗一段时间（6 个月或以上）失败时，可以考虑手术治疗（图 17-6）。出现神经症状和加重是考虑早期手术干

预的另一指标。手术治疗峡部裂的方法很多，既有原位峡部修补，也有节段融合手术。

一种最常见、简单和广泛应用的治疗 L_5 峡部裂和轻度峡部裂性滑脱技术是 L_5～S_1 节段后外侧融合。椎弓根螺钉可提供坚强固定，提高融合率，减少并发症以及避免术后长时间依赖支具。Helenius 等对接受后侧和后外侧融合治疗 108 例轻度脊柱滑脱患者进行了回顾性研究，平均随访时间为 20 年。结果显示不融合率分别为 34% 和 13%。他们还报道残留滑脱的进展以及腰骶部后凸会导致外观畸形，对自我的衣着外观和吸引力评分较差。尽管如此，该研究表明后外侧融合是一种可行且成功的治疗轻度滑脱的方式[58]。Frennered 等进一步证实了这些发现，他们报道的原位后外侧融合满意率为 67%，假关节率为 6%[59]。

目前对儿童和青少年轻度滑脱患者进行腰椎椎体间融合术仍有争议。从理论上讲，椎体间融合能够降低假关节发生率，使外科医生不必完全依赖于后外侧的固定来复位滑脱，且能够纠正和预防腰骶部后凸。此外，适当大小的椎体间融合器能够间接减压椎间孔和侧隐窝狭窄[60-64]。然而，这些优势并没有在文献中得到确切的证明。Ekman 等进行了一项前瞻性研究，比较了后路腰椎椎体间融合术（posterior lumbar interbody fusion，PLIF）和后外侧融合术（posterolateral fusion，PLF）治疗成人峡部性滑脱的疗效，发现两组患者的临床结果没有显著差异[60]。针对儿童和青少年轻度峡部裂性滑脱，适当设计、可靠且有说服力的研究对于进一步界定椎体间融合术的价值有巨大意义。

峡部修补术是椎间融合术一种很好的替代，其保留了运动节段的活动性。可能是因为固定为非刚性的，最初的峡部修补术主要用于 L_1～L_4。

随着新型固定装置的出现，如椎弓根螺钉和椎板钩等，修补术已在包括 L_5 在内的所有腰椎节段取得令人满意的结果（图 17-7）[65-67]。在行峡部修补术之前，应除外腰痛的其他病因。术前应详细询问病史、体格检查和进行充分的影像学检查。MRI 常被用来确定峡部裂是否是疼痛来源[50]。CT 和 SPECT 也可辅助诊断，但因射线问题不常用。峡部裂局部注射利多卡因后疼痛暂时缓解，对于明确诊断也很有帮助[67]。峡部修补术最合适的指征包括单节段病变、轻微滑脱、椎间盘正常且无神经症状[65]。峡部修补术的方法有多种。每种方法都有一定的技术要求。固定程度越强的方法，峡部愈合率似乎越高[66-69]。在 Buck 描述的直接峡部修补法中，需要将峡部缺损处暴露、清理和去皮质化以促进骨愈合，然后在缺损处植骨以及用螺钉稳定[68]。

Scott 钢丝固定技术也是峡部修补术的一种。这项技术是用钢丝穿过双侧横突和棘突进行捆绑，形成张力带结构，以固定和加压峡部[69]。Kakiuchi 报道了一项技术，用连接棒连接头侧的椎弓螺钉和尾侧椎板下方的椎板钩，跨过峡部缺损处，进行加压。他报道这种方法峡部愈合率 100%。连接棒首先固定在椎弓根螺钉上，然后再与固定于椎板下缘的椎板钩相连。结合椎板钩的应用，这项技术能够提供更坚强的固定以及更好地进行加压。

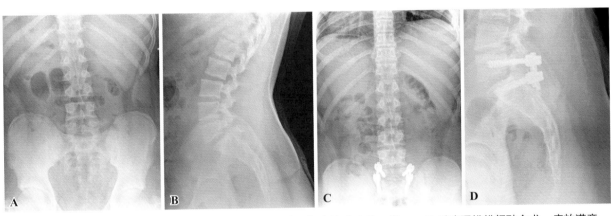

▲ 图 17-6　17 岁男性，峡部裂伴 I 度滑脱，慢性背痛，保守治疗失败，行 L_5～S_1 后路腰椎椎间融合术，疗效满意
术前（A 和 B）腰椎正侧位 X 线片，术后（C 和 D）腰椎正侧位 X 线片

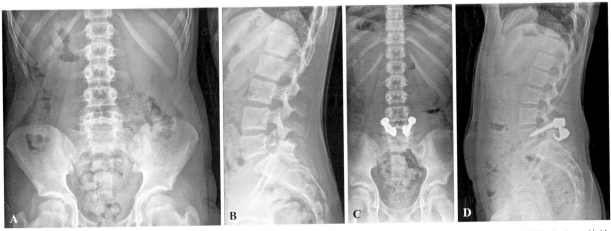

▲ 图 17-7　椎弓根螺钉结合椎板钩治疗峡部裂，术前正位（A）和侧位（B）X 线片，术后正位（C）和侧位（D）X 线片

峡部修补术对相对于短节段融合的优势目前并没有得到充分证实。Schlenzka 等比较了 Scott 钢丝固定技术和未使用内固定的后外侧原位融合术的疗效，平均随访大约 15 年[70]。作者报道，随着时间的推移，融合组临床结果更优，但两组在功能和影像学结果上没有显著差异。值得注意的是，作者也报道了峡部修补组的手术节段的活动度降低，而这与峡部修补保留活动度的目的相悖。将来研究方向应包括比较应用现代器械进行峡部修补和节段融合术的长期疗效。

（二）重度腰椎滑脱

与轻度腰椎滑脱不同，重度滑脱往往不容易保守治疗成功。少量研究表明，非手术治疗对于小部分症状不明显的患者可能有效。目前文献表明手术治疗重度滑脱可取得满意的长期临床结果[14, 23, 24, 56, 65]。

症状性的重度滑脱常需要手术干预，最合适的手术方式仍存在争议。最常用的手术技术包括后外侧融合术（伴或不伴体位复位）、椎体间融合部分复位内固定术、前后路联合 L_5 部分椎休切除融合术（可能会切除骶骨岬部分切除）。每种技术均有利弊。手术治疗最终目标是通过充分的减压和融合来缓解症状（包括腰背痛和神经症状）。在安全的情况下，应考虑恢复生理性的腰椎骨盆序列。

手术计划应基于仔细分析患者主诉（背痛、L_5 根性症状、骶神经受损引起的直肠和膀胱功能障碍）、畸形（由于整体异常序列和腘绳肌紧张引起的站姿和步态改变）、神经功能（L_5 根或骶神经支配肌肉力弱、直肠张力降低）和影像学(L_5 后附件发育不良、L_5 横突大小改变、骶骨岬的变化、椎间孔和中央管狭窄以及节段失稳）。其他需要考虑的方面包括术者经验、对某一项技术的熟练程度以及手术室配套设备（如术中神经电生理监测、麻醉以及围术期支持等）。术者与患者及家人的术前交流应包括风险、获益以及切合实际的期望[65]。

重度腰椎滑脱的脊柱–骨盆序列

近年来，矢状位平衡问题在脊柱外科越来越受到关注和重视。骨盆入射角（pelvic incidence，PI）、骶骨倾斜角（sacral slope，SS）、骨盆倾斜角（pelvic tilt，PT）和腰椎前凸角（lumbar lordosis，LL）等参数已被广大学者熟知（图 17-8）。Labelle 等的一项回顾性研究发现，重度滑脱患者的上述参数明显高于正常人群，且随着滑脱严重程度的增加而增加。SS 和 PT 是骨盆位置相关参数，而 PI 则是具体到个体的骨盆形态参数。患者可以通过骨盆后倾或前倾来改变 SS 和 PT，然而 PI 则是固定变量，它用于评估骶骨相对于骨盆的"垂直度"。因此当骨盆的位置改变时，骶骨位置也随之改变，从而维持 PI 不变（图 17-9）。因此作者认为大 PI 是发育性腰椎滑脱的危险因素[71]。这一结论似乎较为直观，PI 越高，SS 就越大，因此会导致后方附件承受的椎体更多的"剪切力"而非"压应力"[72]。

脊柱畸形研究组的 Mac-Thiong 等提出一种新的腰椎滑脱分型，纳入了矢状位参数，排除了发育不良的因素。他们依据脊柱侧位 X 线片，将滑脱分为 5 种类型[73]。首先将滑脱分成轻度（滑移＜50%）或重度（滑移>50%）。1 型为轻度滑脱且 PI＜60°，2 型为轻度滑脱且 PI＞60°。在重度滑脱中，需要评估 SS/PT 比值。如果骨盆平衡，则被归类为 3 型。若骨盆不平衡，则被归类为 4 型或 5 型。以 C_7 铅垂线为测量依据，4 型为矢状位平衡者，5 型为矢状位失平衡者[74]。

尽管这个分型有瑕疵，但它重视了腰椎滑脱患者解剖和形态学的多样性，这一点至关重要。

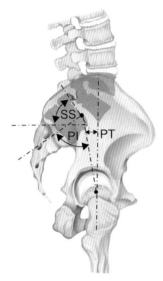

▲ 图 17-8　重要的脊柱 - 骨盆参数：骨盆倾斜角、骨盆入射角和骶骨倾斜角

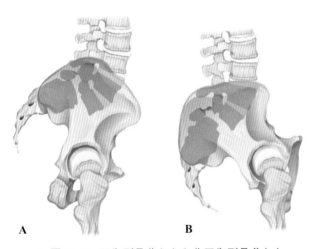

A　　　　　　　　　**B**

▲ 图 17-9　平衡型骨盆（A）和非平衡型骨盆（B）

因此，临床医生在制订手术策略时应注意评估患者的姿势、滑脱严重程度、整体和局部的矢状位序列 / 平衡，以及临床检查。

七、手术技术

（一）原位后外侧融合术

原位后外侧融合术仍然是治疗重度滑脱最常用和最简单的技术之一，神经并发症风险小。此术式的症状缓解可靠，大多数患者的背痛和

神经症状改善（图 17-10），文献报道 70% 以上的患者获得成功融合。影像学上的假关节形成并不代表患者症状不缓解，且一般不会导致滑脱进展，即便进展，也是轻微的，没有临床意义[14, 65, 75]。值得注意的是，对原位融合患者的长期随访并没有导致显示邻近节段退变发生率的增加[14, 24, 59, 65, 75-79]。

手术入路可以是标准正中切口或者双侧旁正中 Wiltse 入路[65, 80]。Wiltse 入路能够直接暴露脊柱后外侧部分，包括横突、关节面和骶骨翼，避免损伤中线结构。如果需要减压，则应行正中切口入路。部分患者可能需要行神经根减压，除非患者有神经症状，一般不常规行双侧椎板切除和峡部清理（即 Gill 减压）[65, 81]。切除关节突关节和去皮质化后，沿后外侧沟槽进行植骨，促进融合[65, 77]。作者采用正中切口并应用椎弓根螺钉固定。

术后应用石膏裤或 TLSO 支具固定 8～12 周。对于重度且存在一定活动性的滑脱，通过调整支具增加腰骶前凸（过伸）来获得部分体位复位，能够改善滑脱角和整体矢状位平衡[65, 82]。

对原位融合持批评态度的学者认为原位融合不能改善脊柱序列，因而对外观改善较差，且假关节发生率相对较高，可能会导致背痛和神经症状。进行原位融合加减压的患者，L_5 椎板已经被完全切除，这就大大减少了可用于后外侧融合植骨面积。特别是在青少年中，L_5 横突偏小，L_5 横突周围形成的融合团块可能不足以对抗不稳定重度滑脱局部的剪切力。因此原位后外侧融合加减压需要辅以 L_5～S_1 椎体间融合[83]。重度滑脱的 L_5 和 S_1 椎体接触面较小、前方解剖异常以及毗邻腹膜后关键结构，使得前路椎体间融合相当困难。其他实现椎体间融合的方法包括经椎间孔腰椎椎体间融合术（transforaminal lumbar interbody fusion，TLIF）和 PLIF。

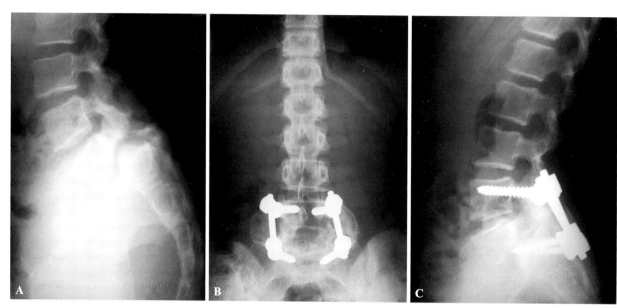

▲ 图 17-10　脊椎脱垂患者的侧位 X 线片（A），原位融合术治疗后（B 和 C）

直接比较原位融合与复位融合治疗重度滑脱疗效的研究很少。Poussa 等进行了一项回顾性研究，比较了复位融合和原位融合治疗重度滑脱的长期疗效。在平均近 15 年的随访中，作者发现原位融合有较好的临床疗效但 MRI 显示较多的临椎病。值得注意的是，原位融合组有相当一部分将融合范围延伸至 L_4，且所有患者均行 $L_5 \sim S_1$ 椎体间融合术[84]。

Muschik 等回顾性比较了单纯前路原位融合和前后路联合复位融合的疗效。他们发现，360° 融合复位可以降低假关节率、减小滑脱角以及改善腰骶部序列，但两组临床结果无显著差异[85]。

Molinari 等比较了 3 种治疗重度滑脱的手术技术，包括 $L_4 \sim S_1$ 后路融合不伴减压，后路融合伴减压，复位及 360° 融合，假关节发生率分别为 45%、29% 和 0%，三组患者中实现融合者的临床结果无显著差异。鉴于单纯后方融合较高的假关节发生率，作者建议行 360° 融合。

（二）重度滑脱复位融合术

得益于手术器械和神经电生理监测的进步，对重度滑脱进行复位融合已经变得相对安全。体位复位配合石膏固定曾经是治疗方法之一，现在几乎已经被淘汰。然而，对重度滑脱进行复位的技术要求仍然较高，在应用前应充分评估必要性。原位融合的主要缺点是较高的假关节发生率以及不能恢复正常的骨盆平衡。假关节形成的主要危险因素包括 $L_5 \sim S_1$ 过度不稳定、腰骶部发育不良、横突较小和矢状位失平衡。术前有 L_5 根性症状或骶神经症状需要广泛减压的患者、椎体异常和骶骨岬改变者是假关节形成的高危人群。行滑脱复位手术预计会使这些患者获益[14, 65, 85-87]。依据脊柱畸形研究组的研究结果，对 L_5 进行复位可显著改善腰骶部序列，他们认为对于某些骨盆后倾的患者，复位是首选[74, 88, 89]。复位的目的是为了改善脊柱 - 骨盆的生物力学环境，并减少假关节发生率，另一个好处是能够间接的神经减压，从而缓解神经症状[65, 87]。有明显的代偿性脊柱侧弯和显著姿势异常也是对严重滑脱进行复位的指征之一（图 17-11）[65, 90]。

复位和内固定有显著的相关风险。该手术技术要求高且耗时长，手术出血较多。最常见的并发症是 L_5 神经根损伤，这与复位程度相关[84, 86, 91-93]。Petraco 等的研究表明，L_5 根牵拉损伤风险与重度滑脱的复位程度的相关是非线性的，75% 的 L_5 神经根牵张力产生在复位的后半段[94]。

尽管文献报道重度滑脱的复位融合方法有数种，但最佳方法仍不清楚。这些方法包括术前的 HALO 架股骨牵引、前后联合入路融合、术后过伸位石膏裤固定、术中闭合复位、后方融合，前路复位椎体间融合、后路减压、后外侧融合。最终目的是改善腰骶部后凸、矢状位失衡和获得坚强融合[85, 91, 92, 95]。如前所述，复位可导致 L_5 神经根损伤风险，因此较为妥当的方法应包括彻底松解减压双侧 L_5 神经根、部分复位后行后外侧融合或者椎体间融合。与原位融合相比，这一方法既相对安全有效，也能改善腰骶部平衡[65, 87, 92, 94]。

重度腰椎滑脱的手术复位技术如下。患者标准俯卧位，建立神经电生理监测。后正中入路，切口 $L_4 \sim S_1$。行 L_5 双侧全椎板切除（Gill 技术），减压至双侧椎弓根。充分减压 L_5 和 S_1 神经根。置入双侧 $L_4 \sim S_1$ 椎弓根螺钉，调整患者体位使其

伸髋伸膝并轻轻向下按压骶骨，同时配合内固定形成杠杆力量，使骶骨 - 骨盆复合体屈曲以获得复位。依据术中情况，也可置入椎体间融合装置和髂骨钉（图 17-12）[96, 97]。应用复位螺钉可能会有助于复位，但应谨慎操作，避免过度复位和螺钉拔出。

复位的过程应缓慢进行，使软组织逐渐放松以适应新的位置。因神经根的张力在复位的末尾阶段最高，所以将重度滑脱改善至轻度滑脱安全可行。复位过程结束后应探查神经根、观察神经电生理反应，必要时可以做唤醒试验以评估神经根功能。一旦复位后出现神经功能障碍，应立刻减少复位程度和（或）更广泛的减压/松解神经根。最后需要取松质骨并进行后外侧植骨[65, 86, 87, 96, 97]。

八、脊椎脱垂

脊椎脱垂是指 L_5 椎体滑脱已经完全超过骶骨岬（图 17-13）。患者通常有症状，可表现为严重腰痛、神经症状和姿势及步态异常。因脊椎脱垂极为少见，其相关数据较有限。目前的治疗方法包括观察、原位融合、减压融合（包括后外侧和 360° 融合）和 Gains 手术[65, 77, 80, 81, 83, 85-87, 91-93, 96, 98]。

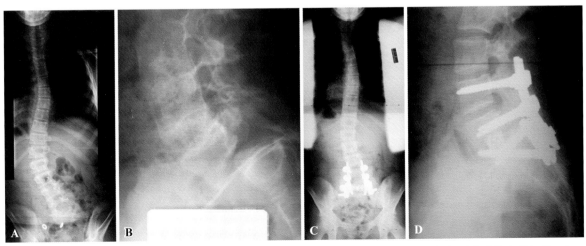

▲ 图 17-11　重度滑脱患者正侧位 X 线片（A 和 B），滑脱复位、后外侧和 $L_5 \sim S_1$ 椎体间融合术治疗后（C 和 D）

手术指征包括症状不缓解或出现神经根功能障碍。若将 L_5 强行复位至骶骨上会导致严重的 L_5 神经根牵拉以及马尾综合征。Gains 手术能在不牵拉马尾神经的情况下纠正矢状位异常序列。该术式为分期前后路联合完成复位及融合。一期

前路切除 L_5 椎体，5～7 天后行二期手术，后路切除 L_5 后方附件，然后将 L_4 复位至骶骨上（图 17-14）。尽管该手术能改善脊柱序列、获得融合以及改善神经症状，但多达 1/3 的患者可能会出现医源性神经损伤[98]。

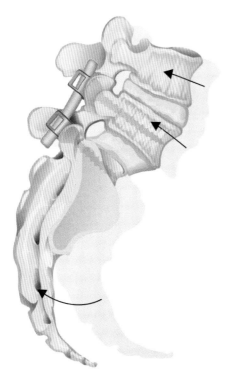

▲ 图 17-12　重度滑脱复位过程中的各种矫正力量

九、并发症

（一）神经损伤

重度腰椎滑脱外科治疗的神经损伤有可能是灾难性的。虽然神经损伤多与复位操作有关，但在原位融合中也有出现[84, 86, 91, 92, 98-100]。L_5 神经根损伤最为常见，有时会损伤马尾神经。多数损伤为暂时性，会逐渐恢复，但也会可能发生永久性损伤，包括大小便功能障碍和性功能障碍等[65, 86, 92, 93, 98-100]。

Schoenecker 等曾报道重度滑脱原位融合术后出现马尾综合征病例，其中 6% 为永久性损伤。他们认为松弛肌肉和软组织能够增加脊柱节段和神经根的活动度。为减小术中神经损伤风险，建议将患者垫圆柱形垫，减压时应用磨钻去皮质。

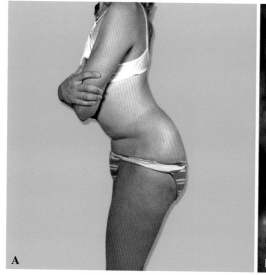

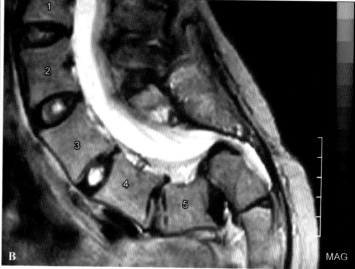

▲ 图 17-13　脊椎滑脱患者外观（A）和 MRI（B）表现

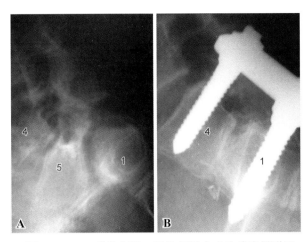

▲ 图 17-14 L₅ 椎体切除、后外侧融合术治疗脊椎脱垂，术前（**A**）和术后（**B**）侧位 X 线片

对于术后即刻出现马尾综合征者，应尽快翻修，行充分及广泛的减压骶神经以改善预后[65, 99]。

对重度滑脱进行复位有发生神经系统并发症风险。尝试部分复位而不是完全复位，同时充分减压松解双侧 L₅ 神经根，可能会避免这一并发症[65, 84, 86, 87, 91, 92, 94]。应用术中电生理监测和唤醒试验有助于了解神经情况。术后不完全神经损伤可以继续观察，随时间会逐渐改善。对于完全性损伤或者出现大小便障碍的患者，应立即进行翻修手术[65, 99]。

（二）血管损伤

血管损伤较罕见，但可能危及生命，特别是在前路手术中。重度滑脱患者椎体前方解剖异常且复杂，增加了血管损伤风险[101]。

（三）假关节

在一些研究中，假关节发生率可高达 45%，是重度滑脱手术治疗最常见的并发症[14, 65, 75, 86]。对于原位融合者，可能与解剖学因素相关，如局部过度活动、发育不良、横突小和失平衡等[14, 65, 85-87]。Newton 等对原位融合患者疗效进行分析，发现较大的滑脱角和融合团块质量差与临床结果不理

想有关[102]。影像学上的假关节并不意味着症状不缓解，因滑脱进展并不常见且往往无显著临床意义。有假关节形成的无症状患者，可通过保守治疗获得满意效果[14, 65, 75, 86, 102]。

翻修手术的适应证包括出现持续性背痛、下肢痛、腘绳肌痉挛，以导致步态异常和其他神经症状等。假关节形成合并滑脱进展及背痛时，应再次行融合手术，可以行原位融合，也可以行部分复位融合（特别是滑脱角较大时）。增加后方内固定有助于融合。对于伴有腘绳肌紧张和神经症状的背痛患者，应行骶骨成形术椎管减压[65, 102]。

十、预后

未经治疗的腰椎峡部裂和轻度滑脱的自然病程相对良性，很少发生进展[1, 14, 17, 20]。部分影像学参数可能会提示进展。发育不良性腰椎滑脱更易进展和出现神经症状，往往需要手术干预[5, 17-19]。症状轻微或无症状的重度滑脱保守治疗有可能获得长期的较好效果[24]。研究发现滑脱在以下情况容易进展：骨骼发育未成熟、伴有双侧峡部裂、青春期生长高峰、重度滑脱以及女性[14, 27, 20]。

症状性的峡部裂和轻度滑脱患者对保守治疗反应良好，有望恢复积极生活[5, 53, 54, 56, 57]。对于保守治疗失败的患者，行后外侧节段融合或者峡部修补可获得良好疗效[58, 59, 65-69]。有症状的重度滑脱患者往往需要及时收手干预。原位融合及部分复位融合均能获得令人满意长期疗效[14, 26, 59, 65, 75-81, 84, 86, 87, 91, 92, 94]。原位融合假关节形成率高以及存在滑脱进展风险[14, 65, 85-87, 102]。然而，复位融合可能会增加 L₅ 神经根损伤风险，部分复位能够降低这一风险[14, 65, 84, 86, 87, 91, 92, 94]。

十一、结论

腰椎峡部裂和滑脱代表了一类较为广泛的病理改变，包括从先天性到获得性等病理因素。已有各种分型帮助了解其病因、预后和指导治疗。鉴于病因的多样性，治疗方式可以从观察到手术干预，具体应结合患者症状、影像学、临床表现以及对治疗的反应来确定。

参考文献

[1] Fredrickson BE, Baker D, McHolick WJ, et al. The natural history of spondylolysis and spondylolisthesis. J Bone Joint Surg Am. 1984;66:699–707.

[2] Turner RH, Bianco AJ. Spondylolysis and spondylolisthesis in children and teenagers. J Bone Joint Surg Am. 1971;53: 1298–306.

[3] Rowe GG, Roche MB. The etiology of separate neural arch. J Bone Joint Surg Am. 1953;35:102–10.

[4] Stewart TD. The age incidence of neural–arch defects in Alaskan natives, considered from the standpoint of etiology. J Bone Joint Surg Am. 1953;35:937–50.

[5] Cavalier R, Herman MJ, Cheung EV, et al. Spondylolysis and spondylolisthesis in children and adolescents: I. Diagnosis, natural history, and nonsurgical management. J Am Acad Orthop Surg. 2006;14:417–24.

[6] Wiltse LL. The etiology of spondylolisthesis. J Bone Joint Surg Am. 1962;44:539–60.

[7] Albanese M, Pizzutillo PD. Family study of spondylolysis and spondylolisthesis. J Pediatr Orthop. 1982;2:496–9.

[8] Rosenberg NJ, Bargar WL, Friedman B. The incidence of spondylolysis and spondylolisthesis in nonambulatory patients. Spine (Phila Pa 1976). 1981;6:35–8.

[9] Congeni J, McCulloch J, Swanson K. Lumbar spondylolysis: a study of natural progression in athletes. Am J Sports Med. 1997;25:248–53.

[10] Micheli LJ, Wood R. Back pain in young athletes. Arch Pediatr Adolesc Med. 1995;149:15–8.

[11] Saraste H. Long–term clinical and radiological follow–up of spondylolysis and spondylolisthesis. J Pediatr Orthop. 1987;7:631–8.

[12] Meyerding HW. Spondylolisthesis. Surg Gynecol Obstet. 1932;54:371–7.

[13] Wiltse LL, Newman PH, Macnab I. Classification of spondylolysis and spondylolisthesis. Clin Orthop Relat Res. 1976;117:23–9.

[14] Boxall D, Bradford DS, Winter RB, et al. Management of severe spondylolisthesis in children and adolescents. J Bone Joint Surg Am. 1979;61:479–95.

[15] Wiltse LL, Widell EH, Jackson DW. Fatigue fracture: the basic lesion in isthmic spondylolisthesis. J Bone Joint Surg Am. 1975;57:17–22.

[16] Marchetti PG, Bartolozzi P. Classification of spondylolisthesis as a guideline for treatment. In: Bridwell KH, DeWald RL (Eds). The Textbook of Spinal Surgery, 2nd edition. Philadelphia: Lippincott–Raven; 1997. pp. 1211–54.

[17] McPhee IB, O'Brien JP, McCall IW, et al. Progression of lumbosacral spondylolisthesis. Australas Radiol. 1981;25:91–5.

[18] Newman PH. A clinical syndrome associated with severe lumbosacral subluxation. J Bone Joint Surg Br. 1965;47:472–81.

[19] Hensinger RN, Lang JR, MacEwen GD. Surgical management of spondylolisthesis in children and adolescents. Spine (Phila Pa 1976). 1976;1:207–16.

[20] Sys J, Michielsen J, Bracke P, et al. Nonoperative treatment of active spondylolysis in elite athletes with normal X–ray findings: literature review and results of conservative treatment. Eur Spine J. 2001;10:498–504.

[21] Debnath UK, Freeman BJ, Grevitt MP, et al. Clinical outcome of symptomatic unilateral stress injuries of the lumbar pars interarticularis. Spine (Phila Pa 1976). 2007;32:995–1000.

[22] Farfan HF, Osteria V, Lamy C. The mechanical etiology of spondylolysis and spondylolisthesis. Clin Orthop Relat Res. 1976;117:40–55.

[23] Beutler WJ, Fredrickson BE, Murtland A, et al. The natural history of spondylolysis and spondylolisthesis: 45–year follow–up evaluation. Spine (Phila Pa 1976). 2003;28:1027–35.

[24] Harris IE, Weinstein SL. Long–term follow–up of patients with grade–III and IV spondylolisthesis. Treatment with and without posterior fusion. J Bone Joint Surg Am. 1987;69:960–9.

[25] Leone A, Cianfoni A, Cerase A, et al. Lumbar spondylolysis: a review. Skeletal Radiol. 2011;40:683–700.

[26] Ravichandran G. A radiologic sign in spondylolisthesis. Am J Roentgenol. 1980;134:113–7.

[27] Maldague BE. Unilateral arch hypertrophy with spinous process tilt: a sign of arch deficiency. Diagn Radiol. 1976; 121:567–74.

[28] Leone A, Guglielmi G, Cassar–Pullicino VN, et al. Lumbar intervertebral instability: a review. Radiology. 2007;245:62–77.

[29] Boden SD, Wiesel SW. Lumbosacral segmental motion in normal individuals. Have we been measuring instability properly? Spine (Phila Pa 1976). 1990;15:571–6.

[30] Hanley EN. The indications for lumbar spinal fusion with and without instrumentation. Spine (Phila Pa 1976). 1995;20:143–53S.

[31] Hession PR, Butt WP. Imaging of spondylolysis and spondylolisthesis. Eur Radiol. 1996;6:284–90.

[32] Campbell RS, Grainger AJ, Hide IG, et al. Juvenile spondylolysis: a comparative analysis of CT, SPECT and MRI. Skeletal Radiol. 2005;34:63–73.

[33] Dunn AJ, Campbell RS, Mayor PE, et al. Radiological findings and healing patterns of incomplete stress fractures of the pars interarticularis. Skeletal Radiol. 2008;37:443–50.

[34] Johnson DW, Farnum GN, Latchaw RE, et al. MR imaging of the pars interarticularis. Am J Roentgenol. 1989;152:327–32.

[35] Hollenberg GM, Beattie PF, Meyers SP, et al. Stress reactions of the lumbar pars interarticularis: the development of a new MRI classification system. Spine (Phila Pa 1976). 2002;27:181–6.

[36] Jinkins JR, Matthes JC, Sener RN, et al. Spondylolysis, spondylolisthesis, and associated nerve root entrapment in the lumbosacral spine: MR evaluation. Am J Roentgenol. 1992;159:799–803.

[37] Saifuddin A, Burnett SJ. The value of lumbar spine MRI in the assessment of the pars interarticularis. Clin Radiol. 1997;52:666–71.

[38] Bellah RD, Summerville DA, Treves ST, et al. Low back pain in adolescent athletes: detection of stress injury to the pars interarticularis with SPECT. Radiology. 1991;180:509–12.

[39] Raby N, Mathews S. Symptomatic spondylolysis: correlation of CT and SPECT with clinical outcome. Clin Radiol. 1993;48:97–9.

[40] Papanicolaou N, Wilkinson RH, Emans JB, et al. Bone scintigraphy and radiography in young athletes with low back pain. Am J Roentgenol. 1985;145:1039–44.

[41] Elliot S, Hutson MA, Wastie ML. Bone scintigraphy in the assessment of spondylolysis in patients attending a sports injury clinic. Clin Radiol. 1988;39:269–72.

[42] Mettler FA, Huda W, Yoshizumi TT, et al. Effective doses in radiology and diagnostic nuclear medicine: a catalog. Radiology. 2008;248:254–63.

[43] Payne WK, Ogilvie JW. Back pain in children and adolescents. Pediatr Clin North Am. 1996;43:899–917.

[44] Sakai T, Sairyo K, Mima S, et al. Significance of magnetic resonance imaging signal change in the pedicle in the management of pediatric lumbar spondylolysis. Spine (Phila Pa 1976). 2010;35:E641–5.

[45] Fujii K, Katoh S, Sairyo K, et al. Union of defects in the pars interarticularis of the lumbar spine in children and adolescents. The radiological outcome after conservative treatment. J Bone Joint Surg Br. 2004;86:225–31.

[46] Sairyo K, Sakai T, Yasui N. Conservative treatment of lumbar spondylolysis in childhood and adolescence: the radiological signs which predict healing. J Bone Joint Surg Br. 2009;91:206–9.

[47] Sairyo K, Sakai T, Yasui N, et al. Conservative treatment for pediatric lumbar spondylolysis to achieve bone healing using a hard brace: what type and how long?: Clinical article. J Neurosurg Spine. 2012;16:610–4.

[48] Anderson K, Sarwark JF, Conway JJ, et al. Quantitative assessment with SPECT imaging of stress injuries of the pars interarticularis and response to bracing. J Pediatr Orthop. 2000;20:28–33.

[49] Ranawat VS, Dowell JK, Heywood–Waddington MB. Stress fractures of the lumbar pars interarticularis in athletes: a review based on long–term results of 18 professional cricketers. Injury. 2003;34:915–9.

[50] Sairyo K, Sakai T, Mase Y, et al. Painful lumbar spondylolysis among pediatric sports players: a pilot MRI study. Arch Orthop Trauma Surg. 2011;131:1485–9.

[51] Steiner ME, Micheli LJ. Treatment of symptomatic spondylolysis and spondylolisthesis with the modified Boston brace. Spine (Phila Pa 1976). 1985;10:937–43.

[52] d'Hemecourt PA, Zurakowski D, Kriemler S, et al. Spondylolysis: Returning the athlete to sports participation with brace treatment. Orthopedics. 2002;25:653–7.

[53] Pizzutillo PD, Hummer CD. Nonoperative treatment for painful adolescent spondylolysis or spondylolisthesis. J Pediatr Orthop. 1989;9:538–40.

[54] Klein G, Mehlman CT, McCarty M. Nonoperative treatment of spondylolysis and grade I spondylolisthesis in children and young adults: a meta–analysis of observational studies. J Pediatr Orthop. 2009;29:146–56.

[55] O'Sullivan PB, Phyty GD, Twomey LT, et al. Evaluation of specific stabilizing exercise in the treatment of chronic low back pain with radiographic diagnosis of spondylolysis or spondylolisthesis. Spine (Phila Pa 1976). 1997;22:2959–67.

[56] Herman MJ, Pizzutillo PD, Cavalier R. Spondylolysis and spondylolisthesis in the child and adolescent athlete. Orthop Clin North Am. 2003;34:461–7.

[57] Bell DF, Ehrlich MG, Zaleske DJ. Brace treatment for symptomatic spondylolisthesis. Clin Orthop Relat Res. 1988;236:192–8.

[58] Helenius I, Lamberg T, Osterman K, et al. Scoliosis research society outcome instrument in evaluation of long–term surgical results in spondylolysis and low–grade isthmic spondylolisthesis in young patients. Spine (Phila Pa 1976). 2005;30:336–41.

[59] Frennered AK, Danielson BI, Nachemson AL, et al. Midterm follow–up of young patients fused in situ for spondylolisthesis. Spine (Phila Pa 1976). 1991;16:409–16.

[60] Ekman P, Möller H, Tullberg T, et al. Posterior lumbar interbody fusion versus posterolateral fusion in adult isthmic spondylolisthesis. Spine (Phila Pa 1976). 2007;32:2178–83.

[61] Sudo H, Oda I, Abumi K, et al. Biomechanical study on the effect of five different lumbar reconstruction techniques on adjacentlevel intradiscal pressure and lamina strain. J Neurosurg Spine (Phila Pa 1976). 2006;5:150–5.

[62] Barrick WT, Schofferman JA, Reynolds JB, et al. Anterior lumbar fusion improves discogenic pain at levels of prior posterolateral fusion. Spine (Phila Pa 1976). 2000;25: 853–7.

[63] Lee CK, Vessa P, Lee JK. Chronic disabling low back pain syndrome caused by internal disc derangements. The results of disc excision and posterior lumbar interbody fusion. Spine (Phila Pa 1976). 1995;20:356–61.

[64] Mulholland RC, Sengupta DK. Rationale, principles and experimental evaluation of the concept of soft stabilization. Eur Spine J. 2002;11:198–205.

[65] Cheung EV, Herman MJ, Cavalier R, et al. Spondylolysis and spondylolisthesis in children and adolescents: II. Surgical management. J Am Acad Orthop Surg. 2006;14:488–98.

[66] Bradford DS, Iza J. Repair of the defect in spondylolysis or minimal degrees of spondylolisthesis by segmental wire fixation and bone grafting. Spine (Phila Pa 1976). 1985;10:673–9.

[67] Kakiuchi M. Repair of the defect in spondylolysis. Durable fixation with pedicle screws and laminar hooks. J Bone Joint Surg Am. 1997;79:818–25.

[68] Buck JE. Direct repair of the defect in spondylolisthesis. Preliminary report. J Bone Joint Surg Br. 1970;52:432–7.

[69] Johnson GV, Thompson AG. The Scott wiring technique for direct repair of lumbar spondylolysis. J Bone Joint Surg Br. 1992;74:426–30.

[70] Schlenzka D, Remes V, Helenius I. Direct repair for treatment of symptomatic spondylolysis and low-grade isthmic spondylolisthesis in young patients: no benefit in comparison to segmental fusion after a mean follow-up of 14.8 years. Eur Spine J. 2006;15:1437–47.

[71] Labelle H, Roussouly P, Berthonnaud E, et al. Spondylolisthesis, pelvic incidence and sagittal spinopelvic balance: a correlation study. Spine (Phila Pa 1976). 2004;29:2049–54.

[72] Hresko MT, Labelle H, Roussouly P, et al. Classification of high-grade spondylolistheses based on pelvic version and spine balance: possible rationale for reduction. Spine (Phila Pa 1976). 2007;32:2208–13.

[73] Mac-Thiong JM, Labelle H. A proposal for a surgical classification of pediatric lumbosacral spondylolisthesis based on current literature. Eur Spine J. 2006;15:1425–35.

[74] Labelle H, Mac-Thiong JM, Roussouly P. Spinopelvic sagittal balance of spondylolisthesis: a review and classification. Eur Spine J. 2011;20:641–6.

[75] Lenke LG, Bridwell KH, Bullis D, et al. Results of in situ fusion for isthmic spondylolisthesis. J Spinal Disord. 1992;5:433–42.

[76] Pizzutillo PD, Mirenda W, MacEwen GD. Posterolateral fusion for spondylolisthesis in adolescence. J Pediatr Orthop. 1986;6:311–6.

[77] Velikas EP, Blackburne JS. Surgical treatment of spondylolisthesis in children and adolescents. J Bone Joint Surg Br. 1981;63:67–70.

[78] Johnson JR, Kirwan EO. The long-term results of fusion in situ for severe spondylolisthesis. J Bone Joint Surg Br. 1983;65:43–6.

[79] Grzegorzewski A, Kumar SJ. In situ posterolateral spine arthrodesis for grades III, IV, and V spondylolisthesis in children and adolescents. J Pediatr Orthop. 2000;20: 506–11.

[80] Wiltse LL. The paraspinal sacrospinalis-splitting approach to the lumbar spine. Clin Orthop Relat Res. 1973;91:48–57.

[81] Carragee EJ. Single-level posterolateral arthrodesis, with or without posterior decompression, for the treatment of isthmic spondylolisthesis in adults. A prospective, randomized study. J Bone Joint Surg Am. 1997;79: 1175–80.

[82] Burkus JK, Lonstein LE, Winter RB, et al. Long-term evaluation of adolescents treated operatively for spondylolisthesis. A comparison of in situ arthrodesis only with in situ arthrodesis and reduction followed by immobilization in a cast. J Bone Joint Surg Am. 1992;74:693–704.

[83] Smith MD, Bohlman HH. Spondylolisthesis treated by a single-stage operation combining decompression with in situ posterolateral and anterior fusion. An analysis of eleven patients who had long-term follow-up. J Bone Joint Surg Am. 1990;72:415–21.

[84] Poussa M, Schlenzka D, Seitsalo S, et al. Surgical treatment of severe isthmic spondylolisthesis in adolescents. Reduction or fusion in situ. Spine (Phila Pa 1976). 1993;18:894–901.

[85] Muschik M, Zippel H, Perka C. Surgical management of severe spondylolisthesis in children and adolescents. Anterior fusion in situ versus anterior spondylodesis with posterior transpedicular instrumentation and reduction. Spine (Phila Pa 1976). 1997;22:2036–42.

[86] Molinari RW, Bridwell KH, Lenke LG, et al. Complications in the surgical treatment of pediatric high-grade, isthmic dysplastic spondylolisthesis. A comparison of three surgical approaches. Spine (Phila Pa 1976). 1999;24:1701–11.

[87] Lenke LG, Bridwell KH. Evaluation and surgical treatment of high-grade isthmic dysplastic spondylolisthesis. Instr Course Lect. 2003;52:525–32.

[88] Mac-Thiong JM, Wang Z, de Guise JA, et al. Postural model of sagittal spinopelvic alignment and its relevance for lumbosacral developmental spondylolisthesis. Spine (Phila Pa 1976). 2008;33:2316–25.

[89] Labelle H, Roussouly P, Chopin D, et al. Spinopelvic alignment after surgical correction for developmental spondylolisthesis. Eur Spine J. 2008;17:1170–6.

[90] Lindholm TS, Ragni R, Ylikoski M, et al. Lumbar isthmic spondylolisthesis in children and adolescents. Radiologic evaluation and results of operative treatment. Spine (Phila Pa 1976). 1990;15:1350–5.

[91] Matthiass HH, Heine J. The surgical reduction of spondylolisthesis. Clin Orthop Relat Res. 1986;203:34–44.

[92] Bradford DS, Boachie-Adjei O. Treatment of severe

spondylolisthesis by anterior and posterior reduction and stabilization. A long-term follow-up study. J Bone Joint Surg Am. 1990;72:1060-6.

[93] Dick WT, Schnebel B. Severe spondylolisthesis. Reduction and internal fixation. Clin Orthop Relat Res. 1988;232: 70-9.

[94] Petraco DM, Spivak JM, Cappadona JG, et al. An anatomic evaluation of L5 nerve stretch in spondylolisthesis reduction. Spine (Phila Pa 1976). 1996;21:1133-8.

[95] Dubousset J. Treatment of spondylolysis and spondylolisthesis in children and adolescents. Clin Orthop Relat Res. 1997;337:77-85.

[96] Hanson DS, Bridwell KH, Rhee JM, et al. Dowel fibular strut grafts for high-grade dysplastic isthmic spondylolisthesis. Spine (Phila Pa 1976). 2002;27:1982-8.

[97] McCord DH, Cunningham BW, Shono Y, et al. Biomechanical analysis of lumbosacral fixation. Spine (Phila Pa 1976). 1992;17:S235-43.

[98] Lehmer SM, Steffee AD, Gaines RW. Treatment of L5-S1 spondyloptosis by staged L5 resection with reduction and fusion of L4 onto S1 (Gaines procedure). Spine (Phila Pa 1976). 1994;19:1916-25.

[99] Schoenecker PL, Cole HO, Herring JA, et al. Cauda equina syndrome after in situ arthrodesis for severe spondylolisthesis at the lumbosacral junction. J Bone Joint Surg Am. 1990;72:369-77.

[100] Honet JC, Ellenberg MR. Cauda equina syndrome after in situ arthrodesis for severe spondylolisthesis at the lumbosacral junction. J Bone Joint Surg Am. 1991;73:629.

[101] Fantini GA, Pappou IP, Girardi FP, et al. Major vascular injury during anterior lumbar spinal surgery: incidence, risk factors, and management. Spine (Phila Pa 1976). 2007;32:2751-8.

[102] Newton PO, Johnston CE. Analysis and treatment of poor outcomes following in situ arthrodesis in adolescent spondylolisthesis. J Pediatr Orthop. 1997;17:754-61.

第 18 章　与先天性疾病相关的脊柱疾病

Spinal Conditions Associated with Congenital Disorders

Vikram Mehta　Daniel Lubelski　David T Anderson　Edward C Benzel　**著**

王建强　丁红涛　**译**　　刘玉增　**校**

一、概述

与骨骼发育不良和代谢综合征相关的脊柱疾病是一组罕见且多样的疾病。据估计，新生儿中骨骼发育不良的发病率为 4.7/10 万[1]，代谢紊乱相关的脊柱疾病的这一数据则为 5.5/10 万～8.1/10 万[2-7]。虽然发病率比较低，但脊柱外科医生仍有必要清楚本病相关的临床表现和自然病史，以便早期诊断和治疗。骨骼发育不良的新生儿在出生时通常伴有明显体征，如头身比失衡。相比之下，其他一些与脊柱疾病相关的代谢性疾病没有这么明显，需要进行血清或尿液分析。早期识别和治疗这些综合征是很重要的，特别是当椎管狭窄或畸形可能导致脊髓受压时。本章将重点介绍一些与脊柱疾病相关且值得注意的疾病，如骨骼发育不良、黏多糖增多症和代谢综合征等。

二、软骨发育不全

（一）流行病学 / 遗传学

软骨发育不全是一种与成人身材矮小有关的遗传性骨生长疾病，占所有骨骼发育不良病例的 90%[8]。在美国，每 10 万名新生儿中约有 3.6～6.0 例发生软骨发育不全[9]。尚不清楚软骨发育不全是否与性别、种族或地理分布有关[10]。

软骨发育不全表现为常染色体完全显性遗传[11]。高达 90% 的病例是由正常父母的某一方生殖细胞中的成纤维细胞生长因子受体 3（fibroblast growth factor receptor 3，FGFR3）基因（位于 4p16.3）发生突变引起的[9]。软骨发育不全发病率的增加与父亲年龄有关[12-14]。

（二）病理机制

FGFR3 蛋白是一种表达在软骨细胞上的受体，能够促进关节和生长板软骨细胞的增殖、分化和基质的产生[15]。因此，发生突变的 FGFR3 蛋白通过反向调节骨骼的生长、发育和重塑，从而导致软骨发育不全[16, 17]。

软骨发育不全患者通常为 FGFR3 突变杂合子，因为纯合突变患者会在出生一年内死亡[8, 18]。通常，纯合突变会导致胸廓畸形和颈髓压迫，继发呼吸功能不全[8, 19]。然而关于这一部分患者群体中早期发病率和死亡率的相关风险因素仍知之甚少。

（三）临床表现和诊断

患有软骨发育不全的胎儿可在产前检查时检

测出来，表现为四肢短小、根状髓、胸部狭窄、头部增大[8, 20]。妊娠 25 周时，股骨大小通常在第 3 百分位数；到第 30 周时，胎儿可有相对的大头畸形[21, 22]。除了查体体征，细胞游离 DNA、绒毛膜取样和羊膜穿刺被认为是软骨发育不全产前筛查的金标准，并能对其确诊[8]。其他无创性诊断方法，如经阴道超声，也被证实可以识别软骨发育不全的胎儿[21, 23]。

软骨发育不全通常在婴儿出生后可被立即诊断出来。新生儿可有头身比增大，额部隆起和鼻桥凹陷，四肢和掌骨短小，胸廓窄小，关节松弛度增加，胸腰段后凸畸形，腰椎前凸增大，双腿弯曲，听力困难[8, 14, 20]。

出生时，计算机断层扫描（computed tomography，CT）或磁共振成像（magnetic resonance，MR）可以显示枕骨大孔变窄，椎弓根缩短伴椎管狭窄，掌骨短缩伴子弹状指骨，面中部发育不良和额部隆起，管状骨增厚，骺板不规则，以及骨骺骨化迟缓[14, 24, 25]。

（四）并发症及治疗

对于软骨发育不全的患者来说，几乎没有什么可用的医疗手段。软骨发育不全患者 14 岁之前的死亡风险比常人高 11.7%，其中 7.5% 的新生儿可在出生后的第一年内便由于颈髓压迫而导致死亡，所以软骨发育不全的患者应该受到密切监护[26, 27]。大约有 30% 的软骨发育不全患者中存在颈髓压迫[28]。体感诱发电位（Somatosensory evoked potential，SSEP）监测可用于此类患者颈椎病的诊断[29, 30]。医疗管理通常包括监测患者的听力丧失、脑积水、继发于枕大孔狭窄的脑干压迫、脊柱曲度的病理性增加或减少、睡眠呼吸暂停，以及诊断椎管狭窄的神经检查[8, 14, 31]。与其他骨骼疾病一样，保持最佳的体重与身高比是至

关重要的[8, 14]。生长激素是治疗软骨发育不全的一种潜在的治疗方法，但尚未被证实[14]。数据表明，骨骼长度的增加会导致骨骼稳定性和强度的降低，也更容易发生并发症[14]。

许多软骨发育不全的外科治疗都是针对与疾病进展相关的继发性并发症而进行的。软骨发育不全患者最常见的并发症是中耳炎，发病率为 75%，见于面中部发育不良继发耳道引流不畅的患者[8, 14]。气道阻塞也是一种常见的并发症，由患者的肺活量减少，面中部发育不良，以及枕大孔狭窄所引起[8, 25, 32]。软骨发育不全的婴儿伴有的呼吸问题和睡眠呼吸暂停频率的增加可能会导致早年猝死[27]。因此，如果有睡眠呼吸暂停的迹象，建议在出生后的头几个月使用睡眠呼吸暂停监测仪，并对枕骨大孔处的脊髓进行成像[25, 33-35]。

5%～10% 的患者由于先天畸形而有枕骨大孔狭窄，且如果枕骨大孔不能随着生长而扩大，症状可能会进一步加重[14, 36]。虽然 CT 和 MR 成像均可用于枕骨大孔狭窄和脊髓卡压的鉴别，但是 MRI 提供了更好的脑干和颈髓分辨率[25, 32, 37-39]。枕骨大孔狭窄是一种严重的并发症，可能会压迫脑干，导致呼吸窘迫以及脊髓病变和空洞形成[14, 25, 40]。由于 5—7 岁时可能会发生枕骨大孔狭窄并继发脑干压迫从而导致猝死，因此应对这个阶段的软骨发育不全患者密切监测[27, 36, 37]。枕骨大孔狭窄也可能导致颅内压升高，需行脑室—腹腔分流术[14, 20, 31, 37]。通常来讲，对于 5 岁左右的患者，可行颈髓和枕骨大孔减压术，可成功改善和缓解相关症状[37, 41]。

在软骨发育不全患者中，症状性狭窄最常发生在胸腰椎（65%），其次是腰椎（20%）、颈椎（8%）、颈胸椎（4%）和胸椎（2%）[42]。其中 24% 的患者需要手术减压[43]。尽管症状表现与一般的椎管狭窄相似，包括腿部无力、抽搐、麻木

或疼痛[42]，但是软骨发育不全的患者通常在 31 岁左右时才会出现胸腰段椎管狭窄的症状[44]。对于覆盖 3 个或更多节段且后凸角度大于 40° 的弥漫性椎管狭窄患者，推荐行前路减压融合和后路减压＋后外侧融合手术治疗[44]。对于骨骼发育尚未成熟的软骨发育不全患者，也有人建议行 5 节段或 5 节段以上的胸腰椎椎板切除减压内固定治疗[45]。有 9% 的椎板切除术后患者可发生胸腰椎后凸畸形，可能需要对脊柱行进一步的内固定融合治疗。

颈椎狭窄通常出现在 20—40 岁，且多达 1/3 的软骨发育不全患者需要手术减压[46, 47]，但并不能充分减轻狭窄的严重程度。椎板成形术被认为是首选的手术干预措施，必要时可后续行椎板切除和融合术[34, 47]。弥漫性颈椎管狭窄也已经开始被关注，治疗方法通常是对受压部位采用后路减压椎板成形术或椎板切除术[47, 48]。

儿童胸腰椎后凸存在于 90% 的软骨发育不全患者当中[32]，但很少与重要的病理相关联，也不需要支具或其他的任何治疗，因为通常在 3 岁时就会消失[37, 42, 49]。对于所有需要手术减压的儿科病例，也建议进行预防性后路脊柱融合[50]。此外，6 岁以上仍患有胸腰椎后凸的患者，后凸部位通常固定，伴有至少 30° 的后凸及椎体楔形变，需要手术进行干预[42, 45, 49]。当胸腰椎后凸大于 50° 时，建议行前后联合内固定融合术[42, 45, 49, 51]。由于椎板切除术的翻修率很高，Shirley 和 Ain 建议首次减压往上应延伸至狭窄以上 3 个节段，往下至少延伸到第 2 骶椎[32]。

在胸腰椎后凸 ＞ 50º 的患者中，单纯后路融合可导致 55% 的手术患者发生假关节[52]。从既往来看，根据 SSEP 的减弱已经表明减压合并内固定会引起神经系统的损伤。但是，Ain 和 Brown 进行的一项研究追踪了 12 例接受了椎板

切除内固定手术的患者，并没有发现医源性的神经系统损伤[50]。前后联合的脊柱内固定融合术可使胸腰椎后凸畸形减少 23%～31%，并且所有患者均成功获得了关节融合[53]。椎弓根内固定融合术也被证明是可行的，能平均减少 50% 的胸腰椎后凸[50]。

值得注意的是，由于后方韧带张力的减弱，单纯解压而不进行脊柱融合被证明会增加后期胸腰椎后凸的风险[42, 45, 51]。为了避免发生进行性胸腰椎后凸，对骨骼未成熟的软骨发育不全患者应在减压手术的同时行融合处理[42]。高达 36% 的翻修手术是由于椎体应力集中或交界性后凸引起的，因此融合节段应该延伸到后凸端椎，以便得到更好的应力分布[42]。可在术前、术中和术后使用 SSEP 来监测脊髓功能的完整性。

作为胸腰椎后凸的一种代偿机制，腰椎前凸相关的腰椎管狭窄可存在于高达 80% 的软骨发育不全儿童当中。最终，大约 10% 的软骨发育不全患者需要行腰椎减压[41, 42]。继发于退行性改变和椎间孔间距减小的腰椎狭窄的风险也增加了 20%[14]。腰椎前凸可以通过佩戴支具得到改善[54]。对于佩戴支具无效且后续有腰椎管狭窄的患者，椎板切除术合并内固定被证明要比不加内固定的单纯减压更能显著改善腰椎管狭窄，且后者二次手术的风险比合并内固定治疗的患者增加 3.5 倍[41, 50, 55]。另外，与那些没有行内固定的患者相比，合并内固定的患者术后症状总体上减少了 57.5%[41]。

（五）长期结果

Wynn 等进行的一项 42 年的随访研究显示，与正常人相比，软骨发育不全的患者心血管疾病相关的死亡风险增加了 2.3 倍，而在 25—35 岁年龄组中，这一数据是 10 倍；此外，神经疾病相

关的死亡风险增加了 8.2 倍 [56]。尚不清楚这是否与所涉及的突变基因有关，还是因为这一人群中有着更高的肥胖率。一般来说，软骨发育不全患者的寿命要比普通人群短 10 年。

对脊髓压迫的监测不足将造成许多患者长期功能障碍 [27]。由于软骨发育不全患者有着更高的脊髓卡压风险，所以早期识别的神经系统病变会促使医生进行进一步的影像学检查 [26, 57]。此外，由于颈胸段脊柱椎弓根半径增大而伸长不足，可导致枕骨大孔、椎管和椎间孔的狭窄，进一步导致脊髓受压（软骨发育不全患者的脑干和颈髓受压发生率为 5%～10%），继发脊髓变性，甚至导致瘫痪 [8, 14, 31]。

Lutter 和 Langer [58] 将软骨发育不全的神经系统受累分为四型（Ⅰ型、Ⅱ型、Ⅲ型和Ⅳ型）。最不严重且最常见的是Ⅰ型，表现为缓慢、进行性的背部疼痛，伴有运动、感觉或反射功能受损，有的患者还可能会出现尿失禁。上述症状与后凸畸形高度相关 [58]。因此，泌尿系统功能障碍（患者中的发生率为 77%）可以作为提示神经系统病变的早期指标，并提示应进行影像学检查 [59]。

Ⅱ型患者表现为间歇性跛行、无力、麻木和刺痛感 [58]。这些患者往往喜欢蹲、坐、前倾和仰卧，以弯曲脊柱和减轻疼痛 [59]。如果怀疑有跛行或狭窄，应行胸腰椎影像检查以确定是否需要进行减压。

Ⅲ型患者表现为神经压迫，通常继发于椎间盘突出 [58]。患者的直腿抬高实验可能呈阳性，伴行走困难。应行胸腰椎影像检查以确定狭窄程度。

Ⅳ型不常见，患者表现为继发于体力活动或创伤的急性且严重的背部疼痛，伴或不伴腿部疼痛，常见于下肢轻瘫或截瘫患者。体育活动或创伤加重了潜在的Ⅰ型或Ⅱ型神经功能障碍，导致Ⅳ型的临床表现。

上述与椎管狭窄相关的症状通常发生在 20—40 岁，这是由椎弓根特征和退行性改变共同诱发的结果 [42]。脊髓卡压的常见症状包括刺痛感和麻木，并最终导致肌肉萎缩 [42]。一旦出现任何神经病变的体征或症状，应马上进行 CT 或 MRI 检查。

以前做过脊柱矫正手术、脊柱后凸和前凸的患者应该被密切注意，因为起支撑作用的脊柱韧带的完整性可能会被牵拉，支撑作用减弱 [42, 60]。

三、营养不良型发育异常

（一）流行病学 / 遗传学

营养不良性发育异常（Dystrophic dysplasia，DTD）是一种罕见的疾病，估计患病率为 1/10 万，不过在芬兰此病的发病率则是这个数据的 3 倍，即 1/30 000。

DTD 是由于 5q31-q34 染色体位点的 SLC26A2 基因改变引起的。SLC26A2 的突变导致硫酸盐浓度的变化，从而限制了细胞内获取硫酸盐生产蛋白多糖的能力 [62]。SLC26A2 蛋白在软骨以及胰腺、结肠和支气管等部位的上皮组织中广泛表达 [62]。遗传方式为纯合子隐性遗传 [61]。SLC26A2 基因中有 30 多个已经明确的突变位点可以导致 DTD，但这些突变引起的表现有所差异 [63]。

（二）病理机制

突变位点的不同会影响 SLC26A2 蛋白中残余的转移活性，因此突变位点不同，严重程度也会有很大差异 [63-65]。突变导致的硫酸盐转移活性残余越低，其蛋白多糖产量下降越多，疾病

273

状况也就越严重[63]。芬兰型突变通常会导致侏儒症[61]。

软骨细胞中蛋白多糖产量的降低会导致蛋白多糖的磺化减少，从而影响软骨的结构和力学性能[66]。上述改变会导致骨与关节的不稳，引起生长迟缓和骨骼发育不良[65, 66]。

（三）临床表现和诊断

羊膜穿刺、细胞游离 DNA 和绒毛膜绒毛取样均可用于妊娠期 DTD 的检测，产后分子基因检测可进一步核实 DTD 的诊断[61]。

在新生儿期，婴儿通常表现为四肢缩短、耳郭囊性肿胀、不同程度的腭裂、继发于第一掌骨缩短的搭便车式拇指畸形、关节半脱位增加、大关节挛缩、脊柱畸形或鼻梁凹陷[64, 65, 67-69]。产前超声可以诊断营养不良型发育异常，但可视化较差，导致产前诊断率仅为 40%～60%[23, 70]。孕期约 20 周时可检出短肢畸形。产后 X 线片可显示不同程度的病理性脊柱后凸或前凸，其中 33% 的 DTD 患儿发现有颈椎中段后凸[66, 71, 72]，严重者可见脊髓压迫[65, 72]。

（四）并发症及治疗

对 DTD 患者的治疗主要集中在预防管理上[73]。在患者出生后的前 5 年应进行密切随访，以确定早期预后因素，包括关节位置和活动度的变化、颈椎后凸合并脊髓压迫、颈椎脊柱裂、脊柱侧弯以及髋关节和膝关节疼痛[72-74]。此外，应该仔细监测身高与体重的比例，以限制施加在弱化的关节和骨骼上的压力[73]。颈椎后凸在年轻的患者当中较为常见，虽然后凸通常能够自发矫正，但应该跟踪病情进展。McKay 等建议分别在出生时、6 个月和 1 年时进行影像检查，然后每年检查一次；Jalanko 等建议出生后每 6 个月

做一次影像学检查，直到 5 岁时，然后改为每年一次[72, 74]。与其他骨骼发育不良不同的是，枕骨大孔在出生时通常不会狭窄，但狭窄可能会随着年龄发生进展。除极少数病例报道外，DTD 患者未见寰枢椎不稳[76]，也没有合并特征性的鼻梁凹陷。

颈椎后凸在 DTD 的儿童中很常见，发生率大约是 37%[77]。与轻度后凸的患者相比，Cobb 角超过 60° 的患者不太可能发生自行矫正。此时若不进行手术矫正，后续可能会发生脊髓损伤[72, 75, 78]。前路下颈椎融合术矫正颈椎后凸的成功率最高[71, 74, 75]。无症状的颈胸椎隐性脊柱裂的发生率也相对较高，为 59%～79%[77, 79]。

脊柱侧弯在 DTD 患者中也很常见，发生率为 49%～88%[77, 80]。Remes 等的一项回顾性队列研究认为，女性脊柱侧弯的发生率比男性更高，男女发生率分别为 49% 和 22%[77, 80]。但脊柱侧弯通常为无症状的，无须手术干预[77]。

由于疾病的表现形式多样以及缺乏长期研究，DTD 患者的手术效果仍然未知[74]。

（五）长期结果

基因型与疾病表型的临床表现和预后之间没有相关性[74]。支具治疗对 DTD 患者的脊柱预后没有积极影响[74, 77]。高达 50% 的患者会有不同程度的脊柱畸形[74]。如果有任何形式的脊髓压迫，应该立即考虑手术干预[73]。不过，与其他骨骼发育不良疾病相比，DTD 患者通常不伴神经或脊髓压迫症状。脊柱畸形通常在 5 岁之前发生自行矫正[77]，早期的进行性脊柱侧弯则应该立即手术矫正，但是进展较慢的特发性脊柱侧弯可以等到脊柱 Cobb 角超过 50° 以后再行手术干预[74]。由于这些患者接受过多次外科手术，因此也相应增加了发生医源性和神经性并发症的风险。

四、先天性 / 迟发性脊柱骨骺发育不良

（一）流行病学 / 遗传学

脊柱骨骺发育不良（Spondyloepiphyseal dysplasia，SED）是一种影响椎骨和长骨骺板的疾病[81, 82]，分为先天性和迟发性。

先天性 SED 由 12q13.11 位点上的常染色体显性基因突变引起，导致前胶原蛋白功能障碍[82, 83]。先天性 SED 的患病率约为每百万人口中 3.4 例，发病率则为每 10 万名活产中有 1 例[84, 85]。不同性别之间先天性 SED 的发病率没有差别[81, 82, 84, 86, 87]。

迟发性 SED 是一种 Xp22.2 染色体位点发生突变导致的 X 连锁遗传性疾病[81, 82]。迟发性 SED 的发病比较晚，通常在 5—14 岁时出现症状[81]。据估计，迟发性 SED 的发病率为每百万人口 1.7 例[84]。迟发性 SED 大多发生在男性，只有不到 1% 的病例是女性，且仅有轻度症状[81, 82, 84, 86, 87]。

（二）病理机制

2 型胶原蛋白是一种非常重要的结构蛋白，存在于软骨和骨骼中。先天性和迟发性 SED 患者中发生的基因突变使得对 2 型胶原蛋白的合成和运输至关重要的蛋白质出现了功能障碍[83, 87–89]。

先天性 SED 是由 COL2A1 基因突变引起的，COL2A1 基因在胶原蛋白形成中起重要作用。COL2A1 基因突变可造成不同的表型和严重程度[82, 88–90]。基因突变使得前胶原蛋白产物与正常胶原相比，羟赖氨酸 / 赖氨酸比值异常增高[82, 91]。

迟发性 SED 是由跟踪蛋白颗粒复合物（tracking protein particle complex，TRAPPC）中的组成成分 sedlin 突变引起的[81, 92]。sedlin 是前胶原蛋白从粗面内质网向细胞外正常分泌所必不

可少的[81, 92]，它的缺乏限制了功能性胶原蛋白的数量[81]。

（三）临床表现与诊断

先天性 SED 可以在产前通过检测细胞游离 DNA、绒毛膜绒毛取样和羊膜穿刺进行检测[93–95]。还有一种新的 PCR 检测方法可以通过特异性识别已知的 COL2A1 基因突变来快速检测先天性 SED[96]。患有先天性 SED 的婴儿通常表现为四肢短小、腭裂、马蹄内翻足、不同程度的近视、直疝和斜疝、听力损失、视网膜脱离或面中部扁平[82, 84, 97, 98]。先天性 SED 最早可以在妊娠 20 周时通过超声进行识别，表现为所有长骨的缩短、股骨和肱骨的弯曲、马蹄内翻足，以及由于肋骨缩短而形成的狭小胸[99, 100]。产前股骨长度始终低于第 5 个百分位数[93]。

先天性 SED 有非常明显的影像学特征，出生时便可出现。虽然 CT 和 MRI 都适用，但 MRI 可以更好地识别过伸过屈位的脊髓压迫和椎管狭窄，并且可以识别扁平椎、髋内翻、骨骺骨折、耻骨未骨化、腰椎前凸、继发于齿状突发育不良的寰枢椎不稳和胸腰椎后凸[97, 99, 101, 102]。

虽然在先天性 SED 中很少见，但发生的胸腰椎后凸可以很严重，$T_9 \sim L_2$ 的 Cobb 角可以高达 143°[102]。由于该区域的复杂性，在颅椎关节出现颈椎屈伸异常非常常见[103]。由于寰枢椎不稳，患者也可能存在颈椎管狭窄，占到了患者的 35%～60%[100]。此外，先天性 SED 患者可伴有未融合的寰枢椎关节[100]。迟发性 SED 可以在产前通过检测细胞游离 DNA、绒毛膜绒毛取样和羊膜穿刺进行检测。患有迟发性 SED 的男性出生时体型比例正常，直到 5 岁左右时初发症状和体征，表现为生长发育停止[81, 84]。此外，男性患者经常表现背部疼痛的症状，伴随脊柱活动度降低。携带迟发

性 SED 等位基因的女性并没有表现出疾病的早期症状或体征，但增加了患关节病的风险[81, 84, 104]。

迟发性 SED 与先天性 SED 的不同之处在于，患者从出生到大约 5 岁都没有影像学或临床上的异常[81, 84]。SED 的影像学征象包括扁平椎、腰椎顶椎驼峰样畸形、股骨头和股骨颈的发育不良以及骨盆的结构性狭窄[81, 84, 104, 105]。先天性 SED 的影像学表现通常比迟发性 SED 更加严重。

（四）并发症和治疗

关于先天性 SED 医疗管理和治疗的资料有限。生长激素对于增加身高是否有效尚未明确[106]。此外，有研究称，生长激素治疗可导致先天性 SED 患者的脊柱侧弯、后凸和前凸恶化。

对这些患者实施麻醉时要千万小心，因为他们的神经对于呼吸的控制可能已经发生了损害[107, 108]。需要脊柱手术干预的最常见原因是颈胸腰椎后侧弯和继发于齿状突发育不全、游离齿状突或颈椎韧带松弛的寰枢椎不稳[102, 109, 110]。寰枢椎不稳可造成脊髓型颈椎病和脑干受压，可以导致瘫痪和呼吸窘迫[110]。寰枢椎不稳手术干预的最重要方面是将椎管矢状径扩大到至少 10～12mm，因为已经表明小于此直径会引发脊髓病[110, 111]。

对于合并脊髓型颈椎病的患者，术前可以使用头环石膏来进行颈椎牵引和复位[110, 112]。寰枢椎不稳伴随后续的椎管压迫应通过颈椎融合术解决。枕后至 C_3 内固定融合可以解决不稳；枕骨大孔减压和高位颈椎椎板切除术可以解决脊髓受压[100, 103]。颈椎中线缺损可能会导致内固定的延长[103]。在严重的情况下，可以进行 C_1 椎板切除和 C_2 椎板成形术，以确保足够大的椎管和寰椎矢状径[110]。外科医生在将螺钉置入细小的椎体时必须谨慎。术后必须给患者打上头环石膏，以确保脊髓功能的完整性。头环石膏应当一直固定

到形成牢固的关节融合，并且没有颈髓损伤的危险。高达 88% 的患者在颈椎减压和融合术后可以得到神经功能的改善[113]。然而，对于形成假关节或者神经症状没有改善的患者，则可能需要后续的融合手术[100]。

胸腰骶矫形器可以成功治疗较轻的胸腰椎侧后凸畸形。极其少见的情况下，严重的胸腰椎侧弯 / 后凸也可以出现在先天性脊柱骨骺发育不良的患者中。Soulantis 等对这些患者已经成功施行了分期的前路松解和后路内固定植骨融合术[107]。儿童脊柱侧弯 / 后凸可能会因生长而进展得更加复杂，这可能导致需要再次融合[107]。Morita 等的研究阐述了后路内固定和前路植骨融合治疗胸腰椎侧弯的有效性[102]。

鉴于这一人群脊柱疾病有进行性的特征，Tolo 建议超过 50° 的脊柱侧弯应该接受手术干预[51]。

迟发性 SED 患者的病情较轻，因此通常不需要脊柱手术治疗。

（五）长期结果

研究表明，在先天性 SED 患者中，寰枢椎不稳的发生率随着年龄的增长而增加；因此，脊髓受压的风险也随之增加[110, 111]。脊柱侧弯和腰椎后凸在 SED 人群中很常见，有证据支持可以使用支具来防止进展[85]。

迟发性 SED 的患者发生脊柱侧弯和后凸，以及早期退行性关节疾病的风险均表现出了一定程度的增加[90, 114, 115]。

五、Kniest 综合征

（一）流行病学 / 遗传学

Kniest 综合征是由 COL2A1 基因突变引起

的，其外显子剪接区的突变会导致蛋白产物被截断[116–118]。缺失发生在 12q13.1 位点的第 12 和 24 外显子之间[13]。

这种突变为常染色体显性遗传。目前尚不清楚 Kniest 综合征与性别、种族或地理分布之间的关联。据估计，Kniest 综合征在新生儿中的发病率不到 1/100 万[119]。

（二）病理机制

功能缺失的 COL2A 蛋白产物被分泌并与正常的胶原纤维结合，造成形成的胶原异二聚体的结构完整性严重受损[117, 120]。

疾病的严重程度与任何特定的基因突变无关。然而，Ⅱ 型胶原的截断程度被怀疑与疾病表现的恶化有关[121, 122]。

（三）临床表现与诊断

患者出生时经常出现躯干和四肢短小、脊柱侧弯 / 后凸伴代偿性前凸、早发关节病变、面中部发育不良、腭裂、近视、听力受损，伴或不伴骨盆窄小[116, 119, 121, 123]。由于这些特征性的骨骼变化，Kniest 综合征患者通常有明显的僵硬，表现为屈膝障碍、步态不稳和蹒跚步态[124–126]。此外，由于增大的掌骨关节，患者可能无法握拳[116, 119]。

诊断检测包括产前的羊膜穿刺、细胞游离 DNA 检测或绒毛膜绒毛取样，出生后则可以通过分子基因检测对疾病进行确诊[118, 122, 127]。骨骺板的活检标本外观表现为柔软、易碎的软骨，类似于发泡的奶酪[116, 117, 128]。

Kniest 综合征患者的影像学表现与 Stickler 病和先天性 SED 相似[126]。X 线片显示骨骼短细，可见骨骺末端闭合延迟、增宽和异常[129, 130]。关节可以表现为短缩，最常见于掌骨关节挛缩[126]。脊柱 X 线检查可以表现为扁平椎和脊柱侧弯后

凸畸形[126, 130]。多达 63% 的患者表现出异常的冠状面椎体裂，其中 60% 发生在腰椎，36% 发生在胸椎[130]。椎体裂有助于在出生时识别出 Knest 综合征的患者，并且这些裂缝在 1 岁时就会消失[124, 130]。

（四）并发症和治疗

对于 Kniest 综合征患者来说，往往只需要很少的治疗措施。但是医生需要意识到这些患者可能发生继发于视网膜脱落的近视和继发于气管软化、肋骨缩短的呼吸窘迫[121, 127, 131–135]。

Kniest 综合征患者发生颈椎不稳的风险较高，包括寰枢椎和枕寰椎的不稳定[72, 136]。当颈椎的过伸过屈位出现 $C_1 \sim C_2$ 超过 5mm 的半脱位时，表明寰枢椎存在不稳定，此时进行手术干预是很有必要的。枕骨与枢椎或枕骨与下颈椎的关节融合术已被证明是治疗颈椎不稳定的有效方法[72, 113]。同时，术后应采用头环石膏固定以促进颈椎融合[136]。关于颈椎减压融合术预后的资料有限。

除了颈椎，腰椎也可出现前凸增加，从而代偿髋关节屈曲异常或轻度的胸腰椎侧后凸畸形[124, 137]。

（五）长期预后

早发和严重的关节病被证实与 Kniest 综合征相关[126, 136]。

六、假性软骨发育不良

（一）流行病学 / 基因组学

假性软骨发育不良（tracking protein particle complex，PSACH）是一种常染色体显性遗传

病，其总的患病率为 4/100 万，新生儿的患病率为 1/30 000[128, 138]。可能是形成生殖系嵌合体的原因，在健康父母的生殖细胞中发生的新生突变也可形成这种突变[139]。PSACH 是由软骨寡聚基质蛋白（Cartilage Oligomeric Matrix Protein，COMP）突变引起的，*COMP* 基因位于 19p13.1 染色体位点[140]。

（二）病理机制

COMP 主要由软骨细胞表达并分泌到细胞外基质中。COMP 的突变会导致蛋白质钙结合亲和力破坏，进而导致蛋白多糖和 COMP 的分泌减少，粗面内质网中蛋白质的固存增加[138, 141-144]。粗面内质网会随着蛋白质的膨胀而膨胀，从而造成软骨细胞死亡[128, 141, 145, 146]。骨骺软骨细胞的缺失会导致骨骼生长和身体发育的减缓[128, 140, 142]。

（三）临床表现和诊断

假性软骨发育不全在 1—4 岁之前通常没有症状[147, 148]。其首发症状可能是身材异常矮小、四肢不成比例短小、关节松弛、疼痛和僵硬，下肢屈曲和步态蹒跚[142, 146, 147, 149]。患有 PSACH 的成年女性平均身高为 116cm，男性平均身高为 120cm[147]。PSACH 患者在身体比例上与软骨发育不全患者相似，但也有许多不同之处，如 PSACH 患者的面部结构正常，椎体扁平但椎弓根间距正常，轻度腰椎前凸和寰枢椎不稳[128]。软骨发育不全的常见特征包括额部隆起、面中部发育不良和椎弓根间距离缩短，但是严重的腰椎前凸和寰枢椎不稳并不常见[128]。

脊柱 X 线检查可显示出胸腰椎后凸和脊柱侧弯，继发于髋关节屈曲挛缩的腰椎前凸以及在 6—12 岁前消失的脊柱前凸[138, 147-149]。颈椎 X 线片可显示出齿状突发育不全，伴或不伴寰枢椎不

稳[138, 146-148]。PSACH 患者的长骨一般短而宽，干骺端突出，骨骺骨化明显延迟[138, 147-149]。

通过羊膜穿刺、游离 DNA 或绒毛膜绒毛取样活检可以进行产前诊断，通过分子基因检测可以在产后进行确诊[147, 149, 150]。骨组织活检可见肥大的软骨细胞，粗面内质网增大以及散在性凋亡[145]。

（四）并发症和治疗

对于 PSACH 患者，应该监测早发型关节病和继发于齿状突发育不全和齿状突游离的寰枢椎不稳[72, 150, 151]。Shetty 等报道 PSACH 中齿状突游离的发生率为[60%]，通常这些人群不存在脊髓病变，也不需要手术干预[151]。Ain 等研究发现该类患者一次融合成功率为[75%]，二次融合成功率为 100%[113]。这些患者术后均行平均时长 3.3 个月的 Halo 石膏固定，其神经功能均可改善或恢复正常[113]。

同时应该特别注意髋关节的情况，因为有 1/3～1/2 的 PSACH 患者在 30 岁左右需要做髋关节置换术[146]。

（五）长期预后

寰枢椎不稳随着年龄的增长而逐渐加重，需要仔细的监测随访[151]。另外，患者可能会发生脊柱后凸、前凸和侧弯，但很少进展到需要手术介入的程度[128, 150]。

七、变形性骨发育不良

（一）流行病学 / 基因组学

变形性骨发育不良是一种罕见的常染色体显性遗传病，其患病率为 1.7/100 万[152, 153]。该

病是由于瞬时受体电位阳离子通道 V 亚族成员 4（transient receptor potential cation channel, subfamily V, member 4, *TRPV4*）基因的突变导致的，该基因位于 12q24.11 号染色体[154]。基因突变通常是通过新的生殖细胞突变发生的[155-157]。变形性骨发育不良的男女患病率比例为 3 : 2[158]。

（二）病理机制

TRPV4 基因的突变产生活跃的钙通道[159]。虽然疾病的确切机制尚未阐明，但最近的研究表明钙离子参与破骨细胞的分化和骨矿化[155, 160]。变形性骨发育不良的表型范围很广，从致死突变到非致死突变均可出现，其严重程度可能取决于钙内流紊乱的程度[155, 157, 161]。

（三）临床表现和诊断

变形性骨发育不良患者出生时即可出现四肢短小而躯干大小正常，可伴有脊柱侧后凸、肩部和胸廓狭窄、膝关节突出、关节活动受限等表现[158, 161, 162]。在某些情况下，患者在出生时可能伴有头颅异常增大和骶尾部畸形[158, 161]。到 2 岁时，全身发育通常会受到抑制。之后，胸腰椎侧后凸和颈椎不稳会逐渐加重，甚至可能需要手术治疗[161]。成人的身高为 107～146cm。

可以通过羊膜穿刺、游离 DNA 或绒毛膜绒毛取样进行产前检测。出生后，分子基因检测可以帮助确诊[157, 163, 164]。

产前超声检查可显示短而呈"哑铃"形状的长骨、狭窄的胸腔、关节挛缩或扁平椎[153, 161]。出生后，脊柱影像学检查可显示扁平椎体、片状椎体、脊柱侧弯后凸、椎弓根间距变窄、伴或不伴寰枢椎不稳的齿状突发育不全，可伴有椎体延迟骨化[155, 161, 162, 164, 165]。长骨可出现干骺端脱落，外观呈"哑铃状"[158, 164]。

（四）并发症和治疗

医师应注意观察变形性骨发育不良患者是否有呼吸窘迫症状，这些症状不是由脑干压迫引起的[161]，而可能是由于胸腔变窄、气管软化、继发于胸壁病变的限制性肺病或慢性肺部感染引起的[161, 166]。

55%～88% 的变形性骨发育不良患者可能会发生脊柱侧后凸[161, 164]，通常出现在儿童早期，而且较难控制[161]。由于术后脊柱生长和脊柱侧后凸的进展，脊柱固定融合手术用于矫正脊柱侧后凸的效果尚不明确[158, 161, 166]。

Shohat 等报道 73% 的变形性骨发育不良患者会出现寰枢椎半脱位，92%～100% 的变形性骨发育不良患者出现齿状突发育不全[161, 165, 167]。这两种情况都可导致脊髓病变，在这种情况下通常需进行颈椎固定融合手术，但由于病变特点，寰枢椎不稳还可能会复发[158, 161]。

（五）长期预后

在 X 线影像上可见关节病变，但患者通常无症状[161, 168]。应当严密监测患者的呼吸功能和脊柱侧弯程度，因为它们分别与患者的死亡率和生活质量密切相关[158, 161, 164]。

八、CONRADI-HÜNERMANN 综合征（点状软骨发育不良）

（一）流行病学 / 基因组学

点状软骨发育不良的特征是软骨中钙的点状沉积异常。这种疾病也被称为 Conradi-Hunermann 综合征，或称为点状软骨发育不良 1 X- 连锁（chondrodysplasia punctata 1 X-linked,

CPX1），是由 Xp11.23 位点 X 染色体上的突变基因引起的[169]。这个基因编码芳基硫酸酯酶 E（arylsulfatase E，ARSE）蛋白质，该基因的突变为性染色体隐性遗传[170]。

（二）病理机制

ARSE 蛋白编码类固醇硫酸酯酶，突变导致酶活性功能降低或丧失[171]。ARSE 的作用是去除硫酸根，如果没有硫酸根，软骨就会过早过快的矿化[169-172]。

（三）临床表现和诊断

与 ARSE 蛋白突变相关的表型范围很广，从不同程度的发育畸形到新生儿死亡[170]。CPX1 患者出生时可出现鼻发育不全、鼻梁凹陷、鼻中隔缩短、鼻翼与鼻尖沟变深、身材矮小、远端趾骨变短、面中部凹陷或扁平、听力下降等症状[169, 170, 173, 174]。

可以通过羊膜穿刺、游离 DNA 或绒毛膜绒毛取样进行产前诊断。出生后，分子基因检测或 ARSE 蛋白活性检测也可以对该病进行确诊[170, 171, 173]。

产前超声可发现胎儿长骨缩短、鼻发育不全、椎体扁平或骨骺板点状发育不全[169, 175]。高达 33% 的 CPX1 患儿会出现冠状和矢状脊柱裂。随着年龄的增长，脊柱裂可以自发愈合[130]。

CPX1 患者影像学上最常见的征象是点状钙化，最常出现在跗骨、髌板和椎骨[169, 174]。其他常见的病理特征包括关节挛缩、颈椎发育不全并伴后凸、扁平椎体、寰枢椎不稳和颈椎管狭窄[169-171, 176]。

（四）并发症和治疗

该患病人群中最常出现的是呼吸系统问题，所以应该严密监测[177, 178]。应密切关注脊柱弯曲的状态，以便早期发现脊柱侧弯，该问题在儿童早期很常见[179, 180]。对于所有的点状软骨发育不良综合征患者，脊柱侧弯可表现为严重且进展迅速或轻度且进展缓慢两种类型[179]。严重且快速进展的脊柱侧弯很难处理，由于术后出现假关节和侧弯加重的比例较高，所以每位患者平均需要 2.5 次手术[179]。前路植骨和后路固定融合可有效降低假关节形成和侧弯加重的发生率。较少见的缓慢进展型脊柱侧弯支具治疗效果良好，如果需要，也可进行融合手术[179]。

尽管不如脊柱侧后凸常见，寰枢椎不稳定性颈椎狭窄症也可发生在 CPX1 患者中[177, 181-183]。Herman 等在一项研究中证实了脊柱后路减压融合术可有效治疗寰枢椎不稳和颈髓受压[184]。

九、短指发育不良

（一）流行病学 / 基因组学

短指发育不良是一种罕见的疾病，发生率为 7/100 万，其特征是可同时累及骨骼系统和生殖系统[1, 185]。短指发育不良是由 Y 染色体性别决定区 box 基因（sex-determining region Y-related high mobility group box gene，SOX9）的突变引起的，该基因位于染色体 17q24.3 的基因位点上[186]。其遗传方式为常染色体显性遗传，男女发病率基本相同[185, 187, 188]。

（二）病理机制

SOX9 是一种在软骨细胞和性腺细胞中均表达的转录因子[186, 189, 190]。SOX9 突变会导致胶原形成减少，从而减弱和阻碍骨的发育和生长[189-195]。此外，SOX9 也是 Y 染色体蛋白和性别决定区（sex determining region of the Y-chromosome，

SRY）的转录因子，因此 *SOX9* 的突变也会降低 SRY 蛋白水平，从而导致男性基因型出现女性表型[189, 190, 196, 197]。目前还没有确定 *SOX9* 突变类型与短指发育不良的严重程度之间的联系[198]。

（三）临床表现和诊断

患有短指发育异常的婴儿出生时可以表现为巨头畸形、鼻梁凹陷、低位耳、马蹄足、股骨及胫骨弓状畸形、呼吸窘迫、胸腔变窄、器官距离增宽，Pierre-Robin 综合征（小颌畸形，舌后坠，上呼吸道阻塞，腭裂）、两性生殖器官、短肢和伴或不伴拇指发育不全的锥形手指[185-187, 198-200]。

可以通过羊膜腔穿刺术、细胞游离 DNA、绒毛膜取样等方式进行产前诊断。出生后可以通过分子遗传学检测确诊短指发育异常[186, 198]。

产前超声可显示颈项皱襞增多、小脑延髓池突出、小颌畸形、心电轴偏斜、手指发育不全、股骨、胫骨弯曲、胸廓变窄、肩胛骨发育不良、Pierre-Robin 综合征、前额突出、马蹄足和四肢短小[186, 198, 201]。

脊柱 X 线片可显示颈椎发育不良伴后凸和失稳，以及未骨化的胸椎椎弓根[185, 190]。脊柱侧后凸于幼年时出现，并且随着年龄的增长而进展[185, 202, 203]。X 线片还可以显示股骨和胫骨明显弯曲及 11 对肋骨[187, 199]。

（四）并发症和治疗

与其他骨骼发育不良不同，短指发育异常患者的死因通常是继发于气管支气管软化症或颈椎不稳导致的呼吸窘迫[185, 204-206]。支具治疗对于控制脊柱侧弯的疗效还未被证实[207]。但是 Lekovic 等建议自出生起就开始支具治疗直到椎体发生骨化，通常这个时间大约在 18 月[208]。此外，严格地佩戴支具已被证明可以减少病理性脊柱侧弯[208]。

早期、积极的前路和后路融合手术干预已被证明可以改善颈椎不稳和脊柱侧后凸导致的神经受损和肺发育缺陷[205, 207-209]。术后可以使用 Halo 支具石膏直到脊柱充分融合，以维持融合效果[207, 209]。

（五）相关并发症

脊柱侧后凸在该患者中的发生率为 100%[207]。尽管采取早期、积极的治疗，50% 的患者仍会出现假关节，33% 的患者会出现神经系统并发症[205, 207]。由于此疾病较高的新生儿致死率，目前长期研究的结果较少。

十、黏多糖贮积症［HURLER 综合征（黏多糖贮积症 I 型），SCHEIE 综合征（黏多糖贮积症 I 型），HUNTER 综合征（黏多糖贮积症 II 型），SANFILIPPO 综合征（黏多糖贮积症 III 型），MORQUIO 综合征（黏多糖贮积症 IV 型），MAROTEAUX-LAMY 综合征（黏多糖贮积症 VI 型）]

（一）概述

黏多糖贮积症（mucopolysaccharidoses，MPS）是由于可以降解糖胺聚糖（glycosaminoglycans，GAG）的溶酶体酶的基因突变所致[210]。每 10 万新生儿中可有 1.75～4.05 个新生儿患有黏多糖贮积症[4-7]。除主要影响男性的 Hunter 综合征外，上述所有黏多糖贮积症疾病均不存在性别差异[210]。

在人体的正常代谢中会产生糖胺聚糖[211]，而在溶酶体酶缺陷的患者中，细胞无法将糖胺聚糖分解为其他组分，导致糖胺聚糖在细胞内沉积[211-213]。糖胺聚糖囊泡在骺板软骨细胞中的沉积导致免疫细胞聚集、炎症、细胞凋亡、软骨细胞增殖减少、骺板结构改变和破骨细胞活化[211-213]。尚无证据表明基因突变类型和临床表现的严重程度之间存在关系[212, 214, 215]。

在出生前和出生后，可通过羊膜穿刺样本、绒毛组织的基因检测和溶酶体的活性检测对 MPS 进行诊断[7, 214, 216]。此外，还可测量成纤维细胞，以确认和量化严重程度[7, 214, 216]。尿糖胺聚糖阳性是诊断溶酶体酶紊乱和黏多糖贮积症的依据之一[7, 214, 217]。

（二）流行病学 / 基因组学

1. Hurler 综合征（黏多糖贮积症Ⅰ型）

Hurler 综合征是由染色体位点 4p16.3 突变引起，该位点编码艾杜糖醛酸酶，呈常染色体隐性遗传[210]。

2. Scheie 综合征（黏多糖贮积症Ⅰ型）

Scheie 综合征是由染色体位点 4p16.4 突变引起，该位点编码艾杜糖醛酸酶，呈常染色体隐性遗传[210, 218]。

3. Hunter 综合征（黏多糖贮积症Ⅱ型）

Hunter 综合征是由染色体上编码艾杜糖醛酸硫酸酯酶的位点 Xp27.3-28 突变引起的[210]。Hunter 综合征呈 X 染色体连锁遗传[210, 218]，其新生儿发病率为 0.3/10 万～0.71/10 万[212]。

4. Sanfilippo 综合征（黏多糖贮积症Ⅲ型）

Sanfilippo 综合征是由编码肝素 -S- 磺酰胺酶的染色体位点 17q25.3、编码 N- 乙酰基 -α- 氨基葡萄糖苷酶的 17q21.1、编码乙酰 -CoA- 氨基葡萄糖 -N- 乙酰转移酶的 8p11-q13 或编码 N- 乙酰基 - 氨基葡萄糖 -6- 硫酸盐 - 硫酸酯酶的 12q14 突变引起的[210, 218]。Sanfilippo 综合征呈常染色体隐性遗传[210, 218]，其新生儿发病率为

0.78/10 万～2.82/10 万[212]。

5. Morquio 综合征（黏多糖贮积症Ⅳ型）

Morquio 综合征是由编码 N- 乙酰半乳糖胺 -6- 硫酸盐硫酸酯酶的染色体位点 16q24.3 或编码 β- 半乳糖苷酶的染色体位点 3p21.33 突变引起的[210, 218]，呈常染色体隐性遗传[210, 218]，其新生儿发病率为 0.22/10 万～1.30/10 万[212]。

6. Maroteaux-Lamy 综合征（黏多糖贮积症Ⅵ型）

Maroteaux-Lamy 综合征是由编码芳基硫酸酯酶 B 的染色体位点 5q13q14 突变引起的[219]，呈常染色体隐性遗传，其新生儿发病率为 0.22/10 万～1.30/10 万[212]。

（三）临床表现和诊断

黏多糖贮积症患者在 3—4 岁时停止生长，一般身高不超过 120cm[214]。黏多糖贮积症胎儿产前超声可显示出心脏异常[220]。影像学检查可发现增厚和缩短的锥形近端掌骨、骨发育不良、骺板发育不全、重度髋关节发育不良和头盖骨中 J 形蝶鞍。脊柱影像学可显示卵圆形发育不全的椎体、伴椎体扁平及向上的钩状弯曲、腹侧楔形变、脊柱后凸、脊柱侧弯和腰椎前凸[212, 221-223]。

1. Hurler 综合征和 Scheie 综合征（黏多糖贮积症Ⅰ型）

患者可出现多发性骨发育不全，表现为关节活动范围显著减少、活动受限、儿童早期生长减慢或停止，以及身材矮小[212]。这些情况可能导致爪形手和胸腰椎后凸、腰椎前凸[212]。黏多糖贮积症Ⅰ型的特点是多数患者存在进行性角膜浑浊、疝气和驼背畸形[216, 222]，还可见轻度的脊柱侧弯[222]。最后，患儿可能由于认知障碍出现行为和社交问题[212, 216, 217]。

2. Hunter 综合征（黏多糖贮积症Ⅱ型）

患者通常在 2 岁时出现与黏多糖贮积症Ⅰ型

相似的多发性骨发育不全[212, 216, 217, 222, 224]。可出现继发于齿状突背侧软组织肥大的寰枢椎不稳和颈脊髓受压[221, 222, 225]。Hunter 综合征的特点是患者可能存在器官巨大症，在严重的病例中还可见行为和认知改变[212, 216, 217, 224]。

3. Sanfilippo 综合征（黏多糖贮积症 Ⅲ 型）

Sanfilippo 综合征表现为轻度身体变化（无胸腰椎后凸和轻度脊柱侧弯），但大多数患者有严重的精神衰退和多动症[212, 216, 217, 222, 224]。此外，在出现骨关节表现之前会有行为和认知的改变[212, 216, 217, 224]。在幼儿期，可表现为发育迟缓、行为困难、睡眠障碍和痴呆，以及伴随社交和沟通技能缺乏的精神发育迟滞[212, 216, 217, 224]。严重病例最终可导致患者进入植物状态，其最长预期寿命为 30—40 岁[212, 216, 217, 224]。

4. Morquio 综合征（黏多糖贮积症 Ⅳ 型）

Morquio 综合征患者可表现为躯干矮小、角膜细小沉着物和脊柱骨骺发育不良[216]。继发于齿突发育不全的颅颈交界区和寰枢椎不稳可引起脊髓型颈椎病[216, 221, 224]。在 Morquio 综合征中，患者的认知能力未受损害，但可能存在继发于韧带松弛的关节过度活动[212, 217]。

5. Maroteaux–Lamy 综合征（黏多糖贮积症 Ⅵ 型）

与 Morquio 综合征相似，Maroteaux–Lamy 综合征患者无认知损害[217]，但可能存在轻至重度角膜浑浊，然而，这通常不是疾病的早期体征[217]。患者可能出现与黏多糖贮积症 Ⅰ 型相似的多发性骨发育不全[212, 216, 217]。继发于齿状突发育不全的颅颈交界区和寰枢椎不稳可引起脊髓型颈椎病[216, 221, 224]。此外，Maroteaux–Lamy 综合征患者可表现为心脏瓣膜疾病、睡眠呼吸暂停和肺功能下降[212, 222, 224]。重度 Maroteaux–Lamy 综合征患者在 10 岁前出现行走能力减退，最

早可在 2—3 岁时出现[216]。患者的平均寿命为 20—30 岁[212, 216]。

黏多糖贮积症胎儿的产前超声表现可显示心脏异常[220]。影像学检查可发现增厚和缩短的锥形近端掌骨、骨发育不良、骺板发育不全、重度髋关节发育不良和头盖骨中 J 形蝶鞍。脊柱影像学可显示发育不全的卵圆形椎体，伴椎体扁平及向上的钩状弯曲，腹侧楔形变，脊柱后凸，脊柱侧弯，腰椎前凸[212, 221–223]。

6. 并发症和治疗

酶替代疗法可用于 Ⅰ 型和 Ⅳ 型黏多糖贮积症。早期给予治疗对尽可能减少细胞损伤和避免不可逆的肌肉骨骼变化至关重要[214, 226–229]。骨骼系统的放射学监测对确保骨骼系统的完整性至关重要[222]。尚无证据表明黏多糖贮积症患者采用支具可以有效维持脊髓的稳定[222]。

在 6 岁以前，继发于齿状突发育不全伴脊髓受侵的颅颈和寰枢椎不稳很常见，常需手术减压和融合，黏多糖贮积症 Ⅰ 型和 Ⅳ 型患者尤其如此[212, 214, 218, 222, 230]。黏多糖贮积症 Ⅱ 型患者存在继发于糖胺聚糖沉积的背侧齿状突软组织增厚，从而继发腹侧颈髓压迫[225]。黏多糖贮积症 Ⅳ 型患者中，建议进行预防性颈椎融合和减压，因为糖胺聚糖沉积可能发生在齿状突背侧，导致椎管狭窄和随后的脊髓病变[222, 231, 232]。

早期诊断出的胸腰椎后凸＞ 40° 已被证明在 6 岁时可能发生显著进展[233]。脊柱侧弯在黏多糖贮积症中很常见，但很少需要手术来维持脊柱稳定[222]。在重度脊柱后凸中，通常进行前路和后路融合，术后佩戴支具 3～6 个月[222, 234]。虽然黏多糖贮积症患者很少发生脊柱侧弯，但仍应遵循传统的脊柱侧弯手术标准，包括青春期前儿童的前路融合，以防止曲轴现象[222]。

十一、黏脂质贮积症

（一）流行病学 / 基因组学

黏脂质贮积症是由 N- 酰基氨基葡萄糖 1- 磷酸转移酶亚单位 α 和 β（glucosamine-1-phosphotransferase subunits alpha and beta，GNPTAB）突变引起的[3]。GNPTAB 由染色体位点 12q23.3 编码，突变呈常染色体隐性遗传模式[261, 235]。本病新生儿的发病率为 4.05/10 万[2, 3]。黏脂质贮积症的患病率没有性别差异[236]。

（二）病理机制

黏脂质贮积病分为三种类型——Ⅱ型、Ⅲ型和Ⅲ型 γ 变体[235]。在所有亚型中，GNPTAB 酶的活性均有降低，这有助于将酶运输至溶酶体室[237]。在细胞内，由于底物未被溶酶体酶降解，所以存在包涵体沉积[238]。这些细胞变化引起软骨细胞分化状态改变、生长因子表达改变和软骨细胞组织蛋白酶 K 蛋白酶活性增加，所有这些改变均导致软骨形成受损[239, 240]。

（三）临床表现和诊断

黏脂质贮积症 Ⅱ 型是由 GNPTAB 酶活性完全缺失引起的，因此患者在出生后 6～12 个月时就出现症状[241, 242]。黏脂质贮积症 Ⅲ 型是由 GNPTAB 酶活性轻度缺乏引起，患者在 2—3 岁出现症状[241]。黏脂质贮积症 Ⅲ 型 γ 变体也是由 GNPTAB 酶活性的轻度缺乏引起，患者在 7 岁左右出现症状[243]。患者可表现为关节挛缩伴关节僵硬、肌张力减退、面部平坦、鼻梁凹陷、皮肤增厚伴蜡样质地或者牙龈增生[3, 241]。

产前羊膜穿刺术、绒毛膜绒毛取样或细胞游离 DNA 分析可以确诊黏脂质贮积症。出生后，

成纤维细胞酶活性分析可以确诊此病[243-245]。

产前超声可显示羊水过少、生长迟缓、回声源性心脏病灶或股骨短小[241, 246]。出生后，影像学表现包括全身骨量减少、腹股沟疝、肝脾肿大和先天性髋关节脱位[242, 247]。脊柱影像学可显示胸腰椎后凸、腰椎前凸、喙状椎体、椎间半脱位、卵圆形椎体、椎体增生等[247-251]。此外，虽然罕见，但也有继发于齿状突发育不全的寰枢椎不稳伴脊髓型颈椎病的报道[252]。

（四）并发症和治疗

对于胸腰椎后凸发生进展的患者，建议采用后路脊柱内固定结合前路和后路融合。Ⅲ型黏脂质贮积症很少损害脊髓[251]。

在黏脂质贮积症患者人群中可以观察到心血管病变，包括主动脉瓣和二尖瓣瓣膜增厚和关闭不全，因此应密切监测这些患者的心脏功能[253, 254]。

十二、总结

基因和分子检测技术的进步使遗传病领域得到了更加充分的探索。有效的诊断在骨骼发育不良和代谢紊乱患者的管理中起着关键作用。虽然其中还有许多疾病无法治愈，但早期检测和诊断能够优化治疗方案和指导手术干预。了解这些疾病的体征和症状有助于外科医生识别、管理和治疗相关的脊柱疾病和其他并发症。这种对于疾病的理解，以及治疗方式的进步，将进一步改善患者的预后，并有助于保证患者的生活质量。为了帮助外科医生理解这些复杂的疾病，表 18-1 显示了参考文献及其相关的证据水平。

表 18-1 证据水平

（续表）

作者，期刊，年份	设　计	LoE	作者，期刊，年份	设　计	LoE
Goriely, AJHG, 2012	SR	Ⅲ	Pauli, AJHG, 1995	PC	I
Wright, ADC, 2012	SR	Ⅲ	Li, DB, 2008	PC	Ⅱ
Laederich, ERMM, 2012	SR	Ⅲ	Boor, EJP, 1999	PC	Ⅱ
Misra, NF, 2003	SR	Ⅲ	Ruiz–Garcia, CNS, 1997	PC	I
Mckay, Spine, 2012	SR	Ⅱ	Thomas, AJDC, 1988	PC	I
Veeravagu, WN, 2012	SR	Ⅲ	Pauli, JPO, 1997	PC	I
Bethem, JBJS, 1981+G83A86: J93	SR	Ⅲ	Barbosa, Clin Gen, 2011	PC	Ⅱ
Vogel, CNS, 2012	SR	Ⅲ	Murray, AJHG, 1989	PC	Ⅱ
Simmons, IJPO, 2005	SR	Ⅲ	Xia, CCA, 2008	PC	Ⅱ
Poorthuis, HG, 1999	R	Ⅱ	Stevens, JPO, 2007	PC	Ⅱ
Krabbi, GTMB, 2012	R	Ⅱ	Wynne–Davies, JBJS, 1982	PC	I
Malm, AP, 2008	R	Ⅱ	Gigliani, GMB, 2012	EO	Ⅳ
Baehner, JIMD, 2005	R	Ⅱ	Lemyre, CARJ, 1990	EO	V
IIecht, AJHG, 1987	R	Ⅱ	Shirley, JAAOS, 2009	EO	V
King, JNP, 2009	R	Ⅲ	Hunter, JM, 1998	EO	V
Hecht, AJHG, 1989	R	Ⅱ	Tolo, BLF, 1988	EO	V
Ain, Spine, 2006	R	Ⅲ	Siebens, APMR, 1987	EO	V
Ain, Spine, 2004	R	Ⅲ	Haga, JOS, 2004	EO	V
Wynn, AJMG, 2007	R	Ⅱ	Trotter, Ped, 2005	EO	V
Schramm, UOG, 2009	R	Ⅱ	Supert–Furga, AJMG, 2007	EO	V
Matsuyama, Spine, 1999	R	Ⅲ	Amirfeyz, Curr Ortho, 2005	EO	V
Jalanko, Spine, 2009	R	Ⅲ	Berkowitz, Anest, 1990	EO	V
Soultanis, Scoliosis, 2007	R	Ⅱ	Lachman, AJR, 1975	EO	V
Miyoshi, Spine, 2004	R	Ⅲ	Spranger, AJMG, 1997	EO	V
Nakamura, AOTS, 1998	R	Ⅱ	Nishimura, AJMG, 2012	EO	V
Ain, Spine, 2006	R	Ⅲ	Campbell, Spine, 2009	EO	V
Orioli, JMG, 1986	PC	Ⅱ	White, Rheum, 2011	EO	V
Wilkin, AJHG, 1998	PC	Ⅱ	Wood, JIMD, 2013	EO	V

（续表）　　　　　　　　　　　　　　　　　　　　　　　　　　　　　　　　（续表）

作者，期刊，年份	设 计	*LoE*
David, JNS, 1980	CS	IV
Vleggert–Lankamp, JNS, 2012	CS	IV
Ain, JPO, 2004	CS	IV
Lutter, JBJS, 1977	CS	IV
Whyte, Med, 1999	CS	IV
Wilkin, AJHG, 1998	CS	IV
Nagendran, AJMG, 2012	CS	IV
Bogaert, AJHG, 1994	CS	IV
Spranger, Ped Rad, 1994	CS	IV
Westvik, Ped Rad, 1998	CS	IV
Ferguson, AJMG, 1997	CS	IV
Wynee–Davis, JMG, 1986	CS	IV
Geneviève, AJMG, 2008	CS	IV
Kannu, AJMG, 2007	CS	IV
Hall, Ped. Rad, 2004	CS	IV
Shohat, JP, 1989	CS	IV
Andreucci, OJRD, 2011	CS	IV
Krakow, UOG, 2003	CS	IV
Cormier–Daire, Ped Rad, 2001	CS	IV
Casarin, AJMG, 2009	CS	IV
Mason, Spine, 1995	CS	IV
Herman, Ped Rad, 2002	CS	IV
Mansour, JMG, 1995	CS	IV
Velgaleti, AJHG, 2005	CS	IV
Nelson, AORL, 2011	CS	IV
Thomas, Spine, 1997	CS	IV
Schroeder, JIMD Rep, 2013	CS	IV
Schmidt, Ped Rad, 1987	CS	IV

作者，期刊，年份	设 计	*LoE*
Parsons, Clin Rad, 1996	CS	IV
Cox–Brinkman, JIMD, 2007	CS	IV
Hughes, Neurorad., 1997	CS	IV
Siddique, JBJS, 2010	CS	IV
Ransford, JBJS, 1996	CS	IV
Cathey, JMG, 2010	CS	IV
David–Vizcarra, PJCH, 2010	CS	IV
Pazzaglia, Ped Rad, 1989	CS	IV
Hetherington, JRSM, 1999	CS	IV
Chitty, UOG, 2011	CS	IV
Khalil, PD, 2011	CS	IV
Ednick, JP, 2009	CS	IV
Bagley, JNP, 2006	CS	IV
Baca, JPO, 2010	CS	IV
Sciubba, JNP, 2007	CS	IV
Horton, JP, 1978	CS	IV
Remes, Spine, 2001	CS	IV
Meizner, AJOG, 1995	CR	V
Jha, JNP, 2008	CR	V
Bauer, NSF, 2005	CR	V
Agabegik, Ortho, 2008	CR	V
Liao, AO, 2006	CR	V
Frigon, Curr Surg, 2000	CR	V
Maeda, AJMG, 2006	CR	V
Dwyer, AJMG, 2010	CR	V
Turner, FPP, 2010	CR	V
Morita, Spine, 2005	CR	V
LeDoux, NS, 1991	CR	V

（续表）

作者，期刊，年份	设 计	LoE
Unger, AJMG, 2001	CR	V
Al-Awadi, JMG, 1984	CR	V
Fiedler, AO, 2003	CR	V
Winterpacht, NG, 1993	CR	V
Burton, JP, 1865	CR	V
Subramanian, Ind Ped, 2007	CR	V
Cole, COR, 1997	CR	V
Hicks, UP, 2001	CR	V
Yokoyama, AJO, 2003	CR	V
Merrill, JPO, 1989	CR	V
Jackson, HM, 2012	CR	V
Unger, AJMG, 2011	CR	V
Genevieve, AJMG, 2005	CR	V
Leet, JPO, 2006	CR	IV
Mundinger, Ped Rad, 2009	CR	V
Yang, JNP, 2006	CR	V
Goodman, MRI, 1990	CR	V
Corbani, MS, 2011	CR	V
Goyal, IJHG, 2011	CR	V
Tongsong, UOG, 2000	CR	V
Ray, COR, 1984	CR	V

（续表）

作者，期刊，年份	设 计	LoE
Dahdaleh, JCN, 2010	CR	V
Lekovic, CNS, 2006	CR	V
Coscia, JPO, 1989	CR	V
Morishita, Rheum, 2011	CR	V
Gabrielli, Ped, 2010	CR	V
Thomas, JIMD, 2006	CR	V
Tamaki, NS, 1987	CR	V
Heo, KJP, 2012	CR	V
Lees, UOG, 2001	CR	V
Melo, OSOMOPORE, 2007	CR	V
Gordon, PMJ, 1973	CR	V
Carl, Spine, 1991	CR	V
Daimon, Card Young, 2005	CR	V
Cripe, Card Young, 2009	CR	V
Radcliff, Spine, 2012	CC	III
Karlstedt, CGDB, 1997	CC	III
Kanazawa, JBM, 2003	CC	III
Mckeand, AJMG, 1996	CC	III
Shetty, JPO, 2007	CC	IV
McGill, Clin Gen, 2010	CC	III

参 考 文 献

[1] Orioli IM, Castilla EE, Barbosa-Neto JG. The birth prevalence rates for the skeletal dysplasias. J Med Genet. 1986;23:328-32.

[2] Poorthuis BJ, Wevers RA, Kleijer WJ, et al. The frequency of lysosomal storage diseases in The Netherlands. Hum Genet. 1999;105:151-6.

[3] Leroy JG, Sillence D, Wood T, et al. A novel intermediate mucolipidosis II/IIIαβ caused by GNPTAB mutation in the cytosolic N-terminal domain. Eur J Hum Genet. 2014;22(5):594-601.

[4] Krabbi K, Joost K, Zordania R, et al. The live-birth prevalence of mucopolysaccharidoses in Estonia. Genet Test Mol Biomarkers. 2012;16(8):846-9.

[5] Malm G, Lund AM, Månsson JE, et al. Mucopolysaccharidoses

in the Scandinavian countries: incidence and prevalence. Acta Paediatr. 2008;97(11):1577–81.

[6] Baehner F, Schmiedeskamp C, Krummenauer F, et al. Cumulative incidence rates of the mucopolysaccharidoses in Germany. J Inherit Metab Dis. 2005;28(6):1011–7.

[7] Giugliani R. Mucopolysacccharidoses: From understanding to treatment, a century of discoveries. Genet Mol Biol. 2012;35(4):924–31.

[8] Pauli RM. Achondroplasia: a comprehensive clinical review. Orphanet J Rare Dis 2019;14(1):1.

[9] Waller DK, Correa A, Vo TM, et al. The population–based prevalence of achondroplasia and thanatophoric dysplasia in selected regions of the US. Am J Med Genet A. 2008; 146A(18):2385–9.

[10] Parikh S, Batra P. Achondroplasia. (2012). [online] Available from https://emedicine.medscape.com/article/1258401– overview [Last Accessed July 2019].

[11] Naski MC, Wang Q, Xu J, et al. Graded activation of fibroblast growth factor receptor 3 by mutations causing achondroplasia and thanatophoric dysplasia. Nat Genet. 1996;13(2):233–7.

[12] Goriely A, Wilkie AO. Paternal age effect mutations and selfish spermatogonial selection: causes and consequences for human disease. Am J Hum Genet. 2012;90(2):175–200.

[13] Wilkin DJ, Szabo JK, Cameron R, et al. Mutations in fibroblast growth–factor receptor 3 in sporadic cases of achondroplasia occur exclusively on the paternally derived chromosome. Am J Hum Genet. 1998;63(3):711–6.

[14] Wright MJ, Irving MD. Clinical management of achondroplasia. Arch Dis Child. 2012;97(2):129–34.

[15] Davidson D, Blanc A, Filion D, et al. Fibroblast growth factor (FGF) 18 signals through FGF receptor 3 to promote chondrogenesis. J Biol Chem. 2005;280(21):20509–15.

[16] Laederich MB, Horton WA. FGFR3 targeting strategies for achondroplasia. Expert Rev Mol Med. 2012;14:e11.

[17] Webster MK, Donoghue DJ. Constitutive activation of fibroblast growth factor receptor 3 by the transmembrane domain point mutation found in achondroplasia. EMBO J. 1996;15(3):520–7.

[18] Vajo Z, Francomano CA, Wilkin DJ. The molecular and genetic basis of fibroblast growth factor receptor 3 disorders: the achondroplasia family of skeletal dysplasias, Muenke craniosynostosis, and Crouzon syndrome with acanthosis nigricans. Endocr Rev. 2000;21(1):23–39.

[19] McKusick VA, Kelly TE, Dorst JP. Observations suggesting allelism of the achondroplasia and hypochondroplasia genes. J Med Genet. 1973;10:11–6.

[20] Pauli RM, Horton VK, Glinski LP, et al. Prospective assessment of risks for cervicomedullary–junction compression in infants with achondroplasia. Am J Hum Genet. 1995;56:732–44.

[21] Meizner I, Barnhard Y. Achondrogenesis type I diagnosed by transvaginal ultrasonography at 13 weeks' gestation. Am J Obstet Gynecol. 1995;173(5):1620–2.

[22] Chitty LS, Griffin DR, Meaney C, et al. New aids for

the noninvasive prenatal diagnosis of achondroplasia: dysmorphic features, charts of fetal size and molecular confirmation using cell–free fetal DNA in maternal plasma. Ultrasound Obstet Gynecol. 2011;37(3):283–9.

[23] Khalil A, Pajkrt E, Chitty LS. Early prenatal diagnosis of skeletal anomalies. Prenat Diagn. 2011;31(1):115–24.

[24] Lemyre E, Azouz E, Teebi A, et al. Bone dysplasia series. Achondroplasia, hypochondroplasia and tanatophoric dysplasia: review and update. Can Assoc Radiol J. 1999; 50(3):185–97.

[25] Jha RM, Klimo P, Smith ER. Foramen magnum stenosis from overgrowth of the opisthion in a child with achondroplasia. J Neurosurg Pediatr. 2008;2(2):136–8.

[26] Pauli RM, Horton VK, Glinski LP, et al. Prospective assessment of risks for cervicomedullary–junction compression in infants with achondroplasia. Am J Hum Genet. 1995;56(3):732–44.

[27] Hecht JT, Francomano C, Horton W, et al. Mortality in achondroplasia. Am J Hum Genet. 1987;41(3):454–64.

[28] Morgan DF, Young RF. Spinal neurological complications of achondroplasia. J Neurosurg. 1980;52(4):463–72.

[29] Li L, Müller–Forell W, Oberman B, et al. Subcortical somatosensory evoked potentials after median nerve and posterior tibial nerve stimulation in high cervical cord compression of achondroplasia. Brain Dev. 2008; 30(8):499–503.

[30] Boor R, Fricke G, Brühl K, et al. Abnormal subcortical somatosensory evoked potentials indicate high cervical myelopathy in achondroplasia. Eur J Pediatr. 1999;158(8): 662–7.

[31] Vleggeert–Lankamp C, Peul W. Surgical decompression of thoracic spinal stenosis in achondroplasia: indication and outcome. J Neurosurg Spine. 2012;17(2):164–72.

[32] Shirley ED, Ain MC. Achondroplasia: manifestations and treatment. J Am Acad Orthop Surg. 2009;17(4):231–41.

[33] Ednick M, Tinkle BT, Phromchairak J, et al. Sleep–related respiratory abnormalities and arousal pattern in achondroplasia during early infancy. J Pediatr. 2009; 155(4):510–5.

[34] King JA, Vachhrajani S, Drake JM, et al. Neurosurgical implications of achondroplasia. J Neurosurg Pediatr. 2009; 4(4):297–306.

[35] Ruiz–Garcia M, Tovar–Baudin A, Del Castillo–Ruiz V, et al. Early detection of neurological manifestations in achondroplasia. Childs Nerv Syst. 1997;13(4):208–13.

[36] Hecht JT, Horton WA, Reid CS, et al. Growth of the foramen magnum in achondroplasia. Am J Med Genet. 1989;32(4): 528–35.

[37] Bagley CA, Pindrik JA, Bookland MJ, et al. Cervicomedullary decompression for foramen magnum stenosis in achondroplasia. J Neurosurg. 2006;104(3 Suppl):166–72.

[38] Wang H, Rosenbaum AE, Reid CS, et al. Pediatric patients with achondroplasia: CT evaluation of the craniocervical junction. Radiology. 1987;164(2):515–9.

[39] Thomas IT, Frias JL, Williams JL, et al. Magnetic resonance

imaging in the assessment of medullary compression in achondroplasia. Am J Dis Child. 1988;142(9):989–92.

[40] Bauer AM, Mueller DM, Oró JJ. Arachnoid cyst resulting in tonsillar herniation and syringomyelia in a patient with achondroplasia. Case report. Neurosurg Focus. 2005;19(5):E14.

[41] Baca KE, Abdullah MA, Ting BL, et al. Surgical decompression for lumbar stenosis in pediatric achondroplasia. J Pediatr Orthop. 2010;30(5):449–54.

[42] Sciubba DM, Noggle JC, Marupudi NI, et al. Spinal stenosis surgery in pediatric patients with achondroplasia. J Neurosurg. 2007;106(5 Suppl):372–8.

[43] Agabegi SS, Antekeier DP, Crawford AH, et al. Postlaminectomy kyphosis in an achondroplastic adolescent treated for spinal stenosis. Orthopedics. 2008;31(2):168.

[44] Liao JC, Chen WJ, Lai PL, et al. Surgical treatment of achondroplasia with thoracolumbar kyphosis and spinal stenosis—a case report. Acta Orthop. 2006;77(3):541–4.

[45] Ain MC, Shirley ED, Pirouzmanesh A, et al. Postlaminectomy kyphosis in the skeletally immature achondroplast. Spine (Phila Pa 1976). 2006;31(2):197–201.

[46] Hunter AG, Bankier A, Rogers JG, et al. Medical complications of achondroplasia: a multicentre patient review. J Med Genet. 1998;35(9):705–12.

[47] Yoshii J, Traynelis VC. Achondroplasia and cervical laminoplasty. J Neurosurg Spine. 2009;11(4):417–20.

[48] Frigon VA, Castro FP, Whitecloud TS, et al. Isolated subaxial cervical spine stenosis in achondroplasia. Curr Surg. 2000;57(4):354–6.

[49] Pauli RM, Breed A, Horton VK, et al. Prevention of fixed, angular kyphosis in achondroplasia. J Pediatr Orthop. 1997;17(6):726–33.

[50] Ain MC, Browne JA. Spinal arthrodesis with instrumentation for thoracolumbar kyphosis in pediatric achondroplasia. Spine (Phila Pa 1976). 2004;29(18):2075–80.

[51] Tolo VT. Surgical treatment of kyphosis in achondroplasia. Basic Life Sci. 1988;48:257–9.

[52] Misra SN, Morgan HW. Thoracolumbar spinal deformity in achondroplasia. Neurosurg Focus. 2003;14(1):e4.

[53] Ain MC, Shirley ED. Spinal fusion for kyphosis in achondroplasia. J Pediatr Orthop. 2004;24(5):541–5.

[54] Siebens AA, Hungerford DS, Kirby NA. Achondroplasia: effectiveness of an orthosis in reducing deformity of the spine. Arch Phys Med Rehabil. 1987;68(6):384–8.

[55] Haga N. Management of disabilities associated with achondroplasia. J Orthop Sci. 2004;9(1):103–7.

[56] Wynn J, King TM, Gambello MJ, et al. Mortality in achondroplasia study: a 42–year follow–up. Am J Med Genet A. 2007;143A(21):2502–11.

[57] Trotter TL, Hall JG; American Academy of Pediatrics Committee on Genetics. Health supervision for children with achondroplasia. Pediatrics. 2005;116(3):771–83.

[58] Lutter LD, Langer LO. Neurological symptoms in achondroplastic dwarfs—surgical treatment. J Bone Joint Surg Am. 1977;59(1):87–92.

[59] Schkrohowsky JG, Hoernschemeyer DG, Carson BS, et al. Early presentation of spinal stenosis in achondroplasia. J Pediatr Orthop. 2007;27(2):119–22.

[60] Radcliff K, Su BW, Kepler CK, et al. Correlation of posterior ligamentous complex injury and neurological injury to loss of vertebral body height, kyphosis, and canal compromise. Spine (Phila Pa 1976). 2012;37(13):1142–50.

[61] Hästbacka J, Kerrebrock A, Mokkala K, et al. Identification of the Finnish founder mutation for diastrophic dysplasia (DTD). Eur J Hum Genet. 1999;7(6):664–70.

[62] Ohana E, Shcheynikov N, Park M, et al. Solute carrier family 26 member a2 (Slc26a2) protein functions as an electroneutral SO_4^{2-}/OH$^-$/Cl$^-$ exchanger regulated by extracellular Cl$^-$. J Biol Chem. 2012;287(7):5122–32.

[63] Maeda K, Miyamoto Y, Sawai H, et al. A compound heterozygote harboring novel and recurrent DTDST mutations with intermediate phenotype between atelosteogenesis type II and diastrophic dysplasia. Am J Med Genet A. 2006;140(11):1143–7.

[64] Horton WA, Rimoin DL, Lachman RS, et al. The phenotypic variability of diastrophic dysplasia. J Pediatr. 1978;93(4):609–13.

[65] Dwyer E, Hyland J, Modaff P, et al. Genotype–phenotype correlation in DTDST dysplasias: Atelosteogenesis type II and diastrophic dysplasia variant in one family. Am J Med Genet A. 2010;152A(12):3043–50.

[66] Gualeni B, Facchini M, De Leonardis F, et al. Defective proteoglycan sulfation of the growth plate zones causes reduced chondrocyte proliferation via an altered Indian hedgehog signalling. Matrix Biol. 2010;29(6):453–60.

[67] Barbosa M, Sousa AB, Medeira A, et al. Clinical and molecular characterization of Diastrophic Dysplasia in the Portuguese population. Clin Genet. 2011;80(6):550–7.

[68] Karlstedt E, Kovero O, Kaitila I, et al. Transverse facial morphology in patients with diastrophic dysplasia. J Craniofac Genet Dev Biol. 1997;17(4):178–83.

[69] Superti–Furga A, Unger S. Nosology and classification of genetic skeletal disorders: 2006 revision. Am J Med Genet A. 2007;143A(1):1–18.

[70] Schramm T, Gloning KP, Minderer S, et al. Prenatal sonographic diagnosis of skeletal dysplasias. Ultrasound Obstet Gynecol. 2009;34(2):160–70.

[71] Matsuyama Y, Robert B, Lonstein JE. The spine in diastrophic dysplasia. The surgical arthrodesis of thoracic and lumbar deformities in 21 patients. Spine (Phila Pa 1976). 1999;24(22):2325–31.

[72] McKay SD, Al–Omari A, Tomlinson LA, et al. Review of cervical spine anomalies in genetic syndromes. Spine (Phila Pa 1976). 2012;37(5):E269–77.

[73] Bonafé L, Mittaz–Crettol L, Ballhausen D, et al. Achondrogenesis type 1B in GeneReviews® Adam MP, et al. (Eds) University of Washington, Seattle, 1993 1. Bonafé L, et al. A novel mutation in the sulfate transporter gene SLC26A2 (DTDST) specific to the Finnish population causes de la Chapelle dysplasia. J Med Genet.

2008;45:827–31.

[74] Jalanko T, Remes V, Peltonen J, et al. Treatment of spinal deformities in patients with diastrophic dysplasia: a long–term, population based, retrospective outcome study. Spine (Phila Pa 1976). 2009;34(20):2151–7.

[75] Remes V, Marttinen E, Poussa M, et al. Cervical kyphosis in diastrophic dysplasia. Spine (Phila Pa 1976). 1999;24(19):1990–5.

[76] Richards BS. Atlanto–axial instability in diastrophic dysplasia. A case report. J Bone Joint Surg Am. 1991; 73(4):614–6.

[77] Poussa M, Merikanto J, Ryöppy S, et al. The spine in diastrophic dysplasia. Spine (Phila Pa 1976). 1991; 16(8):881–7.

[78] Forese LL, Berdon WE, Harcke HT, et al. Severe mid–cervical kyphosis with cord compression in Larsen's syndrome and idastrophic dysplasia: Unrelated syndromes with similar radiologic findings and neurosurgical implications. Pediatr Radiol. 1995;25(2):136–9.

[79] Remes VM, Marttinen EJ, Poussa MS, et al. Cervical spine in patients with diastrophic dysplasia—radiographic findings in 12. patients. Pediatr Radiol. 2002;32(9):621–8.

[80] Remes V, Poussa M, Peltonen J. Scoliosis in patients with diastrophic dysplasia: a new classification. Spine (Phila Pa 1976). 2001;26(15):1689–97.

[81] McKusick V, Hamosh A. Spondyloepiphyseal dysplasia tarda, X–linked; SEDT. OMIM. (1976). Available from https://omim. org/entry/313400 [Last Accessed July 2019].

[82] McKusick V, Sobreira N. Spondyloepiphyseal Dysplasia Congenita; SEDC. OMIM. (1986). Available from https://www. omim.org/entry/183900 [Last Accessed July 2019].

[83] Cao LH, Wang L, Ji CY, et al. Novel and recurrent COL2A1 mutations in Chinese patients with spondyloepiphyseal dysplasia. Genet Mol Res. 2012;11(4):4130–7.

[84] Amirfeyz R, Clark C, Gargan M. Spondyloepiphyseal dysplasia. Current Orthopaedics. 2005;19:309–13.

[85] Parikh S. (2011). Spondyloepiphyseal dysplasia. Available from https://emedicine.medscape.com/article/1260836–overview [Last Accessed July 2019].

[86] Gedeon AK, Tiller GE, Le Merrer M, et al. The molecular basis of X–linked spondyloepiphyseal dysplasia tarda. Am J Hum Genet. 2001;68(6):1386–97.

[87] Christie PT, Curley A, Nesbit MA, et al. Mutational analysis in X–linked spondyloepiphyseal dysplasia tarda. J Clin Endocrinol Metab. 2001;86(7):3233–6.

[88] Gedeon AK, Tiller GE, Le Merrer M, et al. The molecular basis of X–linked spondyloepiphyseal dysplasia tarda. Am J Hum Genet. 2001;68(6):1386–97.

[89] Gedeon AK, Colley A, Jamieson R, et al. Identification of the gene (SEDL) causing X–linked spondyloepiphyseal dysplasia tarda. Nat Genet. 1999;22(4):400–4.

[90] Tiller GE, Polumbo PA, Weis MA, et al. Dominant mutations in the type II collagen gene, COL2A1, produce spondyloepimetaphyseal dysplasia, Strudwick type. Nat Genet. 1995;11(1):87–9.

[91] LW Murray, J Bautista, PL James, et al. Type II collagen defects in the chondrodysplasias. I. Spondyloepiphyseal dysplasias. Am J Hum Genet. 1989;45(1):5–15.

[92] Venditti R, Scanu T, Santoro M, et al. Sedlin controls the ER export of procollagen by regulating the Sar1 cycle. Science. 2012;337(6102):1668–72.

[93] Xia XY, Cui YX, Huang YF, et al. Molecular prenatal diagnosis in 2 pregnancies at risk for spondyloepiphyseal dysplasia congenita. Clin Chim Acta. 2008;387(1–2): 153–7.

[94] James PA, Shaw J, du Sart D, et al. Molecular diagnosis in a pregnancy at risk for both spondyloepiphyseal dysplasia congenita and achondroplasia. Prenat Diagn. 2003;23(10):861–3.

[95] Wang HL, Gao C, Luo Q, et al. Gene diagnosis of X–linked spondyloepiphyseal dysplasia tarda by linkage analysis and DNA sequencing. Zhonghua Er Ke Za Zhi. 2003;41(4):256–9.

[96] Cui YX, Xia XY, Bu Y, et al. Rapid molecular prenatal diagnosis of spondyloepiphyseal dysplasia congenita by PCR–SSP assay. Genet Test. 2008;12(4):533–6.

[97] Bach C, Maroteaux P, Schaeffer P, et al. Congenital spondyloepiphysial dysplasia with multiple abnormalities. Arch Fr Pediatr. 1967;24(1):23–33.

[98] Genetics Home Reference (2013). Spondyloepiphyseal dysplasia congenita. Available from https://ghr.nlm.nih.gov/condition/spondyloepiphyseal–dysplasia–congenita [Last Accessed July 2019].

[99] Turner LM, Steffensen TS, Leroy J, et al. Spondyloepiphyseal dysplasia congenita. Fetal Pediatr Pathol. 2010;29(1): 57–62.

[100] Veeravagu A, Lad SP, Camara–Quintana JQ, et al. Neurosurgical interventions for spondyloepiphyseal dysplasia congenita: clinical presentation and assessment of the literature. World Neurosurg. 2013;80(3–4):437. e1–8.

[101] Wynne–Davies R, Hall C. Two clinical variants of spondyloepiphysial dysplasia congenita. J Bone Joint Surg Br. 1982;64(4):435–41.

[102] Morita M, Miyamoto K, Nishimoto H, et al. Thoracolumbar kyphosing scoliosis associated with spondyloepiphyseal dysplasia congenita: a case report. Spine J. 2005;5(2):217–20.

[103] LeDoux MS, Naftalis RC, Aronin PA. Stabilization of the cervical spine in spondyloepiphyseal dysplasia congenita. Neurosurgery. 1991;28(4):580–3.

[104] Whyte MP, Gottesman GS, Eddy MC, et al. X–linked recessive spondyloepiphyseal dysplasia tarda. Clinical and radiographic evolution in a 6–generation kindred and review of the literature. Medicine (Baltimore). 1999;78: 9–25.

[105] Langer LO. Spondyloepiphyseal dysplasia tarda, hereditary chondrodysplasia with characteristic vertebral configurations in the adult. Radiology. 1964;82:833–9 .

[106] Kanazawa H, Tanaka H, Inoue M, et al. Efficacy of growth

hormone therapy for patients with skeletal dysplasia. J Bone Miner Metab. 2003;21(5):307–10.

[107] Soultanis KC, Payatakes AH, Chouliaras VT, et al. Rare causes of scoliosis and spine deformity: experience and particular features. Scoliosis. 2007;2:15.

[108] Berkowitz ID, Raja SN, Bender KS, et al. Dwarfs: pathophysiology and anesthetic implications. Anesthesiology. 1990;73(4):739–59.

[109] Unger S, Korkko J, Krakow D, et al. Double heterozygosity for pseudoachondroplasia and spondyloepiphyseal dysplasia congenita. Am J Med Genet. 2001;104(2):140–6.

[110] Miyoshi K, Nakamura K, Haga N, et al. Surgical treatment for atlantoaxial subluxation with myelopathy in spondyloepiphyseal dysplasia congenita. Spine (Phila Pa 1976). 2004;29(21):E488–91.

[111] Nakamura K, Miyoshi K, Haga N, et al. Risk factors of myelopathy at the atlantoaxial level in spondyloepiphyseal dysplasia congenita. Arch Orthop Trauma Surg. 1998;117(8):468–70.

[112] Seller K, Haas S, Raab P, et al. Preoperative halo–traction in severe paralytic scoliosis. Z Orthop Ihre Grenzgeb. 2005;143(5):539–43.

[113] Ain MC, Chaichana KL, Schkrohowsky JG. Retrospective study of cervical arthrodesis in patients with various types of skeletal dysplasia. Spine (Phila Pa 1976). 2006;31(6):E169–74.

[114] Al–Awadi SA, Fårag TI, Naguib K, et al. Spondyloepiphyseal dysplasia tarda with progressive arthropathy. J Med Genet. 1984;21(3):193–6.

[115] Fiedler J, Bergmann C, Brenner R. X–linked spondyloepiphyseal dysplasia tarda Molecular cause of a heritable disorder associated with early degenerative joint disease. Acta Orthop Scand. 2003;74(6):737–41.

[116] Weis MA, Wilkin DJ, Kim HJ, et al. Structurally abnormal type II collagen in a severe form of Kniest dysplasia caused by an exon 24 skipping mutation. J Biol Chem. 1998;273(8):4761–8.

[117] Fernandes RJ, Wilkin DJ, Weis MA, et al. Incorporation of structurally defective type II collagen into cartilage matrix in kniest chondrodysplasia. Arch Biochem Biophys. 1998;355(2):282–90.

[118] Nishimura G, Haga N, Kitoh H, et al. The phenotypic spectrum of COL2A1 mutations. Hum Mutat. 2005; 26(1):36–43.

[119] Kelnar CJH. Growth hormone therapy for syndromic disorders. Clin Endocrinol (Oxf). 2003;59:12–21.

[120] Winterpacht A, Hilbert M, Schwarze U, et al. Kniest and Stickler dysplasia phenotypes caused by collagen type II gene (COL2A1) defect. Nat Genet. 1993;3(4):323–6.

[121] Wilkin DJ, Artz AS, South S, et al. Small deletions in the type II collagen triple helix produce kniest dysplasia. Am J Med Genet. 1999;85(2):105–12.

[122] Nagendran S, Richards AJ, McNinch A, et al. Somatic mosaicism and the phenotypic expression of COL2A1 mutations. Am J Med Genet A. 2012;158A(5):1204–7.

[123] Bogaert R, Wilkin D, Wilcox WR, et al. Expression, in cartilage, of a 7–amino–acid deletion in type II collagen from two unrelated individuals with Kniest dysplasia. Am J Hum Genet. 1994;55(6):1128–36.

[124] Lachman RS, Rimoin DL, Hollister DW, et al. The Kniest syndrome. Am J Roentgenol Radium Ther Nucl Med. 1975;123(4):805–14.

[125] Burton BK, Sumner T, Langer LO, et al. A new skeletal dysplasia: Clinical, radiologic, and pathologic findings. J Pediatr. 1986;109(4):642–8.

[126] Spranger J, Menger H, Mundlos S, et al. Kniest dysplasia is caused by dominant collagen II (COL2A1) mutations: Parental somatic mosaicism manifesting as Stickler phenotype and mild spondyloepiphyseal dysplasia. Pediatr Radiol. 1994;24(6):431–5.

[127] Subramanian S, Gamanagatti S, Sinha A, et al. Kniest syndrome. Indian Pediatr. 2007;44(12):931–3.

[128] Herring J (Ed). Tachdjian's Pediatric Orthopaedics, 4th edition. Philadelphia: Saunders Elsevier; 2007. pp. 1677–1794.

[129] Spranger J, Winterpacht A, Zabel B. Kniest dysplasia: Dr. W. Kniest, his patient, the molecular defect. Am J Med Genet. 1997;69(1):79–84.

[130] Westvik J, Lachman RS. Coronal and sagittal clefts in skeletal dysplasias. Pediatr Radiol. 1998;28(10):764–70.

[131] Cole WG. Abnormal skeletal growth in Kniest dysplasia caused by type II collagen mutations. Clin Orthop Relat Res. 1997;(341):162–9.

[132] Wilkin DJ, Bogaert R, Lachman RS, et al. A single amino acid substitution (G103D) in the type II collagen triple helix produces Kniest dysplasia. Hum Mol Genet. 1994;3(11):1999–2003.

[133] Edwards AO. Clinical features of the congenital vitreoretinopathies. Eye (Lond). 2008;22(10):1233–42.

[134] Hicks J, De Jong A, Barrish J, et al. Tracheomalacia in a neonate with kniest dysplasia: histopathologic and ultrastructural features. Ultrastruct Pathol. 2001;25(1): 79–83.

[135] Yokoyama T, Nakatani S, Murakami A. A case of Kniest dysplasia with retinal detachment and the mutation analysis. Am J Ophthalmol. 2003;136(6):1186–8.

[136] Merrill KD, Schmidt TL. Occipitoatlantal instability in a child with Kniest syndrome. J Pediatr Orthop. 1989;9(3):338–40.

[137] Bethem D, Winter RB, Lutter L, et al. Spinal disorders of dwarfism. Review of the literature and report of eighty cases. J Bone Joint Surg Am. 1981;63(9):1412–25.

[138] Posey KL, Hayes E, Haynes R, et al. Role of TSP–5/ COMP in pseudoachondroplasia. Int J Biochem Cell Biol. 2004; 36(6):1005–12.

[139] Ferguson HL, Deere M, Evans R, et al. Mosaicism in pseudoachondroplasia. Am J Med Genet. 1997;70(3): 287–91.

[140] Briggs MD, Hoffman SM, King LM, et al. Pseudoachondroplasia and multiple epiphyseal dysplasia

due to mutations in the cartilage oligomeric matrix protein gene. Nat Genet. 1995;10(3):330–6.

[141] Hecht JT, Francomano CA, Briggs MD, et al. Linkage of typical pseudoachondroplasia to chromosome 19. Genomics. 1993;18(3):661–6.

[142] Hecht JT, Montufar–Solis D, Decker G, et al. Retention of cartilage oligomeric matrix protein (COMP) and cell death in redifferentiated pseudoachondroplasia chondrocytes. Matrix Biol. 1998;17(8–9):625–33.

[143] Vranka J, Mokashi A, Keene DR, et al. Selective intracellular retention of extracellular matrix proteins and chaperones associated with pseudoachondroplasia. Matrix Biol. 2001;20(7):439–50.

[144] Hecht JT, Deere M, Putnam E, et al. Characterization of cartilage oligomeric matrix protein (COMP) in human normal and pseudochondroplasia musculoskeletal tissues. Matrix Biol. 1998;17(4):269–78.

[145] Hecht JT, Makitie O, Hayes E, et al. Chondrocyte cell death and intracellular distribution of COMP and type IX collagen in the pseudoachondroplasia growth plate. J Orthop Res. 2004;22(4):759–67.

[146] Unger S, Hecht JT. Pseudoachondroplasia and multiple epiphyseal dysplasia: New etiologic developments. Am J Med Genet. 2001;106(4):244–50.

[147] McKeand J, Rotta J, Hecht JT. Natural history study of pseudoachondroplasia. Am J Med Genet. 1996;63(2):406–10.

[148] Wynne–Davies R, Hall CM, Young ID. Pseudoachondroplasia: clinical diagnosis at different ages and comparison of autosomal dominant and recessive types. A review of 32 patients (26 kindreds). J Med Genet. 1986;23(5):425–34.

[149] Jackson GC, Mittaz–Crettol L, Taylor JA, et al. Pseudoachondroplasia and multiple epiphyseal dysplasia: a 7–year comprehensive analysis of the known disease genes identify novel and recurrent mutations and provides an accurate assessment of their relative contribution. Hum Mutat. 2012;33(1):144–57.

[150] Briggs MD, Wright MJ. Pseudoachondroplasia in GeneReviews.® Adam, MP et al. (Eds). University of Washington, Seattle, 1993.

[151] Shetty GM, Song HR, Unnikrishnan R, et al. Upper cervical spine instability in pseudoachondroplasia. J Pediatr Orthop. 2007;27(7):782–7.

[152] Wynne–Davies R, Gormley J. The prevalence of skeletal dysplasias. An estimate of their minimum frequency and the number of patients requiring orthopaedic care. J Bone Joint Surg Br. 1985;67(1):133–7.

[153] Unger S, Lausch E, Stanzial F, et al. Fetal akinesia in metatropic dysplasia: The combined phenotype of chondrodysplasia and neuropathy? Am J Med Genet A. 2011;155A(11):2860–4.

[154] Liedtke W, Choe Y, Martí–Renom MA, et al. Vanilloid receptorrelated osmotically activated channel (VR–OAC), a candidate vertebrate osmoreceptor. Cell. 2000;103(3):525–35.

[155] Camacho N, Krakow D, Johnykutty S, et al. Dominant TRPV4 mutations in nonlethal and lethal metatropic dysplasia. Am J Med Genet A. 2010;152A(5):1169–77.

[156] Jenkins P, Smith MB, McKinnell JS. Metatropic dwarfism. Br J Radiol. 1970;43:561–5.

[157] Krakow D, Vriens J, Camacho N, et al. Mutations in the gene encoding the calcium–permeable ion channel TRPV4 produce spondylometaphyseal dysplasia, Kozlowski type and Metatropic dysplasia. Am J Hum Genet. 2009;84(3):307–15.).

[158] Geneviève D, Le Merrer M, Feingold J, et al. Revisiting metatropic dysplasia: Presentation of a series of 19 novel patients and review of the literature. Am J Med Genet A. 2008;146A(8):992–6.

[159] Loukin S, Su Z, Kung C. Increased basal activity is a key determinant in the severity of human skeletal dysplasia caused by TRPV4 mutations. PLoS One. 2011;6(5):e19533.

[160] Masuyama R, Vriens J, Voets T, et al. TRPV4–mediated calcium influx regulates terminal differentiation of osteoclasts. Cell Metab. 2008;8(3):257–65.

[161] Kannu P, Aftimos S, Mayne V, et al. Metatropic dysplasia: Clinical and radiographic findings in 11 patients demonstrating long–term natural history. Am J Med Genet A. 2007;143A(21):2512–22.

[162] Hall CM, Elçioglu NH. Metatropic dysplasia lethal variants. Pediatr Radiol. 2004;34(1):66–74.

[163] Cho TJ, Matsumoto K, Fano V, et al. TRPV4–pathy manifesting both skeletal dysplasia and peripheral neuropathy: A report of three patients. Am J Med Genet A. 2012;158A(4):795–802.

[164] Geneviève D, Le Merrer M, Munnich A, et al. Long–term follow–up in a patient with metatropic dysplasia. Am J Med Genet A. 2005;135(3):342–3.

[165] Shohat M, Lachman R, Rimoin DL. Odontoid hypoplasia with vertebral cervical subluxation and ventriculomegaly in metatropic dysplasia. J Pediatr. 1989;114(2):239–43.

[166] Andreucci E, Aftimos S, Alcausin M, et al. TRPV4 related skeletal dysplasias: a phenotypic spectrum highlighted byclinical, radiographic, and molecular studies in 21 new families. Orphanet J Rare Dis. 2011;6:37.

[167] Leet AI, Sampath JS, Scott CI Jr, et al. Cervical spinal stenosis in metatropic dysplasia. J Pediatr Orthop. 2006;26(3):347–52.

[168] Nishimura G, Lausch E, Savarirayan R, et al. TRPV4–associated skeletal dysplasias. Am J Med Genet C Semin Med Genet. 2012;160C(3):190–204.

[169] Nino M, Matos–Miranda C, Maeda M, et al. Clinical and molecular analysis of arylsulfatase E in patients with brachytelephalangic chondrodysplasia punctata. Am J Med Genet A. 2008;146A(8):997–1008.

[170] Brunetti–Pierri N, Andreucci MV, Tuzzi R, et al. X–linked recessive chondrodysplasia punctata: Spectrum of arylsulfatase E gene mutations and expanded clinical variability. Am J Med Genet A. 2003;117A(2):164–8.

[171] Parenti G, Buttitta P, Meroni G, et al. X–linked recessive chondrodysplasia punctata due to a new point mutation of the ARSE gene. Am J Med Genet. 1997;73(2):139–43.

[172] Daniele A, Parenti G, d'Addio M, et al. Biochemical characterization of arylsulfatase E and functional analysis of mutations found in patients with X–linked chondrodysplasia punctata. Am J Hum Genet. 1998; 62(3):562–72.

[173] Franco B, Meroni G, Parenti G, et al. A cluster of sulfatase genes on Xp22.3: Mutations in chondrodysplasia punctata (CDPX) and implications for warfarin embryopathy. Cell. 1995;81(1):15–25.

[174] Meyer S, Löffler G, Gencik M, et al. Brachytelephalangic chondrodysplasia punctata with a new hemizygous missense mutation in a neonate. Am J Med Genet A. 2013;161A(3):626–9.

[175] Krakow D, Williams J 3rd, Poehl M, et al. Use of threedimensional ultrasound imaging in the diagnosis of prenatalonset skeletal dysplasias. Ultrasound Obstet Gynecol. 2003;21(5):467–72.

[176] Cormier–Daire V, Savarirayan R, Unger S, et al. 'Duplicate calcaneus':a rare developmental defect observed in several skeletal dysplasias. Pediatr Radiol. 2001;31(1): 38–42.

[177] Krakow D. Skeletal dysplasias. Clin Perinatol. 2015; 42:301–19.

[178] Casarin A, Rusalen F, Doimo M, et al. X–linked brachytelephalangic chondrodysplasia punctata: A simple trait that is not so simple. Am J Med Genet A. 2009; 149A(11):2464–8.

[179] Mason DE, Sanders JO, MacKenzie WG, et al. Spinal deformity in chondrodysplasia punctata. Spine (Phila Pa 1976). 2002;27(18):1995–2002.

[180] Vogel TW, Menezes AH. Natural history and management of cervical spine disease in chondrodysplasia punctata and coumarin embryopathy. Childs Nerv Syst. 2012;28(4): 609–19.

[181] Mundinger G, Weiss C, Fishman E. Severe tracheobronchial stenosis and cervical vertebral subluxation in X–linked recessive chondrodysplasia punctata. Pediatr Radiol. 2009;39(6):625–8.

[182] Yang BP, Mindea SA, DiPatri AJ Jr. Cervical spinal cord compression in chondrodysplasia punctata. J Neurosurg. 2006;104(3 Suppl):212.

[183] Goodman P, Dominguez R. Cervicothoracic myelopathy in conradi–hunermann disease: MRI diagnosis. Magn Reson Imaging. 1990;8(5):647–50.

[184] Herman T, Lee B, McAlister W. Brachytelephalangic chondrodysplasia punctata with marked cervical stenosis and cord compression: report of two cases. Pediatr Radiol. 2002;32(6):452–6.

[185] Mansour S, Hall CM, Pembrey ME, et al. A clinical and genetic study of campomelic dysplasia. J Med Genet. 1995;32(6):415–20.

[186] Velagaleti GV, Bien–Willner GA, Northup JK, et al. Position effects due to chromosome breakpoints that map ~900 kb upstream and ~1.3 mb downstream of SOX9 in two patients with campomelic dysplasia. Am J Hum Genet. 2005;76(4):652–62.

[187] Corbani S, Chouery E, Eid B, et al. Mild campomelic dysplasia: Report on a Case and Review. Mol Syndromol. 2011;1(4):163–8.

[188] Goyal JP, Gupta A, Shah VB. Campomelic dysplasia. Indian J Hum Genet. 2011;17(3):247–8.

[189] Wagner T, Wirth J, Meyer J, et al. Autosomal sex reversal and campomelic dysplasia are caused by mutations in and around the SRY–related gene SOX9. Cell. 1994;79(6):1111–20.

[190] Foster JW, Dominguez–Steglich MA, Guioli S, et al. Campomelic dysplasia and autosomal sex reversal caused by mutations in an SRY–related gene. Nature. 1994;372(6506):525–30.

[191] Lefebvre V, Li P, De Crombrugghe B. A new long form of Sox5 (L–Sox5), Sox6 and Sox9 are coexpressed in chondrogenesis and cooperatively activate the type II collagen gene. EMBO J. 1998;17(19):5718–33.

[192] Lefebvre V, Huang W, Harley VR, et al. SOX9 is a potent activator of the chondrocyte–specific enhancer of the pro alpha1(II) collagen gene. Mol Cell Biol. 1997;17(4): 2336–46.

[193] Zhang P, Jimenez SA, Stokes DG. Regulation of human COL9A1 gene expression. Activation of the proximal promoter region by SOX9. J Biol Chem. 2003; 278(1):117–23.

[194] Bridgewater LC, Walker MD, Miller GC, et al. Adjacent DNA sequences modulate Sox9 transcriptional activation at paired Sox sites in three chondrocyte–specific enhancer elements. Nucleic Acids Res. 2003;31(5):1541–53.

[195] Akiyama H, Lefebvre V. Unraveling the transcriptional regulatory machinery in chondrogenesis. J Bone Miner Metab. 2011;29(4):390–5.

[196] Koopman P. Sry and Sox9: mammalian testis–determining genes. Cell Mol Life Sci. 1999;55(6–7):839–56.

[197] Knower KC, Kelly S, Harley VR. Turning on the male—SRY, SOX9 and sex determination in mammals. Cytogenet Genome Res. 2003;101(3–4):185–98.

[198] Meyer J, Südbeck P, Held M, et al. Mutational analysis of the SOX9 gene in campomelic dysplasia and autosomal sex reversal: lack of genotype/phenotype correlations. Hum Mol Genet. 1997;6:91–8.

[199] Harley VR, Clarkson MJ, Argentaro A. The molecular action and regulation of the testis–determining factors, SRY (sexdetermining region on the Y chromosome) and SOX9 [SRYrelated high–mobility group (HMG) box 9]. Endocr Rev. 2003;24(4):466–87.

[200] Becker MH, Finegold M, Genieser NB, et al. Campomelic dwarfism. Birth Defects Orig Artic Ser. 1975;11:113–8.

[201] Tongsong T, Wanapirak C, Pongsatha S. Prenatal diagnosis of campomelic dysplasia. Ultrasound Obstet Gynecol. 2000;15(5):428–30.

AO 脊柱外科学：脊柱外科手术精粹
AO Spine Textbook: Comprehensive Overview on Surgical Management of the Spine

[202] Campbell RM Jr. Spine deformities in rare congenital syndromes: clinical issues. Spine (Phila Pa 1976). 2009;34(17):1815–27.

[203] Ray S, Bowen JR. Orthopaedic problems associated with survival in campomelic dysplasia. Clin Orthop Relat Res. 1984;(185):77–82.

[204] Unger S, Scherer G, Superti–Furga A. Campomelic Dysplasia in GeneReviews® Adam MP, et al. (Eds). University of Washington, Seattle, 1993.

[205] Dahdaleh NS, Albert GW, Hasan DM. Campomelic dysplasia: a rare cause of congenital spinal deformity. J Clin Neurosci. 2010;17(5):664–6.

[206] Nelson ME, Griffin GR, Innis JW, et al. Campomelic dysplasia: airway management in two patients and an update on clinicalmolecular correlations in the head and neck. Ann Otol Rhinol Laryngol. 2011;120(10):682–5.

[207] Thomas S, Winter R, Lonstein J. The treatment of progressive kyphoscoliosis in camptomelic dysplasia. Spine (Phila Pa 1976). 1997;22(12):1330–7.

[208] Lekovic G, Rektate H, Dickman C, et al. Congenital cervical instability in a patient with camptomelic dysplasia. Childs Nervous System. 2006;22:1212–4.

[209] Coscia MF, Bassett GS, Bowen JR, et al. Spinal abnormalities in camptomelic dysplasia. J Pediatr Orthop. 1989;9(1):6–14.

[210] Kliegman R, Stanton B, Geme J, Schor N, Berhman R (Eds). Nelson Textbook of Pediatrics. Philadelphia: Elsevier; 2011.

[211] Clarke LA. Pathogenesis of skeletal and connective tissue involvement in the mucopolysaccharidoses: glycosaminoglycan storage is merely the instigator. Rheumatology (Oxford). 2011 Dec;50 Suppl 5:v13–8.

[212] Muenzer J. Overview of the mucopolysaccharidoses. Rheumatology (Oxford). 2011;50 Suppl 5:v4–12.

[213] Simonaro CM, D'Angelo M, He X, et al. Mechanism of glycosaminoglycan–mediated bone and joint disease: implications for the mucopolysaccharidoses and other connective tissue diseases. Am J Pathol. 2008;172(1): 112–22.

[214] Valayannopoulos V, Nicely H, Harmatz P, et al. Mucopolysaccharidosis VI. Orphanet J Rare Dis. 2010; 5:5.

[215] Litjens T, Hopwood JJ. Mucopolysaccharidosis type VI: Structural and clinical implications of mutations in N–acetylgalactosamine–4–sulfatase. Hum Mutat. 2001; 18(4):282–95.

[216] Coutinho MF, Lacerda L, Alves S. Glycosaminoglycan storage disorders: a review. Biochem Res Int. 2012;2012: 471325.

[217] Lehman TJ, Miller N, Norquist B, et al. Diagnosis of the mucopolysaccharidoses. Rheumatology (Oxford). 2011;50 Suppl 5:v41–8.

[218] Tebani A, Abily–Donval L, Schmitz–Afonso I, et al. Unveiling metabolic remodeling in mucopolysaccharidosis type III through integrative metabolomics and pathway analysis. J Transl Med. 2018;16(1):248.

[219] Garrido E, Chabás A, Coll MJ, et al. Identification of the molecular defects in Spanish and Argentinian mucopolysaccharidosis VI (Maroteaux–Lamy syndrome) patients, including 9 novel mutations. Mol Genet Metab. 2007;92(1–2):122–30.

[220] Schroeder L, Orchard P, Whitley CB, et al. Cardiac ultrasound findings in infants with severe (Hurler phenotype) untreated mucopolysaccharidosis (MPS) type I. JIMD Rep. 2013;10:87–94.

[221] Morishita K, Petty RE. Musculoskeletal manifestations of mucopolysaccharidoses. Rheumatology (Oxford). 2011;50 Suppl 5:v19–25.

[222] White KK. Orthopaedic aspects of mucopolysaccharidoses. Rheumatology (Oxford). 2011;50 Suppl 5:v26–33.

[223] Schmidt H, Ullrich K, von Lengerke HJ, et al. Radiological findings in patients with mucopolysaccharidosis I H/S (Hurler– Scheie syndrome). Pediatr Radiol. 1987;17(5): 409–14.

[224] Simmons MA, Bruce IA, Penney S, et al. Otorhinolaryngological manifestations of the mucopolysaccharidoses. Int J Pediatr Otorhinolaryngol. 2005;69:589–95.

[225] Parsons VJ, Hughes DG, Wraith JE. Magnetic resonance imaging of the brain, neck and cervical spine in mild Hunter's syndrome (mucopolysaccharidoses type II). Clin Radiol. 1996;51(10):719–23.

[226] McGill JJ, Inwood AC, Coman DJ, et al. Enzyme replacement therapy for mucopolysaccharidosis VI from 8 weeks of age—a sibling control study. Clin Genet. 2010;77(5):492–8.

[227] Gabrielli O, Clarke LA, Bruni S, et al. Enzyme– Replacement Therapy in a 5–Month–Old Boy With Attenuated Presympto– matic MPS I: 5–Year Follow–up. Pediatrics. 2010;125(1): e183–e187.

[228] Thomas JA, Jacobs S, Kierstein J, et al. Outcome after three years of laronidase enzyme replacement therapy in a patient with Hurler syndrome. J Inherit Metab Dis. 2006;29:762.

[229] Cox–Brinkman J, Smeulders MJ, Hollak CE, et al. Restricted upper extremity range of motion in mucopolysaccharidosis type I: no response to one year of enzyme replacement therapy. J Inherit Metab Dis. 2007;30(1):47–50.

[230] Hughes DG, Chadderton RD, Cowie RA, et al. MRI of the brain and craniocervical junction in Morquio's disease. Neuroradiology. 1997;39(5):381–5.

[231] Stevens PM. Guided growth for angular correction: a preliminary series using a tension band plate. J Pediatr Orthop. 2007;27(3):253–9.

[232] Tamaki N, Kojima N, Tanimoto M, et al. Myelopathy due to diffuse thickening of the cervical dura mater in Maroteaux–Lamy syndrome: report of a case. Neurosurgery. 1987;21(3):416–9.

[233] Siddique I, Sacho R, Oxborrow NJ, et al. Thoracolumbar kyphosis in mucopolysaccharidosis I (Hurler syndrome). J

Bone Joint Surg Br. 2010;92–B:427.

[234] Ransford AO, Crockard HA, Stevens JM, et al. Occipito–atlantoaxial fusion in Morquio–Brailsford syndrome. A ten–year experience. J Bone Joint Surg Br. 1996;78(2):307–13.

[235] Cathey SS, Kudo M, Tiede S, et al. Molecular order in mucolipidosis II and III nomenclature. Am J Med Genet A. 2008;146A(4):512–3.

[236] Roth KS. I–Cell Disease (Mucolipidosis Type II). Medscape. (2012). [online]. Available from https://emedicine.medscape. com/article/945460–overview?pa=fn7Y8bxmBzwQSHEXr8H G5Vypt1JYW YmPfd6lEvpBG%2Bsz3ZtGLeGmhbDQ8a4HIP 4ySRm T%2FzVn%2Bt0t8gX%2FkhdSAA%3D%3D%3E [Last Accessed July 2019].

[237] Encarnação M, Lacerda L, Costa R, et al. Molecular analysis of the GNPTAB and GNPTG genes in 13 patients with mucolipidosis type II or type III – identification of eight novel mutations. Clin Genet. 2009;76:76–84.

[238] Coutinho MF, Prata MJ, Alves S. Mannose–6–phosphate pathway: A review on its role in lysosomal function and dysfunction. Mol Genet Metab. 2012;105(4):542–50.

[239] Flanagan–Steet H, Sias C, Steet R. Altered chondrocyte differentiation and extracellular matrix homeostasis in a zebrafish model for mucolipidosis II. Am J Pathol. 2009;175(5):2063–75.

[240] Petrey AC, Flanagan–Steet H, Johnson S, et al. Excessive activity of cathepsin K is associated with cartilage defects in a zebrafish model of mucolipidosis II. Dis Model Mech. 2012;5(2):177–90.

[241] Cathey SS, Leroy JG, Wood T, et al. Phenotype and genotype in mucolipidoses II and III alpha/beta: a study of 61 probands. J Med Genet. 2010;47(1):38–48 (2010).

[242] Heo JS, Choi KY, Sohn SH, et al. A case of mucolipidosis II presenting with prenatal skeletal dysplasia and severe secondary hyperparathyroidism at birth. Korean J Pediatr. 2012;55(11):438–44.

[243] Pohl S, Encarnacão M, Castrichini M, et al. Loss of N–acetylglucosamine–1–phosphotransferase gamma subunit due to intronic mutation in GNPTG causes mucolipidosis type III gamma: Implications for molecular and cellular diagnostics. Am J Med Genet A. 2010;152A(1):124–32.

[244] Wood TC, Harvey K, Beck M, et al. Diagnosing mucopolysaccharidosis IVA. J Inherit Metab Dis. 2013; 36(2): 293–307.

[245] Raas–Rothschild A, Spiegel R. Mucolipidosis III Gamma. In: Adam MP, Ardinger HH, Pagon RA, Wallace SE, Bean LJH, Stephens K, Amemiya A (Eds). GeneReviews® [Internet]. Seattle (WA): University of Washington, Seattle; 1993–2019.

[246] Lees C, Homfray T, Nicolaides KH. Prenatal ultrasound diagnosis of Leroy I cell disease. Ultrasound Obstet Gynecol. 2001;18(3):275–6.

[247] David–Vizcarra G, Briody J, Ault J, et al. The natural history and osteodystrophy of mucolipidosis types II and III. J Paediatr Child Health. 2010;46(6):316–22.

[248] Pazzaglia UE, Beluffi G, Campbell JB, et al. Mucolipidosis II: correlation between radiological features and histopathology of the bones. Pediatr Radiol. 1989;19: 406–13.

[249] Melo MD, Obeid G. Radiolucent lesions of the maxillofacial complex in a patient with mucolipidosis type II (MLSII): case report. Oral Surg Oral Med Oral Pathol Oral Radiol Endod. v2007;104(4):e30–3.

[250] Gordon N. I–cell disease—mucolipidosis II. Postgrad Med J. 1973;49:359–61.

[251] Hetherington C, Harris NJ, Smith TW. Orthopaedic management in four cases of mucolipidosis type III. J R Soc Med. 1999;92:244–6.

[252] Carl A, Waldman J, Malone A. Atlantoaxial instability and myelopathy in mucolipidosis. Spine. 1991;16:215–7.

[253] Daimon M, Yamagishi M. Surgical treatment of marked mitral valvar deformity combined with I–cell disease 'Mucolipidosis II'. Cardiol Young. 2005;15:517–9.

[254] Cripe LH, Ware SM, Hinton RB. Replacement of the aortic valve in a patient with mucolipidosis III. Cardiol Young. 2009;19:641–3.

第19章　脊柱融合手术中使用的生物制品
Biologics used in Spine Surgery for Fusion

Wellington K Hsu　著

梁伟时　译　　刘玉增　韩超凡　校

一、概述

脊柱融合术是各类颈椎、胸椎、腰椎疾病最常见的治疗方法之一。从 1998—2008 年的 10 年期间，美国进行的脊柱融合术的数量增加了 137%[1]。随着脊柱融合率的提高，可供外科医生选用的有潜力的骨移植生物学材料也在增多。虽然内固定技术有了进步，但是假关节在脊柱融合术中的发生率仍有 10%～15%[2-5]。

在过去的 20 年里，手术技术发生了重大的变化。在脊柱融合中，内固定的使用从 23% 增加到 41%，自体骨的使用从 82% 降到 52%，同种异体骨的使用从 7% 增加到 18%[6]。尽管自体骨是金标准，但髂嵴骨移植的骨量与并发症的发病率显著相关。研究表明在所有接受髂嵴骨移植的患者中，30% 的手术并发症与移植骨供区疼痛、神经血管损伤、撕脱骨折、感染、血肿、腹部疝、步态障碍、骶髂关节不稳定、输尿管损伤和外观缺陷有关[7-16]。

手术并发症的发生和假关节的形成会降低脊柱疾病患者的融合成功率。此外，首次融合术后再手术的概率为 6%～40%[17-21]。假关节的组织学研究表明，在复杂的生物环境下，僵硬的骨节段附有致密的纤维软组织，并有微骨折的迹象[22]。翻修手术中常见的纤维组织、椎间盘和肌肉细胞均可抑制宿主骨的再生[23]。

为了解决阻碍脊柱融合成功的难题，我们必须要理解骨愈合相关的关键的生物学原理。骨再生包括四个关键过程。首先，需要通过骨诱导信号将骨祖细胞募集和分化为成熟的成骨细胞。其次，对骨诱导信号产生反应的细胞必须位于损伤部位，或者由外科医生从外部提供。第三，骨传导支架必须提供促进骨形成的三维结构。最后，血供条件允许参与炎症愈合阶段的介质（包括骨祖细胞和破骨细胞）迁移到损伤部位。为了选择合适的骨移植策略，必须评估骨再生的生物学潜力和融合形成的局限性。

自体骨是目前唯一具有骨诱导、骨传导和血管再生能力的材料，虽然使用了内固定辅助，但自体骨融合仍存在较高的假关节发生率。因此，骨移植替代物和辅助物不同的生物学能力需要在脊柱外科的应用中不断地进行研究。有效的骨生物学替代物应具有成骨性，生物相容性，操作人性化，成本效益好和提供结构支撑的特点[24]。本章回顾了有关使用骨移植替代物诱导脊柱融合的临床前和临床数据资料（表 19-1）。

表 19-1　证据等级

作者，期刊，年份	设计	证据等级	主题	F/U（m）	测量	主要结果
自体骨						
Sengupta, Spine, 2006[25]	R	III	比较使用局部骨与髂嵴骨移植物（ICBG）进行腰椎后外侧内固定融合的临床和影像学结果	24	影像学评估 ODI	根据融合节段分析，局部骨组的单节段融合率约为80%，但其多节段融合的融合率要明显小于ICBG组（20% vs. 66%，P=0.029）
Dimar, Spine J, 2009[26]	R	III	植入 ICBG 的单节段后外侧融合	24	用 CT 进行影像学评估 SF-36 ODI	在第 6 个月、12 个月和 24 个月时的 CT 片上显示的融合率分别为 65.3%、82.5% 和 89.3%。CT 扫描显示的骨桥接融合率分别为 56.1%、71.5% 和 83.9%
Ohtori, Eur Spine J, 2011[42]	RCT	I	单节段后外侧固定融合术中比较局部骨移植物和 ICBG	24	影像学评估 VAS ODI	局部骨移植物组骨愈合率和平均骨愈合时间分别为90%和8.5个月，ICBG组为85%和7.7个月，但差异无显著性差异（P＞0.05）
同种异体骨						
An, J Spinal Disord, 1995[58]	PC	II	在同一患者腰椎后外侧内固定融合术中比较自体骨、冷冻同种异体骨、冻干同种异体骨以及同种异体骨和自体骨的混合物	9	影像学评估	自体骨部位的实性融合率为80%，自体骨混合物和冻干同种异体骨的实性融合率为50%，其余同种异体骨部位发生部分融合
Jorgenson, Spine, 1994[59]	PC	II	一侧后外侧腰椎融合使用髂嵴骨移植物作对照，与脱矿松质骨条、脱矿皮质骨条、脱矿皮质骨条混合自体骨或矿化松质骨条比较	12	影像学评估	与单独的自体骨相比，单独的同种异体骨或联合自体骨明显降低融合等级值
Bishop, J Neurosurg, 1996[62]	PC	II	在颈前路椎间盘切除联合椎间融合中比较三皮质髂嵴骨移植物与自体髂骨融合基质	12	影像学评估	单节段和多节段的颈椎前路椎间盘切除术后三皮质髂嵴自体移植物基质用于椎间融合的效果优于同种异体三皮质髂嵴材料
脱矿骨基质（DBM）						
Vaccaro, Orthopedics, 2007[89]	PC	II	用吸入丰富骨髓的脱矿骨基质（DBM）腻子进行腰骶椎后外侧固定融合，DBM腻子与自体髂嵴移植物联合使用，或单独使用自体骨	24	影像学评估	DBM 骨髓的融合率为 63%，DBM 自体骨的融合率为 70%，单独自体骨组的融合率为67%（P=0.875）

（续表）

作者，期刊，年份	设计	证据等级	主题	F/U（m）	测量	主要结果
Schizas, Arch Orthop Trauma Surg, 2008[91]	PC	II	单节段或两节段腰椎后外侧固定融合术，将 DBM 腻子和自体 ICBG 或局部骨联合使用，与单独使用 ICBG 或局部骨作对比	12	影像学评估 ODI VAS	DBM 腻子 +ICBG 或局部骨组融合率为 69.7%，单独使用 ICBG 或局部骨组的融合率为 76.9%（P=0.57）。两组患者术前及 12 个月随访时的 VAS、ODI 评分的差异无统计学意义
Kang, Spine, 2012[26]	RC	I	单节路后路腰椎固定融合使用 DBM 基质、局部骨或自体 ICBG	24	影像学评估 ODI SF-36	DBM 基质组的融合率为 86%，ICBG 组为 92%（P=1.0）。ODI 与身体功能评分无统计学差异
An, Spine, 1995[94]	PC	II	在颈椎前路椎间融合术中比较自体 ICBG 与冻干同种异体移植骨和 DBM 联合使用	12	影像学评估	在同种异体移植骨–DBM 组中，患者（33.3% 的节段）假关节的发生率为 46.2%，而自体骨组为 26.3%（22% 的节段）（患者：P=0.11；节段：P=0.23）
陶瓷制品						
Dai, Spine, 2008[114]	RC	I	单节段腰椎后外侧内固定融合术采用 β-磷酸三钙（β-TCP）结合局部骨或自体髂嵴骨移植物加局部骨	36	影像学评估 SF-36	与单独的自体骨相比，后外侧固定融合术采用 β-TCP 联合局部骨在影像上获得了相同的融合率（100%）和相似的临床效果改善
Korovessis, Eur Spine J, 2005[189]	RC	I	后外侧腰椎和腰骶椎固定融合采用珊瑚羟基磷灰石添加局部或 ICBG，或者两者都添加	48	影像学评估 ODI SF-36	术后第 3 个月所有固定的脊柱和各节段后面开始骨融合。然而，作者发现羟基磷灰石在横突间后外侧融合中无效。SF-36 与 ODI 评分无显著性差异
干细胞						
Neen, Spine, 2006[140]	PC	II	后外侧腰椎固定融合中Ⅰ型胶原 / 羟基磷灰石基质和 BMA 进与 ICBG 进行比较	24	影像学评估 腰痛疗效评分（LBOS） 患者满意度评分 Prolo 经济评分	使用Ⅰ型胶原 / 羟基磷灰石基质和 BMA 的融合率为 84%，而自体骨组的融合率为 94%，两组的临床结果相似
Ammerman, Clin Neurol Neurosurg, 2013[142]	R	IV	微创经椎间孔腰椎椎间融合术使用的 Osteocel + 是一种含有间充质干细胞和骨祖细胞，并结合了 DBM 和松质骨的同种异体细胞骨基质	12	影像学评估	91.3% 的患者在影像学上获得了坚强骨融合的证据

（续表）

作者，期刊，年份	设计	证据等级	主题	F/U（m）	测量	主要结果
骨形态发生蛋白 –2（BMP-2）生长因子						
Baskin, Spine, 2003[172]	RC	I	在颈前路椎间盘切除术和椎体间融合中使用同种异体腓骨移植骨加重组人骨形态发生蛋白 –2（rhBMP-2）胶原，并与同种异体腓骨移植骨加自体松质髂嵴移植骨作比较	24	影像学评估	两组患者都在第 6 个月、第 12 个月和第 24 个月时均出现了 100% 的坚强融合
Boden, Spine, 2000[154]	RC	I	腰椎椎间融合术采用填充有 rhBMP-2/ 胶原或自体 ICBG 的圆柱形螺纹融合器	24	影像学评估 SF–36	在第 6 个月、第 12 个月和第 24 个月时，使用填充有 rhBMP-2 椎间融合器治疗的患者的融合率为 100%，而自体骨移植患者的融合率为 67%
Dawson, Spine, 2009[162]	RC	I	单节段腰椎后外侧内固定融合术中将填充有 rhBMP-2 和陶瓷颗粒填充剂的可吸收胶原蛋白海绵与自体 ICBG 进行比较	24	影像学评估 ODI SF–36	rhBMP-2 研究组融合的总成功率为 81%，ICBG 对照组为 55%（P=0.345）

ICBG. 髂嵴骨移植物；ODI. Oswestry 功能障碍指数；VAS. 视觉模拟评分

二、自体骨

自体骨在历史上一直是骨科手术中骨移植的金标准材料，因为只有自体骨可以提供骨修复的所有必要成分：骨诱导信号通过相关的生长因子、骨传导基质支架和成骨细胞进行传递。脊柱手术中使用的自体骨可以来自皮质骨或松质骨。皮质骨移植物主要在脊柱大范围缺损（0.5～25cm）的情况下为脊柱提供结构支撑。然而，与松质骨移植物相比，皮质骨移植物表现出较差的疗效、骨融合时间延长、融合前骨吸收量增加。一篇最近的文献系统综述表明，使用髂嵴骨移植物（iliac crest bone graft，ICBG），腰椎后外侧的平均融合率为 79%[25-28]。然而每项研究在采集技术、使用的骨量和患者的人口统计特征方

面存在显著差异，尽管进行了适当的外科治疗，骨融合的形成仍有一定程度的失败率。

最常见的供体部位包括髂嵴前部和髂嵴后部。已经有几种技术成功应用于骨采集，包括内外板刮取[15]、髂嵴分裂[15]、开窗[29]、环锯[30]、节段性双皮质或三皮质骨移植[31]。这些手术通常会到达髂骨的内板或外板，以获取皮质松质骨移植物或松质骨移植物。前路 ICBG 可采集到平均体积为 54.53cm³ 的骨[32]。从后部入路，松质骨移植可以通过开窗术到达髂骨后部的内板来获取。后路 ICBG 可采集到平均体积为 55.1cm³ 的骨[32]。

与 ICBG 相关的并发症分为主要和次要并发症。主要并发症（发生率为 1%～10%）包括深部血肿、切口疝、神经血管损伤、骶髂关节损伤、输尿管损伤、特伦德伦堡步态、供骨区撕脱

性骨折和深部感染 [15, 33, 34]。次要并发症（发生率为 7%～39%）包括供骨区疼痛、浅表神经损伤和浅表血肿形成 [34]。

与 ICBG 采集相关最常见的并发症是供骨区慢性疼痛，在 2 年随访时可高达 60% [27]。为了降低这种术后疼痛的发生率，多种方法已经被提出来。例如，术后在 ICBG 采集点以 2ml/h 的速率连续输注 0.5% 的布比卡因储液 48h 进行局部麻醉，结果表明采集部位术后至少 4 年的疼痛 VAS 评分明显降低（1.4 vs. 4.8，$P < 0.05$）[35]。采集手术技术的改变也有助于减少 ICBG 相关的疼痛和疼痛的发病率。Chau 等对医源性缺损后使用自体材料、同种异体材料和合成材料的髂嵴重建技术的随机对照试验和非随机对照试验进行了综述 [36]。作者们分析，虽然目前的证据并非最佳，但髂嵴重建可减少术后疼痛，能最大限度地减少功能障碍以及改善美观程度。然而，需要进一步的研究来证明"回填"技术的有效性，以及其他致力于减少骨采集相关并发症的技术，例如使用单一手术切口进行采集和融合过程。

报道的 ICBG 采集过程相关并发症发生率的准确性，尤其是髂嵴供骨区疼痛，最近受到了质疑 [37]。与历史观点相反，最近的证据支持增加局部自体骨移植物（椎板、小平面、棘突等）在腰椎融合术中的使用，作为 ICBG 的替代物或辅助物 [25, 38-42]。一项前瞻性随机对照试验显示，在单节段腰椎后外侧融合术中，使用局部自体骨移植物和 ICBG 的临床疼痛评分、骨愈合率和骨愈合平均时间无显著性差异 [42]。亚组分析显示，局部自体骨移植组的手术时间减少，住院时间缩短，失血量减少 [42]。相反，与 ICBG 相比，局部骨移植的一个局限性是移植物的数量少。Carragee 等发现，在单节段腰椎后外侧融合术中，局部自体骨移植所需的平均体积为 25cm³（范围为 12～36cm³）[43]。相比之下，Ahlmann 等发现，在髂嵴前部或后部供骨区可采集到多达约 55cm³ 的 ICBG [32]。尽管对于完成一次成功的融合没有明确规定自体骨的最小体积，但 10cm³ 或更小的体积的自体骨对于单节段融合形成坚固融合块的价值是有限的 [44]。在临床上局部自体骨移植量不足的情况下，可以将骨移植填充剂作为辅助物。这些产品用于 ICBG 或局部自体骨移植物，而不是代替自体骨。目前最常用的填充剂包括脱矿骨基质（demineralized bone matrix，DBM）、同种异体骨和陶瓷制品 [45]。

综上所述，自体骨仍然是脊柱融合的金标准和主要对照组。然而，采集 ICBG 会伴有相关并发症的发生，特别是对于风险较大的老年患者人群。这就带来了一系列的临床问题，如骨质疏松、骨量少和麻醉风险，这些都可能随着手术时间的延长而发生。由于这些局限性已经阻碍了脊柱融合并且造成了长期功能损害，因此应尽量减少 ICBG 植入术的围术期和术后并发症的发病率 [46, 47]。

三、同种异体骨

从尸体中获得的同种异体骨，是历史上最常见的骨移植策略之一。同种异体松质骨片和同种异体皮质骨片都已广泛应用于脊柱融合手术。同种异体皮质骨具有稳定的结构，是椎间融合的理想材料。同种异体松质骨具有较大的表面面积和更快的融合速度，但其初始机械强度较低。同种异体松质骨最常用于脊柱后路融合术，而同种异体股骨皮质环移植和腓骨支柱移植只用于前柱手术。

采用多种组织处理方法，旨在去除能诱导宿主免疫反应的抗原成分，保持无菌性以及生物学和生物力学性能。低剂量的辐射（＜20kGy）、物理清创、超声／脉冲水洗、乙醇处理和抗生素浸泡用于处理组织。同种异体骨通过冷冻或冻干（冷冻干燥）的方式进行保存。冻干过程降低了同种异体骨的抗原性，从而降低了宿主细胞介导的免疫反应，并最终促进植骨的融合[48, 49]。相反，与自体骨相比，它减少了成骨活性和宿主血管的长入，从而使骨不愈合和延迟愈合的发生率升高[50]。冻干的准备工作包括在室温下对同种异体骨进行脱水和真空贮藏。随后同种异体骨的再水化可能导致其机械强度损失 50%[51]。冰冻的同种异体骨可在 –20℃下保存 1 年而结构成分不变。

同种异体骨主要作为骨传导支架，在组织处理过程中，随着供体细胞的消失，其骨诱导潜能也随之丧失。同种异体骨融入融合块的过程伴随着一系列的生物学事件，如出血、炎症、血管长入、新骨形成及原始移植物的重塑。然而，与自体骨相比，同种异体骨重构的血管长入延迟，骨吸收加速，移植物融合延迟或不全[52-56]。同种异体松质骨片比同种异体皮质骨片融合地更快更完全，是因为其血管重建更容易。同种异体皮质骨密度的增加导致血管重建的速度相对减慢[57]。

关于同种异体骨作为骨移植替代物使用时疗效的临床证据仍然很少。An 等进行了一项前瞻性研究，比较自体骨和同种异体骨在腰椎后外侧融合中的效果。自体骨融合块的骨密度明显高于自体骨与同种异体骨混合物、冷冻同种异体骨和冻干同种异体骨所形成的融合块的骨密度（$P < 0.05$）[58]。另一项前瞻性分析比较了后外侧腰椎融合术中自体骨和脱矿同种异体松质骨片的效果，结果显示使用同种异体骨片的假关节发生率高（92%），从而得出结论，即经环氧乙烷处理过的同种异体骨片不应在后路腰椎融合术中使用[59]。在儿童胸腰椎侧弯患者的后路脊柱融合术中，同种异体骨和自体骨有着相同的融合率[53, 60]。

在颈椎前路手术中，Brown 等通过 X 线片进行评估，报道了使用同种异体骨的融合率（94%）与自体髂嵴移植骨的融合率（97%）相当[61]。其他类似的研究报道了同种异体骨在单节段融合中融合率高（78%～90%）[62-64]。这使得同种异体骨在该解剖区域作为一种成本效益好的骨移植替代物而被广泛使用。

在美国食品药品管理局和美国组织库协会的共同努力下，使用同种异体骨所引起的疾病传播问题被解决。美国食品药品管理局规定的对人体移植组织进行的血液检测包括 HIV–1 和 HIV–2 抗体、乙型肝炎病毒表面抗原、乙型肝炎病毒核心抗体、丙型肝炎病毒抗体、梅毒、人嗜 T 淋巴病毒 1 型抗体及 HIV p24 抗原的滴度。因此直到 2007 年，由于使用同种异体肌肉骨骼组织移植引起的艾滋病病毒传播的报道病例只有 2 例，乙型肝炎有 1 例，丙型肝炎有 7 例[65, 66]。

为了将来提高同种异体骨骨融合的成功率，提供缓和因素可能是一种解决方案。在建好的鼠同种异体骨移植模型中，史密斯等证明了成功的骨整合，在培养的骨祖细胞中骨钙素水平在第四天时达到高峰，骨形态发生蛋白 –2（bone morphogenetic protain，BMP–2）和转化生长因子 –α1（TGF–α）水平在第 2 天时达到高峰，血管内皮生长因子 –1 水平在第 8 天时达到高峰，胰岛素样生长因子 –1 在第 2 天时开始减少[67]。这种体外研究可能有助于确定未来应用于提高同种异体骨融合率的外源性因素。

总之，前路椎间融合中，同种异体皮质骨除了支撑前柱结构外，其融合率和效果与自体骨相当。同种异体松质骨目前仅被推荐用于脊柱后外侧融合和胸腰椎畸形内固定中。

四、脱矿骨基质

DBM 是通过酸提取的磨碎的皮质松质骨的矿化相而生成的。Urist 等对 DBM 的原始制备进行了表征[68, 69]，随后 Reddi 和 Huggins 对其进行了修改[70]。将同种异体骨粉碎为 74～420μm 大小的颗粒，然后在 0.5 NHCLmEq/g 中脱矿 3h。当这些初始步骤保持不变时，根据产品的不同，将这种基质与不同的载体材料结合，形成最终的复合配方。商业制剂使用几种载体，包括甘油、透明质酸、明胶和硫酸钙粉末。脱矿骨基质有多种形式，包括粉末、碎片、颗粒、腻子和凝胶填充注射器。

在同种异体骨经酸提取处理后，脱矿基质仍然由 1 型胶原和非胶原蛋白组成，包含大量的信号分子。矿物相的去除使具有生物活性的蛋白质更容易接触到反应细胞。此外，骨基质作为生长因子的支架。DBM 只是脱矿骨基质中的一部分蛋白质，其重量在所有骨蛋白重量中占比不到 0.1%[71]。然而，生长因子在骨诱导过程中提供了关键信号，启动了骨形成的级联细胞事件。

不同的 DBM 处理方法对其骨诱导性和骨传导性有显著影响。DBM 作为一种优秀的支架，其骨传导作用通过其快速诱导血供重建的能力而体现[72]。然而，骨诱导能力取决于许多因素，包括原始供骨和采集后的商业灭菌、处理过程和处理技术。在灭菌过程中使用环氧乙烷和 γ- 辐照可显著降低 DBM 的骨诱导能力[73, 74]。脱矿骨基质商业制剂所使用的各种各样的载体也影响着 DBM 的生物学特性[75, 76]。例如，甘油用于将同种异体骨转化为腻子形式，已被证明在无胸腺的大鼠中引起剂量依赖性的致命毒性[74]。尽管如此，人们因携带甘油而引起肾毒性的病例从来没有被报道过。

几项体外和体内研究表明，DBM 的骨诱导性变化与供体年龄、性别、植入部位、使用的制备方法、生长因子水平、基质完整性、颗粒大小、几何形状以及存储条件有关[77-79]。对 8 种不同组织库来源的 20 种 DBM 样品进行了体外碱性磷酸酶测定分析，并对其进行了体内生物学测定，结果表明样品间存在显著差异[78]。在 9 种不同的 DBM 产品以及每种产品的不同批次之间，对 DBM 生长因子、BMP-2、BMP-4 和 BMP-7 的浓度进行了体外定量检测，其顺序根据每克 DBM 中的纳克进行排列。此外，由于产品内部的可变性，供体骨的特征可能在 DBM 产品的骨诱导效力中发挥作用[80]。未来将体外酶联免疫吸附试验应用于 BMP 特征的量化可能有助于表征单种 DBM 产品的骨诱导潜力。

尽管 DBM 在临床上广泛使用，但研究其疗效的体内临床前研究相对较少。在动物肌内模型、大鼠股骨缺损模型和大鼠脊柱融合模型中显示了不同商用 DBM 制剂成骨活性的差异性[75, 81]。在大鼠股骨缺损模型中，当使用以透明质酸或甘油为载体的两种不同的 DBM 处理时，48 个样本中只有 8 个在 12 周时愈合。作者认为，DBM 骨诱导潜能的固有变异性导致了融合率不可预测[82]。在大鼠脊柱融合模型中也报道了类似的结果[75, 76]。在这些研究中，植入 DBM 8 周后的脊柱组织学分析显示融合率、新骨形成的数量和残余 DBM 发生改变。在一些研究中已经报道了在兔和非人类的灵长类动物的后外侧脊柱融合模型中结合自体骨和不结合自体骨的 DBM 的疗效[83-86]。这些研究的证据表明，DBM 单独使用时不能诱导兔脊柱后外侧融合[87-88]。DBM 的这一生物活性范围可能受到相关的供体、载体以及所使用的各种脱矿和灭菌方法的影响[75]。

考虑到这些产品用于脊柱融合的时间跨度，

关于 DBM 的临床研究很少。三项对 192 名患者的临床研究报道了其在腰椎后外侧中的应用。这些研究中计算出的总体融合率为 89%（范围为 62%～95%）[89-91]。在这些临床病例中，当用于脊柱融合的自体骨量不足时，DBM 被用作骨移植补充剂。Price 等研究了 88 例接受脊柱侧弯畸形手术节段性脊柱固定融合患者中 DBM 的使用[92]。包括自体 ICBG、冻干同种异体皮质松质骨，以及自体骨髓和 DBM 的复合移植物在内的三种骨移植组进行了比较。至少进行 2 年的随访（平均 3 年 7 个月），影像学评估假关节和 10°或 10°以上矫正缺失，这两项均为融合失败的标准。ICBG 组的失败率为 12.5%，异体皮质松质骨移植组的失败率为 28%，自体骨髓与 DBM 复合移植物组的失败率为 11.1%。作者总结 ICBG 组与自体骨髓和 DBM 复合移植物组的融合率相似[92]。Kang 等最近进行了一项前瞻性随机试验，比较 DBM 和局部自体骨的复合物与 ICBG 在单节段腰椎后路固定融合术中的疗效[26]。在 2 年的随访中，作者证明了 DBM- 同种异体骨组的融合率为 86%，而 ICBG 组的融合率为 92%，但差异无统计学意义。这些结果支持使用脱矿骨基质作为骨移植补充剂，以达到与自体骨在脊柱后外侧融合中的相似融合率。

虽然脱矿骨基质已被报道在后外侧椎间隙中使用，但只有少数研究将其用于椎间融合。Thalgott 等报道了脱矿骨基质联合珊瑚羟基磷灰石在前路腰椎椎体间融合术（anterior lumbar interbody fusion，ALIF）中自体后外侧融合和坚强内固定应用的病例系列研究结果[93]。经过至少 36 个月的长期影像学随访，作者报道融合率为 96%，平均 VAS 疼痛评分下降 60%。70% 的患者在平均术后 8 个月时重返工作岗位或恢复了完整的家庭活动。基于这些结果，作者总结了 DBM 在刚性内固定环周融合中使用时的有效性[93]。值得注意的是，一项比较同种异体移植物和 DBM 复合材料与 ICBG 在颈椎前路融合中的应用的前瞻性研究发现，与 ICBG 相比，同种异体移植物 -DBM 复合材料的植骨塌陷和假关节发生率更高[94]。本研究表明，在这种情况下使用 DBM 将导致患者预后不良。

尽管美国食品药品管理局认可人体组织产品，如同种异体骨和 DBM "微小操作的"组织，但临床使用前的监管过程比类似产品（如合成载体）所需的数据更少。然而，如果添加未消毒、未保存或非贮藏剂的载体成分，如透明质酸钠、甘油或磷酸钙，那么 DBM 的使用需要进行额外的 510（K）审批。

总之，临床研究表明，DBM 作为植骨补充剂在腰椎融合术中与自体骨或骨髓联合应用是有效的。目前市面上有 50 多种 DBM 产品可供使用，但很少有高水平的临床研究报道 DBM 的长期临床结果。此外，没有临床研究报道在脊柱融合中仅使用 DBM 的结果。不同的商用 DBM 配方之间的骨诱导性和骨传导性的变化取决于多种因素，包括组织处理方法、载体类型、最终复合配方和供体特征。用来评估每一种 DBM 产品生物学潜力的一致的和标准化的技术对于指导临床上选择合适的 DBM 是十分必要的。

五、合成载体

陶瓷支架是合成骨移植替代物，由多种材料组成，包括羟基磷灰石、β- 磷酸三钙、硫酸钙和含碳酸钙的天然珊瑚陶瓷。水热化学交换技术使用了高温，称为烧结，用于生产陶瓷载体。这个过程能够提取单个晶体，以便能使其在晶粒边界融合在一起。虽然所有的合成载体主要是骨传导基质，但每种类型材料的性能各不相同。

硫酸钙通过促进血管和相关的成纤维细胞和成骨细胞的长入来促进骨传导。硫酸钙的再吸收通常发生在5～7周[95]。硫酸钙的抗压强度大于松质骨，抗拉强度小于松质骨。β-磷酸三钙是一种磷酸钙化合物，以多孔、固体或颗粒的形式存在。β-磷酸三钙的抗压和抗拉强度与松质骨相似[96]。β-磷酸三钙在6～18个月内经过溶解和分解，其再吸收速度比硫酸盐慢，但骨形成的需要量要少于再吸收的量[97]。羟基磷灰石也是一种磷酸钙材料，以多孔、固体、块状或颗粒的形式存在。羟基磷灰石的特点是抗压性能强，但其对抗拉力和剪切力的能力较弱。合成羟基磷灰石的再吸收的速度明显较慢，每年吸收1%～2%的体积。市售磷酸钙材料的孔径为200～500μm[95]。孔隙大小和连通性可以影响血管的长入和成骨成分的整合，从而影响骨传导性。然而，连通的孔隙度（12%～18%）和孔隙大小（范围 < 1500μm）的显著变化不会抑制骨形成[98]。

陶瓷载体作为骨移植替代物有几个优点，即陶瓷容易大量获得，生产成本低廉，没有疾病传播的风险。此外，陶瓷无毒，无免疫原性，易于消毒。与DBM材料相比，陶瓷还具有更强的抗压能力[99]。陶瓷的生物相容性可以兼容生物活性细胞，如骨髓抽吸液。在无胸腺大鼠皮下模型中，合成的β-磷酸三钙联合骨髓抽吸液的骨诱导性能表现出优于DBM的生物学潜力[100]。在合成的β-磷酸三钙联合骨髓抽吸液组中的植骨填充更多、骨形成更快。

陶瓷载体结合生物活性细胞的骨形成效果已通过体外研究得到了证实。生物活性陶瓷的特性是能够把用于骨形成的生物大分子和成骨细胞募集到材料表面。当接种培养的间充质干细胞进一步分化为成骨细胞时，发现羟基磷灰石表面已有骨形成[101]。此外，复合仿生磷酸钙在体外显示出显著的骨诱导作用，促进成骨细胞的分化和骨组织基质的附着[102, 103]。Hsu 等最近研究了几种载体支架的骨诱导性，包括可吸收性胶原海绵、不同成分的陶瓷载体、矿化的同种异体移植物芯片和使用人前成骨细胞的富含磷酸丝氨酸的纳米纤维支架[104]。骨形态发生蛋白 -2 结合 / 释放试验结果显示，在可吸收的胶原海绵中，BMP-2的释放呈爆裂模式，而在陶瓷和同种异体骨支架中 BMP-2 不能有效地释放。有趣的是，实验的纳米纤维支架显示出良好的缓释 BMP-2 的情况。生物移植替代物的最佳的骨诱导性可能需要复合材料和混合支架，而不是单一类型的支架。

一些动物研究已经证明了陶瓷载体如硫酸钙、生物活性玻璃、多孔的羟基磷灰石的有效的骨传导潜力[105-109]。在一个兔的椎体间模型中，与单独使用 DBM、陶瓷或自体骨相比，DBM 与羟基磷灰石联合使用融合出现的更早[110]。陶瓷复合载体在新西兰兔的腰椎后外侧非固定融合术中研究了 100% 自体骨，50% 自体骨，50% 自体骨和 50% 双相磷酸钙（7.5% 羟基磷灰石和 42.5%β-磷酸三钙），50% 自体骨和 40% 高纯度 β-磷酸三钙和 10% 高纯度 I 型胶原，50% 自体骨与陶瓷，以及 50% 单独陶瓷的功效[111]。触诊发现 100% 和 50% 自体骨对照组的融合率分别为 75% 和 12.5%（P < 0.01）。在 50% 自体骨和 40% β-磷酸三钙和 10% 胶原组以及 50% 自体移植物和 7.5% 羟基磷灰石和 42.5% β-磷酸三钙组中，分别有 3/8 和 1/8 的兔融合成功（P < 0.01）。这项研究的结论是，与等量的自体骨相比，两种陶瓷复合支架都不能增强融合反应，这表明这些物质可能需要与其他成骨材料联合使用以便优化骨生成。陶瓷复合材料在腰椎椎间融合中的疗效可能与自体骨相当，而单独使用多孔磷酸钙陶瓷

不适合作为腰椎椎间融合的骨移植替代物。使用复合陶瓷载体，如含 12% 牛源性胶原和 88% 羟基磷灰石和 β- 磷酸三钙陶瓷的骨移植材料，已经在兔模型中表现出与自体髂嵴移植物相当的性能[112]。

在所有可用的骨移植填充剂中，研究脊柱融合中陶瓷载体的临床证据最强。接受单节段或双节段后外侧固定融合的患者的病例系列显示，使用 β- 磷酸三钙作为骨移植物的补充剂，在 6 个月的随访时融合率为 85%，而使用局部自体骨的融合率为 96%[113]。在一项类似的随机对照试验中，总共 62 名患者的后外侧融合中，将 ICBG 与 β- 磷酸三钙联合局部自体骨进行了比较。作者报道了两组患者在 3 年随访中平片上显示融合率均为 100%[114]。一项前瞻性随机研究将进行后路腰椎融合治疗的特发性脊柱侧弯患者作为研究对象，脊柱融合时使用了含羟基磷灰石（60%）和磷酸三钙（40%）的双相磷酸钙陶瓷或 ICBG/ 自体肋骨移植物，结论表明多孔陶瓷是一种安全有效的骨移植替代物[115]。在一项颈椎和腰椎前路椎间融合的回顾性研究中，珊瑚羟基磷灰石联合刚性内固定的治疗效果良好。但目前不推荐在前路椎体间融合中单独使用陶瓷[93, 116, 117]。

支持使用陶瓷载体完成脊柱融合的循证文献比支持使用同种异体骨或 DBM 的文献更有说服力。体外研究还表明陶瓷可促进血管的长入、细胞黏附和新骨形成。然而，由于这些产品缺乏骨诱导能力，建议与一种诱导物（如骨髓抽吸液）进行联合治疗。这种策略可使腰椎后外侧融合的融合率达到 85%（范围为 5%～100%）[113]。

六、间充质干细胞

外科医生将间充质干细胞用于脊柱外科的融合已有几十年的历史。虽然数量少，但在自体移植骨髓中发现的基质祖细胞通过刺激骨形成发挥其骨诱导潜能[118]。与同种异体间充质干细胞相比，自体间充质干细胞传播传染病的风险较低。间充质干细胞的其他潜在来源包括脂肪、肌肉和胎盘来源的组织。

同种异体移植传递了间充质干细胞，这个过程不存在骨采集过程的相关并发症和挑战。骨髓间充质干细胞的来源包括脂肪、脐带血、外周血和肌肉，但临床上的首选来源仍是骨髓抽吸液。间充质干细胞占骨髓中有核细胞总数的不到 0.01%[119]。几种与间充质干细胞联合使用的移植物已经被研究，包括陶瓷、脱矿骨基质、胶原和自体骨。然而，同种异体来源与疾病传播潜力和排斥有关。同种异体间充质干细胞的免疫原性低，因为它们缺乏主要组织相容性复合体 I，从而避免了补体系统的检测。此外，这些细胞分泌多种抗炎和免疫抑制细胞因子，可能会进一步抑制免疫反应[120]。因此，同种异体细胞排斥的风险仍然很小。

虽然间充质干细胞可以通过分泌的细胞因子和生长因子发挥其明显的骨诱导能力，但这些不能提供局部结构性支撑。因此，间充质干细胞通常与生物或合成支架（如 DBM 和陶瓷制品）联合使用，可促进细胞黏附、增殖和分化[104, 121-127]。目前，间充质干细胞仅用于与结构性移植支持物联合使用，研究表明它们的联合使用成功修复了胫骨骨折不愈合、骨囊肿和粉碎性骨折伴骨丢失中的骨缺损[128-130]。

McLain 等研究了腰椎后外侧内固定融合术中使用的椎体和髂嵴抽吸液中结缔组织细胞的浓度和分布[131]。21 名成人［11 名男性，10 名女性，平均年龄为（59±14）岁］被纳入研究，从穿入椎体内的两种深度获取抽吸液，并对从同一患者同一时间获取的双侧髂嵴抽吸液进行定量比对。浅层和深层脊椎抽吸液的结果显示，在浅层抽吸液中未调整的骨髓结缔组织祖细胞浓度中位数为 237/ml（范围为 92～517/ml），在深层抽吸液中为 260/ml（范围为 114～567/ml），以及在髂嵴抽吸液中为 181/ml（范围为 70～401/ml）。在两个深度的椎体抽吸液之间，椎体水平、抽吸的侧面、抽吸深度或性别方面没有显著性差异，而髂嵴抽吸液中显示细胞数量的下降与年龄有关。作者建议在脊柱融合术中适当采用椎体抽吸法来增加骨髓移植物的量。

当使用从髂骨获得骨髓抽吸液后，通过密度梯度离心从单核细胞层分离出间充质干细胞。根据商业配方的不同，浓缩这种细胞群的技术也有很大的不同。经浓缩技术处理后的骨髓抽吸液中有大量的成骨祖细胞（5000～10 000/ml），抽吸液的总细胞浓度为（1～2）×10^6/ml。此外，细胞保留处理技术可以使最初采集的间充质干细胞数量增加四倍。细胞数量的重要性已经得到证实，因为在治疗骨折不愈合的植骨中，使用的抽吸液中的细胞浓度与矿化愈伤组织的形成量之间存在着正相关关系[132]。

离心技术的另一个原理是，更小的采集体积（2ml）可获得更高浓度的成骨祖细胞，因为采集更大的体积与外周血污染有关，导致骨髓抽吸液被稀释[133]。Minamide 等在兔后外侧融合模型中发现，植入 100 万个骨髓细胞的融合率比 1 亿个细胞的融合率低、成熟的骨形成量少[134]。尽管如此，促进人体坚强骨融合所需的成骨祖细胞的数量仍不清楚。

体外研究表明，骨髓抽吸液的质量随着解剖部位的不同而变化。Romih 等对取自髂嵴、椎体和腰椎椎间隙的抽吸细胞标本中间充质干细胞的成骨潜能进行了研究，发现从腰椎椎间隙抽吸的

骨祖细胞数量明显减少[135]。骨髓抽吸液的特点与患者年龄的关系尚不清楚。Stenderup 等研究了 38 例髂嵴间充质干细胞的体外特性，发现在年轻人（22—44 岁）和老年人（66—74 岁），碱性磷酸酶阳性细胞的菌落数或基质矿化数没有显著性差异[136]。相反，Nishida 等发现，10 岁以下的人的骨髓浓缩液中碱性磷酸酶活性最高，碱性磷酸酶活性与年龄的增长呈反比。作者认为，老年人群中骨形成减少可能是由于成骨细胞数量减少，而不是现存的成骨细胞质量下降[137]。体内证据支持在脊柱融合部位使用自体干细胞，其最丰富的来源是髂嵴[28]。

Huang 等在新西兰兔后外侧融合模型中研究了间充质干细胞和羟基磷灰石/Ⅰ型胶原混合基质中的骨形成，并将其与自体骨进行了比较[138]。与标准培养基相比，取自髂嵴的间充质干细胞嵌入羟基磷灰石/Ⅰ型胶原基质移植物中，在成骨过程中碱性磷酸酶活性更高（P < 0.05）；触诊评分在间充质干细胞复合移植物和自体骨之间无统计学差异。此外，使用荧光标记的间充质干细胞可以显示干细胞移植区域的新骨形成。

有证据表明，间充质干细胞相关载体可改善其性能。Kimelman-Bleich 等报道，间充质干细胞在合成富氧载体水凝胶支架上培养时，氧含量增加[139]。经全氟三丁胺处理后的皮下异位点的骨形成增加了 2.5 倍，后外侧脊柱融合模型中的骨体积比未处理的支架增加了 1.4 倍。作者认为一个合适的骨传导支架可以通过增加氧合达到积极的效果。其他研究探究了干细胞的成骨分化对融合结果的影响。

使用自体骨髓间充质干细胞进行脊柱融合术的最佳临床证据是对浓缩性骨髓抽吸液的研究。在一项前瞻性的病例对照研究中，Neen 等将浸在骨髓抽吸液中的 Healos（Ⅰ型胶原/羟基磷灰

石基质）与自体髂嵴移植物在腰椎后外侧融合术或脊柱椎间融合术中进行了比较[140]。50 例连续的采用自体髂嵴移植物进行治疗的患者（15 例行后外侧融合术，13 例行后路腰椎椎间融合术，22 例行 360° 前后路融合术）与历史情况进行对照。与自体骨组相比，Healos/ 骨髓抽吸液组的影像学融合率与其相似，主观和客观临床结果上没有显著性差异。然而，作者不推荐 Healos/ 骨髓抽吸液与椎间融合器一起使用，因为缺乏足够的骨诱导和骨传导材料会降低融合率。

Gan 等报道了 41 例患退行性椎间盘疾病或胸腰椎骨折损伤的患者经椎弓根脊柱后路内固定融合术联合浓缩的自体间充质干细胞 /β- 磷酸三钙移植物植入治疗的前瞻性试验的结果[141]。该方案从每个患者双侧髂嵴收集了平均 45ml 浓缩的间充质干细胞悬浮液，并将其与 15～25g 的多孔 β- 磷酸三钙颗粒联合使用。在一次抽吸液中，骨髓有核细胞总数与间充质干细胞数量呈正相关。细胞富集技术允许扩增 4.3 倍的间充质干细胞群落形成单位，并通过分析间充质干细胞表达的碱性磷酸酶证实。在这项研究中，40 岁以下的受试者比 40 岁以上的受试者有更多的间充质干细胞。平均随访时间为 36.5 个月，平片融合率为 95.1%。基于本研究的融合率，作者得出结论，在脊柱后路固定融合手术中，自体骨髓间充质干细胞富集与多孔 β- 磷酸三钙颗粒联合使用与自体骨同样有效，但该研究没有自体骨对照组。

目前，支持在脊柱融合中使用同种异体干细胞的临床证据有限。Ammerman 等进行了回顾性的图表综述，对象是 23 例患者（20 例单节段，3 例双阶段）接受微创经椎间孔腰椎椎体间和 Osteocel +（一种含有间充质干细胞和骨祖细胞并结合了 DBM 和松质骨的同种异体细胞骨基质）治疗。所有病例均使用 PEEK 椎间装置，并

在每个水平上填充 1ml 的 Osteocel +。所有病例均将取自关节面的自体骨置于椎间装置的前方。21 例患者（91.3%）和 24 个脊柱节段（92.3%）在术后 12 个月的平片上获得了坚强骨性融合的影像学证据。作者的结论是，这种融合率优于报道的自体骨、同种异体骨和 β- 磷酸三钙的融合率[142, 143]。

Kerr 等还对 52 例在腰椎椎间融合手术中使用 Osteocel + 的患者进行了回顾性研究[144]。患者的平均年龄为 50 岁（范围为 27—77 岁）；60% 的患者为女性；43% 的患者为习惯性吸烟者，21% 的患者之前在责任节段手术失败，67% 的患者行环周融合，17% 的患者行 ALIF，16% 的患者行经椎间孔腰椎椎间融合术（transforaminal lumbar interbody fusion，TLIF）。平均随访 14 个月（范围为 8～27 个月），在 5 个月的随访中，经平片评价，坚强融合率为 92.3%（$P < 0.05$）。统计分析表明，年龄的增加（ > 50 岁，$P=0.017$）和习惯性吸烟（$P=0.015$）延迟了融合时间，增加了假关节的风险。作者的结论是在成人患者行腰椎椎间融合术时使用 Osteocel + 同种异体移植物是安全有效的。

随着几种干细胞采集和富集技术的发展，一些伦理和监管方面的注意事项已经被提出。美国食品药品管理局和欧洲药品管理局将细胞加工或体外扩增的应用归类为高级治疗药品。要批准这些产品在临床上使用，需要基于严格的良好生产规范，对所有细胞加工过程制定的具体的质量控制和安全标准，对临床前动物模型进行适当的操作，并对有意义的 I / II 期临床试验进行控制[145]。在美国食品药品管理局内部，干细胞治疗由生物制品评估和研究中心以及细胞、组织和基因治疗办公室负责监管。当产品中不存在人体细胞的处理，那么监管就属于人体细胞和组织产品途径。

AO脊柱外科学：脊柱外科手术精粹
AO Spine Textbook: Comprehensive Overview on Surgical Management of the Spine

组织的监管遵循《公共卫生安全法》第 361 条，目的是防止传染病的引入、传播和播散。

目前的证据表明，骨髓间充质干细胞与合适的载体支架相结合具有良好的应用效果。骨髓抽吸液中骨祖细胞的采集和加工技术提高了这些移植物的体内成骨能力。研究表明，在老年患者中发现的间充质干细胞数量减少，是难以实现高融合率的部分原因。体外数据继续证明，植入载体支架上的间充质干细胞的细胞活性和功能得到了改善，而小儿脊柱的临床前动物研究结果显示，其具有体内骨形成能力。未来研究间充质干细胞成骨分化增强和理想的输送载体特性时，需要在临床试验中充分发挥间充质干细胞的潜力。

七、骨形态发生蛋白

Marshall Urist[146] 博士在 1965 年最初提出，BMP 和其他骨诱导生长因子在骨愈合和脊柱融合增强中发挥了重要作用。20 多种不同类型的 BMP 已被鉴定，其中骨 BMP –2、BMP –4、BMP –6、BMP –7 和 BMP –9 具有最强的成骨特性[147]。BMP 是 TGF-β 超家族的成员，可以通过启动信号转导促进骨再生，信号转导是通过与两种跨膜丝氨酸 – 苏氨酸激酶受体（BMP 受体 I 型和 II 型）的膜基异二聚体结合而启动的。激活的受体激酶磷酸化转录因子，Smad 1、Smad 5 和 Smad 8 转运到细胞核（与 Smad 4 一起），导致骨形成靶基因的表达增加[148]。经过大量的临床前和临床研究，一种包含重组骨形态发生蛋白 –2（rhBMP-2）和可吸收 I 型胶原海绵的产品已被美国食品药品管理局批准用于脊柱前路融合。重组 BMP –7（或成骨蛋白 –1，rhOP-1）已通过人道主义器械豁免批准被用于脊柱后路融合治疗。

体外研究数据表明，BMP 通过多种途径促进间充质干细胞的成骨分化[149]。BMP-7 处理的干细胞显示成骨系特异性标志物（包括磷蛋白 1、骨钙素和成骨相关转录因子）的分泌增强[149, 150]。此外，BMP-7 显著增加了成骨分化的间充质干细胞的碱性磷酸酶活性，并以剂量依赖的方式加速钙矿化[149]。同样，体外 BMP-2 处理的间充质干细胞显示骨钙素释放增加，而添加中和抗体的 BMP-2 降低碱性磷酸酶的水平[151]。

在几个临床前脊柱融合模型中，重组骨形态发生蛋白的疗效已经得到了很好的证实。在羊模型的单节段前路腰椎椎间融合中使用 rhBMP-2[152]，Sandhu 等发现在术后 6 个月，所有接受 rhBMP-2 治疗的动物（n=6）的钛笼前都有一个骨桥，但这种情况只存在于两个接受自体骨移植治疗的动物组（n=5）（P ＜ 0.05）。生物力学上，6 个月后，与未手术的脊柱对照组相比，经 rhBMP-2 治疗的节段屈曲僵硬度比自体骨治疗的节段高出 20%。同样，Boden 等报道了计算机断层成像显示，5 只恒河猴在腹腔镜下前路腰椎椎间融合术中使用含有 rhBMP-2 的钛螺纹椎间融合器后成功融合[153]。作者还描述了剂量反应现象，骨形成的增加与较高浓度的 rhBMP-2 有关。根据这些结果，在随后的人类临床试验中，1.5mg/ml rhBMP-2 的推荐剂量在椎间融合植入物中应用[154]。

采用后外侧脊柱融合的临床前动物模型也证实了使用 rhBMP-2 后融合效果增强。Schimandle 等使用不同剂量的带胶原载体的 rhBMP-2 或自体骨移植物在 56 只兔的 $L_5 \sim L_6$ 节段行后外侧横突间脊柱融合术[155]。经触诊和影像学检查，所有经 rhBMP-2 治疗的家兔均实现了脊柱坚强融合，而自体骨对照组中 42% 的家兔实现了融合（P=0.01）。Fischgrund 等评估了不同载体的 rhBMP-2 植入犬腰椎的治疗效果，包括自体骨移植物、Ⅰ型胶原"三明治"、胶原蛋白碎片、聚乳酸/乙醇酸海绵"三明治"和开孔聚乳酸碎片[156]。第 8 周 CT 图像显示，rhBMP-2 显著增加了骨移植物体积。虽然无法测定出 rhBMP-2 载体介质的显著性差异，但聚乳酸/乙醇酸治疗组融合块内空洞发生率较高。

在一项对 29 只恒河猴的 L4~L5 后外侧横突间关节融合术中使用不同剂量和载体的 rhBMP-2 的研究中，Martin 等证明，在标准 BMP 剂量下，对结合时间不足的胶原蛋白海绵载体进行组织压缩，可阻碍骨诱导过程[157]。作者认为，过早压迫胶原海绵可导致蛋白质外渗并减弱其成骨作用。Suh 等在恒河猴 L5~L6 脊柱后外侧关节融合术中评估了双相磷酸盐陶瓷颗粒（60% 羟基磷灰石/40% 磷酸三钙）作为 BMP-2 胶原蛋白载体的替代载体的效果[158]。作者发现生物相容性的 rhBMP-2 双相磷酸陶瓷载体用于诱导融合时，在没有胶原蛋白海绵载体组织压缩的情况下，其融合块比自体骨融合块更硬。

BMP 的第一个临床前瞻性随机研究是在单节段腰椎间盘退变性疾病中进行的。Boden 等使用含有 rhBMP-2 填充的胶原海绵（n=11）或自体 ICBG（n=3）的钛融合器进行了前路腰椎椎间融合术[154]。此外，rhBMP-2 治疗组的 ODI 评分在 3 个月时高于对照组，但在 6 个月时这种差异消失了。该初步研究后又继续进行了一项多中心、前瞻性、随机研究，共 279 例患者接受前路腰椎椎间融合术治疗，分为 rhBMP-2 组（n=143）和自体 ICBG 组（n=136），CT 影像显示 rhBMP-2 组的总融合率为 94.5%，自体 ICBG 组为 88.7%[159]。临床相关指标（ODI 评分、背痛、腿痛）在随访 6 个月、12 个月和 24 个月时统计学结果相似，而 32% 的 ICBG 组患者在 24 个月时报道移植部位不适。

由于 rhBMP-2 仅被美国食品药品管理局批准用于前路腰椎椎间融合术使用的锥型钛融合器中，估计目前 85% 的 BMP-2 未在核准范围内使用，包括后外侧融合[160]。Boden 等对用于脊柱后外侧融合的 rhBMP-2 进行了前瞻性随机临床试验，分为 3 个治疗组。对照组采用 ICBG 治疗（n=5）；使用内固定的 rhBMP-2（联合磷酸三钙/羟基磷灰石颗粒）组（n=11）；以及未使用内固定的 rhBMP-2（联合磷酸三钙/羟基磷灰石颗粒）组（n=9）[161]。使用 rhBMP-2 伴或不伴内固定患者的融合率为 100%，而对照组融合率仅为 40%。Dawson 等进行了一项前瞻性随机研究，研究在单节段后外侧腰椎内固定融合术中使用 rhBMP-2 联合陶瓷颗粒填充剂替代 ICBG[162]。在 24 个月的平片随访中，实验组的融合率为 95%，而对照组的融合率为 70%。24 个月时，与术前相比，实验组平均 ODI 评分提高 28.2 分，对照组提高 23.0 分。这些研究支持在单节段腰椎后外侧固定术中使用 rhBMP-2 来替代自体骨。

在后路腰椎椎间融合术（PLIF）或 TLIF，Mummaneni 等[163]报道使用 rhBMP-2 的患者比仅使用自体骨的患者融合率更高、融合更快。然而，最近的文献增加了对在该解剖区域使用 rhBMP-2 时存在的潜在并发症的关注[164]。rhBMP-2 的不良反应被认为与异位骨形成[165]、瞬时终板吸收[166]和移植物压缩有关[167]。在潜在的衰弱性并发症中，接受 rhBMP-2 治疗的 TLIF/PLIF 患者术后神经根炎的发生率也较高[168]。镇痛技术已经被建议用于减少术后疼痛的发生率，包括使用纤维蛋白胶预防术后神经根炎[169]，以及一些研究者假设使用小剂量，并发症可以最小化[165, 170, 171]。

在颈椎前路手术椎间融合使用 rhBMP-2 的临床研究中，第 6 个月、12 个月和 24 个月随访时其融合率均为100%[172-175]。然而，许多手术显示出其具有更多的严重并发症，包括术后椎体前肿胀、血肿形成和吞咽困难[175-179]。此外，rhBMP-2组患者急性气道阻塞的再插管率明显高于自体骨组。这些和其他类似的研究已经导致美国食品药品管理局对在颈椎前路手术中使用rhBMP-2发出了黑框警告。虽然没有研究直接将剂量－效应关系与并发症的发生率联系起来，但外科医生和科学家们普遍认为，使用更高的剂量会增加不良事件的可能性。无论如何，作者目前不推荐在颈椎前路手术中使用rhBMP-2。

rhBMP-2在颈椎后路手术中应用时可以避开关键的前路结构，但也有关于这种方法并发症的报道。Hamilton等报道在接受颈椎后路或颈胸段内固定融合术的53例患者中应用了rhBMP-2[180]。手术适应证包括颅底凹陷症（n=6）、骨折（n=6）、寰枢椎不稳（n=16）、脊柱后凸/脊柱侧后凸（n=22）、骨髓炎（n=1）、脊柱滑脱（n=1）、囊肿（n=1）、风湿性疾病（n=15）。平均rhBMP-2剂量为每节段1.8mg，共有282个治疗节段（平均数，5.3个节段；SD，2.8个节段）。作者报道在最少2年的随访中其融合率为100%，表明rhBMP-2作为后路颈椎融合术的辅助治疗物在平均剂量为每节段1.8mg时是安全有效的。虽然BMP在后路颈椎融合中使用比在前路颈椎融合中使用的破坏性小，但在rhBMP-2进行后路颈椎融合的患者中，有高达12%的患者需要通过手术处理其伤口并发症[181]。

2011年6月 The Spine Journal 发表了一期文章，强调了文献中涉及rhBMP-2的病例系列和临床研究。虽然此期总结的许多并发症脊柱外科医生都了解，包括骨溶解、异位骨形成和皮下积液，Carragee等还报道了发生率较高的逆行射精和风险较大的新发恶性肿瘤。Carragee等报道

了在使用重rhBMP-2的前路腰椎椎体间融合术中，逆行射精的发生率为5%～7%，可能比在未使用rhBMP-2的情况下观察到的发生率高2～4倍[179, 182]。然而，Tepper等进行了一项前瞻性研究，评估了在L_4～L_5和（或）L_5～L_1接受前路腰椎椎间融合术和后路椎弓根螺钉内固定融合术的41名男性逆行射精的发生率，并进行了术前精液和术后尿液分析，在术后6个月进行重复测试，并进行了术后标准化问卷调查[183]。精液分析包括射精量、精子总数、浓度和活力，而尿检报告了射精后所排出尿液中精子的情况。在接受rhBMP-2治疗的21名患者中，根据实验室分析结果，有2名患者（9.5%）被诊断为逆行射精，其中一名患者症状已消失。在20名未接受rhBMP-2治疗的患者中，根据实验室分析有2名（10.0%）被诊断为逆行射精，其中一名已痊愈。基于这些数据作者得出结论，与精液和尿液的定量分析相比，使用问卷往往会高估逆行射精的发病率。

关于rhBMP-2在体外和体内诱导或诱变致癌性的影响仍有争议。众所周知，BMP受体存在于特定癌细胞系的细胞膜上[184-186]。在一项评估rhBMP-2及其与原发性和转移性癌症关系的系统综述中，Thawani等没有发现BMP与促进肿瘤发生或转移之间存在明确联系[187]。作者还对机制的多样性进行了评论；BMP以已知的方式影响肿瘤的发生或转移过程—通路失调可能抑制或促进肿瘤的生长。此外，大多数回顾性研究提供了基于细胞内事件下游效应的集体知识的推测[187]。最近，Carragee等研究了退行性腰椎疾病患者新发癌症发病率的随机对照试验，这些患者接受了单节段内固定后外侧关节融合术，在术中使用了高剂量40mg rhBMP-2联合抗压基质（rhBMP-2/抗压基质；n=239）或接受自体骨移植（对照组；

$n=224$）[188]。2 年后，在 rhBMP–2/ 抗压基质组每 100 人每年新发癌症事件的发生率是 3.37（95%CI 1.89～5.56），对照组的发生率是 0.50（95%CI 0.06～1.80）。作者从这些数据中得出结论，高剂量的 40mg rhBMP–2/ 抗压基质在腰椎融合中增加了新发癌症的风险。

八、总结

在脊柱外科生物制品发展的过程中，自体 ICBG 仍是比较骨移植替代物和辅助物融合成功率的标准。自体骨本身就具有成功骨形成的关键因素：骨诱导信号和骨祖细胞的募集，提供三维骨形成的骨传导支架，以及新生血管形成能力。自体骨采集相关并发症的发病率不显著，最近的文献表明并发症的长期影响比以前认为的要小。在脊柱融合术中使用的先进的骨移植替代物在临床前、动物和临床试验中都已被证明是有效的，包括骨移植物、脱矿骨基质、合成载体、干细胞以及以 BMP–2 为主的骨诱导生长因子。对这些替代物以及包括基因治疗在内的未来创新技术进行的研究，将会继续为每种替代物在脊柱融合手术中的应用提供证据。越来越多的文献研究了骨移植替代物和辅助物的生物学性和特异性，这对于理解其使用时的优势和局限性是必不可少的。

参考文献

[1] Rajaee SS, Bae HW, Kanim LE, et al. Spinal fusion in the United States: analysis of trends from 1998 to 2008. Spine (Phila Pa 1976). 2012;37(1):67–76.

[2] Zdeblick TA. A prospective, randomized study of lumbar fusion. Preliminary results. Spine (Phila Pa 1976). 1993;18(8):983–91.

[3] West JL 3rd, Bradford DS, Ogilvie JW. Results of spinal arthrodesis with pedicle screw–plate fixation. J Bone Joint Surg Am.1991;73(8):1179–84.

[4] McGuire RA, Amundson GM. The use of primary internal fixation in spondylolisthesis. Spine (Phila Pa 1976). 1993; 18(12):1662–72.

[5] Bridwell KH, Sedgewick TA, O'Brien MF, et al. The role of fusion and instrumentation in the treatment of degenerative spondylolisthesis with spinal stenosis. J Spinal Disord. 1993; 6(6):461–72.

[6] Bono CM, Lee CK. Critical analysis of trends in fusion for degenerative disc disease over the past 20 years: influence of technique on fusion rate and clinical outcome. Spine (Phila Pa 1976). 2004;29(4):455–63; discussion Z5.

[7] Banwart JC, Asher MA, Hassanein RS. Iliac crest bone graft harvest donor site morbidity. A statistical evaluation. Spine (Phila Pa 1976). 1995;20(9):1055–60.

[8] Goulet JA, Senunas LE, DeSilva GL, et al. Autogenous iliac crest bone graft. Complications and functional assessment. Clin Orthop Relat Res. 1997;339:76–81.

[9] Reid RL. Hernia through an iliac bone–graft donor site. A case report. J Bone Joint Surg Am. 1968;50(4):757–60.

[10] Coventry MB, Tapper EM. Pelvic instability: a consequence of removing iliac bone for grafting. J Bone Joint Surg Am. 1972;54(1):83–101.

[11] Challis JH, Lyttle JA, Stuart AE. Strangulated lumbar hernia and volvulus following removal of iliac crest bone graft. Acta Orthop Scand. 1975;46(2):230–3.

[12] Cowley SP, Anderson LD. Hernias through donor sites for iliacbone grafts. J Bone Joint Surg Am. 1983;65(7):1023–5.

[13] Kuhn DA, Moreland MS. Complications following iliac crest bone grafting. Clin Orthop Relat Res. 1986;209: 224–6.

[14] Kurz LT, Garfin SR, Booth RE Jr. Harvesting autogenous iliac bone grafts. A review of complications and techniques. Spine (Phila Pa 1976). 1989;14(12):1324–31.

[15] Ebraheim NA, Elgafy H, Xu R. Bone–graft harvesting from iliac and fibular donor sites: techniques and complications. J Am Acad Orthop Surg. 2001;9(3):210–8.

[16] Escalas F, DeWald RL. Combined traumatic arteriovenous fistula and ureteral injury: a complication of iliac bone–grafting. J Bone Joint Surg Am. 1977;59(2):270–1.

[17] Brantigan JW. Pseudarthrosis rate after allograft posterior lumbar interbody fusion with pedicle screw and plate fixation. Spine (Phila Pa 1976).1994;19(11):1271–80.

[18] Franklin GM, Haug J, Heyer NJ, et al. Outcome of lumbar fusion in Washington state workers' compensation. Spine (Phila Pa 1976). 1994;19(17):1897–904.

[19] Hutter CG. Posterior intervertebral body fusion: a 25 year study. Clin Orthop Relat Res.1983;179:86–96.

[20] Lehmann TR, LaRocca HS. Repeat lumbar surgery: a review of patients with failure from previous lumbar surgery treated by canal exploration and lumbar spinal fusion. Spine (Phila Pa 1976). 1981;6(6):615–9.

[21] Martin BI, Mirza SK, Comstock BA, et al. Are lumbar spine reoperation rates falling with greater use of fusion surgery and new surgical technology? Spine (Phila Pa 1976). 2007; 32(19):2119–26.

[22] Heggeness MH, Esses SI, Mody DR. A histologic study of lumbar pseudarthrosis. Spine (Phila Pa 1976). 1993;18(8):1016–20.

[23] Bae H, Kanim LEA, Zhao L, et al. Cellular environments alter performance of rhBMP-2 and induce pseudarthrosis. Spine J. 2004;4:52S.

[24] Berven S, Tay BK, Kleinstueck FS, et al. Clinical applications of bone graft substitutes in spine surgery: consideration of mineralized and demineralized preparations and growth factor supplementation. Eur Spine J. 2001;10(Suppl 2):S169–77.

[25] Sengupta DK, Truumees E, Patel CK, et al. Outcome of local bone versus autogenous iliac crest bone graft in the instrumented posterolateral fusion of the lumbar spine. Spine (Phila Pa 1976). 2006;31(9):985–91.

[26] Kang J, An H, Hilibrand A, et al. Grafton and local bone has comparable outcomes to iliac crest bone in instrumented single-level lumbar fusions. Spine (Phila Pa 1976). 2012;37(12):1083–91.

[27] Dimar JR II, Glassman SD, Burkus JK, et al. Two-year fusion and clinical outcomes in 224 patients treated with a singlelevel instrumented posterolateral fusion with iliac crest bone graft. Spine J. 2009;9(11):880–5.

[28] Hsu WK, Nickoli MS, Wang JC, et al. Improving the clinical evidence of bone graft substitute technology in lumbar spine surgery. Global Spine J. 2012;2(4):239–48.

[29] Brawley SC, Simpson RB. Results of an alternative autogenous iliac crest bonegraft harvest method. Orthopedics. 2006;29(4):342–6.

[30] Ilankovan V, Stronczek M, Telfer M, et al. A prospective study of trephined bone grafts of the tibial shaft and iliac crest. Br J Oral Maxillofac Surg. 1998;36(6):434–9.

[31] Behairy YM, Al-Sebai W. A modified technique for harvesting full-thickness iliac crest bone graft. Spine (Phila Pa 1976). 2001;26(6):695–7.

[32] Ahlmann E, Patzakis M, Roidis N, et al. Comparison of anterior and posterior iliac crest bone grafts in terms of harvest-site morbidity and functional outcomes. J Bone Joint Surg Am. 2002;84(5):716–20.

[33] Arrington ED, Smith WJ, Chambers HG, et al. Complications of iliac crest bone graft harvesting. Clin Orthop Relat Res. 1996;329:300–9.

[34] Myeroff C, Archdeacon M. Autogenous bone graft: donor sites and techniques. J Bone Joint Surg Am. 2011;93(23):2227–36.

[35] Singh K, Phillips FM, Kuo E, et al. A prospective, randomized, double-blind study of the efficacy of

postoperative continuous local anesthetic infusion at the iliac crest bone graft site after posterior spinal arthrodesis: a minimum of 4-year follow-up. Spine (Phila Pa 1976). 2007;32(25):2790–6.

[36] Chau AM, Xu LL, van der Rijt R, et al. Reconstruction versus no reconstruction of iliac crest defects following harvest for spinal fusion: a systematic review: A review. J Neurosurg Spine. 2012;16(6):565–72.

[37] Hu SS. Iliac crest bone graft: are the complications overrated? Spine J. 2011;11(6):538–9.

[38] Inage K, Ohtori S, Koshi T, et al. One, two-, and three-level instrumented posterolateral fusion of the lumbar spine with a local bone graft: a prospective study with a 2-year follow-up. Spine (Phila Pa 1976). 2011;36(17):1392–6

[39] Ito Z, Matsuyama Y, Sakai Y, et al. Bone union rate with autologous iliac bone versus local bone graft in posterior lumbar interbody fusion. Spine (Phila Pa 1976). 2010;35(21):E1101–5.

[40] Kim D-H, Jeong S-S, Lee S-S. Posterior lumbar interbody fusion using a unilateral single cage and a local morselized bone graft in the degenerative lumbar spine. Clin Orthop Surg. 2009;1(4):214–21.

[41] Lee S, Chen J, Wu C, et al. In situ local autograft for instrumented lower lumbar or lumbosacral posterolateral fusion. J Clin Neurosci. 2009;16(1):37–43.

[42] Ohtori S, Suzuki M, Koshi T, et al. Single-level instrumented posterolateral fusion of the lumbar spine with a local bone graft versus an iliac crest bone graft: a prospective, randomized study with a 2-year follow-up. Eur Spine J. 2011;20(4):635–9.

[43] Carragee EJ, Comer GC, Smith MW. Local bone graft harvesting and volumes in posterolateral lumbar fusion: a technical report. Spine J. 2011;11(6):540–4.

[44] Cammisa FP Jr, Lowery G, Garfin SR, et al. Two-year fusion rate equivalency between Grafton DBM gel and autograft in posterolateral spine fusion: a prospective controlled trial employing a side-by-side comparison in the same patient. Spine (Phila Pa 1976). 2004;29(6):660–6.

[45] Abdullah KG, Steinmetz MP, Benzel EC, et al. The state of lumbar fusion extenders. Spine (Phila Pa 1976). 2011;36(20): E1328–34.

[46] Silber JS, Anderson DG, Daffner SD, et al. Donor site morbidity after anterior iliac crest bone harvest for single-level anterior cervical discectomy and fusion. Spine (Phila Pa 1976). 2003;28(2):134–9.

[47] Fernyhough JC, Schimandle JJ, Weigel MC, et al. Chronic donor site pain complicating bone graft harvesting from the posterior iliac crest for spinal fusion. Spine (Phila Pa 1976). 1992;17(12):1474–1480.

[48] Bos GD, Goldberg VM, Zika JM, et al. Immune responses of rats to frozen bone allografts. J Bone Joint Surg Am. 1983;65(2):239–46.

[49] Burwell RG. Studies in the transplantation of bone. V. The capacity of fresh and treated homografts of bone to evoke transplantation immunity. J Bone Joint Surg Br. 1963;45–

B:386–401.

[50] Goldberg VM, Stevenson S. Natural history of autografts and allografts. Clin Orthop Relat Res. 1987;225:7–16.

[51] Hamer AJ, Strachan JR, Black MM, et al. Biomechanical properties of cortical allograft bone using a new method of bone strength measurement: a comparison of fresh, fresh–frozen, and irradiated bone. J Bone Joint Surg Br. 1996;78(3):363–8.

[52] Tsuang YH, Yang RS, Chen PQ, et al. Experimental allograft in spinal fusion in dogs. Taiwan Yi Xue Hui Za Zhi. 1989;88(10):989–94.

[53] Aurori BF, Weierman RJ, Lowell HA, et al. Pseudarthrosis after spinal fusion for scoliosis. A comparison of autogeneic and allogeneic bone grafts. Clin Orthop Relat Res. 1985;199:153–8.

[54] Brooks DB, Heiple KG, Herndon CH, et al. Immunological factors in homogenous bone transplantation. IV. The effect of various methods of preparation and irradiation on antigenicity. J Bone Joint Surg Am. 1963;45:1617–26.

[55] Friedlaender GE, Strong DM, Sell KW. Studies on the antigenicity of bone. II. Donor–specific anti–HLA antibodies in human recipients of freeze–dried allografts. J Bone Joint Surg Am. 1984;66(1):107–12.

[56] Herron LD, Newman MH. The failure of ethylene oxide gas sterilized freeze–dried bone graft for thoracic and lumbar spinal fusion. Spine (Phila Pa 1976). 1989;14 (5):496–500.

[57] Dimitriou R, Jones E, McGonagle D, et al. Bone regeneration: current concepts and future directions. BMC Med. 2011;9:66.

[58] An HS, Lynch K, Toth J. Prospective comparison of autograft vs. allograft for adult posterolateral lumbar spine fusion: differences among freeze–dried, frozen, and mixed grafts. J Spinal Disord. 1995;8(2):131–5.

[59] Jorgenson SS, Lowe TG, France J, et al. A prospective analysis of autograft versus allograft in posterolateral lumbar fusion in the same patient. A minimum of 1–year follow–up in 144 patients. Spine (Phila Pa 1976). 1994;19(18):2048–53.

[60] Dodd CA, Fergusson CM, Freedman L, et al. Allograft versus autograft bone in scoliosis surgery. J Bone Joint Surg Br. 1988;70(3):431–4.

[61] Brown MD, Malinin TI, Davis PB. A roentgenographic evaluation of frozen allografts versus autografts in anterior cervical spine fusions. Clin Orthop Relat Res. 1976;119:231–6.

[62] Bishop RC, Moore KA, Hadley MN. Anterior cervical interbody fusion using autogeneic and allogeneic bone graft substrate: a prospective comparative analysis. J Neurosurg. 1996;85(2):206–10.

[63] Martin GJ Jr, Haid RW Jr, MacMillan M, et al. Anterior cervical discectomy with freeze–dried fibula allograft. Overview of 317 cases and literature review. Spine (Phila Pa 1976). 1999;24(9):852–8; discussion 858–9.

[64] Zdeblick TA, Ducker TB. The use of freeze–dried allograft bone for anterior cervical fusions. Spine (Phila Pa 1976).1991;16(7):726–9.

[65] Tomford WW, Mankin HJ. Bone banking: update on methods and materials. Orthop Clin North Am. 1999;30(4):565–70.

[66] Joyce MJ, Greenwald AS, Boden S, et al. Musculoskeletal allograft tissue safety. American Academy of Orthopaedic Surgeons Annual Meeting 2007.

[67] Smith KE, Huang Z, Ma T, et al. Molecular profile of osteoprogenitor cells seeded on allograft bone. J Tissue Eng Regen Med. 2011;5(9):704–11.

[68] Urist MR, Silverman BF, Buring K, et al. The bone induction principle. Clin Orthop Relat Res. 1967;53: 243–83.

[69] Urist MR, Dawson E. Intertransverse process fusion with the aid of chemosterilized autolyzed antigen–extracted allogeneic (AAA) bone. Clin Orthop Relat Res. 1981;154:97–113.

[70] Reddi AH, Huggins C. Biochemical sequences in the transformation of normal fibroblasts in adolescent rats. Proc Natl Acad Sci USA. 1972;69(6):1601–5.

[71] Sandhu HS, Grewal HS, Parvataneni H. Bone grafting for spinal fusion. Orthop Clin North Am. 1999;30(4):685–98.

[72] Finkemeier CG. Bone–grafting and bone–graft substitutes. J Bone Joint Surg Am. 2002;84(3):454–64.

[73] Munting E, Wilmart JF, Wijne A, et al. Effect of sterilization on osteoinduction. Comparison of five methods in demineralized rat bone. Acta Orthop Scand. 1988;59(1): 34–8.

[74] Wang JC, Kanim LE, Nagakawa IS, et al. Dose–dependent toxicity of a commercially available demineralized bone matrix material. Spine (Phila Pa 1976).2001;26(13):1429–35; discussion 1435–6.

[75] Peterson B, Whang PG, Iglesias R, et al. Osteoinductivity of commercially available demineralized bone matrix preparations in a spine fusion model. J Bone Joint Surg Am. 2004;86(10):2243–50.

[76] Lee YP, Jo M, Luna M, et al. The efficacy of different commercially available demineralized bone matrix substances in an athymic rat model. J Spinal Disord Tech. 2005;18(5):439–44.

[77] Becerra J, Andrades JA, Ertl DC, et al. Demineralized bone matrix mediates differentiation of bone marrow stromal cells in vitro: effect of age of cell donor. J Bone Miner Res. 1996;11(11):1703–14.

[78] Han B, Tang B, Nimni ME. Quantitative and sensitive in vitro assay for osteoinductive activity of demineralized bone matrix. J Orthop Res. 2003;21(4):648–54.

[79] Han B, Yang Z, Nimni M. Effects of moisture and temperature on the osteoinductivity of demineralized bone matrix. J Orthop Res. 2005;23(4):855–61.

[80] Bae HW, Zhao L, Kanim LE, et al. Intervariability and intravariability of bone morphogenetic proteins in commercially available demineralized bone matrix products. Spine (Phila Pa 1976). 2006;31(12):1299–306; discussion 1307–8.

[81] Schwartz Z, Mellonig JT, Carnes DL Jr, et al. Ability of commercial demineralized freeze–dried bone allograft to induce new bone formation. J Periodontol. 1996;67(9): 918–26.

[82] Oakes DA, Lee CC, Lieberman JR. An evaluation of human demineralized bone matrices in a rat femoral defect model. Clin Orthop Relat Res. 2003;413:281–90.

[83] Choi Y, Oldenburg FP, Sage L, et al. A bridging demineralized bone implant facilitates posterolateral lumbar fusion in New Zealand white rabbits. Spine (Phila Pa 1976). 2007;32(1):36–41.

[84] Louis–Ugbo J, Murakami H, Kim HS, et al. Evidence of osteoinduction by Grafton demineralized bone matrix in nonhuman primate spinal fusion. Spine (Phila Pa 1976). 2004;29(4):360–6; discussion Z1.

[85] Martin GJ Jr, Boden SD, Titus L, et al. New formulations of demineralized bone matrix as a more effective graft alternative in experimental posterolateral lumbar spine arthrodesis. Spine (Phila Pa 1976). 1999;24(7):637–45.

[86] Yee AJ, Bae HW, Friess D, et al. Augmentation of rabbit posterolateral spondylodesis using a novel demineralized bone matrix–hyaluronan putty. Spine (Phila Pa 1976). 2003;28(21):2435–40.

[87] Boden SD, Schimandle JH, Hutton WC. 1995 Volvo Award in basic sciences. The use of an osteoinductive growth factor for lumbar spinal fusion. II. Study of dose, carrier, and species. Spine (Phila Pa 1976). 1995;20(24):2633–44.

[88] Boden SD, Schimandle JH, Hutton WC. Lumbar inter-transverse– process spinal arthrodesis with use of a bovine bone–derived osteoinductive protein. A preliminary report. J Bone Joint Surg Am. 1995;77(9):1404–17.

[89] Vaccaro AR, Stubbs HA, Block JE. Demineralized bone matrix composite grafting for posterolateral spinal fusion. Orthopedics. 2007;30(7):567–70.

[90] Epstein NE, Epstein JA. SF–36 outcomes and fusion rates after multilevel laminectomies and 1 and 2–level instrumented posterolateral fusions using lamina autograft and demineralized bone matrix. J Spinal Disord Tech. 2007;20(2):139–45.

[91] Schizas C, Triantafyllopoulos D, Kosmopoulos V, et al. Posterolateral lumbar spine fusion using a novel demineralized bone matrix: a controlled case pilot study. Arch Orthop Trauma Surg. 2008;128(6):621–5.

[92] Price CT, Connolly JF, Carantzas AC, et al. Comparison of bone grafts for posterior spinal fusion in adolescent idiopathic scoliosis. Spine (Phila Pa 1976). 2003;28(8): 793–8.

[93] Thalgott JS, Giuffre JM, Klezl Z, et al. Anterior lumbar interbody fusion with titanium mesh cages, coralline hydroxyapatite, and demineralized bone matrix as part of a circumferential fusion. Spine J. 2002;2(1):63–9.

[94] An HS, Simpson JM, Glover JM, et al. Comparison between allograft plus demineralized bone matrix versus auto–graft in anterior cervical fusion. A prospective multicenter study. Spine (Phila Pa 1976). 1995;20(20):2211–6.

[95] Bell WH. Resorption rates of bone and bone substitutes. Oral Surg. 1964;17:650–7.

[96] Jarcho M. Calcium phosphate ceramics as hard tissue prosthetics. Clin Orthop Relat Res. 1981;157:259–78.

[97] Hollinger JO, Brekke J. Role of bone substitutes. Clin Orthop Relat Res. 1996;324:55–65.

[98] Liu DM. Influence of porous microarchitecture on the in vitro dissolution and biological behavior of porous CaP ceramics. Mater Sci Forum. 1997;250:183–208.

[99] Miyazaki M, Tsumura H, Wang JC, et al. An update on bone substitutes for spinal fusion. Eur Spine J. 2009;18(6): 783–99.

[100] Gunzburg R, Szpalski M. A highly porous beta tricalcium phosphate/bone marrow graft promotes osteoinductivity in a rat subcutaneous model [poster]. Presented at 3rd Annual Meeting of the Spine Society of Europe; September 4–8, 2001; Gotenburg, Sweden.

[101] Ohgushi H, Caplan AI. Stem cell technology and bioceramics: from cell to gene engineering. J Biomed Mater Res. 1999;48(6):913–27.

[102] Loty C, Sautier JM, Boulekbache H, et al. In vitro bone formation on a bone–like apatite layer prepared by a biomimetic process on a bioactive glass–ceramic. J Biomed Mater Res. 2000;49(4):423–34.

[103] Loty C, Sautier JM, Loty S, et al. The biomimetics of bone: engineered glass–ceramics a paradigm in vitro biomineralization studies. Connect Tissue Res. 2003;43(2–3):524–8.

[104] Hsu EL, Ghodasra JH, Ashtekar A, et al. A comparative evaluation of factors influencing osteoinductivity among scaffolds designed for bone regeneration. Tissue Engineering Part A. 2013;19(15–16):1764–72.

[105] Hadjipavlou AG, Simmons JW, Tzermiadianos MN, et al. Plaster of Paris as bone substitute in spinal surgery. Eur Spine J. 2001;10(Suppl 2):S189–96.

[106] Hile DD, Kandziora F, Lewandrowski KU, et al. A poly (propylene glycol–co–fumaric acid) based bone graft extender for lumbar spinal fusion: in vivo assessment in a rabbit model. Eur Spine J. 2006;15(6):936–43.

[107] Kaito T, Mukai Y, Nishikawa M, et al. Dual hydroxyapatite composite with porous and solid parts: experimental study using canine lumbar interbody fusion model. J Biomed Mater Res B Appl Biomater. 2006;78:378–84.

[108] Lindfors NC, Tallroth K, Aho AJ. Bioactive glass as bone–graft substitute for posterior spinal fusion in rabbit. J Biomed Mater Res. 2002;63(2):237–44.

[109] Motomiya M, Ito M, Takahata M, et al. Effect of hydroxyapatite porous characteristics on healing outcomes in rabbit posterolateral spinal fusion model. Eur Spine J. 2007;16(12):2215–24.

[110] Ragni P, Lindholm TS. Interaction of allogeneic demineralized bone matrix and porous hydroxyapatite bioceramics in lumbar interbody fusion in rabbits. Clin Orthop Relat Res. 1991;272:292–9.

[111] Miller CP, Jegede K, Essig D, et al. The efficacies of 2

ceramic bone graft extenders for promoting spinal fusion in a rabbit bone paucity model. Spine (Phila Pa 1976). 2012;37(8):642–7.

[112] Walsh WR, Vizesi F, Cornwall GB, et al. Posterolateral spinal fusion in a rabbit model using a collagen–mineral composite bone graft substitute. Eur Spine J. 2009;18(11):1610–20.

[113] Epstein NE. A preliminary study of the efficacy of Beta Tricalcium Phosphate as a bone expander for instrumented posterolateral lumbar fusions. J Spinal Disord Tech. 2006;19(6):424–9.

[114] Dai LY, Jiang LS. Single–level instrumented posterolateral fusion of lumbar spine with beta–tricalcium phosphate versus autograft: a prospective, randomized study with 3–year follow–up. Spine (Phila Pa 1976). 2008;33(12):1299–304.

[115] Ransford AO, Morley T, Edgar MA, et al. Synthetic porous ceramic compared with autograft in scoliosis surgery. A prospective, randomized study of 341 patients. J Bone Joint Surg Br. 1998;80(1):13–8.

[116] Thalgott JS, Fritts K, Giuffre JM, et al. Anterior interbody fusion of the cervical spine with coralline hydroxyapatite. Spine. 1999;24(13):1295–9.

[117] Thalgott JS, Klezl Z, Timlin M, et al. Anterior lumbar interbody fusion with processed sea coral (coralline hydroxyapatite) as part of a circumferential fusion. Spine (Phila Pa 1976). 2002;27(24:E518–25; discussion E526–7.

[118] Whang PG LJ. Clinical issues in the development of cellular systems for use as bone graft substitutes. In: Laurencin C (Ed). Bone Graft Substitutes: A Multidisciplinary Approach. West Conshohocken: American Society for Testing and Materials International; 2003. pp. 142–64.

[119] Gottfried ON, Dailey A. Mesenchymal stem cell and gene therapies for spinal fusion. Neurosurgery. 2008;63(3): 380–92.

[120] Aggarwal S, Pittenger MF. Human mesenchymal stem cells modulate allogeneic immune cell responses. Blood. 2005;105(4):1815–22.

[121] Ohgushi H, Dohi Y, Tamai S, et al. Osteogenic differentiation of marrow stromal stem cells in porous hydroxyapatite ceramics. J Biomed Mater Res. 1993; 27(11):1401–7.

[122] Matsushima A, Kotobuki N, Tadokoro M, et al. In vivo osteogenic capability of human mesenchymal cells cultured on hydroxyapatite and on beta–tricalcium phosphate. Artif Organs. 2009;33(6):474–8.

[123] Park SH, Tofighi A, Wang X, et al. Calcium phosphate combination biomaterials as human mesenchymal stem cell delivery vehicles for bone repair. J Biomed Mater Res B Appl Biomater. 2011;97(2):235–44.

[124] Mauney JR, Jaquiery C, Volloch V, et al. In vitro and in vivo evaluation of differentially demineralized cancellous bone scaffolds combined with human bone marrow stromal cells for tissue engineering. Biomaterials.

2005;26(16):3173–85.

[125] Liu G, Sun J, Li Y, et al. Evaluation of partially demineralized osteoporotic cancellous bone matrix combined with human bone marrow stromal cells for tissue engineering: an in vitro and in vivo study. Calcif Tissue Int. 2008;83(3):176–85.

[126] Arca T, Proffitt J, Genever P. Generating 3D tissue constructs with mesenchymal stem cells and a cancellous bone graft for orthopaedic applications. Biomed Mater. 2011;6(2):025006.

[127] Tsiridis E, Ali Z, Bhalla A, et al. In vitro and in vivo optimization of impaction allografting by demineralization and addition of rh–OP–1. J Orthop Res. 2007;25(11):1425–37.

[128] Tiedeman JJ, Garvin KL, Kile TA, et al. The role of a composite, demineralized bone matrix and bone marrow in the treatment of osseous defects. Orthopedics. 1995;18(12):1153–8.

[129] Ohgushi H, Goldberg VM, Caplan AI. Repair of bone defects with marrow cells and porous ceramic. Experiments in rats. Acta Orthop Scand. 1989;60(3): 334–9.

[130] Connolly JF, Guse R, Tiedeman J, et al. Autologous marrow injection as a substitute for operative grafting of tibial nonunions. Clin Orthop Relat Res. 1991;266: 259–70.

[131] McLain RF, Fleming JE, Boehm CA, et al. Aspiration of osteoprogenitor cells for augmenting spinal fusion: comparison of progenitor cell concentrations from the vertebral body and iliac crest. J Bone Joint Surg Am. 2005;87(12):2655–61.

[132] Hernigou P, Poignard A, Beaujean F, et al. Percutaneous autologous bone marrow grafting for nonunions. Influence of the number and concentration of progenitor cells. J Bone Joint Surg Am. 2005;87(7):1430–7.

[133] Muschler GF, Boehm C, Easley K. Aspiration to obtain osteoblast progenitor cells from human bone marrow: the influence of aspiration volume. J Bone Joint Surg Am. 1997;79(11):1699–709.

[134] Minamide A, Yoshida M, Kawakami M, et al. The use of cultured bone marrow cells in type I collagen gel and porous hydroxyapatite for posterolateral lumbar spine fusion. Spine (Phila Pa 1976). 2005;30(10):1134–8.

[135] Romih M, Delécrin J, Heymann D, et al. The vertebral interbody grafting site's low concentration in osteogenic progenitors can greatly benefit from addition of iliac crest bone marrow. Eur Spine J. 2005;14(7):645–8.

[136] Stenderup K, Justesen J, Eriksen EF, et al. Number and proliferative capacity of osteogenic stem cells are maintained during aging and in patients with osteoporosis. J Bone Miner Res. 2001;16(6):1120–9.

[137] Nishida S, Endo N, Yamagiwa H, et al. Number of osteoprogenitor cells in human bone marrow markedly decreases after skeletal maturation. J Bone Miner Metab. 1999;17(3):171–7.

[138] Huang JW, Lin SS, Chen LH, et al. The use of

fluorescencelabeled mesenchymal stem cells in poly (lactide–co–glycolide)/ hydroxyapatite/collagen hybrid graft as a bone substitute for posterolateral spinal fusion. J Trauma. 2011;70(6):1495–502.

[139] Kimelman–Bleich N, Pelled G, Sheyn D, et al. The use of a synthetic oxygen carrier–enriched hydrogel to enhance mesenchymal stem cell–based bone formation in vivo. Biomaterials. 2009;30(27):4639–48.

[140] Neen D, Noyes D, Shaw M, et al. Healos and bone marrow aspirate used for lumbar spine fusion: a case controlled study comparing healos with autograft. Spine (Phila Pa 1976). 2006;31(18):E636–40.

[141] Gan Y, Dai K, Zhang P, et al. The clinical use of enriched bone marrow stem cells combined with porous betatricalcium phosphate in posterior spinal fusion. Biomaterials. 2008;29(29):3973–82.

[142] Ammerman JM, Libricz J, Ammerman MD. The role of Osteocel Plus as a fusion substrate in minimally invasive instrumented transforaminal lumbar interbody fusion. Clin Neurol Neurosurg. 2013;115(7):991–4.

[143] Lee JH, Chang BS, Jeung UO, et al. The first clinical trial of beta–calcium pyrophosphate as a novel bone graft extender in instrumented posterolateral lumbar fusion. Clin Orthop Surg. 2011;3(3):238–44.

[144] Kerr EJ 3rd, Jawahar A, Wooten T, et al. The use of osteoconductive stem–cells allograft in lumbar interbody fusion procedures: an alternative to recombinant human bone morphogenetic protein. J Surg Orthop Adv. 2011;20(3):193–7.

[145] Steinert AF, Rackwitz L, Gilbert F, et al. Concise review: the clinical application of mesenchymal stem cells for musculoskeletal regeneration: current status and perspectives. Stem Cells Transl Med. 2012;1(3):237–47.

[146] Urist MR. Bone: formation by autoinduction. Science. 1965;150(3698):893–9.

[147] Wozney JM, Rosen V. Bone morphogenetic protein and bone morphogenetic protein gene family in bone formation and repair. Clin Orthop Relat Res. 1998;346:26–37.

[148] Hoffmann A, Gross G. BMP signaling pathways in cartilage and bone formation. Crit Rev Eukaryot Gene Expr. 2001;11(1–3): 23–45.

[149] Shen B, Wei A, Whittaker S, et al. The role of BMP–7 in chondrogenic and osteogenic differentiation of human bone marrow multipotent mesenchymal stromal cells in vitro. J Cell Biochem. 2010;109(2):406–16.

[150] Lane JM. Bone morphogenic protein science and studies. J Orthop Trauma. 2005;19(10 suppl):S17–22.

[151] Huang Z, Ren PG, Ma T, et al. Modulating osteogenesis of mesenchymal stem cells by modifying growth factor availability. Cytokine. 2010;51(3):305–10.

[152] Sandhu HS, Toth JM, Diwan AD, et al. Histologic evaluation of the efficacy of rhBMP–2 compared with autograft bone in sheep spinal anterior interbody fusion. Spine (Phila Pa 1976). 2002;27(6):567–75.

[153] Boden SD, Martin GJ Jr, Horton WC, et al. Laparoscopic anterior spinal arthrodesis with rhBMP–2 in a titanium interbody threaded cage. J Spinal Disord. 1998;11(2): 95–101.

[154] Boden SD, Zdeblick TA, Sandhu HS, et al. The use of rhBMP–2 in interbody fusion cages. Definitive evidence of osteoinduction in humans: a preliminary report. Spine (Phila Pa 1976). 2000;25(3):376–81.

[155] Schimandle JH, Boden SD, Hutton WC. Experimental spinal fusion with recombinant human bone morphogenetic protein–2. Spine (Phila Pa 1976). 1995;20(12):1326–37.

[156] Fischgrund JS, James SB, Chabot MC, et al. Augmentation of autograft using rhBMP–2 and different carrier media in the canine spinal fusion model. J Spinal Disord. 1997;10(6):467–72.

[157] Martin GJ, Boden SD, Marone MA, et al. Posterolateral intertransverse process spinal arthrodesis with rhBMP–2 in a non–human primate: important lessons learned regarding dose, carrier and safety. J Spinal Disord. 1999;12(3):179–86.

[158] Suh DY, Boden SD, Louis–Ugbo J, et al. Delivery of recombinant human bone morphogenetic protein–2 using a compression resistant matrix in posterolateral lumbar spine fusion in the rabbit and the non–human primate. Spine (Phila Pa 1976). 2002;27(4):353–60.

[159] Burkus JK, Gornet MF, Dickman CA, et al. Anterior lumbar interbody fusion using rhBMP–2 with tapered interbody cages. J Spinal Disord Tech. 2002;15(5): 337–49.

[160] Ong KL, Villarraga ML, Lau E, et al. Off–label use of bone morphogenetic proteins in the United States using administrative data. Spine (Phila Pa 1976). 2010;35(19): 1794–800.

[161] Boden SD, Kang J, Sandhu H, et al. Use of recombinant human bone morphogenetic protein–2 to achieve posterolateral lumbar spine fusion in humans: a prospective, randomized clinical pilot trial: 2002 Volvo Award in clinical studies. Spine (Phila Pa 1976). 2002;27(23):2662–73.

[162] Dawson E, Bae HW, Burkus JK, et al. Recombinant human bone morphogenetic protein–2 on an absorbable collagen sponge with an osteoconductive bulking agent in posterolateral arthrodesis with instrumentation. A prospective randomized trial. J Bone Joint Surg Am. 2009;91(7):1604–13.

[163] Mummaneni PV, Pan J, Haid RW, et al. Contribution of recombinant human bone morphogenetic protein–2 to the rapid creation of interbody fusion when used in transforaminal lumbar interbody fusion: a preliminary report. Invited submission from the Joint Section Meeting on Disorders of the Spine and Peripheral Nerves, March 2004. J Neurosurg Spine. 2004;1(1):19–23.

[164] Mroz TE, Wang JC, Hashimoto R, et al. Complications related to osteobiologics use in spine surgery: a systematic review. Spine (Phila Pa 1976). 2010;35(9 Suppl):S86–104.

[165] Joseph V, Rampersaud YR. Heterotopic bone formation with the use of rhBMP2 in posterior minimal access interbody fusion: a CT analysis. Spine (Phila Pa 1976).

2007;32(25):2885–90.

[166] Meisel HJ, Schnoring M, Hohaus C, et al. Posterior lumbar interbody fusion using rhBMP–2. Eur Spine J. 2008; 17(12):1735–44.

[167] McClellan JW, Mulconrey DS, Forbes RJ, et al. Vertebral bone resorption after transforaminal lumbar interbody fusion with bone morphogenetic protein (rhBMP–2). J Spinal Disord Tech. 2006;19(7):483–6.

[168] Mindea SA, Shih P, Song JK. Recombinant human bone morphogenetic protein–2–induced radiculitis in elective minimally invasive transforaminal lumbar interbody fusions: a series review. Spine (Phila Pa 1976). 2009;34(14):1480–4; discussion 1485.

[169] Lubelski D, Abdullah KG, Steinmetz MP, et al. Adverse events with the use of rhBMP–2 in thoracolumbar and lumbar spine fusions: a nine year institutional analysis. J Spinal Disord Tech. 2015;28(5):E277–83.

[170] Vaidya R. Transforaminal interbody fusion and the "off label" use of recombinant human bone morphogenetic protein–2. Spine J. 2009;9(8):667–9.

[171] Rihn JA, Patel R, Makda J, et al. Complications associated with single–level transforaminal lumbar interbody fusion. Spine J. 2009;9(8):623–9.

[172] Baskin DS, Ryan P, Sonntag V, et al. A prospective, randomized, controlled cervical fusion study using recombinant human bone morphogenetic protein–2 with the CORNERSTONE–SR allograft ring and the ATLANTIS anterior cervical plate. Spine (Phila Pa 1976). 2003;28(12):1219–24; discussion 1225.

[173] Boakye M, Mummaneni PV, Garrett M, et al. Anterior cervical discectomy and fusion involving a polyetheretherketone spacer and bone morphogenetic protein. J Neurosurg Spine. 2005;2(5):521–5.

[174] Lanman TH, Hopkins TJ. Early findings in a pilot study of anterior cervical interbody fusion in which recombinant human bone morphogenetic protein–2 was used with poly (L–lactide–co–D,L–lactide) bioabsorbable implants. Neurosurg Focus. 2004;16(3):E6.

[175] Shields LB, Raque GH, Glassman SD, et al. Adverse effects associated with high–dose recombinant human bone morphogenetic protein–2 use in anterior cervical spine fusion. Spine (Phila Pa 1976). 2006;31(5):542–7.

[176] Smucker JD, Rhee JM, Singh K, et al. Increased swelling complications associated with off–label usage of rhBMP–2 in the anterior cervical spine. Spine (Phila Pa 1976). 2006;31(24):2813–9.

[177] Vaidya R, Carp J, Sethi A, et al. Complications of anterior cervical discectomy and fusion using recombinant human bone morphogenetic protein–2. Eur Spine J. 2007;16(8):1257–65.

[178] Perri B, Cooper M, Lauryssen C, et al. Adverse swelling associated with use of rh–BMP–2 in anterior cervical discectomy and fusion: a case study. Spine J. 2007;7(2):235–9.

[179] Carragee EJ, Hurwitz EL, Weiner BK. A critical review of recombinant human bone morphogenetic protein–2 trials in spinal surgery: emerging safety concerns and lessons learned. Spine J. 2011;11(6):471–91.

[180] Hamilton DK, Smith JS, Reames DL, et al. Safety, efficacy, and dosing of recombinant human bone morphogenetic protein–2 for posterior cervical and cervicothoracic instrumented fusion with a minimum 2–year follow–up. Neurosurgery. 2011;69(1):103–11; discussion 111.

[181] Hiremath GK, Steinmetz MP, Krishnaney AA. Is it safe to use recombinant human bone morphogenetic protein in posterior cervical fusion? Spine (Phila Pa 1976). 2009;34(9):885–9.

[182] Carragee EJ, Mitsunaga KA, Hurwitz EL, et al. Retrograde ejaculation after anterior lumbar interbody fusion using rhBMP–2: a cohort controlled study. Spine J. 2011;11(6):511–6.

[183] Tepper G, Rabbani R, Yousefzadeh M, et al. Quantitative assessment of retrograde ejaculation using semen analysis, comparison with a standardized qualitative questionnaire, and investigating the impact of rhBMP–2. Spine (Phila Pa 1976). 2013;38(10):841–5.

[184] Kleeff J, Maruyama H, Ishiwata T, et al. Bone morphogenetic protein 2 exerts diverse effects on cell growth in vitro and is expressed in human pancreatic cancer in vivo. Gastroenterology. 1999;116(5):1202–16.

[185] Laitinen M, Jortikka L, Halttunen T, et al. Measurement of total and local bone morphogenetic protein concentration in bone tumours. Int Orthop. 1997;21(3):188–93.

[186] Yoshikawa H, Rettig WJ, Lane JM, et al. Immunohistochemical detection of bone morphogenetic proteins in bone and softtissue sarcomas. Cancer. 1994;74(3):842–7.

[187] Thawani JP, Wang AC, Than KD, et al. Bone morphogenetic proteins and cancer: review of the literature. Neurosurgery. 2010;66(2):233–46.

[188] Carragee EJ, Chu G, Rohatgi R, et al. Cancer risk after use of recombinant bone morphogenetic protein–2 for spinal arthrodesis. J Bone Joint Surg Am. 2013;95(17):1537–45.

[189] Korovessis P, Koureas G, Zacharatos S, et al. Correlative radiological, self–assessment and clinical analysis of evolution in instrumented dorsal and lateral fusion for degenerative lumbar spine disease. Autograft versus coralline hydroxyapatite. Eur Spine J. 2005;14(7):630–8.

第 20 章　脊柱影像的类型、优势和局限性
Imaging of the Spine: Types, Strengths and Limitations

Todd M Emch　Michael T Modic　著

龚俊峰　罗力文　王文凯　王雁秋　黄心乐　译　汤　宇　校

一、概述

有很多途径可以使患者在常规的办公室就诊中接受脊柱外科医生的治疗，无论是否有先前的影像检查，都可以进行急诊处理以应对急性神经功能恶化。在此期间，都会出现有关脊柱影像学检查利用的决策。脊柱影像学检查的作用是帮助诊断和治疗思维，而不是其检查本身。为了充分理解影像学检查对这种临床思维的影响，以影像学检查为特征的形态学改变的普遍性和自然历史是至关重要的基础数据点。我们的目的是在临床背景下回顾各种治疗选择。

脊柱影像学检查有很多选择，每种选择都有自己的优势和局限性。本章将讨论 X 线摄影、计算机断层摄影术（computed tomography，CT）及脊髓造影术和磁共振（magnetic resonance，MRI）影像学检查。这些模式的不同之处在于它们可以评估什么，以及什么时候应该获得理想的评估结果。在讨论了这些模式之后，我们将结合创伤、退行性椎间盘疾病、术后脊柱及脊柱常用的解剖分区（硬膜外包括骨影像学检查、硬膜下髓外和髓内）来讨论它们在特定条件下的应用。

虽然本章显然不能讨论每一种可能影响脊柱的病理情况，但重点将放在为适当地获得影像学检查（或当影像学检查不必要时）建立坚实的基础，以及系统地解释结果图像并得出鉴别诊断的方法，这将最佳地指导治疗，进而影响患者的预后。

二、X 线

Wilhelm RIöentgen 在 19 世纪末发现了 X 线，最初只用于脊柱的正位片[1]。30 年后，侧位片开始应用[2]，最初主要指征为骨折或异物定位。X 线摄影尽管在医学影像学检查中是首选方式，目前在某些情况下仍然在广泛使用，但在许多情况下已被 CT 和 MRI 所取代。但与先进的 CT 检查相比，X 线容易获得，拍摄迅速并且相对便宜。尽管经常使用，但其对临床诊断及治疗思维的作用从未被很好地衡量过。例如，当患者最初出现与脊柱有关的症状时，不论症状的严重程度或异常的概率，通常会常规拍摄 X 线片。传统的 X 线片检测到的重大异常，如骨折、畸形和骨破坏，需要在诊断和治疗之前进行更高级的影像学检查，"正常"的 X 线片对更常见的异常（如椎间盘突出、狭窄或早期转移性疾病）非常不敏感，可以认为它们的价值是有限的（也许是严重的急性创伤，但是有证据表明 CT 可能是首选的治疗

方式），因此他们的应用应该更加谨慎。

技术问题和图像评估

当使用数字射线照相时，将患者置于 X 线源与胶片或电子探测器系统之间，即可获得射线的结果，所得到的 X 线片是 X 线束被患者骨组织和软组织结构不同程度衰减的结果。X 线脉冲的持续时间 < 1s，因此如果患者在检查时有活动或不合适的体位，则检查的质量将会降低[3]。

常规的颈椎检查包括前后位（AP，指 X 线束指向的方向）、侧位和张口位。为了进一步评估齿状突，可以在患者伸展时拍摄 AP 或后位或前位切面（PA）。C_7 和 T_1 的关系应该在侧视图上观察，如果不是，则应该采用游泳者体位进行检查。颈椎的椎间孔相对于中线倾斜约 45°；为了评估右侧椎间孔，患者需要将头部朝左拍摄颈椎左侧斜位，或者相反评估左侧椎间孔，或者也可以在固定的患者中使 X 线管倾斜。除常规切面外，还可以获取过伸过曲位，以评估是否有椎体滑脱以及不稳等异常。

在评估任何影像检查时，最重要的是要有一套系统的图像观察顺序，以便正确识别预期和意料之外的异常。一般而言，脊柱图像应评估以下项目：椎体高度和排列次序、后方关节、颅颈交界处、椎间隙和邻近软组织，侧位片用于评估椎体高度和序列，可以清楚地看到颈椎检查中的齿状突。这套顺序同样适用于 CT 和 MRI 检查，椎体的前缘和后缘（椎骨的前部和后部）应该很好地对齐，而由椎板和棘突的连接处形成的棘层连接线也应该对齐（图 20-1）。小关节应对齐良好，且关节间隙无异常增宽。棘突间的距离应该是均匀的，两个棘突之间的距离大于相邻节段的 1.5 倍是不正常的。成人的 C_1 齿状突与前弓之间的距离应 ≤ 3mm，儿童应 ≤ 5mm；如果加宽，则应

担心横韧带损伤（图 20-2）。在额位或正位片上，椎小关节和棘突应对齐，并且 C_1 侧块的距离应相对于齿状突均匀间隔。斜位片主要观察和显示椎间孔以及关节是否肥大[4, 5]；椎前软组织在 C_2 水平应 < 7mm，在 C_6 水平应 < 22mm[5]。

胸椎和腰椎也获得了类似的观点，胸椎正常为后凸，继发于最小正常前椎体楔入，腰椎应该有轻微前凸。腰椎滑脱通常根据椎体相对下位椎体向前滑移的程度进行分级，Ⅰ 级移位为 25%，Ⅱ 级移位为 25%～50%，Ⅲ 级移位为 50%～75%，Ⅳ 级移位为 75%～100%[6]。除了在颈椎评估中描述的发现之外，椎弓根的定位是从前到后，应从

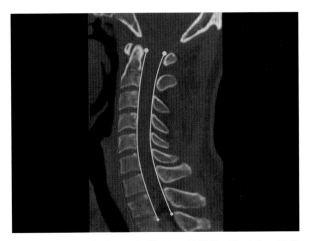

▲ 图 20-1　矢状位 CT 图像显示前椎线（红色）、后椎线（绿色）和棘椎板连接线（蓝色）

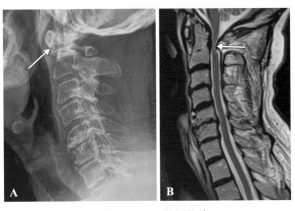

▲ 图 20-2　颈椎侧位片

A. 白箭显示齿状突与 C_1 前弓距离增大；B. 颈椎矢状位 T_2 加权像白箭显示椎管严重狭窄，脊髓明显变平，水肿

正面和侧面对其进行评估。腰椎的斜视图可以更好地显示关节间隙。胸部，腹部和骨盆的软组织也可以通过部分影像学检查，具体取决于影像学检查的脊柱区域[5, 7]。

三、CT 检查

脊椎的 CT 检查最早出现在 20 世纪 70 年代中期，类似于 MRI 检查，从那时起已经有了很大的进步[8]。目前，多层螺旋 CT 设备被广泛使用，这使得影像学检查速度更快，切片更薄。利用得到的"各向同性体素"，可以将图像重建成矢状位和冠状位，并在后处理工作站（图 20-3）上进行绘制技术处理[3]。算法被应用于能够突出骨结构或软组织的图像（图 20-4）。图像窗口还可以将焦点从软组织转移到骨结构。CT 检查可以提供精细的骨骼细节，也可以评估邻近的软组织。

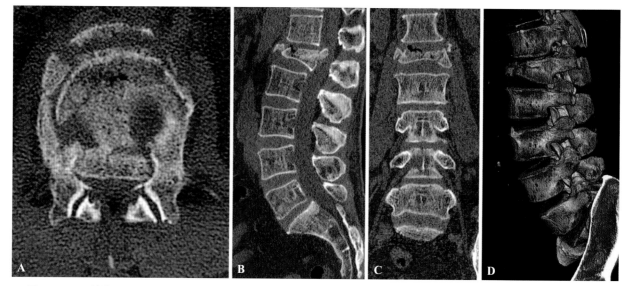

▲ 图 20-3　**A.** 轴位；**B.** 矢状位；**C.** 冠状位；**D.** 容积再现技术，腰椎显示严重压缩骨折畸形，L_1 椎体逆行碎块，显示 **CT** 检查的多平面能力

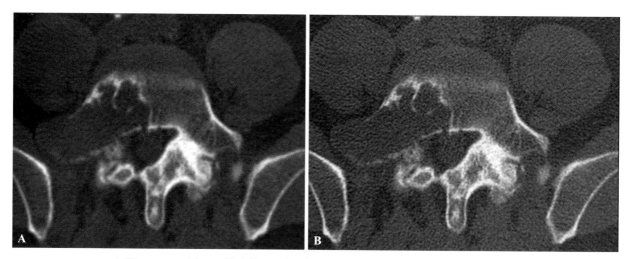

▲ 图 20-4　**A.** 用 **B40** 算法处理，突出软组织；**B.** 用 **B70** 算法处理，突出骨结构

请注意，这两幅图像具有相同的窗口宽度（1800）和级别（450）。如果用不同的算法进行检查，则比较起来会很困难

技术问题和图像评估

CT 检查技术目前应用广泛，执行起来也相对较快，但也有其局限性。如果体内有金属物体存在、定位有困难或者在图像采集过程中运动时，CT 检查可能是次优的。CT 存在电离辐射，因此儿童或孕妇的使用应慎重；许多 CT 制造商使用了低剂量方案，但影像学检查的选择是建立在风险和收益的基础上。患者体重的大小可能会阻止患者接受继发于机器孔径和床身重量限制的影像学检查。大多数 CT 扫描仪能够容纳最多 450 磅（1 磅 ≈ 0.45kg）的患者。机架孔径为 70cm[9]，但不同的 CT 制造商会有所不同。

使用 CT 进行脊柱影像学检查的确切方案会因机构而异。在获取图像之后，从枕骨到至少 T_1 的水平获得颈椎的轴向图像，从 C_7 到 L_1 获得胸椎的轴向图像，从 T_{12} 到 S_1 获得腰椎的轴向图像。对计数的参考水平进行标准化，以免在进行干预时混淆，这一点很重要。在作者所在的机构中，颈椎是颅颈交界处，对于胸椎和腰椎，计数参考是腰骶交界处，其已包含在侦察员视图中。轴向图像可以重建为各种厚度，对于矢状和冠状重建通常为 0.6mm，在轴向平面中观察则为 2～3mm。骨骼、软组织或中间算法也可以应用到图像，以突出骨骼或软组织的细节。

除了常规的脊柱影像学检查外，在采用外源性对比剂后，还可采用量身定制的方案来强调脊柱排列的变化或对脊柱进行影像学检查。颈椎的动态影像学检查通常用于评估寰枢椎旋转半脱位。在患者处于中立位置然后将头转向任一侧的同时对上颈椎进行影像学检查（图 20-5）[10]。当担心感染或在 CT 血管造影过程中，在用碘对比剂进行血管注射期间或之后对脊柱进行 CT 检查可能会很有用。与其他使用碘化对比剂的影像学研究一样，如果可能，应对患者进行 NPO 治疗，并在进行对比剂治疗之前评估肾功能和水合状况。在没有风险因素的情况下，在作者所在的机构中，肾小球滤过率估计值（estimated glomerular filtration rate, eGFR）> 60 的患者在对比剂给药前无须干预，而 eGFR 为 30～59 的患者应该口服补水。eGFR < 30 则应该接受静脉补液。另外，对碘对比剂过敏的患者必须在给予对比剂之前进行药物治疗，对于对碘对比剂过敏的患者的治疗前方案的示例包括在手术前 13h、7h 和 1h 口服 50mg 泼尼松与 50mg Benadryl 口服。对于肾功能和过敏症患者的确切建议会因机构而异[11, 12]。

CT 血管造影术（CT angiography, CTA）可用于评估颈部的血管系统，包括颈总动脉、颈内动脉和椎动脉的各种适应证，包含当肿瘤包裹血

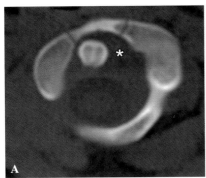 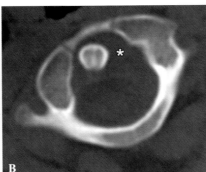 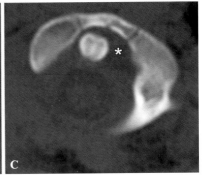

▲ 图 20-5　CT 图像位于 C_1～C_2 水平，患者 A. 中立定位；B. 头部向右定位；C. 头部向左定位
这三个位置都显示 C_1 持续向右旋转，星号不会随着位置的改变而改变

管时或在创伤环境下担心血管剥离或损伤时的手术计划（图 20-6）。CTA 检查需要大口径静脉入路，理想情况下使用 18G 针头在肘前窝静脉注射，并为诊断性检查提供精确的对比剂推注时间。

对齐和完整性的标准化逻辑评估对于所有方式仍然通用，但在 CT 中通过利用软组织和骨骼（如椎间盘突出）以及颅底和颅颈交界处的衰减

差异的能力得到了补充。CT 和 MRI 检查的多平面能力可以重建为矢状位和冠状位，并可以测量颅底角以评估颅颈交界处（图 20-7）[13]。

四、脊髓造影术

仅靠 CT 检查和 X 线片无法直接观察脊髓，只有引入外鞘内对比剂才能观察到脊髓和神经根

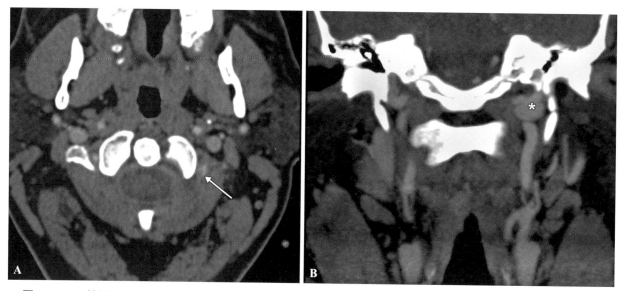

▲ 图 20-6　A. 轴位 CTA 图像白箭显示颈椎动脉远端局灶性夹层瓣；B. 冠状重建，星号显示同一名跌倒的患者左侧颈内动脉远端有一个大的假性动脉瘤

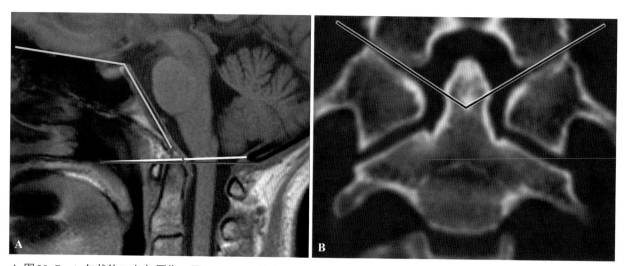

▲ 图 20-7　A. 矢状位 T1 加权图像，显示 Welcher 基底角（绿线）通常小于 140°，如果加宽则代表颅椎病。瓦肯海姆线（紫线）应该就在齿状突的后面。C1 的前弓应低于张伯伦线（白线）和麦格雷戈线（红线）；B. 冠状位 CT 显示寰枕关节角度平均应为 125°

的轮廓。Jacobaeus 在 1921 年使用空气定位局部化脊柱肿瘤[14]，随着时间的推移引入了许多其他对比剂，所有这些对比剂都有不同程度的毒性，从头痛、癫痫、蛛网膜炎到继发性肿瘤的发展[15-21]。

目前，碘海醇和碘帕咪醇是可获得的水溶性非离子对比剂，毒性显著降低[22, 23]。目前对比剂的不良反应包括头痛、恶心、呕吐和疼痛[24]。癫痫发作是相当罕见的，报道大多是轶事[25]。

（一）技术问题和申请注意事项

目前，传统的胶片脊髓造影术在很大程度上已经被 MRI 和 CT 所取代。鞘内对比剂结合 CT 检查（CT 脊髓造影术）最常见的适应证包括 MRI 检查的禁忌证，或者当 CT 上有金属硬件或金属异物的射束硬化伪影时。在进行脊髓造影之前，有许多因素需要考虑。如果患者为 NPO 并且在出院时有司机陪同，则在进行脊髓造影检查之前必须获得知情同意。该程序是在透视检查下进行的，患者通常可以在 $L_2 \sim L_3$ 或 $L_3 \sim L_4$ 或通过 $C_1 \sim C_2$ 的外侧入路进入蛛网膜下腔。在局部麻醉下，在间歇性透视下引导脊髓针进入蛛网膜下腔，然后注入最大 3g 碘的对比剂。如果在腰椎间隙进入蛛网膜下腔后，由于颅骨扩大而缺乏继发于质量效应的对比剂（骨髓造影阻滞），则应从 $C_1 \sim C_2$ 方法更好地注入对比剂，以确定病变的准确范围。然后获得所请求的神经轴水平的 X 线图像和 CT 图像。患者通常可以接受局部麻醉，但是在某些情况下可能需要抗焦虑药或全身麻醉。与 CT 检查相似，患者的体重和体型可能会影响脊髓造影的结果，工作台的重量限制范围为 350~440Ibs，这通常取决于制造商[9]。

相对于 X 线片和横断面影像学检查，脊髓造影术是一种有创性的检查，在进行检查之前应该考虑一些因素，最大限度地提高患者的安全性，

并避免延迟接受检查或患者到达检查时被告知出于安全原因不能进行检查的情况。这些因素包括对碘化对比剂的过敏、当前的抗凝治疗或某些可能降低癫痫阈值的药物。术前化验值，包括血小板水平、凝血酶原时间、凝血酶原时间 / 国际标准化比率（international normalized ratio，INR）和部分凝血活酶时间（partial thromboplastin time，PTT）不是强制性的，但对高龄患者或正在或曾经服用抗凝剂的患者有用。建议对某些药物的使用进行筛查，如二甲双胍（有乳酸中毒的风险，加碘对比剂）、吩噻嗪衍生物、单胺氧化酶（monoamine oxidase，MAO）抑制药、三环类抗抑郁药和其他精神活性药物，但不强制要求，这取决于医师的选择[26]。

每天少于 10 000U 的阿司匹林，非甾体抗炎药或皮下注射肝素的使用不是腰椎穿刺或骨髓造影的禁忌证。静脉注射普通肝素应在手术前 2~4h 停药。低分子量肝素应在手术前 12h（低剂量）或 24h（高剂量）停药。服用香豆素的患者需要停药并记录 INR 正常的文件。氯吡格雷和抵克立得（血小板抑制药）应该分别保持 5~7 天和 14 天[27]。

（二）影像评估

一旦将对比剂注入硬膜囊，神经结构或鞘内肿块在混浊的脑脊液（cerebrospinal fluid，CSF）内被确定为阴性缓解。三个主要间隙，即髓内、髓外硬膜内和硬膜外的分界成为可能（图 20-8）。髓内肿块是通过脊髓或被混浊的脑脊液包围的神经根增大来识别的。髓外硬膜内肿块移位神经结构，与硬脑膜有一个特征性的边界，在那里通常有一个凹陷的边缘或锐角。硬膜外肿块侵袭混浊的膜囊边缘，膜囊通常是光滑的，没有锐角。当这些间隙中的任何一个病变变得足够大时，可能

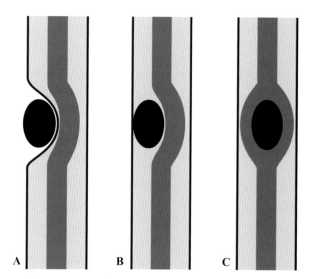

▲ 图 20-8　**A. 硬膜外示意图；B. 硬膜内示意图；C. 髓内病理示意图**

硬脊膜 - 黑线，脊髓 - 深灰色，脑脊液 - 浅灰色，病变 - 实性黑色椭圆形

会出现脑脊液流动受阻，即脊髓造影术阻塞。虽然人们通常可以确定病理的起源空间，但有时这是不可能的。正如前面提到的，脊髓造影术在这方面的作用大多是历史性的，已经完全被 CT 和 MRI 检查所取代，除非在少数情况下，MRI 或置入的硬件和 CT 上伴随的射束硬化伪影是禁忌证。

五、磁共振检查

在 19 世纪 80 年代初期，磁共振（magnatic resonance image，MRI）检查开始用于临床，并从那时起有了长足发展，改善了图像质量，减少了图像获取时间[28, 29]。MRI 检查可以直接评估骨髓、脊髓、神经根、椎间盘，评估术后瘢痕，并且不会使患者暴露于电离辐射中[29-34]。

（一）申请注意事项

在可以安全及时地进行 MRI 检查之前，需要考虑许多因素。在患者进入 MRI 仪器之前，通常先由患者填写安全检查表，或者如果患者无法填写，则由患者家属填写或要求临床服务。MRI 检查安全至关重要，所有患者在检查之前都应检查医疗置入物或金属异物。有多种资源可用于一般安全注意事项和特定的设备安全配置文件，包括免费网站 www.MRIsafety.com 和基于订阅的网站 www.magresource.com。考虑到大多数 MRI 扫描仪的配置和检查的相对时间，根据焦虑或精神状态的水平，一小部分患者可能需要进行抗焦虑甚至全麻才能完成检查。重量限制和门架尺寸各不相同，但范围在 350～550 磅，而门架尺寸为 55～60cm[9]。

在使用钆对比剂之前，获得 eGFR 是因为存在肾源性系统性纤维化（nephrogenic systemic fibrosis，NSF）的风险，这种疾病的特征是皮肤增厚和纤维化、宫缩、疼痛和多器官受累，这与急慢性疾病患者使用钆对比剂有关[35]。在对肾功能受损患者使用钆对比剂的风险和益处进行评估后，干预措施包括从水化到血液透析，尽管其效果尚不清楚[36]。

（二）影像学检查协议

脊柱的 MRI 检查包括多个不同的脉冲序列，根据机构和 MRI 扫描仪供应商的不同，脉冲序列中的任何一个都会变化。以下是作者所在机构对典型 MRI 脊柱检查的描述。

检查从普通平扫开始，通常是 HASTE 序列（半傅立叶采集单发在矢状位和冠状位获得的增强脊椎回声）。对于颈椎检查，计数基准是颅颈交界处，对于胸椎和腰椎，计数基准是腰骶交界处。对于颈椎和胸椎矢状位 T_1、涡轮回声 T_2 和短 tau 反转恢复（short tau inversion recovery，STIR）图像，以及轴位 T_1 和梯度回波（gradient recalled echo，GRE）图像。腰椎影像学检查与此相似，但得到的是轴位快速脊柱回波（turbo spine-echo，TSE）T_2 图像，而不是轴位 GRE 图像。当同时获得矢状位和轴位后对比 T_1 图像时，可以进行增强扫描。

脑脊液血流影像学检查可用于评估 Chiari 畸形患者枕大孔水平的血流情况，或进一步确定脊髓空洞形成或脊髓栓系的特征 [37-40]。对椎体和脊髓的弥散加权影像学检查（diffusion weighted imaging，DWI）可用于各种适应证，但这些技术并不是常规操作。关于椎体内病理性骨髓浸润的评估文献对其实用性提出了相互矛盾的证据 [41-43]。与相对于脊髓更大且不活动的大脑相比，脊髓的 DWI 很难继发于脊髓的小尺寸、运动和来自相邻结构的潜在伪影 [44, 45]。MRI 血管影像学检查也可以用来评估脊髓的血管供应和评估血管畸形 [46]。

（三）影像评估

对脊柱 MRI 检查的评估包括平扫图像和专用脊柱图像，注意想观察的区域以及视野内的软组织。根据脊柱影像学检查区域的不同，平扫图像将以不完整的方式显示颈部、胸部、腹部和骨盆，专用脊柱脉冲序列也是如此。在潜在地识别偶然异常的同时，病理过程可以被观察，这可能与获得检查的主要原因有关，也可能与检查的

主要原因无关（图 20-9）。除了扫描图像外，在检查的其余部分都可以不同程度地看到椎旁软组织。

与传统的脊柱 X 线片或 CT 检查一样，应评估脊柱椎体高度、排列方式、后方因素、椎间盘间隙和椎旁软组织（图 20-10）。与 CT 检查或 X 线影像学不同，MRI 可以直接显示骨髓；在骨髓主要被脂肪替代的成人，骨髓在 T_1 加权图像上应该是高信号，类似于皮下脂肪 [47]。骨髓信号强度可能是不均匀的，但在成人，如果骨髓的信号强度比椎间盘低，很可能是病理性的 [48]。骨髓在 T_2 和 STIR 图像上也应该是均匀的。远侧位图像可以评估椎弓根和小关节，在那里可以看到骨髓水肿、小关节病变或小关节积液（图 20-11）。利用轴位和矢状位图像可以对椎间盘和脊髓进行评估。颈椎的椎间神经孔是倾斜的，在轴位图像上显示最好，而在胸椎和腰椎，神经孔是横向的，在远矢状位 T_1 加权图像上显示最好（图 20-12）。

椎管的评估可以通过轴位或矢状位图像进行。脊髓信号强度均匀，无扩张或空洞形成，脊髓圆锥在 L_2 水平或以上位置正常。脑脊液应遵循液体信号强度，T_2 为高信号，T_1WI 为 FLAIR 和低信号（图 20-13）。脊柱的主要韧带最好用 T_2 加权像来评估，并且应该是均匀的低信号 [5]。

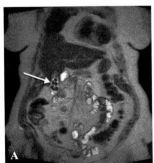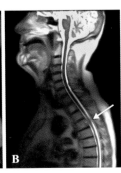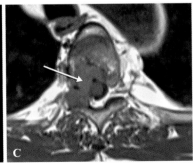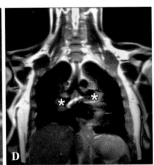

▲ 图 20-9　A. 冠状位 HASTE 扫描白箭显示偶发胆结石；B. 腰椎 MRI 检查时获得的图像显示 T_4 水平略有脊髓轮廓不规则，这是后来胸椎影像学检查证实的一个可疑的骨转移疾病；C. 轴位 T_1 加权图像；D. 1 例脊髓信号异常且增强扫描的患者的图像显示双侧肺门淋巴结病变（*），支持结节病的诊断

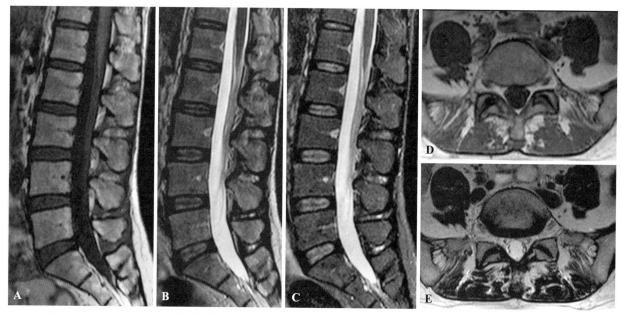

▲ 图 20-10　腰椎 MRI 检查的常规脉冲序列：A 矢状位 T_1；B 矢状位 T_2；C 矢状位搅动；D 轴面 T_1；E 轴面 T_2
评估应包括椎体高度、排列、骨髓信号强度、后路因素、椎间盘、脊髓圆锥、椎管和神经孔、椎旁软组织

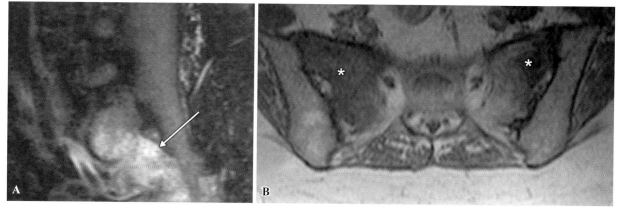

▲ 图 20-11　远矢状位搅动像白箭（A）显示沿骶骨外侧的高信号，（B）在轴向 T_1 加权像上相应的低 T_1 信号，星号代表双侧骶骨功能不全骨折

磁共振检查容易出现多种伪影，这可能会限制检查的敏感性，或者在某些情况下与异常病变混淆。置入金属外科硬件的铁磁性伪影表现为周边高信号的信号空洞 / 低信号。高场强磁铁和不锈钢置入物的使用加剧了这种情况（图 20-14）。磁场中的不均匀可能导致斑马线伪影，在具有大视野的图像中，斑马条伪影通常在外围。由于获取单个脉搏序列所需的时间增加，患者的运动或生理运动（如脑脊液脉动、呼吸或血管搏动）可能会降低图像质量（图 20-15）。视野中出现的锯齿或环绕伪影比影像学检查的身体部位小，可能导致视场外的结构叠加在图像的反面（图 20-16）。吉布斯现象可导致脊髓空洞的出现[49]。

六、脊椎影像学检查的指征和证据

（一）创伤

要考虑到脊柱和脊髓创伤性损伤的潜在灾难

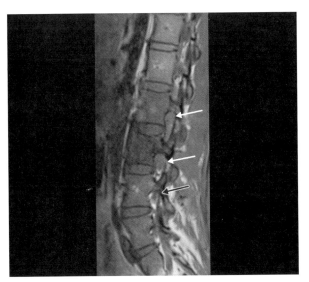

▲ 图 20-12　尤因肉瘤患者的腰椎矢状位 T_1 加权像显示一个正常的神经孔

黑箭显示因硬膜外病变而消失的神经孔；白箭说明在矢状位 T_1 加权图像上评估远侧位图像的重要性

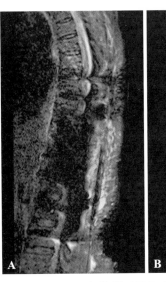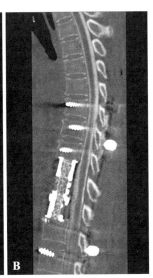

▲ 图 20-14　A. 矢状搅动图像本质上是无法解释的，继发于手术后截瘫患者的金属硬件造成的广泛伪影，推测为脊髓梗死或术后液体收集造成的压迫；B. 矢状位脊髓造影 CT 显示无压缩积液

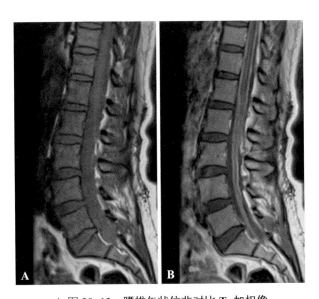

▲ 图 20-13　腰椎矢状位非对比 T_1 加权像

A. 显示脑脊液相对高信号，导致脊髓圆锥轮廓较差；B. 增强后的 T_1 加权像显示该链球菌脑膜炎患者广泛的软脑膜强化

性并发症，重要的是识别高风险的患者，并根据传统 X 线片、CT 和 MRI 的优缺点进行适当的检查。其他考虑因素包括最佳利用医疗资源和辐射暴露。具体目标是不对损伤风险较低的患者进行高级影像学检查，并确定哪些患者将从 CT 或

MRI 检查中受益。

1. 影像学发现

脊椎损伤可能涉及椎体，后部组织或韧带和软组织，其损伤性质通常取决于损伤机制。损伤后脊柱的稳定性可以通过使用 Denis 描述的公认的三柱模型来评估，损伤在正常生物力学应力或运动过程中能够导致异常的活动性。前柱由椎体的前半部分组成，包括前纵韧带和前侧纤维环。中柱包括椎体的后半部分，后纵韧带和后侧纤维环。后柱包括椎体后侧，小关节和后纵韧带，包括黄韧带，棘间和棘上韧带。如果损伤波及三柱各部分，则为不稳定性脊柱损伤[50]。其他表明不稳定性的影像学发现包括棘突之间的距离不对称增加，横突与椎弓根间距离增加，小关节的分离，后椎体线的破坏，压缩性骨折大于 50% 或后凸畸形大于 20°[51]。

颈椎损伤程度和致伤机制之间的关系尤为密切。过度屈曲导致的颈椎损伤可引发颈椎错位、小关节脱位、楔形压迫性骨折、齿状突骨折或棘

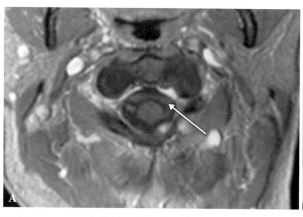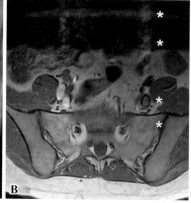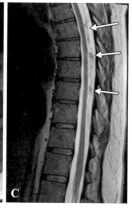

▲ 图 20–15　A. 白箭显示明显的硬膜内髓外肿块病变，在一系列图像的第一幅图像上经常可见的伪影；B. 星号显示叠加在左侧骶骨上的血管搏动伪影，模拟病变。脑脊液搏动伪影；C. 白箭显示模拟椎管内的显著血管，可能被混淆为潜在的血管畸形

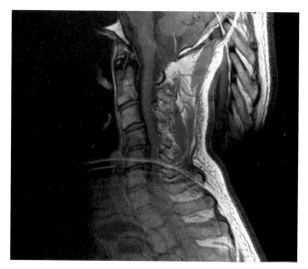

▲ 图 20–16　来自小视场的环绕伪影可能会导致视场外的结构沿着图像的另一端叠加

注意沿着图像下方的大脑部分和沿着图像上方的胸椎的一部分

突骨折（黏土铲骨折）。过度伸展的伤害可能导致错位、撕脱性骨折或 Hangman 骨折。轴向载荷可导致涉及 C_1 椎体的 Jefferson 骨折。胸椎和腰椎骨折包含有简单的压缩骨折（稳定性骨折）或爆裂骨折（不稳定性骨折）[52]。

韧带损伤可以从损伤类型中进行推断，也可以通过直接观察到韧带破坏或 T_2 和 STIR 序列图像中的高信号来诊断[53]。脊髓损伤可表现为脊髓水肿和出血，发生脊髓出血的预后较差[54, 55]。

2. 影像学检查指南

颈椎：常规的颈椎影像学检查至少应包括正位片（AP），侧位片和张口位齿状突像，必要时还应有颈胸椎交界处侧位像（C_7/T_1）。但如果 X 线片显示欠佳或有可疑的畸形，则通常要进行随后的 CT 检查。

关于最佳颈椎外伤筛查方法的研究考虑了各种模型的优势以及外伤事件的性质。为了评估脊髓是否因外伤性椎间盘突出症或硬膜外血肿引起的挫伤或硬膜外压迫，应首选磁共振检查。对于评估一般情况下的脊柱骨折，优选 X 线和 CT 检查。但如果最初的 X 线检查结果欠佳而进行重复检查，则导致检查时间更长（平均时间为22min），而 CT 检查的平均检查时间为12min[56]。另外一项研究也显示出类似的节省时间的发现[57]，在一个大型 Meta 分析中，X 线片对颈椎骨折的敏感性据报道为 39.3%～52%，而 CT 检查的敏感性高于98%[59]。另一项研究使用 X 线片和 CT 图像对颈椎进行了影像学检查分析，发现 CT 可以识别100% 的骨折，而 X 线片的敏感性为36%[60]。

在多项研究中已经确立了 CT 检查识别骨折具有更高敏感性[58-60]，但是这是以增加成本和增加放射剂量为代价的。这也增加了对是否应该接受 CT 检查患者进行适当区分的需要。美国国家紧急 X 线摄影使用研究（national emergency X-radiography use study, NEXUS）建立了五项临床标准，包括"颈椎后中线无压痛，无局灶性神经功能缺损，警觉水平正常，无中毒证据和不存在除外颈椎损伤疼痛的明显的临床疼痛症状。"满足这些标准的事实表明，在所有研究患者中排除 99% 的颈椎损伤的敏感性表明，只要满足这些严格的标准，就无须获取颈椎影像。据报道，这项研究的 X 线片敏感性为 89%，但是并未在所有患者中进行 CT 检查[61]。加拿大颈椎团队开发了另一种高度敏感的基于决策的方案，该方案将患者归类为无高危因素或低危因素[62]。Bailitz 等对处于各种风险水平的患者进行了放射线照相和 CT 检查，而仅对那些具有高颈椎损伤风险的患者进行了 X 线摄影和 CT 检查，发现 CT 检查可以识别所有骨折，而 X 线片只能识别 36%。在 78 例具有影像学检查结果的损伤患者中，有 50 例被认为具有显著意义。危险分层的分布为高危 15 例，中危 19 例，低危 16 例。这佐证了在筛查颈椎损伤时，不论受伤的危险程度如何均应行 CT 检查[60]。

MRI 检查是评估脊柱软组织和韧带损伤造成潜在脊柱不稳的最优策略，而对于 CT 检查来说是相反的作用。急性环境下的屈伸位或动态 X 线检查已被证明效果弱于 MRI 检查[63-68]。MRI 检查可以很容易地检测韧带损伤，表现为韧带内的 T_2 或 STIR 信号过高，或通过韧带自身破坏现象来推测。由于 MRI 检查具有很高的灵敏度，可以识别韧带中的信号强度异常，因此通常无法确定这些异常是否显著[69, 70]。在这些情况下，可使用屈伸 X 线片。MRI 检查使得在无须更改患者管理的情况下，识别其他异常。CT 检查产生了

有争议的结论，即是否仅凭 CT 图像就能足够清楚的显示颈椎[70, 71]。Panczykowski 等进行的 Meta 分析发现，CT 阴性的阴性预测值为 100%。相反，MRI 已显示出 CT 遗漏的异常，改变了患者的治疗方式[72]。

3. 胸椎和腰椎影像学检查指南

Hsu 等认为，如果满足以下任何一项标准即建议对胸椎和腰椎进行影像学检查：①背痛 / 中线压痛；②胸腰椎损伤的局部体征；③神经系统异常体征；④颈椎骨折；⑤ GCS < 15；⑥主要为分离性损伤；⑦酒精 / 药物中毒[73]。CT 检查是创伤患者的首选方式[74-77]，如果对脊柱矢状冠状位的非脊柱外伤性结果进行评估，则可以从胸部、腹部和骨盆的现有 CT 数据集中另外获取或重新格式化脊柱影像学检查。在没有额外的辐射暴露的情况下矢状位冠状位图像重建[74, 78-82]。如果发现了一处骨折，考虑到其他部位的脊椎损伤的发生率很高，则需要对其余的脊柱进行影像学检查[73, 83]。

（二）退变性椎间盘疾病

MRI 检查是评估伴疼痛的退变性椎间盘疾病形态学的一种选择方式，也是脊柱影像学检查的常见指标。变性椎间盘疾病疼痛的确切病因尚不完全清楚，但很可能是多种因素作用的结果：椎间盘退变、不稳、小关节和韧带增生，直接神经压迫以及疼痛相关的细胞因子作用等等[84]。除了人们对背痛的确切机制了解甚少这一原因之外，人们也往往综合运用脊柱影像技术诊断腰痛或无症状退变性椎间盘疾病患者[85-88]。颈部疼痛也存在类似的问题，可归类为慢性疼痛或继发性伤害（挥鞭骨折）[89, 90]。

尽管退变性椎间盘疾病被认为是与髓核和终板退变高度相关的退变过程，但退变性椎间盘

疾病和正常衰老过程有相似之处。退行性椎间盘疾病当前研究的理论包括异常机械应力、营养改变和遗传因素。机械压力源导致终板和椎间盘受损[91]。代谢活性椎间盘的改变会导致椎间盘的抗张强度降低，并使纤维环和髓核之间的分化减弱[92]。遗传因素在人和动物模型中也都有描述[93-95]。

1. 影像学发现

退行性椎间盘疾病的 MRI 特点目前已非常清楚。包括椎间盘的形态、小关节、韧带、椎体的排列、骨髓信号强度和椎管直径的改变。北美脊柱学会、美国脊柱放射学学会和美国神经放射学学会联合任务组于 2001 年提出了用于描述椎间盘突出症的标准化术语，并强调这些术语纯粹是描述性的，并不意味着形态学改变是导致患者出现症状或需要治疗的原因[96]。

(1) 椎间盘和椎管狭窄：椎间盘由周围的纤维环和中央的髓核组成，与相邻的椎体终板形成微动关节。随着椎间盘退行性疾病的发展，椎间盘可因含水量和糖胺聚糖浓度的变化而产生较低的 T_2 信号[29, 97]。其他发现包括环状纤维化的外部纤维的环形撕裂或裂痕，表现为局灶性 T_2 高信号（图 20-17）[98, 99]、MRI 信号强度变化的椎间盘钙化[100]或椎间盘真空征，其中气体通常是氮气，聚集在椎间盘中，从而在所有脉冲序列上产生低信号[101]。

椎间盘突出症通常是指椎间盘物质突出椎间盘间隙，椎间盘间隙包括椎体终板和周围的环状突。广义的椎间盘突出症是指椎间盘突出延伸超过椎间盘边缘 50%，而术语"凸出椎间盘"被保留用于描述椎间盘弥漫延伸突出超过 50%，通常仅仅超过椎间盘边缘几毫米。

局部性椎间盘突出症是指椎间盘内容物突出延伸低于盘空间边缘直径的 50%，而宽阔的突出物占据盘空间直径的 25%~50%，焦点突出物则小于盘直径的 25%。突出时表现为椎间盘突出物的远端比基底部狭窄，而脱出则为椎间盘突出物的基底部比远端狭窄（图 20-18）。

椎管狭窄可以由椎间盘退行性疾病引起，也可以是自然发育的。症状包括疼痛、神经系统症状，并可能随着屈曲或伸展而改变[102-104]。椎管或神经孔的损害程度可分为轻度、中度或

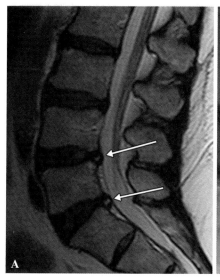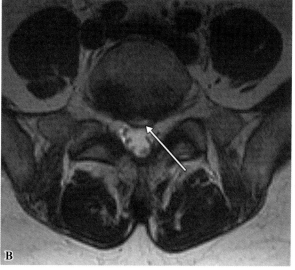

▲ 图 20-17　环状撕裂，在 L_4~L_5 和 L_5~S_1 椎间盘水平上出现局部 T_2 高信号，并有椎间盘突出，白箭（A）和 L_5~S_1，白箭（B）

重度。轻度的直径缩窄不到 1/3，中度的直径缩窄 1/3～2/3，重度的直径缩窄超过 2/3（图 20-19）[96]。

(2) 小关节和韧带：小关节的退行性改变可以和退行性椎间盘疾病同时发生，也可以独立发生（图 20-20）。小关节关节炎 / 肥大可与韧带肥大，侧隐窝或神经孔变窄一起导致中央管狭窄。小关节积液可继发滑膜囊肿（图 20-21），这些囊肿可以造成椎管或神经根管狭窄[105, 106]。

(3) 序列：脊柱生物力学的紊乱可能导致脊柱正常序列的改变，并且可能是退行性的，创伤性的或继发于椎弓峡部缺损（图 20-22）[84]。

(4) 骨髓变化：退行性椎间盘疾病的椎体终板变化可分为三类，T_1 和 T_2 显示水肿型为Ⅰ型，脂肪型为Ⅱ型，硬化型为Ⅲ型。Ⅰ型终板的变化为长 T_1 和长 T_2 信号（T_1 低信号和 T_2 高信号），往往认为是一种急性期变化（图 20-23）。用钆注射给药后可发生增强。Ⅱ型变化在 T_2 图像上表现为稍高信号，在 T_1 加权图像上表现为仅次于黄骨髓的高信号（图 20-24）。Ⅲ型终板的信号和编织骨相似，在 T_2 和 T_1 图像上的信号强度均较低[107, 108]。

2. 动态图像

脊柱的动态影像学检查是指脊柱在不同位置影像学检查，包括屈曲、伸展或轴向负荷。虽然可以轻松获得站立位、侧位 X 线片，但大多数 CT 和 MRI 检查都是在患者仰卧的情况下进行的。有开放的 MRI 单元可以对患者坐位进

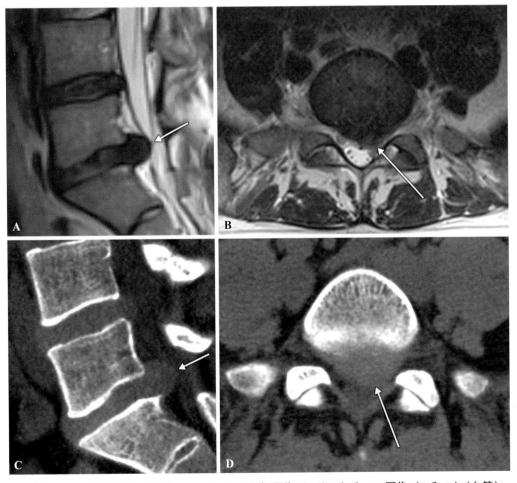

▲ 图 20-18　巨大椎间盘突出，L_5～S_1 的 T_2 加权图像（A 和 B）和 CT 图像（C 和 D）（白箭）

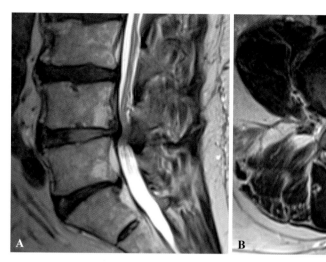

▲ 图 20-19　L₄～L₅ 处的严重椎管狭窄：继发于弥漫性椎间盘突出、小关节炎和韧带肥厚
矢状位（A）和轴位（B）的 T₂ 加权图像

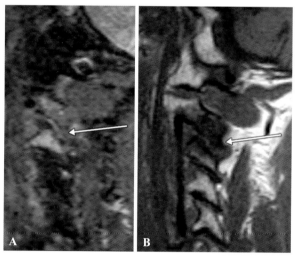

▲ 图 20-20　C₂～C₃ 出现小关节水肿，矢状位 STIR 图像（A. 白箭）和矢状位 T₁ 加权像（B. 白箭）

行影像学检查。然而，与传统的封闭磁场相比，其图像质量较低。也有市售的 MRI 兼容轴向加载设备（使用施加负载的安全带）和颈部弯曲装置。

期望在屈曲、伸展或轴向负荷下对患者影像学检查的原因是多数症状都在这些情况下被诱发。有文献报道患者伸展状态下腰椎管和神经孔大小减少[109, 110]，与健康人群相比，有症状的患者发生这种情况尤为常见[111]。伸展时也会出现颈椎管尺寸的缩小[112-115]。黄韧带松弛和由此导致的屈曲被认为是颈椎和腰椎的病因（图 20-25 和图 20-26）。轴向负荷显示腰椎管直径减小，敏感性为 96.4%。并且在直立的脊髓造影中也得到类似的发现[116]。

站立的腰椎侧位 X 线片可以显示常规仰卧位图像上无法检测的异常。在站立的状态下，可以看到腰椎前凸更加明显，发现隐性的椎管狭窄[117] 或腰椎不稳或滑脱程度的增加[118]。通过脊柱的屈伸位摄片可评估其不稳定性，该项检查的患者选择率很低，但这是进行此项检查的重要条件[119]。同脊柱的屈伸位检查选择率低相同，颈椎和腰椎常规斜向视图的选择性也较低[120, 121]。旋转定位 CT 检查可用于评估寰枢椎旋转半脱位患者在中立位、最大左旋、最大右旋位的图像[122, 123]。

有许多报道都很好地描述了颈椎管狭窄和椎间盘突出的影像学表现[124-126]。相似的发现在腰椎也有表现，即当患者在站立位[125, 127] 或过伸位[128, 129] 摄像时，椎间盘突出的程度有加重。

虽然脊柱动态影像学检查可以增加脊柱形态改变，但尚不清楚这些技术是否有利于患者预后。

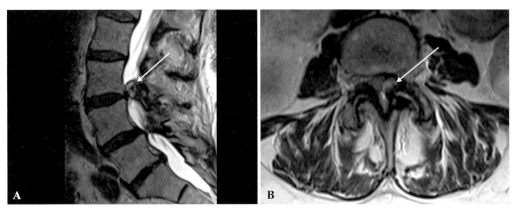

▲ 图 20-21　左 L₃~L₄ 小关节产生的滑膜囊肿导致严重的椎管狭窄，A 和 B 中的白箭（矢状和轴向 T₂ 加权图像）

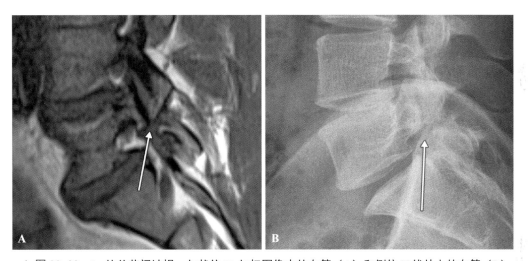

▲ 图 20-22　L₅ 的关节间缺损，矢状位 T₁ 加权图像中的白箭（A）和侧位 X 线片上的白箭（B）

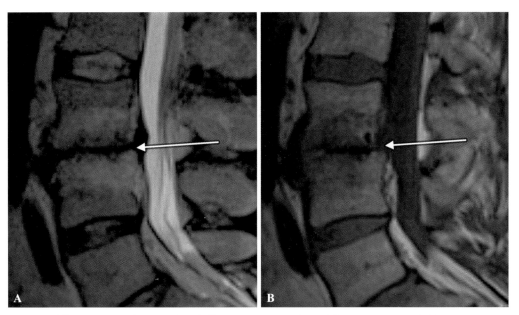

▲ 图 20-23　Ⅰ型终板改变，白箭显示了 L₃~L₄ 处 T₂ 高信号（A）和 T₁ 低信号（B）

3.影像学结果对临床决策的影响

先进的断层影像学检查无疑显示了形态学的改变，然而医生或患者对这些异常情况的了解是否会对决策产生最佳影响，进而有利患者的健康？影像学检查中的异常在无症状个体中是常见

的，这些影像学检查结果可能导致的内科或外科治疗的潜在结果，应优于疾病过程的自然史。

根据患者年龄的不同，可能有 50%～57% 的概率在 CT 或 MRI 检查中结果异常。年龄 40 岁以上的无症状患者有 50% 在 CT 扫描中变现为椎

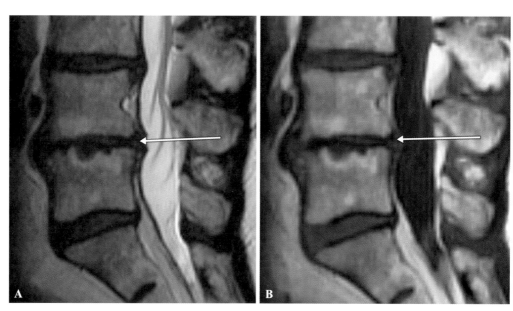

▲ 图 20-24   Ⅱ型终板改变：L_4～L_5 处 T_2 高信号（图 A 中箭）和 T_1 高信号（图 B 中箭）Schmorl 结节位于 L_5 上端板

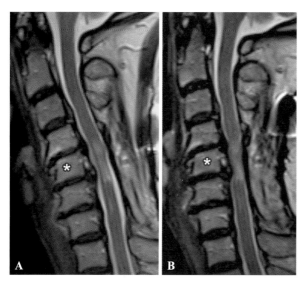

▲ 图 20-25   颈椎的动态图像

A. 患者的中立位；B. 过伸位 T_2 像显示在 C_5 水平椎管直径变小（星号），该患者既往有椎板切除术和脊髓软化症史（引自 Edward Benzel，MD，Cleveland Clinic，Cleveland，Ohio，USA.）

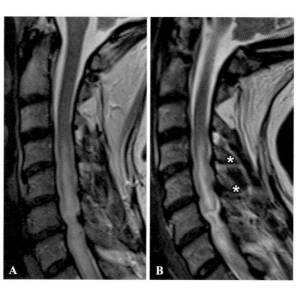

▲ 图 20-26   A. 用矢状位 T_2 加权像对既往横贯性脊髓炎患者进行中立位；B. 过伸位的扫描

图像显示除了中立位 C_6～C_7 有狭窄，C_4～C_5 和 C_5～C_6 也有明显的额外狭窄（图 B 星号）（引自 Edward Benzel，MD，Cleveland Clinic，Cleveland，Ohio，USA.）

间盘突出、小关节病变或椎管狭窄等异常，40 岁以下的患者中大约有 20% 表现出类似的异常[88]。24% 的无症状患者在脊髓造影中表现异常[86]。无症状个体的 MRI 结果异常表现出类似的高发生率。在 20—39 岁的患者中，22% 有异常影像结果，在 60—80 岁的患者中，57% 有异常[85]。在 98 个无症状个体中，只有 36% 的患者检查正常。在异常检查中，椎间盘突出多见，而不是椎间盘脱出[87]。

椎间盘突出发病率较高，随时间变化，可完全缩小或消除[130]。与疼痛相关的椎间盘脱出的大小已被证实随着时间的推移减小（图 20-27），1/3 的患者 6 周内改善，2/3 的患者 6 个月内改善[131, 132]。此外，随着随访时间的推移，可能出现新的突出物，从基线到随访检查的间隔变化与临床病程无关[131]。

就下背部 MRI 成像是否具有预测性而言，人们发现遗传、工作状况和心理社会因素往往更重要[133-135]。Modic 等发现腰椎间盘突出合并背痛和白种人是预后的积极预测因子[131]。其他研究也发现，椎间盘突出、纤维环破裂和神经压迫与保守治疗的良好结果相关[136-138]，椎间孔椎间盘突出手术治疗效果更好[138]。Boden 等对 67 名原始患者（31% 的患者表现出形态学异常）中的 50 名进行了为期 7 年的随访研究，结果显示 MRI 并不能预测背痛的发生。

多项研究表明，与影像学检查结果相反，心理社会因素在慢性颈部疼痛中起着重要作用[139, 140]。当影像学检查颈椎挥鞭伤时，对于什么属于异常结果还没有达成共识[141, 142]。然而，如果存在潜在的退行性变化，则可导致症状[143]。

尽管许多研究表明 MRI 没有预测性，在许多病例中不能提供预后信息，但形态学改变已被证明与患者症状相关。Beattie 等发现，腿痛与椎间盘脱出和神经压迫相关，而 Jarvik 等则发现下腰痛可出现椎管狭窄[144, 145]。I 型终板改变与疼痛相关[146]。如果在融合手术后的基线时出现，则与良好的临床结果相关[147]，如果融合后持续出现，则预后较差[148]。

4. 影像学检查的选择决定

下腰痛的影像学检查与经济因素（直接和间接）以及患者预后都有关，因此下腰痛影像学检查应在合适的病例中进行。虽然下腰痛的病因不明，但仍需要排除诸如感染或肿瘤。这些病例通常表现为创伤、体重减轻、高龄、发热、全身疾

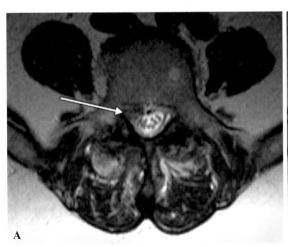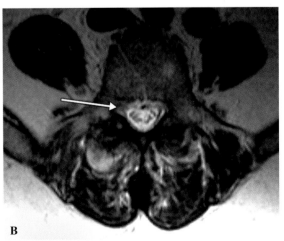

▲ 图 20-27　轴向 T_2 加权图像

A. 显示 L_5 椎体中部挤压的盘状物质（白箭）；B. 2 个月后凸出的盘状物质具有完全分辨率（白箭）

病、症状持续时间长和既往有手术史等[149-151]。

非特异性背痛不需要进行影像学检查[131,150,152,153]，但如果症状持续超过 6 周，建议影像检查以明确原因[150]。美国内科医师学会建议对有癌症高危因素的患者采用放射学结合红细胞沉降率检查，对有感染危险因素、马尾综合征或有严重神经症状的患者采用磁共振检查。

许多研究表明，过于积极行影像学检查不仅不利于患者治疗，在某些情况下可能是有害的。研究表明，对于无危险因素的腰痛患者，X 线检查、CT 检查或 MRI 检查并不比保守治疗有优势[154]，临床疗效也没有改善[155,156]。相比之下，Gillan 等报道说 MRI 检查为接受检查的患者提供了"诊断信心"[157]。X 线摄影和 CT 检查包含电离辐射，其本身有致癌的风险[158-160]。对脊柱影像学检查结果的认知程度已被证明与患者预后不良有关[161-163]。手术后的积极效果与选择正确的患者相关[164,165]，这应该被考虑到，已被证明手术率随着 CT 和 MRI 检查的增加而增加[166-168]。

高级的断层影像学检查技术可以更好地用于适合的临床环境；对于无并发症的背部疼痛，它并没有显示出积极的直接保守治疗作用，但在有"危险信号"的患者和准备手术的患者中发挥了作用。

（三）术后脊柱影像

脊柱手术具有治疗和诊断的作用，包括椎间盘退行性疾病、肿瘤和感染，都能够获得病理诊断指导治疗。

有许多可用的手术方法和硬件选择。术后进行影像学检查的原因很多，包括评估固定 / 融合程度、患者持续存在相关症状、治疗监测和评估潜在并发症。影像学检查选择包括 X 线检查（动力位）、CT 检查和 MRI 检查。

1. 内固定融合术

对内固定融合后的脊柱进行影像学检查可用于评估骨融合的状态和内固定器的位置（图 20-28），并进行并发症的评估和治疗监测。对脊柱进行影像学检查对于评估随时间而发生的细微变化是很有价值的，这些变化在短期随访中并不明显，包括对线、部件位置和骨融合状态的改变[169-171]。常规的正侧位平片足以有效获得屈伸视图[172-174]。

脊柱手术后对患者进行影像学检查的目的之一是确认脊柱融合的存在，即相邻脊柱节段之间的桥接小梁骨（图 20-29 和图 20-30），包括潜在疼痛性不稳定的治疗。手术后，融合通常发生在 6～9 个月内，可以用 X 线或 CT 检查[175]。术式的选择应基于患者的临床表现，其潜在目标是确认融合或识别可能需要再次手术的症状性假关节病 / 骨不连。X 线片高估了脊柱融合术，因此对脊柱融合的影像学检查总体上是不可靠的[176]。确定融合的标准是手术中的直接评估[177,178]。

与 CT 相比，X 线片对融合的评价更易获得，成本较低，且患者接受更少的辐射。总的来说，X 线片识别融合的准确性较差。Tuli 等发现放射

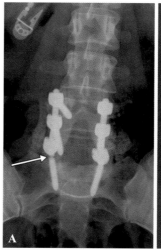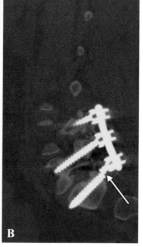

▲ 图 20-28　A. 正位片；B. 矢状位 CT 图像显示右侧 S_1 椎弓根螺钉断裂（白箭）

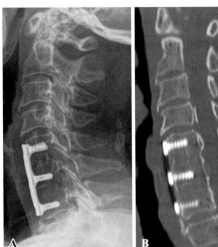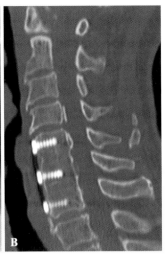

▲ 图 20-29 A. 颈椎侧位片；B. 矢状位 CT 图像显示 C_5、C_6 和 C_7 椎体与内固定器的骨性融合

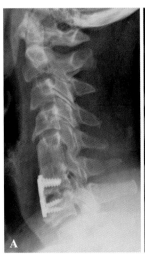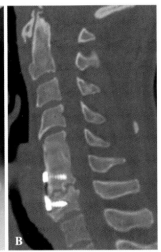

▲ 图 20-30 A. 颈椎侧位片；B. 矢状位 CT 图像显示 C_5 和 C_6 椎体融合，C_6 和 C_7 前方内固定并且在此水平没有明显的骨性桥接

科医生在评估颈椎骨融合方面的一致性较差[179]。与腰椎再次手术期间的直接观察结果相比，X 线片的准确率为 68%[180]，与 Blumenthal 等的观察结果相似[181]。Brodsky 等发现影像学结果与再手术时观察的结果不一致，这种不一致的频率在 X 线片、动态 X 线片和 CT 检查分别为 36%、38% 和 43%[182]。通过屈伸 X 线片可以评估融合节段的运动，从而提示骨不连 / 假关节病，然而手术部位一定程度的运动可能是正常的。多个研究已

经用不同的标准对正常运动进行了研究，但没有达成一致意见[183-185]。放射立体测量分析试图精确测量三维运动，而不是 X 线片上的二维运动。这项技术需要置入标志物，其技术要求导致其不能广泛应用于临床[186, 187]。

CT 检查对融合的评价往往不像 X 线片那样会高估骨融合情况[188, 189]，而使用定量运动分析时，动态 X 线片的准确性得到提升[184, 185]。当使用 CT 检查和定量运动分析的动态 X 线片时，融合的阳性预测值高达 100%[184]。与腰椎后外侧内固定融合再手术的直接可视化相比，CT 图像上小关节和后外侧沟融合时，融合率为 96%，仅后外侧沟融合时融合率为 89%，仅小关节融合时融合率为 74%[190]。虽然 CT 检查对评估骨融合是有用的，但患者受到的辐射增加，因此应在特定的病例中使用[191]。尽管有研究报道了磁共振检查对评估融合的效用，但相关工作仍在进行中[177, 192, 193]。

影像学检查根据所用植骨材料种类的不同可能有不同的结果。异体骨或自体骨都可以作为植骨材料，有着各自的优缺点以及促进融合的能力[194]。为了促进骨生长，一些药物已经作为植骨的添加剂或是骨诱导剂。而了解这个操作以及使用这些药物时的影像学表现对避免误解影像学研究是必不可少的。由于陶瓷不透射线，因此在早期时间窗里陶瓷可能干扰骨融合的影像学检查[195]。尽管临床结局是好的，但骨形成蛋白可以影响骨愈合的整个过程，并且影像学表现与感染或其他并发症类似[196, 197]。对做过颈椎手术并接受骨形成蛋白治疗的患者行 CT 检查，均能发现椎骨前软组织的水肿，而消肿往往需要 6 周。终板吸收是和感染相关的影像学表现，与椎骨前软组织水肿类似，发生在所有的颈椎手术和 82% 的腰椎手术中，往往出现在术后的 1.5 个月并在

术后 6 个月消退[198]。而 50% 的患者在术后 3～6 个月会显示融合器下沉。融合器移位及异位骨形成也是与使用骨形成蛋白相关的特征表现[198]。信号异常和骨髓水肿也可以出现在磁共振影像学检查上[199]。

与金属器件放置或感染相关的潜在并发症也可以发生在术中或术后。对椎弓根螺钉的评价应从合适的定位及它的完整性出发。螺钉放置的理想位置应该在椎弓根的中部，并与上终板平行[200]。若位置不佳可导致神经卡压或血管损伤。椎弓根螺钉周围透亮是螺钉松动的征象，导致固定不稳（图 20-31）[201]。椎间融合器下沉到邻近椎体内超过 3mm 可导致神经根症状[202-204]。内固定融合术后必然导致正常脊柱生物力学的改变，并且邻近退行性变的进程加快。感染涉及骨结构、椎间盘间隙及周围软组织，可以导致硬膜外脓肿的形成（图 20-32）[205]。使用 CT 脊髓造影术或磁共振影像学检查可以对蛛网膜炎进行检查，其表现为马尾神经根聚集，周围被明显的空鞘囊所替代（图 20-33），聚集的马尾神经根呈团块状。可能的病因包括脊柱手术、感染、硬膜内血制品，以及一些脊髓对比剂[206]。考虑到患者年龄不同，假性脑膜膨出（图 20-34）（磁共振影像学检查上信号强度不同）、硬膜外血肿（磁共

振影像学检查亚急性期的 T_1 信号增强）及皮下积液（通常遵循所有脉冲序列的流体信号强度）等可能造成脑脊液蛋白含量不同，术后积液的确切病因很难明确[175]。

2. 椎体强化术

椎体强化术是在透视指导下使用骨水泥治疗疼痛性椎体压缩骨折[207, 208]。这个手术可以只通过注射（经皮椎体成形术）或在球囊的帮助下（椎体后凸成形术）完成[209]。骨水泥在 X 线片上不透光，在 CT 检查上衰减增加，在磁共振图像上

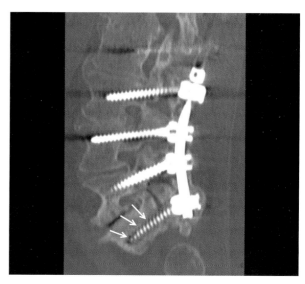

▲ 图 20-31　矢状位 CT 图像显示 S_1 椎弓根螺钉周围透亮（白箭），表示螺钉松动 $L_2 \sim L_4$ 椎弓根螺钉附近的明显透亮是一种射束硬化伪影

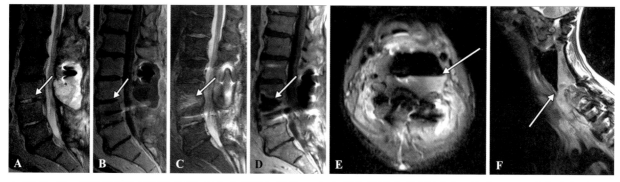

▲ 图 20-32　通过腰椎的矢状位 STIR（A）和增强矢状位 T_1（B）图像显示术后即刻改变；注意 $L_3 \sim L_4$ 椎间盘间隙（白箭）显示最小的 STIR 高信号；一个月后，STIR（C）和增强 T_1（D）显示椎间盘炎和骨髓炎的发展（白箭）；（E 和 F）不同的脊柱肿瘤患者表现为巨大的前部脓肿，伴有气液平面（白箭），继发于食管环扎钢丝穿孔

所有脉冲序列都很低（图 20-35）。解除疼痛和恢复椎间盘高度是治疗成功的标准[207-209]。据报道，有症状的并发症发生率为 1%～6%[209, 210]，包括肋骨骨折、神经根痛、感染、出血及其他与骨水泥外渗相关的并发症，如肺栓塞和神经功能缺陷导致的神经元件肿块效应（图 20-36）。

3. 退行性椎间盘疾病

影像学检查经常作为退行性椎间盘疾病患者的术后检查。据报道，腰椎间盘突出的手术治疗成功率高达 90%[211]，而再手术的成功率则降到 60%～82%[212-214]。腰椎手术失败综合征导致疼痛和功能减退，可能是由残余或复发性椎间盘突出、蛛网膜炎、椎管狭窄或不正确的手术节段引起[215]。

术后立即或较早地行影像学检查可能是有问题的，因为存在正常组织的破坏，术后脑脊液漏或本质上是术后信号增强的结果（图 20-37）。此外，椎间盘和椎体终板的改善在文献中也有描述[216]。在一项研究中，对临床结果良好的腰椎间盘切除术后的患者分别在 6 周和 6 个月行影像学检查，最开始的改善出现在椎旁的肌肉组织、小关节、神经根和椎间隙，但改善的程度随着时间推移会下降。所有患者在刚开始均有硬膜外瘢痕的形成，但在术后 6 个月，仅有 15% 的患者会出现[217]。在 Ross 等的一项研究中，分别于术后 6 个月和 12 个月对患者进行影像学检查，将瘢痕分为前硬膜外腔（96% 的患者）和（或）后硬膜外腔（86% 的患者）。随访时，前硬膜外瘢痕组织在 85% 的患者中保持不变，后硬膜外瘢痕组织在 75% 的患者中保持不变，其余患者瘢痕

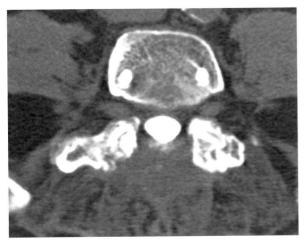

▲ 图 20-33 轴位 CT 脊髓造影显示腰椎下段椎板切除术后，明显的"空鞘囊"代表蛛网膜炎

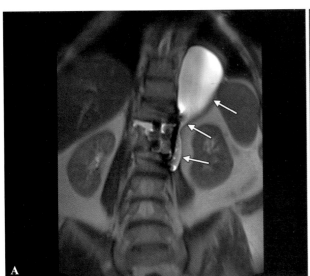

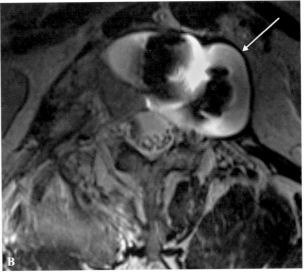

▲ 图 20-34 A. 定位器；B. 一个有腰部手术史的患者的轴位 T₂ 加权像显示在 T₁₂～L₁ 中心位置有一个巨大的假性脑膜膨出，其上方向椎旁突出（白箭）

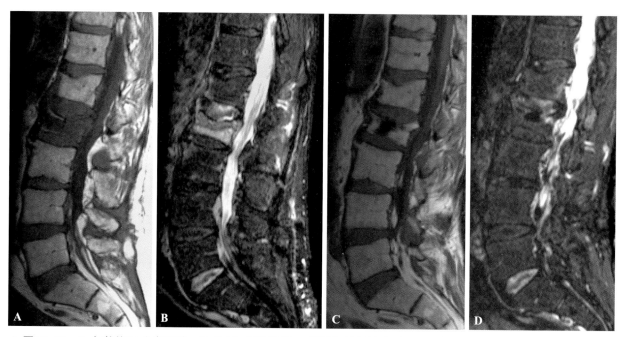

▲ 图 20-35　A. 矢状位 T_1 加权图像；B. STIR 图像显示 L_2 椎体急性压缩畸形；T_1 加权图像显示最小的正常骨髓，没有椎体后弯或椎旁肿块提示这是病理性骨折。18 个月后影像学检查显示；C. T_1 存在低信号强度的骨水泥；D. STIR 图像上存在低信号强度的骨水泥

注意在 T_1 加权图像上正常骨髓信号强度得到恢复

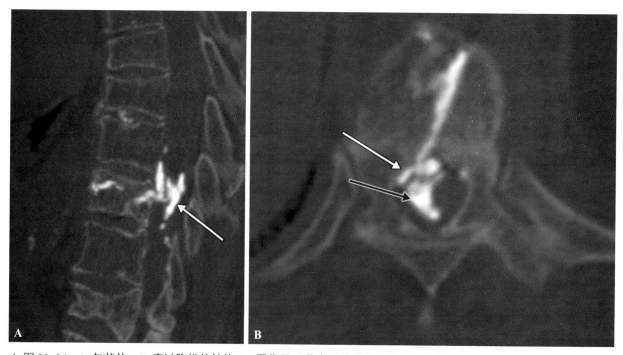

▲ 图 20-36　A. 矢状位；B. 穿过胸椎的轴位 CT 图像显示骨水泥外渗进入椎管，白箭（图 A 和图 B），以及进入鞘囊，黑箭（图 B）

组织减少（图 20-38）[218]。硬膜外瘢痕是否会导致包裹和压迫引起疼痛，或者这是生理 / 愈合的结果，相关报道存在矛盾。Coskun 等认为，心理社会因素与患者症状相关，而不是硬膜外瘢痕的存在[219]。

在一项研究中，20 名患者术后无临床症状，另外 20 名患者术后发生周期性疼痛，在进行 CT 检查时，没有发现硬膜外瘢痕组织严重程度与症状之间具有相关性[220]。相反，在周期性神经根

痛的患者中发现了硬膜外瘢痕[221]，它的存在与再手术后患者临床预后不好相关[222]，而需要再手术的患者没有瘢痕组织（以及年轻、女性和职业状态）与好的临床预后相关[223]。神经根信号增强与患者术后神经根病变有关，敏感性为 91.7%，特异性为 73.2%[224]。

CT 检查和磁共振检查均可以区分残余或复发椎间盘突出与硬膜外瘢痕组织，但磁共振检查更常用（图 20-39）[225, 226]。与 22 例再手术患者的术中发现相比，74% 的患者静脉增强 CT 能区分复发性椎间盘突出和硬膜外瘢痕，而非增强 CT 检查的正确率为 43%[225]。

（四）解剖腔室

脊柱影像学的病理改变可以根据包括硬膜外、硬膜内髓外和髓内的解剖腔室进行分类。每个分区它可能的病理改变都有很大差异，但结合患者的临床表现和实验室数据时，这种差异就会缩小。硬脑膜外腔室位于硬脑膜外，病理过程常从邻近椎体或椎间隙延伸。硬膜内髓外室包含鞘囊的内容物，脊髓除外。脊柱的髓内室由脊髓本身和脊髓前叶组成。随着磁共振检查技术被引入

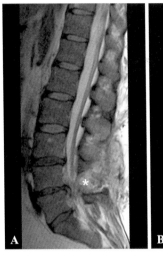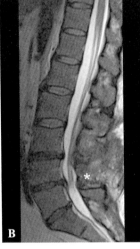

▲ 图 20-37　腰椎矢状位 T_2 加权像，术后即刻改变（图 A 中星号），1 个月后复查时外观有所改善（图 B 中的星号），说明术后即刻磁共振检查难以解释

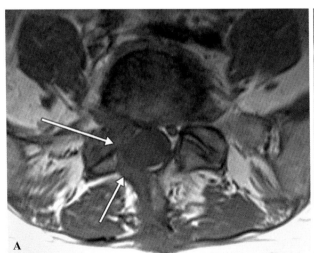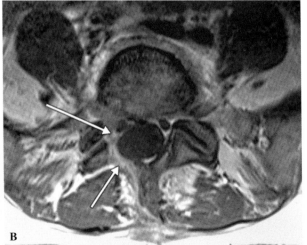

▲ 图 20-38　A. 轴位 T_1 加权像，提示之前做过半椎板切除术，并且椎管右侧有 T_1 信号强度低的物质；B. 在增强图像上箭所指为硬膜外瘢痕组织

临床应用，它在脊柱影像学检查中的作用迅速显现[227-229]。Takemoto 等在 29 个脊柱肿瘤患者中证明了磁共振检查可以正确辨认分区的起源[230]。脊柱血管病变涉及多个分区，可被分为血管网状细胞瘤和海绵状瘤等肿瘤、动脉瘤、血管畸形（包括动静脉瘘和脊柱各节段的畸形）[231]。

1. 硬膜外和骨髓影像学检查

脊柱影像学检查可用于多个不同的适应证，从评估腰痛、筛查转移性疾病到评估已知恶性肿瘤患者的神经症状。不管患者可能有什么适应证或既往的医学状况，骨髓或邻近的腔室都不可避免地会出现异常。虽然一些骨髓病变将是明显的病理性病变，但其他情况可能更难解释，包括异质性骨髓、无肿瘤病史患者的分散性低 T_1 信号

强度病灶、良性与病理性压缩性骨折的鉴别或退行性终板改变与早期感染。

划分硬脑膜和脊髓的关系相对简单，但确定病理过程的重要环节是相对容易的。当正常结构突出时，同样也可能会造成混淆，比如硬膜外静脉丛（图 20-40）[232]。硬膜外向前突出常在中线处，因为中线隔将后纵韧带与相邻椎体连接起来（图 20-41）。位于硬膜外间隙后方的病变可与邻近的硬膜外脂肪形成曲线界面，并取代硬膜囊（图 20-42）。此外，低 T_2 信号带将硬膜外突出与鞘囊区分开[230]。CT 检查对辨认骨性解剖结构是有用的，并且当使用磁共振检查存在禁忌证时，CT 脊髓造影可作为次选检查，或者作为磁共振检查的辅助检查（图 20-14）。

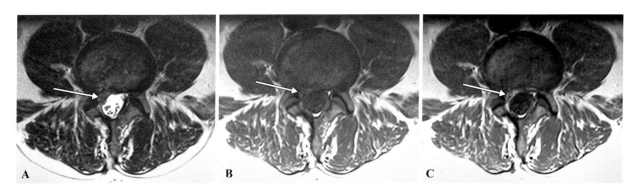

▲ 图 20-39　A. 轴位 T_2 加权像；B. 轴位 T_1 加权像显示低信号强度的硬膜外物质，白箭所指为复发的椎间盘突出或瘢痕组织；C. T_1 加权增强图像，白箭所指组织信号增强，代表瘢痕组织而非突出的椎间盘

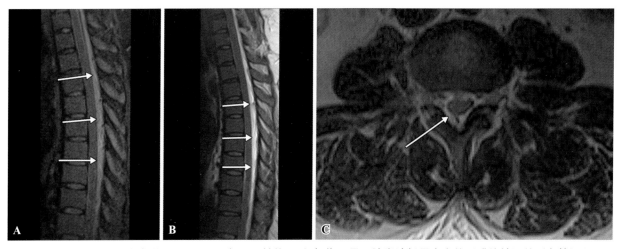

▲ 图 20-40　A. 矢状位 STIR；B. T_2 相；C. 轴位 T_2 加权像，显示脑脊液低压患者的硬膜外神经丛（白箭）

硬膜外腔含有脂肪、结缔组织和静脉，并环绕硬脊膜，硬脊膜从枕骨大孔一直延伸到尾骨[5]。硬膜外前间隙前方以后纵韧带为界，后纵韧带通过中线隔与椎体后部紧密相连，导致硬膜外突出出现特征性的帐篷状外观，但伴有感染、硬膜外血肿或者是晚期转移性疾病时，这种结构可以改变，导致突出跨过中线[233, 234]。硬膜外病变包括转移性疾病、感染、血肿（图 20-43）、退行性椎间盘疾病（包括骨赘和椎间盘突出）（图 20-44）以及原发性骨肿瘤[235]。

（1）骨髓年龄相关的改变：在解读脊柱的磁

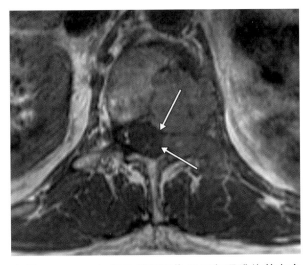

▲ 图 20-41　T_1 加权非增强图像显示向硬膜外前方突出的骨转移灶，白箭表示鞘囊和前正中线上有轻度的肿块效应

共振检查之前，重要的是要讨论与年龄相关的变化，因为红骨髓具有与病理性骨髓浸润相似的低 T_1 信号强度。出生时，脊柱主要含有红骨髓，在 T_1 加权图像上信号强度较低。随着时间的推移，大多数脂肪骨髓在 T_1 加权检查上呈高信号，这种转变通常发生在 25 岁[47]。总体而言，不同个体的骨髓信号强度可能有所不同，但通常 T_1 加权图像上的骨髓信号强度低于肌肉或椎间盘间隙，可能是病理性的[236-238]。

与椎间盘或肌肉相比，正常骨髓在 T_1 加权像上应该是高信号，在 T_2 加权图像上，与肌肉相比，中等到高信号强度，尽管确切的信号强度取决于椎体中黄色和红色骨髓的比例，但在 STIR 或脂肪饱和图像上信号强度较低[238]。异常骨髓通常会导致 T_1 高信号的丢失，其程度从 T_1 信号强度的整体丧失到一个不明显的病灶。

与椎间盘相关的低 T_1 信号强度的骨髓异常的准确率为 98%，与肌肉相关的准确率为 94%。病理性骨髓浸润可以简单地认为是含水量增加，表现为 T_2 和 STIR 高信号[239]。对比剂的使用对于区分硬膜内和硬膜外疾病是有用的，但是，如果没有在脂肪饱和的情况下进行，或者对比前 T_1 加权像没有获得，椎体病变的增强则可以掩盖其存在（图 20-45）[240, 241]。除了骨髓在磁共振检查

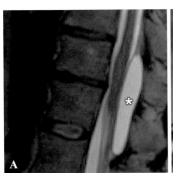
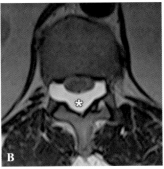
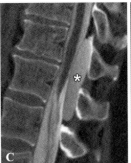
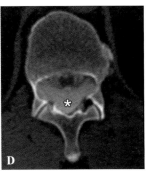

▲ 图 20-42　后硬膜外蛛网膜囊肿（＊）矢状位和轴向 T_2 加权像（A 和 B），矢状位和轴向 CT 脊髓造影图像（C 和 D）显示硬膜外脂肪覆盖，这是典型的后位硬膜外突出

在 CT 脊髓造影图像上，囊肿的充盈可以来自囊肿与蛛网膜下腔的小间隙交通，也可以是延迟影像学检查

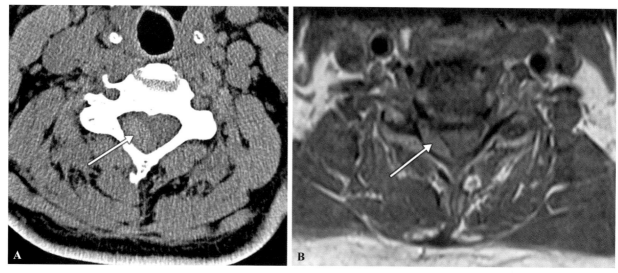

▲ 图 20-43　A. 颈椎的轴位 CT 扫描显示微弱的增强衰减，白箭表示硬膜外血肿；B. 在轴位 T_1 加权像上更清晰（白箭）

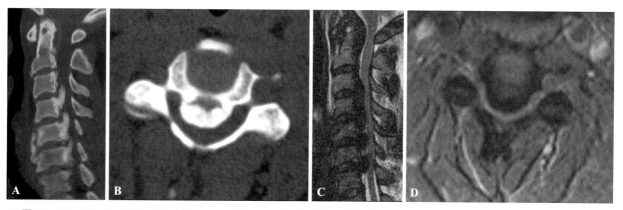

▲ 图 20-44　A 和 B. 矢状位和轴位 CT；C 和 D. T_2 加权磁共振影像学检查。显示后纵韧带骨化，椎管受损，脊髓变平

上的年龄依赖性改变外，技术因素也会导致不同的表现，这很难与病理改变相区别。高场强磁体（3 特斯拉）可导致 T_1 加权图像上骨髓信号降低，可误认为是病理性骨髓浸润（图 20-46）[242]。

（2）异常骨髓分布：当遇到异常骨髓时，其分布、数量（单个或者多个）及定位对鉴别诊断和决定下一步的计划，随访期间用影像或者其他不同的方式观察其变化，或者获取病理组织来确诊以指导治疗都是很有帮助的（图 20-47）[243-245]。

虽然转移性黑色素瘤（图 20-49）、血液产物以及 Paget 病在 T_1 加权图像上可以呈高信号[246-248]，但是灶性 T_1 高信号是典型的良性表现，比如脂肪性骨髓瘤或血管瘤（图 20-48）。早先的放射治疗（图 20-50）、脱矿、慢性营养不良可以导致椎体弥漫性的 T_1 高信号改变。

在终板对应的中心出现 T_1 低信号时一般是自然退变、感染、继发性沉淀浸润较罕见。当病灶位于椎体内时可能的疾病有非典型血管瘤（图 20-51）、创伤 / 骨折，肿瘤或者骨纤维结构不良（图 20-52），当在后侧时考虑创伤和原发性骨肿瘤。红细胞置换性贫血（图 20-53）、肿瘤、结节病（图 20-54），以及其他导致骨髓置换的浸润性疾病在椎体内表现为弥漫性 T_1 低信号[243]。Paget病在磁共振上没有特异性表现（图 20-55）[244]。

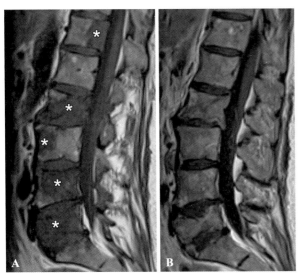

▲ 图 20-45　有必要进行造影前检查：多发性骨转移灶，如 A. 非造影 T₁ 加权像上的星号所示；图 B. 在对比剂给药后却很难显示

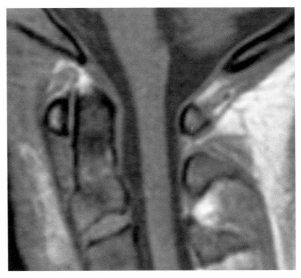

▲ 图 20-46　矢状位 T₁ 加权像显示骨髓低 T₁ 信号，可与病理性骨髓浸润相混淆

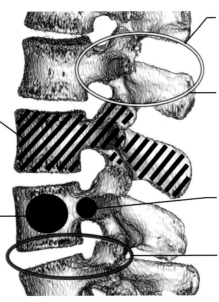

后部附件：转移性疾病、骨样骨瘤、成骨细胞瘤

后部附件及椎体的侵犯：转移性疾病、成骨细胞瘤、动脉瘤性骨囊肿、软骨肉瘤、骨肉瘤、尤因肉瘤、巨细胞瘤

弥漫的单节段或多阶段：恶性 / 转移性疾病、淋巴瘤、红骨髓转化、骨髓纤维化、肾性骨营养不良、Paget 病

局灶性的单节段或多阶段：恶性 / 转移性疾病、淋巴瘤、骨髓瘤、血管瘤、肉瘤、纤维性发育不良、Paget 病、脊索瘤

椎弓根：恶性 / 转移性疾病、生物力学改变、应激反应

以椎间盘为中心：退行性终板变化、感染、Schmorl 结节

▲ 图 20-47　根据位置及其分布鉴别涉及椎体可能发生的病灶

（3）转移性肿瘤：脊柱转移性肿瘤的类型包括了溶骨性（常见的来源有肺、乳腺、肾、甲状腺）、成骨性（常见的原发部位为乳腺和前列腺）以及两种类型都有的混合型，检查这些转移肿瘤的方法有很多。基于这些类型以及检测的不同机制，不存在适用于所有临床情况的单一检测模式。转移性肿瘤 [249, 250] 在放射线片上需要有

30%～75% 正常骨结构的改变才能显现出来，与其他方法相比可能会延迟 4～12 个月检测出来 [251]。叠加的结构可能会被误认为疾病（图 20-56）。使用 ^{99m}Tc 亚甲基二磷酸盐进行骨扫描可以观察到在正常骨骼中 5%～10% 的变化 [252]，但是这种方法是非特异性的，依赖于血流和成骨细胞。骨扫描对乳腺癌、肺癌和前列腺癌的检出很有帮

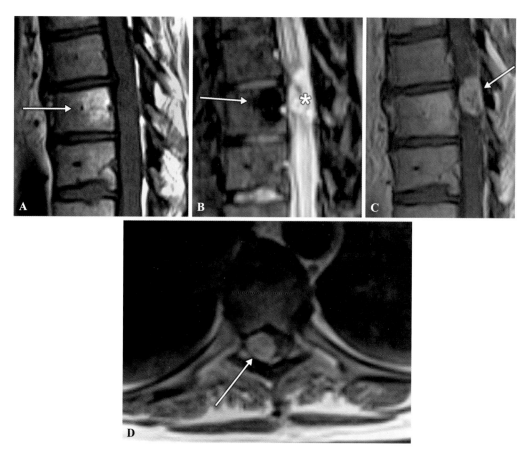

▲ 图 20-48　A. 箭所示为血管瘤，在非增强 T_1 像上为高信号的骨髓病变。B. 如箭所示，血管瘤由于含有脂肪，其在 STIR 图像上信号降低，呈低信号肿块。硬膜外髓外混合信号降低的更加明显。C 和 D. 如箭所示，增强后可见硬膜外髓外肿块强化，切除后证实为脑膜瘤

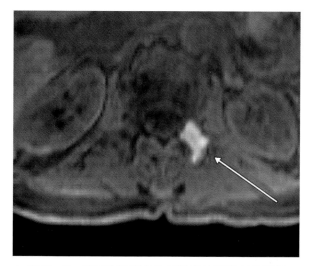

▲ 图 20-49　黑色素瘤及发生了远处转移患者的压脂 T_1 像。L_2 椎体的左椎弓根和小关节面 T_1 信号强度增加（白箭），考虑与黑素色瘤转移有关

助。侵袭性或溶解性转移肿瘤（尤其是来自多发性骨髓瘤、肾癌和甲状腺癌）可表现为缺乏放射性示踪剂摄取的病灶区或"冷"病灶，成骨性转移肿瘤表现为局灶放射性示踪剂摄取增加或在弥漫性转移性肿瘤中表现为超扫描（图 20-57）[253]。鉴于骨扫描的非特异性，异常吸收可能是肿瘤、炎症或者是创伤，因此结合其他影像资料是十分有必要的 [254, 255]。与 X 线摄影相比，CT 检查显示更多的细节，可以看到更小程度的骨破坏，其灵敏度为 71%～100% [24]。MRI 检查能直接评估骨髓，能较好地描绘肿瘤向软组织的侵袭情况和硬膜外病变的扩大，以及对脊髓造成的潜在影响（图 20-58 和图 20-59）。

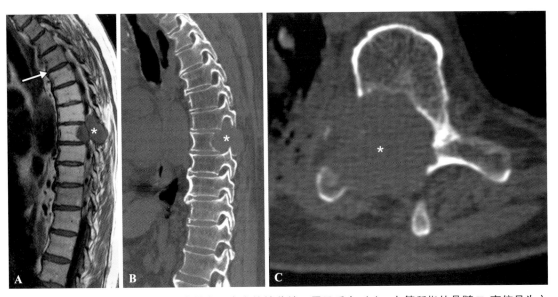

▲ 图 20-50　A. 矢状位 T_1 像显示胸椎有一个大的转移灶，累及后方（*）。白箭所指的骨髓 T_1 高信号为之前放射治疗所引起；B. 矢状位；C. 横断位 CT 图像显示一个大的缺损性病变（*），其软组织成分在 MRI 图像上显示得更清楚

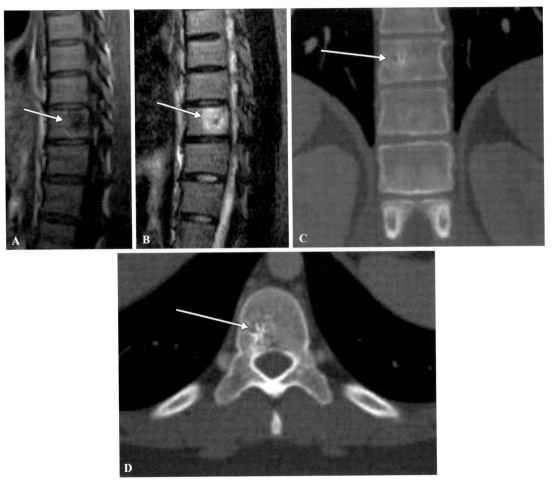

▲ 图 20-51　A. 箭所示，矢状位 T_1 像低信号灶；B. 箭所示，STIR 像高信号灶，都与病灶骨髓浸润有关；C 和 D. CT 图像上的箭显示增粗的小梁，这是 T_1 低信号下血管瘤或非典型血管瘤的特征性表现

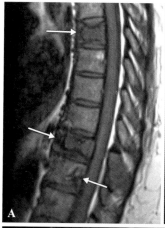
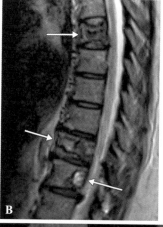

◀ 图 20-52　箭所示，A. 矢状位 T_1；B. T_2 像显示多个异常的骨髓病灶，T_1 上呈低信号，T_2 上呈高信号和低信号；C. 轴位 CT 显示相应的骨质扩张，主要表现为溶骨性；D. 骨扫描显示纤维异常增殖症患者放射性示踪剂摄取增加

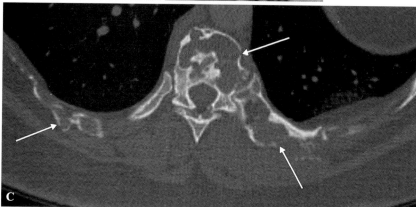

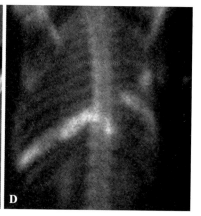

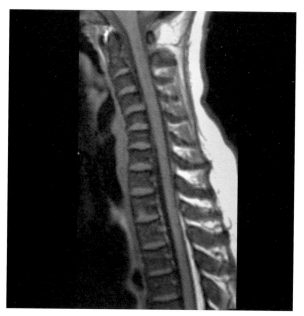

▲ 图 20-53　矢状位 T_1 像显示镰刀状细胞贫血病患者骨髓信号强度明显下降，这种表现也可为弥漫性转移性疾病

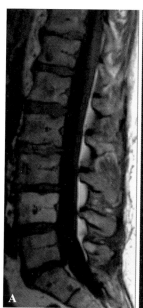
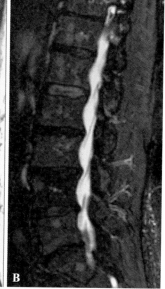

▲ 图 20-54　A. T_1 矢状位；B. STIR 矢状位显示多个椎体的多发骨髓异常灶

随后的活检显示为结节样

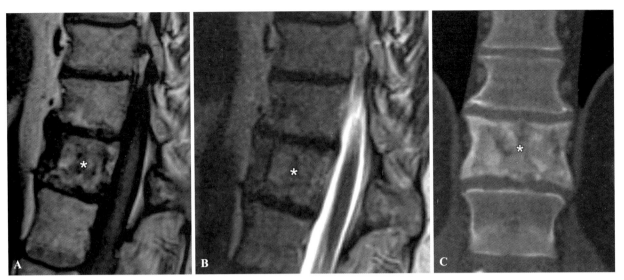

▲ 图 20-55　A. 矢状位 T₁ 相（*），T₁₂ 椎体的混合信号；B. 在 STIR 上只有很低的信号（*），冠状位 CT；C. CT 冠状位显示椎体硬化和增大（*），支持 Paget 病的诊断

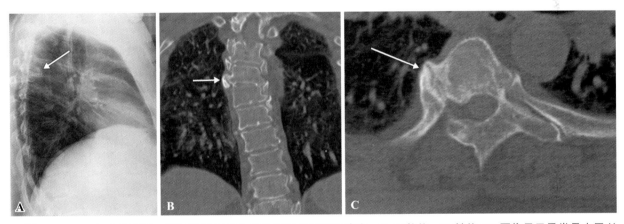

▲ 图 20-56　A. 如白箭所示，侧位胸片显示上胸椎明显的硬化性病变；B. 冠状位；C. 轴位 CT 图像显示异常是由于以肋椎间盘关节为中心的退行性改变造成的重叠结构（这也是 X 线片的局限性）

正电子成像技术（positron emission tomography，PET）显像可以单独应用或者结合 CT（PET/CT）。各种示踪剂可以用于疾病的定位，最长使用的是 18F-FDG，这是一种葡萄糖类似物，在新陈代谢活跃的过程中被吸收，如肿瘤、感染及退行性改变[256, 257]。与成骨性转移性肿瘤相比，溶骨性转移肿瘤的敏感性更高。红髓对 18F-FDG 高摄取，当同时存在骨性转移性疾病时将会鉴别困难[258]。

多项研究比较了不同方法和不同原发性肿瘤的敏感性和特异性。Liu 等对单独应用 PET 检查与 CT 检查在宫颈癌中进行比较，发现 PET 的敏感性和特异性分别为 93.3% 和 99.5%，而 CT 的敏感性和特异性分别为 33.3% 和 99.1%[259]。对于乳腺癌，单独应用 PET 敏感性为 87%，特异性为 92%，而单独应用 CT 敏感性为 67%，特异性为 95%[260]。Costelloe 等对 PET 与骨扫描比较的研究进行了综述，发现 PET 中位的敏感性和特异度分别为 83.9% 和 95.8%，而骨扫描的中位敏感性和特异度分别为 78% 和 91.5%[260-270]。当应用 PET/CT 时，敏感性和特异性都将得到提升[271, 272]。与 PET/CT 相比，用于评估转移性肿瘤的全身 MRI 检查具有相似的特异性和敏感性[272-274]。

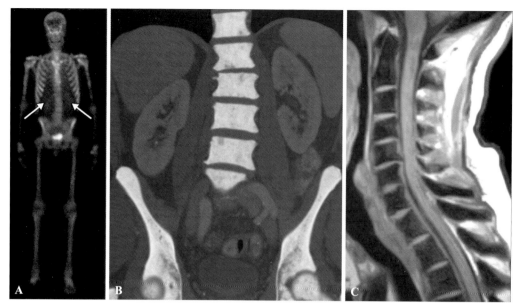

▲ 图 20-57　前列腺癌患者的骨扫描

A. 显示肾脏缺乏放射性示踪剂摄取，箭所示为弥漫性转移——"超扫描"；B. 该患者的冠状 CT 扫描图像显示骨性结构弥漫性硬化；C. 矢状位 T_1 像骨髓弥漫性低信号，低于椎间盘和肌肉，可能发生了弥漫性转移

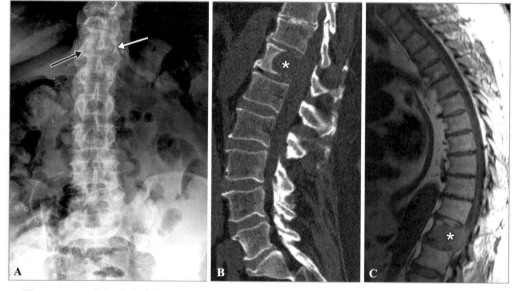

▲ 图 20-58　A. 肾细胞癌患者的腰椎正位 X 线片。黑箭所示为正常椎弓根，白箭所示为转移病灶，已经看不到椎弓根了；B. 该患者的矢状位 CT；C. T_1 像显示有椎体的受累（*），在 X 线片上不明显

　　一种常见的情况是骨折本质上到底是病理性的还是骨质疏松性的。虽然有一些磁共振检查的特点可以帮助我们，但是没有一种影像学检查方式可以 100% 确定地回答这个问题。病理性压缩性骨折的影像学表现包括椎体后缘凸起、后方元件 / 椎弓根受累、硬膜外肿块和多平面受累（图 20-60）。良性骨质疏松压缩性骨折的影像表现为逆行性骨折碎片，存在正常骨髓而病理性骨折中则是完全的骨髓倒置（图 20-35 和图 20-61），以及提示可能发生骨质疏松性压缩性骨折的水裂征

（图 20-62）[275, 276]。使用弥散加权图像和 MRI 灌注检查区分病理性与骨质疏松性压缩骨折的结果相互矛盾[41, 42, 277]。

此外，一旦诊断出骨转移性肿瘤，可以进行放射治疗，但这会导致骨髓信号的改变和其他的一些并发症。了解这些变化对于解释随后的治疗监测影像是很重要的。治疗 3～6 周后，T$_1$ 加权像上逐渐向被脂肪替代的 T$_1$ 高信号转变，骨髓的形态是均匀的或带状的。在治疗后的 3 周内，骨髓表现为 T$_2$ 微弱增加的水肿信号。在此之后 T$_2$

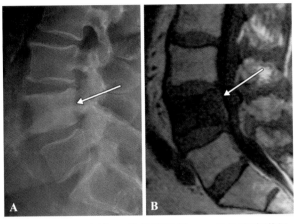

▲ 图 20-59　A. 侧位 X 线片箭所示，L$_4$ 椎体密度增加；B. 箭所示为对应部位的 MRI 图像，呈 T$_1$ 低信号，代表恶性转移

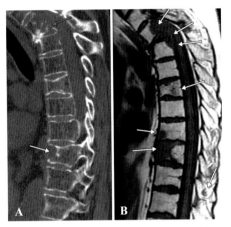

▲ 图 20-60　A. 在矢状位 CT 上，红箭所示为 T$_2$ 椎体病理压缩性骨折，白箭所示为 T$_8$ 转移肿瘤；B. 如白箭所示，MRI 检查能更好地显示其他转移病灶

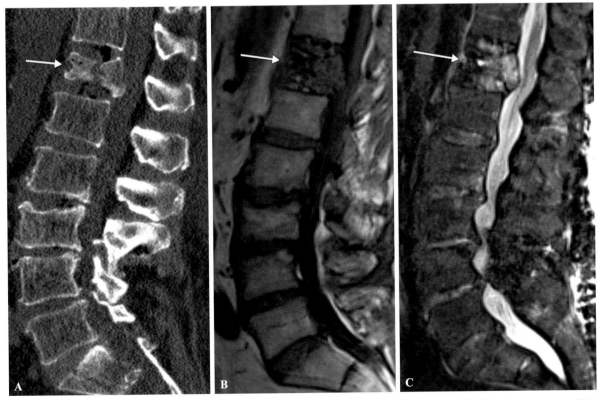

▲ 图 20-61　A. CT 矢状位白箭所示为 T$_{12}$ 急性压缩性骨折。L$_3$ 远端出现压缩骨折；B. 矢状位 T$_1$ 像；C. STIR 像显示 T$_{12}$ 椎体（箭）T$_1$ 低信号，高 STIR 信号，未见椎旁肿块或多见骨髓信号异常灶。随后的活检未发现恶性肿瘤

信号逐渐变得不均匀。在治疗 7~24 天后，STIR 上表现为水肿的高信号，第 9 天达到高峰。从 3~6 周开始，STIR 信号逐渐减弱[278]。放射性骨坏死可发生在治疗后的不同时间点，据报道从 10 月到 20 年不等。表现为骨坏死、椎体塌陷、并可在此之上发生感染[279, 280]。放射性脊髓病也可在治疗后的几个月到几年发生，其在很大程度上是一种排除诊断，因为它的影像学表现是非特异性的。其表现包括长达 8 个月的脊髓水肿和长达 2 年的环形强化（图 20-63），最终可进展为体积丧失[281-283]。

（4）感染：除了腰痛和肌肉痉挛的临床表现外，白细胞增多、红细胞沉降率增加和 C 反应蛋白水平升高提示可能存在骨髓炎和椎间盘炎[284]。相比能更好显示骨骼细节的 CT，X 线片对于诊断相对不敏感，要在症状出现 2 个月后才有阳性发现。椎间盘炎和骨髓炎的影像学表现包括椎间盘间隙变窄，终板不清晰或破坏，以及椎旁软组织肿块或蜂窝织炎[285]。

磁共振检查是首选的影像学检查方式，并被证明比放射性核素检查更敏感[229, 286]。椎间盘炎和骨髓炎最可靠的影像学证据包括椎体终板和椎间盘间隙 T_1 低信号和 T_2 高信号，以及终板和椎间盘间隙强化[287]。在监测治疗方面，磁共振检查的结果与患者的改善有关，包括异常软组织的减少和受累骨髓 T_1 高信号降低变正常[288, 289]，然而总体影像发现是滞后于患者的临床情况[290]。退行性终板改变，尤其是 I 型改变有终板 T_1 和 T_2 信号的增强和强化与椎间盘炎相似，然而椎间盘中是没有 T_2 高信号的（图 20-64）[284]。

磁共振检查也是评估硬膜外脓肿的较好方式，表现为硬膜外聚集 T_1 低信号和增强的 T_2 高信号（图 20-65）。磁共振检查的灵敏度为 91%~100%[291, 292]。

可用于检测感染的其他检查包括骨扫描，柠檬酸 ^{67}Ga 和 ^{111}In- 标记的白细胞扫描[284]。

（5）原发性的骨肿瘤：转移性肿瘤占脊柱肿瘤的 90% 以上，而原发性相对来说是比较罕见的[293]。脊柱孤立性肿瘤病变的处理方法应包括注意其位置、基质类型、边缘和延伸[244]。表 20-1 总结展示了脊柱的原发肿瘤。

骨形成的肿瘤在 CT 上表现为无定形的衰减增加，在 MRI 上表现为骨化区信号降低。这些肿瘤包括骨岛或内生骨疣、骨样骨瘤（图 20-66）、

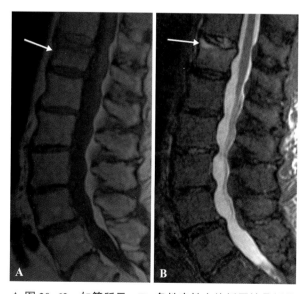

▲ 图 20-62　如箭所示，T_{12} 急性良性上终板压缩骨折伴液体裂隙征，A. 矢状 T_1 像；B. STIR 像，支持良性骨折的诊断

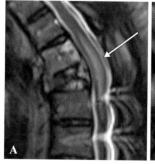
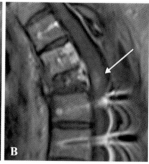

▲ 图 20-63　A. 乳腺癌患者上胸椎增强的矢状位 T_2；B. 乳腺癌患者上胸椎增强的矢状位 T_1 像，该患者既往有脊柱转移性肿瘤的手术和放射治疗病史

如 A 中箭所示可见脊髓水肿和轻微扩张，在 B 中箭所示的地方有微弱强化，考虑放射性脊髓炎

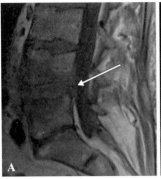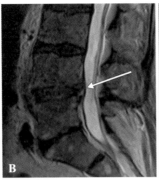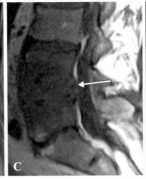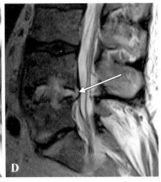

▲ 图 20-64　**A.** 一位腰痛患者的矢状位 T_1 像；**B.** 其矢状位 T_2 像，如箭所示，在 $L_4 \sim L_5$ 终板中心有微小变化，一个月后随访的图像显示 T_1 加权成像的终板变化和进展；**C.** 箭提示椎间盘间 T_2 高信号的进展，**D.** 箭代表椎间盘炎和骨髓炎

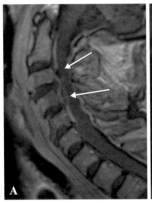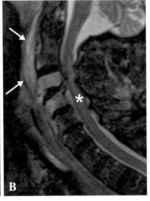

▲ 图 20-65　**A.** 增强的颈椎矢状位 T_1 像显示椎前广泛软组织增厚，硬膜外脓肿，白箭所示；**B.** 矢状位 STIR 像，显示 C_3 和 C_4 椎前软组织增厚（箭）、脊髓水肿（★）和骨髓水肿

成骨细胞瘤和骨肉瘤。

软骨形成的肿瘤 CT 表现为"点状逗号样或环状钙化"，在 MRI 表现为对应的低信号。这些病变包括骨软骨瘤、成软骨细胞瘤和软骨肉瘤。

其他的原发性肿瘤包括嗜酸性肉芽肿、浆细胞瘤、淋巴瘤、尤因肉瘤、血管瘤、脊索瘤（图 20-67）、动脉瘤性骨囊肿（图 20-68）、巨细胞瘤。

原发于脊柱的淋巴瘤很少见，更为常见的是霍奇金或非霍奇金病的转移扩散。影像学表现可以是非特异性的，但当遇到一个巨大的椎旁肿块，骨髓浸润而没有皮质破坏时，应考虑淋巴瘤（图 20-69）[294]。

2. 硬膜内的髓外病变

硬膜内髓外病变可导致脊髓移位和变形[230]。脊髓造影显示神经根的脊髓阻滞、扭曲或结节性病变[295]，而 MRI 检查可以提高对更细微异常和增强的敏感性。

硬膜内髓外病变的病理包括脑膜瘤、神经鞘瘤、脂肪瘤、皮样或黏液乳头状室管膜瘤（脊髓圆锥或终丝）、转移、肉芽肿性疾病、感染和蛛网膜囊肿[235, 296, 297]。

神经鞘肿瘤，如神经鞘瘤（图 20-70）和神经纤维瘤（图 20-71），是最常见的硬膜内髓外病变，其次是脑膜瘤（图 20-48）。其他肿瘤是相对罕见的，如恶性周围神经鞘肿瘤[298]。结节病可累及神经根，也可表现为髓内病变（图 20-72）[299]。硬脑膜动静脉瘘中可见丰富的血管并伴有脊髓水肿（图 20-73 和图 20-74）[231]。严重的管腔狭窄可表现为神经根过长，与突出增多的血管相混淆（图 20-75）[300]。神经根增强是非特异性的，可合并感染、软脑膜骨转移性疾病或炎症（图 20-76）。转移性疾病的增强往往更加不规则并伴随着神经根结节[296]。肥厚性神经病变可见神经根弥漫性增大（图 20-77）或慢性炎性脱髓鞘性多发性神经病变[301, 302]。硬膜内蛛网膜囊肿导致脊髓受压（图 20-78），其外观类似于脊髓突出[297, 303]。

表 20-1　原发性骨肿瘤的特征

肿　瘤	特　性	年龄范围	性别易感性	伴随症状/疾病	好发部位	组织学结果	计算机断层扫描（CT）结果	磁共振检查（MRI）结果
动脉瘤性骨囊肿	良性	0—30岁	女性（少量）		后部	带有编织骨壁的充血海绵状囊肿	"肥皂泡"结构，溶解性，多分叶	T₁、T₂信号多变，钆增强
软骨瘤/内生软骨瘤	良性	10—30岁	男性：女性（2:1）	Ollier综合征/Maffucci综合征	颈、胸、腰	陷窝内可见软骨细胞	钙化，溶解性	T₁低至中等强度信号；T₂高信号
嗜酸性肉芽肿	良性	10—20岁	男性：女性（2~5:1）	朗格汉斯细胞/组织细胞增生症	胸、腰椎、椎体和前部	"网球拍"结构–细胞质中Birbeck颗粒，CD1a染色阳性	椎体溶解性破坏导致椎体塌陷（"脊椎术后"）	T₁等信号，T₂高信号伴软组织肿胀
纤维性发育不良	良性	0—20岁	男女相等	McCune-Albright综合征	无	带编织骨片，破裂或回缩的成纤维细胞，泡沫状巨噬细胞，囊性变，出血	溶解特性和膨胀性，"磨砂玻璃"样改变，边缘硬化	T₁、T₂信号多变
血管瘤	良性	30—60岁	女性（少量）		无或椎体	多发性小血管伴硬化的骨小梁	X线片显示蜂窝结构，CT显示骨骼上的"圆点"	T₁等信号，T₂高信号，钆增强
骨样骨瘤	良性	0—20岁	男性：女性[(2~3):1]		腰椎和后部	"云状"，边界清楚的低密度肿瘤和周围正常的小梁（类似成骨细胞瘤外观，但>2cm）	低衰减病灶，有硬化性边界	病灶区域T₁中等信号强度的，T₂低信号，钆增强
脊索瘤	局限性侵略（恶性）	30—60岁	男性：女性（2:1）		骶椎和颈椎	泡状胞浆和大而圆的细胞，上皮细胞膜抗原、S-100染色阳性	膨胀，溶解，硬化	T₁低信号，T₂高信号，钆信号多变
巨细胞瘤	局限性侵略（恶性）	10—40岁	女性（少量）		骶椎	梭形细胞基质中聚集多核巨细胞	溶解，囊性变	出血区T₁和T₂低信号，钆增强
软骨肉瘤	恶性	30—40岁	男性：女性（2:1）		胸椎	大的或双核的多形细胞，小核仁	膨胀和溶解，扇状皮质扩张	T₂明显高信号，钆"环和弧"装
尤因肉瘤	恶性	0—30岁	男性（少量）		骶椎	瘤细胞较小，呈圆形，细胞核大小均匀，CD99敏感但不特异	溶解	T₁等信号，T₂等信号至高信号，钆增强
多发性骨髓瘤/单发性浆细胞瘤	恶性	40—50岁	男性：女性（2:1）		胸椎	浆细胞碎片，细胞学异型性	溶解，骨质疏松	T₁低信号，T₂高信，钆增强
骨肉瘤	恶性	20—60岁	男性（少量）		骶骨	具有核多态性的纺锤体细胞；肿瘤内类骨质和骨生成	具有基质矿化的溶解和破坏	T₁信号减弱，T₂信号增强

经许可转载，引自 Ropper AE, Cahill KS, McCarthy EF, et al. Primary vertebral tumors: a review of epidemiologic, histological and imaging findings, Part II: locally aggressive and malignant tumors. *Neurosurgery.* 2012;1(70):211–9.

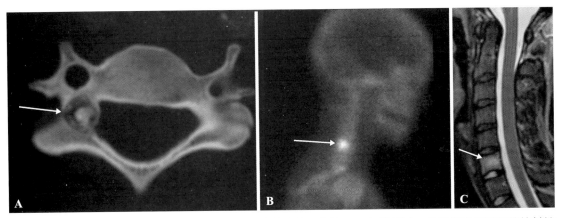

▲ 图 20-66　**A.** 如箭所示，在 CT 图像上骨样骨瘤清晰的硬化灶；**B.** 如箭所示，骨扫描显示强烈的放射性示踪剂摄取；**C.** 如箭所示，矢状位 STIR 像显示延伸至 C_6 椎体的反应性水肿

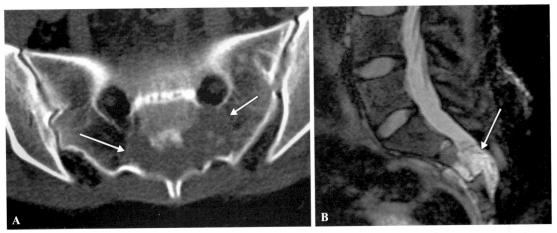

▲ 图 20-67　**A.** 在脊索瘤患者中，如箭所示，轴位 CT 显示骶骨溶解性肿块；**B.** 如箭所示，STIR 矢状位较好地识别软组织肿块

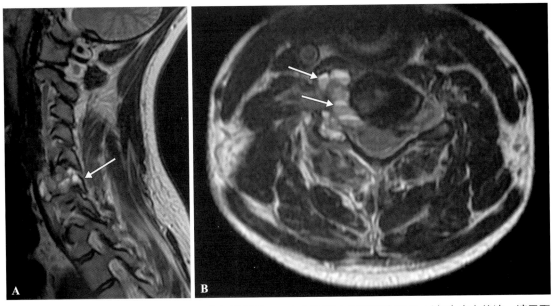

▲ 图 20-68　动脉瘤性骨囊肿，**A** 和 **B** 中如箭显示，T_2 加权图像上其特征为以 C_6 后部为中心的液 - 液平面

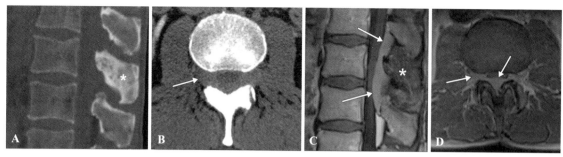

▲ 图 20-69　A. 显示淋巴瘤患者矢状位 CT 上的硬化棘突（*）；B. 如箭所示，中轴位 CT；C 和 D. 增强 T₁ 加权像，显示疾病广泛的硬膜外伸展。病理上的低 T₁ 信号强度表现在棘突星号（C），对应于 CT 为硬化

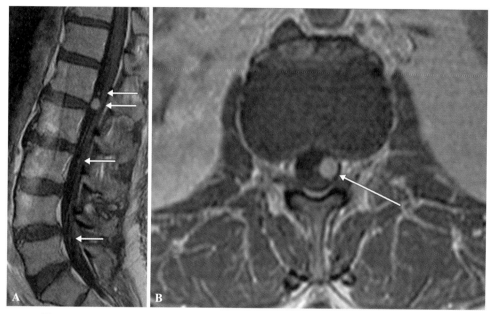

▲ 图 20-70　多发神经鞘瘤，如箭 A 和 B 所示，在对比增强的 T₁ 加权图像上清晰可见

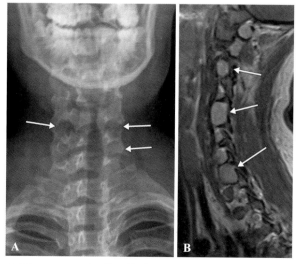

▲ 图 20-71　A. 颈椎正位片显示多神经孔的平滑重建，如箭所示；B. Ⅰ型神经纤维瘤患者中，矢状位增强 T₁ 加权图像显示多发性神经纤维瘤，如箭所示

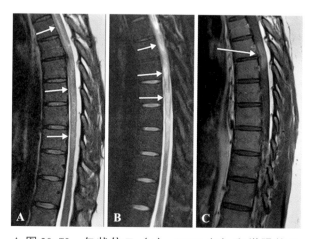

▲ 图 20-72　矢状位 T₂（A）、STIR（B）和增强的 T₁ 加权像（C）显示长段脊髓水肿，如箭所示。有一个重叠的椎间盘突出，但脊髓水肿与预期不成比例。当这些影像学表现与同一患者的探查结果相结合时，如图 20-9D，可能提示是结节，并可以经淋巴结活检得到确诊

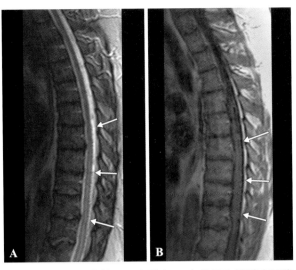

▲ 图 20-73　A. 中箭显示脊髓内 T_2 高信号和脊髓表面流动空洞，伴随明显的血管强化；B. 箭显示（T_1 对比加权）硬脑膜动静脉瘘

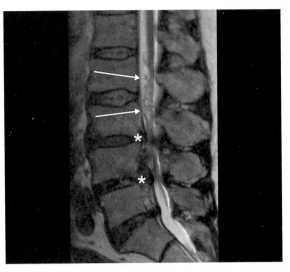

▲ 图 20-75　椎间盘退行性疾病，在 * 处表现最为严重，如箭处所示，神经根迂曲，显示为丰富的血管假像，容易被混淆为潜在的血管畸形

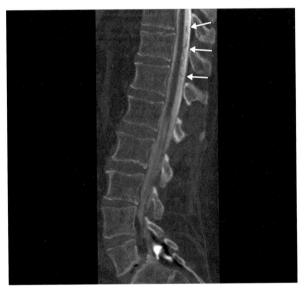

▲ 图 20-74　起搏器的存在妨碍了病情进行性加重患者的 MRI 检查，如箭所示，在 CT 脊柱血管造影术中发现骨髓像中显示突出扭曲的血管

3. 髓内病变

髓内病变包括肿瘤、瘘管、血管畸形、梗死、脊髓挫伤，以及炎症和脱髓鞘情况[304-306]。脊髓造影显示脊髓增大和轮廓异常[307]。常规 X 线片在脊髓肿瘤诊断的作用非常有限，只有在疾病的晚期才能发现病变，如椎管变宽或椎弓根间距离增加，椎体后部凹性 / 重塑或破坏增

加，神经孔变宽，脊柱侧弯以及异常的软组织肿块或钙化[307]。磁共振检查是首选的方式，因为它是可以直接检查脊髓的唯一方式。脊髓的潜在肿瘤包括室管膜瘤（图 20-79）、星形细胞瘤（图 20-80）、成血管细胞瘤、室管膜下瘤、神经节胶质瘤、淋巴瘤和转移性疾病（图 20-81）[308]。原发脊髓肿瘤通常包括脊髓扩张、瘘管形成和强化，MRI 检查效果最好[308]。囊肿可见于增强的肿块内（肿瘤内囊肿）或肿块的头侧和尾部边缘（极性囊肿）[309, 310]，这在治疗上都有一定效果。一些肿瘤的混杂特征包括可能有外生成分，或者当病变足够大以致很难确定病变起源的部位（图 20-82）[311]。

伴或不伴 T_2 或 STIR 高强度增强的非扩展性脊髓异常病变，由于其最终的表现是非特异性的，可导致对其诊断困难。病变分布在脊髓横断面和颅尾横断面，如异常的连续性，增强的程度，以及神经轴和身体其他部位的病变，是否随时间变化，并且临床病史有助于确定治疗方案以及是否需要手术以达到诊断或治疗的目的。脱髓鞘往往累及脊髓的背侧和外侧，表现为不同程度

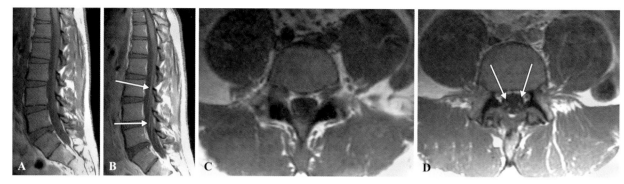

▲ 图 20-76 在上行性瘫痪患者中，矢状位和轴向 T_1 加权像显示，在给药前（A 和 C）和给药后（B 和 D）腹神经根（B 和 D 中箭所示）明显增强。吉兰 - 巴雷综合征

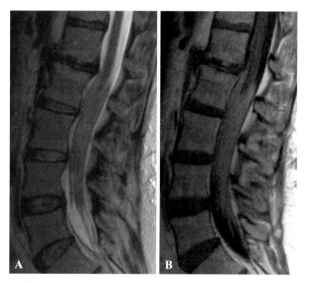

▲ 图 20-77 A. 矢状位 T_2；B. T_1 加权造影后的图像显示马尾神经根弥漫性增大和增强，提示为营养过度丰富的神经病变，如腓骨肌萎缩症或 Dejerine-Sottas 病

的强化和脑尾斑片状改变（图 20-83）。横切性脊髓炎位于中央区，其颅尾区可跨越多个椎体，脊髓梗死位于中央区和前央区（图 20-84）。由维生素 B_{12} 缺乏（图 20-85）和 HIV 液泡性脊髓病引起的亚急性联合变性的典型表现是脊髓后部的信号异常[304]。

七、总结

进行诊断检查的决定基于四个因素：第一，在获得检查结果之前，患者患有疾病的概率是多少，即检查前概率；第二，准确的检查；第三，治疗后对检测的影响；第四，疾病的侵袭性和治疗成本。例如，即使是患者期望的或者是医生建议的检查，如果检查对治疗决策无法产生影响，那就没有任何价值。这种现象是脊柱影像学检查的一个经常出现的问题，因此也成为医疗改革的目标。对于可疑的病变，常规检查可能会有一定的作用，但不是绝对的准确—这种准确性无法用检测的价值来衡量。在脊柱影像学检查中，异常检查会产生最大的诊断难题。我们注意到，要理解影像学上形态学改变的重要性，必须始终考虑四个因素：首先，影像学检查结果的可靠性和再现性；其次，随时间推移，患者从无症状到出现症状，这是非常普遍的；再次，可以随时间改变的疾病的发病过程和特征；最后，这些发现的预后价值。由于无症状形态异常发生率非常高，而且不相关，这可能会对疾病实施毫无根据的处置。这些都是现实的考虑，即脊柱外科手术的比例正在增加，并且在不同的地理区域差异显著，在美国椎间盘切除术和融合术的区域差异为 10～15 倍。同时，CT/MRI 的使用率与脊柱手术的量之间有着中度至强烈的相关性。显然，不必要的影像学检查会导致不必要的干预。

在大多数背部疼痛的病例中，疼痛的确切解剖来源并没有明确，事实上，背部疼痛甚至背和

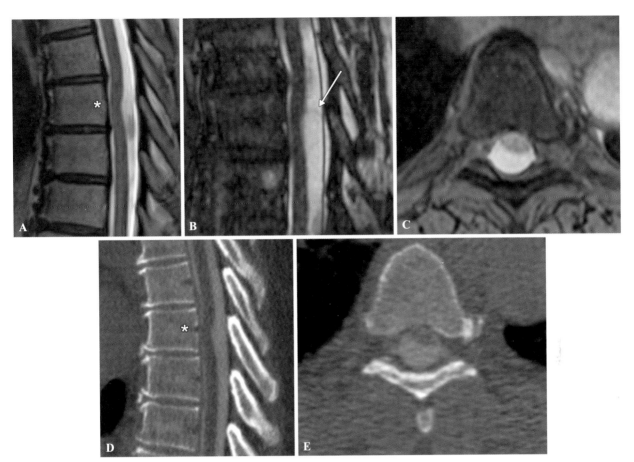

▲ 图 20-78 A. 矢状位 T₂ 图像显示脊髓局灶性畸形（*）；B. 矢状位构造干扰稳定状态重建（CISS）显示硬膜内蛛网膜囊肿的薄分隔（箭）；C. 轴位 T₂ 加权图像显示脊髓变平，向左侧轻微偏移；D. CT 脊髓造影显示脊髓扁平，但未发现明显的囊肿，然而这可能会导致混淆，因为硬膜内蛛网膜囊肿可根据与蛛网膜下腔连接的大小来填充对比剂；E. CT 脊髓造影显示脊髓扁平，但未发现明显的囊肿，然而这可能会导致混淆，因为硬膜内蛛网膜囊肿可根据与蛛网膜下腔连接的大小来填充对比剂

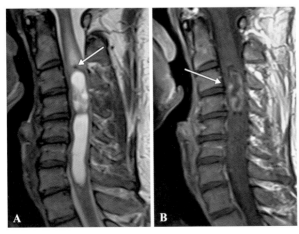

▲ 图 20-79 典型的原发脊髓肿瘤，本例为室管膜瘤，A. 箭所示，伴有脊髓扩张和管腔形成，以及血液降解副产物导致的低 T₂ 信号强度（矢状位 T₂ 加权图像）；B. T₁ 增强，如箭所示的增强

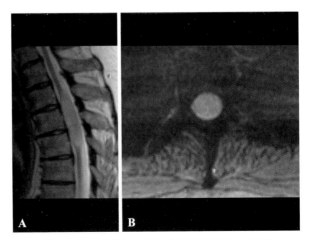

▲ 图 20-80 星形细胞瘤患者脊髓扩张和 T₂ 高信号

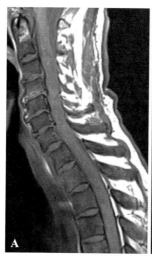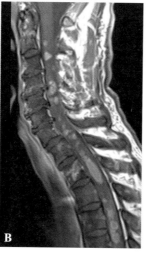

▲ 图 20-81　A. 小细胞肺癌患者中无骨转移；B. 有骨转移的 T_1 加权像显示弥漫性骨转移和广泛的髓内强化

腿疼痛的病史对疾病诊断治疗是有利的。迄今为止的证据表明，对腰腿疼痛的患者的常规保守治疗中，只有当保守治疗失败或出现所谓"危险信号"的迹象和症状时，如恶性肿瘤、感染、骨折和明显的神经系统症状，影像学检查才可以用于对疾病的检查[131, 312, 313]。但是，影像学检查是一种重要的诊断和术前检查工具，必须在充分了解其优点和缺点的情况下合理地使用。

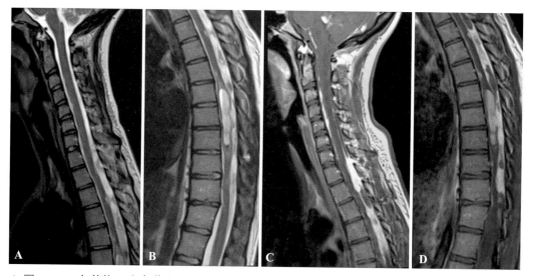

▲ 图 20-82　矢状位 T_2 加权像（A 和 B）和 T_1 加权增强像（C 和 D）显示广泛的脊髓信号异常、扩张，以及髓内、髓外混合强化，颅内受累

影像表现提示原发脊髓肿瘤，本例为胶质纤维瘤

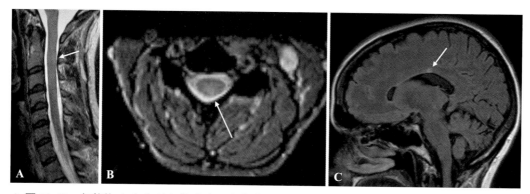

▲ 图 20-83　矢状位（A）和轴向位（B）T_2 加权像显示，以背侧为中心的短段 T_2 高信号提示脱髓鞘，（C）箭所指的胼胝体 FLAIR 高强度信号证实了这一点

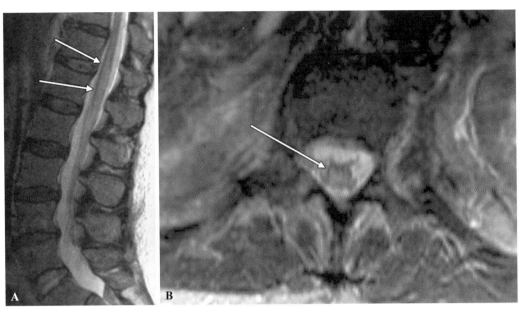

▲ 图 20-84　腹主动脉瘤修复后四肢瘫痪患者的矢状位（A）和轴向位（B）T₂ 加权像

A 和 B（箭）所示为脊髓中心 T₂ 高信号，表示脊髓梗死

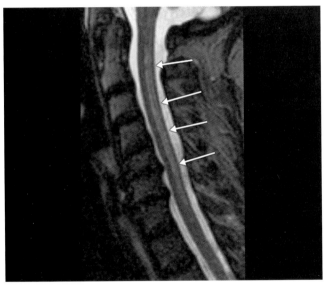

◀ 图 20-85　矢状位 T₂ 加权图像显示局限于脊髓背侧的长节段高信号，箭表示亚急性联合变性

参 考 文 献

[1] Dewing S. Modern radiology in historical perspective. Springfield: Thomas; 1962.

[2] Davis A. Fractures of the spine. J Bone Joint Surg. 1929; 11:133–56.

[3] Bushberg JT. The essential physics of medical imaging. 3rd edition 2012, Philadelphia: Wolters Kluwer Health/Lippincott Williams & Wilkins. xii, 1030 p.

[4] Lee S, Joyce S, Seeger J. Asymmetry of the odontoid–lateral mass interspaces: a radiographic finding of questionable

clinical significance. Ann Emerg Med. 1986;15(10):1173–6.

[5] Ross JS. Specialty Imaging: Postoperative Spine, 1st edition. Salt Lake City: Amirsys; 2012.

[6] Meyerding H. Spondylolisthesis. Surg Gynecol Obstet. 1932;54:371–7.

[7] Bontrager KL, Lampignano JP, Bontrager KL. Bontrager's handbook of radiographic positioning and techniques, 7th edition. St. Louis: Mosby/Elsevier; 2010. p. 323.

[8] DiChiro G, Axelbaum SP, Schellinger D, et al. Computerized

axial tomography in syringomyelia. N Engl J Med. 1975;292(1):13–6.

[9] Uppot RN, Sahani DV, Hahn PF, et al. Impact of obesity on medical imaging and image–guided intervention. Am J Roentgenol. 2007;188(2):433–40.

[10] Lustrin ES, Karakas SP, Ortiz AO, et al. Pediatric cervical spine: normal anatomy, variants, and trauma. Radiographics. 2003;23(3):539–60.

[11] Nicholas BA, Vricella GJ, Smith M, et al. Contrast–induced nephropathy and nephrogenic systemic fibrosis: minimizing the risk. Can J Urol. 2012;19(1): 6074–80.

[12] Thomsen HS. Contrast media safety–an update. Eur J Radiol. 2011;80(1):77–82.

[13] Smoker WR. Craniovertebral junction: normal anatomy, craniometry, and congenital anomalies. Radiographics. 1994;14(2):255–77.

[14] Jacobæus H. On insufflation of air into the spinal canal for diagnostic purposes in cases of the spinal cord. Acta Med Scand. 1921;21:555–60.

[15] Arnell S, Lidstrom F. Myelography with Skiodan (abrodil). Acta Radiol. 1931;12:287–9.

[16] Maltby GL. Progressive thorium dioxide myelopathy. N Engl J Med. 1964;270:490–6.

[17] Meyer MW. Thorotrast induced adhesive arachnoiditis associated with meningioma and schwannoma. Hum Pathol. 1978;9(3):366–70.

[18] Peterson HO. The hazards of myelography. Radiology. 1975;115(1):237–9.

[19] Ramsey GH, French JD, Strain WH. Iodinated organic compounds as contrast media for radiographic diagnoses. IV. Pantopaque myelography. Radiology. 1944;43:236–40.

[20] Sackett JF, Strother CM, Quaglieri CE, et al. Metrizamide—CSF contrast medium. Analysis of clinical application in 215 patients. Radiology. 1977;123(3):779–82.

[21] Sicard J. and F. J, Methode generale d'exploration radiologique par l'huite iodee (Lipidiole). Ann Med Interne, 1922. 46: p. 463–468.

[22] Eldevik OP, Nakstad P, Kendall BE, et al. Iohexol in lumbar myelography: preliminary results from an open, noncomparative multicenter clinical study. Am J Neuroradiol. 1983;4(3):299–301.

[23] Witwer G, Cacayorin ED, Bernstein AD, et al. Iopamidol and metrizamide for myelography: prospective double–blind clinical trial. Am J Roentgenol. 1984;143(4):869–73.

[24] Wang H, Binet EF, Gabrielsen TO, et al. Lumbar myelography with iohexol in outpatients: prospective multicenter evaluation of safety. Radiology. 1989;173(1): 239–42.

[25] Fedutes BA, Ansani NT. Seizure potential of concomitant medications and radiographic contrast media agents. Ann Pharmacother. 2003;37(10):1506–10.

[26] Sandow BA, Donnal JF. Myelography complications and current practice patterns. Am J Roentgenol. 2005; 185(3):768–71.

[27] Layton KF, Kallmes DF, Horlocker TT. Recommendations for anticoagulated patients undergoing image–guided spinal procedures. Am J Neuroradiol. 2006;27(3):468–70.

[28] Hoeffner EG, Mukherji SK, Srinivasan A, et al. Neuroradiology back to the future: spine imaging. Am J Neuroradiol. 2012; 33(6):999–1006.

[29] Modic MT, Pavlicek W, Weinstein MA, et al. Magnetic resonance imaging of intervertebral disk disease. Clinical and pulse sequence considerations. Radiology. 1984;152(1): 103–11.

[30] Edelman RR, Shoukimas GM, Stark DD, et al. High–resolution surface–coil imaging of lumbar disk disease. Am J Roentgenol. 1985;144(6):1123–9.

[31] Hueftle MG, Modic MT, Ross JS, et al. Lumbar spine: postoperative MR imaging with Gd–DTPA. Radiology. 1988;167(3): 817–24.

[32] Maravilla KR, Lesh P, Weinreb JC, et al. Magnetic resonance imaging of the lumbar spine with CT correlation. AJNR Am J Neuroradiol. 1985;6(2):237–45.

[33] Norman D, Mills CM, Brant–Zawadzki M, et al. Magnetic resonance imaging of the spinal cord and canal: potentials and limitations. Am J Roentgenol. 1983;141(6):1147–52.

[34] Nowicki BH, Haughton VM, Schmidt TA, et al. Occult lumbar lateral spinal stenosis in neural foramina subjected to physiologic loading. Am J Neuroradiol. 1996;17(9): 1605–14.

[35] Sadowski EA, Bennett LK, Chan MR, et al. Nephrogenic systemic fibrosis: risk factors and incidence estimation. Radiology. 2007;243(1):148–57.

[36] Kuo PH, Kanal E, Abu–Alfa AK, et al. Gadolinium–based MR contrast agents and nephrogenic systemic fibrosis. Radiology. 2007;242(3):647–9.

[37] Levy LM. MR imaging of cerebrospinal fluid flow and spinal cord motion in neurologic disorders of the spine. Magn Reson Imaging Clin N Am. 1999;7(3):573–87.

[38] Mauer UM, Freude G, Danz B, et al. Cardiac–gated phasecontrast magnetic resonance imaging of cerebrospinal fluid flow in the diagnosis of idiopathic syringomyelia. Neurosurgery. 2008;63(6):1139–44; discussion 1144.

[39] Quigley MF, Iskandar B, Quigley ME, et al. Cerebrospinal fluid flow in foramen magnum: temporal and spatial patterns at MR imaging in volunteers and in patients with Chiari I malformation. Radiology. 2004;232(1):229–36.

[40] Rubin JB, Enzmann DR, Wright A. CSF–gated MR imaging of the spine: theory and clinical implementation. Radiology. 1987;163(3):784–92.

[41] Castillo M, Arbelaez A, Smith JK, et al. Diffusion–weighted MR imaging offers no advantage over routine noncontrast MR imaging in the detection of vertebral metastases. Am J Neuroradiol. 2000;21(5):948–53.

[42] Chen WT, Shih TT, Chen RC, et al. Blood perfusion of vertebral lesions evaluated with gadolinium–enhanced dynamic MRI: in comparison with compression fracture and metastasis. J Magn Reson Imaging. 2002;15(3): 308–14.

[43] Baur A, Dietrich O, Reiser M. Diffusion–weighted

imaging of bone marrow: current status. Eur Radiol. 2003;13(7):1699–708.

[44] Ellingson BM, Ulmer JL, Kurpad SN, et al. Diffusion tensor MR imaging of the neurologically intact human spinal cord. Am J Neuroradiol. 2008;29(7):1279–84.

[45] Wilm BJ, Gamper U, Henning A, et al. Diffusion–weighted imaging of the entire spinal cord. NMR Biomed. 2009; 22(2):174–81.

[46] Bowen BC, Pattany PM. Contrast–enhanced MR angiography of spinal vessels. Magn Reson Imaging Clin N Am. 2000;8(3):597–614.

[47] Vogler JB 3rd, Murphy WA. Bone marrow imaging. Radiology. 1988;168(3):679–93.

[48] Vande Berg BC, Malghem J, Lecouvet FE, et al. Classification and detection of bone marrow lesions with magnetic resonance imaging. Skeletal Radiol. 1998;27(10): 529–45.

[49] Tehranzadeh J, Andrews C, Wong E. Lumbar spine imaging. Normal variants, imaging pitfalls, and artifacts. Radiol Clin North Am. 2000;38(6):1207–53, v–vi.

[50] Denis F. The three column spine and its significance in the classification of acute thoracolumbar spinal injuries. Spine (Phila Pa 1976). 1983;8(8):817–31.

[51] Bohlman HH. Treatment of fractures and dislocations of the thoracic and lumbar spine. J Bone Joint Surg Am. 1985;67(1):165–9.

[52] Sundgren PC, Philipp M, Maly PV. Spinal trauma. Neuroimaging Clin N Am. 2007;17(1):73–85.

[53] Song J, Mizuno J, Inoue T, et al. Clinical evaluation of traumatic central cord syndrome: emphasis on clinical significance of prevertebral hyperintensity, cord compression, and intramedullary high–signal intensity on magnetic resonance imaging. Surg Neurol. 2006;65(2): 117–23.

[54] Flanders AE, Schaefer DM, Doan HT, et al. Acute cervical spine trauma: correlation of MR imaging findings with degree of neurologic deficit. Radiology. 1990;177(1): 25–33.

[55] Marciello MA, Flanders AE, Herbison GJ, et al. Magnetic resonance imaging related to neurologic outcome in cervical spinal cord injury. Arch Phys Med Rehabil. 1993;74(9):940–6.

[56] Daffner RH. Cervical radiography for trauma patients: a timeeffective technique? Am J Roentgenol. 2000; 175(5):1309–11.

[57] Daffner RH. Helical CT of the cervical spine for trauma patients: a time study. Am J Roentgenol. 2001;177(3): 677–9.

[58] Brohi K, Healy M, Fotheringham T, et al. Helical computed tomographic scanning for the evaluation of the cervical spine in the unconscious, intubated trauma patient. J Trauma. 2005;58(5):897–901.

[59] Holmes JF, Akkinepalli R. Computed tomography versus plain radiography to screen for cervical spine injury: a meta–analysis. J Trauma. 2005;58(5):902–5.

[60] Bailitz J, Starr F, Beecroft M, et al. CT should replace threeview radiographs as the initial screening test in patients at high, moderate, and low risk for blunt cervical spine injury: a prospective comparison. J Trauma. 2009;66(6):1605–9.

[61] Hoffman JR, Mower WR, Wolfson AB, et al. Validity of a set of clinical criteria to rule out injury to the cervical spine in patients with blunt trauma. National Emergency X–radiography Utilization Study Group. N Engl J Med. 2000;343(2):94–9.

[62] Stiell IG, Wells GA, Vandemheen KL, et al. The Canadian C–spine rule for radiography in alert and stable trauma patients. JAMA. 2001;286(15):1841–8.

[63] Bolinger B, Shartz M, Marion D. Bedside fluoroscopic flexion and extension cervical spine radiographs for clearance of the cervical spine in comatose trauma patients. J Trauma.2004;56(1):132–6.

[64] Davis JW, Kaups KL, Cunningham MA, et al. Routine evaluation of the cervical spine in head–injured patients with dynamic fluoroscopy: a reappraisal. J Trauma. 2001;50(6):1044–7.

[65] Duane TM, Cross J, Scarcella N, et al. Flexion–extension cervical spine plain films compared with MRI in the diagnosis of ligamentous injury. Am Surg. 2010;76(6): 595–8.

[66] Duane TM, Scarcella N, Cross J, et al. Do flexion extension plain films facilitate treatment after trauma? Am Surg. 2010;76(12):1351–4.

[67] Freedman I, van Gelderen D, Cooper DJ, et al. Cervical spine assessment in the unconscious trauma patient: a major trauma service's experience with passive flexion–extension radiography. J Trauma. 2005;58(6):1183–8.

[68] Padayachee L, Cooper DJ, Irons S, et al. Cervical spine clearance in unconscious traumatic brain injury patients: dynamic flexion–extension fluoroscopy versus computed tomography with three–dimensional reconstruction. J Trauma. 2006;60(2):341–5.

[69] Muchow RD, Resnick DK, Abdel MP, et al. Magnetic resonance imaging (MRI) in the clearance of the cervical spine in blunt trauma: a meta–analysis. J Trauma. 2008;64(1):179–89.

[70] Tomycz ND, Chew BG, Chang YF, et al. MRI is unnecessary to clear the cervical spine in obtunded/ comatose trauma patients: the four–year experience of a level I trauma center. J Trauma. 2008;64(5):1258–63.

[71] Como JJ, Thompson MA, Anderson JS, et al. Is magnetic resonance imaging essential in clearing the cervical spine in obtunded patients with blunt trauma? J Trauma. 2007;63(3):544–9.

[72] Schoenfeld AJ, Bono CM, McGuire KJ, et al. Computed tomography alone versus computed tomography and magnetic resonance imaging in the identification of occult injuries to the cervical spine: a meta–analysis. J Trauma. 2010;68(1):109–13; discussion 113–4.

[73] Hsu JM, Joseph T, Ellis AM. Thoracolumbar fracture in

blunt trauma patients: guidelines for diagnosis and imaging. Injury. 2003;34(6):426–33.

[74] Brandt MM, Wahl WL, Yeom K, et al. Computed tomographic scanning reduces cost and time of complete spine evaluation. J Trauma. 2004;56(5):1022–6; discussion 1026–8.

[75] Daffner RH, Sciulli RL, Rodriguez A, et al. Imaging for evaluation of suspected cervical spine trauma: a 2–year analysis. Injury. 2006;37(7):652–8.

[76] Mancini DJ, Burchard KW, Pekala JS. Optimal thoracic and lumbar spine imaging for trauma: are thoracic and lumbar spine reformats always indicated? J Trauma. 2010;69(1):119–21.

[77] Smith MW, et al. The reliability of nonreconstructed computerized tomographic scans of the abdomen and pelvis in detecting thoracolumbar spine injuries in blunt trauma patients with altered mental status. J Bone Joint Surg Am. 2009;91(10): 2342–9.

[78] Gestring ML, Gracias VH, Feliciano MA, et al. Evaluation of the lower spine after blunt trauma using abdominal computed tomographic scanning supplemented with lateral scanograms. J Trauma. 2002;53(1):9–14.

[79] Hauser CJ, Visvikis G, Hinrichs C, et al. Prospective validation of computed tomographic screening of the thoracolumbar spine in trauma. J Trauma. 2003;55(2):228–34; discussion 234–5.

[80] Inaba K, Munera F, McKenney M, et al. Visceral torso computed tomography for clearance of the thoracolumbar spine in trauma: a review of the literature. J Trauma. 2006;60(4):915–20.

[81] Sheridan R, Peralta R, Rhea J, et al. Reformatted visceral protocol helical computed tomographic scanning allows conventional radiographs of the thoracic and lumbar spine to be eliminated in the evaluation of blunt trauma patients. J Trauma. 2003;55(4):665–9.

[82] Wintermark M, Mouhsine E, Theumann N, et al. Thoracolumbar spine fractures in patients who have sustained severe trauma: depiction with multi–detector row CT. Radiology. 2003;227(3):681–9.

[83] Dai LY, Yao WF, Cui YM, et al. Thoracolumbar fractures in patients with multiple injuries: diagnosis and treatment–a review of 147 cases. J Trauma. 2004;56(2):348–55.

[84] Modic MT, Ross JS. Lumbar degenerative disk disease. Radiology. 2007;245(1):43–61.

[85] Boden SD, Davis DO, Dina TS, et al. Abnormal magneticresonance scans of the lumbar spine in asymptomatic subjects. A prospective investigation. J Bone Joint Surg Am. 1990;72(3):403–8.

[86] Hitselberger WE, Witten RM. Abnormal myelograms in asymptomatic patients. J Neurosurg. 1968;28(3):204–6.

[87] Jensen MC, Brant–Zawadzki MN, Obuchowski N, et al. Magnetic resonance imaging of the lumbar spine in people without back pain. N Engl J Med. 1994;331(2):69–73.

[88] Wiesel SW, Tsourmas N, Feffer HL, et al. A study of computerassisted tomography. I. The incidence of positive CAT scans in an asymptomatic group of patients. Spine (Phila Pa 1976). 1984;9(6):549–51.

[89] Deans GT, Magalliard JN, Kerr M, et al. Neck sprain—a major cause of disability following car accidents. Injury. 1987;18(1):10–2.

[90] Gore DR, Sepic SB, Gardner GM, et al. Neck pain: a long–term follow–up of 205 patients. Spine (Phila Pa 1976). 1987;12(1):1–5.

[91] Adams MA, Freeman BJ, Morrison HP, et al. Mechanical initiation of intervertebral disc degeneration. Spine (Phila Pa 1976). 2000;25(13):1625–36.

[92] Hurri H, Karppinen J. Discogenic pain. Pain. 2004;112(3): 225–8.

[93] Battie MC, Videman T, Gibbons LE, et al. 1995 Volvo Award in clinical sciences. Determinants of lumbar disc degeneration. A study relating lifetime exposures and magnetic resonance imaging findings in identical twins. Spine (Phila Pa 1976). 1995;20(24):2601–12.

[94] Hestbaek L, Iachine IA, Leboeuf–Yde C, et al., Heredity of low back pain in a young population: a classical twin study. Twin Res. 2004;7(1):16–26.

[95] Kresina TF, Malemud CJ, Moskowitz RW. Analysis of osteoarthritic cartilage using monoclonal antibodies reactive with rabbit proteoglycan. Arthritis Rheum. 1986;29(7): 863–71.

[96] Fardon DF, Milette PC. Nomenclature and classification of lumbar disc pathology. Recommendations of the Combined task Forces of the North American Spine Society, American Society of Spine Radiology, and American Society of Neuroradiology. Spine (Phila Pa 1976). 2001;26(5): E93–113.

[97] Majors A, MacDevitt CA, Silgalis I, et al. A correlative analysis of T2, ADC and MT ratio with water, hydroxyproline and GAG content in excised intervertebral disk. Orthop Res Soc. 1994:116–20.

[98] Sether LA, Yu S, Haughton VM, et al. Intervertebral disk: normal age–related changes in MR signal intensity. Radiology. 1990;177(2):385–8.

[99] Yu SW, Sether LA, Ho PS, et al. Tears of the annulus fibrosus: correlation between MR and pathologic findings in cadavers. Am J Neuroradiol. 1988;9(2):367–70.

[100] Bangert BA, Modic MT, Ross JS, et al. Hyperintense disks on T1–weighted MR images: correlation with calcification. Radiology. 1995;195(2):437–43.

[101] Knutsson F. The vacuum phenomenon in the intervertebral discs. Acta Radiol. 1942;23:173–9.

[102] Amundsen T, Weber H, Lilleås F, et al. Lumbar spinal stenosis. Clinical and radiologic features. Spine (Phila Pa 1976). 1995;20(10):1178–86.

[103] Arnoldi CC, Brodsky AE, Cauchoix J, et al. Lumbar spinal stenosis and nerve root entrapment syndromes. Definition and classification. Clin Orthop Relat Res. 1976;115:4–5.

[104] Inufusa A, An HS, Lim TH, et al. Anatomic changes of the spinal canal and intervertebral foramen associated with flexion–extension movement. Spine (Phila Pa 1976).

1996;21(21):2412–20.

[105] Doyle AJ, Merrilees M. Synovial cysts of the lumbar facet joints in a symptomatic population: prevalence on magnetic resonance imaging. Spine (Phila Pa 1976). 2004;29(8):874–8.

[106] Schellinger D, Wener L, Ragsdale BD, et al. Facet joint disorders and their role in the production of back pain and sciatica. Radiographics, 1987;7(5):923–44.

[107] de Roos A, Kressel H, Spritzer C, et al. MR imaging of marrow changes adjacent to end plates in degenerative lumbar disk disease. Am J Roentgenol. 1987;149(3):531–4.

[108] Modic MT, Steinberg PM, Ross JS, et al. Degenerative disk disease: assessment of changes in vertebral body marrow with MR imaging. Radiology. 1988;166(1 Pt 1):193–9.

[109] Fujiwara A, An HS, Lim TH, et al. Morphologic changes in the lumbar intervertebral foramen due to flexion–extension, lateral bending, and axial rotation: an in vitro anatomic and biomechanical study. Spine (Phila Pa 1976). 2001;26(8):876–82.

[110] Schmid MR, Stucki G, Duewell S, et al. Changes in crosssectional measurements of the spinal canal and intervertebral foramina as a function of body position: in vivo studies on an open–configuration MR system. Am J Roentgenol. 1999;172(4):1095–102.

[111] Danielson B, Willen J. Axially loaded magnetic resonance image of the lumbar spine in asymptomatic individuals. Spine (Phila Pa 1976). 2001;26(23):2601–6.

[112] Kitagawa T, Fujiwara A, Kobayashi N, et al. Morphologic changes in the cervical neural foramen due to flexion and extension: in vivo imaging study. Spine (Phila Pa 1976). 2004;29(24):2821–5.

[113] Chen IH, Vasavada A, Panjabi MM. Kinematics of the cervical spine canal: changes with sagittal plane loads. J Spinal Disord. 1994;7(2):93–101.

[114] Muhle C, Weinert D, Falliner A, et al. Dynamic changes of the spinal canal in patients with cervical spondylosis at flexion and extension using magnetic resonance imaging. Invest Radiol. 1998;33(8):444–9.

[115] Zhang L, Zeitoun D, Rangel A, et al. Preoperative evaluation of the cervical spondylotic myelopathy with flexion–extension magnetic resonance imaging: about a prospective study of fifty patients. Spine (Phila Pa 1976). 2011;36(17):E1134–9.

[116] Kanno H, Endo T, Ozawa H, et al. Axial loading during magnetic resonance imaging in patients with lumbar spinal canal stenosis: does it reproduce the positional change of the dural sac detected by upright myelography? Spine (Phila Pa 1976). 2012;37(16):E985–92.

[117] Wood KB, Kos P, Schendel M, et al. Effect of patient position on the sagittal–plane profile of the thoracolumbar spine. J Spinal Disord. 1996;9(2):165–9.

[118] Bendo JA, Ong B. Importance of correlating static and dynamic imaging studies in diagnosing degenerative

lumbar spondylolisthesis. Am J Orthop (Belle Mead NJ). 2001;30(3):247–50.

[119] Hammouri QM, Haims AH, Simpson AK, et al. The utility of dynamic flexion–extension radiographs in the initial evaluation of the degenerative lumbar spine. Spine (Phila Pa 1976). 2007;32(21):2361–4.

[120] Cheh G, Lenke LG, Lehman RA Jr, et al. The reliability of preoperative supine radiographs to predict the amount of curve flexibility in adolescent idiopathic scoliosis. Spine (Phila Pa 1976). 2007;32(24):2668–72.

[121] Hall FM. Back pain and the radiologist. Radiology. 1980;137(3):861–3.

[122] Been HD, Kerkhoffs GM, Maas M. Suspected atlantoaxial rotatory fixation–subluxation: the value of multidetector computed tomography scanning under general anesthesia. Spine (Phila Pa 1976). 2007;32(5):E163–7.

[123] McGuire KJ, Silber J, Flynn JM, et al. Torticollis in children: can dynamic computed tomography help determine severity and treatment. J Pediatr Orthop. 2002;22(6):766–70.

[124] Gilbert JW, Wheeler GR, Lingreen RA, et al. Imaging in the position that causes pain. Surg Neurol. 2008;69(5):463–5; discussion 465.

[125] Jinkins JR, Dworkin JS, Damadian RV. Upright, weight–bearing, dynamic–kinetic MRI of the spine: initial results. Eur Radiol. 2005;15(9):1815–25.

[126] Schlamann M, Reischke L, Klassen D, et al. Dynamic magnetic resonance imaging of the cervical spine using the Neuro Swing System. Spine (Phila Pa 1976). 2007;32(21):2398–401.

[127] Zou J, Yang H, Miyazaki M, et al. Dynamic bulging of intervertebral discs in the degenerative lumbar spine. Spine (Phila Pa 1976). 2009;34(23):2545–50.

[128] Weishaupt D, Schmid MR, Zanetti M, et al. Positional MR imaging of the lumbar spine: does it demonstrate nerve root compromise not visible at conventional MR imaging? Radiology. 2000;215(1):247–53.

[129] Zamani AA, Moriarty T, Hsu L, et al. Functional MRI of the lumbar spine in erect position in a superconducting openconfiguration MR system: preliminary results. J Magn Reson Imaging. 1998;8(6):1329–33.

[130] Saal JA, Saal JS, Herzog RJ. The natural history of lumbar intervertebral disc extrusions treated nonoperatively. Spine (Phila Pa 1976). 1990;15(7):683–6.

[131] Modic MT, Obuchowski NA, Ross JS, et al. Acute low back pain and radiculopathy: MR imaging findings and their prognostic role and effect on outcome. Radiology. 2005;237(2):597–604.

[132] Modic MT, Ross JS, Obuchowski NA, et al. Contrast–enhanced MR imaging in acute lumbar radiculopathy: a pilot study of the natural history. Radiology. 1995;195(2):429–35.

[133] Carragee E, Alamin T, Cheng I, et al. Are first–time episodes of serious LBP associated with new MRI findings? Spine J. 2006;6(6):624–35.

[134] Carragee EJ, Alamin TF, Miller JL, et al. Discographic, MRI and psychosocial determinants of low back pain disability and remission: a prospective study in subjects with benign persistent back pain. Spine J. 2005;5(1): 24–35.

[135] Elfering A, Semmer N, Birkhofer D, et al. Risk factors for lumbar disc degeneration: a 5–year prospective MRI study in asymptomatic individuals. Spine (Phila Pa 1976). 2002;27(2):125–34.

[136] Carragee EJ, Kim DH. A prospective analysis of magnetic resonance imaging findings in patients with sciatica and lumbar disc herniation. Correlation of outcomes with disc fragment and canal morphology. Spine (Phila Pa 1976). 1997;22(14):1650–60.

[137] Komori H, Okawa A, Haro H, et al. Factors predicting the prognosis of lumbar radiculopathy due to disc herniation. J Orthop Sci. 2002;7(1):56–61.

[138] Vroomen PC, Wilmink JT, de KM. Prognostic value of MRI findings in sciatica. Neuroradiology. 2002;44(1): 59–63.

[139] Mäkelä M, Heliövaara M, Sievers K, et al. Prevalence, determinants, and consequences of chronic neck pain in Finland. Am J Epidemiol. 1991;134(11):1356–67.

[140] van der Donk J, Schouten JS, Passchier J, et al. The associations of neck pain with radiological abnormalities of the cervical spine and personality traits in a general population. J Rheumatol. 1991;18(12):1884–9.

[141] Arana E, Martí–Bonmatí L, Montijano R, et al. Relationship between Northwick Park neck pain questionnaire and cervical spine MR imaging findings. Eur Spine J. 2006;15(8):1183–8.

[142] Leak AM, Cooper J, Dyer S, et al. The Northwick Park Neck Pain Questionnaire, devised to measure neck pain and disability. Br J Rheumatol. 1994;33(5):469–74.

[143] Ichihara D, Okada E, Chiba K, et al. Longitudinal magnetic resonance imaging study on whiplash injury patients: minimum 10–year follow–up. J Orthop Sci. 2009;14(5):602–10.

[144] Beattie PF, Meyers SP, Stratford P, et al. Associations between patient report of symptoms and anatomic impairment visible on lumbar magnetic resonance imaging. Spine (Phila Pa 1976). 2000;25(7):819–28.

[145] Jarvik JG, Hollingworth W, Heagerty PJ, et al. Three–year incidence of low back pain in an initially asymptomatic cohort: clinical and imaging risk factors. Spine (Phila Pa 1976). 2005;30(13):1541–8; discussion 1549.

[146] Kjaer P, Korsholm L, Bendix T, et al. Modic changes and their associations with clinical findings. Eur Spine J. 2006;15(9):1312–9.

[147] Esposito P, Pinheiro–Franco JL, Froelich S, et al. Predictive value of MRI vertebral end–plate signal changes (Modic) on outcome of surgically treated degenerative disc disease. Results of a cohort study including 60 patients. Neurochirurgie. 2006;52(4): 315–22.

[148] Vital JM, Gille O, Pointillart V, et al. Course of Modic 1 six months after lumbar posterior osteosynthesis. Spine (Phila Pa 1976). 2003;28(7):715–20; discussion 721.

[149] Bach SM, Holten KB. Guideline update: what's the best approach to acute low back pain? J Fam Pract. 2009;58(12):E1.

[150] Chou R, Qaseem A, Owens DK, et al., Diagnostic imaging for low back pain: advice for high–value health care from the American College of Physicians. Ann Intern Med. 2011;154(3):181–9.

[151] Chou R, Qaseem A, Snow V, et al. Diagnosis and treatment of low back pain: a joint clinical practice guideline from the American College of Physicians and the American Pain Society. Ann Intern Med. 2007;147(7):478–91.

[152] Jarvik JG, Deyo RA. Diagnostic evaluation of low back pain with emphasis on imaging. Ann Intern Med. 2002;137(7):586–97.

[153] Jarvik JG, Hollingworth W, Martin B, et al. Rapid magnetic resonance imaging vs radiographs for patients with low back pain: a randomized controlled trial. JAMA. 2003;289(21):2810–8.

[154] Chou R, Fu R, Carrino JA, et al. Imaging strategies for lowback pain: systematic review and meta–analysis. Lancet. 2009;373(9662):463–72.

[155] Halpin SF, Yeoman L, Dundas DD. Radiographic examination of the lumbar spine in a community hospital: an audit of current practice. BMJ. 1991;303(6806):813–5.

[156] Rockey PH, Tompkins RK, Wood RW, et al. The usefulness of X–ray examinations in the evaluation of patients with back pain. J Fam Pract. 1978;7(3):455–65.

[157] Gillan MG, Gilbert FJ, Andrew J, et al. Influence of imaging on clinical decision making in the treatment of lower back pain. Radiology. 2001;220(2):393–9.

[158] Berrington de Gonzalez A, Mahesh M, Kim KP, et al. Projected cancer risks from computed tomographic scans performed in the United States in 2007. Arch Intern Med. 2009;169(22):2071–7.

[159] Fazel R, Krumholz HM, Wang Y, et al. Exposure to low–dose ionizing radiation from medical imaging procedures. N Engl J Med. 2009;361(9):849–57.

[160] Smith–Bindman R, Miglioretti DL, Larson EB. Rising use of diagnostic medical imaging in a large integrated health system. Health Aff (Millwood). 2008;27(6):1491–502.

[161] Ash LM, Modic MT, Obuchowski NA, et al. Effects of diagnostic information, per se, on patient outcomes in acute radiculopathy and low back pain. Am J Neuroradiol. 2008;29(6):1098–103.

[162] Fisher ES, Welch HG. Avoiding the unintended consequences of growth in medical care: how might more be worse? JAMA. 1999;281(5):446–53.

[163] Kendrick D, Fielding K, Bentley E, et al. Radiography of the lumbar spine in primary care patients with low back pain: randomised controlled trial. BMJ. 2001; 322(7283):400–5.

[164] Errico TJ, Fardon DF, Lowell TD. Open discectomy as treatment for herniated nucleus pulposus of the lumbar spine. Spine (Phila Pa 1976). 1995;20(16):1829–33.

[165] Keller RB, Atlas SJ, Soule DN, et al. Relationship between rates and outcomes of operative treatment for lumbar disc herniation and spinal stenosis. J Bone Joint Surg Am. 1999;81(6):752–62.

[166] Lurie JD, Birkmeyer NJ, Weinstein JN. Rates of advanced spinal imaging and spine surgery. Spine (Phila Pa 1976). 2003;28(6):616–20.

[167] Rhodes LA, McPhillips–Tangum CA, Markham C, et al. The power of the visible: the meaning of diagnostic tests in chronic back pain. Soc Sci Med. 1999;48(9):1189–203.

[168] Verrilli D, Welch HG. The impact of diagnostic testing on therapeutic interventions. JAMA. 1996;275(15):1189–91.

[169] Berquist TH. Imaging of the postoperative spine. Radiol Clin North Am. 2006;44(3):407–18.

[170] Lonstein JE, Denis F, Perra JH, et al. Complications associated with pedicle screws. J Bone Joint Surg Am. 1999;81(11):1519–28.

[171] Venu V, Vertinsky AT, Malfair D, et al. Plain radiograph assessment of spinal hardware. Semin Musculoskelet Radiol. 2011;15(2):151–62.

[172] Bono CM, Khandha A, Vadapalli S, et al. Residual sagittal motion after lumbar fusion: a finite element analysis with implications on radiographic flexion–extension criteria. Spine (Phila Pa 1976). 2007;32(4):417–22.

[173] Cleveland M, Bosworth DM, Thompson FR. Pseudarthrosis in the lumbosacral spine. J Bone Joint Surg Am. 1948; 30A(2):302–12.

[174] Kumar A, Kozak JA, Doherty BJ, et al. Interspace distraction and graft subsidence after anterior lumbar fusion with femoral strut allograft. Spine (Phila Pa 1976). 1993;18(16):2393–400.

[175] Thakkar RS, Malloy JP 4th, Thakkar SC, et al. Imaging the postoperative spine. Radiol Clin North Am. 2012;50(4): 731–47.

[176] Selby MD, Clark SR, Hall DJ, et al. Radiologic assessment of spinal fusion. J Am Acad Orthop Surg. 2012;20(11):694–703.

[177] Buchowski JM, Liu G, Bunmaprasert T, et al. Anterior cervical fusion assessment: surgical exploration versus radiographic evaluation. Spine (Phila Pa 1976). 2008; 33(11):1185–91.

[178] Cook SD, Patron LP, Christakis PM, et al. Comparison of methods for determining the presence and extent of anterior lumbar interbody fusion. Spine (Phila Pa 1976). 2004;29(10):1118–23.

[179] Tuli SK, Chen P, Eichler ME, et al. Reliability of radiologic assessment of fusion: cervical fibular allograft model. Spine (Phila Pa 1976). 2004;29(8):856–60.

[180] Kant AP, Daum WJ, Dean SM, et al. Evaluation of lumbar spine fusion. Plain radiographs versus direct surgical exploration and observation. Spine (Phila Pa 1976). 1995;20(21):2313–7.

[181] Blumenthal SL, Gill K. Can lumbar spine radiographs accurately determine fusion in postoperative patients? Correlation of routine radiographs with a second surgical look at lumbar fusions. Spine (Phila Pa 1976). 1993;18(9):1186–9.

[182] Brodsky AE, Kovalsky ES, Khalil MA. Correlation of radiologic assessment of lumbar spine fusions with surgical exploration. Spine (Phila Pa 1976). 1991;16(6 Suppl):S261–5.

[183] Cannada LK, Scherping SC, Yoo JU, et al. Pseudoarthrosis of the cervical spine: a comparison of radiographic diagnostic measures. Spine (Phila Pa 1976). 2003;28(1): 46–51.

[184] Ghiselli G, Wharton N, Hipp JA, et al. Prospective analysis of imaging prediction of pseudarthrosis after anterior cervical discectomy and fusion: computed tomography versus flexionextension motion analysis with intraoperative correlation. Spine (Phila Pa 1976). 2011;36(6):463–8.

[185] Taylor M, Hipp JA, Gertzbein SD, et al. Observer agreement in assessing flexion–extension X–rays of the cervical spine, with and without the use of quantitative measurements of intervertebral motion. Spine J. 2007; 7(6):654–8.

[186] Johnsson R, Strömqvist B, Axelsson P, et al. Influence of spinal immobilization on consolidation of posterolateral lumbosacral fusion. A roentgen stereophotogrammetric and radiographic analysis. Spine (Phila Pa 1976). 1992; 17(1):16–21.

[187] Selvik G. Roentgen stereophotogrammetry. A method for the study of the kinematics of the skeletal system. Acta Orthop Scand Suppl. 1989;232:1–51.

[188] Epstein NE, Silvergleide RS. Documenting fusion following anterior cervical surgery: a comparison of roentgenogram versus two–dimensional computed tomographic findings. J Spinal Disord Tech. 2003;16(3): 243–7.

[189] Ploumis A, Mehbod A, Garvey T, et al. Prospective assessment of cervical fusion status: plain radiographs versus CT–scan. Acta Orthop Belg. 2006;72(3):342–6.

[190] Carreon LY, Djurasovic M, Glassman SD, et al. Diagnostic accuracy and reliability of fine–cut CT scans with reconstructions to determine the status of an instrumented posterolateral fusion with surgical exploration as reference standard. Spine (Phila Pa 1976). 2007;32(8):892–5.

[191] Biswas D, Bible JE, Bohan M, et al. Radiation exposure from musculoskeletal computerized tomographic scans. J Bone Joint Surg Am. 2009;91(8):1882–9.

[192] Kroner AH, Eyb R, Lange A, et al. Magnetic resonance imaging evaluation of posterior lumbar interbody fusion. Spine (Phila Pa 1976). 2006;31(12):1365–71.

[193] Tohtz SW, Rogalla P, Taupitz M, et al. Inter– and intraobserver variability in the postoperative evaluation of transpedicular stabilization: computed tomography versus magnetic resonance imaging. Spine J. 2010;10(4):285–90.

[194] Agarwal R, Williams K, Umscheid CA, et al. Osteoinductive bone graft substitutes for lumbar fusion: a systematic review. J Neurosurg Spine. 2009;11(6): 729–40.

[195] Lerner T, Bullmann V, Schulte TL, et al. A level–1 pilot study to evaluate of ultraporous beta–tricalcium phosphate as a graft extender in the posterior correction of adolescent idiopathic scoliosis. Eur Spine J. 2009;18(2):170–9.

[196] Helgeson MD, Lehman RA Jr, Patzkowski JC, et al. Adjacent vertebral body osteolysis with bone morphogenetic protein use in transforaminal lumbar interbody fusion. Spine J. 2011;11(6):507–10.

[197] Vaidya R, Sethi A, Bartol S, et al. Complications in the use of rhBMP–2 in PEEK cages for interbody spinal fusions. J Spinal Disord Tech. 2008;21(8):557–62.

[198] Sethi A, Craig J, Bartol S, et al. Radiographic and CT evaluation of recombinant human bone morphogenetic protein–2–assisted spinal interbody fusion. Am J Roentgenol. 2011;197(1):W128–33.

[199] Glassman SD, Howard JM, Sweet A, et al. Complications and concerns with osteobiologics for spine fusion in clinical practice. Spine (Phila Pa 1976). 2010;35(17):1621–8.

[200] Rutherford EE, Tarplett LJ, Davies EM, et al. Lumbar spine fusion and stabilization: hardware, techniques, and imaging appearances. Radiographics. 2007;27(6): 1737–49.

[201] Tehranzadeh J, Ton JD, Rosen CD. Advances in spinal fusion. Semin Ultrasound CT MR. 2005;26(2):103–13.

[202] Barsa P, Suchomel P. Factors affecting sagittal malalignment due to cage subsidence in standalone cage assisted anterior cervical fusion. Eur Spine J. 2007;16(9):1395–400.

[203] Bartels RH, Donk RD, Feuth T. Subsidence of stand–alone cervical carbon fiber cages. Neurosurgery. 2006;58(3):502–8; discussion 502–8.

[204] Gercek E, Arlet V, Delisle J, et al. Subsidence of stand–alone cervical cages in anterior interbody fusion: warning. Eur Spine J. 2003;12(5):513–6.

[205] Van Goethem JW, Parizel PM, van den Hauwe L, et al. The value of MRI in the diagnosis of postoperative spondylodiscitis. Neuroradiology. 2000;42(8):580–5.

[206] Ross JS, Masaryk TJ, Modic MT, et al. MR imaging of lumbar arachnoiditis. Am J Roentgenol. 1987;149(5): 1025–32.

[207] Evans AJ, Jensen ME, Kip KE, et al. Vertebral compression fractures: pain reduction and improvement in functional mobility after percutaneous polymethylmethacrylate vertebroplasty retrospective report of 245 cases. Radiology. 2003;226(2):366–72.

[208] Jensen ME, Evans AJ, Mathis JM, et al. Percutaneous polymethylmethacrylate vertebroplasty in the treatment of osteoporotic vertebral body compression fractures: technical aspects. Am J Neuroradiol. 1997;18(10): 1897–904.

[209] Lieberman IH, Dudeney S, Reinhardt MK, et al. Initial outcome and efficacy of "kyphoplasty" in the treatment of painful osteoporotic vertebral compression fractures. Spine (Phila Pa 1976). 2001;26(14):1631–8.

[210] Kobayashi K, Shimoyama K, Nakamura K, et al. Percutaneous vertebroplasty immediately relieves pain of osteoporotic vertebral compression fractures and prevents prolonged immobilization of patients. Eur Radiol. 2005;15(2):360–7.

[211] Davis RA. A long–term outcome analysis of 984 surgically treated herniated lumbar discs. J Neurosurg. 1994;80(3):415–21.

[212] Herron L. Recurrent lumbar disc herniation: results of repeat laminectomy and discectomy. J Spinal Disord. 1994;7(2):161–6.

[213] Bernard TN Jr. Repeat lumbar spine surgery. Factors influencing outcome. Spine (Phila Pa 1976). 1993;18(15): 2196–200.

[214] Fandino J, Botana C, Viladrich A, et al. Reoperation after lumbar disc surgery: results ın 130 cases. Acta Neurochir (Wien). 1993;122(1–2):102–4.

[215] Van Goethem JW, Parizel PM, van den Hauwe L, et al. Imaging findings in patients with failed back surgery syndrome. J Belge Radiol. 1997;80(2):81–4.

[216] Ross JS, Zepp R, Modic MT. The postoperative lumbar spine: enhanced MR evaluation of the intervertebral disk. Am J Neuroradiol. 1996;17(2):323–31.

[217] Van Goethem JW, Van de Kelft E, Biltjes IG, et al. MRI after successful lumbar discectomy. Neuroradiology. 1996;38(Suppl 1):S90–6.

[218] Ross JS, Obuchowski N, Zepp R. The postoperative lumbar spine: evaluation of epidural scar over a 1–year period. Am J Neuroradiol. 1998;19(1):183–6.

[219] Coskun E, Süzer T, Topuz O, et al. Relationships between epidural fibrosis, pain, disability, and psychological factors after lumbar disc surgery. Eur Spine J. 2000;9(3):218–23.

[220] Cervellini P, Curri D, Volpin L, et al. Computed tomography of epidural fibrosis after discectomy: a comparison between symptomatic and asymptomatic patients. Neurosurgery. 1988;23(6):710–3.

[221] Ross JS, Robertson JT, Frederickson RC, et al. Association between peridural scar and recurrent radicular pain after lumbar discectomy: magnetic resonance evaluation. ADCON–L European Study Group. Neurosurgery. 1996;38(4):855–61; discussion 861–3.

[222] Hurme M, Katevuo K, Nykvist F, et al. CT five years after myelographic diagnosis of lumbar disk herniation. Acta Radiol. 1991;32(4):286–9.

[223] North RB, Campbell JN, James CS, et al. Failed back surgery syndrome: 5–year follow–up in 102 patients undergoing repeated operation. Neurosurgery. 1991;28(5):685–90; discussion 690–1.

[224] Lee YS, Choi ES, Song CJ. Symptomatic nerve root changes on contrast–enhanced MR imaging after surgery for lumbar disk herniation. Am J Neuroradiol. 2009;30(5):1062–7.

[225] Braun IF, Hoffman JC Jr, Davis PC, et al. Contrast enhancement in CT differentiation between recurrent disk herniation and postoperative scar: prospective study. Am J Roentgenol. 1985;145(4):785–90.

[226] Teplick JG, Haskin ME. Intravenous contrast–enhanced CT of the postoperative lumbar spine: improved identification of recurrent disk herniation, scar, arachnoiditis, and diskitis. Am J Roentgenol. 1984;143(4):845–55.

[227] DeLaPaz RL, Brady TJ, Buonanno FS, et al. Nuclear magnetic resonance (NMR) imaging of Arnold–Chiari type I malformation with hydromyelia. J Comput Assist Tomogr. 1983;7(1):126–9.

[228] Modic MT, Weinstein MA, Pavlicek W, et al. Magnetic resonance imaging of the cervical spine: technical and clinical observations. Am J Roentgenol. 1983;141(6):1129–36.

[229] Modic MT, Weinstein MA, Pavlicek W, et al. Nuclear magnetic resonance imaging of the spine. Radiology. 1983;148(3):757–62.

[230] Takemoto K, Matsumura Y, Hashimoto H, et al. MR imaging of intraspinal tumors—capability in histological differentiation and compartmentalization of extramedullary tumors. Neuroradiology. 1988;30(4):303–9.

[231] Spetzler RF, Detwiler PW, Riina HA, et al. Modified classification of spinal cord vascular lesions. J Neurosurg. 2002;96(2 Suppl):145–56.

[232] Rabin BM, Roychowdhury S, Meyer JR, et al. Spontaneous intracranial hypotension: spinal MR findings. Am J Neuroradiol. 1998;19(6):1034–9.

[233] Kim DH, Rosenblum JK, Panghaal VS, et al. Differentiating neoplastic from non–neoplastic processes in the anterior extradural space. Radiology. 2011;260(3):825–30.

[234] Schellinger D. Patterns of anterior spinal canal involvement by neoplasms and infections. Am J Neuroradiol. 1996;17(5):953–9.

[235] Wald JT. Imaging of spine neoplasm. Radiol Clin North Am. 2012;50(4):749–76.

[236] Shah LM, Hanrahan CJ. MRI of spinal bone marrow: part I, techniques and normal age–related appearances. Am J Roentgenol. 2011;197(6):1298–308.

[237] Vande Berg BC, Lecouvet FE, Galant C, et al. Normal variants of the bone marrow at MR imaging of the spine. Semin Musculoskelet Radiol. 2009;13(2):87–96.

[238] Carroll KW, Feller JF, Tirman PF. Useful internal standards for distinguishing infiltrative marrow pathology from hematopoietic marrow at MRI. J Magn Reson Imaging. 1997;7(2):394–8.

[239] Mirowitz SA, Apicella P, Reinus WR, et al. MR imaging of bone marrow lesions: relative conspicuousness on T1–weighted, fatsuppressed T2–weighted, and STIR images. Am J Roentgenol. 1994;162(1):215–21.

[240] Georgy BA, Hesselink JR. Evaluation of fat suppression in contrast–enhanced MR of neoplastic and inflammatory spine disease. Am J Neuroradiol. 1994;15(3):409–17.

[241] Meyer JS, Siegel MJ, Farooqui SO, et al. Which MRI sequence of the spine best reveals bone–marrow metastases of neuroblastoma? Pediatr Radiol. 2005;35(8):778–85.

[242] Gold GE, Suh B, Sawyer–Glover A, et al. Musculoskeletal MRI at 3.0 T: initial clinical experience. Am J Roentgenol. 2004;183(5):1479–86.

[243] Hanrahan CJ, Shah LM. MRI of spinal bone marrow: part 2, T1–weighted imaging–based differential diagnosis. Am J Roentgenol. 2011;197(6):1309–21.

[244] Rodallec MH, Feydy A, Larousserie F, et al. Diagnostic imaging of solitary tumors of the spine: what to do and say. Radiographics. 2008;28(4):1019–41.

[245] Ropper AE, Cahill KS, Hanna JW, et al. Primary vertebral tumors: a review of epidemiologic, histological, and imaging findings, Part I: benign tumors. Neurosurgery. 2011;69(6):1171–80.

[246] McMenamin DS, Stuckey SL, Potgieter GJ. T1 hyperintense vertebral column melanoma metastases. Am J Neuroradiol. 2007;28(9):1817–8.

[247] Baker LL, Goodman SB, Perkash I, et al. Benign versus pathologic compression fractures of vertebral bodies: assessment with conventional spin–echo, chemical–shift, and STIR MR imaging. Radiology. 1990;174(2):495–502.

[248] Hayes CW, Jensen ME, Conway WF. Non–neoplastic lesions of vertebral bodies: findings in magnetic resonance imaging. Radiographics. 1989;9(5):883–903.

[249] Hamaoka T, Madewell JE, Podoloff DA, et al. Bone imaging in metastatic breast cancer. J Clin Oncol. 2004;22(14):2942–53.

[250] Rybak LD, Rosenthal DI. Radiological imaging for the diagnosis of bone metastases. Q J Nucl Med. 2001;45(1):53–64.

[251] Cook GJ, Fogelman I. Skeletal metastases from breast cancer: imaging with nuclear medicine. Semin Nucl Med. 1999;29(1):69–79.

[252] Blake GM, Park–Holohan SJ, Cook GJ, et al. Quantitative studies of bone with the use of 18F–fluoride and 99mTc–methylene diphosphonate. Semin Nucl Med. 2001;31(1):28–49.

[253] Even–Sapir, E. Imaging of malignant bone involvement by morphologic, scintigraphic, and hybrid modalities. J Nucl Med. 2005;46(8):1356–67.

[254] Braunstein EM, Kuhns LR. Computed tomographic demonstration of spinal metastases. Spine (Phila Pa 1976). 1983;8(8):912–5.

[255] Smoker WR, Godersky JC, Knutzon RK, et al. The role of MR imaging in evaluating metastatic spinal disease. Am J Roentgenol. 1987;149(6):1241–8.

[256] Metser U, Lerman H, Blank A, et al. Malignant involvement of the spine: assessment by 18F–FDG PET/CT. J Nucl Med. 2004;45(2):279–84.

[257] Metser U, Miller E, Lerman H, et al. Benign nonphysiologic

lesions with increased 18F–FDG uptake on PET/CT: characterization and incidence. Am J Roentgenol. 2007; 189(5):1203–10.

[258] Clamp A, Danson S, Nguyen H, et al. Assessment of therapeutic response in patients with metastatic bone disease. Lancet Oncol. 2004;5(10):607–16.

[259] Liu FY, Yen TC, Chen MY, et al. Detection of hematogenous bone metastasis in cervical cancer: 18F–fluorodeoxyglucose– positron emission tomography versus computed tomography and magnetic resonance imaging. Cancer. 2009;115(23):5470–80.

[260] Mahner S, Schirrmacher S, Brenner W, et al. Comparison between positron emission tomography using 2–[fluorine–18] fluoro–2–deoxy–D–glucose, conventional imaging and computed tomography for staging of breast cancer. Ann Oncol. 2008;19(7):1249–54.

[261] Costelloe CM, Chuang HH, Madewell JE. FDG PET for the detection of bone metastases: sensitivity, specificity and comparison with other imaging modalities. Pet Clin. 2010;5(3):281–95.

[262] Abe K, Sasaki M, Kuwabara Y, et al. Comparison of 18FDGPET with 99mTc–HMDP scintigraphy for the detection of bone metastases in patients with breast cancer. Ann Nucl Med. 2005;19(7):573–9.

[263] Dose J, Bleckmann C, Bachmann S, et al. Comparison of fluorodeoxyglucose positron emission tomography and "conventional diagnostic procedures" for the detection of distant metastases in breast cancer patients. Nucl Med Commun. 2002;23(9):857–64.

[264] Gallowitsch HJ, Kresnik E, Gasser J, et al. F–18 fluorodeoxyglucose positron–emission tomography in the diagnosis of tumor recurrence and metastases in the follow–up of patients with breast carcinoma: a comparison to conventional imaging. Invest Radiol. 2003;38(5): 250–6.

[265] Gayed I, Vu T, Johnson M, et al. Comparison of bone and 2–deoxy–2–[18F]fluoro–D–glucose positron emission tomography in the evaluation of bony metastases in lung cancer. Mol Imaging Biol. 2003;5(1):26–31.

[266] Ito S, Kato K, Ikeda M, et al. Comparison of 18F–FDG PET and bone scintigraphy in detection of bone metastases of thyroid cancer. J Nucl Med. 2007;48(6):889–95.

[267] Kato H, Miyazaki T, Nakajima M, et al. Comparison between whole–body positron emission tomography and bone scintigraphy in evaluating bony metastases of esophageal carcinomas. Anticancer Res. 2005;25(6C): 4439–44.

[268] Kim MR, Roh JL, Kim JS, et al. 18F–fluorodeoxyglucose– positron emission tomography and bone scintigraphy for detecting bone metastases in patients with malignancies of the upper aerodigestive tract. Oral Oncol. 2008;44(2): 148–52.

[269] Liu FY, Chang JT, Wang HM, et al. [18F]fluorodeox– yglucose positron emission tomography is more sensitive than skeletal scintigraphy for detecting bone metastasis

in endemic nasopharyngeal carcinoma at initial staging. J Clin Oncol. 2006;24(4):599–604.

[270] Ohta M, Tokuda Y, Suzuki Y, et al. Whole body PET for the evaluation of bony metastases in patients with breast cancer: comparison with 99Tcm–MDP bone scintigraphy. Nucl Med Commun. 2001;22(8):875–9.

[271] Min JW, Um S–W, Yim J–J, et al. The role of whole– body FDG PET/CT, Tc 99m MDP bone scintigraphy, and serum alkaline phosphatase in detecting bone metastasis in patients with newly diagnosed lung cancer. J Korean Med Sci. 2009;24(2):275–80.

[272] Takenaka D, Ohno Y, Matsumoto K, et al. Detection of bone metastases in non–small cell lung cancer patients: comparison of whole–body diffusion–weighted imaging (DWI), wholebody MR imaging without and with DWI, whole–body FDGPET/ CT, and bone scintigraphy. J Magn Reson Imaging. 2009;30(2):298–308.

[273] Luboldt W, Küfer R, Blumstein N, et al. Prostate carcinoma: diffusion–weighted imaging as potential alternative to conventional MR and 11C–choline PET/CT for detection of bone metastases. Radiology. 2008;249(3):1017–25.

[274] Schmidt GP, Schoenberg SO, Schmid R, et al. Screening for bone metastases: whole–body MRI using a 32–channel system versus dual–modality PET–CT. Eur Radiol. 2007;17(4):939–49.

[275] Jung HS, Jee WH, McCauley TR, et al. Discrimination of metastatic from acute osteoporotic compression spinal fractures with MR imaging. Radiographics. 2003;23(1):179–87.

[276] Baur A, Stäbler A, Arbogast S, et al. Acute osteoporotic and neoplastic vertebral compression fractures: fluid sign at MR imaging. Radiology. 2002;225(3):730–5.

[277] Baur A, Stäbler A, Brüning R, et al. Diffusion–weighted MR imaging of bone marrow: differentiation of benign versus pathologic compression fractures. Radiology. 1998;207(2):349–56.

[278] Stevens SK, Moore SG, Kaplan ID. Early and late bone– marrow changes after irradiation: MR evaluation. Am J Roentgenol. 1990;154(4):745–50.

[279] Donovan DJ, Huynh TV, Purdom EB, et al. Osteoradionecrosis of the cervical spine resulting from radiotherapy for primary head and neck malignancies: operative and nonoperative management. Case report. J Neurosurg Spine. 2005;3(2):159–64.

[280] Mut M, Schiff D, Miller B, et al. Osteoradionecrosis mimicking metastatic epidural spinal cord compression. Neurology. 2005;64(2):396–7.

[281] Hirota S, Yoshida S, Soejima T, et al. Chronological observation in early radiation myelopathy of the cervical spinal cord: gadolinium–enhanced MRI findings in two cases. Radiat Med. 1993;11(4):154–9.

[282] Koehler PJ, Verbiest H, Jager J, et al. Delayed radiation myelopathy: serial MR–imaging and pathology. Clin Neurol Neurosurg. 1996;98(2):197–201.

[283] Wang PY, Shen WC, Jan JS. Serial MRI changes in radiation myelopathy. Neuroradiology. 1995;37(5):374–7.

[284] DeSanto J, Ross JS. Spine infection/inflammation. Radiol Clin North Am. 2011;49(1):105–27.

[285] Golimbu C, Firooznia H, Rafii M. CT of osteomyelitis of the spine. Am J Roentgenol. 1984;142(1):159–63.

[286] Modic MT, Feiglin DH, Piraino DW, et al. Vertebral osteomyelitis: assessment using MR. Radiology. 1985; 157(1):157–66.

[287] Dagirmanjian A, Schils J, McHenry M, et al. MR imaging of vertebral osteomyelitis revisited. Am J Roentgenol. 1996; 167(6):1539–43.

[288] Gillams AR, Chaddha B, Carter AP. MR appearances of the temporal evolution and resolution of infectious spondylitis. Am J Roentgenol. 1996;166(4):903–7.

[289] Sharif HS. Role of MR imaging in the management of spinal infections. Am J Roentgenol. 1992;158(6): 1333–45.

[290] Carragee EJ. The clinical use of magnetic resonance imaging in pyogenic vertebral osteomyelitis. Spine (Phila Pa 1976). 1997;22(7):780–5.

[291] Hlavin ML, Kaminski HJ, Ross JS, et al. Spinal epidural abscess: a ten–year perspective. Neurosurgery. 1990;27(2):177–84.

[292] Rigamonti D, Liem L, Sampath P, et al. Spinal epidural abscess: contemporary trends in etiology, evaluation, and management. Surg Neurol. 1999;52(2):189–96; discussion 197.

[293] Hsu W, Kosztowski TA, Zaidi HA, et al. Multidisciplinary management of primary tumors of the vertebral column. Curr Treat Options Oncol. 2009;10(1–2):107–25.

[294] Mulligan ME, McRae GA, Murphey MD. Imaging features of primary lymphoma of bone. Am J Roentgenol. 1999; 173(6):1691–7.

[295] Sze G, Abramson A, Krol G, et al. Gadolinium–DTPA in the evaluation of intradural extramedullary spinal disease. Am J Roentgenol. 1988;150(4):911–21.

[296] Georgy BA, Snow RD, Hesselink JR. MR imaging of spinal nerve roots: techniques, enhancement patterns, and imaging findings. Am J Roentgenol. 1996;166(1):173–9.

[297] Khosla A, Wippold FJ 2nd. CT myelography and MR imaging of extramedullary cysts of the spinal canal in adult and pediatric patients. Am J Roentgenol. 2002;178(1):201–7.

[298] Beall DP, Googe DJ, Emery RL, et al. Extramedullary intradural spinal tumors: a pictorial review. Curr Probl Diagn Radiol. 2007;36(5):185–98.

[299] Hamasaki T, Noda M, Kamei N, et al. Intradural extramedullary mass formation in spinal cord sarcoidosis: case report and literature review. Spine (Phila Pa 1976). 2003;28(20):E420–3.

[300] Hacker DA, Latchaw RE, Yock DH Jr, et al. Redundant lumbar nerve root syndrome: myelographic features. Radiology. 1982;143(2):457–61.

[301] Maki DD, Yousem DM, Corcoran C, et al. MR imaging of Dejerine–Sottas disease. Am J Neuroradiol. 1999;20(3):378–80.

[302] Thawait SK, Chaudhry V, Thawait GK, et al. High–resolution MR neurography of diffuse peripheral nerve lesions. Am J Neuroradiol. 2011;32(8):1365–72.

[303] Watters MR, Stears JC, Osborn AG, et al. Transdural spinal cord herniation: imaging and clinical spectra. Am J Neuroradiol. 1998;19(7):1337–44.

[304] Thurnher MM, Cartes–Zumelzu F, Mueller–Mang C. Demyelinating and infectious diseases of the spinal cord. Neuroimaging Clin N Am. 2007;17(1):37–55.

[305] Bowen BC, Pattany PM. Vascular anatomy and disorders of the lumbar spine and spinal cord. Magn Reson Imaging Clin N Am. 1999;7(3):555–71.

[306] Krings T, Lasjaunias PL, Hans FJ, et al. Imaging in spinal vascular disease. Neuroimaging Clin N Am. 2007;17(1): 57–72.

[307] Shapiro JH, Och M, Jacobson HG. Differential diagnosis of intradural (extramedullary) and extradural spinal canal tumors. Radiology. 1961;76:718–32.

[308] Koeller KK, Rosenblum RS, Morrison AL. Neoplasms of the spinal cord and filum terminale: radiologic–pathologic correlation. Radiographics. 2000;20(6):1721–49.

[309] Epstein F, Epstein N. Surgical treatment of spinal cord astrocytomas of childhood. A series of 19 patients. J Neurosurg. 1982;57(5):685–9.

[310] Epstein FJ, Farmer JP, Schneider SJ. Intraoperative ultrasonography: an important surgical adjunct for intramedullary tumors. J Neurosurg. 1991;74(5):729–33.

[311] Brotchi J, Dewitte O, Levivier M, et al. A survey of 65 tumors within the spinal cord: surgical results and the importance of preoperative magnetic resonance imaging. Neurosurgery. 1991;29(5):651–6; discussion 656–7.

[312] Chou R, Deyo RA, Jarvik JG. Appropriate use of lumbar imaging for evaluation of low back pain. Radiol Clin North Am. 2012;50(4):569–85.

[313] Gilbert FJ, Grant AM, Gillan MG, et al. Low back pain: influence of early MR imaging or CT on treatment and outcome— multicenter randomized trial. Radiology. 2004;231(2):343–51.

第21章　导航及机器人在脊柱外科中的应用
Navigation and Robotics in Spine Surgery

Xiaobang Hu　Christopher Bonsignore　Isador H Lieberman　著

刘嘉斌 译　汤 宇 校

一、概述

优化内固定的准确性一直是脊柱外科医生非常感兴趣的问题。传统上，脊柱外科医生仅仅依靠他们对脊柱解剖学知识和 X 线片来确定正确的解剖水平并确认脊柱置入物的位置。然而，即使是有经验的外科医生，使用传统技术也有 6%～54% 的置入错位率，而这些错位可能会导致严重的血管和神经并发症[1-5]。

自 20 世纪 90 年代以来，计算机技术、成像系统和机器人技术相结合的导航技术取得了重大进展。1995 年，Nolte 等报道了首次成功应用影像引导系统在置入腰椎椎弓根螺钉的临床应用案例[6,7]。从那时起，影像引导逐步整合到了脊柱外科之中。目前已有多种导航技术可以用于脊柱手术，有些技术已经在许多医学中心中常规使用。

外科机器人技术也出现在 20 世纪 90 年代，自那以后，优化机器人技术在手术室的应用取得了很大进展。外科机器人的目的是增强和补充外科医生在手术期间的徒手能力。最近开发的机器人系统拓宽了外科学的学科范围，包括 ROBDOC（用于置入髋关节的骨髓腔钻孔）、计算机辅助手术规划和机器人系统（CASPAR 公司）（用于髋关节置换）、URS AESOP 系统（用于内

镜摄像），以及 Da Vinci（Intuitive Surgical 公司）和 Zeus 系统（Computer Motion 公司）（用于远程操作微创手术）[8,9]。随着影像引导领域的重大进展，一些机器人系统已经被开发出来以应对脊柱外科手术中存在的挑战，特别是在准确置入脊柱内固定方面[10-12]。

二、导航辅助脊柱手术的技术方面

目前常用的脊柱导航方法有术前计算机断层扫描（CT）导航和术中三维透视导航等，虽然方法各有不同，但基本理念是相似的。

脊柱导航有两个基本步骤：影像采集和处理，以及术中导航。影像采集和处理可以在术前或术中进行，如行术前 X 线、CT 或术中透视。然后应用远程追踪技术（如红外线光电追踪或电磁追踪）建立患者术中位置与导航工具方位之间的关系。将动态参考阵列（dynamic reference array，DRA）固定到骨骼结构上（如棘突），以获得持续的位置追踪和准确导航。然后将解剖标志与术前或术中影像进行匹配。

在使用术前 CT 配准时，患者的术前 CT 位置与术中位置可能存在差异。这一问题可以通过单节段配准得到一定解决，但这个过程非常的耗

时。使用同心移动式 C 形臂也可以帮助解决这个问题（图 21-1）。当透视机围绕患者旋转时，同心移动式 C 形臂可以获得多平面的图像，然后这些图像可以传输到工作站中，并重建为矢状位、冠状位和轴位视图。术中影像是在 DRA 固定在骨解剖结构时获得的。在获取图像的同时，利用红外线光电摄像机追踪 DRA 的位置，使配准过程自动进行。根据患者术中体位的重建图像，可实时追踪脊柱内植物的位置。

最近开发的一种脊柱导航系统结合了术中 CT（O 形臂）和红外线跟踪（Stealth）系统（Medtronic Surgical Technologies，Louisville，CO）。该系统包括一个平板探测器，可以提供标准的透视图像或体积 CT 扫描。X 射线源和探测器包含在一个可以横向打开的圆柱形孔中。当患者躺在手术台上时，成像设备可以放置在患者周围。X 线源和探测器可以 360° 移动，并且可以获得多平面（轴位、冠状位和矢状位）图像（图 21-2A）。O 形臂中集成的 LED 跟踪器允许其与导航系统进行匹配（图 21-2B）。在 DRA 固定到骨结构（如棘突）的同时开始图像获取和自动配准。在这之后，导航引导下的内

固定置入可以使用诸如长钻头导向器（long drill guide，LDG）的器械进行。螺钉的长度和它们的轨迹也可以直接在计算机工作站上进行规划（图 21-2C）。在完成所有节段螺钉置入后，可以进行最终的扫描来确定螺钉是否在最佳位置，从而当场纠正位置不正确的螺钉。

使用同心移动式 C 形臂和 O 形臂系统，可以消除由于术前 CT 扫描和术中摄片时椎体序列差异而导致的导航误差。此外，由于导航可以在影像传输到工作站后立即开始，因此不需要进行解剖结构上的配准。然而，这些系统造价昂贵，且只能在特别设计的狭窄且可透过射线的手术台上使用。

三、机器人辅助脊柱手术技术方面

目前，有一种脊柱手术机器人系统已经获得批准并可以在市场上买到（Renaissance，Mazor Robotics ltd.）。该系统基于一个安装在骨骼上的六足微型机器人。它包括由 2 个终板和 6 个可以在 6 个自由度上操纵终板的活塞组成的圆柱形机器人（图 21-3A），以及一个运行接口软件的工

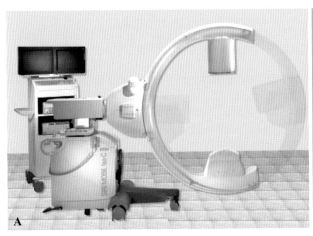
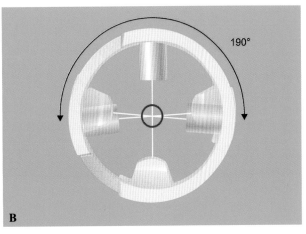

▲ 图 21-1　同心 C 形臂导航系统

A. 具有 3D 成像功能的西门子 SIREMOBIL® Iso-C3D C 形臂；B. 西门子 SIREMOBIL® Iso-C3D C 形臂在患者周围自动旋转 190°以获得 3D 图像

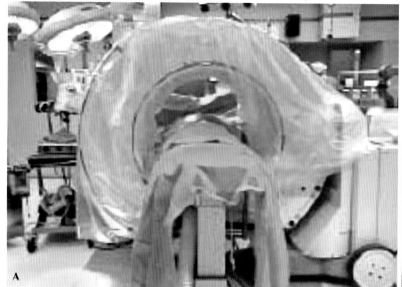
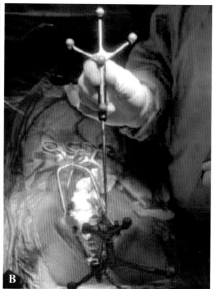
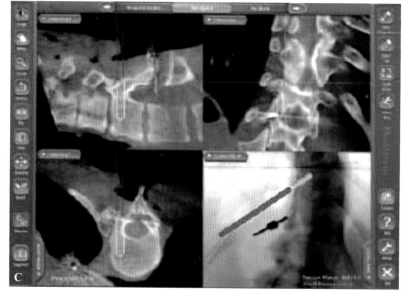

▲ 图 21-2　O 形臂导航系统
A. 覆盖在患者身上的 O 形臂。B. 固定在显露的脊柱后部的动态参考阵列（DRA）。如上图所示，通过将探针放置在 DRA 上，使用带有 LED 的探针完成配准。C. 将估计的螺钉大小、长度和轨迹叠加在胸椎轴向、矢状面和冠状面重建图像上

作站。该系统的细节和相关手术技术已经在以前描述过[12-15]。简单来说，使用该系统的机器人辅助脊柱手术包括以下步骤。

- 术前规划（图 21-3B 和 C）：进行标准 CT 扫描（1mm 层厚）并上传到规划软件。外科医生在术前通过在脊柱的虚拟三维模型上模拟不同长度、直径、方向和插入角度来的置入物。在手术开始时，外科医生将术前规划上传到连接着机器人引导系统设备和手术室 C 形臂的工作站中。

- 安装稳定平台（图 21-3D）：外科医生将稳定平台安装在手术床固定支架或者位于术野的棘突夹上。然后将桥接器固定在支架或棘突夹上，再用经皮克氏针固定到骨性突起上（棘突或髂后上棘）。

- 自动图像配准：一旦稳定平台固定牢靠，一个参考架将安装到这个平台上，之后拍摄两幅透视图像并从 C 形臂直接传输到工作站软件中。该软件以图像为基础，进行不需要用户干预的全自动图像配准。然后系统将透视图像与术前规划整合在一起。外科医生之后逐节段验证系统的准确性（逐个椎体）。

- 置入物置入（图 21-3E）：一旦实现了配准并验证了准确性，机器人引导装置就被安装到框架上，并安置到相应的位置，机

器人从该位置开始将其引导臂放置在外科医生所规划的轨迹中，精确定位规划的置入物起始位置。然后，外科医生通过一系

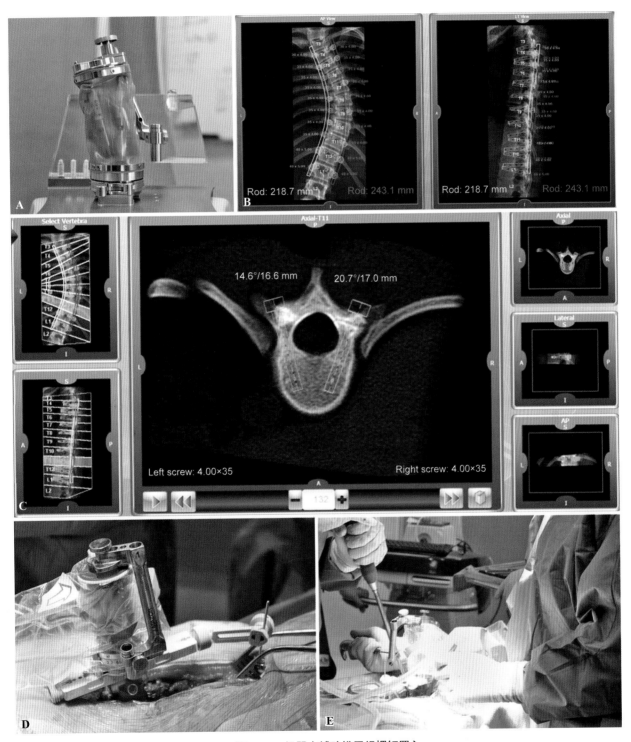

▲ 图 21-3　机器人辅助椎弓根螺钉置入

A. 微型机器人；B. 术前规划的正位和侧位视图；C. 计划螺钉位置的轴向视图；D 在患者身上安装稳定平台；E. 在机器人引导下置入椎弓根螺钉

列附着在机器人引导臂上的套管进行钻孔并放置所需置入物。

四、导航和机器人辅助脊柱手术的一般效果

（一）准确性

各种研究表明，导航辅助脊柱手术可以提高椎弓根螺钉置入的准确性。基于术前 CT 的图像引导是应用于脊柱手术的第一代导航。Laine 等在一项前瞻性随机对照研究中比较了基于术前 CT 导航和传统椎弓根螺钉置入方法之间的准确性差异。作者发现，导航组的椎弓根穿孔率明显低于传统组（4.6% vs. 13.4%）[16]。Tian 等在 2011 年报道了一项 Meta 分析，并证实了大多数研究显示术前 CT 导航提高了置入物的准确性[2]。对于基于三维透视的导航，报道的置钉错位率为 2%～2.5%[17, 18]。而传统技术的错位率为 6%～54%[1-5]。

对于机器人辅助椎弓根螺钉置入，报道的错位率为 1.1%～4%，这也优于传统技术[13, 19, 20]。然而，最近一项前瞻性随机对照研究比较了腰椎和骶椎椎弓根螺钉置入，作者发现，与徒手组相比，机器人组有更多的螺钉处于不理想的位置。这一结果是令人惊讶的，因为大多数以前的尸体研究和回顾性研究都报道了机器人辅助下置钉可以获得更高的准确性。然而，一些技术因素可能会对机器人系统的性能产生负面影响[21, 22]，如本研究中使用的固定方法。因此，比较机器人系统与徒手或其他导航技术的进一步研究将是必要的。

（二）微创和低创外科技术

标准的开放性脊柱手术与严重的椎旁肌剥离和回缩相关，这可能增加术中失血和术后疼痛。对于合理选择的患者，微创和低创手术技术具有软组织剥离和损伤程度小、术中出血少、术后恢复快等优点。然而，由于外科医生对椎弓根螺钉相对于患者解剖结构的位置可视化程度非常有限，导致外科医生对于椎弓根螺钉放置的准确性的感知减少。已有研究证明导航和机器人系统可以提高这些微创和低创脊柱手术中椎弓根螺钉放置的准确性。术中基于实时透视的导航系统和机器人导航系统，可以为外科医生在不直接观察解剖标志的情况下进行经皮椎弓根螺钉置入术提供更多的信心。

在一项前瞻性、比较性、多中心的研究中，Yang 等发现，在 CT 和透视导航下经皮穿刺置入腰椎椎弓根螺钉，导航组的椎弓根螺钉穿孔率不到对照组的 50%（3% vs. 7.2%）[23]。多位作者也报道了术中三维导航可以为经皮置入腰椎椎弓根螺钉提供高精确度[24-27]。Wood 等比较了使用两种不同的 CT 图像引导技术进行微创腰椎椎弓根螺钉置入的准确性。他们发现，与术前 CT 导航相比，术中使用带有图像引导系统的 3D 透视系统可以获得更高的椎弓根螺钉放置准确度[27]。

到目前为止，有两项研究报道使用了机器人辅助经皮椎弓根螺钉置钉，两者均报道提高了置钉的准确性[15, 28]。

（三）脊柱畸形手术

对于有严重脊柱畸形（如脊柱侧弯）的患者和那些解剖标志改变需要翻修手术的患者，椎弓根螺钉置入尤其具有挑战性。总体而言，在畸形手术中使用导航和机器人辅助放置椎弓根螺钉的螺钉错位率相对较低。使用 2D 或 3D 导航时，报道的椎弓根螺钉穿孔率为 2%～4%[4, 29]。在青

少年特发性脊柱侧弯和先天性脊柱畸形患者中也报道了类似的结果[30, 31]。

在机器人辅助椎弓根螺钉置入术中，Devito 等报道了青少年脊柱侧弯患者的穿孔率为 4.1%[32]。我们最近报道了在机器人导航下，脊柱畸形和（或）既往脊柱手术患者的螺钉错位率在 0.7%~2.9%[33]。

（四）手术时间

使用导航系统置入椎弓根螺钉所需的时间在不同的报道中有所不同，这可能受到许多因素的影响，如导航技术、外科医生的经验、外科医生对导航系统的熟悉程度，以及配准过程的准确性等[34]。

Sasso 等回顾性分析了脊柱导航和常规透视技术 L_5~S_1 脊柱融合的手术时间。他们报道，脊柱导航组的平均手术时间更短[35]。Rajasekaran 等在一项随机临床试验中报道，使用基于三维同心透视导航的胸椎畸形椎弓根螺钉置入时间明显缩短。作者将此归因于快速配准过程[4]。一项前瞻性的比较研究也显示脊柱导航可以加快经皮腰椎椎弓根螺钉的导丝放置[23]。然而，包括一项前瞻性随机研究在内的两项研究表明，术中 CT 导航系统的使用可以增加置入螺钉的准备时间和置入椎弓根螺钉的实际时间[36, 37]。更多的前瞻性随机研究将有助于更好地解决与脊柱导航相关的时间问题。

使用机器人系统放置内置物所花费的时间也各不相同。Lieberman 等在一项对照尸体置入研究中发现，与传统组相比，机器人辅助手术组的手术时间更短，每枚螺钉的置入时间更短[38]。然而，Kantelhardt 等在对 112 例临床病例的回顾性研究中发现，机器人辅助手术组与传统组的每枚螺钉的平均置入时间没有显著差异[28]。

（五）辐射暴露

脊柱手术需要对椎骨的解剖学、椎骨的方向以及椎骨与脊柱的关系有全面的了解。因此，传统上，脊柱外科医生严重依赖术中透视或图像引导来达到螺钉／导丝的最佳位置。然而，这些常规的透视辅助技术导致对患者、外科医生和手术室工作人员大量的辐射暴露[14, 20, 39-44]。一些研究表明，使用脊柱导航术可以减少术中辐射暴露时间和总辐射剂量[45-50]。一项尸体研究表明，脊柱导航可以显著减少手术外科医生躯干的电离辐射[41]。然而，由于需要高分辨率的 CT 扫描，基于 CT 的导航系统对患者的整体辐射暴露可能会更高[47, 51, 52]。Nottmeier 等指出，如果脊柱导航的配准可以在多个椎体水平进行，辐射量可以显著减少[53]。此外，Fransen 还发现，对于同样的手术，不同的外科医生在透视时间和辐射暴露方面存在差异，简单的意识和培训可能有助于减少围术期的辐射暴露[54]。

使用机器人系统的研究表明，与传统的透视辅助椎弓根螺钉置入术相比，机器人系统的辐射暴露显著减少[28, 38]。机器人椎体成形术中的平均透视次数也显著少于传统的椎体成形术[55, 56]。同时，由于机器人系统需要高解析度的薄层 CT 扫描，因此不清楚患者的整体辐射是否与传统的透视辅助手术不同。

（六）学习曲线

新手术的学习曲线被认为是一个外科医生获得新手术知识和提高技能的过程。它是对技术能力的客观评估，也是比较不同手术技术的基准。Bai 等发现，脊柱导航的学习曲线在 6 个月后急剧下降，12 个月后趋于平稳，这可以从螺钉穿孔率和手术时间的改善看出[57]。最近的一项研究表明，导航辅助椎弓根螺钉置入术的学习曲线不会延长，少于 10 例患者的经验足以熟悉该系统[58]。然而，脊柱导航的实际学习曲线在不同系统和不同脊柱手术中可能会有所不同。不同的外科医生也可能有所不同。

我们最近评估了机器人辅助椎弓根螺钉置入的学习曲线，结果显示，外科医生在进行了 30 例手术后可以获得稳定的结果，特别是在脊柱畸形和（或）翻修手术中[59]。

（七）临床结果和成本效益

到目前为止，还没有真正的研究比较导航或不导航的脊柱内固定置入术的长期预后效果。Kantelhardt 等报道，与传统技术相比，机器人辅助椎弓根螺钉置入术患者在围术期需要的阿片类药物更少，住院时间更短，不良事件发生率更低。对于那些曾接受过机器人辅助经皮穿刺手术的患者来说，这些益处甚至更大。

人们普遍认为脊柱导航增加了手术费用。增加对导航系统的利用以及发展新颖和负担得起的

导航技术可能有助于提高其成本效益[60, 61]。考虑到椎弓根螺钉错位翻修手术的高昂费用，在难度较大的手术（如对畸形患者的手术）中使用导航系统，可能对那些有大量挑战性病例的脊柱外科医师具有成本效益[62]。

五、总结

导航和机器人技术已经在神经外科、泌尿外科、妇科、心脏内科等越来越多的医学领域掀起了外科手术的革命。重要的是，它们有可能在很多方面改变我们实施脊柱外科手术的方式。导航和机器人辅助手术的潜在优势在于提高置入物放置的准确性，减少与错位相关的并发症，减少手术的有创性，减少外科医生和手术人员的辐射暴露。导航和机器人系统的成功应用需要仔细的规划、充分的脊柱解剖结构研究和充足的手术经验。导航和机器人辅助脊柱手术系统正在不断发展，只有通过仔细的临床评估，才能确定它们的成功应用、局限性和需要改进的领域（表 21-1）。

表 21-1 证据水平

作者，期刊，年份	设计	证据水平	主题	F/U（m）	指标	主要结果
Laine, European Spine Journal, 2000	RCT	I	传统椎弓根螺钉置入 vs. 计算机辅助椎弓根螺钉置入	NA	螺钉置入时间，椎弓根穿孔率和并发症	据统计分析报道，图像导航计算机导航提高了精确度
Gebhard, Spine, 2006	PC	III	基于 CT 的导航 vs. 基于 Iso-C 形臂的导航 vs. 非导航	NA	辐射持续时间，辐射剂量	据统计分析报道，脊柱导航减少了辐射时间和辐射剂量
Rajasekaran, Spine, 2007	RCT	I	非导航 vs. 基于 Iso-C 的导航	NA	螺钉的放置精度，螺钉的置入时间，以及 C 形臂必须使用的次数	据统计分析报道，在胸椎畸形矫正手术中，Iso-C 导航提高了准确性，减少了手术时间和辐射
Sasso, Journal of Spinal Disorders and Techniques, 2007	R	III	计算机辅助导航 vs. 术中连续透视	NA	手术时间	据统计分析报道，图像引导的脊柱手术没有导致手术时间的增加

（续表）

作者，期刊，年份	设　计	证据水平	主　题	F/U（m）	指　标	主要结果
Nakashima, Journal of Spinal Disorders and Techniques, 2009	R	Ⅲ	Iso-C 3D 导航 vs. 传统透视	NA	螺钉放置精度	据统计分析报道，使用 Iso-C 3D 导航提高了准确度
Fraser, Minimally Invasive Neurosurgery, 2010	R	Ⅲ	Iso-C/ 立体定向 3D 神经导航（3DNAV）vs. 标准 AP/ 侧向透视（2D）NAV	NA	螺钉放置精度	统计学分析显示，MISS 早期学习曲线期间经皮或微型开放式腰椎螺钉置入的 3DNAV 与较高的螺钉准确性相关
Kraus, Clinical Orthopaedics and Related Research, 2010	前瞻性+回顾性	Ⅱ	常规透视辅助 vs. 计算机（3D）导航程序	NA	对患者的辐射剂量	据统计分析报道，患者的有效辐射剂量可以通过 3D 计算机辅助脊柱和骨盆手术来减少
Bai, Chinese Medical Journal, 2010	PC	Ⅱ	计算机辅助导航 vs. 传统透视	NA	椎弓根螺钉准确性和手术时间	计算机辅助导航降低了腰椎螺钉穿孔率和手术时间。统计分析报道，学习曲线在 6 个月后显示急剧下降
Watkins, The Open Orthopaedics Journal, 2010	前瞻性+回顾性	Ⅲ	脊柱导航 vs. 非导航	NA	翻修率，节省脊柱导航费用	统计分析报道指出，图像引导放置椎弓根螺钉对于体积大、在困难病例中进行手术以及需要长手术时间放置椎弓根螺钉的脊柱实践可能是经济有效的
Allam, European Spine Journal, 2012	PC	Ⅱ	徒手 vs . 一般 3D 导航	NA	螺钉放置精度	统计分析显示，三维导航辅助胸椎椎弓根螺钉置入术优于徒手技术
Van de Kelft, Spine, 2012	前瞻性，上市后临床登记	Ⅳ	带有 Stealth Station 的 O 形臂导航	NA	螺钉放置精度	椎弓根螺钉置入准确性高，统计学分析未见报道
Yang, Spine, 2012	PC	Ⅱ	计算机辅助透视导航 vs. 常规透视放置	NA	螺钉放置准确性，透视时间和导丝插入时间	统计分析报道，导航的使用减少了经皮腰椎椎弓根螺钉的透视和插入次数，提高了精确性
Larson, Spine, 2012	R	Ⅳ	带有 Stealth Station 的 O 形臂导航	NA	螺钉放置精度	统计分析报道，使用术中 CT 和 3D 导航系统进行小儿椎弓根螺钉置入有高准确性
Ughwanogho, Spine, 2012	R	Ⅲ	CT 导航 vs. 传统徒手技术	NA	胸椎椎弓根螺钉置入的准确性和安全性，术中螺钉移除的频率	据统计分析报道，CT 导航使青少年特发性脊柱侧弯（AIS）患者的胸椎椎弓根螺钉置入更加合理，可能不安全的螺钉数量减少，螺钉移除率降低
Larson, Journal of Pediatric Orthopedics, 2012	R	Ⅳ	带有 StealthStation 的 O 形臂导航	NA	螺钉放置精度	显著先天性脊柱畸形和解剖改变患者椎弓根螺钉置入的准确性高，统计学分析未见报道

(续表)

作者，期刊，年份	设计	证据水平	主题	F/U（m）	指标	主要结果
Shin, Journal of Korean Neurosurgical Society, 2012	R	III	O 形臂 vs. C 形臂透视	NA	螺钉放置精度，准备和螺钉置入时间	据统计分析报道，O 形臂导引具有更高的准确性，但准备和置入时间比 C 形臂透视更长
Abdullah, Spine, 2012	前瞻性病例系列	IV	O 形臂导航	NA	脊柱外科医生的辐射照射	在常规使用 O 形臂成像系统进行腰椎和胸腰椎融合术时，手术团队的辐射照射最小，统计分析未见报道
Lee, Journal of Spinal Disorders and Techniques, 2012	R	IV	术中 CT 导航	NA	螺钉误置率和螺钉翻修率，螺钉置入时间和螺钉翻修时间	iCT 导航系统在胸腰椎椎弓根螺钉手术中是临床上可行的。学习曲线并不陡峭。统计分析未报道
Pechlivanis, Spine, 2009	前瞻性病例系列	IV	机器人引导经皮椎弓根螺钉置入	NA	椎弓根螺钉放置的准确性	机器人引导在经皮腰椎椎弓根螺钉置入具有较高的准确性，统计学分析未见报道
Devito, Spine, 2010	R	IV	机器人引导的脊柱内置物置入	NA	椎弓根螺钉和导丝放置的准确性	机器人引导提高了放置准确性并降低了神经并发症风险，统计分析未报道
Kantelhardt, European Spine Journal, 2011	R	III	机器人辅助椎弓根螺钉置入 vs. 传统椎弓根螺钉置入	3	椎弓根螺钉置入的准确性、术中 X 线摄影、手术时间、术后使用阿片类镇痛药、不良事件、术后住院、翻修手术	机器人指导提高了放置准确性，减少了术中 X 线暴露，减少了阿片类镇痛药的术后给药，减少了术中不良事件，缩短了术后住院时间。统计分析报道
Hu, European Spine Journal, 2012	R	IV	机器人引导椎弓根螺钉置入	NA	椎弓根螺钉放置的准确性	椎弓根螺钉置入准确性高，统计学分析未见报道
Ringel, Spine, 2012	RCT	I	机器人辅助置入椎弓根螺钉 vs. 徒手置入椎弓根螺钉	NA	螺钉位置，辐射暴露，手术/规划持续时间，住院时间	据统计分析报道，机器人指导降低了腰椎和骶椎椎弓根螺钉的放置准确性

F/U. 随访；MISS. 微创脊柱手术；PC. 前瞻性队列；R. 回顾性；RCT. 随机对照试验；CT. X 线计算机断层成像；NAV. 导航

参考文献

[1] Jutte PC, Castelein RM. Complications of pedicle screws in lumbar and lumbosacral fusions in 105 consecutive primary operations. Eur Spine J. 2002;11(6):594–8.

[2] Tian NF, Huang QS, Zhou P, et al. Pedicle screw insertion accuracy with different assisted methods: a systematic review and meta-analysis of comparative studies. Eur Spine J. 2011;20(6):846–59.

[3] Kosmopoulos V, Schizas C. Pedicle screw placement accuracy: a meta-analysis. Spine. 2007;32(3):E111–20.

[4] Rajasekaran S, Vidyadhara S, Ramesh P, et al. Randomized clinical study to compare the accuracy of navigated and nonnavigated thoracic pedicle screws in deformity correction

surgeries. Spine. 2007;32(2):E56–64.

[5] Lou E, Zhang C, Le L, et al. Using ultrasound to guide the insertion of pedicle screws during scoliosis surgery. Studies in health technology and informatics. Stud Health Technol Inform. 2010;158:44–8.

[6] Nolte LP, Zamorano L, Visarius H, et al. Clinical evaluation of a system for precision enhancement in spine surgery. Clinical biomechanics (Bristol, Avon). 1995;10(6):293–303.

[7] Nolte LP, Visarius H, Arm E, et al. Computer–aided fixation of spinal implants. J Image Guid Surg. 1995;1(2):88–93.

[8] Lanfranco AR, Castellanos AE, Desai JP, et al. Robotic surgery: a current perspective. Ann Surg. 2004;239(1): 14–21.

[9] Shoham M, Burman M, Zehavi E, et al. Bone–mounted miniature robot for surgical procedures: concept and clinical applications. IEEE Transactions on Robotics and Automation. 2003;19(5):893–901.

[10] Lee J, Kim K, Chung W, et al. Human–guided surgical robot system for spinal fusion surgery: CoRASS. IEEE International Conference on Robotics and Automation. 2008.

[11] Ortmaier T, Weiss H, Hagn U, et al. A hands–on–robot for accurate placement of pedicle screws. Proceedings of the 2006 IEEE International Conference on Robotics and Automation. 2006.

[12] Lieberman IH, Togawa D, Kayanja MM, et al. Bone–mounted miniature robotic guidance for pedicle screw and translaminar facet screw placement: Part I––Technical development and a test case result. Neurosurgery. 2006;59(3):641–50; discussion 641–50.

[13] Devito DP, Kaplan L, Dietl R, et al. Clinical acceptance and accuracy assessment of spinal implants guided with SpineAssist surgical robot: retrospective study. Spine. 2010;35(24):2109–15.

[14] Togawa D, Kayanja MM, Reinhardt MK, et al. Bone–mounted miniature robotic guidance for pedicle screw and translaminar facet screw placement: part 2––Evaluation of system accuracy. Neurosurgery. 2007;60(2 Suppl 1):ONS129–39; discussion ONS39.

[15] Pechlivanis I, Kiriyanthan G, Engelhardt M, et al. Percutaneous placement of pedicle screws in the lumbar spine using a bone mounted miniature robotic system: first experiences and accuracy of screw placement. Spine. 2009;34(4):392–8.

[16] Laine T, Lund T, Ylikoski M, et al. Accuracy of pedicle screw insertion with and without computer assistance: a randomised controlled clinical study in 100 consecutive patients. Eur Spine J. 2000;9(3):235–40.

[17] Allam Y, Silbermann J, Riese F, et al. Computer tomography assessment of pedicle screw placement in thoracic spine: comparison between free hand and a generic 3D–based navigation techniques. Eur Spine J. 2013;22(3):648–53.

[18] Van de Kelft E, Costa F, Van der Planken D, et al. A prospective multicenter registry on the accuracy of pedicle screw placement in the thoracic, lumbar, and sacral levels with the use of the O–arm imaging system and StealthStation Navigation. Spine (Phila Pa 1976). 2012;37(25):E1580–7.

[19] Hu X, Ohnmeiss DD, Lieberman IH. Robotic–assisted pedicle screw placement: lessons learned from the first 102 patients. Eur Spine J. 2013;22(3):661–6.

[20] Sukovich W, Brink–Danan S, Hardenbrook M. Miniature robotic guidance for pedicle screw placement in posterior spinal fusion: early clinical experience with the SpineAssist. Int J Med Robot. 2006;2(2):114–22.

[21] Ringel F, Stuer C, Reinke A, et al. Accuracy of robot–assisted placement of lumbar and sacral pedicle screws: a prospective randomized comparison to conventional freehand screw implantation. Spine (Phila Pa 1976). 2012;37(8):E496–501.

[22] Cahill KS, Wang MY. Evaluating the accuracy of robotic assistance in spine surgery. Neurosurgery. 2012;71(2): N20–1.

[23] Yang BP, Wahl MM, Idler CS. Percutaneous lumbar pedicle screw placement aided by computer–assisted fluoroscopybased navigation: perioperative results of a prospective, comparative, multicenter study. Spine (Phila Pa 1976). 2012;37(24):2055–60.

[24] Nakashima H, Sato K, Ando T, et al. Comparison of the percutaneous screw placement precision of isocentric C–arm 3–dimensional fluoroscopy–navigated pedicle screw implantation and conventional fluoroscopy method with minimally invasive surgery. J Spinal Disord Tech. 2009;22(7):468–72.

[25] Fraser J, Gebhard H, Irie D, et al. Iso–C/3–dimensional neuronavigation versus conventional fluoroscopy for minimally invasive pedicle screw placement in lumbar fusion. Minim Invasive Neurosurg. 2010;53(4):184–90.

[26] Wood MJ, Mannion RJ. Improving accuracy and reducing radiation exposure in minimally invasive lumbar interbody fusion. J Neurosurg Spine. 2010;12(5):533–9.

[27] Wood M, Mannion R. A comparison of CT–based navigation techniques for minimally invasive lumbar pedicle screw placement. J Spinal Disord Tech. 2011;24(1):E1–5.

[28] Kantelhardt SR, Martinez R, Baerwinkel S, et al. Perioperative course and accuracy of screw positioning in conventional, open robotic–guided and percutaneous robotic–guided, pedicle screw placement. Eur Spine J. 2011;20(6):860–8.

[29] Larson AN, Santos ER, Polly DW Jr, et al. Pediatric pedicle screw placement using intraoperative computed tomography and 3–dimensional image–guided navigation. Spine (Phila Pa 1976). 2012;37(3):E188–94.

[30] Ughwanogho E, Patel NM, Baldwin KD, et al. Computed tomography–guided navigation of thoracic pedicle screws for adolescent idiopathic scoliosis results in more accurate placement and less screw removal. Spine (Phila Pa 1976). 2012;37(8):E473–8.

[31] Larson AN, Polly DW Jr, Guidera KJ, et al. The accuracy

of navigation and 3D image–guided placement for the placement of pedicle screws in congenital spine deformity. J Pediatr Orthop. 2012;32(6):e23–9.

[32] Devito DP, Gaskill T, Erickson M. Robotic–based guidance for pedicle screw instrumentation of the scoliotic spine. Spine Arthroplasty Society (SAS) 10th Annual Global Symposium on Motion Preservation Technology. 2010.

[33] Hu X, Lieberman IH. Use of robotic assisted pedicle screw placement in deformity and revision spine surgery. The 19th International Meeting on Advanced Spine Techniques (IMAST), Istanbul, Turkey. 2012.

[34] Purushothamdas S, Meir AR. Computer–assisted Spinal Surgery for Deformity–A Review. European Musculoskeletal Review. 2011;6(1):48–54.

[35] Sasso RC, Garrido BJ. Computer–assisted spinal navigation versus serial radiography and operative time for posterior spinal fusion at L5–S1. J Spinal Disord Tech. 2007;20(2):118–22.

[36] Shin MH, Ryu KS, Park CK. Accuracy and safety in pedicle screw placement in the thoracic and lumbar spines: comparison study between conventional C–arm fluoroscopy and navigation coupled with O–arm(r) guided methods. J Korean Neurosurg Soc. 2012;52(3):204–9.

[37] Ryu K, Park C, Lee K, et al. Accuracy and safety in pedicle screw placement in the thoracic and lumbar spines: prospective randomized comparison study between conventional C–arm fluoroscopy and navigation coupled with O–arm guided methods. The International Society for the Advancement of Spine Surgery (ISASS) 11th Annual Conference Las Vegas, Nevada, April 26–29. 2011.

[38] Lieberman IH, Hardenbrook MA, Wang JC, et al. Assessment of pedicle screw placement accuracy, procedure time, and radiation exposure using a miniature robotic guidance system. J Spinal Disord Tech. 2012;25(5):241–8.

[39] Rampersaud YR, Foley KT, Shen AC, et al. Radiation exposure to the spine surgeon during fluoroscopically assisted pedicle screw insertion. Spine (Phila Pa 1976). 2000;25(20):2637–45.

[40] Singer G. Occupational radiation exposure to the surgeon. J Am Acad Orthop Surg. 2005;13(1):69–76.

[41] Smith HE, Welsch MD, Sasso RC, et al. Comparison of radiation exposure in lumbar pedicle screw placement with fluoroscopy vs computer–assisted image guidance with intraoperative three–dimensional imaging. J Spinal Cord Med. 2008;31(5):532–7.

[42] Takahashi J, Hirabayashi H, Hashidate H, et al. Accuracy of multilevel registration in image–guided pedicle screw insertion for adolescent idiopathic scoliosis. Spine (Phila Pa 1976). 2010;35(3):347–52.

[43] Ul Haque M, Shufflebarger HL, O'Brien M, et al. Radiation exposure during pedicle screw placement in adolescent idiopathic scoliosis: is fluoroscopy safe? Spine (Phila Pa 1976). 2006;31(21):2516–20.

[44] Wu H, Gao ZL, Lü ZW, et al. [Radiation exposure to spine surgeon: a comparison of computer–assisted navigation and conventional technique]. Zhongguo gu shang. 2009;22(11):874–6.

[45] Gebhard FT, Kraus MD, Schneider E, et al. Does computerassisted spine surgery reduce intraoperative radiation doses? Spine (Phila Pa 1976). 2006;31(17):2024–7; discussion 2028.

[46] Kim CW, Lee YP, Taylor W, et al. Use of navigation–assisted fluoroscopy to decrease radiation exposure during minimally invasive spine surgery. Spine J. 2008;8(4):584–90.

[47] Bandela JR, Jacob RP, Arreola M, et al. Use of CT–based intraoperative spinal navigation: management of radiation exposure to operator, staff, and patients. World Neurosurg. 2013;79(2):390–4.

[48] Nottmeier EW, Bowman C, Nelson KL. Surgeon radiation exposure in cone beam computed tomography–based, imageguided spinal surgery. Int J Med Robot. 2012;8(2):196–200.

[49] Abdullah KG, Bishop FS, Lubelski D, et al. Radiation exposure to the spine surgeon in lumbar and thoracolumbar fusions with the use of an intraoperative computed tomographic 3–dimensional imaging system. Spine (Phila Pa 1976). 2012;37(17):E1074–8.

[50] Kraus MD, Krischak G, Keppler P, et al. Can computer–assisted surgery reduce the effective dose for spinal fusion and sacroiliac screw insertion? Clin Orthop Relat Res. 2010;468(9):2419–29.

[51] Park MS, Lee KM, Lee B, et al. Comparison of operator radiation exposure between C–arm and O–arm fluoroscopy for orthopaedic surgery. Radiat Prot Dosimetry. 2012; 148(4):431–8.

[52] Giordano BD, Baumhauer JF, Morgan TL, et al. Cervical spine imaging using mini––C–arm fluoroscopy: patient and surgeon exposure to direct and scatter radiation. J Spinal Disord Tech. 2009;22(6):399–403.

[53] Nottmeier EW, Crosby T. Timing of vertebral registration in three–dimensional, fluoroscopy–based, image–guided spinal surgery. J Spinal Disord Tech. 2009;22(5):358–60.

[54] Fransen P. Fluoroscopic exposure in modern spinal surgery. Acta Orthop Belg. 2011;77(3):386–9.

[55] Boris S, ALIK B, Vitaly A. Robot guided surgery in treatment of osteoporotic fractures. European Federation of National Associations of Orthopaedics and Traumatology (EFORT) 2011 Annual Congress. 2011;abstract 1097.

[56] Zaulan Y, Alexandrovsky V, Khazin F, et al. Robotic assisted vertebroplasty: our experience with a novel approach to the treatment of vertebral compression fractures. World Society for Endoscopic Navigated and Minimal Invasive Spine Surgery (WENMISS) Annual Congress; London, UK. 2008.

[57] Bai YS, Zhang Y, Chen ZQ, et al. Learning curve of computerassisted navigation system in spine surgery. Chin Med J (Engl). 2010 Nov;123(21):2989–94.

[58] Lee MH, Lin MH, Weng HH, et al. Feasibility of Intra–operative Computed Tomography Navigation System for

Pedicle Screw Insertion of the Thoraco–lumbar Spine. J Spinal Disord Tech. 2013;26(5):E183–E187.

[59] Hu X, Lieberman IH. The learning curve of robotic assisted pedicle screw placement in spine surgery. The International Society for the Advancement of Spine Surgery (ISASS) 13th Annual Conference, April 3–5, 2013, Vancouver, Canada. 2013;Accepted as poster presentation.

[60] Uhl E, Zausinger S, Morhard D, et al. Intraoperative computed tomography with integrated navigation system in a multidisciplinary operating suite. Neurosurgery. 2009;64(5 Suppl 2):231–9; discussion 239–40.

[61] Abe Y, Ito M, Abumi K, et al. A novel cost–effective computerassisted imaging technology for accurate placement of thoracic pedicle screws. J Neurosurg Spine. 2011;15(5):479–85.

[62] Watkins RG, Gupta A, Watkins RG. Cost–effectiveness of imageguided spine surgery. Open Orthop J. 2010;4:228–33.

第22章 脊柱手术循证
Evidence in Spinal Surgery

Daniel K Resnick 著

涂志鹏 译 李 沫 校

一、概述

　　循证医学是一门结合医疗资源、医生经验及患者需求的学科。在理想的情况下，所有的临床决策都应基于坚实的证据，以期能给予患者个体化的治疗，获得良好的临床疗效。但现实往往不同。临床中并没有绝对确凿的证据来帮助医生明确诊断，因此上述模型往往只存在于理论中。作为医生，需要每天整合各种数据来进行临床决策。有类似症状的患者，可能由于病因不同或个体差异，导致其对相似的治疗策略反应不同。情况更为复杂的是，患者对"良好的临床疗效"也有完全不同的定义。尽管存在这些局限性，但循证医学，在临床中可以帮助医生进行更严格的检查及决策，最终获得更有效和更恰当的治疗。

　　为了真正理解医学信息对决策的价值，了解所考虑的证据的优势和局限性是很重要的。本章的目的是讨论用于治疗脊柱疾病患者的医疗决策的常见证据来源。通过了解证据来源的内在优势和局限性，医生或决策者能更好地将有用的知识用于日常患者的诊治。

二、证据来源

　　医师和决策制订者被许多来源的"证据"所淹没。行政数据库经常会对临床决策有所影响，尽管此类数据库中很少或根本没有患者的预后信息（除了一些并发症数据）。随机试验被认为是发展循证医学的"金标准"，但事实证明这种试验极大地限制了获得的信息的适用性。病例系列回顾作为证据来源经常被认为可靠性不高，因为它们只提供描述性信息，但这可能是收集某些疾病病情和治疗信息的唯一方法。临床信息注册及登记被认为是另一种填补医疗证据空白的可能的解决办法，但反对人士指出，该手段实际上仅仅是病例的集合。本章的其余部分将讨论这些证据来源并提供病例。希望读者能了解哪些证据来源适合回答哪些问题，以及这些基于方法学的答案的可信度。

三、随机临床试验

　　临床随机试验是决定两种治疗策略孰优孰劣的金标准。此类方法通过随机化，消除了已知或未知的混杂因素。例如，在许多研究中，糖尿病、吸烟和抑郁是腰痛治疗后疗效的重要预测因素。如果一个人要对两种不同的治疗策略的结果进行比较，而不考虑这些混杂因素，那么由于因为这些因素在各组之间的发病率不同，则可能会导致不同的临床疗效。如果我们知道所有潜在的混杂因素，并跟踪它们，那么我们就可以通过队列研究来控制并减少其影响。脊柱预后研究试验（Spinal Outcomes Research Trial，SPORT）是一项随机临床试验（Randomized Clinical Trial，RCT），但由于方法学问题而受到影响，导致失去了随机化[1-4]（如下所述）。这项研究的数据是作为一项"控制良好的队列研究"，因为作者跟踪了许多已知的导致脊柱护理结果不良的风险因素，并能够证明治疗组在大多数风险因素方面是可比的。但因为未知的混杂因素的潜在作用，从研究中获得的信息质量较低。事实证明，在疾病严重程度和社会经济变量方面，两组之间有重要差异。

随机化的另一个好处是消除治疗偏倚。Abdu等在对 SPORT 研究中的退行性腰椎滑脱数据库的检查中发现，用融合技术分层时，治疗预后没有不同[5]。这一信息的一个潜在解释是，融合技术在治疗退行性腰椎滑脱时并不重要。这种解释可能会受第三方支付者的欢迎，他们可以使用这种解释作为限制使用更昂贵的融合技术的理由——如果花生酱具有相同的营养价值，为什么要为鱼子酱付费呢？然而，这种解释几乎肯定是错误的，因为外科医生和患者制订了个体化治疗方案，患者和外科医生的偏倚影响了融合术式的选择。例如，与年轻的活动性滑脱患者相比，老年稳定型腰椎滑脱患者可能被不成比例地选择用非固定后外侧融合术。与融合技术的选择相关的解剖和其他细节没有收集入初始数据库，因此这种类型的偏差无法准确量化。如果患者被随机化到不同的融合技术，那么这种偏倚将被消除，数据将具有更高的质量。

在解释一个 RCT 试验时，有一些质量指标需要注意。影响临床试验信息质量的因素很多。对所有潜在因素的彻底讨论不在本章范畴之内，但也有一些很容易识别的重要因素。需要考虑的一个重要因素是试验规模。是否有足够的患者能明确地说明两组之间是否有差异？在方法论中，应该有一个关于功效计算的描述。这是出现意外丢失治疗效果的可能性的数学计算。它是基于对相关治疗效果大小的预选估计和对结果测量的可变性的预选估计（有关计算器列表和更多信息，请参见 http://statpages.org/#Power）。如果一个试验太小（效能不足），没有显示出显著的效果，那么阴性试验的重要性就会降低。第二个要考虑的因素是随机化过程的保真度。简单地说，患者是否保持随机化？在 SPORT 研究中[1-4]，治疗组之间存在显著的患者交叉，导致完全失去随机化（患者根据自己的偏好选择治疗）。结果指标的选择也是一个重要考虑因素。结果度量应该是可靠的、有效的和易响应的（所有这些都可以用数学来测量），也应该是有意义的。例如，在腰痛文献中，有时将心理困扰的指标用作手术干预的预后指标[6, 7]。虽然心理困扰显然是最终结果的一个重要因素，但期待背部手术来缓解心理问题真的合乎逻辑吗？

可能要考虑的最重要的信息是治疗组和对照组的性质——比较是否合理并反映了实际实践？例如，已经有几个 RCT 评估椎体增大对骨质疏松性压缩骨折的作用[8-10]。这些研究的结果取决于纳入研究的选择标准（主要区别在于用于确定骨折的方法和推定骨折与实施治疗之间的时间间隔）和选择的对照组（标准的非手术治疗与麻醉注射到疼痛椎体的骨膜）。因此，可以通过患者选择和对照组的选择来影响研究结果。从 RCT 获得的信息的有用性仅限于那些与被选择参加研究的患者基本相似，并且被提供类似于研究中使用的治疗方案的患者。例如，如果研究人群来自一小部分"理想"候选人，你的患者不一定是"理想"的，从类似干预措施期望类似结果是不合理的。

尽管存在这些限制（和其他限制），最高质量的证据仍然来自 RCT。那么为什么很少有高质量的 RCT 来指导脊柱治疗呢？执行 RCT 有实际和理论上的挑战。首先，RCT 的实施非常困难和昂贵。它们需要进行大量的准备工作，以确定最佳研究设计和规模，由（通常是多个）机构审查委员会（Institutional Review Boards，IRB）进行审查，雇用研究协调员（管理 IRB 授权的同意书，评估研究的资格和收集数据），以及鼓励患者参与的激励措施（如贿金）。在没有重大投资回报可能性的情况下，私人团体（如器械公司）不太可能对这种企业进行投资，而通过公共企业（如美国国立卫生研究院）提供的资金非常有限。然而，比这些实际问题更重要的是理论和道德障碍。

最重要的伦理障碍是平衡。如果护理者坚信某一特定治疗策略的优越性，那么该护理者为了临床试验而拒绝对患者实施该策略是否合乎道德？许多人认为不是。一个有趣的例子来自头部创伤文献中关于使用颅内压（intracranial pressure，ICP）监测治疗重度颅脑损伤患者。美国神经外科医生协会与脑外伤基金会共同制订了重度颅脑损伤管理指南（脑外伤基金会，1995年）[11]。这些指导方针包括建议对所有严重头部受伤的患者进行 ICP 监测。这项建议是基于在前瞻性注册表（创伤性昏迷数据库）中，较高的 ICP 与不良预后相关[12]。该指南的作者认为，根据动物研究和一系列临床病例研究，治疗颅内高压应改善预后。他们公开承认，缺乏确切的证据证明 ICP 监测是改善患者预后的一种手段，但他

们指出，实际（超过 500 万美元的费用和超过 5 年的完成时间）又符合道德标准的试验是不可能的，其原因为，ICP 监测已成为几乎所有头部损伤研究中心严重头部损伤管理的一个组成部分。因此，一方面，很难设计一项不监测 ICP 的研究；另一方面，这种研究的道德基础是值得怀疑的。随着几种有前途的药物可用于临床试验，研究一种被该领域大多数专家认为不可或缺的技术的热情是有限的，以前提出过这种研究，但未获得美国国立卫生研究院的资助。

这些指导方针一直没有受到质疑，直到 2012年 Randy Chestnut 等在拉丁美洲进行了一次 RCT 试验（在 ICP 监测效用方面进行了平衡），评估接受或不接受 ICP 监测治疗的重度颅脑损伤患者的预后[13]。与不使用颅内监护仪的 ICP 管理标准化协议相比，借助颅内监护仪治疗的患者没有获得生存益处或功能改善。当这项研究的结果在 2012 年神经外科医生大会上发表时，令众人十分惊讶（DKR 未发表的观察结果）。此示例显示了 RCT 彻底改变我们"本领域专家认为必不可少的"概念的力量。

RCT 功效的另一个障碍是缺乏患者平衡性。正如我们在 SPORT 研究中所看到的，患者通常对他们认为有效的干预有非常强烈的先入为主的想法，并会抗拒随机化。在先前关于椎体成形术治疗骨质疏松性压缩性骨折的参考文献中，8～10 名患者的招募异常缓慢，因为绝大多数患者拒绝随机化，他们已经决定想进行这个手术。这导致了研究中高度选择的患者人群可能具有与接受该手术治疗的大多数患者不同的症状或其他特征。在新技术的试验中，患者专门参加这项研究，以便他们有机会获得"最新、最伟大"的创新疗法。被随机分配到对照组的患者往往对他们的分配感到失望，这种失望很可能会影响患者报

道的预后指标。

由于这些障碍，RCT 通常不是评估已建立的程序和技术的良好机制，因为在患者和从业人员中，该程序和技术存在强烈的偏倚。实际上，由于成本和精力的原因，RCT 对于评估实践的广度并不实用，而且（在作者看来）最好保留用于评估新的或高度有争议的医疗过程。当这类医疗过程与现有的相比，增加了风险或费用时，RCT 试验是绝对必要的。

四、行政数据集

在过去 10 年中，使用数据集来评估医疗利用率的趋势日益普遍，这些研究导致许多人就基于地理位置的医疗保健资源消耗的变异性提出深刻的问题。这些数据集的庞大规模和对其要素的统计操作的方便性，使它们成为医疗经济学家的热门素材。不幸的是，这些方法的许多支持者跨过了他们的数据库，提供了没有任何相关信息来支持的"答案"来支撑他们的观点。标准方法描述如下：在 A 地执行的程序 X 的效率远高于在邻地 B 执行的相同程序的效率。A 和 B 的总体健康状况没有大的差别。因此，A 地程序 X 的利用率高。如果实际上对健康结局进行了测量并得出了相同的结论（并且如果解决了许多与患者行程、获得护理相关的问题和其他潜在问题），则该论点具有重要意义。事实证明，至少在脊柱文献中，没有证明或研究过这种等效性。

因此，关于程序 X 的过度应用的标准结论可以很容易地被推翻。关于腰椎融合的情况。Christiansen 等已经确定腰椎融合术是一种治疗腰痛的有效且经济有效的方法[14-18]。这不是因为腰椎融合非常有效或便宜，而是因为没有什么其他方法（除了在欧洲选定的中心进行的长期强化

认知疗法）对这些疑难患者有效，他们在几十年的无效医疗中继续消耗资源。如果腰椎融合实际上比非手术替代方案更有效，那么 B 地的腰椎融合应用率可能会异常低。现在，每一位脊柱外科医生都看到患者接受了可能不当手术的积极治疗——这确实发生了，并且是一个正在解决、并必须通过多种机制继续解决的主要问题。然而，每一位脊柱外科医生都曾看到有明确手术指征的患者，他们浪费了多年的时间，花费无数的金钱接受无效且昂贵的注射，他们依靠麻醉品和伤残保险度日。循证实践的目标是对适当的患者进行手术，而不是增加或减少患者。行政数据集不包含与脊柱外科手术相关的患者预后指标，也无法确定"合适"比率。因此，对这些数据库的分析一般无益于制定实践指南。

2010 年，Deyo 和 Martin 在对 Medicare 行政数据库进行检查的基础上发表了一份报道，该数据库处理的是 Medicare 椎管狭窄患者的手术治疗。他们报道，在 5 年的时间里，外科手术的总体干预率相当稳定，但融合手术，特别是"复杂"融合手术的应用率显著提高[19, 20]。作者指出，这一信息表明融合手术在老年人中过度使用，导致成本和并发症增加。

作者未能注意到，在他们的研究过程中，医疗保健服务中心改变了腰椎融合的编码程序，导致融合的分类在应计期的第 1 年是"简单"，后 2 年是"复杂"。这一事实本身可能完全解释了报道中观察到的"复杂"融合的增长。无视这个明显的错误，我们得到的事实是，2007 年与 2002 年相比，有更多的患者接受了融合术作为减压的辅助治疗。不幸的是，脊柱滑脱、脊柱侧弯或矢状面畸形的患者比例没有报道，因此无法评估过去 10 年脊柱畸形的影响和治疗畸形的进步。关键在于，没有提供关于患者对手术反应的信息。

鉴于老年人寿命的延长和对功能的需求日益增加，增加有效技术应用似乎很合适。如果新技术的更多应用没有带来更好的结果，那么应用率可能就会过高。我们无法知道答案是什么，患者在治疗研究期间没有临床结果。本文深刻地说明了管理数据集分析在医疗决策中的局限性。我们绝对没有办法判断报道的比率对于接受治疗的患者群体是太高、太低，还是适合。

数据集有助于提出有趣和重要的问题，如"为什么相邻两地之间的利用率如此悬殊"，他们通常无法提供这些问题的答案，因为它们不包含与正在治疗的疾病有关的患者的报道结果。

五、队列研究和病例系列

脊柱治疗领域的绝大多数文献包括不同质量的病例系列研究和队列研究。这些研究实际上可能包含有价值的信息，并且对于罕见病情况，可能是唯一可用于收集证据的资源。循证医学的批评者经常指出，对 RCT 的绝对依赖可能会得出一些相当荒谬的结论。早期在英国医学杂志上发表的 EBM 的评论文章提倡循证医学狂热者参与一项使用降落伞跳机的随机对照研究[21-23]。理由是既然有（如病例系列）在没有降落伞的飞机上坠落后生存的报道以及与降落伞使用相关的死亡报道，需要更高质量的证据来证明降落伞在跳伞中使用的成本及不便。作者的观点很好理解，对队列审查过程的有效批评是完全依赖 RCT，这一做法有时在作者看来会导致只见树木、不见森林[24, 25]。

病例系列研究和大多数队列研究提供了可能有价值的描述性信息。正确完成的前瞻性病例系列研究实际上为疾病状态的预后以及基线特征对长期预后的影响提供了最高质量的证据。然而在治疗决策方面，因为偏倚，这些研究通常不能提供高质量的证据。患者因特定的原因被纳入一个病例系列研究或者纳入一个队列研究的某一组。通常这些原因本身在预测结果方面非常重要。例如，Fehlings 等最近发表了一项大型前瞻性队列研究，探讨早期手术减压对急性脊髓损伤的潜在益处[26]。他们发现早期手术的患者实际上比延迟手术的患者有更好的预后。对此的一种解释（作者的解释）是急性脊髓损伤患者应早期手术。

这种解释必须有所保留地加以理解，因为研究设计引入了混杂因素。在这种情况下，早期手术的患者实际上是那些可以早期手术的患者。这些患者是那些迅速到达治疗中心的患者，血流动力学稳定，并在受伤后几小时内接受检查。这些患者没有长时间的运输，没有合并手术禁忌的并发症，也没有机会在进入研究之前自发改善（通常在几小时后在创伤科和 ICU 之间看到）。因此，"早期手术"组比"晚期手术"患者更健康，处于神经功能的最低点，也是治疗的最佳点。任何因素对于研究结果来说都很重要。一项随机化研究可以消除这些混杂影响，并使结论更有说服力。公平地说，作者已经英勇地尝试获得随机试验的资金和执行试验，但到目前为止没有成功（说明执行 RCT 试验很困难）。

病例系列研究提供了关于某些医务人员以某种方式治疗患者的情况信息。这些信息可能是有价值的，特别是对前面提到的预后。当几乎没有其他背景资料可用于指导治疗决策时，这些研究可以在一定程度上说明罕见疾病的治疗决策或新技术的应用。然而，病例系列研究没有提供任何一种治疗策略相对于另一种治疗类似疾病过程的相对有价值的信息。Meta 分析中的案例比较通常是无用的。由于医生和患者可以自由选择治疗，因此一开始就引入了很大的偏倚，不同病例系列中的患者来自同一患者群体的假设是无效的。例如，如果我们想比较手术减压和经孔硬膜外类固醇注射治疗颈椎神经根病，我们可以提取大量的病例，并会发现几乎每个病例系列报道通过作者的干预都有良好的预后。将这些数据汇总在一起，并指出干预措施的结果是模棱两可、无效的，除非我们能够证明在各种研究中选择治疗的患者基本相似。这在很大程度上是同样的规则，即选择不同干预措施的患者处于疾病过程中不同的阶段（这通常是为什么他们选择一个医疗程序而不是另一个）。几乎还有一个规则，即没有提供足够的信息来进行治疗组的合理比较。

总之，使用病例系列研究和队列研究来做出治疗决策是有问题的。但由于这类信息通常都是可用的，因此不应忽视它，而应以适当的怀疑态度看待它。控制良好的队列研究可能是为治疗罕见疾病提供广为接受的治疗模式的最好证据。当可获得更高质量的证据时，新信息应该取代以前的。

六、注册表

自《平价医疗法》（affordable care act，ACA）通过以来，人们对比较有效性研究的概念给予了极大的重视。其想法是，通过大量收集各种疾病患者的特征和治疗结果的数据，生成有意义的信息，从而可以为各个患者量身定制更有效、更经济的治疗方法。这类研究最常用的机制是使用注册表。注册表只是可以对来自临床实践的信息进行整理的数据存储库。注册表与管理数据库之间的主要区别在于，注册表包含与预后指标相关的患者的临床信息。该信息可能会获取有意义的数据，这些数据与谁用哪种方式接受治疗以及这些患者的状况有关。

根据注册表的设计，可以收集不同类型的信息。注册表类型是基于过程的注册表。Neuropoint Alliance 是美国神经外科医师协会的附属机构，它主持了两个基于程序的注册表，Neuropoint SD 和神经外科质量和结果数据库（N2QOD）。Neuropoint SD 注册表是一个受资助的研究项目[27]，在一年的时间内跟踪了大约 15 个地点的显微椎间盘切除术和单节段融合治疗的结果。通过雇用有积极性的现场调查人员、临床协调员和患者激励，实现了 90% 以上的随访率。作者能够证明这两种方法的患者临床指标均得到了显著改善（图 22-1 至图 22-3），并确定了在合理规模的实践协会中进行注册表报告的可行性。N2QOD 是一个与 Neuropoint SD 不同的项目，因为需要参与中心来资助该项目，并采用了一种对报道的成果指标进行审核的机制。目前，只有 3 个月的数据，这与 Neuropoint SD 研究获得的数据非常相似，只是规模更大，招募了数千名患者，而不是数百名患者[28]。

聪明的读者此时可能会质疑从基于程序的注册表中获得的数据的质量——与病例系列研究相比有什么优点？答案是具有建立索引程序的相对价值，该信息是一个病例系列研究，很少用于指导治疗决策。

在这种情况下，登记的设计价值在于能够快速收集大量数据，并利用这些数据来描述患者和外科医生的特征，这些特征可能预测更好或更坏的结果[14, 29]。这些数据也可以用来建立改进的规范价值，这对患者教育，成本效益（每单位成本的提升程度），以及参与中心之间关于患者改进程度和并发症发生率的比较非常有用。

为了确定给定患者人群中竞争治疗策略的相对有效性，基于"诊断"的注册表是必要的。登记具有该类诊断的患者，而不是按照特定程序登

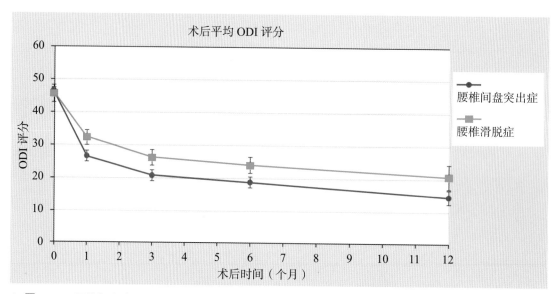

▲ 图 22-1　腰椎间盘突出症引起的神经根病或与腰椎滑脱相关的神经源性跛行手术干预后评分显著持续下降趋势

Oswestry 残疾指数（ODI）是一种针对特定疾病的指标，可提供有关针对特定疾病病程进行干预的有效性的信息。该信息是通过使用多中心注册表快速生成的，说明了注册表在相对有限的时间段内具有累积大量患者报告的结局数据的功能

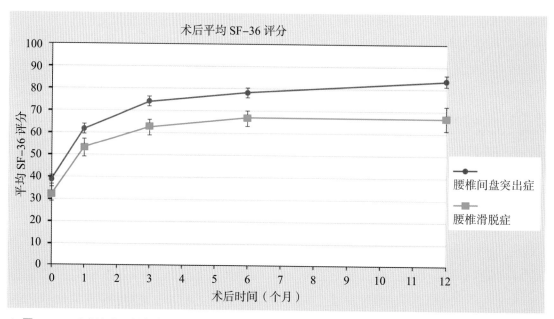

▲ 图 22-2　手术治疗腰椎间盘突出症所致神经根病或与腰椎滑脱相关的神经源性跛行后，SF-36 测量的健康状况显著持续的改善

使用 SF-36 等记录健康效用分数可以计算质量调整后的使用寿命。如果费用已知，则可以确定与其他类似或不同疾病过程治疗方法相比，干预措施的价值及其相对成本效益

记患者。北美脊柱协会目前正在开发一种针对常见腰椎疾病的注册中心，如椎间盘突出合并神经根病，腰椎管狭窄合并神经源性跛行，腰椎滑脱合并神经源性跛行。一旦确定了其中一种诊断，便将患者录入登记册，无论他们选择哪种治疗方式，都将对其进行随访。通过仔细分析人口统计

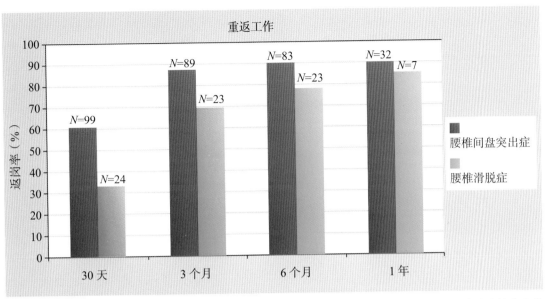

▲ 图 22-3 通过跟踪人口和社会经济变量，登记注册可以提供关于疾病和治疗的潜在经济影响的宝贵信息。这些信息可以通过多中心注册快速收集

变量、伴随发病率和个别疾病特征，这样的注册表可以比较相似的患者群体的不同治疗方式。从这类注册表获得的信息可用于比较有效性研究。这是因为除了提供丰富的描述性信息，说明哪些患者何时选择了哪些治疗流程，注册管理机构还可以提供有关这些干预措施的结果、使用方式以及干预措施的相对有效性的信息，并提供可能与控制良好的队列研究相一致的证据。更重要的是，可以获得高质量的预后信息，这应该能够为干预措施提供更合理的依据和基于证据的患者选择。

当前使用的另一种类型的注册表是并发症注册表，例如胸外科医师协会注册表或美国外科医生学院国家外科手术质量改进计划（National Surgical Quality Improvement Program，NSQIP），它们按照索引程序收集有关并发症的数据。这些登记数据对改善患者的安全性是非常有价值的，因为已经证明单独评估结果可以提高效果。在北美的所有医疗机构中，这两个注册表均显示出某些并发症发生率的显著改善。这一成功与最常见的政府授权的"质量改进"计划的失败形成鲜明

对比，后者利用财务激励手段来推动遵守流程措施。这些项目基本上没有证明可以提高质量或降低成本[30]。因此，即使是最简单的注册表也能提供对质量改进有用的信息。精心设计的注册表可以提供关于预后的高质量信息，这些因素可能会在某些干预措施后预测阳性或阴性结果。这些信息通过改进患者的选择来改善接受这些手术的患者的预后。最后，使用注册表可以提供有用的（即使不是毫无争议的）证据，说明不同医疗过程在类似患者群体中的相对价值。

七、临床实践指南

临床实践指南包括一系列关于使用药物或外科策略治疗特定疾病的建议。指南可以涵盖诊断试验的效用、治疗策略的有效性、患者和疾病特征在决定预后中的作用，在某些情况下可能涉及成本效益。这些建议是基于对文献的系统回顾和预先确定的证据强度分级系统[31]。指南的质量直接与搜索策略的透明性以及遵循分级策略的严格

性有关。另一个重要因素是作者团队的组成和专业知识。方法学方面的专家成员是非常重要的，以了解如何评估文献和如何应用评分系统。作者团队还必须包括能够更好地从文献中得出结论重要性的专家。医学研究所和医学专业协会理事会都为制订临床实践指南设定了"质量标准"，其许多建议广泛适用[32]。

单个建议的质量和效用与支持该建议的证据强度直接相关。由多个高质量的 RCT 支持的建议通常会可信度很高，而由较低质量的证据或相互冲突的证据支持的建议可信度大大降低。根据评分制度，第一推荐可能被指定为"Ⅰ级、A级或较强的"建议，而第二推荐可能被标记为"Ⅲ / Ⅳ / Ⅴ、C级或不确定的"。强烈建议读者密切关注支持较低级别建议所提供的科学依据，因为这些建议最容易受到偏倚的影响。我们早些时候在研究设计的基础上讨论了内在偏倚的风险，但是发表偏倚和写作团队的意见也会对最终的建议产生很大的影响。

发表偏倚的原因是，具有阳性结果的研究比具有阴性结果的研究更有可能被发表。此处可将"阳性"结果定义为与作者的假设一致的结果。在极端情况下，可能会执行混合结果的多项研究或统计测试，但只会显示与作者的假设相符的结果（在进行事后分析时，请多加注意！）。最近，政府要求在中央网站上注册所有随机试验，以使感兴趣的评论者有机会查看针对特定主题有多少研究未发表。

作者团队偏倚在指南形成的多个阶段都存在的。首先是对文献综述所要回答的问题的初步选择。一个问题必须足够具体，可以回答，但可以泛化到足够有用。例如，对于问题"硬膜外类固醇注射对减轻腰痛有效吗"，根据选择的时限和效用标准，同样的证据可能导致明显相反的结论。

在对某一特定参考文献的证据质量进行分级时也会有作者偏倚。降低证据等级的最常见原因是研究中的方法缺陷。也许患者人数太少，无法排除潜在的治疗效果，也许使用了一种未经验证的结果指标，或者治疗组之间存在着巨大的交叉。这些研究被降级，通常没有什么争议，因为这些参数有相当广为接受的标准。然而，一篇论文在方法上可能是没有问题的，但是因为它不完全符合所问的问题而被降级。例如，如果注册的患者群体或指定的治疗组与指南旨在影响的临床特点不匹配，那么证据可能会被降级。这方面的一个例子是先前讨论过的 Buchbinder 研究的潜在降级[8]。这项研究比较了椎体成形术和麻醉注射的人群，这些患者在研究中心的患者中占比很小，并且损伤和治疗之间存在较大时间间隔。如果指南解决的问题是"对于愿意接受随机分组的患者，椎体成形术与麻醉剂注射有什么好处"，那么该论文将提供明确的证据，与麻醉剂注射相比，椎体成形术没有提供益处。然而，如果解决的问题是"椎体成形术与亚急性骨质疏松性压缩性骨折患者的常规医疗管理相比有什么好处"，那么该论文将不会提供太多有用的信息，并且证据将被降级。这种类型的分析需要临床专业知识，因为方法学可能不了解无治疗和假治疗之间的区别，也不了解损伤和干预之间间隔的重要性。根据研究者的不同，这些因素可能被考虑，也可能不被考虑，是作者偏倚的来源。这一因素是在由不同机构发表的类似主题的临床实践指南最有可能观察到的差异[33, 34]。

八、总结

一般医学文献，特别是脊柱文献中用于临床决策的"证据"是由对各种证据来源的解释组成的。当将这些解释转化为临床治疗决策时，重要的是要认识到证据来源的优势和局限性。虽然在没有强有力的疗效证据的情况下，难以选择患者面临风险的治疗，但期望进行 RCT 以评估目前公认的实践范围内的每一种医疗差异也是不合理的。临床实践指南代表了当前知识库的系统"快照"，当结合专业知识和患者的意愿时，这些指南可能是非常有价值的。

参考文献

[1] Weinstein JN, Lurie JD, Tosteson TD, et al. Surgical vs nonoperative treatment for lumbar disk herniation: the Spine Patient Outcomes Research Trial (SPORT) observational cohort. JAMA. 2006;296(20):2451–9.

[2] Weinstein JN, Lurie JD, Tosteson TD, et al. Surgical versus nonoperative treatment for lumbar disc herniation: four-year results for the Spine Patient Outcomes Research Trial (SPORT). Spine (Phila Pa 1976). 2008;33(25):2789–800.

[3] Weinstein JN, Lurie JD, Tosteson TD, et al. Surgical compared with nonoperative treatment for lumbar degenerative spondylolisthesis. four-year results in the Spine Patient Outcomes Research Trial (SPORT) randomized and observational cohorts. J Bone Joint Surg Am. 2009; 91(6):1295–304.

[4] Weinstein JN, Tosteson TD, Lurie JD, et al. Surgical vs nonoperative treatment for lumbar disk herniation: the Spine Patient Outcomes Research Trial (SPORT): a randomized trial. JAMA. 2006;296(20):2441–50.

[5] Abdu WA, Lurie JD, Spratt KF, et al. Degenerative spondylolisthesis: does fusion method influence outcome? Four-year results of the spine patient outcomes research trial. Spine (Phila Pa 1976). 2009;34(21):2351–60.

[6] Brox JI, Reikerås O, Nygaard Ø, et al. Lumbar instrumented fusion compared with cognitive intervention and exercises in patients with chronic back pain after previous surgery for disc herniation: a prospective randomized controlled study. Pain. 2006;122(1–2):145–55.

[7] Brox JI, Sorensen R, Friis A, et al. Randomized clinical trial of lumbar instrumented fusion and cognitive intervention and exercises in patients with chronic low back pain and disc degeneration. Spine (Phila Pa 1976). 2003;28(17):1913–21.

[8] Buchbinder R, Osborne RH, Ebeling PR, et al. A randomized trial of vertebroplasty for painful osteoporotic vertebral fractures. N Engl J Med. 2009;361(6):557–68.

[9] Kallmes DF, Comstock BA, Heagerty PJ, et al. A randomized trial of vertebroplasty for osteoporotic spinal fractures. N Engl J Med. 2009;361(6):569–79.

[10] Wardlaw D, Cummings SR, Van Meirhaeghe J, et al. Efficacy and safety of balloon kyphoplasty compared with non-surgical care for vertebral compression fracture (FREE): a randomised controlled trial. Lancet. 2009;373(9668):1016–24.

[11] Bullock R, Chesnut RM, Clifton G, et al. Guidelines for the management of severe head injury. Brain Trauma Foundation. Eur J Emerg Med. 1996;3(2):109–27.

[12] Aldrich EF, Eisenberg HM, Saydjari C, et al. Predictors of mortality in severely head-injured patients with civilian gunshot wounds: a report from the NIH Traumatic Coma Data Bank. Surg Neurol. 1992;38(6):418–23.

[13] Carney N, Lujan S, Dikmen S, et al. Intracranial pressure monitoring in severe traumatic brain injury in latin america: process and methods for a multi-center randomized controlled trial. J Neurotrauma. 2012;29(11):2022–9.

[14] Soegaard R, Bünger CE, Christiansen T, et al. Determinants of cost-effectiveness in lumbar spinal fusion using the net benefit framework: a 2-year follow-up study among 695 patients. Eur Spine J 2007;16(11):1822–31.

[15] Adogwa O, Parker SL, Davis BJ, et al. Cost-effectiveness of transforaminal lumbar interbody fusion for Grade I degenerative spondylolisthesis. J Neurosurg Spine. 2011;15(2): 138–43.

[16] Adogwa O, Parker SL, Shau DN, et al. Cost per qualityadjusted life year gained of revision neural decompression and instrumented fusion for same-level recurrent lumbar stenosis: defining the value of surgical intervention. J Neurosurg Spine. 2012;16(2):135–40.

[17] Glassman SD, Polly DW, Dimar JR, et al. The cost effectiveness of single-level instrumented posterolateral lumbar fusion at 5 years after surgery. Spine (Phila Pa 1976). 2012;37(9):769–74.

[18] Polly DW Jr, Glassman SD, Schwender JD, et al. SF-36 PCS benefit-cost ratio of lumbar fusion comparison to other surgical interventions: a thought experiment. Spine (Phila Pa 1976). 2007;32(11 Suppl):S20–6.

[19] Deyo RA, Mirza SK, Martin BI. Error in trends, major medical complications, and charges associated with surgery for lumbar spinal stenosis in older adults. JAMA. 2011;306(10):1088.

[20] Deyo RA, Mirza SK, Martin BI, et al. Trends, major medical complications, and charges associated with surgery for lumbar spinal stenosis in older adults. JAMA. 2010;303(13):1259–65.

[21] McGuire W. Parachute approach to evidence based medicine: arguments are easily refuted. BMJ. 2006; 333(7572):807.

[22] Potts M, Prata N, Walsh J, et al. Parachute approach to

evidence based medicine. BMJ. 2006;333(7570):701–3.

[23] Reeves BC. Parachute approach to evidence based medicine: as obvious as ABC. BMJ. 2006;333(7572):807; discussion 807–8.

[24] van Tulder M, Furlan A, Bombardier C, et al. Updated method guidelines for systematic reviews in the cochrane collaboration back review group. Spine (Phila Pa 1976). 2003;28(12):1290–9.

[25] van Tulder MW, Assendelft WJ, Koes BW, et al. Method guidelines for systematic reviews in the Cochrane Collaboration Back Review Group for Spinal Disorders. Spine (Phila Pa 1976). 1997;22(20):2323–30.

[26] Fehlings MG, Vaccaro A, Wilson JR, et al. Early versus delayed decompression for traumatic cervical spinal cord injury: results of the Surgical Timing in Acute Spinal Cord Injury Study (STASCIS). PloS one. 2012;7(2):e32037.

[27] Ghogawala Z, Shaffrey CI, Asher AL, et al. The efficacy of lumbar discectomy and single level fusion for spondylolisthesis. Results from the NeuroPoint–SD registry. J Neurosurg Spine. 2013;19(5):555–63.

[28] McGirt MJ, Speroff T, Dittus RS, et al. The National Neurosurgery Quality and Outcomes Database (N(2) QOD): general overview and pilot–year project description. Neurosurg Focus. 2013;34(1):E6.

[29] Schoenfeld AJ, Ochoa LM, Bader JO, et al. Risk factors for immediate postoperative complications and mortality following spine surgery: a study of 3475 patients from the National Surgical Quality Improvement Program. J Bone Joint Surg Am. 2011;93(17):1577–82.

[30] Cima RR, Lackore KA, Nehring SA, et al. How best to measure surgical quality? Comparison of the Agency for Healthcare Research and Quality Patient Safety Indicators (AHRQ–PSI) and the American College of Surgeons National Surgical Quality Improvement Program (ACS–NSQIP) postoperative adverse events at a single institution. Surgery. 2011;150(5):943–9.

[31] Resnick DK, Choudhri TF, Dailey AT, et al. Guidelines for the performance of fusion procedures for degenerative disease of the lumbar spine. Part 1: introduction and methodology. J Neurosurg Spine. 2005;2(6):637–8.

[32] Institute of Medicine (U.S.). Committee on Standards for Developing Trustworthy Clinical Practice Guidelines. Graham R, Mancher M, Miller Wolman D, Greenfield S, Steinberg E (Eds). Clinical practice guidelines we can trust. Washington, DC: National Academies Press; 2011.

[33] Chou R, Baisden J, Carragee EJ, et al. Surgery for low back pain: a review of the evidence for an American Pain Society Clinical Practice Guideline. Spine (Phila Pa 1976). 2009;34(10):1094–109.

[34] Resnick DK, Choudhri TF, Dailey AT, et al. Guidelines for the performance of fusion procedures for degenerative disease of the lumbar spine. Part 7: intractable low–back pain without stenosis or spondylolisthesis. J Neurosurg Spine. 2005;2(6):670–2.

第三篇

颈

Cervical

第23章 颈椎：病史及体格检查
Cervical Spine: History and Physical Examination

Marzena Buzanowska 著

丁 琛 译 刘 浩 校

一、概述

颈椎疾病的病史采集及体格检查信息应该在首次问诊中进行，若患者在后期随访中反复出现类似症状，则应采取重点和问题为导向的病史采集和体格检查。同时，脊柱和邻近关节结构之间常常存在症状的重叠，因此颈椎的全面评估应该顾及颅颌复合体、肩关节肩胛盂区域的情况，不详细的临床评估可能导致误诊漏诊。

颈椎评估，尤其是颈部疼痛的评估需充分考虑生物心理社会模型。生理、心理和社会因素均可能导致症状并影响疾病的预后。此种评估法也在世界卫生组织的"国际功能、残疾和健康分类"范围之列。在该分类中，机体损伤、活动受限和参与限制都属于个体健康和生活质量的范围[1]。对于颈椎而言，这一点显得尤为重要，因为在某些情况下症状消失后损伤依然会持续地存在[2]。

二、病史

病史采集依赖于医师对颈椎病及其临床表现的了解。检查者应明确症状的部位、性质、发生方式、发作机制、频率、持续时间和加重缓解因素等多个方面，尤其要注意"红牌"危险信号。

与其他系统的病史采集一样，检查者应从患者的年龄、既往史、个人史和家族史着手，以上信息对诊断和鉴别诊断有重要作用。例如，放射到上肢的神经根性痛在幼儿中可能是肿瘤，而同样的症状在中年人群中则颈椎间盘退行性疾病导致的神经根受压可能性更大。患者的个人史，如职业、业余爱好、日常运动方式等可提供病因诊断上的重要信息。此外，检查者在采集病史时要始终保持开放的态度，不应忽略较为罕见的疾病及表现（表23-1）。

（一）性质

疼痛是颈椎疾病最常见的临床症状。患者对疼痛性质的描述可提供关于疾病病因病理的重要线索。一般而言，隐痛和钝痛更可能与骨骼、关节或肌肉的疾病相关，而刺痛或疼痛伴麻木更可能与神经受压或刺激相关。

（二）部位

疼痛部位的确定对疾病的诊断有很大的帮助，但临床中并不容易准确判断。若疼痛来自中线，则提示病因可能与骨骼、韧带或椎间盘相

表 23-1　颈椎相关疾病

常　见	少　见	不应忽视
• 颈肌筋膜疼痛综合征 • 退行性颈椎间盘疾病 • 颈椎间盘突出症 • 颈椎关节突关节病 • 神经根型颈椎病	• 挥鞭伤 • 颈部神经损伤 • 胸廓出口综合征 • 颅颌关节及肩胛盂区域的牵涉痛	• 原发性 / 转移性骨肿瘤 • 压缩骨折 • 脊髓型颈椎病 • 颈椎不稳 / 滑脱 • 椎基底动脉供血不足 • 运动神经元疾病 • 骨髓炎 / 椎间盘炎 • 感染性关节炎

关。单侧或双侧的疼痛则提示其发生机制可能与关节突关节或肌筋膜相关。一旦确定疼痛的主要部位，下一步就是确定疼痛的放射区域。检查者应考虑下列问题：疼痛或感觉异常是否放射到手臂 / 前臂或手？如果有，是否呈皮节分布？如有则提示神经根受压或刺激。如果疼痛沿手臂放射但没有呈现明显的皮节分布规律，则需要考虑脊髓或周围神经病变。除了皮节分布以外，刺激特定的颈椎关节突关节引起的疼痛也呈特征性分布。Dwyer 等在 1990 年发表的一项研究中报道了刺激正常志愿者的颈椎关节突关节囊后产生的疼痛范围[20]。研究发现，刺激 $C_2 \sim C_3$ 关节突关节可诱发后枕部和枕下区的疼痛，并可引起头痛；$C_4 \sim C_5$ 关节突关节对应疼痛范围为颈部及上斜方肌；$C_5 \sim C_6$ 关节突关节对应疼痛范围为下颈部、肩部和肩胛上区；$C_6 \sim C_7$ 关节突关节对应疼痛范围为上斜方肌和整个肩胛周围区域。

（三）起病

疾病的发作可以是突然的、延迟的或者是隐匿的。发病类型与损伤机制有关，如创伤（突然或延迟发作）或疲劳损伤（异常姿势、重复运动）等。对于创伤而言，无论是轻度还是重度创伤都应进一步了解患者情况，如是否伴有骨折、韧带

撕裂、意识丧失等。

（四）加重及缓解因素

加重及缓解因素可反映患者症状来源。若症状随颈椎前屈加重且随颈椎后伸减轻，则提示颈椎间盘疾病或颈伸肌疲劳。若随颈椎后伸出现疼痛症状，则提示病因最可能为关节突关节病变。若颈椎后伸与旋转引起远端症状则提示神经受压，而如果出现轴向症状则可能与关节突关节相关。

（五）时间

除极少数情况外，患者在疼痛或其他症状发作后不会立即出现颈椎疾患。在采集病史的过程中，临床医生必须了解症状是如何开始的，持续时间、进展情况等等，同时应仔细询问患者既往的类似症状和诊治过程。持续 6 个月以上的疼痛需引起重视并进一步评估。如果疼痛逐渐加重且持续发作，则需考虑肿瘤等恶性疾病。另外，了解症状的持续性非常重要，大多数良性颈椎疾病的症状是间歇性的，但持续性症状提示相关结构存在不稳定，表明可能存在椎间盘或关节炎等病变。如果患者在两次发作之间没有疼痛，则更有可能出现再次疼痛。每日发作时间也可以指向特定的疼痛来源。早晚明显的疼痛更可能与炎症相

关（骨关节炎、椎间盘炎、感染性疼痛、风湿病），而晨轻暮重的疼痛则指向机械性疼痛、肌肉疲劳或姿势性疼痛。

（六）伴随症状

颈椎结构组成复杂，不同解剖结构的功能障碍或损伤可能表现为类似的症状，有时仅仅表现为伴随症状的不同，如头痛、头晕、吞咽困难、构音障碍、恶心、发热、体重减轻、肌肉无力或萎缩等。一种或多种伴随症状的存在可反映病理病变的严重程度，因此某些伴随症状也被称为"红牌"危险信号。动脉狭窄或解剖结构异常引起的椎基底动脉供血不足最初可引起颅底疼痛，继而可表现为 5 "D" 症状，即头晕（dizziness）、吞咽困难（dysphagia）、构音障碍（dysarthria）、复视（diplopia）和跌倒发作（drop attacks）。创伤、炎症或遗传疾病所致的寰枢椎不稳亦可表现为上述 5 "D" 症状的一种或多种，同时还可伴有恶心、口周感觉异常，以及颈部后伸和旋转诱发的耳鸣或晕厥。若患者出现颈部或上肢肌肉无力，伴吞咽困难或构音障碍，无疼痛，则需要考虑运动神经元疾病或肌肉疾病。在众多伴随症状中，尤其应注意头痛和四肢不协调，后者应高度警惕脊髓损伤可能。病史中许多因素预示着患者预后较差甚至残疾，这些因素被称为"黄牌"警告信号，包括疼痛灾难化量表高分、抑郁和心理社会因素[3]。

三、体格检查

颈椎的体格检查应遵循肌肉骨骼检查的基本原则，包括视诊、触诊、活动度、神经学检查和特殊检查。体格检查的目的是证实或否决假设，并缩小或扩大临床医生根据患者病史所形成的鉴别诊断范围。完整的颈椎体格检查应包括对颅颌复合体、肩关节肩胛盂区域的评估。

（一）视诊

视诊由观察患者进入诊室开始。患者的步态、姿势、活动辅助设备、功能性运动的完成情况都是视诊的重要组成部分。近距离的视诊理想条件下需要患者更换合适的宽松衣物。正规的视诊应包括详细的姿态评估——例如颈椎曲度是否丢失？肩部形态是否正常？胸椎后凸是否增加？同时，检查者应注意患者是否有意遮挡身体某一部位，是否有皮肤病变，是否有肌肉萎缩或肥大。

（二）触诊

体格检查的触诊内容包括对软组织和骨性结构的触诊，后者主要包括颈椎棘突及双侧关节突关节。棘突压痛提示软组织损伤可能，若有创伤史则提示挥鞭伤或棘突骨折。Gwendolen Jull 等提出，在颈椎关节突关节炎疼痛时，检查者可以通过触诊准确地判断病变节段[19]。颈椎关节突关节应该在患者平卧位时触诊，此时患者头部靠在检查台上以确保颈部肌肉处于放松状态。检查者应首先定位 C_2 棘突，然后将手横向移动约 1 英寸以找到关节突关节。先找到各节段棘突，再触诊关节突关节是最为精确的。

触诊也是评估颈椎肌筋膜疼痛的重要组成部分，详尽的触诊可找出疼痛的触发点，其特征是骨骼肌中可触及的结节和相关的肌肉纤维绷紧带。触诊疼痛触发点会诱发伴有放射痛的抽动。触发点最常见于上斜方肌、冈上肌、冈下肌、菱形肌和肩胛提肌。软组织触诊最好在患者坐位时进行，检查者应站在患者身后，首先触诊斜方肌，斜方肌的上半部分经常在颈椎屈曲损伤如交通事故中出现拉伤。随后，检查者可触诊斜方肌的棘突附着点，并继续向上至上项线，同时应注意两侧对比触诊。在颅底触诊斜方肌时，检查者可横向移动一个指腹以触诊枕大神经，若其由于挥鞭伤等原因出现炎症反应时，触诊可引起触痛和头痛。

（三）活动度

颈椎关节突关节的方向决定了颈椎各节段之间运动的幅度和方向。寰枕关节和寰枢关节不是真正的滑膜关节。寰枕关节是由枕部连接结构与寰椎上关节面组成。该关节允许约 13° 的屈伸、约 8° 的侧偏和几乎可以忽略的旋转活动。寰枢椎之间在三个位置以关节连接，包括中间的寰齿关节和两侧的寰枢侧块关节。寰枢关节可旋转约 47°，占颈椎总旋转的 50%[4]。在 C₂ 远端，小关节的上关节突与水平面呈向后、向上的 45° 角。$C_5 \sim C_6$ 和 $C_6 \sim C_7$ 节段屈伸角度最大，分别可达 17° 和 16°。整个颈椎屈曲一般在 50°～69°、过伸在 73°～93°、侧偏为 11°～38°、旋转为 26°～74°[5]。颈椎的活动度可在颈部肌筋膜疼痛、关节突关节病和神经根型颈椎病时受限。2003 年，Wainner 等发表了一项纳入 82 名患者的盲法、前瞻性研究，发现上肢张力试验 A 阳性、单侧旋转活动度小于 60°、牵引试验阳性和 Spurling 试验阳性等四个查体项目在预测神经根型颈椎病方面的阳性似然比为 30.3[13]。

（四）神经学检查

每位颈椎疾病患者都应进行神经肌肉方面的评估，即使患者没有根性疼痛或神经症状。因为患者往往会少报无痛的症状，而如早期的脊髓型颈椎病或运动神经元病等可能表现出轻微的神

经功能损害。神经系统检查包括肌力检查、肌肉牵张反射、上运动神经元体征（Hoffmann 征、Babinski 征、Lhermitte 征、痉挛等）、感觉检查、平衡性和协调性检查，少数情况下患者还需进行额外的脑神经检查。需要注意的是上肢和下肢的力量和反射都应检查，但详细的神经学检查介绍超出了本章的范围。

（五）特殊检查

有许多特殊的检查可以用来评估颈椎。并不是所有的患者均应进行特殊检查，特殊检查的选择取决于患者的可疑病因。这些检查包括以下几种。

1. Spurling 试验（压颈试验）

Spurling 试验也称为椎间孔挤压试验或压颈试验。它在 1944 年首次被 Spurling 和 Scoville 描述，他们观察了 12 名表现出上肢根性症状、并经手术证明 "颈椎间盘破裂" 的患者[6]。该试验最初被描述为 "将头部和颈部向疼痛的一侧倾斜可能足以再现病变的特征性疼痛和神经根性特征，该姿势下头顶部的压力可能会显著加剧症状"。目前，Spurling 试验的检查方法是将颈部向症状侧过伸和旋转，增加轴向压力，如果在同侧再现根性疼痛，试验则被认为阳性。Viikari-Juntura 针对 Spurling 试验、轴向手法牵引和肩关节外展试验对神经根型颈椎病的评估作用进行了前瞻性有效性研究[7]。43 例颈脊髓造影患者的结果显示从 C_6 到 C_8 神经根，Spurling 试验的灵敏度为 40%～60%、特异性为 92%～100%。

2. 肩关节外展试验

肩关节外展试验也被称为 Bakody 征，用于评价神经根型颈椎病。它被描述为 "同侧肩关节主动或被动外展，使手放在头顶上。同侧

根性症状缓解或减轻表示试验阳性"[8]。该试验首次由 Spurling 报道，并由 Davidson 等描述[9]。Davidson 等在 1981 年发表的一项前瞻性研究中共对 22 名有根性症状的患者进行了脊髓造影。所有这些患者都有硬膜外压迫性病变，其中 15 例（68%）的肩关节外展试验为阳性，证明"肩关节外展可减轻神经根受压"。1989 年 Viikaru-Juntura 评估了 22 名患者肩关节外展试验的有效性[7]。结果显示肩关节外展试验的灵敏度为 43%～50%，特异性为 80%～100%。另外，Ellenberg 和 Honet 等认为肩关节外展试验有助于区分神经根型颈椎病和肩部疾病（如果存在）[10]。

3. 引颈试验

这种试验也称为手动牵引或颈椎牵引试验。该试验以仰卧位进行，其描述如下："检查者将一只手放在患者的下颌下，另一只手放在枕骨上，然后慢慢抬起患者的头。如果头被抬起或牵引时疼痛缓解或减轻，该试验为阳性"[8]。该测试用于评估椎间盘源性疾病引起的神经根型颈椎病。在 Viikaru-Juntura 的同一效度研究中，该试验的特异性被报道为 100%，灵敏度为 40%～43%。

4. 上肢张力试验 A

上肢张力试验 A 或上肢神经牵张试验伴正中神经偏倚试验（也称为 Elvey 试验）最初由 Elvey 在 1983 年提出，旨在发挥类似于直腿抬高试验在评估腰神经根张力时的作用。目前有三种神经偏侧上肢张力试验：①正中神经；②桡侧神经；③尺神经。McLellan 和 Swash 在 1976 年报道，上肢的运动会对神经组织施加压力[11]。之后有研究进一步认为盂肱关节额外运动可使颈神经根受到牵张。目前试验描述如下[12]，患者仰卧位下检查者按此顺序执行以下动作：肩胛下

压、肩外展、前臂旋后、手腕和手指伸展、伸肘、颈对侧及同侧侧偏。如果颈部对侧侧偏再现手臂症状且同侧侧偏缓解，则试验为阳性。Wainner 等在 2003 年发表了一项预测神经根型颈椎病的临床方法[13]。在一项对 82 名患者进行的盲法前瞻性研究中，他们发现上肢张力试验 A 阳性、单侧旋转活动度小于 60°、牵引试验阳性和 Spurling 试验阳性等 4 个查体项目在预测神经根型颈椎病方面的阳性似然比为 30.3。此外，上肢张力试验被认为是排除神经根型颈椎病最有用的测试。

5. 椎基底动脉供血不足试验

当病史显示有头晕、恶心、视力改变等相关症状时，应会怀疑疾病累及椎基底动脉系统。椎基底动脉供血不足可能是动脉闭塞或解剖结构异常导致，瞬时血压变化或机械压力的影响可能导致间歇性的症状。椎基底动脉系统在颈椎最大幅度的旋转和过伸时可能闭塞。由于椎基底动脉将血液输送到脑后循环（中脑、脑桥、延髓、小脑、丘脑、枕叶皮层），供血不足的症状可能包括头晕、复视、视力模糊、恶心、构音障碍、吞咽困难、瘫痪或突然发作的全身无力（跌倒发作），但通常患者只会出现颈部疼痛。椎-基底动脉供血不全试验时，患者仰卧于桌上，头部过伸超过桌面末端，然后检查者用手托住患者的头部，使之被动地向症状侧过伸和旋转，直到最大幅度或直到患者主诉症状为止。如果这种方法再现了患者的症状，则认为是试验阳性。该试验也可以在坐姿下进行，患者主动地、最大幅度地过伸、旋转头部[14]。然而，这个试验价值存疑，被认为效度和灵敏度较低[15]。

6. 屈曲-旋转试验

屈曲-旋转试验用于评估 C_1～C_2 节段的功能障碍。C_1～C_2 节段负责 50% 的颈椎旋转，颈

椎屈曲时该节段的运动可以被分离出来[17]。颈椎屈曲时，$C_1 \sim C_2$ 向双侧的旋转活动度为 44°，在 $C_1 \sim C_2$ 功能障碍的头痛患者中，平均可降低 19°[16]。该试验可以在患者坐位时主动进行，或者在患者仰卧时被动进行。其目的是使患者的颈部最大限度地屈曲，然后向两侧旋转。如果该运动在同侧产生疼痛或同侧运动范围受到限制，则该试验为阳性。该测试的灵敏度为 90%、特异性为 88%，测试者间信度 kappa 值为 0.85[18]。

四、总结

颈部疼痛是一种十分常见的疾病。虽然大多数情况下颈痛是良性的，但由于重要器官通过颈部，有的恶性进程可能以良性方式出现。因此必须强调在实施治疗计划之前，临床医生需进行彻底的病史询问和详细的体格检查。

五、本章要点

- 临床医生应遵循考虑最可能的病理状况和不能遗漏严重疾病来指导病史采集。
- 虽然体格检查部分主要取决于临床医生考虑的疑似诊断，但应对每位新患者进行彻底的体格检查。
- 颈椎的体格检查必须包括颅颈交界区和肩胛盂区域。

参考文献

[1] Childs JD, Cleland JA, Elliott JM, et al. Neck pain: Clinical practice guidelines linked to the International Classification of Functioning, Disability, and Health from the Orthopedic Section of the American Physical Therapy Association. J Orthop Sports Phys Ther. 2008;38(9):A1–A34.

[2] Sterling M, Jull G, Vicenzino B, et al. Physical and psychological factors predict outcome following whiplash injury. Pain. 2005;114(1–2):141–8.

[3] Lentz TA, Beneciuk JM, Bialosky JE, et al. Development of a yellow flag assessment tool for orthopaedic physical therapists: results from the optimal screening for prediction of referral and outcome (OSPRO) cohort. J Orthop Sports Phys Ther. 2016;46(5):327–43.

[4] White AA, Panjabi MM. Clinical Biomechanics of the Cervical Spine. Philadelphia: JB Lippincott; 1978.

[5] Youdas JW, Garrett TR, Suman VJ, et al. Normal range of motion of the cervical spine: an initial goniometric study. Phys Ther. 1992;72(11):770–80.

[6] Spurling RG, Scoville WB. Lateral rupture of the cervical intervertebral discs: a common cause of shoulder and arm pain. Surg Gynecol Obstet. 1944;78:350–8.

[7] Viikari-Juntura E, Porras M, Laasone EM. Validity of clinical tests in the diagnosis of root compression in cervical disease. Spine (Phila Pa 1976). 1989;14(3):253–7.

[8] Magee DJ. Cervical spine. In: Orthopedic Physical Assessment, 3rd edition. Philadelphia: WB Saunders; 1997.

[9] Davidson RI, Dunn EJ, Metzmaker JN. The shoulder abduction relief test in the diagnosis of radicular pain in cervical extradural compressive monoradiculopathies. Spine (Phila Pa 1976). 1981;6(5):441–6.

[10] Ellenberg M, Honet JC. Clinical pearls in cervical radiculopathy. Phys Med Rehabil Clin N Am. 1996;7(3):487–508.

[11] McLellan DL, Swash M. Longitudinal sliding of the median nerve during movements of the upper limb. J Neurol Neurosurg Psychiatry. 1976;39(6):566–70.

[12] Flynn TW, Cleland JA, Whitman JM. Users' Guide To The Musculoskeletal Examination. Evidence in Motion; 2008.

[13] Wainner RS, Irrgang JJ, Boninger ML, et al. Reliability and diagnostic accuracy of the clinical examination and patient self-report measures for cervical radiculopathy. Spine (Phila Pa 1976). 2003;28(1):52–62.

[14] Grant R. Vertebral Artery Testing–the Australian Association protocol after 6 years. Man Ther. 1996;1(3):149–53.

[15] Côté P, Kreitz BG, Cassidy JD, et al. The validity of the extension-rotation test as a clinical screening procedure before neck manipulation: a secondary analysis. J Manipulative Physiol Ther. 1996;19(3):159–64.

[16] Ogince M, Hall T, Robinson K, et al. The diagnostic validity of the cervical flexion-rotation test in C1/2 related cervicogenic headache. Man Ther. 2007;12(3):256–62.

[17] Panjabi M, Dvorak J, Duranceau J, et al. Three–dimensional movements of the upper cervical spine. Spine (Phila Pa 1976). 1988;13(7):726–30.

[18] Hall TM, Robinson KW, Fujinawa O, et al. Intertester reliability and diagnostic validity of the cervical flexion–rotation test. J Manipulative Physiol Ther. 2008;31(4): 293–300.

[19] Jull G, Bogduk N, Marsland A. The accuracy of manual diagnosis for cervical zygapophyseal joint pain syndromes. Med J Aust. 1988;148(5):233–6.

[20] Dwyer A, Aprill C, Bogduk N. Cervical zygapophyseal joint pain patterns. I: A study in normal volunteers. Spine (Phila Pa 1976).1990;15(6):453–7.

第24章　脊柱手术：颈痛的当前观念和证据
Spine Surgery: Current Concepts and Evidence Neck Pain

Zachary L Gordon　James D Kang　著

王贝宇　译　　刘　浩　校

一、概述

颈椎间盘和小关节退变导致的颈痛是成人普遍出现的问题。颈椎间盘的退变多与年龄相关，而且经常是无症状的。在本章中，脊椎病指的是脊柱内的、受年龄影响的退行性改变，通常的症状为轴性颈痛、上肢放射痛、脊髓症状，或三者相结合[1, 2]。

本章将聚焦于轴性颈痛。轴性颈痛指的是沿着脊柱和椎旁肌的疼痛[1]。我们将讨论颈痛的流行病学、自然史、体格检查、实验室检查、治疗和预后（表24-1）。

二、流行病学和自然史

轴性颈痛可发生于各年龄段的成人，男女的患病率基本相同，但是很少有关于颈痛发病率的流行病学的研究支持上述结论[1]。目前，有三项大型的流行病学研究尝试明确轴性颈痛的患病率。这些研究分别在加拿大萨斯喀彻温省、芬兰和挪威进行[3-5]。在萨斯喀彻温省的研究中[5]，研究者向2184名20—69岁的成人发放了健康及背痛状况调查问卷，回复率为55%。该研究显示，轴性颈痛的终身患病率为66%，其中5%的人会

因为颈痛而引发高度残疾，并且女性更可能出现高度致残的颈痛。芬兰的研究调查了7200名30岁以上的成人[4]，研究发现9.5%的男性和13.5%的女性有严重的慢性颈痛；这些患者常有颈部、肩部和背部外伤史，或伴有来自工作的心理、生理压力。该研究还发现，在30—64岁人群中，超重人群患高度致残颈痛的风险更高。挪威的研究发现，34%的被调查者在过去1年中经历过颈痛，其中14%的患病者症状持续超过6个月[3]。另外，萨斯喀彻温省研究的随访分析表明，高学历、有背痛或者其他共存疾病（心血管或者消化道疾病）的人群中颈痛患病率更高[6]。

遗憾的是，目前缺乏真正的颈痛的自然史研究[1]。在关于颈痛自然史的研究中，大部分研究对象接受过治疗，而遗漏了没有接受治疗患者的自然史。实际上，在大规模人群中探究有轴性颈痛的、但未接受治疗的患者的自然史几乎是不可能的。然而，我们仍然可以从这些大型研究中得到一些结论。DePalma和Sublin发现非手术治疗可以缓解大部分患者由于颈椎病导致的轴性颈痛[7]。在他们的研究中，49%的患者症状改善，29%的患者症状完全消失，而22%的患者在经历3个月的保守治疗后症状没有改善。

表 24-1　证据等级表

作者，期刊，年份	研究设计	证据等级	主题	随访时间	测量方法	主要结果
Gore, Spine, 1987	回顾性分析	IV	轴性颈痛	15 年	患者报告的疼痛；影像学参数	长期随访颈痛患者；2/3 症状改善，1/3 残留疼痛；颈痛的发生和严重程度与影像学表现无关
Grubb, Spine, 2000	回顾性分析	IV	颈椎间盘造影术	N/a	患者报告的疼痛	颈椎间盘造影术是安全的；反复发生的疼痛类型由注射节段决定
Dwyer, Spine, 1990	前瞻性队列	IV	颈椎小关节疼痛类型	N/a	患者报告的疼痛	不同节段小关节刺激性的注射导致不同部位的疼痛
Okada, Spine, 2009	前瞻性队列	II	颈椎 MRI 与症状的关系	10 年	患者报告的疼痛；MRI 结果	超过 80% 的患者有颈椎病的 MRI 表现，但只有 34% 发生颈痛
Gennis, Acad Emerg Med, 1996	随机对照试验	II	挥鞭伤的软性颈托治疗	6 周	患者报告的疼痛	大部分挥鞭伤的患者颈痛持续 6 周；软性颈托不影响颈痛的严重程度和持续时间
Rosenfeld, Spine, 2003	随机对照试验	II	挥鞭伤的主动与被动治疗	3 年	患者报告的疼痛；颈椎活动度	主动运动可显著缓解疼痛并缩短住院时间；早期主动的颈椎活动可改善最终的颈椎活动度
Graham, Cochrane Database Syst Rev, 2008	系统评价	II	颈椎牵引	N/a	N/a	关于牵引的文献证据是高度偏倚的；可获得的证据不支持拒绝使用颈椎牵引
Peloso, Cochrane Database Syst Rev, 2007	系统评价	II	非甾体抗炎药、镇痛药和肌松药治疗轴性颈痛	N/a	N/a	没有明显证据支持药物可治疗轴性颈痛
Pettersson, Spine, 1978	随机对照试验	I	静脉注射类固醇治疗挥鞭伤	6 个月	患者报告的疼痛；病假时间；病假概述	挥鞭伤 8h 内使用甲泼尼龙可暂时缓解疼痛、减少住院时间，提高出院治疗质量
Andersen, Arthritis Rhem, 2008	随机对照试验	II	特定肌肉锻炼对比整体肌肉调节	10 周	VAS	无论是整体还是特定肌肉的锻炼都可减少颈痛，但特定肌肉锻炼的效果更好，疼痛缓解时间更长
Bronfort, Spine, 2001	随机对照试验	I	将颈椎训练与脊椎推拿对比	1 年	患者报告的疼痛；SF-36；患者满意度	运动结合手法按摩 1 年的患者满意度优于单独手法按摩；SF-36 没有差异
Stav, Acta Anaesthesiol Scand, 1993	随机对照试验	II	硬膜外类固醇注射	1 年	VAS	与单纯后方肌肉注射相比，类固醇局部注射在硬膜外可在 1 周和 1 年显著缓解患者疼痛
Manchikanti, Pain Physician, 2010	随机对照试验	I	硬膜外有无类固醇注射	1 年	数字评价等级；NDI	在硬膜外局部注射麻醉药的过程中加不加类固醇对显著缓解疼痛、改善功能无显著影响
Cicala, Clin J Pain, 1989	回顾性分析，病例回顾	IV	硬膜外类固醇注射	6 个月	患者报告的疼痛	70% 的患者在持续治疗后至少 6 周的疼痛缓解超过 50%

（续表）

作者，期刊，年份	研究设计	证据等级	主　题	随访时间	测量方法	主要结果
Manchikanti, Pain Physician, 2004	前瞻性队列	I	内侧支神经阻滞	1 年	ODI；数字评价等级；工作状态；持续疼痛表现	阻滞后 3 个月、6 个月、12 个月有大于 50% 的疼痛缓解；阻滞后 12 个月，生理功能、心理状态和工作状态均得到改善
Manchikanti, Pain Physician, 2010	随机对照试验	II	用 / 不用类固醇内侧支神经阻滞	2 年	NDI；数字评价等级；工作状态；阿片类药物	两组患者都有超过 85% 的患者疼痛缓解超过 50%，组间无显著差异；阻滞后 2 年时 2 组患者功能均显著改善
Barnsley, NEJM, 1994	随机对照试验	II	颈椎小关节内加 / 不加类固醇注射	20 周	VAS；McGill 疼痛问卷；症状检查表	关节内注射类固醇没有显著益处；2 组患者仅有持续 3 天的最低限度疼痛；不推荐使用小关节内注射
Garvey, Spine, 2002	回顾性分析，病例回顾	IV	轴性疼痛的手术治疗	4.4 年	VAS；NASS 满意度问卷；ODI；修正的 Roland–Morris 残疾评分	手术改善了所有测量的结果；82% 的患者报告了好、非常好或极好的结果；93% 的患者报告了疼痛缓解超过 50%

NDI. 颈椎残疾指数；VAS. 视觉模拟评分；ODI. Oswestry 残疾指数

在一项针对 205 人进行的、平均随访 15.5 年、所有患者至少随访 10 年的研究中，Gore 等报道了类似的结果[8]。他们发现 79% 的患者有疼痛减轻，43% 的患者疼痛消失，32% 的患者有中度或重度的疼痛残留。就诊时有严重疼痛的患者和外伤导致颈痛的患者最有可能有持续的症状和不满意的结果。该研究是迄今为止最接近颈痛真正自然史的研究。

Rothman 和 Rashbaum 随访了一组有"显著"轴性颈痛的且没有接受手术治疗的患者[9]。其中，大约 23% 的患者 5 年后仍有部分或完全残疾。他们还发现这组患者与另一组症状类似，且接受了手术治疗的患者的结果没有显著差异。因此他们建议"非神经源性"的轴性颈痛应进行非手术治疗。

综合所有的这些长期研究，我们有理由认为即使不做处理或者仅做简单的处理，大多数患者的颈痛至少会有一些缓解。然而不难发现，少部分患者（其比例并不低），仍将在某种程度上遭受着难以承受的病痛。

三、病史、体格检查和全面检查

（一）病史和体格检查

轴性颈痛是一种非常常见的症状，并且通常是非特异性的。疼痛或酸痛可能发生在一侧或两侧、刚刚偏离中线的椎旁肌，也可能向上朝枕骨放射或向外朝肩和肩胛周围放射[10]。头痛是一种常见的伴随症状[11]，患者也可能出现在一个或多个方向上的运动僵硬，疲劳也是另一种可能的伴随症状。一般来说，大多数的急性颈痛是由软组织损伤或肌肉受伤造成的，包括扭伤、跌落伤或挥鞭伤等。软组织扭伤通常伴有局部压痛和后方肌肉疼痛。隐匿性轴性颈痛持续时间更长，更可能是由潜在的颈椎病造成的[12]。

肩膀或肩胛周围的疼痛可能会有灼热感或刺

痛感，也可能伴有自主神经系统反应，包括立毛和发汗[10]。放射痛通常是非独立皮节分布的，皮节分布的烧灼痛应考虑为神经根性颈椎病，这是一个不同于轴性颈痛的疾病，两者可以同时发生。多项研究表明非皮节分布的疼痛可归因于颈椎间盘和小关节的退化[13-17]。Grubb 和 Kelly 在12 年颈椎造影术的经验回顾中有一个特别重要的关于退化性椎间盘疼痛分布的发现[17]。该研究表明，刺激每个下位颈椎椎间盘能产生一致的、可预测的疼痛模式，疼痛分布在枕部、颈部和肩胛周围，其中刺激不同节段产生疼痛的区域可以重合（图 24-1）。Dwyer 等进行了类似的研究[16]。他们通过向无症状患者颈椎小关节内注射刺激性药物，发现了一致的、可重复的涉及枕下、颈部和肩胛周围区域的疼痛模式（图 24-2）。

确定最不适的位置通常有助于确定疼痛的来源[1, 10]。当疼痛由胸锁乳突肌引发，且头旋转至对侧使疼痛加重时，最可能的原因是肌肉拉伤。颈部屈曲时后方肌肉疼痛加重提示可能为肌筋膜病。伸颈和旋转时后方颈部肌肉疼痛加重可能指向椎间盘源的病因。一侧旋转受限或疼痛局限在耳或枕骨的后方很可能是由寰枢椎病变造成的。

视诊并触诊颈椎压痛的区域后，确定颈椎的活动度。测量颈椎各个方向的活动度（曲、伸、旋转和侧偏），并且两侧对比，同时将活动度与正常值比较。正常伸颈能向上看到天花板，正常屈颈能将下巴降低到胸部，正常旋转能将下巴几乎与同侧肩对齐。正常侧偏能在不抬起肩膀的情况下使头与肩呈 45°[18]。

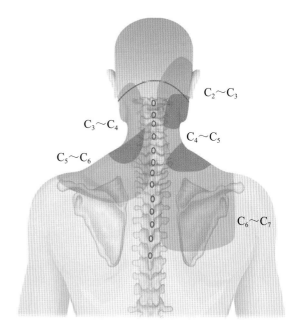

▲ 图 24-2　来自 C₂～C₃ 到 C₆～C₇ 小关节的轴性颈痛
引自 Dwyer A, Aprill C, Bogduk N. Cervical zygapophyseal joint pain patterns. I: A study in normal volunteers. *Spine*. 1990;15(6): 453-7.

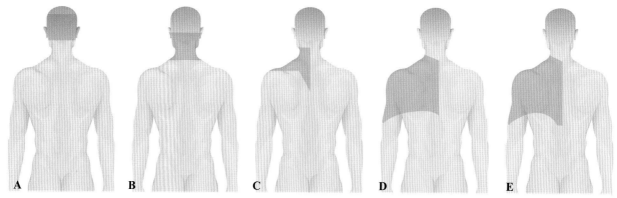

▲ 图 24-1　颈椎造影显示每个节段椎间盘诱发的轴性疼痛部位

A. C₂～C₃；B. C₃～C₄；C. C₃～C₄；D. C₅～C₆；E. C₆～C₇（引自 Grubb SA, Kelly CK, Bogduk N. Cervical discography: clinical implications from 12 years of experience. *Spine*. 2000;25:1382-9.)

与其他肌肉骨骼疾病一样，完整的神经系统检查是必不可少的。运动和感觉检查应该包括下颈椎 $C_5 \sim T_1$ 的所有神经根，并且进行两侧比较。也应评估二头肌、三头肌和肱桡肌的深肌腱反射。神经根分布区域的肌无力、感觉障碍或深肌腱反射消失可能提示患有神经根型颈椎病。该病的后续治疗与轴性颈痛稍有不同。

我们可以做其他体格检查排除神经根病[1, 18]。神经根病的体征包括 Spurling 征、Valsalva 检查和肩外展征。肩外展征指的是头向对侧旋转并且同侧的肩向头外展能缓解肩部和手臂的疼痛。阳性 Spurling 征是指患者头后仰并偏向患侧，术者用手掌在其头顶加压，患者出现颈痛和上肢痛。阳性 Valsalva 检测是指患者持续的 Valsalva 动作能引发肩痛和上肢痛。这些征象中的一个或多个的出现提示颈神经根病的存在。Lhermitte 征是指颈椎屈曲诱发上肢或双腿的电刺激感。Lhermitte 征是一个症状而不是检测，提示为颈脊髓病而不是更常见的轴性颈痛。但是，我们必须记住，这种电刺激感也能由伸颈引发。因此，脊柱受压区域（即前、后和两者的组合）和病理生物力学的区域相关。

有肩痛的患者应该进行仔细的检查。疼痛局限于侧臂和前臂并辐射到颈部可能由于盂肱或肩峰撞击。经常抬高双手导致的疼痛和阳性的撞击测试提示疼痛来源于肩部而不是颈部。颈部和肩膀的疼痛也可以涉及心脏、肺或其他内脏，甚至是颞下颌关节。颈椎晨僵、累及其他关节、强直和皮肤破损提示可能存在自身免疫或炎症疾病。

区分机械性颈痛与非机械性颈痛也很重要。上述典型的机械性轴性颈痛在保持直立姿势和进行不同程度的体育锻炼时发生，而非机械性颈部疼痛会在休息和平躺时发生。非机械性的疼痛伴

有发热，体重减轻，疼痛多发生在夜晚等症状，提示可能存在感染性疾病或肿瘤。当这些症状出现，必须特别注意体格检查和影像学检查，以区分这些较紧急的情况与典型的轴性颈痛。

（二）影像学

最基本、成本最低的影像学检查是颈椎前后位和侧位 X 线片。在前后位和侧位 X 线片中，可评估颈椎间盘退变和小关节异常，包括椎间盘狭窄处是否有骨赘形成、正常颈椎前凸的丢失、脊椎滑脱、钩椎关节肥大和椎间关节炎。椎管直径也可以在平片上近似地测量。当怀疑寰枢椎病变时，应获得张口位的齿状突图像。可用颈椎侧位过伸和过屈 X 线片评估颈椎稳定性，但它们通常在评估颈椎神经根病或脊髓病时更有用，因为当怀疑脊髓动态受压时，动力位片上可显示颈椎活动过度。

通常单独的 X 线片足够评估轴性颈痛，尤其是在患者首次就诊时。如果疼痛已持续很长时间，或者保守治疗未见明显疗效时，则可以进一步做更高级的影像学检查。在这种情况下，首选的影像学检查是磁共振成像（magnetic resonance imaging，MRI）。医生使用 MRI 可以在无创无辐射的环境下评估神经和软组织[19]。MRI 还可以评估骨的解剖结构，并且可以更准确地测量椎管的尺寸。另外，MRI 也可以识别浸润性软组织和椎骨异常，如感染、肉瘤和肿瘤转移性疾病。不能进行 MRI 检查的患者可以使用计算机断层扫描（computed tomography，CT）脊髓造影，但是可能不容易评估脊柱外软组织病变。

评估轴性颈痛并排除神经根病和脊髓病的基础是完整的病史和体格检查。对于诸如 CT 脊髓造影和 MRI 等高级影像学检查，任何结果都必须与患者的临床症状相符。Boden 等报道[20]，25%

的 40 岁以下和近 60% 的 60 岁以上的无症状患者存在与颈椎病相符的 MRI 表现。Okada 等对健康志愿者进行的为期 10 年的纵向研究表明[21]，81% 的患者在 MRI 中表现为颈椎退行性改变持续进展，但只有 34% 的人出现了临床症状。年龄是影像学上疾病进展的唯一相关因素。

（三）实验室检查

在评估患者的颈痛时，如果病史、体格检查和影像学检查均与机械性轴性颈痛一致，通常不需要实验室检查。只有当颈痛长期存在并且与炎症性关节炎、感染或肿瘤等相关时，实验室检查才有必要进行。

在感染的情况下，全血细胞计数可能显示白细胞计数升高，血小板增多也可能是全身感染的另一个迹象[22]。感染的典型全身标志物包括红细胞沉降率（erythrocyte sedimentation rate，ESR）和 C 反应蛋白（C-reactive protein，CRP）。仅 42% 脊柱感染患者的白细胞计数可能会升高，但 90% 的脊柱感染患者 ESR 可能会升高[23-26]。ESR 是一项非特异性测试，可能在其他情况（如妊娠、恶性肿瘤、结缔组织疾病）中升高，并受血清球蛋白和纤维蛋白原的影响[25, 26]。此外，在低毒力的生物感染中，ESR 结果可能是正常的[27]。CRP 检测已在很大程度上取代 ESR，成为评估感染是否存在的首选检查[26]。CRP 是一种急性期反应物，在最初的 4~6h 内增加，每 8h 增加 1 倍，在 36~50h 内达到峰值[28, 29]。CRP 的增加程度可达到 10 000 倍，而 ESR 的增加程度仅为 100 倍[29]。此外，ESR 仅在感染开始后才开始增加，并在 7~8 天达到高峰[28]，从而使其在感染的早期阶段用处不大。与 ESR 类似，CRP 值也是非特异性的。在急性感染或炎症过程中，ESR 和 CRP 值通常都会升高[30]。

像强直性脊柱炎或类风湿关节炎等炎症性关节病也可能出现实验室检查异常[31]。轻度贫血伴有 ESR 和 CRP 升高、HLA-B27 阳性、同时类风湿因子和抗核抗体阴性是强直性脊柱炎的特征表现，尽管不能完全确诊。HLA-B27 阳性也存在于其他脊椎关节病，如牛皮癣性关节炎、反应性关节炎和与炎症性肠病相关的关节炎。类风湿关节炎通常表现为非特异性标志物（如 ESR 和 CRP）升高，类风湿因子阳性，抗核抗体存在差异（最多 30% 的患者），同时血清球蛋白水平也可能升高。

肿瘤或转移性疾病引起的颈痛通常可在颈椎的高级影像学检查中观察到，应该对有非机械性颈痛或有恶性病史的患者进行排查[32]。实验室检查的异常结果取决于肿瘤的类型。例如，在多发性骨髓瘤中，血清蛋白电泳（serum protein electrophoresis，SPEP）会出现单克隆峰值。在转移性疾病中，肿瘤特异性标志物也可能升高，并可以用于追踪疾病发展。

四、治疗

一旦诊断为轴性疼痛并且排除了其他疾病（如脊椎脊髓病和神经根病），下一步就是开始进行保守治疗。医生应牢记治疗的目标和患者就诊的目标。近期目标是缓解患者的痛苦，并让他们尽可能不受限地进行日常活动。此外，医生要对患者的病情、症状和疾病发展进行健康教育，这对制订有效的治疗策略来帮助他们应对疼痛至关重要。

对于有急性颈痛的患者，控制疼痛是最重要的。尽管医生建议使用某些药物，但这不应该是长期的解决方案。颈椎疼痛可能会妨碍患者恢复正常活动，并且恢复过程通常会很漫长。不活动的时间越长，患者的健康状态就越差，进一步阻止他们恢复正常活动。以治疗目标和患者期望为中心的全面计划是确保终止疼痛和不活动所引起的恶性循环的最有效方法。如果不治疗颈椎退行性疾病，并且该恶性循环持续存在，患者可能会出现慢性疼痛综合征[12]。

有许多非手术治疗方法可供医生使用，每种治疗方法都依据可得的最好效果的证据被单独讨论。这些保守治疗包括休息和佩戴支具、被动疗法（如加热或冰敷）、牵引、药物治疗、运动和物理疗法、颈椎按摩和类固醇注射。

（一）佩戴支具、制动和休息

就像腰部扭伤后要短暂休息一样，许多医生建议急性轴性颈痛短期内用软性颈托保持固定。短期制动可以帮助减轻颈部周围软组织的炎症，并有助于缓解痉挛[12]。颈椎制动的缺点与身体其他部分制动的缺点相似，即存在一定的肌肉萎缩和失调的风险。软性颈托的使用可能略有不同，因为颈椎在软性颈托中仍可保留一点活动度[33]。

利用颈椎矫形器治疗轴性颈痛仍然是一个有争议的话题。关于颈椎矫形器的使用，文献报道很少[33, 34]。发表在 the British Journal of Rheumatology 上的一项调查结果发现[35]，76% 的患者佩戴颈托会对病情有所帮助，78% 的患者感到疼痛有所缓解，但患者普遍抱怨软性颈托太热或不舒服。这项研究没有对照组，也没有经过验证的结果指标，因此任何结论都可能是无效的，并且不能证明颈托的使用是合理的。此外，一项前瞻性随机试验比较了挥鞭伤中使用软性颈托和不使用软性颈托的情况，结果表明，使用软性颈托不会影响颈部疼痛的持续时间和总体恢复情况[36]。

（二）冰敷、热疗和被动治疗

患者在寻求正规医疗帮助前尝试使用冰敷或热敷来缓解疼痛的情况并不少见。冰敷可能会在疼痛发作初期有效减轻痉挛和疼痛。热疗最初可能会加重疼痛，但一旦恢复运动，热疗可能会有所帮助[12]。同样的，关于冰敷或热疗对软组织损伤的功效的研究较少，并且大多数证据说服力不足。一项 Meta 分析评估了冰在软组织损伤（包括颈椎以外的区域）中的使用，结论是冰可以有效减轻疼痛[37]。但作者强调，冰减轻疼痛的机制尚未完全阐明，并且文章也包括了质量很差的研究。

其他被动治疗［如按摩、超声和离子电渗疗法（使用电刺激穿透皮肤递送药物，通常是类固醇）］也已经被证明在治疗轴性颈痛中没有长期疗效[38]。这些治疗对患者几乎没有风险，但仍然需要由医生开具处方。一项关于按摩治疗颈痛的 Meta 分析发现，只有 4 篇发表的研究指出了不良反应[39]，是治疗后的疼痛和低血压，其中有 22% 的患者发生低血压。作者发现按摩没有长期的益处，但是能短期缓解疼痛和压痛。被动治疗应作为主动治疗的补充，因为其他研究表明，主动治疗比被动治疗更能缓解症状[40, 41]。

五、牵引

颈椎牵引，特别是家庭牵引疗法，可暂时缓解轴性颈痛或神经根病患者的疼痛，但同样，这些证据大部分说服力不足[12]。一些研究报道家中牵引有一些短期益处，但是这些研究没有进行长期随访[42-44]。Swezey 等发现有 81% 轻度至中重度的颈椎病患者每天使用两次 5min 的家庭牵引即可改善症状[44]。这项研究是回顾性的，且没有对照组，因此很难得出家庭牵引疗效的有效结论。作者提倡进行更多的前瞻性随机对照研究。

一项系统评价研究对牵引治疗伴或不伴神经根病颈痛的相关文献进行了回顾[45]，仅发现 7 项随机对照试验。研究人群和治疗适应证各不相同，并且只有一项研究综述被确定为"低偏倚"，结果表明使用牵引没有益处。该研究结论为，尚无支持或反对使用牵引的随机对照研究。因此，需要质量更高的研究来限制偏倚以做出结论。

（一）药 物

许多药物已经被用于治疗颈痛，最常见的包括非甾体抗炎药（nonsteroidal anti-inflammatory drugs，NSAID）、麻醉性镇痛药、抗抑郁药、抗惊厥药、口服皮质类固醇和肌肉松弛药[46]。这些药物通过不同的机制在不同的点影响疼痛的级联反应，都有不同程度的治疗效果。

1. 非甾体抗炎药

非甾体抗炎药被广泛用于治疗肌肉骨骼疾病，包括轴性颈痛。它们有消炎和镇痛作用[47]。大多数评估 NSAID 疗效的研究都是针对急性下腰痛的，很少专门针对颈痛[48-51]。一般来说，这些药物是安全、便宜、易得的。长时间服用这些药物的患者应监测肾脏、胃肠道和肝脏功能[12]。选择性环氧化酶 2（COX-2）抑制药可减少药物对胃肠道和凝血功能的不良反应，但在骨关节炎的对照研究中，选择性 NSAID 与非选择性 NSAID 疗效相似[52-54]。尽管选择性 COX-2 抑制药对有胃肠道不适的患者具有很好的耐受性，但它们可能引发心血管并发症（包括急性心肌梗死和死亡）[55]。

一项系统评价对药物和注射疗法治疗颈痛的文献进行了回顾，结果发现只有 5 项研究涉及了将 NSAID 用于治疗轴性颈痛[50]。这些研究被评定为结果具有不确定性，因为没有将 NSAID 的使用与对照组进行比较。这 5 项研究中只有 2 项具有相似的组，其差异是治疗方案中是否使用非甾体抗炎药[56, 57]，而仅有 1 项研究是单纯比较是否使用非甾体抗炎药的效果[56]。在这项研究中，作者发现接受手法按摩的患者使用或不使用布洛芬，在第 4 周时疼痛无差异。研究结论为，支持使用 NSAID 的证据非常有限，因为 NSAID 的使用与机械性颈痛特异性相关，因此有必要进一步研究。引用作者的话："颈痛药物的系统评价结果令人失望"。

2. 麻醉性镇痛药

麻醉性镇痛药在控制急性剧烈的疼痛方面也许是合理的甚至有必要的。但由于可能会导致滥用、耐受和上瘾，因此医生不应该开具麻醉性镇痛药的长期处方。麻醉性镇痛药仅适用于依靠传统药物（如 NSAID）的爆发性疼痛患者或不耐受 NSAID 的患者[12]。麻醉药的不良反应已得到充分证实，包括镇静、便秘和滥用可能性。另外，人们很少关注麻醉性镇痛药的致抑郁作用[12]，这在抑郁症发生率很高的患者人群中可能是个严重的问题[58]。对于慢性颈痛的患者，必须采取正规的多学科疗法，包括心理支持和咨询。这些类型的治疗通常由麻醉医生或物理治疗医师完成，并且越来越受慢性颈痛和其他慢性疼痛疾病患者的欢迎。

不幸的是，美国初级保健医生开麻醉性镇痛药的比例正在上升[59]。但像讨论的其他治疗方式一样，几乎没有证据表明麻醉性镇痛药对治疗轴性颈痛有任何益处[50, 60]。有报道称，麻醉药对下腰痛有一些好处[61]，该论断已被外推到其他脊柱疾病。另外，这些关于阿片类药物的研究未能充分解决使用阿片类药物的长期危害[60, 61]。

3. 抗抑郁药和抗惊厥药

抗抑郁药和抗惊厥药更常用于治疗神经性疼痛[12]。此类用于治疗颈椎病最常用的药物是阿米替林[46]，但这些药物的作用机制尚不清楚。它们已被用于治疗抑郁症和其他情绪障碍，而慢性颈痛的患者可能也存在上述问题。并且抗抑郁药和抗惊厥药可能还有镇痛和镇静的作用，有助于改善睡眠。虽然尚无抗抑郁药和抗惊厥药治疗颈痛的研究，但至少有一项研究报道抗抑郁药和抗惊厥药对腰痛和腰椎神经根病有帮助[62]。

4. 口服皮质类固醇

口服皮质类固醇是治疗急性颈痛或手臂疼痛的常用处方药[46]。它们可减轻短期疼痛。只有一项关于皮质类固醇激素治疗继发于挥鞭伤的急性颈痛的研究表明，8h 内给药有短期益处，但长期静脉注射类固醇激素没有明显疗效[63]。没有研究表明颈痛的改善与皮质类固醇激素的使用相关。使用此类药物时还必须考虑到罕见的不良反应，包括与其他抗炎药一起使用时的缺血性股骨头坏死和穿孔性溃疡。皮质类固醇也可导致血糖急剧升高，在糖尿病患者中应谨慎使用，并应与患者充分商议[12]。

5. 肌肉松弛药

肌肉松弛药经常被用于治疗轴性颈痛。它们可能会引起显著的镇静作用和疲劳，并且有被滥用的可能[12]。有 5 项研究探讨了环苯扎林或地西泮治疗颈痛的作用[64-68]。其中，2 项研究显示肌肉松弛药有短期益处[66, 67]，其余 3 项显示肌肉松弛药的疗效与安慰剂无差异[64, 65, 68]。所有这 5 项研究均样本量不足，并且除药物治疗外通常有一种以上的其他干预措施。由于探讨肌肉松弛药的研究数量有限，最近的系统评价也认为这类药物对治疗轴性颈痛尚无明显的作用[50]。

（二）物理疗法和运动

颈痛出现后通常建议进行短暂的休息，然后再进行物理治疗。过往研究表明，物理疗法不会改变轴性颈痛或神经根病的自然病史[69, 70]。尽管被动治疗从长期来看无效，但通常会建议主动和被动治疗相结合[71]。有几项研究探讨了运动对颈痛的治疗作用。这些研究集中于拉伸、力量训练或两者的结合。但这些研究的质量参差不齐，且经常包含一种以上的其他干预措施[72]。

一般的有氧运动可以缓解轴性颈痛，医生也通常会推荐。文献中有一些关于一般有氧运动的随机试验。Takala 等[73]研究了体操运动对工作场所中患有颈痛女性的治疗效果。45 名女性参加了该研究，其中治疗组每周进行一次 45min 的体操运动，持续 10 周。治疗组与对照组的症状发生频率、年龄和工作任务相匹配。结果表明，体操运动对颈痛没有明显作用。两组受试者均在春季有显著的、同等的疼痛减轻，并且颈痛都在秋季复发。秋季的第二次干预并未产生与春季相同的效果，表明症状的季节性变化与任何干预无关。另一项随机研究比较了肌肉特定的运动和使用运动自行车的全身运动。研究发现肌肉特定的运动对疼痛的缓解更明显[74]。全身运动也能可缓解急性疼痛，但它的效果是短暂且微弱的。坚持体育锻炼一直是较困难的问题，Anderson 等[75]研究发现，每天 2min 的抗阻运动可明显缓解患者的慢性颈痛和肩痛。

也许，最常见的治疗轴性颈痛的运动疗法是针对颈椎和肩胛胸的舒张 / 收缩运动的组合，有些证据支持使用这些运动疗法[76-78]。Franca 等在一项随机试验中比较了单独运动疗法、针灸联合运动疗法和单独针灸疗法[77]，研究者发现 3 组患者都有持续了 6 个月的明显疼痛缓解，针灸可能是运动疗法有益的辅助手段。Chiu 等在 218 例慢性颈痛患者的随机试验中发现[76]，在红外线辐射治疗中添加力量训练能显著减轻疼痛，颈部肌肉力量也显著增加。并且，在 6 个月的随访中结果一致。Bronfort 等在一项随机试验中发现[78]，家庭运动训练与脊柱推拿术结合进行能显著提高患者满意度。此外，作者发现家庭训练和定向物理治疗组中所有的患者评价结果均明显好于单独脊柱推拿术组。但是，Martel 等在另一项前瞻性随机试验中发现[79]，脊柱推拿术中添加运动计划没有改善颈痛的视觉模拟评分。最近的系统评价将这四项研究的数据合并在一起[72]，发现有中等证据表明肩胛胸的舒张 / 收缩运动对颈椎有长期益处。

运动治疗的另一个重点是颈椎伸展运动。再次说明，很少有高质量的研究探讨这种方案的有效性[72]。一项研究调查了脊柱推拿疗法之前或之后颈椎伸展运动的效果[80]，研究发现，与单独脊柱推拿疗法相比，治疗之前或之后添加颈椎伸展运动，患者的疼痛或功能改善无明显差异。Kjellman 和 Oberg 的另一项随机研究显示[81]，与假超声治疗相比，进行拉伸运动的患者在 3 周和 6 月时疼痛改善更明显，尽管结果没有统计学意义。在 1 年随访内，发现进行颈椎伸展运动的患者就诊次数更少。

医生开具运动疗法处方治疗轴性颈痛时应遵循一些基本原则[12]。应避免被动运动，尤其是在治疗的早期，以避免患者因过度运动受到伤害。可以在治疗的早期进行全身的锻炼，但应侧重于颈椎和肩胛胸的舒张 / 收缩运动。且应该监测患者运动治疗中任何自限性的不良反应，如头痛、胸痛或症状加重[75, 78, 82-85]。

（三）颈椎推拿

没有高质量的证据表明颈椎推拿对轴性颈痛具有任何临床疗效[86]。关于颈椎推拿为什么有益的几种理论，包括推拿对椎旁组织初级传入神经元的影响、运动控制系统和疼痛处理[87]。一些研究确实表明，脊椎推拿与运动结合会带有一定好处[78, 80]。有研究发现单独颈椎推拿可以减轻疼痛，但是，这些研究没有有效的假手术组，因此很难解释安慰剂的作用[88]。

颈椎推拿有一些少见的、灾难性的并发症，包括神经根病、脊髓病、脊髓损伤和椎基底动脉损伤。它们的发生率估计为每 1000 万人中 5～10 例[89]。推拿的实际并发症发生率未知，但可能很低。在建议任何患者做颈椎推拿之前，必须仔细评估颈椎稳定性[12]。椎体骨折或脱位、感染、恶性肿瘤、脊椎滑脱、脊髓病、椎体活动过度、马方综合征和埃勒斯 - 丹洛斯综合征、骨质疏松症、脊椎关节炎、严重的糖尿病、抗凝治疗和脊柱神经根损害的客观体征是颈椎推拿的禁忌证[86]。

（四）颈椎类固醇注射

类固醇注射通常用于腰椎退变性疾病和椎管狭窄。类固醇注射在腰椎中有以下几种作用机制：①抗炎作用，抑制了前列腺素的合成；②中断体神经的疼痛输入；③直接的膜稳定作用；④阻断神经肽的合成；⑤交感神经阻滞；⑥注射剂破坏了硬膜外粘连；⑦阻断了背根神经节中的 C 纤维[12]。据推测，颈椎的疼痛源与腰椎的疼痛源相似，颈椎类固醇注射应该是有效的。有证据支持使用颈椎硬膜外注射和颈椎小关节阻滞治疗轴性颈痛，但是少有高质量的研究[12, 90]。

Stav 等对 42 名接受硬膜外或颈后肌肉注射类固醇和利多卡因的患者进行了随机前瞻性研究[91]。这些患者患有颈部疼痛，不一定伴有神经根性症状。研究者在最后一次注射后的 1 周和 1 年对患者的疼痛情况进行了调查。接受硬膜外注射而非肌肉内注射的患者在 1 周（76% vs. 35%）和 1 年（68% vs. 12%）的疼痛有明显缓解。硬膜外注射组还具有更大的运动度、每天更少的镇痛药使用和更好的恢复工作能力。这项研究没有采取盲法，没有根据颈部或手臂疼痛将患者分组。

Manchikanti 等于 2010 年发表了一项前瞻性、双盲的随机对照研究，探讨硬膜外类固醇注射剂对治疗椎间盘源性颈痛的作用[92]。研究排除了小关节疼痛的患者（根据内侧支阻滞能缓解疼痛诊断）和神经根病的患者。总共有 70 名患者被随机分配接受局部麻醉联合类固醇（非颗粒型倍他米松）注射或单独接受局部麻醉。每组中有 80% 的患者可明显缓解疼痛，单独局部麻醉组中 69% 的患者、接受类固醇组中 80% 的患者有明显的功能改善（差异无统计学意义）。在这一年中，每组平均接受了 4 种治疗，在 52 周的随访中，有 40 周以上的疼痛缓解期。作者的结论是，有或没有类固醇的局部麻醉都是有效的治疗方法。该研究存在样本量较少和缺乏安慰剂组的缺陷。

有几项回顾性研究也探讨了硬膜外注射对颈痛的影响。Shulman 等报道了 96 例接受硬膜外类固醇注射治疗的颈痛患者，发现 41% 的患者总体情况改善，其中 38% 的患者疼痛缓解超过 1 个月。Cicala 等随访了 58 例接受硬膜外类固醇注射治疗的颈痛患者（有或无手臂疼痛）[93]。在 $C_7 \sim T_1$ 通过椎板入路将类固醇注射入硬膜外 6 个月后，41% 的患者疼痛缓解大于 50%；有 29% 的患者报告疼痛缓解超过 6 周，但不到 6 个月。这两项研究反映了轴性颈痛的自然史，但是缺乏对照组，使结果难以具备较强的说服力。

另外，两项回顾性研究试图预测哪些患者会因颈硬膜外注射而受益。Ferrante 等评估了 100 例接受硬膜外类固醇注射的患者，在 13.5 个月的随访中，他们发现 50 岁以上和有神经根症状的患者比轴性颈痛的患者恢复得更好[94]。Kwon 等回顾性评估了 91 例接受硬膜外类固醇注射的患者[95]，结果相似。在 Kwon 等的研究中，72% 的患者疼痛明显缓解。预后改善的唯一预测因素是椎间盘突出的影像学诊断，而不是退变性改变引起的颈椎管狭窄。与 Ferrante 研究类似，虽然有神经根症状的患者比轴性颈痛的患者恢复更好，但差异无统计学意义。

其他类型的颈椎类固醇注射涉及小关节。颈背支的内侧支支配小关节，在轴性颈痛中可能会引发疼痛[1]。有两种针对颈椎小关节的类固醇注射：关节内注射和内侧支阻滞。Manchikanti 等完成的几项高质量前瞻性研究已充分证明了内侧支阻滞的作用[96-98]。用诊断性阻滞排除椎间盘源性颈痛（即对局部内侧支阻滞没有反应的疼痛），将 100 名小关节疼痛的患者纳入一项前瞻性临床研究[97]。该研究发现，在 3 个月、6 个月和 12 个月时疼痛明显减轻，受试者颈椎功能明显改善，受试者的工作状态在 12 个月时也显著改善。Manchikanti 等进行了一项前瞻性、双盲的随机试验[96]，对比局部麻醉注射与局部麻醉加类固醇注射的疗效，他们再次发现两组患者在治疗后 1 年时疼痛明显缓解，两组之间无显著差异。每位患者每年平均接受 3.5 次治疗，并有 13~16 周的疼痛缓解时间。Manchikanti 等的第二项前瞻性、双盲、随机研究对患者随访了 24 个月[98]，同样，类固醇和局部麻醉药组在长达 2 年的时间里均有明显的疼痛缓解和功能改善，患者在研究过程中平均接受了 6 次治疗。但是，这些研究存在局限性，最值得注意的是，这些研究都没有真正的安慰剂组，而将类固醇注射与单独局部麻醉剂注射进行了比较。这些研究采用了主动对照，而不是安慰剂对照，并且类固醇或局部麻醉剂注射可能与生理盐水注射有同样的效果。

类似于其他退行性疾病，颈椎小关节疼痛也能通过关节内注射类固醇来治疗，但是几乎没有高质量的证据支持这种治疗方法[99]。Barnsley 等在一项前瞻性、随机、双盲研究中比较了关节内注射类固醇与局部注射麻醉药治疗与挥鞭伤相关的慢性颈痛[100]，他们没有发现类固醇注射的益处。实际上，两组患者 3 天内疼痛均减轻了 50% 以上。同样，这是一项主动对照研究，而不是安慰剂对照。但是，两组的疼痛缓解时间都很短，与安慰剂相比可能没有临床意义。近期，Park 和 Kim 也对关节内注射的效果进行了研究[101]。作者调查了 400 例有肌筋膜疼痛综合征并有"颈椎小关节综合征疼痛模式"的患者。所有患者使用相同的药物和运动方案，一半患者随机接受双侧小关节麻醉药联合类固醇的局部注射，注射节段为 $C_5 \sim C_6$ 和 $C_6 \sim C_7$。接受类固醇注射的患者疼痛改善更好，无疼痛期更长，尤其是在 45 岁以下的患者中。但由于这些患者都诊断为肌筋膜疼痛综合征，该研究结果难以适用于所有轴性颈痛的患者。此外，注射组的一些患者还接受了触发点注射和椎旁肌内肉毒杆菌毒素注射，这进一步干扰了研究结果。

文献中也有关于硬膜外注射和颈椎小关节阻滞的最新系统评价[90, 99]。关于这些技术在轴性颈痛的应用，文献（包括先前讨论的高质量研究）总体上认为颈硬膜外注射以及颈椎小关节内侧支阻滞是可行的。关节内注射的证据非常有限，很难得出任何有意义的结论。

尽管颈椎类固醇注射可能对治疗轴性颈痛有益，但可能导致严重的并发症，包括脊髓外伤、脊髓或硬膜外血肿形成、神经损伤、硬膜下或蛛网膜下腔注射时侵入静脉或动脉血管、血管损伤、血管栓塞和脓肿形成[12, 90]。有以下几种减少严重并发症发生的方法：包括在 $C_6 \sim C_7$ 或 $C_7 \sim T_1$ 行椎板间注射（增加了脊髓可用的空间），使用透视引导，经椎板间而不是经椎间孔注射，以避免在有较大椎间盘突出的位置进行注射[12, 90]。幸运的是，这些并发症很少见，并且很难量化其真实发生率。硬膜外注射次要的并发症包括颈痛增加、血管迷走神经反应、头痛、失眠、体温升高和硬膜穿孔等[90]。

六、手术适应证和手术治疗

颈痛患者接受了广泛的保守治疗和各种组合治疗后，剩下的唯一治疗方法可能就是手术。目前没有高质量、前瞻性的随机研究能明确手术是否是治疗颈痛的有效方法。文献中许多信息都是基于没有任何对照组的病例研究。这些研究结果的差异很大，而且通常采用的是患者报告的满意度。尽管不应该忽略这一评价标准，但有许多主观因素可能会提高患者满意度，并且患者满意度很难被客观地衡量[102]。

决定手术是否可以有效治疗轴性颈痛的第一步是确定主要产生疼痛的节段。疼痛节段的确定通常利用诊断性颈椎间盘造影来完成，尽管此方法仍存在争议[103]。椎间盘造影术能显示椎间盘的磨损程度和撕裂情况，还能诱发患者经历的疼痛。通常，在退变的椎间盘注射造影剂能使患者表现典型的疼痛模式，而在相邻正常的椎间盘注射对比剂则无法重现这种疼痛。但这种诊断方法可重复性较差，对于无症状的患者，造影操作本身可能也会诱发疼痛，使得确定疼痛的责任节段非常困难[17, 104]。镇痛性椎间盘造影术是 Roth 在 1976 年提出的，它在确定疼痛发生的责任节段上可能更有效[105]。在镇痛性椎间盘造影术中，将局麻药注入椎间盘中，暂时的疼痛缓解和正常颈椎活动度的恢复提示阳性结果的产生。

一旦决定进行外科手术，必须解决的问题是，与继续保守治疗或完全不进行治疗相比，手术能够更好改善疼痛和恢复颈椎功能。为了充分回答这个问题，需要进行比较研究，但是没有专门针对轴性颈痛的研究。病例回顾得到的信息也很少。

Garvey 等[106] 对轴性颈痛患者术后开展了时间最长的随访研究。该研究回顾性分析了 87 例术前轴性颈痛患者，在他们术后完成了平均 4.4 年的疼痛和功能广泛调查。该研究使用视觉模拟量表评价疼痛改善，使用改良的 Oswestry 和改良的 Roland–Morris 残疾指数评价功能改善情况，使用北美脊柱学会结果工具评价满意度。作者发现 82% 的患者将其手术结果评为好、非常好或极好；93% 的患者表示疼痛得到改善，他们的平均视觉模拟疼痛评分从 8.4 降至术后 3.8。根据 Oswestry 残疾指数和改良的 Roland–Morris 指数，他们的功能状态改善了约 50%。此外，手术效果与病史或吸烟没有负相关。作者的结论是，手术对于适合的轴性颈痛患者是可行的，术后患者报告的疼痛和功能改善也是可能的。

其他轴性颈痛的手术病例回顾报道了相似的结果。Roth 随访了镇痛性椎间盘造影术后进行手术的患者，其中 93% 的患者报告了好或极好的结果[105]。Palit 等前瞻性地随访了 38 例接受手术治疗的轴性颈痛患者，发现患者疼痛明显减轻，功能显著改善，并且在术后 53 个月时，79% 的患者对结果感到满意[107]。Ratliff 和 Voorhies 回顾了 20 名在 4 年内因慢性轴性颈痛而接受手术的患者，发现 85% 的患者对疼痛缓解程度表示满意，而接受调查的患者中有 95% 仍会考虑手术治疗[108]。Zheng 等发现当颈椎间盘切除融合术治疗轴性颈痛[109]，且椎间盘造影结果与症状一致时，

患者满意度为 76%[109]。

颈椎间盘切除术的先驱者还指出，手术能改善患者自我报告的颈部疼痛。Robinson 等报道了他们与轴性颈痛相关的颈椎间盘切除融合术早期经验[104]。在这个病例回顾中，术前有 80% 的患者报告了颈部疼痛，而 46% 的患者有肩胛间区的放射痛。他们发现有 73% 的患者在 2～73 个月的随访期内疼痛明显改善。Riley 等在对 93 例患者的回顾中也有类似的发现，其中 72% 的患者在术后报道了好或极好的结果[110]。

尽管支持轴性颈痛行手术治疗的唯一证据来自病例回顾和患者报告的结果，但毫无疑问，患者对其治疗的满意度非常重要。Skolasky 等在 428 例接受颈椎手术的患者中调查了临床和功能结局与患者满意度之间的关系[102]。所有病例均采用颈椎结局问卷（cervical spine outcomes questionnaire），并检测了患者满意度与术后 3 个月临床和功能结局之间的关系。作者的结论是，患者满意度是无法观察到的结果，但可以通过自我报告来评估。他们还发现术后颈痛的改善与更高的患者满意度相关。因此，尽管病例回顾中的数据存在偏倚且缺乏对照组，但我们不能忽略患者自我报告的颈痛在术后得到的改善。因此，手术治疗对于适合的轴性颈痛患者来说可能是合理的选择。显然，目前缺乏高质量的研究对该问题行进一步调查，并且未来确定手术真正效果的研究应该包括随机分组的患者，以及自我报告的满意度。

七、预后

一般而言，轴性疼痛很可能是自限性的，并且很少或不需要保守治疗即可治愈[1-9]。大约有 1/4 的轴性颈痛患者会有持续性的症状，并在一

定程度上影响他们的生活质量，而其余患者的症状会减轻或完全消除。应该对持续疼痛和残障的患者采取不同的诊疗方式，或进行更全面的评估，以进一步确定导致症状持续的原因。

非手术治疗是无神经根病或脊髓病的轴性颈痛的首选治疗方法。然而，仍然不清楚非手术治疗是否会显著改变轴性颈痛的自然病史，且没有对照研究比较保守治疗和不进行治疗的差异[1]，因此，不可能真正确定治疗的效果。出于相同的

原因，尚不清楚手术是否能真正减轻轴性颈痛。

目前医学界缺乏高质量的、关于特定方法治疗轴性颈痛的研究证据。检验治疗效果的金标准的前瞻性、随机对照研究数量更少。此外，在现有的关于轴性颈痛治疗的文献中，研究结果普遍报道了采用最少干预的、基于人群的研究成果。换言之，无论采取什么治疗方法，大多数患者都会有症状的缓解或改善，并且 1/4～1/3 的患者将继续出现不同程度的症状。

参 考 文 献

[1] Jurek S, Rao R. Cervical spondylosis: pathophysiology, natural history, and clinical syndromes of neck pain, radiculopathy, and myelopathy. In: Herkowitz HN, Garfin S, Eismont F, Bell G, Balderston R (Eds). Rothman–Simeone: The Spine, 6th edition. Philadelphia: Saunders Elsevier; 2011.

[2] Roh JS, Teng AL, Yoo JU, et al. Degenerative disorders of the lumbar and cervical spine. Orthop Clin North Am. 2005;36(3):255–62.

[3] Bovim G, Schrader H, Sand T. Neck pain in the general population. Spine. 1994;19(12):1307–9.

[4] Mäkelä M, Heliövaara M, Sievers K, et al. Prevalence, determinants, and consequences of chronic neck pain in Finland. Am J Epidemiol. 1991;134(11):1356–67.

[5] Côté P, Cassidy JD, Carroll L. The Saskatchewan Health and Back Pain Survey. The prevalence of neck pain and related disability in Saskatchewan adults. Spine. 1998;23(15):1689–98.

[6] Côté P, Cassidy JD, Carroll L. The factors associated with neck pain and its related disability in the Saskatchewan population. Spine. 2000;25(9):1109–17.

[7] DePalma AF, Subin DK. Study of the cervical syndrome. Clin Orthop Relat Res. 1965;38:135–42.

[8] Gore DR, Sepic SB, Gardner GM, et al. Neck pain: a long–term follow–up of 205 patients. Spine. 1987;12(1):1–5.

[9] Rothman RH, Rashbaum RF. Pathogenesis of signs and symptoms of cervical disc degeneration. Instr Course Lect. 1978;27:203–15.

[10] Rao R. Neck pain, cervical radiculopathy, and cervical myelopathy: pathophysiology, natural history, and clinical evaluation. J Bone Joint Surg Am. 2002;84(10):1872–81.

[11] Travell JG, Simmons DG. Myofascial Pain and Dysfunction: The Trigger Point Manual. Baltimore: Williams and Wilkins;

1983.

[12] Dean CL, Rhee JM. Nonoperative management of cervical disc and degenerative disorders. In: Herkowitz HN, Garfin S, Eismont F, Bell G, Baldersion R (Eds). Rothman–Simeone: The Spine, 6th edition. Philadelphia: Saunders Elsevier; 2011.

[13] Aprill C, Dwyer A, Bogduk N. Cervical zygapophyseal joint pain patterns. II: a clinical evaluation. Spine. 1990; 15(6): 458–61.

[14] Bogduk N, Marsland A. The cervical zygapophysial joints as a source of neck pain. Spine. 1988;13(6): 610–7.

[15] Bogduk N, Windsor M, Inglis A. The innervation of the cervical intervertebral dscs. Spine. 1988;13(1):2–8.

[16] Dwyer A, Aprill C, Bogduk N. Cervical zygapophyseal joint pain patterns. I: a study in normal volunteers. Spine. 1990;15(6):453–7.

[17] Grubb SA, Kelly CK. Cervical discography: clinical implications from 12 years of experience. Spine. 2000; 25(11):1382–9.

[18] Hoppenfeld S. Physical Examination of the Spine and Extremities. New York: Appleton–Century–Crofts; 1976.

[19] Crowder TT, Fischgrund JD. Cervical radiculopathy: anterior surgical approach. In: Herkowitz HN, Garfin S, Eismont F, Bell G, Balderston R (Eds). Rothman–Simeone: The Spine, 6th edition. Philadelphia: Saunders Elsevier; 2011.

[20] Boden SD, McCowin PR, Davis DO, et al. Abnormal magneticresonance scans of the cervical spine in asymptomatic subjects. A prospective investigation. J Bone Joint Surg Am. 1990;72(8):1178–84.

[21] Okada E, Matsumoto M, Ichihara D, et al. Aging of the cervical spine in healthy volunteers: a 10–year longitudinal magnetic resonance imaging study. Spine. 2009;34(7):

706–12.

[22] Rose SR, Petersen NJ, Gardner TJ, et al. Etiology of thrombocytosis in a general medicine population: analysis of 801 cases with emphasis on infectious causes. J Clin Med Res. 2012;4(6):415–23.

[23] Garcia A Jr, Grantham SA. Hematogenous pyogenic vertebral osteomyelitis. J Bone Joint Surg Am. 1960;42–A:429–36.

[24] Goldman AB, Freiberger RH. Localized infectious and neuropathic diseases. Semin Roentgenol. 1979;14(1): 19–32.

[25] Sapico FL, Montgomerie JZ. Pyogenic vertebral osteomyelitis: report of nine cases and review of the literature. Rev Infect Dis. 1979;1(5):754–76.

[26] Kim CW, Currier BL, Eismont FJ. Infections of the spine. In: Herkowitz HN, Garfin S, Eismont F, Bell G, Balderston R (Eds). Rothman–Simeone: The Spine, 6th edition. Philadelphia: Saunders Elsevier; 2011.

[27] Schofferman L, Schofferman J, Zucherman J, et al. Occult infections causing persistent low–back pain. Spine. 1989;14(4):417–9.

[28] Jaye DL, Waites KB. Clinical applications of C–reactive protein in pediatrics. Pediatr Infect Dis J. 1997;16(8): 735–46.

[29] Saez–Llorens X, Lagrutta F. The acute phase host reaction during bacterial infection and its clinical impact in children. Pediatr Infect Dis J. 1993;12(1):83–7.

[30] Lin Z–Y, Chuang WL, Dai CY, et al. Clinical application of serum C–reactive protein measurement in the detection of bacterial infection in patients with liver cirrhosis. Kaohsiung J Med Sci. 2002;18(3):121–6.

[31] Borenstein DG. Arthritic disorders. In: Herkowitz HN, Garfin S, Eismont F, Bell G, Balderston R (Eds). Rothman–Simeone: The Spine, 6th edition. Philadelphia: Saunders Elsevier; 2011.

[32] Lewandrowski K–U, Anderson ME, Mclain RF. Tumors of the spine. In: Herkowitz HN, Garfin S, Eismont F, Bell G, Balderston R (Eds). Rothman–Simeone: The Spine, 6th edition. Philadelphia: Saunders Elsevier; 2011.

[33] Johnson RM, Hart DL, Simmons EF, et al. Cervical orthoses. A study comparing their effectiveness in restricting cervical motion in normal subjects. J Bone Joint Surg Am. 1977;59(3):332–9.

[34] Muzin S, Isaac Z, Walker J, et al. When should a cervical collar be used to treat neck pain? Curr Rev Musculoskelet Med. 2008;1(2):114–9.

[35] Naylor JR, Mulley GP. Surgical collars: a survey of their prescription and use. Br J Rheumatol. 1991;30(4):282–4.

[36] Gennis P, Miller L, Gallagher EJ, et al. The effect of soft cervical collars on persistent neck pain in patients with whiplash injury. Acad Emerg Med. 1996;3(6):568–73.

[37] Hubbard TJ, Denegar CR. Does cryotherapy improve outcomes with soft tissue injury? J Athl Train. 2004;39(3): 278–9.

[38] Philadelphia Panel. Philadelphia Panel evidence–based clinical practice guidelines on selected rehabilitation interventions for neck pain. Phys Ther. 2001;81(10): 1701–17.

[39] Patel KC, Gross A, Graham N, et al. Massage for mechanical neck disorders. Cochrane Database Syst Rev. 2012;9:CD004871.

[40] Rosenfeld M, Seferiadis A, Carlsson J, et al. Active intervention in patients with whiplash–associated disorders improves long–term prognosis: a randomized controlled clinical trial. Spine. 2003;28(22):2491–8.

[41] Verhagen AP, Scholten–Peeters GG, van Wijngaarden S, et al. Conservative treatments for whiplash. Cochrane Database Syst Rev. 2007;2:CD003338.

[42] Pain in the neck and arm: a multicentre trial of the effects of physiotherapy, arranged by the British Association of Physical Medicine. Br Med J. 1966;1(5482):253–8.

[43] Moeti P, Marchetti G. Clinical outcome from mechanical intermittent cervical traction for the treatment of cervical radiculopathy: a case series. J Orthop Sports Phys Ther. 2001;31(4):207–13.

[44] Swezey RL, Swezey AM, Warner K. Efficacy of home cervical traction therapy. Am J Phys Med Rehabil. 1999; 78(1):30–2.

[45] Graham N, Gross A, Goldsmith CH, et al. Mechanical traction for neck pain with or without radiculopathy. Cochrane Database Syst Rev. 2008;3:CD006408.

[46] Dillin W, Uppal GS. Analysis of medications used in the treatment of cervical disk degeneration. Orthop Clin North Am. 1992;23(3):421–33.

[47] Aslan TE, Karaduman A. Effects of three different conservative treatments on pain, disability, quality of life, and mood in patients with cervical spondylosis. Rheumatol Int. 2012;32(4):1033–40.

[48] Beebe FA, Barkin RL, Barkin S. A clinical and pharmacologic review of skeletal muscle relaxants for musculoskeletal conditions. Am J Ther. 2005;12(2): 151–71.

[49] Douglass AB, Bope ET. Evaluation and treatment of posterior neck pain in family practice. J Am Board Fam Pract. 2004;(17–Suppl):S13–22.

[50] Peloso P, Gross A, Haines T, et al. Medicinal and injection therapies for mechanical neck disorders. Cochrane Database Syst Rev. 2007;3:CD000319.

[51] Van Tulder MW, Assendelft WJ, Koes BW, et al. Method guidelines for systematic reviews in the cochrane collaboration back review group for spinal disorders. Spine. 1997;22(20):2323–30.

[52] Bensen WG. Antiinflammatory and analgesic efficacy of COX– 2 specific inhibition: from investigational trials to clinical experience. J Rheumatol Suppl. 2000;60:17–24.

[53] Bensen WG, Zhao SZ, Burke TA, et al. Upper gastrointestinal tolerability of celecoxib. A COX–2 specific inhibitor, compared to naproxen and placebo. J Rheumatol. 2000; 27(8):1876–83.

[54] Day R, Morrison B, Luza A, et al. A randomized trial of the efficacy and tolerability of the COX-2 inhibitor rofecoxib

vs ibuprofen in patients with osteoarthritis. Rofecoxib/ Ibuprofen Comparator Study Group. Arch Intern Med. 2000;160(12):1781-7.

[55] Graham DJ, Campen D, Hui R, et al. Risk of acute myocardial infarction and sudden cardiac death in patients treated with cyclo-oxygenase 2 selective and non-selective non-steroidal anti-inflammatory drugs: nested case-control study. Lancet. 2005;365(9458):475-81.

[56] Dosta C, Pavelka K, Lewit K. Ibuprofen in the treatment of the cervicocranial syndrome in combination with manipulative therapy. Fysiatr Revmatol Vestn. 1978; 56(5):258-63.

[57] Koes BW, Bouter LM, Knipshild PG, et al. The effectiveness of manual therapy, physiotherapy and continued treatment by the general practitioner for chronic nonspecific back and neck complaints: design of a randomized clinical trial. J Manipulative Physiol Ther. 1991;14(9):498 502.

[58] Chen X, Cheng HG, Huang Y, et al. Depression symptoms and chronic pain in the community population in Beijing, China. Psychiatry Res. 2012;200(2-3):313-7.

[59] Olsen Y, Daumit GL, Ford DE. Opioid prescriptions by U.S. primary care physicians from 1992 to 2001. J Pain. 2006;7(4):225-35.

[60] Goode AP, Freburger J, Carey T. Prevalence, practice patterns, and evidence for chronic neck pain. Arthritis Care Res. 2010;62(11):1594-601.

[61] Chou R, Huffman LH. Medications for acute and chronic low back pain: a review of the evidence for an American Pain Society/American College of Physicians clinical practice guideline. Ann Intern Med. 2007;147(7):505-14.

[62] Atkinson JH, Slater MA, Williams RA, et al. A placebocontrolled randomized clinical trial of nortriptyline for chronic low back pain. Pain. 1998;76(3):287-96.

[63] Pettersson K, Toolanen G. High-dose methylprednisolone prevents extensive sick leave after whiplash injury. A prospective, randomized, double-blind study. Spine. 1998;23(9):984-9.

[64] Basmajian J. Cyclobenzaprine hydrochloride effect on skeletal muscle spasm in the lumbar region and neck: two doubleblind controlled clinical and laboratory studies. Arch Phys Med Rehabil. 1978;59:58-63.

[65] Basmajian J. Reflex cervical muscle spasm: treatment by diazepam, phenobarbital or placebo. Arch Phys Med Rehabil. 1983;64:121-4.

[66] Bose K. The efficacy and safety of eperisone in patients with cervical spondylosis: results of a randomized, double-blind, placebo-controlled trial. Methods Find Exp Clin Pharmacol. 1999;21(3):209-13.

[67] Nasswetter G, de los Santos AR, Di Girolamo G, et al. Asociacion De Clonixinato De Lisina Con Ciclobenzaprina En Afecciones Dolorosas Del Raquis Con Contractura Muscular. Prensa Medica Argentina. 1998;85:507-14.

[68] Thomas M, Eriksson SV, Lundeberg T. A comparative study of diazepam and acupuncture in patients with

osteoarthritis pain: a placebo controlled study. Am J Chin Med. 1991;19(2): 95-100.

[69] Levine MJ, Albert TJ, Smith MD. Cervical radiculopathy: diagnosis and nonoperative management. J Am Acad Orthop Surg. 1996;4(6):305-16.

[70] Tan JC, Nordin M. Role of physical therapy in the treatment of cervical disk disease. Orthop Clin North Am. 1992;23(3): 435-49.

[71] Santiesteban AJ. The role of physical agents in the treatment of spine pain. Clin Orthop Relat Res. 1983;79:24-30.

[72] Gross A, Kay TM, Paquin JP, et al. Exercises for mechanical neck disorders. Cochrane Database Syst Rev. 2012;8:CD004250.

[73] Takala EP, Viikari-Juntura E, Tynkkynen EM. Does group gymnastics at the workplace help in neck pain? A controlled study. Scand J Rehabil Med. 1994;26(1):17-20.

[74] Andersen LL, Kjaer M, Søgaard K, et al. Effect of two contrasting types of physical exercise on chronic neck muscle pain. Arthritis Rheum. 2008;59(1):84-91.

[75] Andersen LL, Saervoll CA, Mortensen OS, et al. Effectiveness of small daily amounts of progressive resistance training for frequent neck/shoulder pain: randomised controlled trial. Pain. 2011;152(2):440-6.

[76] Chiu TT, Hui-Chan CW, Chein G. A randomized clinical trial of TENS and exercise for patients with chronic neck pain. Clin Rehabil. 2005;19(8):850-60.

[77] França DL, Senna-Fernandes V, Cortez CM, et al. Tension neck syndrome treated by acupuncture combined with physiotherapy: a comparative clinical trial (pilot study). Complement Ther Med. 2008;16(5):268-77.

[78] Bronfort G, Evans R, Nelson B, et al. A randomized clinical trial of exercise and spinal manipulation for patients with chronic neck pain. Spine. 2001;26(7):788-97.

[79] Martel J, Dugas C, Dubois JD, et al. A randomised controlled trial of preventive spinal manipulation with and without a home exercise program for patients with chronic neck pain. BMC Musculoskelet Disord. 2011;12:41.

[80] Allan M, Brantingham JW, Menezes A. Stretching as an adjunct to chiropractic manipulation of chronic neck pain: before, after or not at all? A prospective randomized controlled clinical trial. Eur J Chiropractic. 2003;50:41-52.

[81] Kjellman G, Oberg B. A randomized clinical trial comparing general exercise, mckenzie treatment and a control group in patients with neck pain. J Rehabil Med. 2002;34(4):183-90.

[82] Rendant D, Pach D, Lüdtke R, et al. Qigong versus exercise versus no therapy for patients with chronic neck pain: a randomized controlled trial. Spine. 2011;36(6):419-27.

[83] Jull G, Trott P, Potter H, et al. A randomized controlled trial of exercise and manipulative therapy for cervicogenic headache. Spine. 2002;27(17):1835-43.

[84] Stewart MJ, Maher CG, Refshauge KM, et al. Randomized controlled trial of exercise for chronic whiplash-associated disorders. Pain. 2007;128(1-2):59-68.

[85] von Trott P, Wiedemann AM, Lüdtke R, et al. Qigong and

exercise therapy for elderly patients with chronic neck pain (QIBANE): a randomized controlled study. J Pain. 2009;10(5):501–8.

[86] Laban MM, Taylor RS. Manipulation: an objective analysis of the literature. Orthop Clin North Am. 1992;23(3):451–9.

[87] Pickar JG. Neurophysiological effects of spinal manipulation. Spine J. 2002;2(5):357–71.

[88] Vernon HT, Triano JJ, Ross JK, et al. Validation of a novel sham cervical manipulation procedure. Spine J. 2012;12(11):1021–8.

[89] Haldeman S, Kohlbeck FJ, Mcgregor M. Unpredictability of cerebrovascular ischemia associated with cervical spine manipulation therapy: a review of sixty–four cases after cervical spine manipulation. Spine. 2002;27(1):49–55.

[90] Diwan S, Manchikanti L, Benyamin RM, et al. Effectiveness of cervical epidural injections in the management of chronic neck and upper extremity pain. Pain Phys. 2012;15(4):405–34.

[91] Stav A, Ovadia L, Sternberg A, et al. Cervical epidural steroid injection for cervicobrachialgia. Acta Anaesthesiol Scand. 1993;37(6):562–6.

[92] Manchikanti L, Cash KA, Pampati V, et al. Cervical epidural injections in chronic discogenic neck pain without disc herniation or radiculitis: preliminary results of a randomized, double–blind, controlled trial. Pain Physician. 2010;13(4): 265–78.

[93] Cicala RS, Thoni K, Angel JJ. Long–term results of cervical epidural steroid injections. Clin J Pain. 1989;5(2):143–5.

[94] Ferrante, FM, Wilson SP, Iacobo C, et al. Clinical classification as a predictor of therapeutic outcome after cervical epidural steroid injection. Spine. 1993;18(6): 730–6.

[95] Kwon JW, Lee JW, Kim SH, et al. Cervical interlaminar epidural steroid injection for neck pain and cervical radiculopathy: effect and prognostic factors. Skeletal Radiol. 2007;36(5):431–6.

[96] Manchikanti L, Damron K, Cash K, et al. Therapeutic cervical medial branch blocks in managing chronic neck pain: a preliminary report of a randomized, double–blind, controlled trial: clinical trial NCT0033272. Pain Physician. 2006;9(4):333–46.

[97] Manchikanti L, Manchikanti KN, Damron KS, et al. Effectiveness of cervical medial branch blocks in chronic neck pain: a prospective outcome study. Pain Physician. 2004;7(2):195–201.

[98] Manchikanti L, Singh V, Falco FJ, et al. Comparative outcomes of a 2–year follow–up of cervical medial branch blocks in management of chronic neck pain: a randomized, doubleblind controlled trial. Pain Physician. 2010;13(5):437–50.

[99] Falco F, Manchikanti L, Datta S, et al. Systematic review of the therapeutic effectiveness of cervical facet joint interventions: an update. Pain Physician. 2012;15(6):E839.

[100] Barnsley L, Lord SM, Wallis BJ, et al. Lack of effect of intraarticular corticosteroids for chronic pain in the cervical zygapophyseal joints. N Engl J Med. 1994; 330(15):1047–50.

[101] Park S–C, Kim K–H. Effect of adding cervical facet joint injections in a multimodal treatment program for longstanding cervical myofascial pain syndrome with referral pain patterns of cervical facet joint syndrome. J Anesth. 2012;26(5):738–45.

[102] Skolasky RL, Albert TJ, Vaccaro AR, et al. Patient satisfaction in the cervical spine research society outcomes study: relationship to improved clinical outcome. Spine J. 2009; 9(3):232–9.

[103] Garvey TA. Surgical management of axial pain. In: Herkowitz HN, Garfin S, Eismont F, Bell G, Balderston R (Eds). Rothman– Simeone: The Spine, 6th edition. Philadelphia: Saunders Elsevier; 2011.

[104] Riley LH Jr, Robinson RA, Johnson KA, et al. The results of anterior interbody fusion of the cervical spine. J Bone Joint Surg Am. 1962;44:1569–87.

[105] Roth DA. Cervical analgesic discography. a new test for the definitive diagnosis of the painful–disk syndrome. JAMA. 1976;235(16):1713–4.

[106] Garvey TA, Transfeldt EE, Malcolm JR, et al. Outcome of anterior cervical discectomy and fusion as perceived by patients treated for dominant axial–mechanical cervical spine pain. Spine. 2002;27(17):1887–95.

[107] Palit M, Schofferman J, Goldthwaite N, et al. Anterior discectomy and fusion for the management of neck pain. Spine. 1999;24(21):2224–8.

[108] Ratliff J, Voorhies RM. Outcome study of surgical treatment for axial neck pain. South Med J. 2001;94(6): 595–602.

[109] Zheng Y, Liew SM, Simmons ED. Value of magnetic resonance imaging and discography in determining the level of cervical discectomy and fusion. Spine. 2004;29(19):2140–5; discussion 2146.

[110] Riley LH, Robinson RA, Johnson KA, et al. The results of anterior interbody fusion of the cervical spine. J Neurosurg. 1969;30:127–33.

第25章 脊柱外科：神经根型颈椎病的当前理念和循证依据

Spine Surgery: Current Concepts and Evidence Cervical Radiculopathy

Abhishek Ray　Michael P Steinmetz　著

杨晨　译　陈华江　校

一、流行病学

神经根型颈椎病是指由颈神经根受压导致的一组以疼痛伴随或不伴随感觉运动障碍为特征的神经综合征。疼痛通常发生在颈部、斜方肌、肩胛周围区域及同侧手臂。在受压神经根的支配区，也可能同时存在感觉运动功能障碍和反射改变。神经根性症状主要由椎间盘突出或增生的骨赘导致，极少数情况下也可由感染、创伤或肿瘤引起[1, 2]。通常神经根型颈椎病进展缓慢，但创伤也可能症状急性加重[3, 4]。

1976—1990 年，Radhakrishnan 及其同事在明尼苏达州罗彻斯特对 561 名患者进行了一项研究，他们推测神经根型颈椎病年平均发病率为每10 万人 83 例[5]。而在西西里对 7653 名受试者进行的一项入户摸底调查发现共有 27 人患有神经根型颈椎病，患病率为 3.5‰，并且他们发现在50—59 岁时最为普遍[6]。这与 Radhakrishnan 的研究结论是一致的，他们发现在 50—54 岁年龄组中发病率增加至每 10 万人 202.9 例[5]。

二、自然史

神经根型颈椎病在大多数患者中表现出自限性。在文献报道中典型症状的持续时间并不确定，通常在 3 个月后症状减轻或消失（作者的经验），但也可能会持续 1 年。Lees 和 Turner 在1963 年首次对神经根型颈椎病的自然史进行研究，他们的结论是神经根型颈椎病很少发展为脊髓型颈椎病，45% 的患者疼痛仅为一过性发作，25% 的患者则有持续或恶化[7]。此外，其他研究也显示神经根型颈椎病具有较好的远期疗效。Radhakrishnan 等发现，在平均 5.9 年(中位 4.9 年)的随访中，大多数患者（90.5%）恢复了正常生活或仅有轻度的生活障碍，但是在研究期间内大约 1/3 的患者出现症状复发[5]。

尽管部分患者根性症状持续或复发，但是神经根型颈椎病很少发展为脊髓型颈椎病[8]。在一项研究中，26 例神经根型颈椎病患者中有 24 例通过保守治疗被成功治愈。21 例患者回归到以前的工作，没有 1 例出现进行性神经功能损害。

神经根型颈椎病可能会导致一些患者丧失劳

动能力，但是通常有良好的自然转归。大多数患者不会进展，不需要手术治疗。因此，只有症状没有改善或进一步出现神经功能损害的患者才需要手术治疗。

三、诊断检查（临床表现）

75% 以上的病例仅凭病史就可明确神经根型颈椎病的诊断[2]，但要正确的诊断病情，必须了解颈椎解剖。通常习惯使用相应的椎体命名对应的颈神经根。一般来说，颈神经根从相应节段椎弓根的上方穿出，但 C_7 与 T_1 椎体之间的为 C_8 神经根。椎间孔的上部和下部由相应椎体的椎弓根构成，后部是关节突关节，前部为椎间盘。神经根性症状最常见的病因是颈椎退变，占 70%～75%。20%～25% 的病例由髓核脱出导致，其他原因如肿瘤则比较少见[1]。颈椎退变包括一系列椎间盘退行性改变以及前方的钩椎关节和后方的小关节增生，最终导致椎间孔狭窄和神经根受压。随着年龄的增长，椎间盘的含水量逐渐减少，从婴儿期的 88% 降至 72 岁时的 70% 左右，从而导致椎间盘高度降低，纤维环膨隆，骨赘形成，关节增生肥大。这些变化最终导致椎间孔逐渐变窄，少数则会出现根性症状（图 25-1）。其中最常受累的是 C_7 神经根，其次为 C_6[1]。这可能是因为颈椎间孔由上至下逐渐缩小的原因[2]。

（一）病史和临床

神经根型颈椎病最常见的症状是手臂疼痛。疼痛一般位于神经根支配的特定皮节区，并伴随感觉异常。颈痛并非普遍存在，但也十分常见。大约一半的病例发病急骤，另一半则为亚急性或隐匿性发病[4]。患者常主诉颈部、斜方肌或肩胛周围区域疼痛和（或）痉挛，以及颈部活动受限

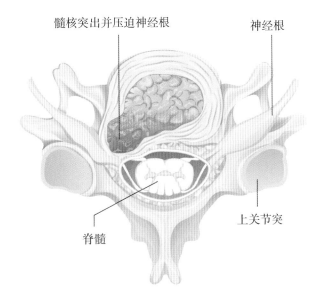

▲ 图 25-1　颈椎横断图
左侧神经根被椎间盘突出压迫

或疼痛，症状通常都是单侧的。在末期，患者可能出现患肢无力，典型的表现是受累神经根支配的肌节区无力[5]。例如，C_6 神经根受累的患者可能会表现为屈肘握物无力，如难以从架子上举起一加仑牛奶。

C_5～C_8 神经根对应的症状比较明确，表 25-1 详细介绍了每根神经根对应的疼痛和感觉异常的部位。Henderson 等对 736 例接受颈后路椎间孔减压术治疗神经根型颈椎病的患者进行研究，发现疼痛 / 感觉异常、运动障碍、腱反射（deep tendon reflex，DTR）改变与责任节段的相关性分别为 73.8%、84.8% 和 83.5%[9]。术前临床症状和术中实际所见的总体相关率为 71.5%。而 C_1～C_4 神经根的症状相对模糊，没有特定的皮节支配区。患者经常只主诉疼痛而没有感觉异常。C_2 神经根引起的疼痛可发生在枕部和（或）耳部，C_3 和 C_4 神经根引起的疼痛主要集中在肩胛上区（斜方肌）[2]。

如上所述，感觉异常（烧灼感和麻刺感）通常位于神经根对应的皮节支配区，然而，疼痛的

范围常常超出皮节区，也会涉及部分肌节区，即疼痛可能发生在表 25-1 或经典皮节区以外的区域。作者发现，C_5 或 C_6 神经根病可以引起肩胛上疼痛，而 C_7 或 C_8 神经根病能够引起肩胛间疼痛。此外，C_8 神经根病也能够引起肩胛骨疼痛[10]。Slipman 和他的同事进一步证实了这一点，他们在透视引导下通过刺激颈神经根引起疼痛，发现疼痛的分布与 Keegan 和 Garrett 创建的经典皮节区之间存在显著差异[11]。

（二）体格检查

体格检查应该从视诊开始。嘱患者脱下外衣，从右到左进行观察比较，要特别注意肩胛外展和肌肉萎缩（即三角肌、二头肌、手内肌）的情况[12]。这不仅有助于神经根型颈椎病的诊断，还有助于其鉴别诊断（见下文）。检查应按照标准进行，不得跳过或遗漏任何关键内容，而检查的顺序不是特别重要。继视诊之后，应对上肢各关键运动肌群进行检查，并评估肌力，肌力分为 0～5 级，0 级为完全瘫痪，5 级为正常。表 25-1 中详细描述了各神经根所对应的肌肉，较为关键的肌群包括肩外展（三角肌）、肘部屈曲和旋前肌（肱二头肌）、肘部伸展（肱三头肌）、腕关节伸展（桡侧腕伸肌和尺侧腕伸肌）、手指外展（背肌间肌）、握 [掌肌间肌（finder 内收）、指屈肌等]。此外，还应对是否存在周围神经损伤进行鉴别（本章不对其他上肢神经查体做更多的描述，但读者可以从 Stephen M. Russel 所著的 *Examination of Peripheral Nerve Injuries: An Anatomical Approach* 一书中获得更多的信息[13]）。之后应对所有主要的上肢皮节区进行检查，包括轻触、疼痛（针刺）和本体感觉或位置觉。感觉（轻触和针刺）的检查通常需要左、右对比，应注意每个皮节区是否存在感觉减弱或缺失。表 25-1 详细列出了各神经根对应的感觉异常区。随后还需对反射进行检查，包括肱二头肌、肱三头肌和桡骨膜反射。反射分为 0～4 级，0 级缺失，2 级正常，4 级亢进。反射的消失或减弱可能表明对应的神经根受累（表 25-1）。检查者还应检查 Hoffman 征，其可出现在正常人，但若该征突然出现或左右不对称时则为异常，表示皮质脊髓束病变（脊髓病变）。在这个检查中，检查者轻弹中指末节，若拇指末节屈曲则为 Hoffman 征阳性。体格检查的结果有助于明确责任节段。与所有神经学检查一样，检查应完整，对下肢也应进行完整的体格检查。此外，还应该进行脑神经检查并观察步态。上肢和下肢反射亢进并伴有步态异常则提示脊髓型颈椎病，而不是神经根型颈椎病。如果患者上肢无痛性运动无力，并伴有舌萎缩和肌颤则可能提示肌萎缩性侧索硬化症（amyotrophic lateral sclerosis, ALS）。以上 2 个案例则反映了完整进行神经系统检查的必要性。

表 25-1　各节段神经根性症状的体检所见

节　段	神经根	疼痛区域	肌无力	感觉异常	反射减弱
C_4～C_5	C_5	肩胛上、上臂外侧	三角肌	上臂外侧	
C_5～C_6	C_6	肩胛上、前臂桡侧、拇指和示指	肱二头肌、肱桡肌、腕长伸肌	拇指和示指	肱二头肌反射
C_6～C_7	C_7	肩胛间、前臂后侧、中指	肱三头肌、腕屈肌、手总伸肌	前臂后侧、中指	肱三头肌反射
C_7～T_1	C_8	肩胛骨、前臂尺侧、小指	屈指深肌和浅肌、骨间肌	小指	

激发试验有助于进一步明确诊断。目前常用的检查包括 Spurling 征、Valsalva 试验、肩外展征、颈部牵引试验、上肢张力试验。单一的检查对于疾病诊断的可靠性和准确性均较低，应该谨慎参考这些体检的结果[14]。Spurling 征是指患者保持坐位，颈部伸直，被动地向患侧倾斜，检查者对患者头部施加压力，如果患肢的症状重现或加重，则为阳性。在进行 Valsalva 试验时首先要求患者屏住呼吸，随之后尝试呼气 2～3s。如果手臂上的症状重现或加重，则为阳性。肩外展征是指患者将患肢放在同侧头部时症状减弱。颈部牵引试验是指患者取仰卧位，颈部自然弯曲，通过枕颌带牵引，牵引物的重量不超过 14kg，如果神经症状减轻，则为阳性。上肢张力试验是神经根型颈椎病鉴别诊断最有效的方法，患者取仰卧位，肩外展至 30°，检查者逐步进行以下操作：肩胛下压，肩内旋，肘伸展，腕指屈曲，颈椎同侧和对侧侧屈。若出现同侧侧屈症状减轻，其他

操作均出现症状重现，则为阳性。

（三）鉴别诊断（表 25-2）

一些周围神经疾病的症状和体征与神经根型颈椎病相似，应注意鉴别，包括肩胛上神经卡压综合征、旋后肌卡压综合征、腕管综合征（carpal tunnel syndrome，CTS）、肘管综合征（尺神经病变）、骨间后神经卡压综合征，以及少见的胸廓出口综合征（thoracic outlet syndrome，TOS）和急性臂神经炎（即 Parsonage-Turner 综合征）。通常凭借病史和体格检查即可进行鉴别，而电生理检查［肌电图 / 神经传导速度（electromyography/nerve conduction velocity，EMG/NCV）］则可以提供进一步的帮助。本章重点讨论临床症状，而电生理检查将在"实验室检查"部分讨论。

在区分神经根型颈椎病和周围神经卡压时，最重要的是，周围神经卡压引起运动感觉功能障碍是由特定的神经受累所造成的，其支配的肌肉

表 25-2　证据的等级

作者、杂志、年份	研究的设计和方法	证据的等级	主要结果
Henderson, Neurosurgery, 1983	回顾性分析，736 名患者接受 PLF 治疗	II	根据临床表现判断责任间隙的准确率为 71.5%
Tanaka, Spine, 2006	前瞻性研究，50 例颈或肩胛区疼痛患者接受单节段减压手术	I	肩胛上区疼痛提示 C_5 或 C_6 受压，肩胛间区疼痛提示 C_7 或 C_8 受压，肩胛痛则提示 C_8 受压
Alrawi, Eur Spine J, 2007	前瞻性病例，比较 8 例术前肌电图提示 CR 的患者和 12 名术前肌电图未见异常的患者接受 ACDF 治疗后的结果	III	术前肌电图检查提示神经根受累，并且 MRI 显示椎间孔狭窄的患者接受 ACDF 手术有更好的临床结果
Bartlett, Br J Radiol, 1998	前瞻性研究，MRI T_2、增强 MRI 和 CTM 在 20 例患者中诊断准确率的比较	II	MRI 发现患者椎间孔狭窄的准确率为 90%，而增强 MR 并没有帮助
Modic, Radiology, 1986	前瞻性研究，通过 28 例接受手术的患者对 MRI、脊髓造影和 CTM 的诊断准确率进行比较	III	通过手术确诊的 MRI 诊断准确率为 74%，CTM 诊断准确率为 85%，脊髓造影诊断准确率为 67%。MRI 是 CTM 的一种可行的替代方法，如果需要，可与 CT 一起对颈神经根受压进行检查
Cyteval, AJNR, 2004	前瞻性病例研究，30 例接受 CT 引导下经椎间孔硬膜外类固醇注射患者的疗效分析	IV	60% 的患者在注射后 2 周疼痛得到良好或极好的缓解（疼痛减少 50% 或更多），并在 6 个月时无反弹

（续表）

作者、杂志、年份	研究的设计和方法	证据的等级	主要结果
Anderberg, Eur Spine J, 2007	前瞻性随机对照试验，40 例接受 TEI 类固醇 / 局麻药或麻药 / 生理盐水患者的疗效分析	II	在 TEI 注射后 3 周的随访中，局麻药 + 类固醇注射并不能增加患者的疗效
Anderberg, Eur Spine J, 2005	前瞻性病例研究，在 MRI 显示 2 节受压单侧症状的 30 例患者中对 TSNRB 的作用进行评估	III	TSNRB 有助于 MRI 提示的 2 节受压单侧症状患者的术前评估
Persson, Eur Spine J, 1997	前瞻性随机对照试验，对 81 例接受 CI、PT 和 ACDF 治疗的患者进行了 4 个月和 1 年的随访	II	手术治疗在 4 个月时效果较好，但手术治疗和保守治疗在 1 年时效果相似
Sampath, Spine, 1999	前瞻性、多中心，51 例接受手术和 104 例接受药物干预的 CR 患者疗效的比较	III	在短期随访中，手术的结果比药物治疗的结果更好
Hauerberg, Spine, 2008	前瞻性随机对照试验，比较 86 例接受 ACD 和 ACDF 患者 2 年的随访结果	II	在单节段患者中，ACD 和 ACDF 在临床结果、融合率和邻椎病的发生率上相似
Xie, Neurosurgery, 2007	前瞻性随机对照试验，比较 42 例接受 ACD、ACDF、ACDF 手术患者 2 年的随访结果	II	在单节段的患者中，ACD 和 ACDF 加或不加钢板的临床效果相似。ACD 融合率较差，且有明显的节段性后凸，但其临床效果尚不清楚
Korinth, Spine, 2006	回顾性研究，比较 124 例接受 ACDF 和 168 例接受 PLF 患者平均 72.1 个月的随访结果	III	ACDF 和 PLF 对单节段患者均有改善，其中 ACDF 改善更加明显，再手术率更低。但 ACDF 发生吞咽困难或声音嘶哑等并发症的风险更高
Uribe, Eur Spine J, 2009	回顾性研究，比较 42 例接受 ACDF 患者和 38 例接受 ACCF 患者至少 1 年的随访结果	III	多节段 ACDF 和 ACCF 均具有相似的融合率和良好的临床效果，但 ACCF 早期内固定失败和假关节的发生率较高
Jawahar, Spine J, 2010	前瞻性随机试验，比较 93 例 1 节或 2 节段颈椎病并接受 ACDF 或 CDA 的患者平均 37 个月的随访结果	II	CDA 和 ACDF 在缓解症状方面是等效的，在 ASD 风险方面没有区别。此外，同时患有 LDH 的患者颈椎 ASD 的风险更高
Grobb, Eur Spine J, 2001	前瞻性随机试验，比较 50 例单节段或 2 节段并接受 ACDF 或 ACDFP 的患者平均 37 个月的随访结果	II	两者在疼痛改善、活动范围和假关节发生率等方面没有显著差异，但 ACDFP 在维持椎间高度和矢状位平衡等方面更好
Mobbs, J Clin Neurosci, 2007	回顾性研究，对 242 例接受 ACDFP 或 ACDF 的患者的疗效分析	III	ACDFP 术后不融合、后凸、植骨移位或塌陷的发生率（1.8%）更低，而 ACDF 组为 10%，但两者对临床症状的缓解无统计学差异
Wang, Spine, 2000	回顾性研究，比较 60 例 2 节段 ACDF 与 ACDFP 患者平均 2.7 年的随访结果	III	在两节段 ACDF 中，增加颈椎前路钢板后，假关节发生率从 25% 下降到 0%
Wang, Spine, 2001	回顾性分析，比较 59 例 3 节段 ACDF 和 ACDFP 患者平均 3.2 年的随访结果	III	在 3 节段 ACDF 中增加颈椎前路钢板后，假关节发生率从 37% 下降到 18%

ACD. 颈前路椎间盘切除术（无椎间融合）；ACDF. 颈前路椎间盘切除术融合；ASD. 邻椎病；CDA. 颈椎间盘置换术；CI. 颈托固定；CR. 神经根型颈椎病；CTM. CT 辅助脊髓造影；PLF. 颈后路椎间孔成形术；PT. 物理治疗；TEI. 经椎间孔硬膜外注射；TSNRB. 经椎间孔选择性神经根阻滞；ACDFP. 颈前路椎间盘切除术加钢板；ACCF. 颈前路椎体次全切除融合

和感觉区域通常是独立的并且范围十分清晰。但颈神经根受压影响的肌肉和感觉区域则更加模糊。受一根神经根轴突影响的一组肌肉和感觉区域分别称为肌节区和皮节区。对于神经根型颈椎病来说，某根颈神经根支配的肌肉，通常也受到多根外周神经的支配。此外，不像周围神经，相邻的颈神经根所支配的肌节区和皮节区具有重叠性。因此，神经根型颈椎病造成的肌肉无力和感觉障碍通常是部分的或不完全的。而周围神经卡压则没有颈痛和肩胛痛等神经根型颈椎病常见的伴随症状。如 Spurling 征等激发试验，不会激发周围神经卡压导致的疼痛。

TOS 是指臂丛的下干在斜角肌三角间隙内被颈肋或由伸长的 C_7 横突形成的纤维带压迫。臂丛下干由 C_8 和 T_1 神经根的运动纤维构成，因此其主要导致尺神经和正中神经支配的手内肌受累。患者偶尔会有从前臂内侧延伸至手部的深度疼痛，很容易被误认为是 C_8 神经根病，其感觉异常、疼痛的范围与 C_8 神经根病表现出明显的重叠。在与 TOS 进行鉴别诊断时，需要注意典型的 TOS 患者没有颈部疼痛，激发试验也为阴性。TOS 患者常表现为手无力和肌肉萎缩，特别是大鱼际和小鱼际肌萎缩，这不仅区别于 C_8 神经根病，也区别于尺神经病。但是凭症状仍然难以区分，因此最终的确诊仍需进行 EMG/NCV 检查。上胸部和颈椎斜位 X 线片可以显示是否有颈肋或 C_7 横突过长，如果存在，有助于 TOS 的诊断[15]。

急性臂丛神经炎是一种罕见病，可能被误认为神经根型颈椎病。该病也被称为臂丛炎、急性臂丛神经病变、神经痛肌萎缩和 Parsonage-Turner 综合征。病因尚不清楚，但该病症状独特且非常典型。典型的表现为突发的肩胛带严重疼痛，疼痛持续数小时至数周后消退，随后

患者可能出现由臂丛上干支配的肌肉无力，包括三角肌、冈上肌、冈下肌、前锯肌和肱二头肌。2～4 周后，这些肌肉可能会发生明显的萎缩。一般感觉异常较少见，通常仅出现在腋神经支配区。肩胛带的急性疼痛和自发缓解，随之而来的是臂丛上干支配的肌肉严重无力和萎缩是急性臂丛神经炎的典型表现，而这在神经根型颈椎病中很少见。可根据这些体征和症状进行鉴别诊断。虽然该病的病因未明，但其中 25% 和 15% 的病例分别是由病毒性疾病和免疫性疾病引起的。此外，双侧发病的比例达到 33%。尽管该病表现严重，并且没有特异性的治疗方法，但是该病的远期预后较好。肌力将会逐渐恢复，但是也存在恢复不全的可能。应告知患者，90% 的病例在 3 年左右能够恢复[1]。

肩胛上神经卡压综合征易与 C_5 神经根病混淆，两者可能都会出现肩部疼痛和肩部肌无力。肩胛上神经卡压的患者通常在肩峰和后部有钝痛，导致肩关节外展（前 30°）和外旋无力，并可能存在冈上肌和冈下肌萎缩。但 C_5 神经根病表现则不同，C_5 神经根病通常导致肩外侧感觉异常，并导致三角肌功能障碍。

腕管综合征（carpal tunnel syndrome，CTS）易与 C_6 神经根病相混淆。CTS 的患者通常表现为手部疼痛和感觉异常，典型的症状位于拇指、食指和中指，并在敲击键盘或将电话放在耳边等动作时加重，其经典主诉是睡醒后上诉症状加重，需要甩动患手来缓解症状。患者主观认为患手无力，但实际上肌力减弱并不明显。感觉变化主要集中在拇指和前两指，而手臂则不会出现。疼痛可从腕部近端放射到手臂，但也可能不存在。轻击腕管上方的手腕可引起前三位手指感觉异常（Tinel 征），腕关节过屈也会加重症状

（Phalen 征）。C_6 神经根病也可表现为拇指和食指感觉异常，且患者经常伴有颈痛。手臂的疼痛从颈部向下传至手臂，一般局限于前臂，主观或客观均存在肌力减弱。典型的症状是肘关节屈曲无力，尤其是旋前时无力，C_6 皮节区可见明显的感觉异常，肱二头肌反射减弱或消失，并且上述激发试验通常能加重症状。

肘管综合征（尺神经病）与 C_8 神经根病鉴别诊断较为困难，因为两者都可导致无名指和小指感觉异常。仔细的病史和体格检查有助于两者鉴别。尺神经压迫的患者通常只有手部症状，以无名指和小指感觉异常最为常见，但患者最常见的主诉是手无力，尤其是握力减退。手臂可出现疼痛，特别是肘部。患者可以出现小鱼际和第一掌背网间隙的萎缩。感觉异常表现在无名指的尺侧半、小指以及手背内侧。患者可能会出现小指无力，并出现对掌困难。C_8 神经根病也可累及无名指和小指。此外，C_8 神经根病还可导致受正中神经支配的手内在肌无力[2, 15]。这有助于与尺神经压迫造成的手无力进行鉴别。此外，肘管综合征反射通常是正常的，在肘管的尺神经处叩击可引起神经支配区的感觉异常，尤其是无名指和小指。最后，C_8 神经根病患者常以颈部疼痛为主诉，而肘管综合征一般不会出现。

疑似神经根型颈椎病的病例也需排除。

肌萎缩性侧索硬化症（amyotrophic lateral sclerosis，ALS），尤其是 60 岁以上的男性。部分神经根型颈椎病的患者表现为运动无力，而没有感觉异常，这时两者的临床症状就非常相似了。两者都可表现为进行性肌无力和肌萎缩，特别是在手部。两者都可能表现出反射减弱或消失。通过密切观察和检查，ALS 可与神经根型颈椎病进行鉴别。该病典型的症状以运动功能为主，常伴有手部萎缩，而且该病通常影响多个肌节区，并

混合了上下运动神经元的症状。患者可能上肢反射丧失，但下肢反射亢进。此外，如果患者发现舌颤则应高度怀疑该病。

（四）影像学检查

神经根型颈椎病可通过详细的病史和体格检查进行诊断，并与其他疾病进行鉴别。由于神经根型颈椎病具有自限性，因此绝大多数患者不需要影像学检查。通常仅在以下情况进行影像学检查：经过 8 周保守治疗，症状仍未好转；有明确的神经损害症状，特别是进展性的；出现危险信号（如发热、异常的疼痛、静息状态下的疼痛、进行性神经功能障碍、排便或膀胱失禁）。

1. 颈椎 X 线片

颈椎 X 线片可对神经根型颈椎病进行初步评估，包括正位、侧位和斜位。颈椎 X 线片对于明确颈椎平衡和不稳等方面具有重要作用，并对治疗策略的选择具有重要影响。由于进行磁共振成像（MRI）时必须采取仰卧位，故难以观察到这些指标。比如斜位片可以观察椎间孔狭窄。故在诊断神经根型颈椎病时，颈椎 X 线片应与 MRI 等检查相结合。

2. 脊髓造影和 CT

在蛛网膜下腔注入水溶性造影剂后进行脊髓造影，就可以观察神经根和脊髓的情况。侧位片有助于评估脊髓受压的情况，正位片则能更好地观察神经根受压情况。后者表现为颈椎神经根造影缺失，即表示骨赘或椎间盘对神经根存在压迫。平扫计算机断层扫描（CT）是观察脊柱骨性结构最灵敏的检查，但在神经根型颈椎病的诊断中也有局限性。因为平扫 CT 上无法有效地观察椎间盘病变，而这是神经根型颈椎病最常见的原因。但是 CT 冠状面和矢状面重建可以帮助观察骨赘、后纵韧带骨化和小关节肥厚。而 CT 结合

脊髓造影术则显著地提高了检测神经根受压的能力，并能很好地观察神经根与周围骨性结构的关系（图 25-2）。在一项回顾性研究中，734 例颈椎间盘病患者接受了 CT 脊髓造影术（computed tomography myelography，CTM），280 例患者进行了手术治疗，其中 260 例手术患者术中诊断与 CTM 结论相一致，该文作者认为 CTM 对颈椎病的确诊率达到 90%[16]。Karnaze 等发现 CTM 在颈椎退变性疾病的诊断方面优于 MRI[17]。然而，另一项回顾性研究中，对 95 例颈椎间孔狭窄的患者进行研究，作者发现基于 CTM 进行诊断是非常困难的，因为只有 13% 的患者存在明显的骨性狭窄，39% 的病例无法分辨是否存在椎间盘突出，27% 的病例需要与先天性椎间孔狭窄进行鉴别，还有 20% 的患者被漏诊[18]。此外，无论是使用 CT 还是 X 线摄影进行脊髓造影都是一种有创检查，并且患者都会受到电离辐射。

3. 磁共振

MRI 可以对颈椎的神经和软组织进行高清成像（图 25-3）。在美国，MRI 是神经根型颈椎病患者最常用的影像学检查。如前所述，只有在出现危险信号或经保守治疗无效时才应进行 MRI 检查。值得注意的是，在无症状人群中 MRI 也有较高的概率发现异常。一项研究显示 57% 的 64 岁以上的人群中存在颈椎间盘突出，但是这些患者都是因喉部疾病而进行颈部 MRI 检查，并没有与颈椎有关的症状[19]。

MRI 的价值在于它能够观察软组织病变，即 MRI 可以显示椎间盘膨出、突出和黄韧带肥厚对神经根的压迫。MRI 对神经根型颈椎病病因的诊断非常有价值。研究表明 MRI 在诊断神经根型颈椎病时与 CT 脊髓造影具有相似的敏感性和准确性[17, 20-22]。Bartlett 等通过一项纳入 30 例患者的前瞻性研究评估了 T₂WI、钆增强 MRI 及 CT 脊髓造影对神经根型颈椎病的诊断价值，发现 MRI T_2 对诊断椎间孔受压的准确性接近 90%[23]。在这项研究中，增强 MRI 对神经根型颈椎病的诊断并没有优势，但是在一些情况下增强 MRI 能准确显

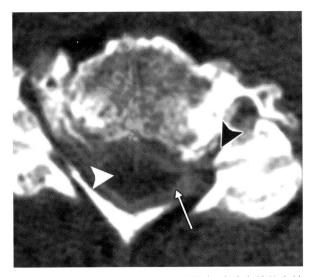

▲ 图 25-2　CTM 横断面显示双侧椎间孔狭窄并伴有神经根压迫

白箭指向蛛网膜下腔。白箭头指向脊髓。黑箭头指示为前方增生的钩椎关节和后方的肥厚的小关节在左侧椎间孔压迫神经根

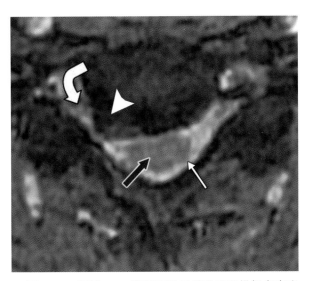

▲ 图 25-3　颈椎 MRI 横断面显示继发于颈椎间盘突出（白箭头）的右侧椎间孔狭窄伴神经根受压（弯白箭）

白箭指向蛛网膜下腔。黑箭指向脊髓

示软组织感染或肿瘤压迫。Modic 等在一项前瞻性研究中比较了 MRI、脊髓造影和 CTM 的预测价值，MRI 的诊断能力与 CTM 一样敏感，但对疾病类型的特异性不如 CTM [21]。而 X 线脊髓造影在敏感性和特异性均是最弱的。最近的一项对50 例接受颈椎前路椎间盘切除术患者的回顾性研究显示，MRI 和 CTM 在观察者内或观察者间一致性均没有显著差异 [22]。他们发现，MRI 对发现椎间盘异常和神经根压迫更有优势，而 CTM 则更好地识别椎间孔狭窄和骨性结构的变化。此外，颈椎的椎间孔较腰椎的更小，并且缺乏硬膜外脂肪，因此在 MRI 上诊断更加困难，也难以明确是否为骨性狭窄。这就是为什么对于神经根型颈椎病，许多外科医生除进行 MRI 检查外，还需要进行 CT 检查的原因。

磁共振的缺点是成本昂贵以及自身的限制。MRI 在诊断神经根型颈椎病中已过度使用，且费用昂贵。因此，目前该检查受到保险公司和美国政府的高度审查。此外，许多人因为幽闭恐惧症，或者体内置入起搏器、脑深部或脊髓刺激器，或者体内存在磁性金属（如子弹碎片或旧的脑动脉瘤夹等）特殊情况而无法接受 MRI 检查。这种情况 CT 脊髓造影则是合适的备选方案。

假如没有任何严格的指南规定去选择 MRI、X 线摄影、普通 CT、CTM 或这些成像模式的组合，并且患者无 MRI 的禁忌证时，MRI 可以作为除 X 线摄影之外的首选影像学检查。如上所述，X 线摄影可以提供颈椎平衡和潜在不稳的相关信息，而这些信息 MRI 无法提供。而随着 MRI 的质量不断提高，其已是制订手术方案的重要参考。而对于怀疑有后纵韧带骨化（ossified posterior longitudinal ligament，OPLL）、骨性椎间孔狭窄、MRI 上神经根受压的性质或程度无法明确，或者症状无法用 MRI 结果解释时则应当进一步进行 CT 扫描。此外，当病情较为复杂，而外科医生需要更多信息来明确病因并决定手术方案时，除了 MRI 外也应行 CT 扫描。由于 CTM 是一种有创式检查，并且其与 MRI 相比没有明显的优势。因此，仅针对无法进行 MRI 检查的患者才使用 CTM。

（五）诊断试验

1. 实验室检查

血液检查对诊断神经根型颈椎病的价值有限，但是炎症标志物升高，如 C 反应蛋白（C-reactive protein，CRP）和红细胞沉降率（erythrocyte sedimentation rate，ESR）可能是椎管内感染或癌症的危险信号。此外，血液检查对风湿性疾病的诊断具有一定的价值，例如类风湿因子（rheumatoid factor，RF）是诊断类风湿关节炎的重要参考依据。

2. 肌电图和神经传导速度

肌电图（electromyography，EMG）和神经传导速度检测（nerve conduction velocity，NCV）对神经根型颈椎病的诊断具有重要价值。而在作者的观点中，其在该病的鉴别诊断方面具有更大的价值。但同时也必须注意这种检查的局限性。EMG/NCV 已被证明与神经影像和外科定位具有一定的相关性。对于只有疼痛和感觉异常的患者，这些标准化的技术通常无法检测到有价值的电生理指标。也就是说尽管神经压迫和根性刺激确实存在，但他们的检查结果仍可以表现为正常。这是因为疼痛和感觉异常是由 c 型纤维介导的，而 c 型纤维太小，无法通过肌 EMG/NCV 进行监测。EMG/NCV 通常对局部肌无力、反射异常的患者最有价值。因此在临床上使用 EMG/NCV 对神经根型颈椎病进行诊断时，应仔细考虑上述因素。如果是与外周神经卡压症进行鉴别，该检查可能比较有效。但是，如果对缺乏运动表现的神经根型颈椎病进行监测，其结果很可能表现为正常。因此，EMG/NCV 对神经根型颈椎病检测的敏感性不高，即使压迫确实存在可能也无法提供准确的诊断。

3. 感觉神经动作电位

感觉神经动作电位（sensory nerve action potentials，SNAP）是指通过刺激周围神经并记录神经纯感觉部分（如手指）电位的振幅和潜伏期。神经根型颈椎病的典型表现为断裂带。背根神经节（dorsal root ganglion，DRG）是感觉细胞体所在的位置，其位于神经根的远端，因此神经根近端的压迫或刺激不会对其造成损害，所以感觉神经的轴突也是完好的，故 SNAP 的振幅和潜伏期也表现为正常。然而，对于周围神经卡压来说，压迫位于 DRG 的远端，因此 SNAP 的振幅和潜伏期都将受到影响，这有助于神经根型颈椎病和周围神经卡压的鉴别。但是需要注意在尸体研究中发现 C_5 和 C_6 的 DRG 相对更加靠近椎管，因此，尽管比较少见，但是 C_5 和 C_6 神经根的损害可能会导致 SNAP 振幅的变化。

4. 复合肌肉动作电位

复合肌肉动作电位（compound muscle action potentials，CMAP）是 EMG/NCV 传导运动检测的一部分。与 SNAP 类似，当某根外周神经受到刺激，在其支配的肌肉中则能检测到 CMAP。运动传导与 SNAP 不同，由于运动细胞体位于脊髓内，因此运动传导无法区分中枢和周围神经损害（与压迫位于 DRG 的近端或远端不同）。此外，只有相当数量的运动神经轴突（＞50%）受累才能使 CMAP 降低。而大多数神经根型颈椎病只影响一小部分的运动神经纤维，因此 CMAP 通常是正常的。此外，生成 CMAP 的肌节区可能与受压神经根并不完全匹配。比如 C_6 和 C_7 神经根支配

肌节区并不是完全独立的，因此 CMAP 不能可靠的反映这些神经根的受压情况[24]。故与 SNAP 类似，CMAP 更适合用于与周围神经病的鉴别诊断，而不是确诊神经根型颈椎病。

与神经传导检测不同，针状电极检查（needle electrode examination，NEE）仅能评估神经根运动纤维情况，但它是诊断急性轴索丢失神经根病最特异和敏感的电生理检查。NEE 不仅能提供病变神经根的节段，还能明确轴索丢失的程度和该过程的持续时间。在急性神经根型颈椎病中，纤颤电位是最易被检测到的异常表现，但是其在肌无力出现的前 2 周内也难以被发现。因此，医生建议至少在出现运动症状后 3 周再进行 NEE 检查。与腰骶神经根病不同，目前没有高等级的证据表明 NEE 是诊断神经根型颈椎病的有效检查手段，但是基于回顾性研究的系统证据也表明，在 30%～72% 神经根型颈椎病患者中，NEE 检查确实提供了有效的证据。NEE 异常表现往往与肌无力症状高度相关，并且在 65%～85% 的病例中影像学检查与 NEE 具有良好的一致性[25]。

如前所述，EMG/NCV 在神经根型颈椎病中的结果可能是正常的。在大多数情况下，神经根型颈椎病是通过病史和体格检查，并结合相关影像学检查（即 MRI）进行诊断的，而 EMG/NCV 则很少单独用于神经根型颈椎病的诊断。然而，EMG/NCV 在与周围神经卡压等的鉴别诊断中却非常重要。在使用 EMG/NCV 对神经根型颈椎病进行评估时应注意一些重要的发现。神经根型颈椎病的典型 EMG（NEE）表现为神经根所支配的肌肉（即肌节区）在静止时出纤颤电位。肌节内异常的电位越多，对单根神经根病变的诊断就越可靠。由于支配肌肉的神经后段位于椎间孔的外侧，但是 EMG 可能会检测到椎旁去神经化或纤颤电位的存在，故至少要有两块不同周围神

经支配的肌节出现 EMG 改变才能进行诊断[24]。这一现象能对神经根病变与周围神经病变进行区分。在神经根型颈椎病中，感觉和运动传导速度一般是正常的，但在个别严重的病例中，也会出现振幅降低，潜伏期增加。而在周围神经卡压症中，通常 NEE 表现为正常，仅在严重的病例中才会出现去神经支配的情况（通常这只在神经根病变中出现），但是此时椎旁肌的 NEE 结果一般是正常的（标志性发现），而 NCV 则能发现受压部位的感觉潜伏期增加（传导延迟）。

四、治疗

（一）保守治疗

关于保守治疗效果的研究相对较少并且差异较大。由外科医生主导的研究通常认为保守治疗失败率很高，而为积极的外科干预提出了理由。DePalma Subin 发现，只有 29% 的患者在接受保守治疗后症状完全消失[8]，而 Gore 等对 205 例颈痛和放射痛的患者进行了 15 年的随访，他们发现 1/3 的患者在接受保守治疗后仍然存在中度至重度的疼痛，并因此严重影响他们的生活质量[26]。然而，基于物理治疗的研究则报道了不同的结果，他们发现 77%～92% 的患者对保守治疗[包括颈椎牵引和（或）理疗]反应良好[27-30]。其中最大的一项研究是由英国物理治疗医学协会赞助的一项关于颈肩痛物理治疗的多中心研究，他们将 493 名患者分成不同的保守治疗组，包括牵引、颈托固定、手法复位、纠正体位，或给予安慰剂药片，其中 3/4 的患者在 4 周治疗结束后被治愈或只有轻微症状[28]。通常腰椎间盘突出症在大多数情况下具有自限性，一般症状在几周至几个月内即自行缓解[31]，相比之下，神经根型颈

椎病的自然史则并不明确。虽然在大多数患者中似乎也存在自限性，但与腰椎神经根病相比，其预后更加难以预测。

患者通常首先接受非甾体抗炎药（nonsteroidal anti-inflammatory drugs，SAID）、肌肉松弛药或口服类固醇等药物治疗。而非药物治疗包括颈托固定、休息、合适的颈部锻炼、使用颈椎枕和间歇性颈椎牵引。而接受积极的物理治疗康复计划并结合多种其他保守治疗似乎改善更快，效果更好[32, 33]。对于神经根型颈椎病没有足够的证据证明推拿或按摩治疗的疗效，反而可能会导致包括椎动脉剥离或症状加重等许多严重的并发症，故对此治疗应慎重考虑[12]。

神经根型颈椎病患者也经常接受神经根封闭治疗；但是没有足够的证据表明该治疗能长期缓解症状。文献中报道的结论存在出入。在一项前瞻性的研究中对 30 例接受 CT 引导下神经根封闭的患者进行 VAS 评分，并随访 2 周至 6 个月。大约 60% 的患者在 2 周时疼痛得到满意的缓解（疼痛减少了 50% 或更多），并在 6 个月的随访时疼痛没有复发[34]。另外两项研究进一步证明了该治疗的效果，他们发现 25%～63% 的患者因为神经根封闭有效而取消手术[35, 36]。然而，其他的研究则有不同的结果，在一项 40 例患者的前瞻性随机对照试验中对神经根封闭与单纯经椎间孔局部麻醉治疗神经根型颈椎病的效果进行了比较，他们发现在 3 周的随访中，两组疼痛的改善没有显著的统计学差异[37]。不过，经椎间孔注射可以作为术前诊断的手段，当 MRI 发现患者颈椎存在多处压迫时，经椎间孔选择性神经根阻滞可能有助于术前评估和手术方案的制订[38]。

（二）手术指征和治疗

一般来说，当神经根型颈椎病患者出现经

保守治疗无法缓解的严重疼痛、进行性肌无力或危险信号时（如功能障碍）则需要手术治疗。手术干预前尝试保守治疗的时间目前尚不清楚。通常外科医生在建议手术干预之前，都应进行 12 周的充分保守治疗（无危险信号）。一项前瞻性随机对照试验比较了 81 例患者的预后，这些患者平均分为三组，即颈托固定、物理治疗、颈前路椎间盘摘除植骨融合术（anterior cervical diskectomy and fusion，ACDF）[39]。在 4 个月时，与两个保守治疗组相比，手术组疼痛更少，感觉损害更轻，肌肉力量更好。研究者发现患者在术后几个月内症状获得了更好的改善，而其他两组症状改善更慢。但一些 ACDF 患者在最初的改善后又再次症状复发，这使得研究者认为 3 种治疗方式在 1 年后的疗效基本相似。Sampath 等报道的另一项多中心前瞻性研究中比较了手术和保守治疗的疗效[40]。在有随访数据的 155 名患者中，有 51 人接受了手术，104 人接受了药物治疗。两组均有明显改善，但手术组在患者满意度、神经功能改善和日常活动等方面改善更为显著。不过，该研究随访时间较短，在末次随访中有 26% 的患者仍因症状而影响生活。

当患者保守治疗失败或符合手术指征时，手术干预有若干选择，包括不融合的颈前路椎间盘切除术（anterior cervical diskectomy，ACD）、颈前路椎间盘切除植骨融合术、颈后路椎间孔成形术以及颈椎人工椎间盘置换术。每一种手术方式都有其独特的适应证，并且具有几乎相同的良好的疗效。

Hauerberg 等进行了一项前瞻性随机对照试验对 86 例接受 ACD 和 ACDF 的患者的临床和影像学结果进行比较，并在术后 2 个月、12 个月、24 个月时进行随访[41]。术后 2 年，接受 ACDF 治疗的患者中有 86.1% 报道了良好的结果，而

ACD 组则为 76.7%，两者在统计学上没有显著差异。此外，两组的融合率和临椎病的发生率也是相同的。Xie 和 Hurlbert 也进行了一项前瞻性随机对照试验，对 42 例患者进行了为期 2 年的随访，对 ACD、ACDF 和 ACDF 与内固定（钢板和螺钉固定）进行了比较[42]。尽管所有的患者在手臂和颈部疼痛方面都有相似的改善，但 ACD 组、ACDF 组和带器械的 ACDF 组在 X 线片中的融合率分别为 67%、93% 和 100%。此外，相较于其他 2 组，ACD 更易出现节段性后凸。75% 的 ACD 患者术后出现节段性后凸，而术前的发生率仅为 17%。而其他 2 组对矢状面平衡几乎没有影响。因此，在不了解颈前路椎间盘切除对后凸畸形的长期影响时，建议增加椎间植骨融合以改善矢状面平衡并维持椎间高度。对于植骨材料和融合器的选择将在后面讨论。

神经根型颈椎病的另一种手术选择是颈后路椎间孔成形术（posterior cervical laminoforaminotomy，PLF）。该术的优点是可以避免前路手术的风险，例如喉返神经损伤和吞咽困难。此外，PLF 可以保持颈椎平衡并保留运动节段，降低了临椎病的发生危险。Korinth 等对 292 例由椎间盘病引起的单节段神经根型颈椎病患者进行了一项回顾性研究，比较了前路手术和后路手术的疗效，124 例患者行 ACDF，168 例患者则接受了PLF[43]。作者发现，尽管 ACDF 和 PLF 术后均获得改善，但从统计学上看，ACDF 的疗效更好，并且 ACDF 组的成功率为 93.6%，PLF 组的成功率为 85.1%。造成这种情况的可能原因是如果不对小关节造成损害，PLF 减压所能去除的骨结构较少，但如果存在严重的骨性神经根管狭窄，在不破坏小关节稳定的情况下，可能无法充分减压神经根，因此需要进行融合手术。Korinth 等在他们的研究中还发现，软性压迫和硬性压迫混合

的神经根型颈椎病患者的手术成功率低于单纯软性压迫的患者[43]。在软性压迫和硬性压迫混合的情况下，ACDF 和 PLF 的成功率分别为 90.6% 和 80%，但统计学上无差异。尽管如此，PLF 仍可作为一种安全的门诊手术，在 75%～98% 的患者中具有良好的疗效，并发症的风险比前路手术更低[44]，而前路手术则有吞咽困难和声音嘶哑的风险。此外，PLF 相较于 ACDF 可能为经济。对 38 名接受 PLF 或 ACDF 治疗的患者进行回顾性研究发现，ACDF 组的直接手术费用和长期的间接费用（包括回到日常工作所需的时间）均较高[45]。除 ACDF 之外，PLF 也是一种可接受的手术方式，尤其是对于软性椎间盘所造成的压迫。

颈椎间盘置换术（cervical disk arthroplasty，CDA）是一项较新的技术，目前对其评价褒贬不一。该术式也被称为全椎间盘置换术（total disk arthroplasty，TDA），该术最重要的特点是其能够在保留运动功能的同时维持稳定性[46]。目前该手术数量显著减少，原因之一可能是 ACDF 已经被成熟地运用了几十年，而且其疗效良好并且非常稳定。然而，人们担心椎间融合术会改变脊柱的运动学，导致邻近节段退变的加速。据报道，邻椎病的年发病率高达 2.9%，可能对 1/4 以上 ACDF 术后患者的预后产生影响[47]。这可能导致很多患者需要 2 次手术，其并发症的风险将会更高。TDA 能够保留运动节段，被认为可以降低邻椎病的风险。但是，这一结论仍有争议。Song 等对 87 例 ACDF 术后患者的邻近节段和非邻近节段退行性变的情况进行了比较，发现融合虽然导致邻近节段退变加速，但是邻近节段和非邻近节段出现症状的概率并无显著差异[48]。作者认为邻椎病更多的是自然病程的结果，而不是融合导致的。此外，最近的一项回顾性研究使用 11 年的全国数据库对邻椎病的发病率进行了分析，发现

仅有 0.8% 的患者因邻椎病经历 2 次手术[49]。不过对于椎间盘退变引起的神经根型颈椎病患者，颈椎间盘置换术被证明是一种可行的替代 ACDF 的手术方法。最近，多项前瞻性随机研究也表明，单节段椎间盘置换术的临床效果与融合术相当，并且在某些情况下甚至更好[50-54]。

1. 颈前路椎间盘切除植骨融合术

（1）历史和技术：目前治疗颈椎间盘疾病的手术是手术入路、微创技术、植骨技术、非融合技术和器械设备不断创新的成果。毫无疑问，颈椎手术的创新将会持续下去，但持续创新需要了解过去取得的进步以及手术发展到今天所经历的过程。颈后路是最早被报道的手术入路，直到 19 世纪晚期，颈前路手术才出现并用以解决非脊柱疾病，例如咽后壁结核性脓肿的引流[55]。颈前路入路，特别是经口入路容易发生严重的术后感染。直到抗生素的广泛使用，这种方法才逐渐被推广。在 20 世纪 50 年代，脊柱外科医生逐渐开始从后路手术转向前路手术。Smith 和 Robinson 首先在 1955 年对颈椎前外侧入路手术进行报道，即经胸锁乳突肌外、咽后和颈动脉进入椎间间隙，显露颈椎，并使用从髂骨上取下的马蹄形植骨块将相邻的椎体连接起来[56]。1958 年，在收集了更多的病例并经历更长的随访后，他们公布了这个手术的成功[57]。同年，Cloward 报道了一项类似的技术，使用大孔手钻和套筒切除椎间盘并使用片状的自体骨移植物进行融合[58]。1960 年，Baily 和 Badgley 描述了一种前路融合技术，在颈椎肿瘤或颈椎不稳的患者中采用柱状移植物进行支撑，即与现在的颈椎椎体次全切的概念相似[59]。Smith-Robinson 入路是迄今为止颈椎前路手术使用的基本技术，该技术与目前使用的椎间盘切除术以及融合技术将在下面进行介绍。虽然 Smith 和 Robinson 在最初的手术中保留了终板和

后纵韧带，但后来的外科医生对该技术进行了改良，以实现更广泛的减压并提高融合率。

麻醉并气管插管后，患者取仰卧位，颈部置于中立位，避免过伸。通常一些体表标志可以协助定位，C_3 椎体位与舌骨平齐，C_4/C_5 椎间盘位于甲状软骨水平，而 C_6 在环状软骨水平。在手术开始前仍应行侧位 X 线片以确保切口在合适的位置。待切口做好标记后，对切口消毒并铺单。在胸锁乳突肌中线至后缘的水平处作一横切口。然后切开颈阔肌。在胸锁乳突肌前腹和带状肌群（胸舌骨肌和胸甲状肌）之间显露颈深筋膜。在触摸到颈动脉搏动，将颈动脉鞘与内脏鞘（包括食管、气管和甲状腺）进行钝性分离，直至触摸到颈椎。用拉钩牵开并充分显露椎前间隙可以看到椎体被颈长肌、椎前筋膜和前纵韧带所覆盖。颈椎中线被定义为双侧颈长肌内侧边界所形成的中间间隙。如果显示不清，则可以用影像学协助诊断。随后放置自动固定牵开器，并确保牵开器的齿位于颈长肌下方。这样可以避免食管和颈动脉的过度牵拉。然后分别在责任间隙上下椎体中部放置椎体钉，之后安装 Caspar 撑开器将椎间隙撑开。

然后在显微镜辅助下进行椎间盘切除。首先用尖刀切除前部的纤维环。用刮匙和髓核钳去除椎间盘组织。使用小磨头的高速磨钻清除增生的骨赘直至 PLL。椎间隙的侧方减压范围一般以见到双侧的钩椎关节为界限。随后用钩子将 PLL 与硬膜囊进行钝性分离，PLL 于神经根管最外层是最薄的，故在此处理 PLL 最为容易，之后使用枪钳和刮匙切除 PLL。之后应检查 PLL 下是否存在游离的椎间盘组织，并对其进行清除。椎管内的出血可以通过双极电凝和止血药物来控制，如凝血酶原等。将椎间盘彻底切除后，用高速磨钻打磨终板直至其表面出血，以促进植骨融合。植骨块首选推荐使用自体髂骨或腓骨或同种异体骨，植骨块的选择将在后面讨论。当终板处理完毕后，将植骨块置入椎间隙内，并缓慢去除撑开器对植骨块加压。

若使用内固定（钢板和螺钉）固定，则取出 Caspar 螺钉，并用高速钻头打磨椎体表面至平整，以便钢板能够与表面贴合。用螺钉将钢板固定在椎体上，螺钉的方向应稍微偏内，并远离间隙（图 25-4）。螺钉应放置于密质骨中，避免破坏终板。并通过透视来明确植骨块和螺钉的位置。

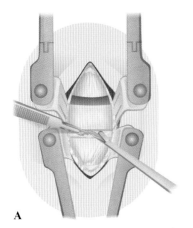 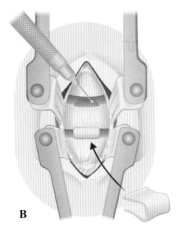 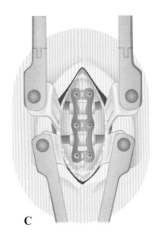

▲ 图 25-4　**A.** 自动拉钩就位并确定责任间隙后，使用尖刀切开表面纤维环，使用刮匙和髓核钳的组合清除椎间盘；**B.** 用高速磨钻去除骨赘和终板，并打磨松质骨直至出血。然后将合适大小的植骨材料置入椎间隙；**C.** 尽可能用最短的钢板进行固定，上位椎体的螺钉向上和向内倾斜，下位椎体的螺钉向内和向后倾斜

主刀医生一般根据自己的习惯选择手术站位。通常惯用右手的医生喜欢从患者的右侧做手术，而惯用左手的医生则喜欢在左侧。双方都有各自的缺点。右侧的喉返神经走行经常发生变异，因此更容易受伤。而左侧，尤其是下颈椎手术时，胸导管常位于手术野内。对于声带瘫痪的患者，必须选择瘫痪同侧为手术入路。

(2) 钢板的演化和循证证据：对于单节段的 ACDF，使用包括钢板和螺钉在内的内固定器械仍存在争议，但对于多节段的 ACDF 通常推荐使用内固定。用于颈椎手术的钢板有许多，他们的优点包括增加节段的稳定性，防止移植物移位以及恢复颈椎曲度。一项前瞻性随机对照试验对 50 例接受单纯 ACDF 或使用钢板的 ACDF（ACDFP）患者术后的临床和影像学结果进行比较，其中 24 例患者被随机分为 ACDFP 组，而另外 24 例被分为 ACDF 组[60]。在平均 34 个月的随访中，两组患者在疼痛和活动范围方面都有很好的改善，并且两组间没有统计学差异。两组在假关节 / 不愈合的发生率上也没有差异，但在移植物高度的维持上，ACDFP 组则表现更佳。但 Mobbs 等的研究发现，内固定减少了不良临床事件的数量，并显著提高了融合率[61]。在这项回顾性研究中对 212 例接受单纯 ACDF 或 ADCFP 的神经根型颈椎病患者的临床和影像学结果进行了比较。两组之间预后良好的比例没有显著差异[61]。然而，ACDF 组术后不良事件的发生率为 10%，显著高于 ACDFP 组的 1.8%。术后不良事件包括不融合、后凸畸形、植骨块移位以及植骨块塌陷并导致椎间孔狭窄等，部分患者则需要接受翻修手术[61]。其他的一些比较 ACDF 和 ACDFP 的研究显示，钢板的使用提高了融合率，改善了矢状位平衡，并且并发症无明显增加[62-65]。而对于多节段融合来说钢板的使用则更被推荐。Wang 等进行了一

项回顾性研究，对接受 2 节段 ACDF 和 ACDFP 的患者进行比较。在 ACDFP 组假性关节的发生率为 0%，而 ACDF 组则为 25%（P=0.003），在 ACDFP 组中，植骨块塌陷和后凸畸形的发生率也显著减少[63]。因此，虽然没有明确的证据表明颈椎钢板的使用能够显著提升临床疗效，但对于多节段融合、稳定性较差的单节段手术、骨质疏松或置入物位置不佳时均推荐使用钢板固定。最近，研究者提出了动态钢板的概念，其允许螺钉和钢板之间存在角向运动。理论上，动态钢板可以通过控制植骨块的沉降促进融合，从而有利于整个结构的应力负荷。然而，最近的一项研究表示动态钢板无论在临床或影像学结果上均没有优于传统的静态钢板[66]。

(3) 植骨材料的演化、选择和相关循证证据：若进行 ACDF 则必须使用植骨材料。植骨块一般通过血肿形成、炎症、血管化和爬行替代等过程与邻近椎体发生骨性融合[67]。理想的植骨材料应具有成骨功能（生成新骨）、骨诱导能力（刺激祖细胞分化为成骨细胞）和骨传导活性（为骨矿物沉积提供支架），目前只有自体植骨材料具有这些性能。自体植骨材料可从髂骨、腓骨或肋骨等处进行取材。髂骨是最常见的自体植骨材料取材处。从髂骨处取出的三面松质骨用于植骨的融合率超过 97%，这是植骨材料的金标准[68-70]。但是获取自体植骨材料也会导致一些短期或长期的并发症。Schnee 等对 144 例 ACDF 患者术后髂骨供骨区的并发症进行了研究[70]。其中 4 名患者（2.8%）进行了二次手术，5.6% 的患者发生浅表伤口感染或裂开。而 2.8% 和 3.5% 的患者中分别存在持续的疼痛和难看的瘢痕。伤口并发症主要发生在女性和肥胖的患者。而获取自体骨移植物也会增加手术时间、住院时间和术后康复时间。

而使用人工植骨材料则可避免供骨区并发

症和手术缺点。但是这些材料的性能都不如自体骨。新鲜冷冻异体骨是目前最常用的异体骨，是从人类尸体上采集的植骨材料，其经过去抗原处理后，被储存在 –60 ℉ 的低温中，以防止酶分解。尽管冻干过程减少了其抗原载量，但也导致植骨块强度降低。由于供骨体需要通过病史和血清学检测［人体免疫缺陷病毒（human immunodeficiency virus，HIV）、乙型肝炎和丙型肝炎等］的筛选，故同种异体移植物的疾病传播极低。Bishop 等在 132 例接受 ACDF 的患者中对新鲜冷冻异体骨和自体骨进行了比较[68]。在单节段的病例中，使用自体骨的患者术后 1 年不融合的比例为 6%，而异体骨的比例为 27%（P=0.004）。在接受多节段植骨融合的患者中，使用自体骨不融合的比例为 13%，而异体骨的比例为 47%。然而，两组患者术后均无假关节导致的症状，影像学上也没有不稳定的证据。吸烟对自体骨和同种异体骨的融合率均有显著的不利影响，并且在使用同种异体骨的患者中最为显著（P=0.004）。Samartzis 等的一项回顾性研究则显示了较好的结果，他们在 80 例接受多节段 ACDFP 的患者中对异体骨移植和自体骨移植进行比较，结果显示异体骨移植患者的融合率为 94.3%，而自体骨移植患者为 100%，两者之间没有统计学差异[69]。

另一种代替自体骨进行椎间融合的方法就是使用椎间融合器。同种异体骨在理论上存在疾病传播的风险，并且其来源相对有限，这些原因促进了椎间融合器的发展。此外，使用椎间融合器几乎不会发生炎症反应。PEEK 是一种半结晶芳香族聚合物，不可吸收，弹性模量与骨组织类似[71]。相对于金属融合器而言，PEEK 椎间融合器的优点包括可以在 X 线片上观察融合器内的骨融合情况，并且在 MRI 成像中几乎没有伪影。与同种异体骨或自体骨相比，椎间融合器能够长期保持椎间孔高度，并更好地维持矢状位平衡。但是，这也会增加应力屏蔽效应，从而减少骨接触面，导致假关节的发生率更高。Vavruch 等的一项前瞻性随机研究表明，金属融合器尤其容易出现这个问题[72]。他们随机选取 52 例患者使用碳纤维融合器，另外 51 例患者使用自体骨，并对两组患者进行比较。他们发现使用融合器的患者除了没有供骨区疼痛以外，两组其余的临床结果基本相同。使用融合器更容易维持颈椎矢状位的平衡和椎间高度，但同时也增加了假关节率的发生。但也有研究显示使用 PEEK 椎间融合器的融合率超过 95%[73]。但是 PEEK 本身没有骨诱导活性，因此其必须与骨诱导剂一起使用，其内可填塞自体松质骨、异体松质骨或脱矿骨基质。对于单节段的 ACDF 来说，PEEK 融合器是一种良好的自体骨或异体骨代替物，但是对于多节段的手术来说，其效果仍需进一步观察。

重组人骨形态发生蛋白 –2（recombinant human bone morphogenetic protein–2，rhBMP–2）是一种极具骨诱导作用的材料，在腰椎已被广泛使用。这引发了人们对其应用在颈椎等其他部位的想法。Baskin 和他的同事首先证明该材料在颈椎可以安全使用，并且显示出非常良好的融合率[74]。在这项研究中，33 例退变性颈椎间盘病患者随机分配实验组（接受同种异体腓骨块联合 rhBMP–2–laden 胶原蛋白载体内植物并使用颈前路钢板），或对照组（接受种异体腓骨块联合自体髂骨块）。所有患者在术后 6 个月、12 个月和 24 个月时进行随访，发现所有患者均完成了椎间融合，并且无器械相关不良事件的发生。但在 24 个月随访时，他们发现实验组在颈部和手臂疼痛方面的改善明显优于对照组。而 Shen 和他的同事发表的连续病例分析显示 rhBMP–2 并不能保证在所有情况下完成融合[75]。在本研究中，127 名患者接受了 3～5 节段 ACDF，术中使用 rhBMP-2 与同种异体骨作为植骨材料，并使用钢板固定，术后进行至少 2 年随访。6 个月随访时，他们发现假关节发生率为 10.2%，作者认为可能长节段融合从生物力学的角度上掩盖了 rhBMP-2 的生物学优势。此外，rhBMP-2 会导致异位骨化的发生[76]，而且还有两项研究报道使用 rhBMP-2 会导致手术相关并发症的显著升高。Shields 等报道术后并发症的发生率为 23.2%[77]，包括需要手术清除的颈部血肿、吞咽、呼吸困难，以及非血肿的剧烈肿胀。Smucker 等对 234 例进行颈椎前路融合的患者进行了一项回顾性研究，其中 69 例使用了 rhBMP-2 进行融合，在 rhBMP-2 组中，大约 27.5% 的患者出现了明显的肿胀，而在非 rhBMP-2 组中，只有 3.6% 的患者出现了明显的肿胀（$P < 0.0001$）[78]。即使在排除其他导致肿胀的因素后，这种差异仍具有统计学意义。2008 年，美国食品药品管理局（FDA）对颈椎前路手术中使用 rhBMP-2 提出了正式警告。因此，外科医生在颈椎使用 rhBMP-2 时应非常谨慎，术前应与患者详细讨论使用 rhBMP-2 的风险和益处。

(4) 预后：单节段融合与多节段融合术后假关节的发生：大多数神经根型颈椎病患者的责任节段为 1～2 节。多节段受累的神经根型颈椎病是非常罕见的。多节段的前路手术的目的是彻底的神经根减压，恢复颈椎曲度并完成融合。其中，融合通常是最困难的部分，高达 44% 的多节段 ACDF 患者术后存在假关节或融合失败[79]。假关节可导致术后明显的疼痛，有时需要进行手术干预。虽然并不是所有的假关节都有症状，但是完成融合可以取得更好的临床效果[80]。历史上，颈前路椎体次全切除植骨融合术（anterior

cervical corpectomy and fusion，ACCF）被用于 2 节段的病变。但是，数据表明与 ACDF 相比，ACCF 的预后更差。Uribe 等对 80 例接受 ACDF 或 ACCF 的患者进行了回顾性研究，这些患者在 6 周和 12 周、6 个月、1 年和 2 年都进行了临床和影像学的随访[81]。两种手术均使用了填充自体骨的钛网作为内植物，并都使用了颈前路钢板。两种手术的融合率都很高，ACDF 组为 97.6%，ACCF 组为 92.1%，差异无统计学意义。在至少 1 年的随访中，两组患者的临床症状改善率也基本相同。但 ACCF 组内固定失败概率更高为 2.6%，而 ACDF 组为 0%。因此，与 ACDF 相比，ACCF 的早期内固定失败率更高，对于多节段颈椎病患者来说，一般建议采用多节段 ACDF 代替 ACCF。但是 ACCF 仍然适用于有特殊病理需要切除椎体的其他情况。

但是随着报道的手术量增加，ACDF 的融合率也显示出下降的趋势。Bohlman 等回顾性研究了 122 例患者的临床和影像学结果，这些患者使用自体髂骨进行 1～4 节 ACDF[80]。其中 62 名患者手术为单节段，48 名为 2 节段，11 名为 3 节段，1 名为 4 节段，患者平均随访时间为 6 年。195 个节段中有 24 节出现假关节，多节段 ACDF 术后发生假关节的风险显著增加。在最近的随访中，96.3% 术前运动障碍的患者完全康复，而其余的人只有部分功能恢复，92.2% 术前感觉障碍的患者恢复了知觉。手术后没有患者出现神经损害的加重。在另一项回顾性研究中，作者对多节段椎间植骨和长节段支撑植骨进行了比较，他们发现 69 例接受多节段椎间植骨的患者中只有 48 例实现了稳固的融合，假关节发生率为 30.4%，作者还发现无论是长节段支撑植骨还是多节段椎间植骨，患者术后出现假关节的临床预后均较差[82]。此外，采用多节段椎间植骨的患者仅有

81.1% 获得了良好或优秀的临床结果，这一成功率明显低于单节段患者。在本研究中，术者在支撑植骨组和多节段椎间植骨均未使用钢板。在另一项回顾性研究中，仅对 16 名未使用钢板的 3 节段 ACDF 患者进行了观察，发现假关节发病率非常高[79]。在平均 37 个月的随访中，16 例患者中只有 9 例（56%）实现了所有 3 个节段的完全融合。在 7 例假关节患者中，2 例疼痛严重，需要翻修，2 例中度疼痛，3 例无疼痛。而 9 例完全融合的患者中，3 例有轻微疼痛，6 例无疼痛，这表示融合组和假关节组在临床结果上有显著差异。作者的结论是，无钢板的 3 节段 ACDF 的融合率令人无法接受，建议这些患者接受额外或替代措施以实现椎间融合。

然而，颈椎前路钢板的加入提高了多节段颈椎手术的融合率。Samartzis 等进行的一项回顾性研究，对 80 例使用自体骨或异体骨的 ACDFP 患者进行比较[69]。在第 16 个月的随访时所有患者均进行了 X 线检查，作者发现同种异体骨和自体骨的融合率分别为 94.3% 和 100%，没有统计学意义的差异。88.8% 的患者在 20 个月随访时对临床疗效表示满意，而其余的患者则认为临床疗效一般。Wang 及其相关人员发表了两篇关于多节段 ACDF 及前路钢板对融合影响的回顾性研究。对于未使用钢板的 2 节段 ACDF，假关节率为 25%，使用钢板后为 0%[63]。对于未使用钢板的 3 节段 ACDF，假关节率为 37%，使用钢板后下降到 18%[62]。这些研究的结果表明，与单节段 ACDF 相比，尽管多节段 ACDF 有更高的假关节率和更高的失败率，但它仍然是一个相对安全的手术，对于大部分的患者来说，尤其是使用前路钢板的患者来说，可以显著减轻疼痛并改善神经功能。当 ACDF 术后出现假关节并导致症状时，颈后路融合术比前路翻修的临床效果更佳，融合率也更高[83]。

2. 椎间孔成形术

(1) 指征：颈后路椎间孔成形术（posterior cervical laminoforaminotomy，PLF）最早由 Frykholm 提出，并在 20 世纪 40 年代由 Spurling 和 Scoville 推广[84, 85]。此法用于缓解因椎间盘突出或骨赘而引起的神经根型颈椎病。PLF 对脊髓受压或椎管狭窄的疗效不佳，其仅对单纯的神经根症状具有疗效。PLF 避免了前路手术的风险，包括喉返神经损伤和吞咽困难。该手术相对维持了脊柱稳定，保留脊柱的活动能力，避免了邻椎病发生的风险。

(2) 技术：传统的颈后路椎间孔成形术是在坐位下进行的，以减少硬膜外出血，然而，随着新的止血药出现，患者可以在床头抬高 30° 的俯卧位下安全地进行手术。在俯卧位下使用 Mayfield 头架固定头部，使颈部保持轻微弯曲的状态。可以通过中间入路或肌间隙入路来显露颈后部的小关节。在开放式 PLF 中，通常使用中间入路进行显露，而在微创手术中则使用肌间隙入路。通过透视确认手术节段后，做好切口标记，常规术前准备和消毒皮肤并铺单，用利多卡因和肾上腺素浸润真皮层。

在开放手术中[86, 87]，在手术节段对应的皮肤中线处做一个 4～5cm 的纵向切口。通过项韧带深入，直至显露棘突，用金属钳夹住棘突，并再次透视定位明确手术节段。然后，用 Cobb 骨膜剥离器和电刀将患侧颈后部肌肉从棘突和椎板上剥离，直至小关节背侧表面被显露出来后，在棘突和肌肉之间放置椎板拉钩，以彻底显露小关节和上下椎板。

在显微镜或放大镜的帮助下，首先使用 4～6mm 高速磨钻去除椎板表面的皮质骨，其范围大致为上、下椎板的外侧 1/3 和下方小关节内侧的 1/3～1/2。继续深入减压，去除松质骨，直至显露椎板内侧皮质及小关节。然后用角状刮刀和枪钳将皮质骨和下方的黄韧带咬除，直至显露硬膜囊。然后进一步暴露硬膜囊外侧的神经根，通常神经根表面存在一层硬膜外静脉丛。使用双极电凝止血并使用凝血酶浸泡过的吸收性明胶海绵进一步控制出血。手术减压的外侧范围以神经根探子能够触碰到椎弓根为止。

神经根显露后，应仔细辨别背侧感觉支和腹侧运动支是否在同一个硬膜鞘内，或在下方或者前方存在一根更小的运动支。用小的神经剥离子和神经拉钩轻轻将神经根从下方的椎间盘或骨赘上剥离。随后，使用小号髓核钳彻底清除游离的椎间盘碎片，若此时神经根仍然存在明显的变形或骨赘的压迫，则使用磨钻小心地将神经根周围的骨赘磨除。一旦神经根被彻底松解后，则立即使用凝血酶浸泡过的吸收性明胶海绵和（或）Floseal 止血基质（百特医疗保健公司）进行止血。然后冲洗伤口，将筋膜、皮下层和皮肤逐层缝合（图 25-5）。

(3) 开放和微创的选择：结果：PLF 的有效率在 75%～98%[44]。Herkowitz 等在一项前瞻性的研究中对 PLF 和 ACDF 进行了比较[88]。在 33

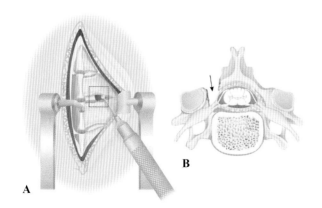

▲ 图 25-5　A. 使用拉钩显露小关节的合适位置，用 4～6mm 的磨钻清除皮质骨显露黄韧带；B. 显露的角度和减压的范围，应清除小部分椎板，并减压至神经根外侧，直至神经探子可以触碰到椎弓根为止

例单节段前外侧突出的神经根型颈椎病患者中，17 例采用 ACDF，16 例采用 PLF。大约 94% 的 ACDF 患者和 75% 的 PLF 患者报告了满意的临床疗效，但这一差异没有统计学意义。该研究作者的结论是，这两种手术方法对改善疼痛和无力都是有效的。在一项回顾性研究中，Korinth 等对 124 例 ACDF 患者和 168 例 PLF 患者进行比较[43]。作者发现 ACDF 组的成功率（93.6%）高于 PLF 组（85.8%）。虽然 PLF 组患者术后声音嘶哑和吞咽困难较少，手术时间也明显缩短，但再次手术率为 7.1%，而 ACDF 组仅为 2.4%。

为了减少切口和肌肉剥离、降低术后颈部疼痛和术后恢复时间，微创 PLF 手术被应用。明确责任节段后，在患侧距中线旁开 5mm 左右用尖刀戳一小口。然后，在透视引导下，将一根克氏针缓慢地穿过肌肉组织，直至责任节段侧块下缘的骨面。随后以克氏针为中心将皮肤切口和筋膜层纵行扩大至 2cm 左右。然后依次放置扩展套管，最后将工作通道沿着扩张套管插入切口内，并放置于椎板和小关节的移形处，并用安装在手术台上的牵引臂进行固定。随后再次透视以确定手术节段。随后在显微镜辅助下，按上述 PLF 手术进行减压。

Richard Fessler 在 2002 年首次描述了显微内镜下椎间孔成形术（microendoscopic foraminotomy，MEF）及其最初的临床经验[89]。他们发现 MEF 手术的成功率与开放式手术相当。MEF 对 87% 的颈痛患者和 92% 的神经根型颈椎病患者的症状具有改善作用。作者发现，在微创手术中，失血更少，患者恢复更快，术后停留时间更短，使用的麻醉剂更少。自那以后，其他多项研究也报道了类似的成功率和微创技术的好处[90-92]。

3. 椎间盘置换术

(1) 指征：TDA 的适应证与 ACDF 相似，包括经保守治疗无效的神经根型颈椎病、运动无力的客观证据、进行性神经功能障碍、颈脊髓病或腹侧受压的混合型颈椎病。TDA 能够保留手术节段的运动功能，在理论上降低邻椎病的风险。Hillibrand 等（1999 年）对 374 例接受 ACDF 的患者进行了研究，发现有邻椎病的发病率为每年 2.9%。作者预测，邻椎病可能会影响超过 1/4 的 ACDF 的患者，在未来 10 年，可能会导致大量的再手术。故他们认为 TDA 能够保留运动节段，降低因邻椎病导致的再手术率。对于椎间盘高度明显丢失、骨赘形成、小关节融合或关节僵硬等退变晚期患者，ACDF 可能比 TDA 更好。后柱不稳定、椎管狭窄、弥漫性骨骼肥厚、OPLL、感染、骨质疏松和轴性颈痛也是 TDA 的相对禁忌证。从理论上讲，这些患者接受 ACDF 或 PLF 等手术（包括或不包括融合术）比椎间盘置换术获益更多。

（2）技术：TDA 的手术技术在很大程度上是基于 ACDF 的传统手术技术。如 ACDF 部分所述，可以通过 Smith-Robinson 入路进行颈前路显露。在透视并明确责任节段后，于上下椎体置入椎体钉，并放入 Caspar 撑开器。TAD 与 ACDF 关键区别之一是前者需要对双侧神经根管进行更充分的减压，包括切除部分钩椎关节。由于 TDA 可以保留运动功能，因此彻底的椎间孔减压对缓解神经根症状至关重要。由于后纵韧带的挛缩会限制椎体终板的撑开，通常为了使假体处于适当的位置需要将后纵韧带切除。TDA 和 ACDF 的另一个主要区别是，在进行 TDA 时，应保留终板，避免异位骨化及其导致的假体功能丧失。术中一般使用刮匙和枪钳进行减压，减少使用磨钻以最大限度的保留椎体终板。间隙处理完毕后，使用试模匹配出适当高度和宽度的假体。理想的假体大小应尽量与减压槽大小相互匹配，以减少

假体沉降风险，并最大限度地保留手术节段的运动功能。TDA 假体应严格地放置在正中偏后的位置，以模拟正常的运动学（图 25-6）。之后进行正侧位 X 线透视，以确保假体位置满意。

（3）结果：假体的选择：自 2007 年以来，3 种 TDA 假体已被 FDA 批准用于治疗颈椎病。Prestige 颈椎间盘置换系统（Medtronic Sofamor Danek Inc., Memphis, TN）是一种两件式金属装置，用螺钉连接到相邻的椎体上，上下两面通过球槽机制相互移动[93]。Bryan 颈椎间盘置换系统（Medtronic Sofamor Danek, Inc., Memphis, TN）是一种一体式双关节假体，由上下两面的钛片和中间的聚氨酯构成[94]。ProDisc-C 全椎间盘置换系统（Synthes Spine, Inc., West Chester, Pennsylvania）由锚定在相邻椎体上下表面的两个钴铬合金终板和嵌入在两个终板之间的超高分子量聚乙烯组成[95]。上端板可以滑过塑料镶嵌物的圆顶部分，使其具有活动功能。临床和影像学结果为，上述每一种经 FDA 批准用于 TDA 的假体都已在随机对照试验中与传统的 ACDF 技术进行了比较，至少在 2 年的统计结果中具有同等效果，在一些情况下也表现出更佳的效果[50, 51, 53]。最近，有报道称 Bryan 颈椎间盘系统

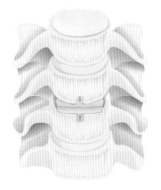
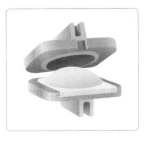

▲ 图 25-6　人工椎间盘被严格地放置在椎间隙的正中偏后位置，尽可能保持正常的运动学

保留终板以避免异位骨化。图示的是 ProDisc-C 全椎间盘置换系统（引自 Synthes Spine Inc., West Chester, Pennsylvania.）

（美敦力 Sofamor Danek，Inc.）4 年的手术成功率为 85.1%，24 个月和 48 个月的平均活动度分别为 8.08° 和 8.48° [52]。

TDA 是否真正降低了邻椎病的风险仍然存疑。Jawahar 等进行了一项前瞻性随机对照试验，在 93 例保守治疗无效的 1~2 节颈椎病患者中对 TDA 和 ACDF 进行了比较[96]。59 例患者被随机分配至 TDA 组，而 34 例被分为 ACDF 组，并在术后 6 周、3 个月、6 个月、12 个月、24 个月、36 个月和 48 个月进行临床和影像学随访。约 16% 的 TDA 患者和 18% 的 ACDF 患者发生邻近节段退变，两者无统计学差异。有趣的是，作者发现并发的椎间盘退变明显增加了临近节段退变的风险。因此，ACDF 和 TDA 在缓解症状和发生邻椎病风险方面是等效的。

最近的一项涵盖 9 项随机对照试验的 Meta 分析对 TDA 与 ACDF（1778 参与者）进行了系统回顾，通过比较颈部残疾指数、颈部和手臂的 VAS 评分以及 SF-36 评分量表等指标发现 TDA 能够显著改善患者功能[97]。两组患者在邻椎病、再手术、吞咽困难和发音困难等方面差异无统计学差异。作者认为 TDA 是单节段颈椎病的一个治疗选择，但没有强有力的证据表明 TDA 能够降低邻椎病的发生，而且 TDA 增加了医疗支出，在手术技术上也是更加有难度，初学者进行该操作可能为患者带来更大的风险。

多节段颈椎间盘置换术也被证明是治疗神经根型颈椎病和脊髓病的一种安全有效的手术方法[98]。但是无论对于单节段或多节段颈椎病，目前都没有有效的证据支持常规使用 TDA 进行治疗。

（三）并发症

了解与上述手术相关的并发症，对在围术期中尽快发现和正确处理并发症至关重要。一项回顾性研究显示在 1015 例因椎间盘退变引起的神经根型颈椎病和（或）脊髓型颈椎病首次行 ACDF 的患者中总体并发症的发生率为 19.3%[99]。最常见的并发症是术后吞咽困难，发生率为 9.5%。术后血肿发生率为 5.6%，但需要手术干预的仅为 2.4%。喉返神经损伤发生率为 3.1%。其他罕见的并发症包括硬膜撕裂、食管穿孔、原有脊髓型颈椎病恶化、霍纳综合征、内固定失败和伤口感染的发生率为 0.5%，或更低。

吞咽障碍是目前最常见的术后并发症，据报道术后 1 月内吞咽困难的发生率高达 50%，但术后 6 个月吞咽障碍发生率显著下降，为 12.5%[100]。另一个前瞻性研究对 384 例颈前路手术患者进行观察，术后 2 年时他们发现吞咽困难的患病率女性（18.3%）比男性（9.9%）更高，翻修手术患者（27.7%）比初次手术患者（11.3%）更高，手术节段超过 2 节的患者（19.3%）比 2 节或者单节段的患者（9.7%）更高[101]。椎动脉损伤是颈前路手术罕见的并发症，可能是在减压或攻丝时造成的[102]。术前检查是否存在血管变异，术中谨慎操作，可避免椎动脉损伤。如上所述，ACDF 存在融合失败或假关节的风险，并且融合节段每增加 1 节风险也随之增高，多节段 ACDF 的假关节发生率高达 44%。而 ACDF 术后邻椎病的发生率据报道为每年 0.8%~2.9%[47, 49]，作者认为这可能是颈椎病的自然病史而不是融合手术导致的结果。

TDA 的并发症与 ACDF 相似，而其在临床上未被证实能够显著降低邻椎病的发生率。TDA 另一个重要的并发症是异位骨化，ACDF 的目标是完成融合，而 TDA 的目标是保留运动节段。如果终板没有得到充分的保存，就会发生异位骨化导致假体失去功能。尽管这对临床症状的改善无直接关系，但异位骨化在 TDA 术后 12 个月和 24 个月的发生率分别为 44.6% 和 58.2%[103]。

PLF 的主要并发症是术后 6 周内神经症状缓解不佳。虽然这种手术的目的是避免关节突关节融合，但如果超过 50% 的关节突关节受损，则可能会导致颈椎不稳，并需要 2 次手术进行融合，而有研究显示 PLF 再手术率高达 27%[104]。包括大出血在内的术中并发症的发生率为 2.2%。在坐位进行手术时可能会产生空气栓子。尽管椎动脉损伤的发生率很低，但如果减压范围太远也有可能发生[105]。与颈椎前路减压术一样，PLF 也可出现脑脊液漏、术后伤口感染、伤口裂开以及术前症状不缓解的可能性。

（四）预后

总之，神经根型颈椎病的自然史尚不完全清楚。尽管有研究表明高达 92% 的患者对保守治疗有效[27-30]，但也有长期的调查表明有 1/3 的患者在确诊后的十多年里伴有持续的疼痛[106]。但是如果保守治疗失败，则因选择手术治疗，并且手术都有较高的成功率，尤其是单节段的患者。在 90% 以上的患者中，颈椎前路和后路的减压手术均有满意的疗效。此外，有充分的证据表明，与保守治疗相比，手术在 3 ～4 个月时能更好地缓解颈部和（或）手臂疼痛、无力和感觉丧失[107]。

参考文献

[1] Carette S, Fehlings MG. Clinical practice. Cervical radiculopathy. N Engl J Med. 2005;353(4):392–9.

[2] Caridi JM, Pumberger M, Hughes AP. Cervical radiculopathy: a review. HSS J. 2011;7(3):265–72.

[3] Ahlgren BD, Garfin SR. Cervical radiculopathy. Orthop Clin North Am. 1996;27:253–63.

[4] Dillin W, Booth R, Cuckler J, et al. Cervical radiculopathy. Spine. 1986;11:988–91.

[5] Radhakrishnan K, Litchy WJ, O'Fallon WM, et al. Epidemiology of cervical radiculopathy. A population-based study from Rochester, Minnesota, 1976 through 1990. Brain. 1994;117(Pt 2):325–35.

[6] Salemi G, Savettieri G, Meneghini F, et al. Prevalence of cervical spondylotic radiculopathy: a door-to-door survey in a Sicilian municipality. Acta Neurol Scand. 1996;93(2–3):184–8.

[7] Lees F, Turner JW. Natural history and prognosis of cervical spondylosis. Br Med J. 1963;2(5373):1607–10.

[8] Saal JS, Saal JA, Yurth EF. Nonoperative management of herniated cervical intervertebral disc with radiculopathy. Spine. 1996;21(16):1877–83.

[9] Henderson CM, Hennessy RG, Shuey HM Jr, et al. Posteriorlateral foraminotomy as an exclusive operative technique for cervical radiculopathy: a review of 846 consecutively operated cases. Neurosurgery. 1983;13(5):504–12.

[10] Tanaka Y, Kokubun S, Sato T, et al. Cervical roots as origin of pain in the neck or scapular regions. Spine. 2006;31(17):

E568–73.

[11] Slipman CW, Plastaras CT, Palmitier RA, et al. Symptom provocation of fluoroscopically guided cervical nerve root stimulation. Are dynatomal maps identical to dermatomal maps? Spine. 1998;23(20):2235–42.

[12] Bono CM, Ghiselli G, Gilbert TJ, et al. An evidence-based clinical guideline for the diagnosis and treatment of cervical radiculopathy from degenerative disorders. Spine J. 2011;11(1):64–72.

[13] Russell SM. Examination of Peripheral Nerve Injuries: An Anatomical Approach. Thieme: New York; 2006.

[14] Wainner RS, Fritz JM, Irrgang JJ, et al. Reliability and diagnostic accuracy of the clinical examination and patient self-report measures for cervical radiculopathy. Spine. 2003;28(1):52–62.

[15] McGillicuddy JE. Cervical radiculopathy, entrapment neuropathy, and thoracic outlet syndrome: how to differentiate? Invited submission from the Joint Section Meeting on Disorders of the Spine and Peripheral Nerves, March 2004. J Neurosurg Spine. 2004;1(2):179–87.

[16] Houser OW, Onofrio BM, Miller GM, et al. Cervical disk prolapse. Mayo Clin Proc. 1995;70(10):939–45.

[17] Karnaze MG, Gado MH, Sartor KJ, et al. Comparison of MR and CT myelography in imaging the cervical and thoracic spine. Am J Roentgenol. 1988;150(2):397–403.

[18] Houser OW, Onofrio BM, Miller GM, et al. Cervical neural foraminal canal stenosis: computerized tomographic myelography diagnosis. J Neurosurg. 1993;79(1):84–8.

[19] Teresi LM, Lufkin RB, Reicher MA, et al. Asymptomatic degenerative disk disease and spondylosis of the cervical spine: MR imaging. Radiology. 1987;164(1):83–8.

[20] Larsson EM, Holtås S, Cronqvist S, et al. Comparison of myelography, CT myelography and magnetic resonance imaging in cervical spondylosis and disk herniation. Preand postoperative findings. Acta Radiol. 1989;30(3):233–9.

[21] Modic MT, Masaryk TJ, Mulopulos GP, et al. Cervical radiculopathy: prospective evaluation with surface coil MR imaging, CT with metrizamide, and metrizamide myelography. Radiology. 1986;161(3):753–9.

[22] Song KJ, Choi BW, Kim GH, et al. Clinical usefulness of CT–myelogram comparing with the MRI in degenerative cervical spinal disorders: is CTM still useful for primary diagnostic tool? J Spinal Disord Tech. 2009;22(5):353–7.

[23] Bartlett RJ, Hill CR, Gardiner E. A comparison of T2 and gadolinium enhanced MRI with CT myelography in cervical radiculopathy. Br J Radiol. 1998;71(841):11–9.

[24] Levin KH. Approach to the patient with suspected radiculopathy. Neurol Clin. 2012;30(2):581–604.

[25] American Association of Electrodiagnostic Medicine, So YT. Guidelines in electrodiagnostic medicine. Practice parameter for needle electromyographic evaluation of patients with suspected cervical radiculopathy. Muscle Nerve Suppl. 1999;8:S209–21.

[26] Gore DR, Sepic SB, Gardner GM, et al. Neck pain: a longterm follow–up of 205 patients. Spine. 1987;12(1):1–5.

[27] Rubin D. Cervical radiculitis: diagnosis and treatment. Arch Phys Med Rehabil. 1960;41:580–6.

[28] Pain in the neck and arm: a multicentre trial of the effects of physiotherapy, arranged by the British Association of Physical Medicine. Br Med J. 1966;1(5482):253–8.

[29] Martin GM, Corbin KB. An evaluation of conservative treatment for patients with cervical disk syndrome. Arch Phys Med Rehabil. 1954;35(2):87–92.

[30] McCormack BM, Weinstein PR. Cervical spondylosis. An update. West J Med. 1996;165(1–2):43–51.

[31] Casey E. Natural history of radiculopathy. Phys Med Rehabil Clin N Am. 2011;22(1):1–5.

[32] Jette DU, Jette AM. Physical therapy and health outcomes in patients with spinal impairments. Phys Ther. 1996;76(9):930– 41; discussion 942–5. Erratum in: Phys Ther. 1997;77(1):113.

[33] Dreyer SJ, Boden SD. Nonoperative treatment of neck and arm pain. Spine. 1998;23(24):2746–54.

[34] Cyteval C, Thomas E, Decoux E, et al. Cervical radiculopathy: open study on percutaneous periradicular foraminal steroid infiltration performed under CT control in 30 patients. Am J Neuroradiol. 2004;25(3):441–5.

[35] Kolstad F, Leivseth G, Nygaard OP. Transforaminal steroid injections in the treatment of cervical radiculopathy. A prospective outcome study. Acta Neurochir. 2005;147(10):1065–70.

[36] Lin EL, Lieu V, Halevi L, et al. Cervical epidural steroid injections for symptomatic disc herniations. J Spinal Disord Tech. 2006;19(3):183–6.

[37] Anderberg L, Annertz M, Persson L, et al. Transforaminal steroid injections for the treatment of cervical radiculopathy: a prospective and randomised study. Eur Spine J. 2007;16(3):321–8.

[38] Anderberg L, Annertz M, Rydholm U, et al. Selective diagnostic nerve root block for the evaluation of radicular pain in the multilevel degenerated cervical spine. Eur Spine J. 2006;15(6):794–801.

[39] Persson LC, Moritz U, Brandt L, et al. Cervical radiculopathy: pain, muscle weakness and sensory loss in patients with cervical radiculopathy treated with surgery, physiotherapy or cervical collar. A prospective, controlled study. Eur Spine J. 1997;6(4):256–66.

[40] Sampath P, Bendebba M, Davis JD, et al. Outcome in patients with cervical radiculopathy. Prospective, multicenter study with independent clinical review. Spine. 1999;24(6):591–7.

[41] Hauerberg J, Kosteljanetz M, Bøge–Rasmussen T, et al. Anterior cervical discectomy with or without fusion with ray titanium cage: a prospective randomized clinical study. Spine. 2008;33(5):458–64.

[42] Xie JC, Hurlbert RJ. Discectomy versus discectomy with fusion versus discectomy with fusion and instrumentation: a prospective randomized study. Neurosurgery. 2007;61(1):107–16.

[43] Korinth MC, Krüger A, Oertel MF, et al. Posterior foraminotomy or anterior discectomy with polymethyl methacrylate interbody stabilization for cervical soft disc disease: results in 292 patients with monoradiculopathy. Spine. 2006;31(11):1207–14.

[44] Heary RF, Ryken TC, Matz PG, et al. Cervical laminoforaminotomy for the treatment of cervical degenerative radiculopathy. J Neurosurg Spine. 2009;11(2):198–202.

[45] Tumialán LM, Ponton RP, Gluf WM. Management of unilateral cervical radiculopathy in the military: the cost effectiveness of posterior cervical foraminotomy compared with anterior cervical discectomy and fusion. Neurosurg Focus. 2010;28(5):E17.

[46] Baaj AA, Uribe JS, Vale FL, et al. History of cervical disc arthroplasty. Neurosurg Focus. 2009;27(3):E10.

[47] Hilibrand AS, Carlson GD, Palumbo MA, et al. Radiculopathy and myelopathy at segments adjacent to the site of a previous anterior cervical arthrodesis. J Bone Joint Surg Am. 1999;81(4):519–28.

[48] Song KJ, Choi BW, Jeon TS, et al. Adjacent segment degenerative disease: is it due to disease progression or a fusion–associated phenomenon? Comparison between segments adjacent to the fused and non–fused segments. Eur Spine J. 2011;20(11):1940–5.

[49] Wu JC, Liu L, Huang WC, et al. The incidence of adjacent segment disease requiring surgery after anterior cervical discectomy and fusion: estimation using an eleven–year comprehensive nationwide database in Taiwan. Neurosurgery. 2012;70(3):594–601.

[50] Mummaneni PV, Burkus JK, Haid RW, et al. Clinical and radiographic analysis of cervical disc arthroplasty compared with allograft fusion: a randomized controlled clinical trial. J Neurosurg Spine. 2007;6(3):198–209.

[51] Heller JG, Sasso RC, Papadopoulos SM, et al. Comparison of BRYAN cervical disc arthroplasty with anterior cervical decompression and fusion: clinical and radiographic results of a randomized, controlled, clinical trial. Spine. 2009;34(2):101–7.

[52] Sasso RC, Anderson PA, Riew KD, et al. Results of cervical arthroplasty compared with anterior discectomy and fusion: four–year clinical outcomes in a prospective, randomized controlled trial. J Bone Joint Surg Am. 2011;93(18): 1684–92.

[53] Garrido BJ, Taha TA, Sasso RC. Clinical outcomes of Bryan cervical disc arthroplasty a prospective, randomized, controlled, single site trial with 48–month follow–up. J Spinal Disord Tech. 2010;23(6):367–71.

[54] Murrey D, Janssen M, Delamarter R, et al. Results of the prospective, randomized, controlled multicenter Food and Drug Administration investigational device exemption study of the ProDisc–C total disc replacement versus anterior discectomy and fusion for the treatment of 1–level symptomatic cervical disc disease. Spine J. 2009;9(4): 275–86.

[55] Denaro V, Di Martino A. Cervical spine surgery: an historical perspective. Clin Orthop Relat Res. 2011;469(3):639–48.

[56] Robinson R, Smith G. Anterior lateral disc removal and interbody fusion for cervical disc syndrome. Bull Johns Hopkins Hosp. 1955;69:223–4.

[57] Smith GW, Robinson RA. The treatment of certain cervicalspine disorders by anterior removal of the intervertebral disc and interbody fusion. J Bone Joint Surg Am. 1958;40– A(3):607–24.

[58] Cloward RB. The anterior approach for removal of ruptured cervical disks. J Neurosurg. 1958;15(6):602–17.

[59] Bailey RW, Badgley CE. Stabilization of the cervical spine by anterior fusion. J Bone Joint Surg Am. 1960;42–A: 565–94.

[60] Grob D, Peyer JV, Dvorak J. The use of plate fixation in anterior surgery of the degenerative cervical spine: a comparative prospective clinical study. Eur Spine J. 2001;10(5):408–13.

[61] Mobbs RJ, Rao P, Chandran NK. Anterior cervical discectomy and fusion: analysis of surgical outcome with and without plating. J Clin Neurosci. 2007;14(7):639–42.

[62] Wang JC, McDonough PW, Kanim LE, et al. Increased fusion rates with cervical plating for three–level anterior cervical discectomy and fusion. Spine. 2001;26(6):643–6.

[63] Wang JC, McDonough PW, Endow KK, et al. Increased fusion rates with cervical plating for two–level anterior cervical discectomy and fusion. Spine. 2000;25(1):41–5.

[64] Wang JC, McDonough PW, Endow K, et al. The effect of cervical plating on single–level anterior cervical discectomy and fusion. J Spinal Disord. 1999;12(6):467–71.

[65] Kaiser MG, Haid RW Jr, Subach BR, et al. Anterior cervical plating enhances arthrodesis after discectomy and fusion with cortical allograft. Neurosurgery. 2002;50(2):229–36.

[66] DuBois CM, Bolt PM, Todd AG, et al. Static versus dynamic plating for multilevel anterior cervical discectomy and fusion. Spine J. 2007;7(2):188–93.

[67] Chau AM, Mobbs RJ. Bone graft substitutes in anterior cervical discectomy and fusion. Eur Spine J. 2009;18(4):449–64.

[68] Bishop RC, Moore KA, Hadley MN. Anterior cervical interbody fusion using autogeneic and allogeneic bone graft substrate: a prospective comparative analysis. J Neurosurg. 1996;85(2):206–10.

[69] Samartzis D, Shen FH, Matthews DK, et al. Comparison of allograft to autograft in multilevel anterior cervical discectomy and fusion with rigid plate fixation. Spine J. 2003;3(6):451–9.

[70] Schnee CL, Freese A, Weil RJ, et al. Analysis of harvest morbidity and radiographic outcome using autograft for anterior cervical fusion. Spine. 1997;22(19):2222–7.

[71] Hee HT, Kundnani V. Rationale for use of polyetheretherketone polymer interbody cage device in cervical spine surgery. Spine J. 2010;10(1):66–9.

[72] Vavruch L, Hedlund R, Javid D, et al. A prospective randomized comparison between the cloward procedure and a carbon fiber cage in the cervical spine: a clinical and radiologic study. Spine. 2002;27(16):1694–701.

[73] Song KJ, Choi BW, Kim GH, et al. Usefulness of polyetheretherketone (PEEK) cage with plate augmentation for anterior arthrodesis in traumatic cervical spine injury. Spine J. 2010;10(1):50–7.

[74] Baskin DS, Ryan P, Sonntag V. A prospective, randomized, controlled cervical fusion study using recombinant human bone morphogenetic protein–2 with the CORNERSTONE– SR allograft ring and the ATLANTIS anterior cervical plate. Spine. 2003;28(12):1219–24.

[75] Shen HX, Buchowski JM, Yeom JS, et al. Pseudarthrosis in multilevel anterior cervical fusion with rhBMP–2 and allograft: analysis of one hundred twenty–seven cases with minimum two–year follow–up. Spine. 2010;35(7):747–53.

[76] Boakye M, Mummaneni PV, Garrett M, et al. Anterior cervical discectomy and fusion involving a polyetheretherketone spacer and bone morphogenetic protein. J Neurosurg Spine. 2005;2(5):521–5.

[77] Shields LB, Raque GH, Glassman SD, et al. Adverse effects associated with high–dose recombinant human bone morphogenetic protein–2 use in anterior cervical spine fusion. Spine. 2006;31(5):542–7.

[78] Smucker JD, Rhee JM, Singh K, et al. Increased swelling complications associated with off–label usage of rhBMP–2 in the anterior cervical spine. Spine. 2006;31(24):2813–9.

[79] Emery SE, Fisher JR, Bohlman HH. Three–level anterior cervical discectomy and fusion: radiographic and clinical results. Spine. 1997;22(22):2622–4.

[80] Bohlman HH, Emery SE, Goodfellow DB, et al. Robinson

anterior cervical discectomy and arthrodesis for cervical radiculopathy. Long-term follow-up of one hundred and twenty-two patients. J Bone Joint Surg Am. 1993;75(9): 1298–307.

[81] Uribe JS, Sangala JR, Duckworth EA, et al. Comparison between anterior cervical discectomy fusion and cervical corpectomy fusion using titanium cages for reconstruction: analysis of outcome and long-term follow-up. Eur Spine J. 2009;18(5):654–62.

[82] Nirala AP, Husain M, Vatsal DK. A retrospective study of multiple interbody grafting and long segment strut grafting following multilevel anterior cervical decompression. Br J Neurosurg. 2004;18(3):227–32.

[83] Brodsky AE, Khalil MA, Sassard WR, et al. Repair of symptomatic pseudoarthrosis of anterior cervical fusion. Posterior versus anterior repair. Spine. 1992;17(10): 1137–43.

[84] Frykholm R. Deformities of dural pouches and strictures of dural sheaths in the cervical region producing nerve-root compression: a contribution to the etiology and operative treatment of brachial neuralgia. J Neurosurg. 1947;4: 403–13.

[85] Scoville WB, Whitcomb BB. Lateral rupture of cervical intervertebral disks. Postgrad Med. 1966;39:174–80.

[86] Farin A, Wang MY. Posterior keyhole cervical foraminotomy. In: Kim DH, Henn JS, Vaccaro AR, Dickman CA (Eds). Surgical Anatomy & Techniques to the Spine. Philadelphia, PA: Saunders Elsevier; 2006. pp. 164–7.

[87] Russell SM, Benjamin V. Posterior surgical approach to the cervical neural foramen for intervertebral disc disease. Neurosurgery. 2004;54(3):662–5, discussion 665–6.

[88] Herkowitz HN, Kurz LT, Overholt DP. Surgical management of cervical soft disc herniation. A comparison between the anterior and posterior approach. Spine. 1990;15(10):1026–30.

[89] Fessler RG, Khoo LT. Minimally invasive cervical microendoscopic foraminotomy: an initial clinical experience. Neurosurgery. 2002;51(5 Suppl):S37–45.

[90] Kim KT, Kim YB. Comparison between open procedure and tubular retractor assisted procedure for cervical radiculopathy: results of a randomized controlled study. J Korean Med Sci. 2009;24(4):649–53.

[91] Ruetten S, Komp M, Merk H, et al. A new full-endoscopic technique for cervical posterior foraminotomy in the treatment of lateral disc herniations using 6.9-mm endoscopes: prospective 2-year results of 87 patients. Minim Invasive Neurosurg. 2007;50(4):219–26.

[92] Winder MJ, Thomas KC. Minimally invasive versus open approach for cervical laminoforaminotomy. Can J Neurol Sci. 2011;38(2):262–7.

[93] Traynelis VC. The Prestige cervical disc replacement. Spine J. 2004;4(6 Suppl):310S–4S.

[94] Papadopoulos S. The Bryan cervical disc system. Neurosurg Clin N Am. 2005;16(4):629–36.

[95] Chi JH, Ames CP, Tay B. General considerations for cervical arthroplasty with technique for ProDisc-C. Neurosurg Clin N Am. 2005;16(4):609–19.

[96] Jawahar A, Cavanaugh DA, Kerr EJ 3rd, et al. Total disc arthroplasty does not affect the incidence of adjacent segment degeneration in cervical spine: results of 93 patients in three prospective randomized clinical trials. Spine J. 2010;10(12):1043–8.

[97] Fallah A, Akl EA, Ebrahim S, et al. Anterior cervical discectomy with arthroplasty versus arthrodesis for single-level cervical spondylosis: a systematic review and meta-analysis. PLoS One. 2012;7(8):e43407.

[98] Cardoso MJ, Rosner MK. Multilevel cervical arthroplasty with artificial disc replacement. Neurosurg Focus. 2010; 28(5):E19.

[99] Fountas KN, Kapsalaki EZ, Nikolakakos LG, et al. Anterior cervical discectomy and fusion associated complications. Spine. 2007;32(21):2310–7.

[100] Bazaz R, Lee MJ, Yoo JU. Incidence of dysphagia after anterior cervical spine surgery: a prospective study. Spine. 2002;27(22):2453–8.

[101] Lee MJ, Bazaz R, Furey CG, et al. Risk factors for dysphagia after anterior cervical spine surgery: a two-year prospective cohort study. Spine J. 2007;7(2):141–7.

[102] Golfinos JG, Dickman CA, Zabramski JM, et al. Repair of vertebral artery injury during anterior cervical decompression. Spine. 1994;19(22):2552–6.

[103] Chen J, Wang X, Bai W, et al. Prevalence of heterotopic ossification after cervical total disc arthroplasty: a metaanalysis. Eur Spine J. 2012;21(4):674–80.

[104] Wirth FP, Dowd GC, Sanders HF, et al. Cervical discectomy. A prospective analysis of three operative techniques. Surg Neurol. 2000;53(4):340–6, discussion 346–8.

[105] Epstein NE. A review of laminoforaminotomy for the management of lateral and foraminal cervical disc herniations or spurs. Surg Neurol. 2002;57(4):226–33, discussion 233–4.

[106] DePalma AF, Subin DK. Study of the cervical syndrome. Clin Orthop Relat Res. 1965;38:135–42.

[107] Matz PG, Holly LT, Groff MW, et al. Indications for anterior cervical decompression for the treatment of cervical degenerative radiculopathy. J Neurosurg Spine. 2009; 11(2):174–82.

第 26 章　脊髓型颈椎病
Cervical Spondylotic Myelopathy

Sean Barry　Michael G Fehlings　**著**

臧法智　**译**　　陈华江　**校**

一、流行病学与自然史

脊髓病（myelopathy）的发病源自于任何原因导致的脊髓功能损害。同样，神经根病（radiculopathy）是由脊神经根的病理性改变引起。脊髓神经根病（myeloradiculopathy）则表示脊髓和神经根同时受累。这三个名词都是非特异性的，可能是多种临床疾病导致的结果，包括退变、感染、肿瘤、创伤、血管性和风湿性疾病等。本章将集中讨论颈脊髓神经根病最常见的病因，脊髓型颈椎病（cervical spondylotic myelopathy，CSM）。CSM 是指因颈椎椎间盘、小关节、韧带和结缔组织出现年龄相关的退变性骨关节炎改变而导致的脊髓病。

颈脊髓神经根病的确切患病率和发病率尚不清楚，但仍可以认为是一种常见的疾病。颈椎病是导致 55 岁以上患者罹患脊髓神经根病的最常见原因。总的来说，CSM 也是非创伤性脊髓损伤（spinal cord injury，SCI）最常见的原因，常导致严重的神经功能障碍和生活质量下降[1]。由于 CSM 独特的病理生理学特点，它主要是一种老年性疾病。后纵韧带骨化（ossification of the posterior longitudinal ligament，OPLL）也会导致脊髓压迫和功能障碍，是 CSM 的另一个重要原因。在亚洲人群中，OPLL 更为常见。CSM 对男性的影响比女性多，比例为 2.7：1[2]。

在一个 585 例非创伤性 SCI 患者的前瞻性研究中，23.6% 的致病原因是 CSM。该研究中的患者平均诊断年龄为 64 岁。其中多节段病变的病例最常见，而在单节段病例中 $C_5 \sim C_6$ 节段最常累及[3]。其他常见的颈脊髓神经根病原因包括创伤、原发性和转移性肿瘤、感染和黄韧带骨化。

CSM 的病理生理学特点包括静态和动态力学部分。机械性创伤激活脊髓中复杂的生物分子级联改变，从而导致缺血、兴奋毒性和凋亡[4]。由此产生的特征性神经病理特点包括囊性空化、胶质增生、下行和上行传导束的 Wallerian 变性，以及前角细胞丢失[5]。虽然目前对 CSM 的发展所涉及的生物力学和分子机制的理解有限，但它仍是目前热门的研究领域。明确这些机制将有利于开发治疗性的神经保护剂，与外科减压治疗策略结合使用。最新研究报道，Fas/Fas 配体介导的神经元、少突胶质细胞凋亡和由此产生的炎症在脊髓退变的病理改变中发挥作用，并影响 CSM 的神经元功能和存活[6]。

颈椎病中骨赘形成和椎间盘退变是人衰老的自然结果。年龄被反复视为 CSM 发展最常见的危险因素。随着人口的不断老龄化，CSM 的发病率将反映这一现象。据报道，在 30—40 岁男性中，颈椎病的影像学患病率为 13%，而 70—80 岁时接近 100%。在女性中，40 岁的患病率为 5%，70 岁时增至 96%[7]。男性比女性患 CSM 更常见，而且影像学改变往往也更严重[8]。

曾有大量研究提出 CSM 发生的遗传倾向。将遗传学与 CSM 联系起来的研究历史悠久，有关于双胞胎患病的研究，还有家庭成员中异常高发病率的病例报道等[9, 10]。虽然这些研究有效地证明了基因在 CSM 发生中的潜在作用，但仍是一种推测。也有证据表明唐氏综合征患者的颈椎病患病率和较早发展为颈椎病的风险有所增加。其他不太常见的遗传综合征，如 Kniest 综合征（一种与复杂骨骼表现相关的胶原病变）和进行性骨化性纤维发育不良可导致各种颈椎管狭窄，导致危及生命的脊髓病[11]。最近，一项大规模的人群研究采集了犹他州 200 多万居民的家谱数据，证明了症状性 CSM 患者的近亲和远亲存在过度家族聚集趋势[12]。目前的研究领域是确定引起这种易感性的特定基因，并直接以生物靶向方法预防和治疗 CSM。

CSM 的自然病史是可变的，但长期逐渐进展的神经功能障碍仍是典型表现。有些患者的症状可能会稳定一段时间，但很少会自发改善[13]。然而，用于确定真实自然史的证据质量很低，还有许多问题尚待解答。一方面是由于患者群体的异质性，另一方面是由于对 CSM 进行了更积极的外科治疗，就难以对许多患者进行纵向分析。只有在没有手术干预的情况下，才能研究 CSM 的真实自然史。此外，大多数自然史研究缺乏经过验证的客观结果指标，而是依赖于定性数据。Matz 等[14]对关于该病自然史的文献进行了良好的总结，为轻度 CSM 患者的治疗提供了一些指导。有证据表明，可以预估 75 岁以下的患者 3 年内的临床稳定性。然而，目前尚不能完全推荐这一方法。轻度脊髓病可能是患者严重功能残疾的根源。同样，临床稳定性并不总是等同于良好的临床结果[15]。

随着脊柱老化，颈椎间盘退变逐渐加剧，导致前后骨赘形成。随后黄韧带和小关节肥大。这些过程经常导致椎管变窄，随后神经组织受压。这种自然衰老过程在普通人群中几乎无处不在，但在先天性椎管狭窄的个体中可能病程会加剧。早期颈椎病一般无症状。一项对无症状受试者颈椎的磁共振成像（magnetic resonance imaging, MRI）研究发现，60 岁以上的男性退行性椎间盘疾病的患病率为 86%，女性为 89%。作者还发现年龄和影像学上的退行性改变之间存在线性关系。近 8% 的病例可见脊髓压迫[16]。解剖学研究结果也支持了公认的观点，即大多数颈椎病没有症状表现。在一个 200 例尸检的系列研究中，53.5% 的标本显示出颈椎病表现，7.5% 的标本显示出脊髓受压表现。有颈椎病者的平均年龄（70.2 岁）明显大于无颈椎病者（57.3 岁）[17]。CSM 在 40 岁以下的患者中很少见。

二、检查（临床表现）

（一）症状和体征

CSM 的临床表现是多样的和难以预测的。没有病理学结果可循。发病通常是隐匿性的，但对于患者来说，在跌倒或其他轻微创伤导致急性脊髓损伤后出现神经功能突然恶化的情况并不少见。过度伸展是最常见的损伤机制，中央管综合征则是常见的损伤表现形式。

症状和体征取决于受累神经部位的不同。脊髓和颈神经根的多节段压迫，通常导致上下运动神经元同时受累的不对称表现。根据我们的经验，轻微的步态障碍是最常见的初始症状。患者会经常抱怨腿部僵硬和由此导致的失平衡。四肢麻木和感觉异常是常见的主诉。其他症状则具有不确定性，包括上肢和下肢的无力、动作不协调。手的灵活度下降是一个非常常见的早期表现，可被患者描述为扣衣服扣子的困难和其他精细活动障碍。通常，颈部轴性痛并不是患者主诉。明显的颈部疼痛应引起对肿瘤或感染性病因的怀疑。同样，以疼痛为主诉时，必须排除外伤史造成的不稳定。

括约肌功能损伤也是一个相对常见的表现。在一个 269 例患者的研究中，膀胱功能障碍占 18%，肠道功能障碍占 15%[18]。

在体格检查中，最早的运动体征包括手外在肌和三头肌无力[19]。椎管狭窄节段以下的深部肌腱反射亢进。霍夫曼征、巴宾斯基征和肌阵挛常为阳性。然而，大约 20% 的脊髓病患者缺乏典型的客观检查结果[20]。与引起脊髓病的其他原因一样，莱尔米特征（L'Hermittes sign）也可能表现为阳性。该征的典型表现是颈屈曲时由颈部向下放射的触电感。

一个有用的筛查方法是下颌反射。这种反射是由第 5 脑神经介导的，可能是肌萎缩性侧索硬化症（amyotrophic lateral sclerosis，ALS）或多发性硬化（multiple sclerosis，MS）的标志。活跃则提示皮质脊髓病变，由颈脊髓以上的病变引起。但是，这个表现并不常见，因此价值有限[21]。

神经传导和肌电图（electromyelography，EMG）是评估 CSM 的重要辅助诊断手段。因为它们主要评估脊髓远端的下运动神经元功能，本身不足以评估脊髓压迫。它们通常用于排除神经根病的其他鉴别诊断，如尺神经或正中神经卡压或肌萎缩侧索硬化症。

虽然神经电生理监测经常在 CSM 患者的手术中应用，但术前运动诱发电位（motor evoked potentials，MEP）、体感诱发电位（somatosensory evoked potentials，SEP）和其他形式的神经电生理学检查并不是常规的术前检查。Lyu 等对 39 例临床和影像学诊断为脊髓型颈椎病的患者进行了 SEP 和 MEP 检查，发现上肢 MEP 是最敏感的脊髓病检测方法[22]。正中神经和胫神经脊柱 EMG SEP 与改良日本骨科协会量表（mJOA）测量的脊髓病严重程度有相关性。正中神经 SEP 正常者手术效果优于异常者。深入了解 CSM 患者的临床特点，预估手术效果，有助于确定最佳治疗方案。影响患者预后的因素越来越明显，但仍有许多问题没有得到解答。最近一项关于预测 CSM 患者颈椎减压手术效果的临床因素的系统性回顾研究，发现对于临床指标尚不明确的患者，术前 SEP 可作为客观的补充数据[23]。

Mummaneni 等对 CSM 患者 EMG 评估的综述性研究，建议对非典型和罕见症状的患者，或考虑疾病为多种因素所致的患者，术前应进行 EMG 检查。他们的结论是 EMG 在检测颈神经根病变方面的敏感性很差。而且，几乎没有证据支持肌电图能够预测减压手术的效果[24]。

（二）分级和功能结果测量

使用适当的客观功能参数来评估保守治疗或手术治疗患者，是记录 CSM 患者功能障碍状态的关键方法。两个最常用的系统是 mJOA 评分和 Nurick 分级（表 26-1 和表 26-2）。这些量表评估了功能障碍的程度和影响方面。Nurick 分级是一个非特异性的量表，强调对个人活动能力和工作能力的损害[25]。mJOA 是一个经过验证的可靠系统，考虑到了上下肢的感觉和运动功能及括约肌功能障碍（表 26-2）。但它也不是一个可以评估

表 26–1　**Nurick 分级**

0	有神经根性症状或体征，无脊髓受累表现
1	有脊髓受累表现，但无行走困难
2	行走有点困难，但不妨碍全职工作
3	行走困难，妨碍全职工作或不能完成所有家务，但走路无须他人帮助
4	需要他人帮助或支撑工具才能走路
5	坐轮椅或卧床不起

表 26–2　改良的日本骨科协会评分系统

分　值	定　义
运动功能障碍	
上肢	
0	手无法活动
1	不能用勺子吃饭，但手能活动
2	不能系衣扣，但能用勺子吃饭
3	能系衣扣，但很困难
4	能系衣扣，有点困难
5	无障碍
下肢	
0	完全丧失运动和感觉功能
1	感觉存在，但下肢无法移动
2	下肢可以移动，但无法行走
3	能够借助助行器（手杖或拐杖）在平地行走
4	扶栏杆才能够上下楼梯
5	中至重度缺乏稳定性，但能够不扶栏杆上下楼梯
6	轻度缺乏稳定性，但能够在没有辅助的情况下平稳地行走
7	无障碍
感觉功能障碍	
上肢	
0	手部感觉完全丧失
1	严重感觉丧失或疼痛
2	轻度感觉缺失
3	无感觉缺失
括约肌功能障碍	
0	无法自主排尿
1	重度排尿困难
2	轻到中度排尿困难
3	正常排尿

各个方面损害的全面量表。颈部残障指数（neck disability index，NDI）是另一种常用的结果测量指标，用于评估患者感知到的功能障碍和疾病对个人日常生活的影响。NDI 包含 10 项，其中 7 项与日常活动有关，2 项与疼痛有关，1 项与注意力集中有关。NDI 已被证实是一个用于颈痛患者的可靠且有效的自我评估问卷[26]。

对于接受了减压手术的 CSM 患者来说，步态分析是一种切实可行的测量方法[27]。Singh 和 Crockard 开发了一个简单的 30m 步行测试，作为 CSM 严重程度的定量化测量方法。他们对 41 例经手术治疗的 CSM 患者进行了步态分析，结果显示术前和术后步行时间存在显著差异[28]。

贝格平衡量表（Berg balance scale，BBS）是一种广泛用于测量老年人静态和动态平衡能力的测验。它是一个经过良好验证且易于重复使用的量表，包含 14 个项目，被认为是平衡功能评估的"金标准"。在 Furlan 等的一项研究中，发现 81 例 CSM 患者术后 6 个月和 1 年的 BBS 评分都有显著改善[29]。

为了评价 SCI 后的上肢功能，有学者制定了用于力量、感觉和握持的分级再定义评估方法（GRASSP）。这一客观的临床研究工具评价了手功能的三个重要方面：力量、感觉和握持。这是一项重要的临床评价指标，可在患者的诊断、治疗和康复过程中定期进行。GRASSP 最近被发现在完全性或不完全性四肢瘫痪患者的标准化上肢功能评估过程中，表现出了良好的可信度、结构效度和同时效度[30]。

（三）实验室检查

除了常规的术前血液检查外，实验室检查通常只用于怀疑或需要排除其他诊断的病例。在脊柱亚专科的实践中，几乎所有的患者都已经进行过相关的影像学检查。考虑到颈椎病在普通人群中的高发病率，可能导致临床医生想当然地认为所有的神经损伤都是由于影像学上明显的压迫所致。应该时刻保持对其他诊断的高度怀疑。在影像学上可能表现不明显的容易与 CSM 混淆的疾病包括 MS、运动神经元疾病（尤其是 ALS）、压迫性周围神经病变、腕管综合征（carpal tunnel syndrome，CTS）和尺神经病变。CSM 的临床表现通常是双侧的，因此，每当诊断为双侧 CTS 时，临床医生都应保持高度的怀疑。

ALS 是一个特别重要的鉴别诊断。它是所有运动神经元疾病中最常见的。病理学角度上，可以通过运动皮质和脊髓前角中神经胶质增生和神经元丢失来鉴别。临床上，它最常表现为局部萎缩性肢体无力或构音障碍，而后在严重程度和位置上进展，累及上下运动神经元。一般来说，这不是一个容易鉴别的诊断，神经科医生可能需要几个月的时间来排除导致症状和体征的其他可能原因。对于鉴别 ALS 非常重要的是，感觉体征明显缺失，而延髓体征则可能存在。肌电图在鉴别 ALS 中具有一定作用。典型的表现包括弥漫性纤颤和束状电位，以及大的杂乱运动单元电位，这些在脊髓型颈椎病中都是不存在的。ALS 的电生理诊断标准已根据 El Escorial 标准建立[31]。

任何表现出免疫功能受损或系统性感染的患者都需要进行感染相关性检查。

脱髓鞘和非感染性炎症是脊髓病的常见原因，应予以考虑。对于疑似 MS 的病例，应进行脑脊液（cerebrospinal fluid，CSF）采样和检查。风湿性疾病，如强直性脊柱炎、弥漫性特发性骨骼增生症（diffuse idiopathic skeletal hyperostosis，DISH）和 OPLL 常在影像学检查中发现，并可通过血清学标志物（如 HLA-B27）加以证实。

以感觉症状和影像学表现为主的颈椎病患者，应考虑双重病理因素的可能。营养和代谢紊乱与颈椎病并存，尤其是老年人。这些异常的发现和纠正应在手术前完成[32]。

（四）影像学检查

所有诊断为脊髓型颈椎病的患者都需要做 MRI 检查。这是一种无创、高分辨率、多平面的评估神经和韧带结构的方法。MRI 对脊髓的大小和轮廓的描绘都很敏感。它还能够描述内部信号强度和髓内病变过程，如水肿、脱髓鞘、出血、肿瘤、脊髓空洞症和梗死。硬膜内髓外和硬膜外的病理改变，如血肿、肿瘤和血管畸形也可以很好地显示出来，可以用来鉴别诊断。还应评估枕骨大孔是否存在 Chiari 畸形。

对于行 MRI 检查有禁忌的患者，计算机断层扫描（CT）下的脊髓造影是首选。有 II 级证据建议术前进行 MRI 或 CT 脊髓造影，以确定准备接受择期手术的 CSM 患者是否存在病理性压迫[24]。

已有大量研究证实，特定的 MRI 结果可用于预估临床疗效。最常见的研究发现是在术前影像学上 T_2 加权像单节段或多节段的髓内高信号。有关 T_1 低强度信号的研究相对较少。一项对 121 例经手术治疗的 CSM 患者的研究表明，与 T_1 和 T_2 加权图像均出现信号改变的患者相比，无髓内信号改变或仅 T_2 加权图像上有信号改变的患者预后更好。脊髓信号改变消退的患者预后明显较好[33]。还有研究发现术前 T_2 高信号的术后恢复与更好的功能改善相关[34]。Holly 等进行了系统性文献回顾，总结出 T_2 MRI 上多节段高信号预示着手术后的效果不佳。文献对局灶性 T_2 高信号的研究结论不太一致，一些研究表明该表现预示着较为消极的治疗结果，也有一些研究则持否定态度。T_1 低信号与 T_2 高信号相结合的表现似乎是预后较差的一致性预测因素[35]。减压后没有脊髓再扩张也与术后预后差有关[36]。MRI 上 CSM 特有的其他发现包括脊髓横截面积（transverse area spinal cord，TASC）减小，在最大压迫水平上导致香蕉形脊髓变形。

在引起神经根性症状的颈椎病患者中，Ashkan 等研究了 MRI 预测手术结果的能力。术前 MRI 显示 45 例患者椎间孔压迫，术后症状好转。MRI 对神经根受压的敏感性（92%）高于肌电图（42%）[37]。

当怀疑存在钙化病变时，CT 是首选的检查方法。如果怀疑有外伤，也应进行 CT 检查。CT 可以对骨赘和钙化的椎间盘或韧带进行最佳成像。CT 对 OPLL 的研究特别有帮助。CT 还可以用于详细规划颈椎内固定置入轨迹，从而减少螺钉相关的并发症。

平片对评估脊柱的序列很重要。动态屈伸位片对于研究脊柱节段不稳非常重要。利用 X 线片可以测量椎管的绝对直径。侧位平片上颈椎管平均矢状径为 17mm，但不同性别和种族间差异显著[38]。更准确的狭窄指标是由巴甫洛夫比值（Pavlov Ratio）来定义的，避免了从 X 线片直接测量的固有误差，包括不同的测量点间误差和放大误差。巴甫洛夫比值的计算方法是将椎管中部的矢状径除以相应椎体的矢状径，比值 < 0.8 表示狭窄[39]。

磁共振纤维束成像和弥散张量成像（diffusion tensor imaging，DTI）虽然可能描述离散的上升和下降纤维束，但仍停留在实验和临床前阶段。MRI 成像的敏感性既是其最大的优势，也是其主要的局限性。如上所述，临床上经常在影像学检查时偶然间发现无症状的脊髓压迫。如果考虑手术，则任何影像学检查结果都应与临床症状和体征相符。

三、药物治疗

CSM 的病理生理机制被认为是三方面的，包括静态和动态的物理压迫损伤，以及脊髓缺血[5]。这种复合型损伤常常导致脊髓损伤，超出了直接压迫的病理学范围。对 CSM 涉及的细胞分子机制更深入的了解，有助于今后临床上药物治疗研究的发展。目前还没有药物被证实对急性或亚急性脊髓损伤足够有效，可以转化为神经保护剂供临床应用。一项重要的正在进行的临床试验是 CSM-Protect 研究（Riluzole 在脊髓型颈椎病外科治疗中的疗效）。Riluzole 是 FDA 批准的用于治疗 ALS 的药物。如前文所述，ALS 有几个与 CSM 相似的临床特征。创伤性和非创伤性 SCI 的临床前实验证据表明，这种谷氨酸钠拮抗药可能会给患者带来神经保护的作用。CSM-Protect 是一项随机、双盲、安慰剂对照的多中心试验，研究 Riluzole 在作为 CSM 患者手术减压辅助治疗上的潜在益处（http://clinicaltrials.gov/ct2/show/NCT01257828?term=riluzole+CSM&rank=1）。

脊髓型颈椎病仍然是一种以手术减压为主要治疗手段的疾病。当出现轴性或神经根性疼痛的患者，缺乏客观的神经学发现时，保守治疗是首选治疗方案。最佳治疗方案必须根据不同的患者进行个性化定制。然而，对于有脊髓受损症状的患者，如果没有医学禁忌证，就应该进行手术减压。有些病例在最初的主观主诉可能是轻微的、缓慢进展的。药物治疗和非药物治疗方法可以单独使用，也可以与手术相结合使用。目前，药物治疗的作用仅限于治疗颈痛、神经根受损引起的神经源性疼痛和脊髓受损继发的肌肉痉挛。药物治疗在疾病的急性、亚急性期和术后缓慢康复阶段也有重要作用。

目前缺乏对药物治疗和非药物治疗疗效的重要临床研究，现有研究质量较差。目前尚无针对神经根性痛或颈肩痛的外科治疗与保守治疗差异的前瞻性随机试验。尽管如此，对于几乎每一位接受治疗的 CSM 患者，仍有大量的治疗方法被单独或联合使用。最常用的药物是非甾体抗炎药、类阿片或其他镇痛药、肌肉松弛药和神经调节药物（三环类抗抑郁药和抗癫痫药）。最常用的非药物治疗方法包括物理疗法、手法治疗和颈椎牵引。

四、手术指征及手术治疗

尽管退变性的脊髓型颈椎病是导致 50 岁以上患者后天性残障的最常见原因，但仍缺乏高质量的证据来指导其外科治疗。这是因为缺乏大规模的前瞻性研究，使用一致和有效的结果指标来评价任何单一的手术方式。由于患者群体的多样性和接受的手术治疗方式的多样性，Ⅰ级和Ⅱ级证据的缺乏更加严重[15]。这种方法上的差异性也使得不同文献之间难以对照评价。专家意见和普遍共识认为，所有有效减压脊髓和神经根的方法在短期内效果相当。前后路手术减压的回顾性研究显示两种手术的功能改善效果有所不同但很相近[40]。后路手术包括椎板切除术、椎板切除加关节融合内固定术或椎板成形术。前路手术包括颈椎前路椎间盘切除融合术（anterior cervical diskectomy and fusion，ACDF）和椎体次全切除术。还有就是结合以上前后路方法的联合重建手术。

手术策略的选择取决于多个因素，包括导致压迫的原因、压迫的主要部位、累及的节段数、脊柱的矢状面序列和患者的年龄、一般状况和并发症等。最后，还必须考虑外科医生对每种手术方式的熟练程度和习惯。腹侧病变通常导致屈曲位时脊髓牵张。相反，伸展则导致黄韧带皱褶和脊髓膨胀[41]。任何一种运动都可能导致重复的动态微损伤。椎间孔狭窄会导致受累神经根相应的疼痛和感觉运动异常。考虑到这些因素，通常可以选择单一的最佳手术入路。手术的主要目的是脊髓和神经根的减压。次要目标包括脊柱的稳定，以防止畸形和（或）恢复正常序列。

直观地说，患者的年龄，以及症状持续时间和术前神经功能损害程度，似乎是预估手术效果的影响因素。一项大型前瞻性研究涉及 146 名连续 2 年的 CSM 患者，发现 40 岁以下的患者在短期随访的 Nurick 评分分级明显好于 40 岁以上的患者。脊髓症状持续时间超过 2 年也是一个重要的预后危险因素[33]。但是文献对于应该使用年龄还是症状持续时间作为手术效果预后指标并不确定。

目前还没有足够的证据对 CSM 的手术时机提出有力的建议。对于继发于颈椎病的急性脊髓损伤，无骨折或不稳定，但伴有持续性脊髓压迫，急诊手术减压是合理和安全的，对于有严重神经功能损伤（ASIA C）的患者应予以考虑[42]。

（一）前方入路

一般来说，当压迫的主要部位在脊髓前面

时，应选择前方入路。颈椎前凸丢失也宜行前方入路手术。然而，当压迫节段超过 3 个以上时，则必须考虑前路手术并发症的风险。脊髓和神经根型颈椎病的前路手术包括融合和非融合手术。到目前为止，最常用的前路手术是 ACDF。当压迫范围更大，超出椎间隙可及区域时，前路颈椎椎体次全切除融合术（anterior cervical corpectomy and fusion，ACCF）是首选的前路手术方案。较少使用的非融合技术包括椎体斜形切除术和颈椎间盘置换术（cervical disk arthroplasty，CDR）。对运动节段的融合具有明显缺点。邻近节段退变是最主要的问题，理论上可以通过 CDR 来避免。然而，在 CDR 之后，并非相邻节段病变总是能够减少[43]。目前，CDR 可能适用于部分神经根型颈椎病患者，但脊髓型颈椎病仍是相对禁忌证。虽然有文献回顾表明对于症状性神经根型颈椎病患者具有相同的疗效，但是仍缺乏 I 级证据支持 CDR 优于 ACDF[44]。

（二）前路颈椎间盘切除融合术

病例

46 岁女性，左臂疼痛无力亚急性发作进行性加重，行走困难 3 天。MRI 显示 C$_4$～C$_5$ 和 C$_5$～C$_6$ 颈椎病，伴脊髓和神经根压迫。C$_5$～C$_6$ 脊髓可见早期信号改变。该患者接受了 C$_4$～C$_5$ 和 C$_5$～C$_6$ 的 ACDF 手术。术后神经根性疼痛消失，左臂肌力完全恢复（图 26-1）。

前路颈椎间盘切除（anterior cervical diskectomy，ACD）和 ACDF 是经证实非常有效的前路减压方法[45]。对此有大量的文献报道，但是没有 I 级证据支持在颈椎前路椎间盘切除术中增加器械融合或内固定板的有效性。Matz 等在对颈椎前路减压技术的系统性回顾认为，ACD 和 ACDF 对于单节段颈椎间盘退变的治疗效果相同。多节段椎间盘退变时建议行 ACDF 并使用内固定板[44]。在目前的临床实践中，罕有外科医生在不使用椎间植骨和内固定板的情况下进行哪怕是单节段的颈椎间盘切除术。

椎间植骨包括自体髂骨移植（iliac crest bone graft，ICBG）、尸体髂骨腓骨或人造合成置入物（PEEK、钛网等）。自体骨或其替代物常被用于人工融合器的置入。虽然目前应用较少，但 ICBG 被认为是颈椎前路融合术的金标准，融合率接近 100%[46]。Floyd 和 Ohnmeiss 对该问题进

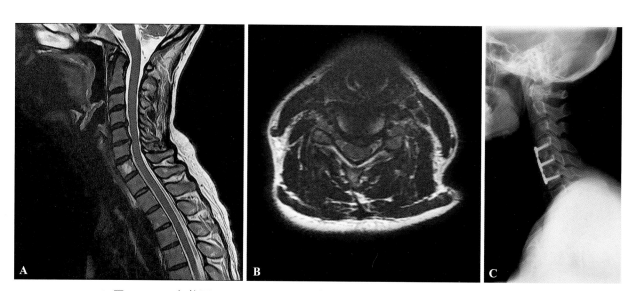

▲ 图 26-1　A. 矢状面 T$_2$ MRI；B. C$_5$～C$_6$ 水平的轴位 T$_2$ MRI；C. 术后侧位 X 线检查

行了 Meta 分析，纳入 310 名接受单节段或 2 节段颈椎椎间融合的患者。在接受单节段融合的患者中，他们报道自体骨移植组的 X 线假关节发生率为 6%，而同种异体骨移植组为 14.7%。对于 2 节段融合，自体骨移植组的假关节发生率为 20%，而同种异体骨移植组为 46%[47]。关于骨生物制剂，BMP-2 不推荐用于颈椎前路手术，因为有证据表明不良事件发生率极高，最常见的是局部水肿[48]。

4 节段 ACDF 偶尔用于严重的多节段颈椎间盘疾病。然而，超过 3 个节段会增加并发症的风险，如假关节形成、骨折和融合物脱出[49, 50]。虽然不是绝对禁忌证，但在准备进行该手术前，应考虑 4 节段 ACDF 的替代方案。在这类手术病例中，应充分考虑额外的后路辅助方案（图 26-2）。

（三）椎体次全切除术

颈椎前路椎体次全切除融合术可用于治疗退行性疾病，当存在多个相邻层面的颈椎病或 OPLL 时，或当椎体后方存在腹侧病变而不能通过椎间盘入路到达时，可以选择颈椎前路椎体切除融合术。现有证据表明，多节段 ACDF 和 ACCF 是相似的治疗策略，在 CSM 的前路手术治疗中具有同等的疗效。如果不在前方进行固定，ACCF 可能会有更好的融合率[51]。

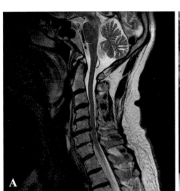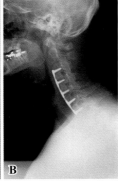

▲ 图 26-2　四节段颈椎前路椎间盘切除融合术（ACDF）

A. 术前矢状面 T_2 MRI；B. 术后 X 线片

目前尚无 I 级证据来评估前路手术治疗 CSM 的疗效。一些由小型随机试验组成的 II 级研究比较了前路手术和保守治疗，提示在短期（3 年）内，这两种方法都可能是轻中度 CSM 的有效选择[52, 53]。目前的证据表明，多节段 ACDF 和 ACCF 在 CSM 的治疗中可以达到了同等的效果。

（四）后路手术

椎板切除术

多节段颈椎椎板切除术是一种久经验证的安全的脊柱减压技术。在脊柱手术广泛使用置入器械之前，多节段椎板切除术是最常用的手术策略。有一项评估椎板切除术治疗 CSM 的系统文献回顾仅包括了回顾性单组研究，纳入的这些研究大多在 20 世纪 70 年代发表。总体而言，这些研究报道了 42%～92% 的积极效果。

椎板切除术作为一种独立的手术方式，与椎板切除融合术、椎板成形术和前路手术相比，术后后凸发生的风险增加。Guigui 等对 58 例多节段椎板切除术患者进行了平均随访 3.6 年的回顾性研究。术后出现后凸 18 例（31%），其中 15 例不稳定，3 例需再次手术[55]。前述由 Ryken 等进行的文献回顾发现，报道的术后脊柱后凸发生率在 14%～47%。这种畸形对患者的临床症状和生活质量的影响尚未得到明确证明[54]。

（五）椎板切除融合术

病例

74 岁男性，早期进行性脊髓神经根型颈椎病。C_2、C_3 融合。影像学显示 $C_2 \sim C_3$ 节段严重压迫，伴有下颈椎压迫的多节段颈椎病。髓内可见信号增强改变。接受了 $C_2 \sim T_1$ 颈椎后路椎板切除术和 $C_2 \sim T_1$ 的内固定重建，症状得到了中度的改善（图 26-3）。

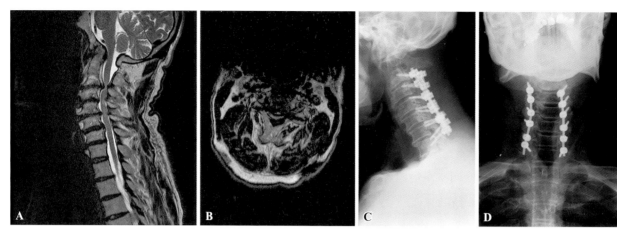

▲ 图 26-3　A. 术前矢状位 T₂ MRI；B. C₂/C₃ 轴位 T₂；C. 术后侧位 X 线检查；D. 术后前后位（AP）X 线片

椎板切除内固定关节融合术是 CSM 外科治疗中常用的另一种技术。内固定和植骨融合有效地消除了术前不稳或由后路减压造成的医源性不稳。现在最常用的下颈椎融合方法是使用侧块螺钉和连接棒技术。如果手术计划需要在重建中包括 C₇ 或上胸椎，则通常采用椎弓根螺钉。尽管许多外科医生认为 C₇ 在解剖学上不适合侧块螺钉固定，但笔者通常在 C₇ 进行侧块螺钉置入，并发症发生率非常低。

该手术方法可以使椎管充分扩大，而不存在椎板切除术后后凸畸形的风险。它被认为是最适合颈椎序列处于前凸或中立的患者。虽然使用后路内固定可提供从后凸到前凸的一定程度的复位，但对于颈椎曲度后凸的患者，应首先考虑前路手术。

Hamanashi 等对接受椎板切除术或椎板切除融合术的患者进行了 3.5 年的随访研究，发现两种术式在功能改善方面效果相当，平均改善率为 50%[56]。一项由 Mummanemi 等进行的系统性回顾得出结论，目前还没有足够的证据表明椎板切除融合术优于单纯椎板切除术或其他减压术式。椎板切除融合术以及单纯椎板切除术在短期内可以达到相同的临床效果，但作者警告说，单纯椎板切除术晚期后凸畸形的发生率较高[51]。

（六）后路椎板椎间孔切开术

颈椎间盘突出和（或）颈椎病导致的神经根病变局限于单一神经根时，可采用前路或后路手术。有时会出现多个神经根出口狭窄，导致多个神经根受压。偶尔脊髓同时受累，导致脊髓神经根型颈椎病。

后路 "keyhole" 椎板椎间孔切开术可用于侧方或椎间孔的病理性压迫。如果病变更加广泛或存在脊髓前方、居中的病变，则更适合进行前路手术。椎板椎间孔切开术的优点包括保留颈椎的节段运动，减少因为融合而导致的邻近节段退变。

有许多临床研究支持椎板椎间孔切开术治疗神经根型颈椎病的有效性，但都证据水平较低，且大部分缺乏有效的结果衡量。其中规模最大的一个研究，Henderson 等连续回顾了 736 个神经根型颈椎病患者的 846 个节段椎板椎间孔切开术病例。该研究报道的上肢疼痛感觉异常缓解率达 96%，运动障碍改善率达 98%。91.5% 的患者主观评价该治疗效果为优或良。所有患者都进行了脊髓造影检查，因为这项研究是在 MRI 得到应用前进行的。硬性、软性椎间盘突出或颈椎病患者的临床疗效之间没有统计学差异[57]。

Heary 等进行的循证性综述得出结论，即椎间孔切开术提高了神经根型颈椎病的临床疗效。该文献回顾并不能说明在短期或长期疗效方面，前路和后路术式孰优孰劣[58]。

（七）椎板成形术

颈椎椎板成形术是 20 世纪 70 年代早期在日本发展起来的一种替代椎板切除术的手术方法，用于治疗 CSM 和 OPLL[59]。通过保留椎管后弓，椎板成形术可以保留颈后椎旁肌群的附着。这在理论上提高了稳定性，并减少了术后后凸发生。维持后弓也可防止形成"椎板切除术膜"或硬膜外粘连，一些作者认为这是出现术后远期症状的压迫性原因[60]。

椎板成形术有多种方式，包括"单开门""双开门"和 Z 形成形术[61]。所有这些手术方式都包括以某种形式的椎板铰链，通过增加椎管直径来实现多节段减压[62]。也有大量改良方法的报道，目的是为了重建颈椎后方肌群等结构。与椎板成形术相关的一个常见的相关因素是颈椎活动度（range of motion，ROM）减少和颈部疼痛。然而，

这些发现的临床意义尚值得讨论。椎板成形术最常见的并发症是 C_5 神经根麻痹，报道发生率为 5%～8%[60]。

Matz 等进行了全面的系统性文献回顾，包括了 46 项关于颈椎椎板成形术及其疗效的研究。10 项研究采用了 mJOA 量表进行疗效评价。患者的平均改善率为 55%～60%，然而，所有纳入的研究都没有一个非手术对照组。没有 Ⅰ 级或 Ⅱ 级证据表明椎板成形术优于其他后路减压技术[60]。

病例

59 岁男性患者，主诉为颈部疼痛、双侧手臂麻木和刺痛，左侧重于右侧。查体显示霍夫曼和巴宾斯基征阳性。术前 MRI 显示多节段颈椎病，下颈椎多节段脊髓受压。该患者接受了 C_3～C_7 单开门椎板成形内固定术（图 26-4）[63]。

（八）前后路联合手术

前后路联合减压和融合手术通常在严重脊髓型颈椎病或严重多节段不稳的病例中才会使用。随着脊柱外科医生越来越意识到复杂畸形矫正和多节段椎体切除术后骨不连的问题，前后路联合

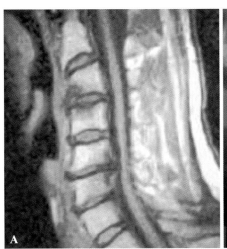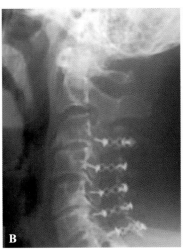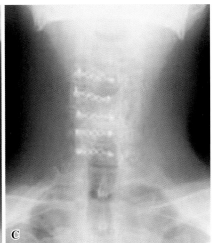

▲ 图 26-4　术前 MRI 显示多节段颈椎病、下颈椎多节段脊髓受压

A. 术前矢状面 T_2 MRI 成像；B. 术后侧位 X 线检查；C. 术后前后位（AP）X 线检查［引自 Dimar JR 2nd, Bratcher KR, Brock DC, et al. Instrumented open-door laminoplasty as treatment for cervical myelopathy in 104 patients. Am J Orthop. 2009;38(7):E123-8.］

重建被越来越多地应用。Witham 等回顾了 67 例前路手术治疗 CSM 病例，得出以下结论：3 节段或更少节段的 ACDF、单个椎体次全切除，不需要借助后路器械来辅助稳定性[64]。

尽量一期进行前后路联合减压和融合手术，也可以根据患者个体情况进行程序上的规划调整。

病例

65 岁女性患者，进行性加重的脊髓型颈椎病。MRI 显示明显的多节段颈椎病，$C_{5/6}$ 水平巨大的椎间盘突出伴钙化，相应节段水平脊髓呈高信号改变。该患者接受了多节段颈椎前路减压重建术，包括 $C_4 \sim C_5$、$C_5 \sim C_6$ 和 $C_6 \sim C_7$ 的 ACDF 和 C_6 椎体次全切除腓骨柱植骨。二期进行了后路减压和 $C_3 \sim T_1$ 的重建手术（图 26-5）。

五、并发症

虽然脊髓型颈椎病大多接受手术治疗，但围术期相关并发症和远期并发症尚无明确定义。一项纳入 300 多例手术治疗 CSM 的前瞻性、多中心、外部监察的临床研究提供了重要数据。围术期并发症的总发生率为 15.6%。绝大多数并发症都是轻微的且可以治愈，对患者的预后没有长期影响。围术期神经性并发症发生率较低。C_5 神经根麻痹的发生率为 1.7%，只有 1.3% 的患者的髓性症状表现加重。总的迟发性并发症发生率为 4.4%。该研究强调，与围术期并发症相关的主要因素实际上是与手术相关的。包括失血量、手术时间和前后联合入路。在共病评分、BMI、脊髓症状严重程度或吸烟状况方面，没有发现相关性。术前患者年龄是唯一与并发症发生率相关的因素。前后入路或基于前后入路的不同技术间的并发症发生率无显著差异[65]。

前后入路均存在明显的问题和并发症。文献一直显示，与前路手术相比，颈椎后路手术后感染的风险显著增高[66]。不同文献报道中的前路手术后吞咽困难和发音困难的发生率差异很大。Fehlings 等报道前路融合术后有临床意义的吞咽困难发生率为 3%，结合后路手术时，这一比率升至 21.3%[66]。

无论哪种手术方式的融合内固定，都存在常见的假关节形成问题。稳固的融合是仅次于神经功能疗效的手术成功指标。影响融合率的因素是多方面的，包括手术入路、手术节段和置入物的选择。患者的因素，如吸烟史和是否翻修病例也可能影响能否充分融合。由于这些因素，文献报道中的假关节发生率差异很大。虽然在文献中经常报道，在临床实践中也经常遇到，但是仍然缺乏明确的数据将融合失败与不良的临

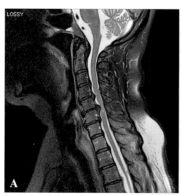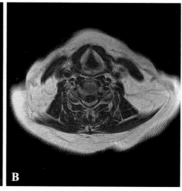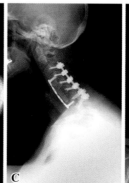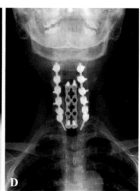

▲ 图 26-5　**A.** 术前矢状面 T_2 MRI；**B.** 术前 $C_5 \sim C_6$ 水平轴位 T_2 MRI；**C.** 术后侧位 X 线片；**D.** 术后前后位（AP）X 线片

床结果联系起来。Kaiser 等对影像学评价假关节的系统回顾表明，动态 X 线片上测量棘间距离大于 2mm 是一个准确的假关节指标。他们还强调，由负责治疗的外科医生来判断棘间距离增加和骨小梁形成，并不能作为判断是否充分融合的可信指标。他们建议对 X 线片进行盲审的判读方式[67]。

症状性假关节可表现为机械性颈痛或神经症状。它是翻修手术最常见的指征之一。这个问题通常可以通过选择另一种手术方式来解决。目前的证据支持通过前入路或后入路进行矫正，都将获得较高的融合率，但在后路翻修手术的患者中没有观察到明确的结果差异[48]。

六、疗效

CSM 患者接受手术通常会得到神经功能的改善。然而，也有很多患者并未改善，甚至极个别患者的神经功能出现恶化。传统观点认为，减压手术可以保持术前的功能状态，手术的目的是阻止疾病的进展。然而，最近的临床试验显示，术后疗效更为乐观。一项涉及 81 例患者的研究显示，术后临床症状显著改善，并于术后 6 个月趋于稳定。该研究采用了 Nurick 评分系统和mJOA、Berg 平衡量表评估功能结果[29]。

对 CSM 治疗的循证性回顾强调了在这个问题方面的文献的不足。任何关于具体治疗方案的建议都只有在其所依据的文献中才有说服力。目前，这些问题将通过正在进行中的大规模、多中心、临床对照试验来解决[15]。

对于伴有手臂疼痛、感觉异常和运动功能

障碍的神经根型颈椎病患者，强有力的数据证实手术在短期内优于保守治疗。Persson 和 Lilja 在神经根型颈椎病的手术或保守治疗的随机试验中发现，手术组患者疼痛改善的速度比保守治疗组快，但 1 年后结果相似[68]。同样，Fouyas 等的Cochrane 回顾得出结论，ACDF 或 ACD 在 3 个月时比非手术治疗更快地改善了疼痛和神经功能障碍，但 1 年后的结果是相同的[69]。

七、讨论

脊髓型颈椎病仍然是一种常见但具有挑战性的疾病。它在老年人中较为常见。虽然是一种可以预防的疾病，但遗憾的是该病还是导致了大量患者的功能障碍。尽管这种疾病很流行，但关于手术时机以及与治疗相关的预后影响因素，仍然缺乏确凿的证据。未来的前瞻性纵向研究数据需要进一步确定外科干预的最佳时机。我们鼓励对脊髓型颈椎病患者进行早期手术，因为疾病的持续时间显然会对预后产生负面影响。MRI 是诊断和评估预后的首选影像学检查方式。在用于脊髓减压的外科技术中，选择前路还是后路并没有那么重要，但必须遵循一定的基本原则。这些原则就包括要考虑到脊柱后凸和对最狭窄区域的处理。随着对脊髓型颈椎病的病理生理机制进一步了解，我们期待有更好的修复和再生策略，可以用来减轻脊髓和神经根的压迫。明确手术目的，综合评估患者个体因素，可以决定最佳的治疗策略。这将为每个患者带来最佳的功能改善。

参 考 文 献

[1] Wada EM, Suzuki SM, Kanazawa AM, et al. Subtotal corpectomy versus laminoplasty for multilevel cervical spondylotic myelopathy: a long–term follow–up study over 10 years. Spine. 2001;26(13):1443–7, discussion 1448.

[2] Kalsi–Ryan S, Karadimas SK, Fehlings MG. Cervical spondylotic myelopathy: the clinical phenomenon and the current pathobiology of an increasingly prevalent and devastating disorder. Neuroscientist. 2013;19(4):409–21.

[3] Moore AP. A prospective survey of the causes of nontraumatic spastic paraparesis and tetraparesis in 585 patients. Spinal Cord. 1997;35(6):361–7.

[4] Baptiste DC, Fehlings MG. Pathophysiology of cervical myelopathy. Spine J. 2006;6(6 Suppl):190S–7S.

[5] Fehlings MG, Skaf GM. A review of the pathophysiology of cervical spondylotic myelopathy with insights for potential novel mechanisms drawn from traumatic spinal cord injury. Spine. 1998;23(24):2730–7.

[6] Yu WR, Liu T, Kiehl T–R, et al. Human neuropathological and animal model evidence supporting a role for Fasmediated apoptosis and inflammation in cervical spondylotic myelopathy. Brain. 2011;134(Pt 5):1277–92.

[7] Irvine DH, Foster JB, Newell DJ, et al. Prevalence of cervical spondylosis in a general practice. Lancet. 1965;1(7395):1089–92.

[8] Rahim KA, Stambough JL. Radiologic evaluation of the degenerative cervical spine. Orth Clin North Am. 1992;23(2):395–404.

[9] Yoo K, Origitano TC. Familial cervical spondylosis. Case report. J Neurosurg. 1998;89(1):139–41.

[10] Sambrook PN, MacGregor AJ, Spector TD. Genetic influences on cervical and lumbar disc degeneration: a magnetic resonance imaging study in twins. Arthritis Rheum. 1999;42(2):366–72.

[11] McKay SD, Al–Omari A, Tomlinson LA, et al. Review of cervical spine anomalies in genetic syndromes. Spine. 2012;37(5):E269–77.

[12] Patel AA, Spiker WR, Daubs M, et al. Evidence of an inherited predisposition for cervical spondylotic myelopathy. Spine. 2012;37(1):26–9.

[13] Lees F, Turner JWA. Natural history and prognosis of cervical spondylosis. BMJ. 1963;2(5373):1607–10.

[14] Matz PG, Anderson PA, Holly LT, et al. The natural history of cervical spondylotic myelopathy. J Neurosurg Spine. 2009;11(2):104–11.

[15] Fehlings MG, Arvin B. Surgical management of cervical degenerative disease: the evidence related to indications, impact, and outcome. J Neurosurg Spine. 2009;11(2):97–100.

[16] Matsumoto M, Fujumura Y, Suzuki N, et al. MRI of cervical intervertebral discs in asymptomatic subjects. J Bone Joint Surg Br. 1998;80(1):19–24.

[17] Hughes JT, Brownell B. Necropsy observations on the spinal cord in cervical spondylosis. Riv Patol Nerv Ment. 1965;86(2):196–204.

[18] Hukuda S, Mochizuki T, Ogata M, et al. Operations for cervical spondylotic myelopathy. A comparison of the results of anterior and posterior procedures. J Bone Joint Surg Br. 1985;67(4):609–15.

[19] Chiles BW 3rd, Leonard MA, Choudhri HF, et al. Cervical spondylotic myelopathy: patterns of neurological deficit and recovery after anterior cervical decompression. Neurosurgery. 1999;44(4):762–9, discussion 769–70.

[20] Rhee JM, Heflin JA, Hamasaki T, et al. Prevalence of physical signs in cervical myelopathy: a prospective, controlled study. Spine. 2009;34(9):890–5.

[21] Pearce JMS. The jaw jerk: an instance of misattribution. J Neurol Neurosurg Psychiatry. 2011;82(3):351–2.

[22] Lyu RK, Tang LM, Chen CJ, et al. The use of evoked potentials for clinical correlation and surgical outcome in cervical spondylotic myelopathy with intramedullary high signal intensity on MRI. J Neurol Neurosurg Psychiatry. 2004;75(2):256–61.

[23] Holly LT, Matz PG, Anderson PA, et al. Clinical prognostic indicators of surgical outcome in cervical spondylotic myelopathy. J Neurosurg Spine. 2009;11(2):112–8.

[24] Mummaneni PV, Kaiser MG, Matz PG, et al. Preoperative patient selection with magnetic resonance imaging, computed tomography, and electroencephalography: does the test predict outcome after cervical surgery? J Neurosurg Spine. 2009;11(2):119–29.

[25] Nurick S. The natural history and the results of surgical treatment of the spinal cord disorder associated with cervical spondylosis. Brain. 1972;95(1):101–8.

[26] Vernon H, Mior S. The neck disability index: a study of reliability and validity. J Manipulative Physiol Ther. 1991;14:409–15.

[27] Holly LT, Matz PG, Anderson PA, et al. Functional outcomes assessment for cervical degenerative disease. J Neurosurg Spine. 2009;11(2):238–44.

[28] Singh A, Crockard HA. Quantitative assessment of cervical spondylotic myelopathy by a simple walking test. Lancet. 1999;354(9176):370–3.

[29] Furlan JC, Kalsi–Ryan S, Kailaya–Vasan A, et al. Functional and clinical outcomes following surgical treatment in patients with cervical spondylotic myelopathy: a prospective study of 81 cases. J Neurosurg Spine. 2011;14(3):348–55.

[30] Kalsi–Ryan S, Curt A, Verrier MC, et al. Development of the graded redefined assessment of strength, sensibility and prehension (GRASSP): reviewing measurement specific to the upper limb in tetraplegia. J Neurosurg Spine. 2012;17(1 Suppl):65–76.

[31] Sorensen EJ. The electrophysiology of the motor neuron diseases. Neurol Clin. 2012;30(2):605–20.

[32] Patel MS, Rasul Z, Sell P. Dual pathology as a result of spinal stenosis and vitamin B12 deficiency. Eur Spine J. 2011;20(12):2247–51.

[33] Suri A, Chabbra RP, Mehta VS, et al. Effect of intramedullary signal changes on the surgical outcome of patients with cervical spondylotic myelopathy. Spine J. 2003;3(1):33–45.

[34] Mastronardi L, Elsawaf A, Roperto R, et al. Prognostic relevance of the postoperative evolution of intramedullary spinal cord changes in signal intensity on magnetic resonance imaging after anterior decompression for cervical spondylotic myelopathy. J Neurosurg Spine. 2007;7(6):615–22.

[35] Vedantam A, Rajshekhar V. Does the type of T2–weighted hyperintensity influence surgical outcome in patients with cervical spondylotic myelopathy? Eur Spine J. 2013;22(1):96–106.

[36] Arvin B, Kalsi–Ryan S, Karpova A, et al. Postoperative magnetic resonance imaging can predict neurological recovery after surgery for cervical spondylotic myelopathy: a prospective study with blinded assessments. Neurosurgery. 2011;69(2):362–8.

[37] Ashkan K, Johnston P, Moore, AJ. A comparison of magnetic resonance imaging and neurophysiological studies in the assessment of cervical radiculopathy. Br J Neurosurg. 2002;16(2):146–8.

[38] Tatarek NE. Variation in the human cervical neural canal. Spine J. 2005;5(6):623–31.

[39] Pavlov H, Torg JS, Robie B, et al. Cervical spinal stenosis: determination with vertebral body ratio method. Radiology. 1987;164(3):771–5.

[40] Ebersold MJ, Pare MC, Quast LM. Surgical treatment for cervical spondylitic myelopathy J Neurosurg. 1995;82(5):745–51.

[41] Yuan QB, Dougherty LP, Margulies SSP. In vivo human cervical spinal cord deformation and displacement in flexion. Spine. 1998;23(15):1677–83.

[42] Lenehan B, Fisher CG, Vaccaro A, et al. The urgency of surgical decompression in acute central cord injuries with spondylosis and without instability. Spine. 2010;35(21 Suppl):S180–6.

[43] Yang B, Li H, Zhang T, et al. The incidence of adjacent segment degeneration after cervical disc arthroplasty (CDA): a meta analysis of randomized controlled trials. PloS One. 2012;7(4):e35032.

[44] Matz PG, Ryken TC, Groff MW, et al. Techniques for anterior cervical decompression for radiculopathy. J Neurosurg Spine. 2009;11(2):183–97.

[45] Papadopoulos EC, Huang RC, Girardi FP, et al. Three–level anterior cervical discectomy and fusion with plate fixation: radiographic and clinical results. Spine. 2006;31(8):897–902.

[46] Gore DRM, Sepic SBM. Anterior discectomy and fusion for painful cervical disc disease: a report of 50 patients with an average follow–up of 21 years. Spine. 1998;23(19):2047–51.

[47] Floyd T, Ohnmeiss, D. A meta–analysis of autograft versus allograft in anterior cervical fusion. Eur Spine J. 2000;9(5):398–403.

[48] Kaiser MG, Mummaneni PV, Matz PG, et al. Management of anterior cervical pseudarthrosis. J Neurosurg Spine. 2009;11(2):228–37.

[49] Vaccaro AR, Falatyn SP, Scuderi GJ, et al. Early failure of long segment anterior cervical plate fixation. J Spinal Disord. 1998;11(5):410–5.

[50] Wang JCM, Hart RAM, Emery SEM, et al. Graft migration or displacement after multilevel cervical corpectomy and strut grafting. Spine. 2003;28(10):1016–21, discussion 1021–2.

[51] Mummaneni PV, Kaiser MG, Matz PG, et al. Cervical surgical techniques for the treatment of cervical spondylotic myelopathy. J Neurosurg Spine. 2009;11(2):130–41.

[52] Kadaňka Z, Bednařík J, Voháňka S, et al. Conservative treatment versus surgery in spondylotic cervical myelopathy: a prospective randomised study. Eur Spine J. 2000;9(6):538–44.

[53] Bednarik JD, Kadanka ZD, Vohanka SM, et al. The value of somatosensory– and motor–evoked potentials in predicting and monitoring the effect of therapy in spondylotic cervical myelopathy: prospective randomized study. Spine. 1999;24(15):1593–8.

[54] Ryken TC, Heary RF, Matz PG, et al. Cervical laminectomy for the treatment of cervical degenerative myelopathy. J Neurosurg Spine. 2009;11(2):142–9, 55.

[55] Guigui PM, Benoist MM, Deburge AM. Spinal deformity and instability after multilevel cervical laminectomy for spondylotic myelopathy. Spine. 1998;23(4):440–7.

[56] Hamanishi C, Tanaka S. Bilateral multilevel laminectomy with or without posterolateral fusion for cervical spondylotic myelopathy: relationship to type of onset and time until operation. J Neurosurg. 1996;85(3):447–51.

[57] Henderson CM, Hennessy RG, Shuey HM, Jr, et al. Posteriorlateral foraminotomy as an exclusive operative technique for cervical radiculopathy: a review of 846 consecutively operated cases. Neurosurgery. 1983;13(5):504–12.

[58] Heary RF, Ryken TC, Matz PG, et al. Joint section on disorders of the spine and peripheral nerves of the American Association of Neurological Surgeons and Congress of Neurological Surgeons. Cervical laminoforaminotomy for the treatment of cervical degenerative radiculopathy. J Neurosurg Spine. 2009;11(2):198–202.

[59] Hirabayashi K, Satomi K. Operative procedure and results of expansive open–door laminoplasty. Spine. 1988;13(7):870–6.

[60] Matz PG, Anderson PA, Groff MW, et al. Cervical laminoplasty for the treatment of cervical degenerative myelopathy. J Neurosurg Spine. 2009;11(2):157–69.

[61] Ratliff JK, Cooper PR. Cervical laminoplasty: a critical review. J Neurosurg Spine. 2003;98(3):230–8.

[62] Kohno K, Kumon Y, Oka Y, et al. Evaluation of prognostic factors following expansive laminoplasty for cervical spinal stenotic myelopathy. Surg Neurol. 1997;48(3):237–45.

[63] Dimar JR, 2nd, Bratcher KR, Brock DC, et al. Instrumented open-door laminoplasty as treatment for cervical myelopathy in 104 patients. Am J Orthop. 2009;38(7):E123–8.

[64] Gok B, Sciubba DM, McLoughlin GS, et al. Surgical treatment of cervical spondylotic myelopathy with anterior compression: a review of 67 cases. J Neurosurg Spine. 2008;9(2):152–7.

[65] Fehlings MG, Smith JS, Kopjar B, et al. Perioperative and delayed complications associated with the surgical treatment of cervical spondylotic myelopathy based on 302 patients from the AOSpine North America Cervical Spondylotic Myelopathy Study. J Neurosurg Spine. 2012;16(5):425–32.

[66] Smith JS, Shaffrey CI, Sansur CA, et al. Rates of infection after spine surgery based on 108,419 procedures: a report from the Scoliosis Research Society Morbidity and Mortality Committee. Spine. 2011;36(7):556–63.

[67] Kaiser MG, Mummaneni PV, Matz PG, et al. Radiographic assessment of cervical subaxial fusion. J Neurosurg Spine. 2009;11(2):221–7.

[68] Persson LC, Lilja A. Pain, coping, emotional state and physical function in patients with chronic radicular neck pain. A comparison between patients treated with surgery, physiotherapy or neck collar–a blinded, prospective randomized study. Disabil Rehabil. 2001;23(8):325–35.

[69] Fouyas IP, Statham PF, Sandercock PA, et al. Surgery for cervical radiculomyelopathy. Cochrane Database Syst Rev. 2001;3:CD001466.

第 27 章　颈椎翻修术
Revision Cervical Spine Surgery

Justin K Scheer　　Jessica A Tang　　Christopher P Ames　　Robert A Hart **著**

田　沺 **译**　　周非非 **校**

一、适应证

鉴于翻修手术的复杂性，特别是在颈椎这样复杂的区域，认识潜在的问题以及了解导致首次手术失败的原因是至关重要的，以便于指导制订治疗方案、避免因手术失败后翻修。翻修手术前，应仔细采集病史、详细查体、完善影像学检查以及其他相关检查。

颈椎翻修手术的适应证有很多，术前应综合评估。既往文献报道的适应证包括假关节的形成、邻近节段退行性病变（adjacent segment disease，ASD）、继发性椎管狭窄、术后畸形和感染[1-7]。

（一）假关节的形成

假关节形成是颈椎翻修手术常见的适应证之一，根据手术技巧和融合节段的不同，颈前路椎间盘切除椎间融合术（anterior cervical diskectomy and fusion，ACDF）后的发病率为0%~50%[4, 8-11]。假关节形成或椎体融合失败的原因包括：患者特异性因素（如骨质疏松、吸烟、糖尿病、假关节病史）和手术因素（如终板减压不充分、内固定类型、手术入路、植骨材料、融合节段的数量）[1, 12]。最常见的危险因素为多节段的颈椎融

合[8, 13, 14]，相关文献报道在下颈椎发生假关节的比率较高[15]。

颈椎术后假关节形成，约1/3的患者无临床症状[8, 15]。临床症状主要表现为神经根刺激症状和（或）颈部疼痛。诊断是否有假关节的形成首选X线和CT[16, 17]。过屈过伸动力位片可明确是否存在椎体失稳、螺钉松动或移位、钉棒系统失效。CT评估假关节有以下优势：可以显示更多的骨质细节，以及可能导致神经刺激症状的结构或内植物的相关证据。但是，手术探查仍然是金标准，可在术中直视下检查脊柱活动或骨质融合情况，明确假关节的责任节段[1, 16, 17]。

（二）邻椎病

ASD目前仍是一个有争议的话题。ASD是指在融合节段的近端或远端的相邻节段出现新的椎管狭窄的症状[7, 18-22]。在影像学上，ASD与正常进展的无症状的邻近节段椎间盘退行性改变很难区分。然而，相关研究并未显示邻近节段退变的影像学改变与ASD的临床表现之间有很强的相关性[18, 23, 24]。据报道，ACDF术后ASD的患病率为9%~17%，年发病率为1.5%~4%，术后10年发病率为25%[18, 24]。

大量的证据表明ASD和退变同时存在。然

而，对于其病因，特别是 ASD 的发生是否是脊柱退变的自然过程，或是椎体融合直接导致目前仍存在争议[18-21, 25, 26]。然而，生物力学研究表明 ASD 形成的机制可能是椎体融合后邻近节段的负荷增加和运动功能代偿[27-33]。

ASD 可能与颈椎生理曲度改变相关，特别是颈椎曲度后凸。颈椎正常生理曲度时后柱约占总负荷的 64%，前柱约占总负荷的 36%[34]。当颈椎有后凸畸形时，负荷从后柱转移到前柱，导致椎间盘的机械负荷增加，加速 ASD 的发展。这一理念已经在腰椎得到了证明，即术后腰椎和骨盆的矢状位失衡会促进 ASD 的发生，其发病率最高可增加 4 倍[35-38]。因此，维持矢状位平衡可能会降低 ASD 的发生率。截至本章撰写，只有一项研究调查了术后颈椎曲度改变与 ASD 的关系。Katsuura 等回顾性分析研究了 42 例 ACDF 的患者[39]，进行了至少 5 年影像学随访，发现术后颈椎后凸可能与 ASD 的发生有关。在 42 例 ASD 患者中，21 例（50%）有 ASD 的影像学证据。正常对照组（无 ASD）中，18 例（85.7%）保留了生理性颈椎前凸[39]。然而，在 ASD 组中，只有 9 例（42.8%）为正常的生理性颈椎前凸，与对照组相比有显著性差异[39]。尽管本研究的样本量较小，但结果表明颈椎矢状位失衡可能与 ASD 有关，为进一步研究奠定了基础。

尽管在病因学上存在争议，有症状的 ASD 仍然是颈椎翻修术的适应证。ASD 患者可表现为邻近节段的脊髓和（或）神经根刺激的症状和体征[7, 18, 20]。颈椎平片可显示邻近节段的退行性变或骨质增生，如椎间隙变窄、骨赘形成、软骨下终板硬化和椎体失稳。但是在影像学评估 ASD 时，应行磁共振成像（MRI）检查，MRI 有助于发现是否存在椎间盘、韧带结构病变，以及明确神经压迫的情况。

（三）术后畸形

颈椎后凸畸形是最常见的医源性畸形，原因是后路减压手术破坏了后方韧带和椎旁肌肉，广泛的小关节、关节囊切除，这种现象称为椎板切除术后脊柱后凸畸形[5, 40-46]。

颈椎的稳定性是通过三柱理论实现，即前柱、中柱、后柱[34, 47]。前柱和中柱由椎体、椎间盘组成，后柱由椎弓根、关节突关节组成[34, 47]。广泛的多节段椎板切除术不会立即造成椎体失稳。然而，后弓 - 小关节结构的丧失会导致负荷由后柱转移到前柱、中柱，随着时间的推移，为保持直立的头部姿势，这种负荷的转移给颈部肌肉带来了额外的压力。随着颈椎后凸的发展，负荷进一步前移，椎间盘和椎体受到破坏，导致进一步失平衡。据报道，多节段椎板切除术后颈椎后凸畸形的发生率为 21%～37%，儿童发生率最高[40, 41, 48-50]。

进行性颈椎后凸已被证明是导致颈脊髓病的原因之一，由于脊髓受齿状韧带和神经根牵拉，造成脊髓受压和纵向张力增高[5, 40]。随着后凸的进展，脊髓前后方均受压，导致脊髓受压变扁[51]。这种压迫会导致脊髓的损伤和脱髓鞘改变[51]。此外脊髓小动脉受压，导致血供减少。血管的数量大量减少，血管网改变，血流中断，血管异常分布[51]。脊髓张力增高使髓内压力增加[52-55]，动物模型中证明可导致神经细胞凋亡[51]。因此，颈椎后凸在颈脊髓病的发展中可能起重要作用。

患者通常表现为颈部疼痛、肌肉疲劳、无法长时间保持平视，颈椎后凸畸形，以及可能的伴随的神经症状和体征，包括脊髓型、神经根型颈椎病的表现[5, 40, 41, 43, 49, 56]。影像学的评估有助于后凸畸形的诊断，明确其严重性及椎体稳定性。对于有神经损害表现的患者，首选 MRI 检查，评估脊髓软化、脊髓萎缩和脊髓空洞的程度，明确否需要进一步的神经减压[40, 43]。CT 扫描评估颈椎骨质情况，术前辅助规划内固定的植入。

（四）复发性椎管狭窄

与 ASD 不同，复发性椎管狭窄是指椎管减压（融合或非融合）术后新出现的神经根或脊髓损害表现，顾名思义，产生症状的节段与减压节段相同。后路减压术后复发性椎管狭窄，5 年风险率为 3.2%，10 年风险率为 5.0%，而发生 ASD 的 1 年风险率为 0.7%，10 年风险率为 6.7%[57]。

通常情况下，同节段的复发性椎管狭窄是由于 ACDF 手术不彻底或椎间盘减压不充分引起的[1, 58, 59]，在一些病例中，狭窄的再次进展导致同节段发生病变。由于减压不充分，患者的症状与术前主诉的神经根或脊髓受累的表现相似，因此对于外科医生来说，排除最初的误诊或其他原因导致的神经症状很重要。全面的术前检查有助于明确病因。如果影像学未能发现存在的狭窄，神经电生理检查以及神经内科会诊有助于排除如腕管综合征、多发性硬化症、侧索硬化症、Parsonage–Turner 综合征等疾病。与大多数翻修手术一样，由于瘢痕组织的存在或内固定失败，翻修手术本身在操作上往往比初次手术更困难。

内固定失败，包括内植物的松动，是颈椎同节段病变的另一个致病因素，可能因此而进行翻修手术[60, 61]。手术医师应该考虑是什么原因导致了初次手术失败。通常说，内固定松动的原因主要为初次手术时内固定机械强度不足，例如，两个节段以上的椎体次全切，没有行后路固定，这种情况下植骨或内固定失败的发生率是单节段椎体次全切除的 3 倍[62]。

术前评估时，影像学检查对明确病因以及确定减压不充分部位有重要价值。术前规划时，CT 和 MRI 检查可提供不同价值的信息，CT 检查可明确否存在骨性压迫[22, 63]，MRI 检查可明确是否存在脊髓损伤[64, 65]。

（五）感染

颈椎术后感染的发生率相对较低，与前路手术相较，后路手术易发生感染。完全清除手术环境中的细菌是不可能的，较高的细菌载量、内固定植入物和术后血肿等综合因素可增加术后感染率。感染的危险因素可以在术前、术中和术后。

术前的感染危险因素：既往有脊柱手术史或感染史，生活方式相关危险因素，如肥胖、吸烟史及严重痤疮。不适当的预防性使用抗生素也可能导致感染。既往有甲状腺功能减退、心肌病、使用糖皮质激素或免疫抑制、镰状细胞病、血小板减少性紫癜病史。

术中的感染危险因素：手术时间持续时间 > 5h 时感染风险增加。失血也是一个需要注意的因素，因为失血超过 80ml/kg 体重时感染风险明显增加。从术中情况来讲，如融合节段的数量（如果 > 10 个），内固定和同种异体骨的使用也被认为是重要的感染危险因素。同一手术有 2 个以上助手参加时也会增加感染的风险。

术后的感染危险因素包括输血、术后引流不充分、伤口污染或伤口局部受压。

实验室检查和影像学检查对诊断术后感染有重要价值。C 反应蛋白（C–reactive protein，CRP）、红细胞沉降率（erythrocyte sedimentation rate，ESR）、白细胞计数是急性感染最敏感的指标。MRI 检查可明确是否存在脓肿、椎间盘 / 骨髓炎。手术感染的典型临床表现包括发热、伤口引流液改变、红斑、疼痛，以及新发的神经症状。

二、外科处理原则

（一）病史和体格检查

颈椎翻修手术前，病史和查体是决定是否手术的关键因素。病史记录应该集中在相关临床评分，完整的查体应包括伤口评估、颈部活动度和全面的神经学评估。初次手术前的临床症状及特征的改变可提示首次手术前症状是否缓解，或者明确目前的症状是否可能是由继发性病变造成。评估还应排除发生完全不同疾病的可能性，以避免不必要的二次手术。

初次手术前症状缓解后再次出现脊髓或神经根受累相关的症状，可能提示假关节、ASD 或进行性后凸畸形，如椎板切除术后的后凸畸形。术后进行性后凸畸形患者症状表现为肌肉疲劳、颈部疼痛、难以维持平视或明显的矢状位后凸畸形，颈部前倾等表现[40]。假关节形成或椎间不融合的患者，往往只有 2/3 有症状[8]，通常表现为颈部轴性疼痛和神经根受累表现。

（二）影像学

虽然病史和查体有助于评估是翻修手术适应证，但影像学检查对诊断和手术决策至关重要。在影像学检查中，X 线、CT 和 MRI 在进一步评估方面有重要价值。

评估时首选 X 线检查。如果在初次手术后怀疑进行性颈椎畸形，可行 X 线检查，明确脊柱矢状位或冠状位否存在静态或动态的失稳。ASD 的退变性改变可通过 X 线片得到很好的评估，可以明确椎间隙变窄、终板硬化和骨赘形成。

成人胸腰椎脊柱畸形，采用 X 线进行影像学评估，可对脊柱整体和脊柱与骨盆力线关系进行评估[66, 67]。由于脊柱可发生代偿性侧弯，故 X 线

检查在评估颈椎病变有重要价值。由于脊柱代偿性机制，为了维持水平直视，在原发性颈椎畸形基础上可出现继发性胸腰椎畸形[68, 69]。同理，胸腰椎畸形时，颈椎亦可能发生代偿性畸形[68, 69]。评估颈椎与全脊柱的序列关系时，X 线检查有非常重要的价值。

虽然 X 线检查是评估骨质的首选，但 CT 具有更高的灵敏度[62]。特别是在评估脊柱骨结构和内固定情况时，应首选 CT。怀疑存在假关节时，CT 检查可以明确内固定失败及移位。CT 检查可以发现小关节强直，进行性畸形，以及减压是否充分。特别是对于需要翻修的病例，术前规划时 CT 检查很重要。

与 CT 相较，MRI 可对软组织情况进行评估，明确脊髓受压、脊髓萎缩和脊髓空洞症等病变。MRI 对发现潜在需要接受翻修手术的病例有重要价值。椎间盘突出和感染时宜采用 MRI 进行评估。同节段疾病和进行性畸形多伴随相应的神经症状，需行 MRI 检查进一步明确。

（三）术前规划和注意事项

与初次手术相较，翻修手术通常更加复杂。与初次手术相比，翻修经初次手术入路分离瘢痕组织或粘连组织时损伤周围组织的风险增大。翻修手术术前规划应尽量避开初次手术入路。颈前路翻修手术时损伤喉返神经和舌咽神经风险增加，故术前应仔细评估相关神经功能[70]。发生食管损伤时，应请胸外科医生会诊，协助诊治。后路手术伤口感染或裂开时，应请整形外科医师协助处理。

（四）假关节

假关节形成后，即使有症状也并非必须接受翻修手术。翻修手术适应证为神经根刺激症状或

脊髓损伤，内固定松动或固定失败，经长期保守治疗仍有严重颈部疼痛症状[71]。

颈椎前后路术后均可并发假关节，以颈前路术后多见（图 27-1）。颈后路术后并发假关节翻修复杂，因为术后局部组织粘连严重，翻修时损伤硬膜的风险增加。颈后路术后并发假关节的处理，无论是后路、前路，还是侧方入路，主要取决于颈椎的生物力学稳定性[1]。

颈前路术后并发假关节翻修时，无论是前方入路还是后方入路都已经比较成熟。然而，多项研究表明，与前方入路相比，后方入路虽然失血量多，恢复时间长，但后方入路融合率更高[72-74]。后方入路还具有避免剥离前路瘢痕组织的优势[72]。

（五）邻椎病

邻近节段退变长期以来一直是一个争议性话题。大多数研究多集中在 ASD 的预防，而不是 ASD 的治疗。保留颈椎活动度的技术包括椎间孔切开减压和人工颈椎间盘置换，但哪种技术的效果更好目前仍无定论[63, 75-77]。

无论导致 ASD 的病因是什么，ASD 的手术治疗通常需要融合上下椎体[78]。ASD 术式以 ACDF 常见，但与 ACDF 相比，ACCF 预后更好[79, 80]。

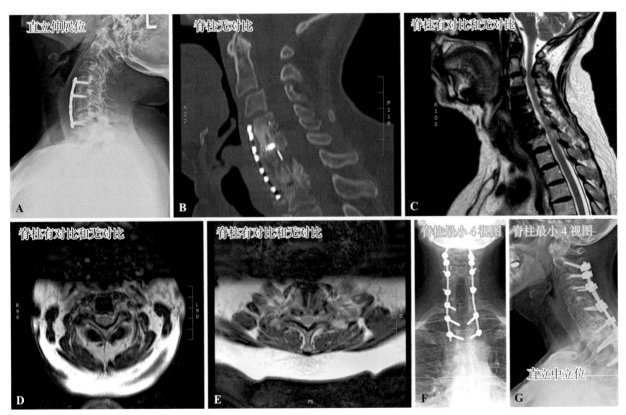

▲ 图 27-1 假关节和邻近节段狭窄

A. 63 岁女性心理学家的颈椎侧位 X 线片，在 2 年前接受过 $C_4 \sim C_5$ 椎间盘切除，C_6 椎体次全切除，前路 $C_4 \sim C_7$ 节段椎间融合。虽然在术后早期她的神经症状有所缓解，但由于椎管出现了复发性狭窄，出现了进行性的颈部疼痛和上肢的根性疼痛；B. CT 显示 $C_4 \sim C_5$ 椎间融合良好，但 $C_5 \sim C_7$ 节段融合不佳。此外，$C_7 \sim T_1$ 椎间盘退变明显，可能与前方钛板及螺钉位置稍差有关；C. MRI 显示 $C_2 \sim C_3$ 和 $C_7 \sim T_1$ 节段存在复发性椎管狭窄，两者均与疼痛症状分布节段相关；D. $C_2 \sim C_3$ 存在较大的左侧椎间盘突出；E. $C_7 \sim T_1$ 椎管中央及两侧神经根出口处均狭窄；F 和 G. 在 $C_7 \sim T_1$ 椎间盘摘除 $+C_2 \sim C_3$ 和 $C_7 \sim T_1$ 后路减压 $+C_2 \sim T_3$ 后路钉棒固定融合术后 2 年，患者已恢复工作，无明显疼痛症状人工椎间盘置换（total disk replacement，TDR）是治疗 ASD 的方法之一。视觉模拟疼痛评分（visual analog pain scale，VAS）、颈部功能障碍指数（neck disability index，NDI）和 Oswestry 功能障碍指数（Oswestry disability index，ODI）不仅可以评价 ACDF 治疗 ASD 预后，而且也可以评价 TDR 治疗 ASD 预后[81-83]。生物力学证据表明 TDR 和椎间融合联合治疗 ASD 是一种行之有效的方法[84]。但是应告知患者，联合治疗目前仍处于研究阶段。

一些脊柱外科医师建议经后路减压融合治疗 ASD，虽然该方案目前未达成共识。对于颈椎生理曲度存在的脊髓型颈椎病患者，建议采用后路开门椎板成形术，因为与前路手术相比，后路手术风险相对较低[59, 61, 85]。

通常情况下，ASD 的手术方式取决于需要融合的节段数量。单节段病变，首选前路，而对于 2 个以上节段、后凸畸形或椎体明显失稳，则可以采用前后联合入路或后路（图 27-2）。单节段 ASD，翻修时可采用原手术入路。前后路联

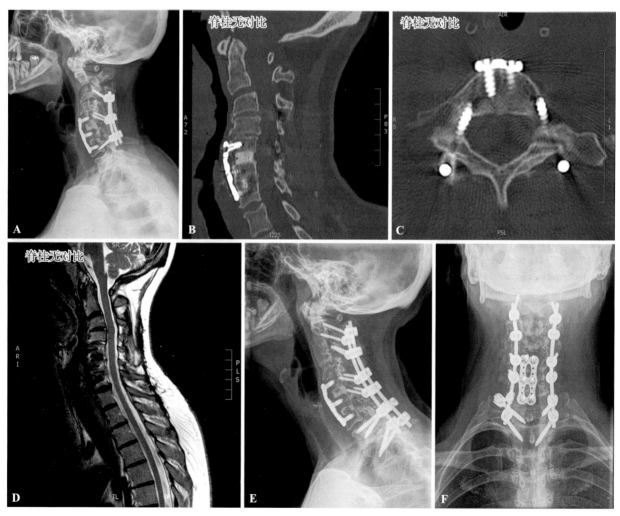

▲ 图 27-2　术后后凸畸形和内固定移位

A. 53 岁女性，初次前路内固定 + 植骨融合，2 次后路 $C_3 \sim C_7$ 内固定。症状包括肩颈部疼痛，以及持续性右臂 C_8 神经根症状；B. CT 显示 $C_5 \sim C_7$ 融合良好，$C_2 \sim C_4$ 后凸畸形明显；C. C_7 右侧螺钉位置可解释持续性神经根刺激症状；D. MRI 显示 $C_3 \sim C_4$ 节段后凸压迫脊髓；E 和 F. 前路 C_3 椎体切除 + $C_2 \sim C_3$、$C_3 \sim C_4$ 关节突切除矫形 + 后路钉棒固定和 C_7 螺钉重新置钉 + 右 $C_7 \sim T_1$ 神经根孔减压术后 2 年正侧位片（AP，F）。$C_2 \sim T_2$ 获得了良好的融合和矢状位序列。虽然患者术后颈椎僵硬，但症状得到了很大的改善

合手术的常见的并发症为吞咽困难和气管插管后喉头水肿[86]。为了降低前后路联合手术的气道并发症，Hart 等开发了一种液体管理方案，可以降低长时间插管和再插管并发症的发生率[87]。该方案包括术中限制晶体液，并使用升压药维持血压[87]。故前后路联合手术时，可考虑使用该方案来降低相关并发症的发生率。

（六）椎板切除术后的后凸畸形

颈椎术后畸形以后凸畸形最常见[5, 40, 88]。颈椎的生理曲度为轻度前曲，大部分负荷集中于后方。椎板切除后，后弓结构破坏，导致脊柱稳定性丢失（图 27-3）。为保持直立姿势，负荷由后柱向前柱转移，久而久之导致肌肉疲劳，最终导

致颈椎后凸和矢状位失稳。手术的目的是通过矫正畸形、减压、融合，稳定脊柱和神经功能恢复。

对于僵硬性畸形，术前牵引有助于畸形矫正，确定手术节段[56]。在选择手术入路时，明确畸形是僵硬性或柔韧性畸形很重要，手术入路可以是单纯后路、单纯前路、前 – 后联合入路，甚至后 – 前 – 后联合入路。对于被动体位能够矫正的柔韧性畸形患者，前路或后路均可以选择。如果柔韧性畸形患者不需要进行腹侧减压，则采用侧块和椎弓根内固定的后路关节融合术通常会获得良好的结果[1]。

在僵硬性畸形患者必须在术中牵引以获得中立位的情况下，重要的是通过椎间孔减压以

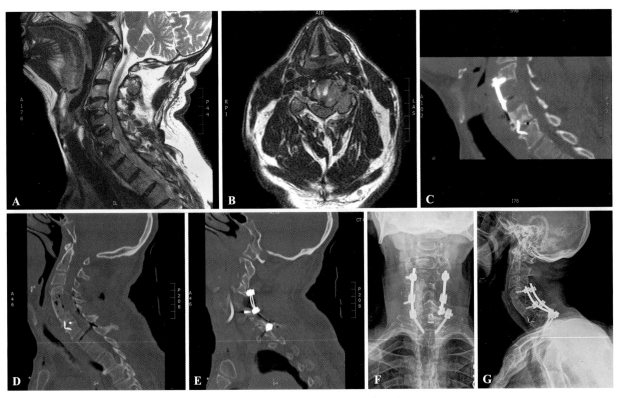

▲ 图 27-3　误诊 + 姑息性肿瘤切除

A. 男性，65 岁，胃肠道肿瘤颈椎椎体转移。C₄~C₆ 节段 ACDF 术后 2 年再次行 C₆~C₇ 节段 ACDF 手术。术前影像学检查提示相邻节段椎管狭窄。查体左三角肌肌力明显减退。术后 6 周症状无改善时行 MRI 检查；B. MRI 显示椎体及侧块骨转移致 C₄~C₅ 椎间孔及侧隐窝狭窄明显；C. CT 显示 C₄ 椎体骨质侵蚀程度；D. 颈前路 C₄ 椎体切除 + 植骨融合 + 锁定钢板固定。左侧侧块完全切除，游离椎动脉和 C₅ 神经根；E. 侧位 CT 显示 C₄ 侧块后方切除；F 和 G. 术后 1 年，患者疼痛消失，左侧三角肌功能恢复，左手可抬举过顶

防止医源性神经根受压。无论是采用 ACDF 还是 ACCF 术式，前路手术都有必要恢复颈椎的前凸曲度，最大矫正幅度可达 20°[89]。有些人主张不论僵硬性畸形还是柔性畸形，应采用前方入路，因为仅采用后方入路时脊柱后凸矫正可能不够[60]。

当涉及多节段颈椎后凸时，推荐采用前后联合入路的多节段 ACDF，而不是 ACCF。ACDF 手术节段越多，越容易恢复脊柱前凸，从而最终降低移植物脱位的可能性[40, 56, 90]。与 ACCF 相比，多节段 ACDF 也有防止移植物移位的优点。在 ACCF 中，移植物相关并发症的发生率高达 82%[60]。

（七）同节段病变

减压不充分是导致同节段病变的常见原因，很大程度上取决于引起持续性或复发性神经压迫的结构，以及颈椎序列（图 27-4）。对于颈椎后凸畸形存在 1～2 个节段的前方压迫，ACDF 可以获得良好减压效果，2 个节段以上时，ACDF 和 ACCF 均可获得良好减压效果。ACDF 的优点包括更大的生物力学稳定性和颈椎前凸，但 ACDF 术后并发假关节风险也高达 47%～56%[9, 14, 91]。与 ACDF 相比，多节段 ACCF 术后融合率高达 86%～99%，但移植物移位率也较高，因此建议

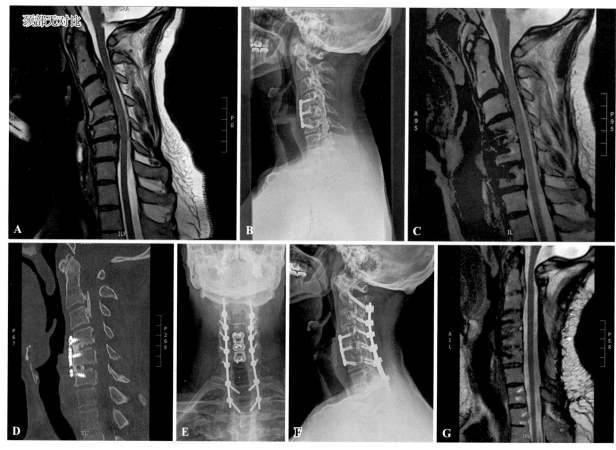

▲ 图 27-4　减压不完全

A. 一名 46 岁爱斯基摩裔男性，因脊髓型颈椎病接受手术治疗；B. 2 节段的颈前路 ACDF 术后 8 个月，手部的麻木及笨拙感未能缓解；C. MRI 提示在 C_3 水平脊髓受压；D. CT 提示了后纵韧带骨化导致的严重的椎管狭窄；E 和 F. 在行 C_2～C_7 的椎板切除固定融合术后 2 年，脊髓症状缓解. 考虑到颈椎轴性症状及 C_2～C_4 的后凸，采取了椎板切除固定融合，而非椎板成形术；G. 术后 4 年的 MRI 提示脊髓得到了减压，术前的后凸得到了矫正

同时进行后路固定手术[92, 93]。

对于无颈椎后凸畸形的前方压迫，手术治疗取决于是否存在颈椎不稳和（或）轴性疼痛症状。如果存在颈椎不稳或严重的颈部疼痛症状，椎管扩大成形融合通常是更好的选择。如果无颈椎不稳或颈部疼痛症状，椎管扩大成形术加或不加经皮椎间孔减压都可以。这两种术式均能获得超过 90% 的良好效果[94, 95]。

无论是采用微创技术还是保留颈椎节段运动的技术，有效减压仍然是成功手术治疗的关键。椎体后缘骨赘是椎间盘置换术的重要考虑因素[57, 96]。因为颈椎间盘置换的目的是保留节段运动，如果在初次手术中没有充分处理椎体后缘骨赘，那么复发或残留的骨赘仍可压迫相应节段脊髓。

由于同节段疾病常涉及内固定失败，CT 脊髓造影可辅助诊断。对于多节段 ACCF 手术，增加后路内固定可以降低假关节和内固定失败的发生率。内固定失败时，如果疼痛症状较轻且明确无神经受压，内固定位置满意，那么暂时不考虑行翻修手术。只需通过 HALO-VEST 固定后持续观察病情即可。然而，当观察到明显的内固定移位或后凸畸形时则需行翻修手术[97]。

（八）感染

有临床、实验室或影像学证据怀疑感染时，可能需要再次手术进行冲洗和引流。通常情况下，除非在冲洗及引流过程中发现内固定松动，否则一般不会拆除内固定。即使术后感染，一般建议尽可能保留内固定，以获得坚强的融合，防止将来发生颈椎不稳。

术后感染时外科治疗的主要目标是实现伤口的健康、彻底的愈合，可能需要多次冲洗和清创。负压引流也常用于最终的伤口处理。

典型治疗方式是发现术后感染立即开始使用广谱抗生素，然后根据术区细菌培养和感染科专家会诊意见针对性的应用抗生素。特别是对于颈椎手术后感染，常用的治疗方案为 6～9 周的静脉注射抗生素和较长疗程的口服抗生素。为了明确感染控制情况，应定期行相关实验室检查如 CRP 和 ESR。颈前路术后感染时应考虑食管损伤的可能性。

三、结局

颈椎翻修手术复杂，技术要求高，给患者带来了很大的风险。喉返神经麻痹、气道并发症、食管问题、骨不连、伤口问题的发生率较高，而翻修手术的临床成功率总体较低。此外，围术期并发症很常见，但大多数是轻微的，对临床转归的影响也有限。尽管有这些并发症和增加的风险，但仍有许多关于颈椎翻修手术的相关研究报道是积极的。

（一）假关节

如上所述，假关节形成是颈椎翻修手术较常见的适应证之一。许多研究专门研究了颈椎术后融合失败的相关技术，及其转归[4, 72, 78, 82, 98-101]。一般来说，前路翻修术出血量较低，住院时间较短，然而，与后路手术相比，前路翻修术的融合率较低[72, 82]。因此，普遍认为后路的融合率高于前路[72, 82, 99, 100]。此外，在经后路脊柱内固定时，使用双棒或多米诺连接器比单一的 3.5mm 棒更牢固[102]。

前路翻修术前，应该进行声带评估。Lowery 等[82] 报道了 44 名有症状的假关节形成患者的翻修术情况，平均随访 28 个月，其中行前路翻修 20 例，后路 17 例，联合入路 7 例。前路手术组为原切口切开、骨不连切除、椎间植骨融合＋钢板内固定。后路手术组为后正中切口，小关节融合术＋侧块钢板固定。最近一次的随访结果显示，联合入路组全部患者和后路组的 16/17 获得了坚强的融合[82]。前路组只有 45% 的患者获得了坚强的融合[82]。

Carreon 等[72]专门比较了前路和后路融合术治疗颈椎前路假关节 120 例，其中前路 27 例，后路 93 例。前路组采用切除骨不连、髂骨植骨融合，后路组采用钛缆、侧块钢板、多轴向钉棒固定系统。两组手术的手术时间相似，但后路组的出血量更大，住院时间更长，并发症发生率也更高[72]。尽管后路组的并发症有所增加，但骨不连发生率，后路组（2%）明显少于前路组（44%）[72]。

Kuhns 等[99]对 33 例 ACDF 术后假关节患者进行回顾性研究，均采用选择性神经根减压、后路髂骨或自体骨植骨融合、钛缆和（或）侧块钢板固定。平均随访 46 个月，最近一次随访显示所有病例均获得了坚强的融合，术前症状显著改善。约 72% 的病例对手术效果满意，内固定物对融合状态无影响。本研究进一步验证了与前路手术相较，后路手术具有更高的融合率这一观点。

然而，尽管有上述结果，对于假关节翻修，一些研究仍建议前路融合，并报道了积极的愈后结果和成功融合[98, 101]，Coric 等[101]报道了 19 例颈椎前路融合术后假关节形成的病例，这些病例接受了前路融合＋钢板内固定。切除骨不连，并使用同种异体髂骨移植融合。平均随访 22.4 个月，所有病例均显示各节段融合牢固，无术中并发症[101]。最终作者报道该手术是安全有效的。Tribus 等调查了 16 例颈前路术后假关节形成的病例[98]，这些病例均接受了颈前路骨不连切除、自体骨植骨、前路钢板固定。结果显示 75% 的病例

疼痛有所改善，13/16 的病例融合分级为 Ⅰ 级或 Ⅱ 级。但上述研究均为小样本研究，且没有与后路手术相比较。

（二）邻椎病

治疗 ACDF 后 ASD 的术式主要包括 2 次 ACDF、ACCF、人工椎间盘置换（TDR）以及颈后路手术（如椎板切除术、椎板成形术和椎间孔减压术）。关于上述技术的相关研究均取得了不同程度的成功。Hilibrand 等回顾了 20 多年来 ASD 病例 80 例[80]，其中 38 例接受了 2 次 ACDF 或 ACCF。不同术式临床改善程度相同，ACCF 组融合率高于 ACDF 组。

Chen 等最近研究了 ASD 的 2 次 ACDF 63 例[63]，结果显示术后临床症状显著改善，术后随访 2 年，71.4% 的病例临床结果为优或良。5 例术后出现吞咽困难，随访 2 年未出现内固定失败。作者得出结论，2 次 ACDF 是有效的，不会对愈后结果产生负面影响。O'Neill 等最近的另一项研究调查了 ACDF 治疗 ASD 的临床结果[65]，同时包括一项相关医疗费用分析。作者回顾性分析了接受 2 次 ACDF 治疗 ASD 的病例共 40 例，结果显示所有病例的临床结果均有显著改善，包括颈部和上肢疼痛、颈部功能障碍、SF36 评分及 Zung 抑郁评分（SDS）[65]。此外，2 次 ACDF 治疗 ASD 的平均每 2 年质量调整生存年（qualityadjusted life year, QALY）费用为 60 526 美元，表明该术式具有成本效益[65]。

TDR 治疗 ASD 显示了积极的结果[61, 89, 103, 104]。Sekhon 等报道了 15 例颈椎融合后相邻节段接受 TDR 的患者[89]。平均随访 24.2 个月，健康相关生活质量（health related quality of life, HRQOL）评分显著提高。1 例患者出现 TDR 节段异常活动，内固定松动，然而术前该部位已存在过度活动。

总体来说，患者愈后良好，作者得出结论，TDR 治疗 ASD 是安全的，具有良好的早期临床效果[89]。Phillips 等前瞻性研究了 6 个中心的 TDR 治疗 ASD 病例[61]，这些病例均有原发性神经根病和（或）脊髓病。共纳入 152 例（26 例 ASD 和 126 例原发性颈椎病），两组患者术后 1 年颈椎功能、颈部和上肢疼痛均有显著改善。两组各有 2 名患者需要进行翻修。作者得出结论，与单纯行 TDR 相较，先融合邻近节段后再行 TDR，两者的临床改善效果相似[61]。

椎板成形和椎板切等后路技术治疗 ASD 亦有相关研究[74, 84, 105-107]。Wang 等报道了 24 例通过椎板成形技术治疗 ACDF 术后并发狭窄性脊髓病的病例[107]。结果显示 83% 的患者脊髓症状有改善[107]。术后 2 例出现 C_5 神经根麻痹，2 例出现新发的颈部疼痛症状[107]。Matsumoto 等回顾性研究了单开门椎管扩大成形术 62 例[84]，其中 ASD 组和初发脊髓病变组各 31 例。ASD 组的平均恢复率（术前和术后 JOA 评分差值）明显低于初发脊髓病变组[84]。然而，最终随访时的 JOA 评分均数在统计学无差异。

有研究报道椎板切除术也具有积极的结果。Adogwa 等最近报道了有症状的 ASD 50 例[106]，均接受了椎板切除 + 融合术。与术前相比，术后 2 年的 HRQOL 评分有显著改善[106]。Adogwa 及其同事通过扩展先前的研究[105]，调查椎板切除 + 融合治疗 ASD 获得的 QALY 成本。发现后路减压 + 融合治疗 ASD 的 2 年 QALY 为 62 995 美元，与 ACDF 翻修的费用接近。

（三）椎板切除术后后凸畸形

如上所述，治疗颈椎术后并发后凸畸形的主要目的是矫正畸形和神经减压。许多研究已经报道了前路翻修的愈后结果[56, 57, 90, 93, 108]。Herman 等

报道了 20 例椎板切除后并发后凸畸形[56]，均采用 ACCF 术式治疗。术前平均后凸角 38°，最后随访（平均 28 个月）矫正后平均后凸 16°，所有患者均获得良好的融合[56]。Steinmetz 等对 12 例医源性颈椎后凸患者进行了前路钢板治疗[90]。术前平均后凸角 20°，矫正后平均前凸角 6°，最终随访平均前凸角 2.2°。

Park 等最近报道了 23 例椎板切除术后并发后凸畸形[108]，均采用前路翻修，术式为 ACDF 或 ACCF，平均随访 44.5 个月。术前平均后凸角 20°，矫正后平均前凸角 14°，最终随访时平均前凸角 9.6°[108]。作者还报道了 HRQOL 评分结果，包括颈部功能、VAS 评分和 Nurick 分级，在最终随访时均有明显改善[108]。术后并发症包括移植物 / 内固定物移位、吞咽困难、伤口感染、脑脊液漏和肺炎。

这些手术并非没有明显的并发症。Riew 等研究了椎板切除术后并发后凸畸形时采用 ACCF 术式翻修的相关并发症[109]。共纳入 18 例患者，其中 11 例在 2.7 年的随访期间发生了 16 种并发症[109]。其中 4 例需要再次手术，5 例内植物脱出（3 例佩戴 Halo vest 架辅助治疗），4 例假关节形成，3 例后凸角较术前增加 10°，2 例呼吸窘迫需要重新插管，1 例少量脑脊液漏，1 例一过性吞咽困难[109]。

四、结论

颈椎翻修手术较复杂，认识潜在的问题和了解初次手术失败原因对于指导进一步治疗和避免重复翻修至关重要。通过详细询问病史、体格检查、适当的影像学检查和其他相关研究，以明确病因。颈椎手术翻修的适应证很多，术前需要完善检查。主要适应证包括假关节形成、ASD、复

发椎管狭窄、术后畸形和感染。颈椎翻修手术会增加相关并发症的风险。喉返神经麻痹、气道并发症、食管问题、骨不连、伤口问题的发生率较高，而翻修手术的临床成功率总体较低。此外，

围术期的并发症很常见，但大多数是轻微的，对临床结果的影响有限。尽管有上述并发症和风险增大，仍有许多研究报道了颈椎翻修手术后获得了积极的愈后结果。

参考文献

[1] Rihn JA, Harrod C, Albert TJ. Revision cervical spine surgery. Orthop Clin North Am. 2012;43:123–36, ix–x.

[2] Helgeson MD, Albert TJ. Surgery for failed cervical spine reconstruction. Spine. 2012;37:E323–7.

[3] Liu G, Buchowski JM, Bunmaprasert T, et al. Revision surgery following cervical laminoplasty: etiology and treatment strategies. Spine. 2009;34:2760–8.

[4] Newman M. The outcome of pseudarthrosis after cervical anterior fusion. Spine. 1993;18:2380–2.

[5] Deutsch H, Haid RW, Rodts GE, et al. Postlaminectomy cervical deformity. Neurosurg Focus. 2003;15:E5.

[6] Fang A, Hu SS, Endres N, et al. Risk factors for infection after spinal surgery. Spine. 2005;30:1460–5.

[7] Ishihara H, Kanamori M, Kawaguchi Y, et al. Adjacent segment disease after anterior cervical interbody fusion. Spine J. 2004;4:624–8.

[8] Bohlman HH, Emery SE, Goodfellow DB, et al. Robinson anterior cervical discectomy and arthrodesis for cervical radiculopathy. Long-term follow-up of one hundred and twenty-two patients. J Bone Joint Surg Am. 1993;75:1298–307.

[9] Papadopoulos EC, Huang RC, Girardi FP, et al. Three-level anterior cervical discectomy and fusion with plate fixation: radiographic and clinical results. Spine. 2006;31:897–902.

[10] Wang JC, McDonough PW, Endow KK, et al. Increased fusion rates with cervical plating for two-level anterior cervical discectomy and fusion. Spine. 2000;25:41–5.

[11] Wang JC, McDonough PW, Kanim LE, et al. Increased fusion rates with cervical plating for three-level anterior cervical discectomy and fusion. Spine. 2001;26:643–6; discussion 6–7.

[12] Hilibrand AS, Fye MA, Emery SE, et al. Impact of smoking on the outcome of anterior cervical arthrodesis with interbody or strut-grafting. J Bone Joint Surg Am. 2001;83(5):668–73.

[13] Wang JC, McDonough PW, Endow K, et al. The effect of cervical plating on single-level anterior cervical discectomy and fusion. J Spinal Disord. 1999;12:467–71.

[14] Bolesta MJ, Rechtine GR 2nd, Chrin AM. Three- and four-level anterior cervical discectomy and fusion with plate fixation: a prospective study. Spine. 2000;25(6):2040–4; discussion 5–6.

[15] Phillips FM, Carlson G, Emery SE, et al. Anterior cervical pseudarthrosis. Natural history and treatment. Spine. 1997;22:1585–9.

[16] Ploumis A, Mehbod A, Garvey T, et al. Prospective assessment of cervical fusion status: plain radiographs versus CT-scan. Acta Orthopaed Belgica. 2006;72:342–6.

[17] Cannada LK, Scherping SC, Yoo JU, et al. Pseudoarthrosis of the cervical spine: a comparison of radiographic diagnostic measures. Spine. 2003;28:46–51.

[18] Hilibrand AS, Robbins M. Adjacent segment degeneration and adjacent segment disease: the consequences of spinal fusion? Spine J. 2004;4:190S–4S.

[19] Song KJ, Choi BW, Jeon TS, et al. Adjacent segment degenerative disease: is it due to disease progression or a fusion-associated phenomenon? Comparison between segments adjacent to the fused and non-fused segments. Eur Spine J. 2011;20:1940–5.

[20] Rihn JA, Lawrence J, Gates C, et al. Adjacent segment disease after cervical spine fusion. Instr Course Lect. 2009;58:747–56.

[21] Seo M, Choi D. Adjacent segment disease after fusion for cervical spondylosis; myth or reality? Br J Neurosurg. 2008;22:195–9.

[22] Kepler CK, Hilibrand AS. Management of adjacent segment disease after cervical spinal fusion. Orthoped Clin North Am. 2012;43:53–62, viii.

[23] Baba H, Furusawa N, Imura S, et al. Late radiographic findings after anterior cervical fusion for spondylotic myeloradiculopathy. Spine. 1993;18:2167–73.

[24] Hilibrand AS, Carlson GD, Palumbo MA, et al. Radiculopathy and myelopathy at segments adjacent to the site of a previous anterior cervical arthrodesis. J Bone Joint Surg Am. 1999;81:519–28.

[25] Javedan SP, Dickman CA. Cause of adjacent-segment disease after spinal fusion. Lancet. 1999;354:530–1.

[26] Maldonado CV, Paz RD, Martin CB. Adjacent-level degeneration after cervical disc arthroplasty versus fusion. Eur Spine J. 2011;20(Suppl 3):403–7.

[27] Eck JC, Humphreys SC, Lim TH, et al. Biomechanical study on the effect of cervical spine fusion on adjacent-level intradiscal pressure and segmental motion. Spine. 2002;27:2431–4.

[28] Maiman DJ, Kumaresan S, Yoganandan N, et al. Biomechanical effect of anterior cervical spine fusion on

adjacent segments. Biomed Mater Eng. 1999;9:27–38.

[29] Matsunaga S, Kabayama S, Yamamoto T, et al. Strain on intervertebral discs after anterior cervical decompression and fusion. Spine. 1999;24:670–5.

[30] Park DH, Ramakrishnan P, Cho TH, et al. Effect of lower twolevel anterior cervical fusion on the superior adjacent level. J Neurosurg Spine. 2007;7:336–40.

[31] Prasarn ML, Baria D, Milne E, et al. Adjacent–level biomechanics after single versus multilevel cervical spine fusion. J Neurosurg Spine. 2012;16:172–7.

[32] Ragab AA, Escarcega AJ, Zdeblick TA. A quantitative analysis of strain at adjacent segments after segmental immobilization of the cervical spine. J Spinal Disord Tech. 2006;19:407–10.

[33] Schwab JS, Diangelo DJ, Foley KT. Motion compensation associated with single–level cervical fusion: where does the lost motion go? Spine. 2006;31:2439–48.

[34] Pal GP, Sherk HH. The vertical stability of the cervical spine. Spine. 1988;13:447–9.

[35] Djurasovic MO, Carreon LY, Glassman SD, et al. Sagittal alignment as a risk factor for adjacent level degeneration: a case–control study. Orthopedics. 2008;31:546.

[36] Kumar MN, Baklanov A, Chopin D. Correlation between sagittal plane changes and adjacent segment degeneration following lumbar spine fusion. Eur Spine J. 2001;10: 314–9.

[37] Park P, Garton HJ, Gala VC, et al. Adjacent segment disease after lumbar or lumbosacral fusion: review of the literature. Spine. 2004;29:1938–44.

[38] Rahm MD, Hall BB. Adjacent–segment degeneration after lumbar fusion with instrumentation: a retrospective study. J Spinal Disord. 1996;9:392–400.

[39] Katsuura A, Hukuda S, Saruhashi Y, et al. Kyphotic malalignment after anterior cervical fusion is one of the factors promoting the degenerative process in adjacent intervertebral levels. Eur Spine J. 2001;10(4):320–4.

[40] Albert TJ, Vacarro A. Postlaminectomy kyphosis. Spine. 1998;23:2738–45.

[41] Kaptain GJ, Simmons NE, Replogle RE, et al. Incidence and outcome of kyphotic deformity following laminectomy for cervical spondylotic myelopathy. J Neurosurg. 2000;93: 199–204.

[42] Steinmetz MP, Stewart TJ, Kager CD, et al. Cervical deformity correction. Neurosurgery. 2007;60:S90–7.

[43] Butler JC, Whitecloud TS 3rd. Postlaminectomy kyphosis. Causes and surgical management. Orthop Clin North Am. 1992;23(3):505–11.

[44] O'Shaughnessy BA, Liu JC, Hsieh PC, et al. Surgical treatment of fixed cervical kyphosis with myelopathy. Spine. 2008;33:771–8.

[45] Nowinski GP, Visarius H, Nolte LP, et al. A biomechanical comparison of cervical laminaplasty and cervical laminectomy with progressive facetectomy. Spine. 1993;18: 1995–2004.

[46] Zdeblick TA, Zou D, Warden KE, et al. Cervical stability after foraminotomy. A biomechanical in vitro analysis. J Bone Joint Surg Am. 1992;74:22–7.

[47] Louis R. Spinal stability as defined by the three–column spine concept. Anat Clin. 1985;7:33–42.

[48] Cattell HS, Clark GL, Jr. Cervical kyphosis and instability following multiple laminectomies in children. J Bone Joint Surg Am. 1967;49:713–20.

[49] Lonstein JE. Post–laminectomy kyphosis. Clin Orthop Relat Res. 1977;93–100.

[50] Yasuoka S, Peterson HA, MacCarty CS. Incidence of spinal column deformity after multilevel laminectomy in children and adults. J Neurosurg. 1982;57:441–5.

[51] Shimizu K, Nakamura M, Nishikawa Y, et al. Spinal kyphosis causes demyelination and neuronal loss in the spinal cord: a new model of kyphotic deformity using juvenile Japanese small game fowls. Spine. 2005;30: 2388–92.

[52] Jarzem PF, Quance DR, Doyle DJ, et al. Spinal cord tissue pressure during spinal cord distraction in dogs. Spine. 1992;17:S227–34.

[53] Tachibana S, Kitahara Y, Iida H, et al. Spinal cord intramedullary pressure. A possible factor in syrinx growth. Spine. 1994;19:2174–8; discussion 8–9.

[54] Iida H, Tachibana S. Spinal cord intramedullary pressure: direct cord traction test. Neurol Med Chir. 1995;35:75–7.

[55] Kitahara Y, Iida H, Tachibana S. Effect of spinal cord stretching due to head flexion on intramedullary pressure. Neurol Med Chir. 1995;35:285–8.

[56] Herman JM, Sonntag VK. Cervical corpectomy and plate fixation for postlaminectomy kyphosis. J Neurosurg. 1994;80:963–70.

[57] Stewart TJ, Steinmetz MP, Benzel EC. Techniques for the ventral correction of postsurgical cervical kyphotic deformity. Neurosurgery. 2005;56:191–5; discussion 5.

[58] Elsawaf A, Mastronardi L, Roperto R, et al. Effect of cervical dynamics on adjacent segment degeneration after anterior cervical fusion with cages. Neurosurg Rev. 2009;32:215–24; discussion 24.

[59] Gause PR, Davis RA, Smith PN, et al. Success of junctional anterior cervical discectomy and fusion. Spine J. 2008;8:723–8.

[60] Shin DA, Yi S, Yoon do H, et al. Artificial disc replacement combined with fusion versus two–level fusion in cervical two–level disc disease. Spine. 2009;34:1153–9; discussion 60–1.

[61] Phillips FM, Allen TR, Regan JJ, et al. Cervical disc replacement in patients with and without previous adjacent level fusion surgery: a prospective study. Spine. 2009;34:556–65.

[62] Arnold P, Boswell S, McMahon J. Threaded interbody fusion cage for adjacent segment degenerative disease after previous anterior cervical fusion. Surg Neurol. 2008;70:390–7.

[63] Chen Y, He Z, Yang H, et al. Anterior cervical diskectomy and fusion for adjacent segment disease. Orthopedics.

2013;36:e501–8.

[64] Acikbas SC, Ermol C, Akyuz M, et al. Assessment of adjacent segment degeneration in and between patients treated with anterior or posterior cervical simple discectomy. Turkish Neurosurg. 2010;20:334–40.

[65] O'Neill KR, Wilson RJ, Burns KM, et al. Anterior cervical discectomy and fusion for adjacent–segment disease: clinical outcomes and cost–utility of surgical intervention. Clin Spine Surg. 2016;29(6):234–41.

[66] Angevine PD, Kaiser MG. Radiographic measurement techniques. Neurosurgery. 2008;63:40–5.

[67] Smith JS, Shaffrey CI, Fu KM, et al. Clinical and radiographic evaluation of the adult spinal deformity patient. Neurosurg Clin N Am. 2013;24:143–56.

[68] Scheer JK, Tang JA, Smith JS, et al. Cervical spine alignment, sagittal deformity, and clinical implications: a review. J Neurosurg Spine. 2013;19(2):141–59.

[69] Ames CP, Smith JS, Scheer JK, et al. Impact of spinopelvic alignment on decision making in deformity surgery in adults: a review. J Neurosurg Spine. 2012;16:547–64.

[70] Apfelbaum RI, Kriskovich MD, Haller JR. On the incidence, cause, and prevention of recurrent laryngeal nerve palsies during anterior cervical spine surgery. Spine. 2000;25: 2906–12.

[71] Boakye M, Patil CG, Ho C, et al. Cervical corpectomy: complications and outcomes. Neurosurgery. 2008;63:295–301; discussion 2.

[72] Carreon L, Glassman SD, Campbell MJ. Treatment of anterior cervical pseudoarthrosis: posterior fusion versus anterior revision. Spine J. 2006;6:154–6.

[73] Brown CV, Antevil JL, Sise MJ, et al. Spiral computed tomography for the diagnosis of cervical, thoracic, and lumbar spine fractures: its time has come. J Trauma. 2005;58:890–5; discussion 5–6.

[74] Baba H, Furusawa N, Imura S, et al. Laminoplasty following anterior cervical fusion for spondylotic myeloradiculopathy. Int Orthop. 1994;18:1–5.

[75] Clarke MJ, Ecker RD, Krauss WE, et al. Same–segment and adjacent–segment disease following posterior cervical foraminotomy. J Neurosurg Spine. 2007;6:5–9.

[76] Cho SK, Riew KD. Adjacent segment disease following cervical spine surgery. J Am Acad Orthopaed Surg. 2013;21:3–11.

[77] Cunningham BW, Hu N, Zorn CM, et al. Biomechanical comparison of single– and two–level cervical arthroplasty versus arthrodesis: effect on adjacent–level spinal kinematics. Spine J. 2010;10:341–9.

[78] Farey ID, McAfee PC, Davis RF, et al. Pseudarthrosis of the cervical spine after anterior arthrodesis. Treatment by posterior nerve–root decompression, stabilization, and arthrodesis. J Bone Joint Surg Am. 1990;72(8):1171–7.

[79] Herkowitz HN, Kurz LT, Overholt DP. Surgical management of cervical soft disc herniation. A comparison between the anterior and posterior approach. Spine. 1990;15:1026–30.

[80] Hilibrand AS, Yoo JU, Carlson GD, et al. The success of anterior cervical arthrodesis adjacent to a previous fusion. Spine. 1997;22:1574–9.

[81] Liu Y, Chen L, Gu Y, et al. [Open–door laminoplasty for the treatment of failed anterior cervical spine surgery]. Zhonghua Wai Ke Za Zhi [Chin J Surg.]. 2010;48(24):1859–63.

[82] Lowery GL, Swank ML, McDonough RF. Surgical revision for failed anterior cervical fusions. Articular pillar plating or anterior revision? Spine. 1995;20:2436–41.

[83] Lunsford LD, Bissonette DJ, Jannetta PJ, et al. Anterior surgery for cervical disc disease. Part 1: Treatment of lateral cervical disc herniation in 253 cases. J Neurosurg. 1980;53:1–11.

[84] Matsumoto M, Nojiri K, Chiba K, et al. Open–door laminoplasty for cervical myelopathy resulting from adjacentsegment disease in patients with previous anterior cervical decompression and fusion. Spine. 2006;31:1332–7.

[85] Mikhael MM, Celestre PC, Wolf CF, et al. Minimally invasive cervical spine foraminotomy and lateral mass screw placement. Spine. 2012;37:E318–22.

[86] Hart RA, Tatsumi RL, Hiratzka JR, et al. Perioperative complications of combined anterior and posterior cervical decompression and fusion crossing the cervico–thoracic junction. Spine. 2008;33:2887–91.

[87] Hart RA, Dupaix JP, Rusa R, et al. Reduction of airway complications with fluid management protocol in patients undergoing cervical decompression and fusion across the cervico–thoracic junction. Spine (Phila Pa 1976). 2013;38(18):E1135–40.

[88] Uchida K, Nakajima H, Sato R, et al. Cervical spondylotic myelopathy associated with kyphosis or sagittal sigmoid alignment: outcome after anterior or posterior decompression. J Neurosurg Spine. 2009;11:521–8.

[89] Sekhon LH, Sears W, Duggal N. Cervical arthroplasty after previous surgery: results of treating 24 discs in 15 patients. J Neurosurg Spine, 2005;3:335–41.

[90] Steinmetz MP, Kager CD, Benzel EC. Ventral correction of postsurgical cervical kyphosis. J Neurosurg. 2003;98:1–7.

[91] Emery SE, Bohlman HH, Bolesta MJ, et al. Anterior cervical decompression and arthrodesis for the treatment of cervical spondylotic myelopathy. Two to seventeen–year follow–up. J Bone Joint Surg Am. 1998;80:941–51.

[92] Vaccaro AR, Falatyn SP, Scuderi GJ, et al. Early failure of long segment anterior cervical plate fixation. J Spinal Disord. 1998;11:410–5.

[93] Zdeblick TA, Hughes SS, Riew KD, et al. Failed anterior cervical discectomy and arthrodesis. Analysis and treatment of thirty–five patients. J Bone Joint Surg Am. 1997;79: 523–32.

[94] Herkowitz HN. A comparison of anterior cervical fusion, cervical laminectomy, and cervical laminoplasty for the surgical management of multiple level spondylotic radiculopathy. Spine. 1988;13:774–80.

[95] Herkowitz HN. Cervical laminaplasty: its role in the

treatment of cervical radiculopathy. J Spinal Disord. 1988;1:179–88.

[96] Anderson PA, Sasso RC, Riew KD. Update on cervical artificial disk replacement. Instr Course Lect. 2007;56: 237–45.

[97] Thongtrangan I, Balabhadra RS, Kim DH. Management of strut graft failure in anterior cervical spine surgery. Neurosurg Focus. 2003;15:E4.

[98] Tribus CB, Corteen DP, Zdeblick TA. The efficacy of anterior cervical plating in the management of symptomatic pseudoarthrosis of the cervical spine. Spine. 1999;24: 860–4.

[99] Kuhns CA, Geck MJ, Wang JC, et al. An outcomes analysis of the treatment of cervical pseudarthrosis with posterior fusion. Spine. 2005;30:2424–9.

[100] Brodsky AE, Khalil MA, Sassard WR, et al. Repair of symptomatic pseudoarthrosis of anterior cervical fusion. Posterior versus anterior repair. Spine. 1992;17:1137–43.

[101] Coric D, Branch CL Jr, Jenkins JD. Revision of anterior cervical pseudoarthrosis with anterior allograft fusion and plating. J Neurosurg. 1997;86:969–74.

[102] Tatsumi RL, Yoo JU, Liu Q, et al. Mechanical comparison of posterior instrumentation constructs for spinal fixation across the cervicothoracic junction. Spine. 2007;32: 1072–6.

[103] Mobbs RJ, Mehan N, Khong P. Cervical arthroplasty for myelopathy adjacent to previous multisegmental fusion. J Clin Neurosci. 2009;16:150–2.

[104] Sekhon L. Cervicothoracic junction arthroplasty after previous fusion surgery for adjacent segment degeneration: case report. Neurosurgery. 2005;56:E205; discussion E.

[105] Adogwa O, Parker SL, Shau DN, et al. Cost per qualityadjusted life year gained of laminectomy and extension of instrumented fusion for adjacent–segment disease: defining the value of surgical intervention. J Neurosurg Spine. 2012;16:141–6.

[106] Adogwa O, Parker SL, Mendenhall SK, et al. Laminectomy and extension of instrumented fusion improves 2–year pain, disability, and quality of life in patients with adjacent segment disease: defining the long–term effectiveness of surgery. World Neurosurg. 2013;80(6):893–6.

[107] Wang MY, Green BA. Laminoplasty for the treatment of failed anterior cervical spine surgery. Neurosurg Focus. 2003;15:E7.

[108] Park Y, Riew KD, Cho W. The long–term results of anterior surgical reconstruction in patients with postlaminectomy cervical kyphosis. Spine J. 2010; 10:380–7.

[109] Riew KD, Hilibrand AS, Palumbo MA, et al. Anterior cervical corpectomy in patients previously managed with a laminectomy: short–term complications. J Bone Joint Surg Am. 1999;81:950–7.

第28章 当前颈椎畸形的概念及循证医学
Current Concepts and Evidence in Cervical Spinal Deformities

Michael P Kelly　Adam L Wollowick　K Daniel Riew **著**
夏　天 **译**　　周非非 **校**

一、流行病学与自然病程

颈椎畸形可由多种病因造成，并有着不同的发病率及自然病程（表28-1）。儿童和成人均可出现颈椎畸形。本章主要介绍常见的可能导致颈椎畸形的原因。

（一）先天发育异常

在椎体发育的过程中，形成或分节过程出现异常是导致颈椎畸形的罕见原因，称为Klippel Feil（KF）综合征。KF综合征发病率约为1/40 000，患病率约为0.7%[1]。KF综合征多无临床症状，故文献报道的发病率可能偏低。以往通常将存在下述三联征的患者诊断为KF综合征，即短颈、低发际线、颈部活动受限。近期研究则将所有存在颈椎先天性融合畸形定义为KF综合征[2]。Samantzis等[3]将先天性颈椎畸形分为三型：1型为先天性单节段融合；2型为多节段跳跃性先天性融合，不连续；3型为连续多节段先天性融合。作者发现，1型出现颈部轴性疼痛的概率更高，而2型和3型更容易进展为脊髓型颈椎病或神经根型颈椎病。2型和3型出现症状的平均年龄为17岁，但其中只有11%接受了手术。在多数病例中，颈椎保持了良好的序列，手术的主要目的

为解除神经压迫，而并非纠正畸形。基于上述原因，无症状KF综合征的患病率未知，因而对于该疾病的自然病程目前暂不清楚。

（二）医源性畸形

多节段椎板切除导致颈椎失稳，继发性后凸畸形是常见的并发症[4-6]。多节段椎板切除后继发后凸畸形的发生率为30%～35%，儿童椎板切除和硬膜下肿瘤术后，继发后凸畸形的风险增加[4]。术前颈椎曲度变直合并关节突关节切除大于50%的患者发生椎板切除术后后凸畸形的风险增加[6]。切除颈椎后柱结构破坏了后方韧带复合体，使得颈后伸肌群（特别是颈半棘肌）被拉长，出现后凸畸形。椎板切除术后的后凸畸形通常进展缓慢，患者常主诉难以维持平视，且由于颈后伸肌群为维持平视处于持续紧张状态，引起肌肉痉挛及疼痛。随着后凸畸形不断加重，若脊髓腹侧出现压迫，患者可出现神经损害症状。

融合术后出现畸形可能由多种原因所致，包括相邻节段病变、假关节形成、感染和（或）内固定失败。如果前路或后路融合时体位不佳，也可能导致术后颈椎畸形。术前将患者置于合适体位，确定适当的颈椎固定曲度可最大限度地降低术后发生后凸畸形的风险。目前医源性颈椎畸形

表 28-1 有关颈椎畸形的自然病程以及手术效果的文献总结

作者，刊物，年份	实验设计	证据等级	题 目	随访时间	测量参数	主要结果
Doran, Arthritis and Rheumatism, 2002	基于人群的队列研究	III	RA 发生率的趋势	40 年	RA 的发生率	RA 的发病率呈下降趋势
Pellicci, JBJS Am, 1981	前瞻性队列研究	II	RA 的进展	5 年	疼痛，影像学进展，神经系统受累	影像学进展常见，疼痛常进展，颅底凹陷导致预后不良
Winfield, Annals of Rheumatic Diseases, 1983	前瞻性队列研究	II	脊柱及其他关节 RA 的进展	9.5 年	影像学进展	外周关节受累预示颈椎受累
Kauppi, J Rheumatology, 2009	前瞻性队列研究	II	DMARD 与寰枢椎疾病	5 年	影像学进展，生理功能（HAQ）	DMARD 联合治疗可预防寰枢椎疾病的发生
Chikuda, JBJS Am, 2012	基于人群的队列研究	II	透析患者接受脊柱手术的发病率及死亡率	不适用	死亡，严重并发症	透析患者死亡风险为正常人群的 10 倍
Eskander, Spine, 2010	回顾性队列研究	II	椎动脉解剖	不适用	椎动脉走行	椎动脉内移（8%），C_6 走行于横突孔外（7%），C_7 走行于横突孔内（1%）
Langeloo, Euro Spine Journal, 2006	回顾性病例系列研究	IV	强直性脊柱炎的截骨	未报道	影像学结果，围手术期并发症，神经电生理监测	术中电生理监测为必需；俯卧位较坐位手术更易操作
Etame, Spine, 2008	文献回顾	III	强直性脊柱炎患者颈胸段后凸畸形的治疗	不适用	影像学结果，并发症	手术有良好的恢复平视的效果，满意度良好；神经并发症发生率 4%
Belanger, JBJS Am, 2005	病例系列	IV	强直性脊柱炎的仰伸截骨	4.5 年	影像学结果，并发症	通过仰伸结构平均可矫正 38°；手术有瘫痪及死亡风险
Riley, Spine, 2010	系统回顾	II	颈椎前路术后吞咽困难	不适用	吞咽困难及危险因素	发生率约 20%，多节段手术以及女性可能为危险因素
O'Shaughnessy, Spine, 2008	病例系列	IV	僵硬性后凸伴脊髓病的治疗	4.5 年	影像学结果，Nurick 评分，Odom 标准	平均改善 48°，Nurick 评分改善；根据 Odom 标准 88% 达到优秀 / 良好
Park, Spine J, 2010	病例系列	IV	椎板切除术后后凸畸形的前路治疗	3.75 年	影像学结果，NDI，VAS，Nurick 评分，并发症	临床与影像学结果良好，30% 并发症发生率
Deviren, J Neurosurg Spine, 2011	病例系列	IV	颈胸段 PSO 截骨	2 年	影像学结果，NDI，SF-36，VAS	影像学改善明显，生活质量及疼痛明显改善

NDI. 颈部功能障碍评分；VAS. 视觉模拟评分；SF-36. 简易格式 -36；RA. 类风湿关节炎；DMARD. 改善病情的抗类风湿药物；PSO. 经椎弓根截骨

的患病率未知，畸形的自然病程和致病原因多样化。脊柱外科医师在评估病情时，应详细了解先前的手术操作、诊断及内固定方式。

（三）脊柱炎性病变

某些脊柱炎性病变可导致颈椎畸形。最常见的病因为类风湿关节炎（rheumatoid arthritis，RA），发病率约为 30/100 000[7]。类风湿关节炎可侵蚀骨质及结缔组织，从而导致颅底凹陷、寰枢关节失稳和下颈椎半脱位。RA 患者的颈椎畸形发病率约 50%，且畸形呈进展性，同时可累及其他关节，相应部位发生畸形[8, 9]。外科手术干预前，应评估寰枢关节稳定性，以免因漏诊造成医源性神经损伤。应用改善病情的抗风湿药物（disease-modifying antirheumatic drugs，DMARD）可降低颈椎畸形的发生率[10, 11]。

强直性脊柱炎（ankylosing spondylitis，AS）是一种少见的脊柱关节病，其发病率约为 7/100 000[12]。AS 与 HLA-B$_{27}$ 抗原相关，通常表现为脊柱的自发性融合，呈竹节样改变。颈椎的自发性融合可导致颈椎前凸丢失，平视困难。同时，胸腰椎也可受累。因此，评估颈椎畸形时，应结合全脊柱序列。AS 通常伴有髋关节屈曲挛缩畸形，进而使脊柱矢状位平衡的处理复杂化。

肾性脊柱关节病（renal spondyloarthropathy，RSA）是一种罕见疾病，通常与肾功能衰竭及透析治疗有关。老年患者和长时间接受透析治疗者患该病的风险较高[13]。RSA 的病理机制为机体对于 β$_2$ 微球蛋白及淀粉样蛋白产生自身免疫反应。影像学表现与骨髓炎 / 椎间盘炎近似。由于严重的骨质疏松以及患该病的患者通常有较多的并发症，故 RSA 的手术治疗并发症发生率较高[14]。

（四）垂头综合征

垂头综合征（dropped head syndrome，DHS）以颈后伸肌群肌力丧失为主要特征，晚期出现可复性的下颌触胸畸形。因 DHS 是一种罕见病，故暂无相关临床流行病学调查。女性多见（男女比例 2∶3），平均发病年龄 80 岁[15]。一些疾病进展到一定程度亦可出现相似临床表现，如重症肌无力、脊髓侧索硬化等导致的肌无力性后凸畸形。在诊断过程中应注意规范、充分的评估，以免误诊为单纯性颈后伸肌肉病（isolated neck extensor myopathy，INEM）。多节段的双侧关节突关节的射频消融治疗可导致该病的发生[16]。放疗后肌炎、放射后骨坏死以及炎性肌炎，如多发性肌炎亦可导致该病的发生。与肌肉病不同，炎性肌炎可应用糖皮质激素类药物治疗，通过肌电图和 MRI 检查可鉴别这两种疾病。

二、评估

（一）病史

与其他疾病相同，颈椎畸形患者的评估需要详细的病史采集。任何神经性症状均应详细评估，应特别注意症状持续的时间、部位，是否为相关神经分布区域以及缓解方式。同时，应注意询问并检查有无脊髓损害相关的症状，如精细活动受限、手及手指的麻木，以及步态不稳等。对于畸形的评估，了解畸形出现的时间及进展速度至关重要。了解导致畸形的潜在疾病或既往手术史对于制订手术计划有十分重要的指导作用，如曾接受放射治疗或椎板切除术。对前次手术的相关信息必须充分了解。对曾接受前路手术的患者，若计划再行前路翻修手术，术前需由耳鼻喉专科医师评估有无喉返神经麻痹。若无喉返神经麻痹，则选择前次手术入路的对侧入路，若存在喉返神经麻痹，则选择同侧入路，避免出现双侧喉返神经损伤的严重后果。同时，需仔细询问患者镇痛药物的用药史，尤其是麻醉药物的使用，有研究表明使用麻醉药物的该病患者可能存在预后不良[17]。

（二）体格检查

在患者步入诊室那一刻，对患者的体格检查评估就开始了。需注意患者有无步态异常，也应注意任何可能帮助患者维持平视的代偿姿势（如腰椎前凸增加或屈髋）。应嘱咐患者在完全伸髋伸膝的状态下站立，以便准确评估患者矢状位及冠状位的脊柱序列，避免干扰。对于某些病例，如强直性脊柱炎的患者，因腰椎前凸消失伴有颈椎后凸畸形，可导致颈椎出现矢状位前倾。在某些情况下，恢复腰椎正常的前凸可使脊柱重新获得平衡，达到患者可接受的效果。代偿性的屈髋屈膝可降低脊柱矢状位畸形程度。嘱患者站立位，行闭目难立试验（Romberg test），阳性提示可能存在脊髓损伤。

检查颈部主动和被动活动范围，包括前屈、后伸和侧屈。应注意前次手术切口。评估颈后伸肌群有无断裂和萎缩。上述因素均可影响术后切口愈合。术区软组织条件可能需要整形外科医师进行评估。应行全面的感觉、运动系统检查。在接受截骨矫形手术后，患者出现截骨平面肌无力在临床中并不少见，故在手术前应详细记录运动系统查体情况，以便术后对比。幸运的是，多数神经功能障碍会在手术后数周至数月自然恢复。慢性神经功能损害可导致肌肉萎缩，应注意检查双手是否存在相应情况，如颈椎病手[18]。应详细检查腱反射，左右对比，注意左右有无差异。腱

反射活跃提示可能存在脊髓损害，同时应检查下颌反射。在正常人群中可能出现腱反射活跃，下颌反射为幕上反射，不受脊髓压迫影响。同时应注意是否存在病理反射，包括肩胛肱骨反射、桡骨膜反射、Hoffman 征和 Babinski 征。这些体征均可提示上运动神经元损害或脊髓损伤。

僵硬性畸形与柔韧性畸形相较，两者的手术方法不同。鉴别是否为僵硬性畸形时，可嘱患者平躺于检查床，评估颈部被动活动度，以及畸形的柔韧程度。通常，在患者平卧并充分放松数分钟后，看似严重僵硬性后凸畸形也可以得到很大程度的纠正。仰卧位时行 Thomas 试验可评估髋关节有无屈曲挛缩。嘱患者平躺于检查床，一侧膝关节尽可能贴近胸部，若对侧肢体抬起则提示存在髋关节屈曲挛缩。在部分病例中，脊柱矫形前需先处理髋关节屈曲挛缩畸形，因为如果严重的髋关节挛缩畸形不处理，可导致脊柱矫形术后骨盆前倾角增大。

（三）症状与表现

颈椎后凸畸形时通常外观明显，一方面是由于畸形本身，另一方面是由机体代偿机制所致。若无神经压迫，临床症状多较轻，大部分症状为代偿机制导致肌肉疲劳引起。然而，随着颈椎畸形持续存在或进展，可出现难以维持平视，以及日常活动困难。也可出现吞咽困难和呼吸困难。颈椎后凸畸形后期可出现下颌触胸畸形。某些情况下，部分患者可出现与畸形程度不匹配的严重疼痛。

（四）实验室检查

继发于感染的颈椎畸形，术前应查全血细胞计数（complete blood count, CBC）、红细胞沉降率（erythrocyte sedimentation rate, ESR）、C 反应

蛋白（C-reactive protein，CRP）。若患者存在吞咽困难，需考虑是否存在营养不良，则术前应检测相关的指标，包括白蛋白、前白蛋白和转铁蛋白。尽管通过术前常规准备难以将所有指标恢复正常，但外科医生应该在营养师的指导下尽量纠正营养不良状态。尽管 HLA-B27 是强直性脊柱炎的特异性指标，但由于该指标对于治疗无指导意义，笔者不推荐将该指标作为常规检查项目。诊断垂头综合征时，可通过依酚氯铵试验和乙酰胆碱受体抗体检测鉴别重症肌无力。炎性肌炎患者可出现红细胞沉降率加快、肌酐升高，糖皮质激素治疗有效。尽管大多数患者实验室检查无异常，但均应进行常规的术前评估。

（五）影像学检查

所有患者均应行颈椎 X 线检查，包括正侧位、过伸过屈位以及斜位（图 28-1）。过伸过屈位可辅助判断畸形的僵硬程度。站立位全脊柱正侧位可评估脊柱总体序列以及确定需要矫形的责任节段。其他部位出现的代偿（如胸腰椎、髋关节、膝关节）也应进行相应评估，以便明确需要

优先处理的畸形责任部位。在某些情况下，矫正腰椎曲度即可恢复平视，无须颈椎手术矫正。若先行矫正颈椎，再矫正胸腰椎，则可能会出现仰视，导致颈部功能障碍。卧位时正侧位 X 线也有助于评估僵硬程度。

MRI 是必要的检查项目。应注意调整颈椎曲度后有无神经压迫或潜在压迫，以便在规划手术时确定减压范围。除了需要关注神经结构以外，手术医师也需注意评估椎动脉走行，椎动脉在 C_6 节段走行变异较大[19]。一般情况下椎动脉走行于 C_7 横突孔外，但部分人群中，椎动脉走行于 C_7 横突孔。颈前路手术、C_7 椎弓根螺钉置入和 C_7 经椎弓根截骨前，均应详细了解椎动脉走行情况。部分病例中，椎动脉异化走行于椎体内，椎体次全切除时有损伤风险（图 28-2）[20]。在 C_2 节段，椎动脉可更偏向头端走行，在此情况下，寰枢椎置钉及融合时椎动脉损伤风险更高。通过术前充分评估和手术规划，尽可能降低椎动脉损伤风险。在评估患者时也应注意脊髓有无异常信号，若髓内存在 T_1 相低信号，T_2 相高信号，则提示术后神经功能改善不佳[21, 22]。

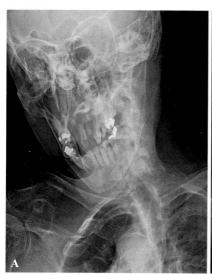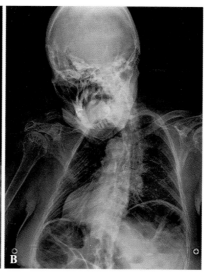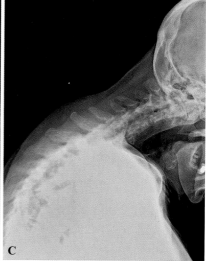

▲ 图 28-1　A. 强直性脊柱炎伴颈胸段僵硬性后凸畸形患者术前颈椎正位 X 线片；B. 术前站立位颈胸段正位 X 线片；C. 强直性脊柱炎伴颈胸段僵硬性后凸畸形的患者的侧位 X 线片

手术前应行 CT 矢状位和冠状位扫描重建，特别是颈椎翻修手术。术前必须了解椎板切除术后硬膜外无椎板覆盖区域的范围，明确融合良好节段和假关节形成节段。CT 检查时如果枕部无支撑物，可评估畸形的僵硬程度（图 28-3）。计划行脊柱三柱重建时，颈椎三维重建可提供 CT 断层扫描图像上不易观察到的信息。当患者有 MRI 检查禁忌，或者金属伪影影响观察时，CT 脊髓造影有助于评估是否存在神经压迫。

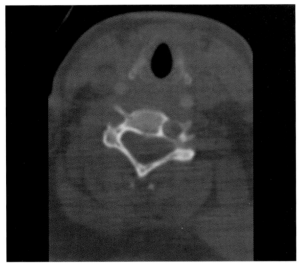

▲ 图 28-2　C₅ 节段椎动脉内移

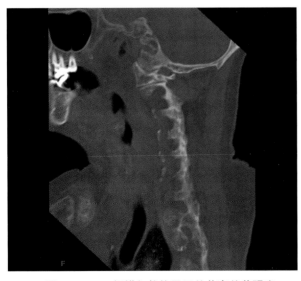

▲ 图 28-3　CT 扫描矢状位显示关节突关节强直

（六）非手术治疗

对于颈椎畸形的患者，非手术治疗方法的选择十分有限。若僵硬性或柔韧性畸形伴有神经根刺激症状或脊髓损伤，应接受标准治疗，如口服药物（推荐非麻醉类药物）以及硬膜外糖皮质类激素注射。颈托对颈椎畸形的治疗作用不大。虽然颈托可暂时维持颈部姿势，一旦去除，其复位效果便无法维持。此外，由于压迫局部皮肤，长时间佩戴，应注意预防压疮。同时，长期佩戴颈托可能会导致颈后伸肌群肌力减弱，进一步加重畸形。

三、手术指征及方式

如果通过非手术治疗无法缓解疼痛和功能障碍，则应手术矫正畸形。进行性脊髓损伤也是手术指征，手术目的是防止损伤进一步进展。其他手术适应证包括严重影响日常生活，如进食及吞咽困难，极端情况下可进展为恶病质，以及无法维持平视。在笔者的临床工作中，若出现 T₂ 相脊髓内异常信号，也应手术治疗。

术前影像学评估可以指导医生制订矫形部位及程度。根据笔者的经验，自斜坡做一垂线，若该线位于胸骨前，则畸形主要位于胸椎，宜行胸椎矫形。某些病例存在胸椎畸形伴有颈椎后凸畸形（如强直性脊柱炎患者 C₇ 椎体骨折），对于此类患者，C₇ 节段矫形即可获得良好效果。外科医师应注意避免过度矫形。理想的目标应该是达到轻度矫形不足的效果，头处于轻度屈曲位，这样可使患者既能看向前方，又能看到身体前方地面。若将头部矫形固定于平视水平，则患者下楼时无法看到自己的双脚和地面。

（一）神经电生理监测

虽然在退变性脊椎手术中使用电生理监测目前仍存争议，但对于颈椎矫形手术，笔者认为术中神经电生理监测十分必要[23]。我们通过经颅运动诱发电位（transcranial motor-evoked potentials，tcMEP）监测皮质脊髓前束的功能。通过体感诱发电位（somatosensory-evoked potentials，SSEP）监测薄束、楔束的功能。电生理监测时，需全身静脉麻醉（total intravenous anesthetic，TIVA）。对于严重畸形及神经压迫的患者，由于患者可在体位摆放时出现信号消失，在体位摆放前应留存神经电生理基线信号作为参考。若监测中神经电生理信号出现异常，手术医师应及时处理，包括维持平均动脉压在 80mmHg 以上。当血压升高后，应检查神经是否存在压迫，必要时进行充分减压。若神经无压迫，且患者的信号不恢复，应考虑复原矫形并观察神经电生理指标变化。若颈椎存在不稳定，应注意固定颈椎，避免神经功能恶化。必要时术中唤醒以确定信号改变是否为神经损害所致。

（二）体位摆放

1. 俯卧位

相比于 Mayfield 头架，笔者更偏好颅骨牵引弓，方便术中调整头部位置。所有手术均采用 Jackson 碳纤维脊柱手术床（Mizuho OSI，Broken Arrow，OK），胸部和髂部垫软垫。过去笔者曾使用胸枕，但后来发现胸壁局部受压。重度颈椎及颈胸段后凸畸形的患者，需要体位垫、毯子及垫枕结合摆放体位。双下肢尽量放低，便于减少下肢静脉血回流。手术台调整为头高脚低位，即反 Trendelenburg 位。这样做有两个目的：一是该体位方便手术医师操作；二是静脉血流集中于双下肢，减少术中出血，方便术野显露及操作。头部通过两根绳索向 Gardner-Wells 头架施加双向牵引（图 28-4）。在显露过程中，通过牵引其中一根绳索可将头部维持在轻度屈曲位。而在矫形过程中，通过牵引另一根绳索可将头部维持在后伸位，使得颈椎前凸恢复。

2. 仰卧位

仰卧位手术时，将患者水平摆放于可透视 X 线的手术床上。用胶带将双肩向下牵引，方便术中透视。可将胶带粘贴于双侧腕关节，若侧位透视颈胸段不满意，可向下牵引肩部。对于僵硬性后凸畸形，枕部可垫毛巾，术中颈椎矫形后去除。在理想状况下，头部应摆放于中立位，鼻尖指向正上方，这需要在摆放体位时，医师从手术台的头端向尾端方向确认。一旦头部位置确认摆放良好，固定头部。手术医师须格外注意，即使用胶带固定了头部，在前路手术过程中，头部的位置仍可改变，尤其是在上颈椎手术时，术中经

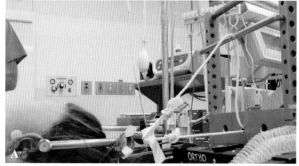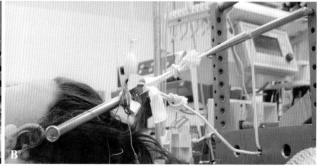

▲ 图 28-4　A. Gardner-Wells 头架双向牵引，颈椎轻度屈曲位；B. 融合前，通过双向牵引调整至颈椎后伸位

常需要旋转头部以完成操作。在最终放置内固定前，应让麻醉医师再次确认头部位置。

（三）操作细节

术前计划

矫形手术术前规划时，应全面了解患者既往手术史、内固定位置、目前融合的范围及临床症状等。在畸形矫正手术中，为了最大限度地获得可靠的融合和最大限度地降低畸形复发的可能，通常需要前后入路联合手术。然而，畸形的僵硬程度，也决定了手术方式的选择。椎板切除术后颈椎后凸畸形，若柔韧性良好，有时仅需前方入路多节段椎间盘切除＋融合即可。而对于由强直性脊柱炎导致的僵硬性颈椎后凸畸形，则需行 PSO 截骨。成角的后凸畸形通常需要前方入路椎间盘＋椎体次全切除，联合后方入路后柱截骨畸形矫正。C_7 节段以上行 PSO 截骨，需注意椎动脉走行，避免损伤。

四、椎板切除后后凸畸形

对于椎板切除后继发颈椎后凸畸形，笔者团队通常先行前路手术，再联合后路手术治疗。对于该类患者，前路椎体次全切除，联合后路固定有助于脊柱稳定。椎板切除术破坏了颈椎后弓环状结构，术后仅通过颈后软组织维持颈椎稳定，旋转时颈椎处于不稳定状态。1 个节段以上椎体次全切除时，若不联合后路内固定，则前路内固定有失败风险。例外情况是，多节段椎间盘切除＋椎体次全切，采取多节段固定，或双侧非松质骨内固定。前路多节段椎间盘切除联合后路内固定可增加脊柱稳定度，提高融合率。相反，即使仅通过后路手术就能充分矫正后凸畸形，笔者也倾向于前后路联合手术。因为后路手术仅能在

侧块和关节突关节处融合，植骨床面积小。由于该节段已行手术治疗，故笔者希望确保本次手术是在相同节段需要进行的最后一次手术。笔者认为实现上述目标并避免进一步并发症，如植骨块塌陷、移位、内固定失效或假关节形成等，最有效的方法为前后路联合手术。多数患者为了避免日后再次手术，也愿意接受并选择前后联合手术。

五、医源性畸形

医源性畸形的治疗，矫正手术包括三种选择：①三期手术，如前路 - 后路 - 前路手术，或是后路 - 前路 - 后路手术；②二期手术；③一期手术，如单纯前路截骨矫形或后路椎弓根截骨矫形。通常手术方式的选择主要依据手术医师经验、病变节段、畸形类型、内固定特点、入路难易程度、椎动脉走行、神经压迫情况及患者症状等因素综合考虑。

（一）前路截骨术

对于仅接受过前路融合，未行后路融合的患者，前路截骨术即可达到良好的矫形效果。在多数病例中，前路融合后数月即可出现后路的自发融合。CT 扫描可辅助评估融合情况。为此，笔者采用标准的 Smith-Robinson 前入路。在某些病例中，融合术后原椎间隙难以辨认。在确认过椎动脉走行后（在 C_7 以上节段可能走行于横突孔外），将颈长肌向外侧分离，暴露出肋突（横突孔的前壁）。用 4 号神经剥离子探查钩椎关节外侧缘及椎间隙。将 2 号神经剥离子置于钩突关节外侧以保护椎动脉并标记椎间隙外缘。用 3mm 钻头切除融合骨块直至后纵韧带。逐渐向外侧切除，直至距神经剥离子 1～2mm 时，磨薄钩椎关

节。最终用枪状咬骨钳由外向内切除钩椎关节的剩余部分，完成截骨操作。在操作时，需向远离椎动脉的方向进行操作。

若后路未行内固定，而发生后方骨质自发融合，可尝试在截骨范围的头尾两端用 Caspar 撑开器进行撑开，以达到矫形目的。如因关节突关节融合而撑开困难，则可在上下椎体放置两枚 Caspar 螺钉，通过施加于椎体的撑开力撑开关节突关节（图 28-5），该步骤也可用椎间撑开器完成。此外，患者的头部及颈部后方应垫治疗巾或布单。当截骨完成后，可撤掉头颈后方支撑物，术者通过无菌手术单向后推患者的前额。经上述操作，通过扩张融合的关节突关节，恢复部分前凸。然后完成常规的融合固定操作。对于需要从后路继续矫形的患者，可使用拱形板或界面螺钉防止内固定移位。拱形板适宜放在头端，截骨节段头端的平面在后方矫形后后移，而若将拱形板放在尾端，则在矫形后，拱形部分会向前推挤咽后壁空间。在前路截骨后通常联合后路内固定，以降低植骨压缩以及曲度丢失的风险（图 28-6）。

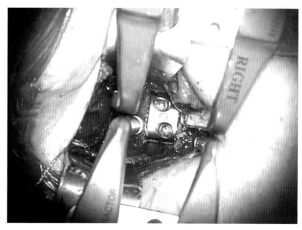

▲ 图 28-5　通过上下椎体置入 2 枚螺钉，撑开器撑开，以撑开后方融合节段

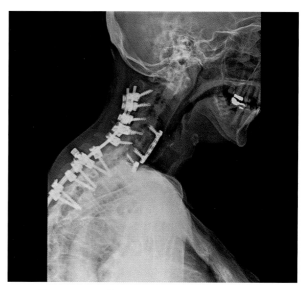

▲ 图 28-6　强直性脊柱炎患者术后颈椎侧位 X 线片
颈前后联合入路矫形，加强固定融合强度（译者注：由于畸形过僵硬，单纯前路难以矫形，后路手术中需应用 3.5mm 钴铬钼合金棒提高后方融合强度）

（二）后路截骨术

对于后路融合术，因前方椎间隙未融合，通常仅需后路截骨。头部通过 Gardner-Wells 牵引弓双向牵引。该方法使术者在术中单纯通过调整牵引绳即可将头部由屈曲或中立位调整为后伸位。对于既往有椎板切除手术史的病例，应尽可能切除硬膜外瘢痕组织。在畸形矫正操作前，硬膜应该柔软且膨胀良好，若硬膜周围瘢痕组织清除不彻底，矫正时颈部后伸可导致瘢痕组织向前反折形成皱褶，压迫脊髓。去除瘢痕组织后，用 3mm 磨钻行 V 形截骨（后柱截骨，Posterior Column Osteotomy，PCO）。切除瘢痕组织以及黄韧带在内的软组织，防止压迫硬膜囊。通常情况下，仅通过牵引无法获得满意的颈椎前凸。在钉棒系统固定前，可采用钢丝或钛缆固定上下棘突以维持颈椎前凸状态，方便后续操作。若一开始用钢丝固定，尤其是在钢丝固定上下交联时，应先去除钢丝后，再行钛缆固定，以免两种不同金属紧贴时可能发生的化学反应。若需要融合的节段椎板已被切除，可跨过椎板切除区域将钛缆固

定在头尾端的棘突上，当钉棒系统固定完成后即可拆除钛缆。

对于曾行前后路联合固定融合的病例，通常术中需要两次翻身操作。尤其对于采用 3.5mm 钴铬钼合金棒的患者，该棒强度高，难以单纯通过前路截骨获得满意效果。若既往曾行后路椎板切除 +3.5mm 钛棒固定，通常可采用上述方法行前路截骨矫形。前路手术前，可先行后路不完全 PCO 截骨术，即截骨时在关节突处保留部分骨桥，而不是将关节突完全切除。这样可使颈椎仍保持一定的稳定性，术中翻身时更安全。前路截骨矫形时，后方关节保留的骨桥可能断裂或重新塑形。由于还需行二次后路矫形，可采用万向螺钉、低切迹自稳型融合器，以便二次后路手术仍可完成矫形。应用自稳型融合器，仅拧入 1 枚螺钉即可。这样既可在翻身时提供椎体稳定性，又可在植骨压缩后进一步矫正脊柱前凸。另外，也可使用界面螺钉防止后路手术时椎间植骨向前方移位。同样，若棘突存在，可在置入侧块钉棒系统前通过线缆来维持矫形效果。

（三）经椎弓根截骨

经 C_7 椎弓根截骨术（pedicle subtraction osteotomy，PSO）可用于矢状位畸形矫正，如 AS 病例多采用该方法。PSO 截骨前，必须了解椎动脉走行。如果患者此前枕颈交界已融合，则内固定应固定至枕骨。如果上颈椎仍保留有活动度，则通常上端应固定至 C_2。可通过峡部、椎弓根或侧块置入 C_2 螺钉。在下颈椎，除 C_6 和 T_1 外，其他节段均可采用侧块置入螺钉。若在 C_7 节段行 PSO 截骨，则在 C_6 单侧侧块置入螺钉，同时在 T_1 对侧置入椎弓根螺钉，这样可避免矫形时螺钉尾部发生碰撞。$T_2 \sim T_4$ 节段置入双侧椎弓根螺钉。置钉完成后，术中透视颈椎正侧位，确认

螺钉位置良好。若术中发现 $T_4 \sim T_5$ 合并小关节病或关节突关节已融合，亦可将融合节段延长至 T_5 水平。

切除 C_7 椎板，保留切除的椎板，以便局部植骨。楔形切除 C_6 椎体下端 20%～30% 及 C_7 椎体上端 10%～20%，避免矫形后压迫脊髓。随后切除双侧关节突关节，减压范围为上端至 C_6 椎弓根下缘（切除下关节突），下端至 T_1 椎弓根上缘（切除上关节突）。这些截骨操作可通过 Leksell 咬骨钳完成，保留骨质作为自体骨植骨材料。用钝头磨钻完全切除 C_7 侧块以及关节突关节。采用 V 型截骨以保留旋转稳定性。硬膜周围出血可用双极电凝和（或）吸收性明胶海绵止血。

此时，分离显露 C_7 椎弓根，可直视下观察到 C_7、C_8 神经根。脑棉片保护 C_7、C_8 神经根及硬膜囊。2 号神经剥离子以及 4 号神经拉钩牵开固定。采用蛋壳技术处理椎弓根，直头磨钻去除椎弓根，保留外侧骨皮质。当完全去除内部松质骨后，磨薄外侧皮质骨，并将外侧皮质骨拨开，即可到达 C_7 椎体后缘。用枪状咬骨钳及刮匙将椎体后部的松质骨切除。吸收性明胶海绵及棉片填塞止血。同样方法切除对侧关节突关节及椎体。椎体后方的骨皮质尽可能处理薄些，矫形时椎体后侧骨质进入空腔后，完成三柱截骨。

置入预弯棒，连接椎弓根螺钉，头端拧入尾帽，并临时锁紧。笔者倾向于术中使用铰接棒。将截骨平面头端、尾端的所有螺钉均与棒连接，锁紧尾端螺钉尾帽，头端螺钉尾帽暂不拧紧，以便矫形时钛棒可滑动。术者用手固定 Gardner-Wells 头架，维持头部稳定，台下助手牵拉绳索使颈部后伸。术者将头后伸，闭合 C_7 的截骨面。操作完成后，必须探查神经根和硬膜囊有无压迫，确认神经电生理监测无改变。一般情况下，若 C_6

与 T_1 棘突即将接触时，说明后伸已经充分。锁紧螺钉尾帽，透视确认矢状位及冠状位矫形充分。

将完整切除的 C_7 椎板一分为二，固定于 C_6 与 T_1 棘突间，增加稳定性，便于植骨融合。所有未融合节段的关节面用高速磨钻去皮质化，C_6～T_1 侧块、横突、椎板间自体骨填充植骨。

（四）关闭切口

术者应重视切口的关闭。去除拉钩后严密电凝止血，在出血部位覆盖吸收性明胶海绵或其他外科止血材料，如速即纱。术区冲洗后，放置引流管。术区均匀喷洒万古霉素粉（0.5～1.0g）。将浸过凝血酶的吸收性明胶海绵覆盖于引流管上方，促进肌肉渗血点的止血。硬膜外不要直接放置吸收性明胶海绵，以免吸血后体积膨胀压迫脊髓。分层关闭椎旁肌，缝合时要连带少量筋膜组织。每关闭一层均可通过组织自身压迫到止血的目的。分层关闭椎旁肌肉可降低肌肉萎缩、裂开以及感染的风险。若脂肪层厚度达到 2cm 以上，则在筋膜外放置浅层引流管，并逐层缝合皮下组织。针距间隔 1cm，避免产生无效腔。根据既往经验，采用上述方法闭合伤口，笔者超过 1500 例颈椎后路手术中仅 1 例感染。表皮采用皮内缝合。少数情况下矫形完成后会出现颈部多余的皮肤，绝大多数此种情况不会对伤口闭合产生影响，并会随时间逐渐消失。少部分患者皮肤堆积明显的，可行皮肤及脂肪的梭形切除，以利于皮肤对合。

（五）术后管理

术后患者佩戴硬质围领。术后立即使用自控型镇痛泵（patient-controlled analgesia, PCA），术后第 1 天停用。若 8h 内引流量少于 30ml，可拔除引流管，若严格按照上述手术止血操作进行，通常术后第 1 天即可拔除引流管。尽早进食，术后第 1 天鼓励患者下地活动，功能锻炼。大部分患者可于术后第 1～2 天出院。

六、并发症

颈椎畸形矫正手术需要手术医师具有完成复杂颈椎手术的经验和能力，通常矫形手术需通过一系列技术操作，术后并发症十分常见。3 个以上节段的前路手术需迅速完成。如果前路手术时间超过 3h，发生呼吸道水肿的风险大大增加。此外，术后发生吞咽困难和声音嘶哑的风险也会增加。手术医师需熟练掌握后路手术技巧，理想状况下应具备处理硬膜外瘢痕粘连的能力。为了安全地进行矫形手术，硬膜外瘢痕必须全部切除。若出现硬膜囊破裂，虽然不会导致严重后果，但会增加手术时间，若硬膜囊未严密缝合，产生脑脊液漏，会对切口愈合造成不利影响。手术团队需包括有经验的电生理监测人员，此外，麻醉、器械护士、巡回护士等也应熟悉矫形手术的过程，以便能快速准确地处理术中出现的意外情况[24]。

若手术中操作得当，内固定失败并不常见。对于长节段固定，通常选择 T_3 或 T_4 为下固定椎（lowest instrumented vertebra, LIV），以在颈胸交界段远端提供固定点。若下固定椎靠近颈胸交界处，则会增加螺钉拔出、椎体骨折风险，进而导致交界处后凸畸形。上固定椎由多方面因素决定，若患者出现颈枕自发融合，则固定至颅骨可降低内固定失效的风险。相反，若未出现颈枕自发融合，则尽量避免固定枢椎以上节段，保留上颈椎活动度对维持颈部功能至关重要。在 C_2 节段，有多种固定方式可供选择，包括椎弓根螺钉、峡部螺钉以及椎板螺钉。可用横向稳定棒于

C_2、C_7 或者胸椎节段进行加固。钢丝或钛缆可用于加强螺钉固定的强度。但笔者很少使用该种方法，若对于术后内固定强度有疑虑，笔者倾向于选择头环背心（Halo 架）进行外固定。

根据报道，复杂颈椎手术，如 PSO 截骨等神经系统并发症的发生率可高达 23%[25, 26]。C_8 神经根麻痹最常见，通常为一过性神经功能障碍。手术医师在进行复杂颈椎重建时也应注意可能出现的迟发性神经功能障碍[27]。假关节发生率为 0%~13%[24, 26, 28]。肾功能不全透析者，假关节及内固定失效的发生率可高达 22%[13]。吞咽困难在前后路手术中均可发生，且较常见，通常为一过性[29]。C_7 节段 PSO 截骨发生椎动脉损伤目前未见报道[30]，笔者曾遇到无名动脉走行于 C_7 横突孔的病例。由于闭合切口时应用万古霉素，肥胖患者放置额外的皮下引流管以及严密缝合，笔者团队未遇到术后感染病例。据报道，RSA 患者接受矫形手术者的围术期死亡率为 7%，高于其他颈椎手术的死亡率，但与透析患者的手术死亡率相当[13]。

七、预后

尽管颈椎畸形矫正手术的并发症发生率高[25, 26, 28, 30-35]，但患者总体预后良好。由于发生颈椎畸形患者人群一致性较差，且发病率相对较低，因此不存在一般意义的"最佳"治疗方案。数个系列病例研究报道了单纯前路手术可矫正重度颈椎后凸畸形[33, 36]。虽然此类手术被认为大体上是成功的，但常遗留部分颈椎后凸畸形。近期有前后路联合治疗僵硬性颈椎后凸畸形的系列报道[32, 35, 37]。Mummaneni 等[37] 报道了 30 例僵硬性后凸畸形伴脊髓压迫的病例。大多数患者临床症状及影像学表现均有改善（Nurick 评分平均改善 1.9 分，后凸畸形矫正 28°）。2 例患者术后短期内死亡，仍然表明该类手术伴随着极高的风险。O'Shaughnessy 等回顾了 20 例僵硬性后凸畸形伴脊髓压迫患者，临床症状及影像学均有改善（Nurick 评分平均改善 0.9 分，矫形 48°），他们同时也强调了该类手术的风险，25% 的患者需要临时行胃造瘘术，19% 的患者需要暂时的气管切开。

部分无明显成角的畸形，并不需要前后路联合手术。近期的文献报道了 C_7 节段 PSO 截骨治疗颈椎畸形[24, 28, 38]。Belanger 等和 Langeloo 等报道了该术式治疗后的影像学结果[24, 28]，两项研究结果均获得了满意的矫形效果。在这两项研究中，神经系统并发症发生率高，1 例出现了永久性四肢瘫。Langeloo 等在文中强调了神经电生理监测的重要性[24]，并强调术中规范操作可降低神经损伤的发生率。Deviren 等也报道了类似的影像学改善结果，同时报道了术前及术后评分，患者的 NDI 评分（术前 51.1，术后 38.6，P=0.03）以及 VAS 评分（术前 8.1，术后 3.9，P=0.0021）均有明显改善。

颈椎畸形矫形手术需要经验丰富的手术医师，接受过脊柱畸形矫正的相关训练，并根据患者的实际情况制订个性化的手术方案。一个有经验的手术助手也是必要的，由于需要快速高效的完成手术，以减少与麻醉时间、术中出血及手术时间等相关的并发症的发生，需要有经验的助手辅助。经过充分的术前准备，手术团队经验丰富，术中仔细操作，一般可获得良好的治疗效果。

参 考 文 献

[1] Brown MW, Templeton AW, Hodges FJ 3rd. The incidence of acquired and congenital fusions in the cervical spine. Am J Roentgenol Radium Ther Nucl Med. 1964;92:1255–9.

[2] Klippel M, Feil A. Un cas d'absence des vertebres cervicales. Avec cage thoracique remontant jusqu'a la base du crane (cage thoracique cervicale). Nouv Iconog Salpetriere. 1912;25:223–50.

[3] Samartzis DD, Herman J, Lubicky JP, et al. Classification of congenitally fused cervical patterns in Klippel–Feil patients: epidemiology and role in the development of cervical spinerelated symptoms. Spine. 2006;31:E798–804.

[4] Albert TJ, Vacarro A. Postlaminectomy kyphosis. Spine. 1998;23:2738–45.

[5] Bell DF, Walker JL, O'Connor G, et al. Spinal deformity after multiple–level cervical laminectomy in children. Spine. 1994;19:406–11.

[6] Guigui P, Benoist M, Deburge A. Spinal deformity and instability after multilevel cervical laminectomy for spondylotic myelopathy. Spine. 1998;23:440–7.

[7] Doran MF, Pond GR, Crowson CS, et al. Trends in incidence and mortality in rheumatoid arthritis in Rochester, Minnesota, over a forty–year period. Arthritis Rheum. 2002; 46:625–31.

[8] Pellicci PM, Ranawat CS, Tsairis P, et al. A prospective study of the progression of rheumatoid arthritis of the cervical spine. J Bone Joint Surg Am. 1981;63:342–50.

[9] Winfield J, Young A, Williams P, et al. Prospective study of the radiological changes in hands, feet, and cervical spine in adult rheumatoid disease. Ann Rheum Dis. 1983;42:613–8.

[10] Kauppi MJ, Neva MH, Laiho K, et al. Rheumatoid atlantoaxial subluxation can be prevented by intensive use of traditional disease modifying antirheumatic drugs. J Rheumatol. 2009;36:273–8.

[11] Korpela M, Laasonen L, Hannonen P, et al. Retardation of joint damage in patients with early rheumatoid arthritis by initial aggressive treatment with disease–modifying antirheumatic drugs: five–year experience from the FIN–RACo study. Arthritis Rheum. 2004;50:2072–81.

[12] Kaipiainen–Seppanen O, Aho K. Incidence of chronic inflammatory joint diseases in Finland in 1995. J Rheumatol. 2000;27:94–100.

[13] Veeravagu A, Ponnusamy K, Jiang B, et al. Renal osteodystrophy: neurosurgical considerations and challenges. World Neurosurg. 2012;78:191, E23–33.

[14] Chikuda H, Yasunaga H, Horiguchi H, et al. Mortality and morbidity in dialysis–dependent patients undergoing spinal surgery: analysis of a national administrative database in Japan. J Bone Joint Surg Am. 2012;94:433–8.

[15] Umapathi T, Chaudhry V, Cornblath D, et al. Head drop and camptocormia. J Neurol Neurosurg Psychiatry. 2002;73: 1–7.

[16] Stoker GE, Buchowski JM, Kelly MP. Dropped head syndrome following multilevel cervical radiofrequency ablation: a case report. J Spinal Disord Tech. 2013; 26(8):444–8.

[17] Lawrence JT, London N, Bohlman HH, et al. Preoperative narcotic use as a predictor of clinical outcome: results following anterior cervical arthrodesis. Spine. 2008;33: 2074–8.

[18] Ono K, Ebara S, Fuji T, et al. Myelopathy hand. New clinical signs of cervical cord damage. J Bone Joint Surg Br. 1987;69:215–9.

[19] Eskander MS, Drew JM, Aubin ME, et al. Vertebral artery anatomy: a review of two hundred fifty magnetic resonance imaging scans. Spine. 2010;35:2035–40.

[20] Eskander MS, Connolly PJ, Eskander JP, et al. Injury of an aberrant vertebral artery during a routine corpectomy: a case report and literature review. Spinal Cord. 2009;47:773–5.

[21] Yukawa Y, Kato F, Yoshihara H, et al. MR T2 image classification in cervical compression myelopathy: predictor of surgical outcomes. Spine. 2007;32:1675–8; discussion 9.

[22] Zhang YZ, Shen Y, Wang LF, et al. Magnetic resonance T2 image signal intensity ratio and clinical manifestation predict prognosis after surgical intervention for cervical spondylotic myelopathy. Spine. 2010;35:E396–9.

[23] Park P, Wang AC, Sangala JR, et al. Impact of multimodal intraoperative monitoring during correction of symptomatic cervical or cervicothoracic kyphosis. J Neurosurg Spine. 2011;14:99–105.

[24] Langeloo DD, Journee HL, Pavlov PW, et al. Cervical osteotomy in ankylosing spondylitis: evaluation of new developments. Eur Spine J. 2006;15:493–500.

[25] Etame AB, Than KD, Wang AC, et al. Surgical management of symptomatic cervical or cervicothoracic kyphosis due to ankylosing spondylitis. Spine. 2008;33:E559–64.

[26] Tokala DP, Lam KS, Freeman BJ, et al. C7 decancellisation closing wedge osteotomy for the correction of fixed cervicothoracic kyphosis. Eur Spine J. 2007;16:1471–8.

[27] Hojo Y, Ito M, Abumi K, et al. A late neurological complication following posterior correction surgery of severe cervical kyphosis. Eur Spine J. 2011;20:890–8.

[28] Belanger TA, Milam RA 4th, Roh JS, et al. Cervicothoracic extension osteotomy for chin–on–chest deformity in ankylosing spondylitis. J Bone Joint Surg Am. 2005;87:1732–8.

[29] Riley LH 3rd, Vaccaro AR, Dettori JR, et al. Postoperative dysphagia in anterior cervical spine surgery. Spine. 2010;35:S76–85.

[30] Hoh DJ, Khoueir P, Wang MY. Management of cervical deformity in ankylosing spondylitis. Neurosurg Focus. 2008;24:E9.

[31] Traynelis VC. Total subaxial reconstruction. J Neurosurg Spine. 2010;13:424–34.

[32] O'Shaughnessy BA, Liu JC, Hsieh PC, et al. Surgical treatment of fixed cervical kyphosis with myelopathy. Spine. 2008;33:771–8.

[33] Zdeblick TA, Bohlman HH. Cervical kyphosis and myelopathy. Treatment by anterior corpectomy and strut–grafting. J Bone Joint Surg Am. 1989;71:170–82.

[34] Park Y, Riew KD, Cho W. The long–term results of anterior surgical reconstruction in patients with postlaminectomy cervical kyphosis. Spine J. 2010;10:380–7.

[35] Abumi K, Shono Y, Taneichi H, et al. Correction of cervical kyphosis using pedicle screw fixation systems. Spine. 1999;24:2389–96.

[36] Herman JM, Sonntag VK. Cervical corpectomy and plate fixation for postlaminectomy kyphosis. J Neurosurg. 1994; 80:963–70.

[37] Mummaneni PV, Dhall SS, Rodts GE, et al. Circumferential fusion for cervical kyphotic deformity. J Neurosurg Spine. 2008;9:515–21.

[38] Deviren V, Scheer JK, Ames CP. Technique of cervicothoracic junction pedicle subtraction osteotomy for cervical sagittal imbalance: report of 11 cases. J Neurosurg Spine. 2011;15: 174–81.

第 29 章 颈椎肿瘤
Cervical Tumors

Mari L Groves Ziya L Gokaslan Jean Paul Wolinsky 著

杜传超 译 韦峰 校

一、流行病学和自然病史

在美国每年新确诊的癌症病例超过 140 万[1, 2]。但脊柱原发性肿瘤是罕见的，仅占所有原发性骨源性肿瘤的 4%～13%[3]，在美国每年约有 7500 例新发的原发性脊柱肿瘤患者，然而，新发的脊柱转移瘤病例却达 90 000 例。原发性肿瘤按其临床侵袭性分为良性、良性但有局部侵袭性和恶性肿瘤。原发性肿瘤的分布和类型与患者年龄和发病部位相关（表 29-1）。原发于椎体的肿瘤病变常常是恶性的（75%），而位于后部附件的病变却往往是良性的。成人更有可能被诊断为恶性肿瘤，而 18 岁以下的少年和儿童则更有可能被诊断为良性病变。颈椎原发肿瘤较为少见，然而，在良性原发瘤中，软骨瘤和骨软骨瘤易发于颈椎，尤其是 C_2。在良性但有侵袭性和恶性原发瘤中，脊索瘤通常发生于骶骨和尾骨，35% 的患者会累及颅底和上颈椎[4]。最新一项基于 SEER 癌症数据库中 2627 例骨原发性恶性肿瘤的研究，发现常见的恶性病变有骨肉瘤（35.1%）、软骨肉瘤（25.8%）、尤因肉瘤（16%）、脊索瘤（8.4%）和恶性纤维组织细胞瘤（5.6%）[4]。SEER 肿瘤登记处搜集了所有的骨性脊柱肿瘤，发现最常见的恶性脊柱肿瘤是多发性骨髓瘤和浆细胞瘤[3]，其次是脊索瘤和骨肉瘤。在本章中，我们将重点介绍颈椎最常见的原发肿瘤、软骨瘤和脊索瘤。

脊柱转移瘤病例远多于原发瘤[2]。尸体研究表明，多达 30%～90% 的晚期癌症患者发生了肿瘤向脊柱的转移[5-7]，其中约 10% 的患者因肿瘤脊柱转移出现了相应的症状[8]。在脊柱转移瘤中，胸椎最常受到累及（70%），这可能是因为其椎体数量比腰椎（占脊柱转移瘤的 20%）、颈椎或尾椎多[4]，颈椎转移瘤占 8%～20%[9, 10]，颅椎交界处很少，仅占所有转移性脊柱肿瘤的 0.5%[11-13]，最常见的原发肿瘤是乳腺癌、前列腺癌和非小细胞肺癌[13]。最近的回顾性分析发现乳腺癌比其他癌症更容易转移到颈椎[14]。男性发生脊柱转移比女性常见，并且最常发生于 40—60 岁[4]。

二、转移性疾病

（一）诊治流程

1. 症状和体征

颈椎转移瘤可以表现出各种各样的体征和症状[4, 10]。患者可能是在处理无关疾病的过程中偶然发现的，但是在那些表现出特定不适的患者

表 29-1　骨原发性肿瘤的流行病学特征

肿瘤类型	占比 (%)	细胞来源	年龄 (岁)	好发部位	CT/MRI 表现	生长情况	治疗
良性							
骨样骨瘤 / 骨母细胞瘤	10~12	成骨细胞	0—20	腰椎及颈椎后方附件	硬化、瘤巢	缓慢	非甾体抗炎药 / 刮除手术 / 放射外科治疗
软骨瘤 / 骨软骨瘤	4	间充质 / 软骨	0—40	颈椎棘突或横突	溶骨性破坏、边界清楚、不强化	缓慢	有症状者予以切除
动脉瘤样骨囊肿	10	血管源性	0—30	腰椎椎体及后方附件	囊性 / 溶骨性破坏、液 - 液平、含铁血黄素沉积	非瘤性	切除 / 刮除 / 栓塞
血管瘤	30	血管源性	31—60	无明显好发部位	蜂窝状改变、囊性 / 溶骨性破坏	非瘤性	侵袭性者予以切除 / 栓塞 / 放疗
骨纤维结构不良	n/a	骨髓基质细胞	0—10 或成年后	无明显好发部位	溶骨性破坏、磨玻璃样变	非瘤性	有症状者予以切除
嗜酸性肉芽肿	12~25	组织细胞	0—20	胸椎及腰椎	膨胀性或溶骨性破坏、扁平椎	非瘤性	
中间型（局部侵袭性）							
脊索瘤	2~4	脊索	31—60	骶尾骨（50%） / 脊柱活动节段（15%）	溶骨性破坏、增强、钙化、浸润椎间隙	缓慢，但有局部侵袭性	整块切除术 / 放疗 / 质子束
骨巨细胞瘤	5	破骨巨细胞	11—30	骶骨、胸椎、腰椎	囊性 / 溶骨性破坏、无硬化、含铁血黄素沉积、强化	缓慢，但有局部侵袭性、可肿瘤转移	整块切除术 / 栓塞 / 放疗
恶性							
浆细胞瘤	20~30	浆细胞	41—60	胸椎	溶骨性的"打孔样"病损	恶性	化疗敏感 / 放疗敏感
软骨肉瘤	7~12	软骨细胞	21—50	胸椎	溶骨性破坏、环形或弧形钙化带、强化	恶性	整块切除术 / 放化疗不敏感
骨肉瘤	<5	骨细胞	31—40、60 岁之后	无明显好发部位	溶骨性破坏、成骨性改变、强化	恶性	放化疗敏感 / 手术

改编自 Chi JH, Bydon A, Hsieh P , et al. Epidemiology and demographics for primary vertebral tumors. Neurosurg Clin N Am. 2008;19(1):1–4.

中，疼痛是最常见的症状，83%～95%的颈椎转移瘤患者都有颈部疼痛[10, 13, 15, 16]。

脊柱转移瘤患者通常可见 3 种典型的疼痛，即牵涉痛、机械性或非机械性疼痛。牵涉痛通常是继发于神经根刺激或压迫，所引起的疼痛可能会辐射到肩部或斜方肌区域。机械性疼痛的特征是通过休息和（或）制动疼痛症状可减轻，运动或承重后疼痛会加剧。非机械性疼痛可能继发于椎体的肿瘤浸润，导致骨膜牵张和局部炎症，从而刺激椎体骨膜内的痛觉纤维引起疼痛[17]。

椎体是转移病灶最常见的部位[4, 10]。椎体的病理性塌陷（骨折）可能是由于松质骨局部受肿瘤组织溶解或侵蚀而引起[10]。枢椎下颈椎的病灶更容易导致颈椎后凸畸形，由于屈曲 / 背伸不稳定，肌肉、肌腱、韧带和（或）关节囊张力增加，导致机械性疼痛。在颅椎交界处，稳定性更多地取决于完整的韧带复合体以及外侧关节突关节，该区域的转移性瘤可导致旋转不稳及疼痛，或难以在无辅助下直立头部[18]。脊柱转移瘤可能会压迫或刺激神经根发生根性疼痛，这种压迫可能导致感觉障碍或神经性疼痛，或者可能在皮肤分布中产生剧烈的，放电样疼痛或针刺样疼痛。既往有癌症病史的患者出现新的背痛或颈痛，应怀疑发生了颈椎转移，需要进行检查以明确诊断[4]。

由于脊髓或神经根受压，颈椎转移瘤患者可能还会而出现神经功能障碍[9, 10, 13, 16]。转移累及硬膜外出现脊髓受压的患者最多有 60%～85% 出现肌无力[4]。椎体束征等髓性症状也可出现，包括痉挛、行走困难、精细动作障碍、腱反射亢进以及手部肌肉无力或下肢无力。自主神经功能障碍最不常见，并且通常发病较晚，即使行减压手术，它的出现预示着神经功能恢复预后不良[4]。与颅颈交界处相比，枢椎下颈椎更易发生脊髓压迫，因为向尾端椎管逐渐变窄。另外，由于颅颈

交界区韧带将肿瘤阻挡至腹侧而成为椎管免受侵袭的屏障，而枢椎下颈椎却缺乏这样的韧带组织，所以枢椎下颈椎脊髓更易受到转移瘤或骨块脱出的影响。枢椎下脊柱后纵韧带通常不如颅颈交界区韧带强壮，不能阻止肿瘤的侵袭[4]。

体格检查至关重要，不可或缺，常有重要发现，如可触及的肿块，疼痛和神经功能障碍。与颈椎屈曲 / 伸展有关的疼痛往往是因为枢椎下颈椎的病变，而颈椎旋转运动引起的疼痛更多地与颅椎交界处的病变相关。就诊时的神经功能状态是干预后神经功能恢复状况的最可靠的预后因素[19]。神经系统查体常见病征包括轻瘫、反射亢进、痉挛、霍夫曼征、跖屈反射异常、偶尔可见 Brown-Sequard 综合征。位于颅椎交界处的转移瘤最常引起寰枢椎半脱位，并可压迫上颈椎的椎管或脑干。如果肿瘤组织穿过枕骨大孔，可能会发生小脑共济失调和延髓症状[20]。

临床医生还应该仔细地对各个系统进行全面检查，观察是否存在特定的症状或体征，以帮助确定原发癌。大多数恶性肿瘤会伴有体重减轻、恶病质和全身乏力。另外，原发灶位于肺部的患者可能会出现咯血、胸痛或呼吸急促，结肠癌患者可能会出现黑便或便血，淋巴瘤患者有时表现为容易出血、皮下瘀青，前列腺癌可表现为排尿困难或尿频。总之，全面查体和病史采集对于确定原发病变帮助最大。

2. 实验室检查

对于原发灶未知的转移瘤患者，要进行广泛的初筛检查。基本的检查包括血常规、尿常规、血生化、腹部和骨盆的计算机断层扫描（computed tomography，CT）和磁共振成像（magnetic resonance imaging，MRI）。若患者为女性，还应包括盆腔和乳房的相应检查。对于男性患者，还应进行前列腺检查和前列腺特异性抗

原（prostate-specific antigen，PSA）的检测。如果怀疑原发灶为胃肠道肿瘤，除了完善消化道内镜检查外，还需要进行大便潜血化验。常见的肿瘤标志物，如癌胚抗原（carcinoma embryonic antigen，CEA）、CA19-9、CA15-3 和 CA-125，这些化验检查可辅助诊断或对预后进行评判。例如，血清甲胎蛋白（alpha fetal protein，AFP）水平 10 000ng/ml 以上仅见于生殖细胞肿瘤和肝癌患者，而 β-HCG 浓度 > 10 000mU/ml，可见于原发于肺或胃的恶性滋养细胞肿瘤患者。

如果担心是多发性骨髓瘤（multiple myeloma，MM）或淋巴瘤，常规实验室检查可能发现贫血、肌酐升高和高钙血症，可以进行额外的检查以确定诊断。例如尿液检查和血清检查可以检测 MM 的特征性单克隆（M）蛋白的存在，可以使用免疫组织化学方法做血清蛋白电泳（protein electrophoresis of the serum，SPEP），或采集 24h 尿，行尿蛋白电泳（urine protein electrophoresis，UPEP），以确定 MM 亚型。

男性前列腺癌患者可见 PSA 水平升高，但是，这并不是特异性的，若无相应的临床症状应谨慎解释。PSA 水平大于 4，前列腺癌的阳性预测值仅为 30%。但是，当 PSA 值大于 10 时阳性预测值达 64%[21]。常见的能引起转移的原发癌还包括乳腺癌和肺癌，但是，这些病变并没有特异的血清标志物[21]。其他实验室检查可能对原发性癌是特异性的，但也可见于转移瘤。原发性肿瘤的患者碱性磷酸酶和乳酸脱氢酶可能很高，但是骨转移率高的疾病患者碱性磷酸酶的水平可能也很高，所以它是非特异性的。

3. 影像学检查

骨病变患者应完成的影像学检查包括 X 线片、MRI 和 CT。普通 X 线片可以评估力线以及屈曲 / 伸展时可能发生的动态变化。它们可以大概评估转移性疾病的程度和椎间盘间隙受累的情况[10]。然而，平片在检查这些病变方面缺乏敏感性，因为只有当 30%~50% 的骨质发生溶骨性病变时才能在平片上显示[10]。CT 成像是对普通 X 线片的补充，可提供详细的椎管和其他骨结构的信息。脊柱不稳的征兆，包括进行性的畸形，如椎体的旋转或成角或椎体病变受累大于 50%。通过 CT 图像，也可以清楚地观察到病理性骨折后向后突出的骨折块是否压迫脊髓[10]。对不能行 MRI 检查的患者，CT 脊髓造影可以评估软组织、神经根或脊髓受累的情况[13]。

自 20 世纪 80 年代以来，MRI 应用逐渐普遍，其图像可详细地显示骨、神经和椎旁结构的受压或浸润情况[4, 10]，T_2 加权像（T_2WI）最适合用于评估脊髓受压和椎管狭窄的程度。正常的骨髓脂肪信号可被骨肿瘤组织替代，可在 T_1 加权成像（T_1WI）上变现为低信号。在钆增强的 T_1 加权成像上，肿瘤组织可被进一步强化。由于骨髓中脂肪含量高，在 T_1WI 像上表现为较高信号或等信号，而压脂像有助于评估在核磁像上增强的骨性病变[22]。弥散加权成像也有助于区分良性和恶性的病理性压缩性骨折（图 29-1）[23]。

颈椎转移瘤患者仅有 11% 是孤立转移灶，应进一步完善检查以评估患者的总体疾病负担[24]。核素骨显像或标记 ^{18}F- 脱氧葡萄糖的 CT 显像（PET/CT）可进行全身转移灶的筛查。骨显像主要是观测骨代谢的一种方法，然而，骨代谢水平高并非仅见于肿瘤病变，因为在骨折愈合、颈椎退行性疾病或感染性疾病中均可看到阳性结果。所以它的阳性结果应与 MRI 或 CT 图像进行对比分析。PET/CT 可用于筛查全身转移灶或对已知的系统性癌症患者进行分期[25]。PET/CT 也可用于随访治疗后的效果和反应情况。

若引起脊柱转移的原发瘤为富含血管的肾细

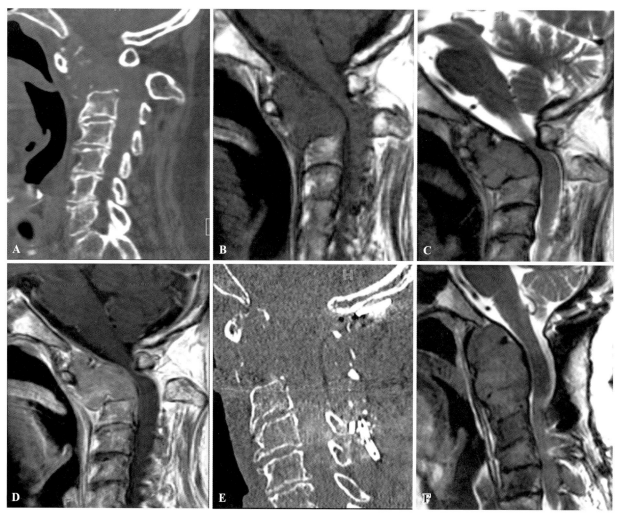

▲ 图 29-1　溶骨性 C₂ 转移瘤导致脊柱不稳定

A. 计算机断层扫描（CT）显示肿瘤具有破坏性和溶骨性；B 至 D. T₂ 加权像显示颈椎肿瘤增强，脊髓明显受压。T₁ 加权像表现为低信号（D），可弥散性增强（B）；E. 后路减压术后即刻 CT 图像显示颈椎恢复正常力线；F. 术后 18 个月复查，尽管肿瘤体积增大，但脊髓减压仍然充分

胞癌、甲状腺癌、血管肉瘤、平滑肌肉肉瘤、肝细胞癌或神经内分泌肿瘤（嗜铬细胞瘤、旁神经胶质瘤），应考虑做血管造影[26]，术前应确定椎动脉以及其他侧支循环是否通畅，因为有时难以确定肿瘤 - 血管界面，可能有必要牺牲掉某些血管。同时，术前还应考虑对任何肿瘤滋养血管尽可能进行栓塞，以减少术中失血[26]。

（二）保守治疗

转移瘤的治疗需要内科、外科及肿瘤放疗科等多学科的协作。治疗方案很大程度上取决于恰当的适应证选择以及肿瘤病理的情况，可以是姑息性非手术治疗，也可以是积极的外科手术干预。在制订治疗方案时，必须考虑患者的年龄、一般状况、预期寿命、全身性肿瘤负荷和先前的治疗情况。年龄虽然不是手术的绝对禁忌，但却是估计患者预期寿命及其手术耐受能力的重要因素。预期寿命也是一个重要的考虑因素，因为预期寿命少于 8～12 周的患者更适合非手术治疗。Rao 等发现所有颈椎转移瘤患者的平均存活时间为 14.7 个月[24]，但是肿瘤病理不同，预期寿命可能会有很大差异，有些预后更差。与乳腺癌相比，肺癌患者一旦发现有转移一般愈后很差，中位生存期为 7~9 个月，而发生转移的乳腺癌患者中位生存期却达 30 个月，可见出现脊柱转移的肺癌患者愈后往往较差[10]。

根据多种预后因素，目前有多种评分系统评估脊柱转移瘤患者治疗效果和生存率。最近，脊柱肿瘤研究小组（Spinal Oncology Study Group，SOSG）为肿瘤相关的脊柱不稳定指明了外科治疗的适应证[27]。根据转移瘤位置、疼痛、病理、力线、椎体压缩及脊柱后外侧附件受累情况等分配评分数值，计算脊柱肿瘤不稳定性评分（spinal instability neoplastic score，SINS）。得分可预测不稳定程度，分稳定（SINS 得分 0~6）、潜在不稳定（SINS 得分 7~12）和不稳定（SINS 得分 13~18）。基于这些分类，某些患者可能适用手术以稳定脊柱。Tokuhashi 等还发布了脊柱转移性肿瘤预后标准的最新指南，以充分进行治疗前

评估。在他们提出的标准中，根据预期生存时间长短（＜ 6 个月，6~12 个月和 12 个月以上）将患者分为三组（0~8、9~12 和 12~15），每组对应的治疗目的不同，相对应的治疗方案也不同（保守、姑息手术和切除手术）（表 29-2）[28]。

通常，当脊柱转移瘤并没有导致脊柱不稳定、神经功能障碍和难治性疼痛时，建议采用非手术治疗[16]。根据肿瘤的病理情况，非手术治疗包括放疗、化疗和激素治疗。

1. 放射治疗

放射治疗在减缓脊柱转移瘤进展、缓解疼痛、防止病理性骨折或椎体塌陷、避免神经功能恶化或恢复神经功能方面起着重要的作用[4, 10]。对放射治疗的应答情况因肿瘤类型而异，有些肿瘤对放疗更敏感（表 29-3）。单纯放疗的适应证包括放疗敏感性肿瘤、预计生存期＜ 3 个月、不适合手术或多阶段或弥漫性脊柱受累无法手术切

表 29-2　手术分类系统评分作为手术固定和预后评价的参考

Tomita（1995）[29]	• Ⅰ期（1987-1991 年）：对 67 例患者进行回顾性分析，以评价预测因素。对风险比进行分析和标准化 • Ⅱ期（1993-1996 年）：对 61 例患者进行前瞻性验证 • 基于以下内容的总评分（2~10） 　– 原发肿瘤的病理分级：生长缓慢 1 分，中度 2 分，生长迅速 4 分 　– 内脏转移至重要器官：无转移 0 分，可治疗 2 分，不可治疗 4 分 　– 骨转移：单发或孤立 1 分，多发 2 分	• 2~3 分：长期控制（平均总生存期 50 个月），广泛或边缘切除 • 4~5 分：中期控制（平均总生存期 23.5 个月），边缘或病灶内切除 • 6~7 分：短期缓解（平均总生存期 15 个月），姑息手术 • 8~10 分：临终关怀（平均总生存期 6 个月），支持治疗 / 不再手术 综合评分的相关性优于单项因素
Tokuhashi（2005）[28]	脊柱转移瘤预后评价系统： • 一般状况 / 体能状态（差、中等、良好） • 脊椎外骨转移灶数目（> 3、1~2、0） • 受累脊椎数目（> 3、2、1） • 主要脏器转移灶（不能切除、可切除、无转移灶） • 原发肿瘤部位 　– 肺、骨肉瘤、胃、膀胱、食管、胰腺 　– 肝、胆囊、原发灶不明者 　– 其他 　– 肾脏、子宫 　– 直肠 　– 甲状腺、乳腺、前列腺、类癌 • 瘫痪情况（完全瘫、不全瘫、无瘫痪）	除原发性肿瘤病理学（最多 5 分）外，所有类别的范围均为 0~2，其对原发性肿瘤病理学的预后权重最高 • 总分 0~8，预期生存时间≤ 6 个月，非手术治疗或保守治疗 • 总分 9~11，预期生存时间≥ 6 个月，如果单个病灶无脊柱外转移，则进行姑息性手术或切除手术 • 总分 12~15，预期生存时间≤ 1 年，切除手术

（续表）

SINS （2010）[30]	SINS 要素 • 受累脊柱节段 　– 接合部 　– 活动椎 　– 半固定椎 　– 固定椎 • 卧位时疼痛缓解［和（或）］活动 / 站立后疼痛加重（是、不是、无症状） • 骨质病变（溶骨性、混合性、成骨性） • 影像学上脊柱排列情况（半脱位 / 脱位、新出现的畸形、序列正常） • 椎体塌陷程度（＞ 50%、＜ 50%、无塌陷，以上都不是） • 脊柱后外侧结构受累情况（小关节、椎弓根或肋椎关节骨折或肿瘤：双侧、单侧、无）	• 总分 0～6 分：脊柱稳定 • 总分 7～12 分：潜在（可能即将发生）不稳 • 总分 13～18 分：不稳 对 SINS ＞7 的患者，建议进行手术干预
Tomita （2006）[31]	肿瘤的解剖描述和局部范围 间室内 • 原位的前方或后方病变 • 侵袭至椎弓根的病变 • 前 – 后方联合病变 间室外 • 侵入椎管 • 破坏椎体壁进入椎旁组织 • 侵入邻近椎体 多发性跳跃性病变（7 型）	2～5 型：推荐全脊椎整块切除术 1 型和 6 型：全脊椎整块切除术的相对适应证 7 型：全脊椎整块切除术的禁忌证
Weinstein– Boriani– Biagini [32]	准确收集数据以描述肿瘤累及的椎体和邻近组织位置：在脊椎横断面上依顺时针方向呈幅射状分为 12 个区 将颈椎由浅表向深部分为 6 个组织层 • 骨外软组织 • 骨性结构的浅层 • 骨性结构的深层 • 椎管内硬膜外部分 • 椎管内硬膜内部分 • 横突孔 / 椎动脉	进行整块切除的三种主要方法 • 当肿瘤主体局限于 4～8 区或 5–9 区且至少一侧椎弓根未受到侵犯时，可行分期的整块切除术 • 当肿瘤累及 3～5 区或 8～10 区，呈偏心生长时，推荐行病椎的矢状切除 • 当肿瘤局限于后弓时（最大占据 3 区和 10 区），可单纯通过后路整块切除肿瘤
Enneking [33]	良性肿瘤 • S₁，潜隐性。无症状，有真包膜 • S₂，活动性，生长缓慢，边界为薄包膜 • S₃，侵袭性，可能无包膜并侵入邻近组织 局部侵袭性肿瘤 • Ⅰ：A，间室内低度恶性；B，间室外低度恶性，肿瘤侵入椎旁隔室 • Ⅱ：A/B，伴有硬膜外和椎旁扩散的快速生长病变 转移性高级别恶性肿瘤 • Ⅲ：A，间室内；B，间室外	治疗策略 • S₁，除为减压或稳定外，无须手术；S₂，病灶内切除；S₃，边缘整块切除 • ⅠA/B 和ⅡA/B，广泛整块切除

除。目前缺少阐明最佳放疗剂量的随机对照研究。可以通过监测肿瘤大小和局部疼痛控制情况来评估肿瘤对放疗的反应。在 2005 年，Patchell 等进行了一项随机对照试验，比较了单独手术、单独放疗以及放疗和手术联合的疗效。尽管他们的研究包括了颈椎转移瘤患者，但接受外科手术的病例中仅有 8/50 有颈椎转移，接受放疗的病例中仅有 5/50 具有颈椎转移。作者确定既接受手术又接受放疗的患者，生存率和功能均优于接受其他治疗方案的患者[34]。

表 29-3　原发性肿瘤对放疗的敏感性

不同病理类型原发性肿瘤的放疗敏感性	
高度敏感	多发性骨髓瘤、淋巴瘤、小细胞肺癌、睾丸精原细胞瘤、神经母细胞瘤、尤因肉瘤
中度敏感	前列腺癌、乳腺癌、肺癌和结肠癌
不敏感	甲状腺癌、肾癌、黑色素瘤

颈椎转移瘤的常规放疗通常是在 10～14 天内给予总放射剂量 25～40Gy[35]。放疗区域一般包括转移节段及其邻近 5cm 或大约上下各两个椎体[36]。然而，椎体放疗的主要限制因素是脊髓对放射线耐受性低，易诱发放射性脊髓病[37]。这就导致转移病灶的放疗剂量低于最佳治疗剂量，可能造成局部治疗失败和疾病进展。

立体定向放疗外科（stereotactic radiosurgery，SRS）越来越多地用于治疗骨性肿瘤，越来越多的文献支持其有效性。虽然有几个大宗病例系列研究证明了 SRS 治疗脊柱转移瘤的有效性，但是与常规放疗相比，仍然缺乏 I 等证据的数据支持。其中一项纳入病例数最多的研究由 Gerszten 等[38] 报道，总共有 393 例脊柱肿瘤患者接受 SRS 治疗，病变椎体数 500 例。这些病变大多数是转移性的，疼痛是治疗的主要原因。在接受治疗的患者中，有 86% 的患者疼痛症状得到了长期改善。原发于乳腺癌、黑色素瘤、肾癌和肺癌的脊柱转移瘤患者更有可能得到良好的疼痛控制。随访影像资料显示局部控制率为 88%，相邻椎体无肿瘤侵犯。Ryu 等也报道了一项纳入 177 例患者 230 处椎体病变的研究[39]，结果显示脊柱转移瘤患者接受 SRS 治疗后，85% 的患者疼痛症状完全或部分缓解，邻近椎体出现转移灶的比率为 4%。Chang 等的研究发现，硬膜外间隙是最常见的复发区域（47%），其次是椎弓根和椎体附件（18%）[40]。这表明，复发好发于接受放疗剂量小

或由于射线遮挡而遗漏的边缘区域。在文献中，尽管随访时间因研究而异，但局部控制率仍高于 80%[41]。

很大一部分患者（43%～97%）在 SRS 治疗后颈背部疼痛改善，这与接受标准分割放疗的患者缓解比率相当。但是，目前已有几项 I 类证据等级的研究来比较单剂量放疗与分割剂量放疗的疗效，在疼痛、功能和并发症结局方面均未发现显著差异[41]。目前尚不清楚 SRS 是否可以逆转先前存在的神经功能障碍。Gerszten 等报道有神经根性痛的患者在 SRS 治疗有所改善。Wowra 等进行了一项前瞻性病例系列研究，评估了接受射波刀（CyberKnife）治疗脊柱病变的 102 例患者的临床结果，他们发现疼痛明显减轻，此外，并发症发生率为 2%，这主要是由于肿瘤出血以及脊柱不稳引起的节段性神经病变[42]。Gibbs 等[43] 进行了一项前瞻性病例研究，纳入了 74 例患者 102 个椎体转移瘤病灶接受放射治疗。总体功能改善率达到 84%，只有 2% 的患者出现了神经功能恶化，4% 的患者出现了脊髓髓性症状，这是唯一被报道的并发症。但是，许多研究排除了具有显著脊髓受压的患者，并且某些病例研究中的中位生存期很短，提示存在病例选择偏倚。

2. 化学药物

化疗药物分为两大类：抗肿瘤药和缓解肿瘤引起的骨质破坏和疼痛症状的药物，如双膦酸盐、皮质类固醇或镇痛药[44]。化疗可用于治疗对化疗药物相对敏感的肿瘤，以控制全身进展，但是，它不是治疗脊柱不稳的一线方案。一般来讲，乳腺癌、甲状腺癌和小细胞肺癌对化疗敏感，而胃肠道肿瘤、肺鳞状细胞癌和肾细胞癌则对化疗不敏感[45, 49]。激素常用于治疗前列腺癌和乳腺癌[46, 50-53]。雌激素激动药或拮抗药（如他莫昔芬）和芳香酶抑制药（如来曲唑）已被证明

对乳腺癌有效。去雄药物如促性腺激素释放激素（GnRH）激动药和（或）氟替米特可能对前列腺癌的治疗有效。

也可以使用双膦酸盐治疗脊柱转移瘤患者，因为它被证明可以减少骨骼相关事件（skeletal-related events，SRE）的发生。I 类证据表明克隆膦酸、帕米膦酸和唑来膦酸可降低总 SRE（如骨折）的发生率[54-57]。Rosen 等进行了一项随机对照研究，比较唑来膦酸和帕米膦酸在治疗椎体转移瘤方面的疗效后发现，唑来膦酸在减少椎体病理性骨折和脊髓受压方面更有效[56]。

皮质类固醇是治疗与椎体转移瘤有关的疼痛和神经损伤的主要药物，可以减轻与肿瘤相关的炎症，减轻脊髓水肿，改善神经功能，并且对某些肿瘤病变（淋巴瘤、多发性骨髓瘤和乳腺癌）可能具有一定的溶瘤作用[19]。镇痛药对于帮助患者控制无法忍受的疼痛十分重要。另外，麻醉药、某些对神经性疼痛有作用的抗惊厥药、三环类抗抑郁药和局部治疗都是帮助脊柱转移瘤患者改善其肢体功能和生活质量的重要组成部分。

（三）手术适应证和手术治疗

一旦选择了合适的患者进行手术治疗，就需要对病变进行分期，以确定手术范围和手术入路。已经有多种手术分期系统来辅助确定最佳的手术方法，以指导某个特定病变选择根治性还是姑息性手术治疗。Tomita 评分系统和 Weinstein-Boriani-Biagini（WBB）评分系统分别描述了肿瘤受累的解剖情况[31, 32]。这两种评分系统都将在本章稍后部分进行详细介绍（原发肿瘤、手术指征和手术治疗），但这两种评分系统均未涉及手术切除的预后情况。根治性手术通常仅限于原发性脊柱肿瘤，而转移性肿瘤通常采用姑息治疗。

一般手术干预的指征是神经功能障碍、脊柱不稳以及药物难以控制的疼痛。上颈椎转移瘤最常见的手术指征是脊柱不稳，可能伴有脊髓压迫。枢椎下颈椎转移瘤比颅椎交界处更常见，因此，对于枢椎下颈椎转移瘤，常需要行手术治疗以实现脊柱的稳定[58]，此外，鉴于枢椎下颈椎椎管直径较小，可能存在神经受压和功能障碍，这可能导致早期出现神经功能障碍，以及发生枢椎下异常活动度增加。

重建方案

切除肿瘤的方法取决于骨、硬膜外和脊柱旁肿瘤的位置。引起硬膜外脊髓压迫的转移瘤通常起源于椎体并向背侧生长。在这些情况下，通过前入路能够最大可能地完成脊髓减压。而由于大多数转移灶位于前方，后方入路较少单独用作减压的技术。但是，该技术可以用作前路减压和重建的辅助手段。而由于转移瘤患者多存在恶病质、放疗史和药物使用等因素，导致骨质量差，前路内植物失败的可能性非常大。

颅颈交界处的高位颈椎病变需要脊髓减压和固定，对医务人员来说具有巨大的挑战。虽然对原发肿瘤可能建议采用前路减压和固定，但对于转移瘤患者，其作用有限。尽管硬膜前方存在肿瘤压迫，但前入路减压手术的并发症发病率可能高达 32%[59]。所以，对于大多数的这些病变，通过后路也能获得充分减压与固定[12, 27, 60]。由于肿瘤侵犯，出现寰枢椎失稳和前半脱位，这种不稳定可能导致寰椎或枢椎的异常运动，从而导致上颈髓的压迫和损伤[13, 61]。韧带结构（顶韧带、横韧带和颈韧带）是阻碍肿瘤从椎骨向后延伸至椎管的重要屏障。疼痛和神经系统损害通常是由于枕颈或寰枢椎不稳定引起的。因此，治疗的要点在于通过后路稳定技术重建颅颈交界处（图 29-1）。颅颈畸形的复位和稳定既可以实现脊髓减压，也可以减轻疼痛等症状。而对于前方的肿瘤，需要用放疗或化疗进行辅助治疗。

对于高位颈椎转移瘤，融合是否应包括枕骨应取决于脊柱力线。对于脊柱力线正常的患者或背伸后力线恢复正常的患者，可能仅需要固定 C_1 ~ C_3。但是，对于脊柱不稳定、骨折半脱位和多阶段椎体严重溶骨性破坏的患者，应固定至枕骨。在 C_1 和 C_2 广泛受累的情况下，如果疾病有进一步发展的可能，融合至枕骨有助于防止固定失败[12]。由于颅颈交界处不稳引起的前半脱位可以通过后路减压和复位来解决。该技术需要切除 C_1 和 C_2 椎板，以确保在畸形阶段有足够的空间。首先通过牵引枕骨板以允许枕颈轴向减压，接下来，下压枕骨板的连接棒将 C_2 向前平移，从而减少寰椎和齿突的间隙[61]。

Witham 等最近的一篇文献回顾表明，目前的减压手术更加积极，固定更加广泛[62]。综述结果指出转移瘤导致脊髓硬膜外出现受压患者，仅接受放射治疗的患者 36% 神经功能改善，而神经功能恶化的患者比例为 17%。行椎板切除术的患者不论有无放疗最终结果相似，42% 的患者神经功能改善，而 13% 的患者神经功能恶化。总体的手术并发症发病率和死亡率为 6%。除减压和放疗外，脊柱固定术后有 64% 的患者运动功能得到改善。88% 的患者疼痛症状得到缓解。在 X 线放疗（X-ray radiation treatmeat，XRT）联合前路减压和固定的患者中，75% 的患者神经功能得到改善，但手术死亡率略有增加，达到 10%[62]。

（四）并发症

与退行性颈椎疾病相比，前路手术治疗颈椎肿瘤更为复杂。如果在手术之前已经对患者进行过放疗，由于放射相关的瘢痕形成，很难找到肿瘤的解剖边界。食管损伤和吞咽功能障碍可导致

严重的术后并发症，转移瘤患者的解剖结构扭曲或异常更为常见。对于富含血管的转移瘤（如肾细胞癌），术前栓塞可能有助于减少术中出血[26]。术前影像检查还应评估骨质量，因为溶骨性病变可能涉及多个椎体，为避免假体沉降，可能需要附加后路融合术。

术前应根据医学影像仔细研究椎动脉解剖，若肿瘤累及横突孔，侵犯了其中的椎动脉，手术就容易伤及椎动脉。如果椎动脉需要术中牺牲，应确定代偿性侧支循环是否充分。椎动脉出血一般可以通过压迫和用动脉瘤夹结扎来控制，但是，这增加了患者术后脑卒中的风险。

任何颈椎手术都有可能发生脑脊液（cerebrospinal fluid，CSF）漏，但是，颈椎肿瘤切除手术的脑脊液漏风险更高。如果患者术前接受过放疗，则肿瘤和硬脑膜之间可能会有明显的瘢痕和粘连。减压可能需要大范围地磨除骨质，这可能伤及硬脑膜。另外，如果转移瘤扩散到硬脑膜，则很难切除肿瘤而不切开硬膜。没能一期关闭硬膜的患者，可能需要持续腰大池脑脊液引流[58]。

颈椎前路手术易导致食管损伤，对于那些有术前放疗病史的患者，更容易发生食管损伤。对于转移瘤累及颈部脏器或接受过放疗的患者，邀请经验丰富的头颈外科医生参加手术，可能有助于更安全地显露。如果在术中遇到食管撕裂，头颈外科医生也可一期修复食管伤口或封闭破损区域。考虑到还需要辅助治疗和其他可能对食管刺激的治疗，应考虑一期通过周围组织覆盖进行彻底的修复。这可以移植前臂或大网膜的游离皮瓣或胸肌的旋转皮瓣来完成。如果不及时处理食管损伤，可能会导致延迟开展其他辅助治疗，如放疗和化疗。术后可能需要通过胃造口置管或胃肠外营养来补充营养，直到穿孔愈合为止。

（五）预后

高质量的证据（Ⅰ级和Ⅱ级）表明，颈椎转移瘤切除后，通过重建和固定手术可显著改善患者生活质量。几项研究表明，患者术后疼痛明显减轻，肢体功能得到显著改善或保留[4, 58]。

Patchell 等进行了为期 10 年的多机构、非盲、随机对照试验，评估了直接减压手术治疗转移瘤的有效性，这是唯一的Ⅰ类证据[34]。这项研究纳入了 101 例患者，将患者随机分为先手术然后放疗组和单独放疗组。放疗方案是 10 次每次剂量为 3Gy 的分割方案，共计 30Gy。该研究发现，与单独放疗组相比，接受手术联合放疗的患者，最终能够行走的比例更高（分别为 84% 和 57%）。在接受手术联合放疗的患者中，行走功能保留率、恢复率、美国脊髓损伤协会（American Spinal Injury Association，ASIA）肌肉力量评分和弗兰克尔评分也较高，生存期也有所延长（分别为 126 天和 100 天）。此外，将日常麻醉药物使用的量作为疼痛控制评估，发现手术联合放疗组也显著改善。该研究结果没有将颈椎单独归类，而是仅纳入了 13 例患有颈椎转移瘤的患者[34]。

有两项前瞻性研究证实了外科手术治疗脊柱转移瘤能够改善患者生活质量。Ibrahim 等完成[63]了一项多中心的前瞻性研究，纳入 223 例脊柱转移瘤患者，其中颈椎转移瘤患者占 16%。绝大多数患者神经功能均得到改善，包括术后能够行走（98%）和术后重新获得行走的能力（55%）。根据所进行的手术类型进一步对这些患者进行分类，研究人员发现接受外科手术治疗的患者神经功能最好。

Quan 等报道了关于颈椎转移瘤手术治疗结果的唯一的前瞻性研究[64]。他们报道了因颈椎和颈胸交界区有症状的转移瘤而接受手术治疗的

患者 26 例，报道了多种手术方法，包括通过前路、后路和前后路联合方法进行姑息减压和固定，每隔 1 个月、3 个月、6 个月和 12 个月进行随访。根据欧洲癌症研究和治疗组织（EORTC）QLQ-C30 问卷结果，发现这些患者的疼痛控制情况和总体健康评分显著改善，没有患者出现神经功能减退。作者认为，除辅助治疗外，外科手术也可防止神经功能进一步减退，且并发症发病率较低，症状缓解良好。

尽管脊柱转移瘤的治疗需要多学科协作，但过去几十年来医学技术的进步改善了手术结果，为更积极的治疗创造了条件。化疗方案的改善增加了总体癌症患者的生存期，脊柱转移瘤的患病率也随之上升[58]。脊柱固定器械的改进使外科医生可以完成更彻底的减压手术，从而改善神经功能。结合先进的放疗技术，患者在治疗后更有可能重新获得下床行走的能力。SRS 的应用使恶性肿瘤的定位更加精确，同时又可保留邻近的组织[41]。根据病理和患者的预后，肿瘤外科和内科医生都在寻求通过手术和辅助治疗根治肿瘤。

三、脊柱原发性肿瘤

骨软骨瘤也易发于颈椎（大于 50%），尤其是在 C_2 椎体。这可能与颈椎的活动范围大有关，这可能导致软骨终板上的压力增加和微创伤。骨软骨瘤通常发生于 30 岁以下的患者，男性女性患者比为 2∶1。骨软骨瘤更常见于椎体的后方附件[65]。极少数情况下，这些病变可发生恶变，变成软骨肉瘤[65]。

脊索瘤是最常见的原发性恶性骨肿瘤之一，总发病率 0.8/100 万[66]。男性发病率高于女性，且中年人的发病率有所增加。这些病变源自脊索残余，是仅发生于脊柱的原发性骨肿瘤之一。一

般认为脊索瘤生长缓慢，但具有局部侵袭性，估计有 5%～40% 的患者有转移的倾向[67-69]。

（一）诊治流程（临床检查）

1. 症状与体征

原发性脊柱肿瘤的患者临床症状与脊柱转移性肿瘤患者的症状相似。最常见的症状是颈部疼痛，一般被描述为持续性的疼痛，仰卧位可加重，不因位置变化而缓解，常规镇痛药无效，在休息或夜间睡眠时疼痛更为明显[65]。与颈椎转移瘤类似，牵涉痛、机械性和非机械性疼痛可能都是患者就诊时主诉的疼痛症状。非机械性疼痛可能是由于肿瘤生长引起骨皮质膨胀，并可进一步导致病理性骨折。椎体被肿瘤浸润及溶骨性破坏可导致脊柱不稳定。肿瘤的生长还可能进一步导致脊髓和相关神经根受压，从而导致疼痛、不完全瘫或截瘫等髓性和根性受压症状。还可出现自主神经受损症状，如影响肠和膀胱功能，造成大小便功能障碍。发病过程也可能提示病变的良恶性，一般而言，良性病变病情发作缓慢，恶性病变病情突然，进展迅速。

原发性脊柱肿瘤也可开始表现为脊柱畸形，伴有或不伴疼痛。由于溶骨性破坏、椎体塌陷或继发反应性肌肉痉挛，导致斜颈、脊柱侧弯或后凸畸形[65]。表现为非典型性脊柱侧弯的儿科患者，应常规筛查是否存在脊柱潜在的病理改变。颈椎原发性肿瘤可能具有局部侵袭性和浸润性，并可能引起与颈椎周围软组织受损有关的症状。患者可能由于气管受压而出现气道阻塞症状。向前侵袭生长的肿瘤可能会压迫食管或口腔上颚，并可能导致严重的吞咽困难。如果肿瘤广泛累及软组织，这些患者可能还会表现为口咽部肿块[70]。

体格检查所见与颈椎转移瘤患者相似，具体

症状取决于脊髓或神经根受压的程度。同样，最常见的神经系统查体所见包括下肢不全瘫、反射亢进、肌肉痉挛、霍夫曼征、跖底反应异常和 Brown-Sequard 综合征。脑干受压可能会导致延髓症状，而枕骨大孔受压可能出现小脑共济失调。根性症状包括神经支配区皮肤痛觉迟钝或局部肌肉无力。

2. 辅助检查

请阅读颈椎转移瘤辅助检查的相关内容。

3. 影像学检查

颈椎原发瘤和转移瘤影像学表现相似。通常，在普通人群中转移性肿瘤更普遍，原发性颈椎肿瘤十分罕见，一般首先考虑转移瘤。应完成的影像学检查包括 X 线片、CT 或 MRI 成像。对于患有持续性背痛、新发的脊柱畸形或神经功能障碍的患者，普通 X 射线有一定的筛查作用。如前所述，考虑到分辨率有限且对椎骨骨量丢失敏感性低，应用 CT 成像作对皮质骨的评估。CT 成像还可用于识别病理性骨折和表征原发性骨肿瘤的基质改变（成骨或溶骨）。原发性肿瘤根据其病理情况，可能表现为溶骨或成骨作用，并且通常被描述为"虫噬样"改变（图 29-2）。脊索瘤在 CT 上显示出低密度影，并且很少发生钙化。它们还具有黏液样软组织成分，可以看到椎体塌陷。薄层 CT 成像是骨软骨瘤的首选诊断工具，因为它们的病理学特征是病变下骨髓和骨皮质的连续性病变[71]。X 线片可能显示出界限清楚而没有反应性硬化的溶解性病变。CT 成像可能显示出可透射线或溶骨性病变，因为在 CT 图像上软骨表现为低密度影，并可能会出现点状钙化灶[71]。

与脊髓造影结合使用时，CT 有助于评估椎管的受压情况或肿物与硬膜的关系，特别是有 MRI 检查禁忌的患者 CT 脊髓造影更有意义。但

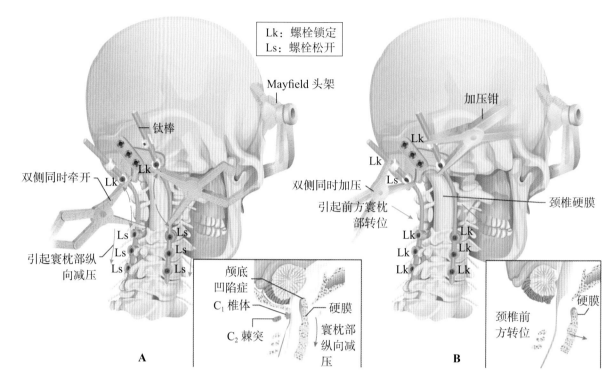

▲ 图 29-2　齿突不稳定肿瘤后路减压和融合术，重建颈椎稳定和力线

经许可转载，引自 Hsu W, Zaidi HA, Suk I. et al. A new technique for intraoperative reduction of occipitocervical instability. *Neurosurgery*. 2010; 66 (6 Suppl Operative):319−23; discussion 323−4.

是 CT 在评估脊柱病变中的作用是有限的，大多已被 MRI 取代。CT 血管造影可用于评估横突孔中椎动脉与肿瘤的关系。

MRI 成像在确定肿瘤与骨外软组织、正常的脊柱旁软组织和神经结构的界限方面具有优势[72]。原发性肿瘤不同，病理学特点也不同，在 MRI 上可能具有特征性的表现。脊索瘤是中线结构瘤变，在脊柱旁和硬膜外腔中可能具有侵袭性和浸润性。脊索瘤常累及椎间隙，并可向硬膜外延伸。与 T_1WI 上的肌肉相比，它们表现为等信号或稍低信号，而在 T_2WI 序列上比肌肉信号高。在核磁钆增强图像上，它们表现出不均匀强化，并且在钙化区域通常表现为低信号病灶。颈椎肿瘤可能累及硬膜外腔和椎旁成分，可以与神经鞘瘤的影像学表现相似[73]。软骨瘤的 MRI 成像可能有助于区分良性和恶性病变，因为可增强的病变可能符合恶变为肉瘤的影像学表现[73]。骨软骨瘤也可能表现为连续性的骨髓、骨和软骨成分。透明软骨帽在 T_1WI 序列上表现为中等强度信号，在 T_2WI 上表现为高强度信号。厚度＞ 1.5cm 的软骨帽提示骨软骨瘤可能恶变为软骨肉瘤（图 29-3）[74, 75]。

如果担心椎动脉闭塞或术前计划可能牺牲椎动脉，则术前血管造影很重要。数字成像血管造影有助于确定受累血管的通畅性，对侧血管的直径大小和通畅性，以及颅内向大脑后循环的侧支血供情况。应当进行临时性球囊阻塞试验以确定患者潜在的对椎动脉闭塞的耐受能力[70]。

鉴于脊柱转移性瘤比原发瘤更常见，任何脊柱骨肿瘤应先行检查排除转移瘤。此外，对于高度恶性的肿瘤（如原发性肉瘤），可能就诊时就已存在转移扩散，因此评估肿瘤的分期变得很重要。这可以通过对胸部、腹部和骨盆进行 PET/CT 或通过胃肠道造影或静脉造影实现增强 CT 扫

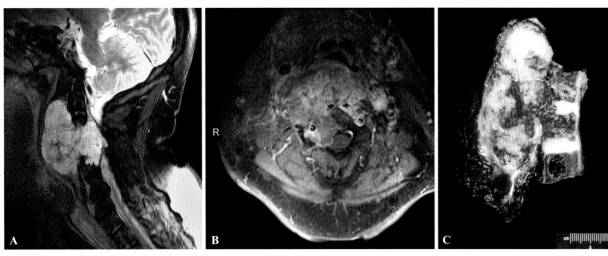

▲ 图 29-3　A. 矢状面 T_2 加权 MRI 成像，示典型的小叶样、空泡状肿块浸润 $C_3 \sim C_4$ 并向前蔓延；B. 增强的 T_1 加权图像显示病变不均匀强化，其包裹了右侧椎动脉，并紧邻脊髓和硬脑膜；C. 显示肿瘤整块切除，边缘完整

描。软骨瘤恶性转化潜能较低，因此很少转移。脊索瘤，尤其是未分化脊索瘤，可能会发生转移，转移灶最常见于肺部或沿脊柱分布[65]。

（二）保守治疗

药物治疗原发性椎体肿瘤方面的作用是有限的。有几种肿瘤对化疗方案应答较好，如尤因肉瘤和骨肉瘤，但这在颈椎原发瘤中并不常见。然而，绝大多数的良性和恶性骨肿瘤对化疗和常规放射疗法反应差。在那些最常见于颈椎的肿瘤中，手术切除仍是主要的疗法。

决定治疗策略的重要步骤包括获取组织样本。即使影像学检查提示是原发性肿瘤，组织病理学诊断也很重要，因为它能提示手术的大小，并帮助制订辅助治疗方案。一些原发性骨性病变并非是主要的手术靶点，经组织病理验证的诊断将有助于指导选择合适的药物或手术方案。此外，对于某些原发灶，应积极开展整块切除（en block resection），对改善局部控制率及总体生存率至关重要。对于某些肿瘤，如脊索瘤，在行穿刺活检时应避免穿过其他体腔（口腔或直肠），应仔细考虑活检通道是否有肿瘤细胞种植，这些

病变往往会沿着活检通道复发[76]。现代活检技术通过将套管内活检针缩回至鞘内，避免了肿瘤细胞沿活检通道播散，大大降低了这种风险。在颈椎穿刺活检中，不常切除活检通道。

1. 放射治疗

传统认为，大多数脊柱肿瘤（包括脊索瘤）对独立的常规放疗或与减瘤或姑息治疗结合使用时并不敏感[77]。良性原发性骨肿瘤（如软骨瘤）一般可以通过手术治愈，并不建议行放射治疗。但是，放射治疗技术的进步使临床医生可以通过使用更高剂量的射线精准靶向肿瘤，而避免损伤邻近重要组织。由于颈椎瘤灶与脊髓、脑干和脑神经毗邻，放射治疗引起脊髓放射损伤是常见的不良事件[78]。另外，其他结构如颈动脉和椎动脉、食管和气管限制了 $40 \sim 60Gy$ 常规放疗的使用，并且 5 年局部控制率仅为 $10\% \sim 40\%$[79-81]。小于 60Gy 的传统放疗对治疗肉眼可见的脊索瘤无效。由于脊索瘤总体患病率很低，目前很少有证据探讨放疗对活动性颈椎脊索瘤的疗效。但是，有不少数据是从颅底或骶骨脊索瘤的治疗中推断出来的。

使用强化改良放射疗法（intensity modulated

radiotherapy，IMRT）技术使光子束放疗取得了重大进展。IMRT 允许同形递送，以实现高剂量针对靶标，而周围组织射线暴露更低。由于"质子峰"效应，质子的弹道特性可以精确地传递并沉积电离能量，因此质子疗法可以更好地实现对毗邻关键器官的保护。因此，质子放疗是非常聚焦的，单独使用的 5 年局部控制率达到 50%～60%[82, 83]。多个中心已开始将光子和质子电离辐射疗法结合起来，在控制率和 5 年生存率上均实现了成功，颅底和颈椎脊索瘤的 5 年生存率达到了 59%～82%。但是尚没有将 IMRT 光子、质子束治疗与立体定向放疗技术进行比较的临床研究。

Noel 等报道了 100 例颅底和上颈椎脊索瘤患者，结合手术切除与质子和光子束治疗[84]，2 年和 5 年局部控制率分别为 86.3% 和 53.8%。2 年和 5 年总体生存率分别为 94.3% 和 80.5%。DeLaney 等使用了 50.4～77.4Gy 的新辅助光子束治疗 50 例脊索瘤或原发性肉瘤患者[85]。在这些患者中，有 37 位继续行手术切除，其 5 年局部控制率和生存率分别为 78% 和 63%。Yasuda 等最近报道了 40 例颅底和颈椎脊索瘤患者[86]，手术的广泛切除率为 42.5%，中位随访时间为 56.5 个月，75% 的患者放射治疗的平均剂量为 68.9 钴灰色当量。5 年无进展生存期和总生存率分别为 70% 和 83.4%，在 12.5% 的患者中发现了转移[86]。

在计划行质子束治疗的患者中，由于下颌骨劈开后下颌假性关节形成的风险较高，不应考虑通过经口、经下颌骨劈开的前入路完成肿瘤切除。在接受质子束治疗的头颈部癌症患者中，有 2%～13% 的患者可能发生下颌骨骨坏死[65]，在口腔癌或需要切除下颌骨的其他病变患者中，这一比例可能上升到 30%～50%[70]。有计划的辅助治疗需通过治疗团队所有成员之间讨论，以确定最佳治疗顺序。

SRS 的新辅助治疗可以提高局部控制率和无病生存率。北美伽马刀协会最近报道了 71 名因颅骨脊索瘤接受 SRS 治疗的患者，平均肿瘤体积为 7.1cm³，大小范围为 0.9～109cm³，中位剂量范围为 15Gy（9～25Gy）[87]。这些患者的中位随访期为 5 年，总体存活率 80%。他们发现，年龄较小，初诊和 SRS 治疗间隔时间更长，以前没有进行过放疗，肿瘤体积较小，以及脑神经功能障碍少于 2 个，这些因素与患者生存期改善有关。整个组的 5 年肿瘤控制率为 66%。Jiang 等[88]报道了 20 例使用射波刀放射治疗的患者，发现其肿瘤控制率为 55%，肿瘤平均体积为 16.1cm³（范围为 2.4～45.9cm³），并且初次就诊之前没有治疗的患者预后较好。有 45% 的患者肿瘤发生进展。与质子束疗法相比，该疗法的长期结果尚不明确。然而，文献中已经提出了该疗法具有经济上的优势，且治疗时间减少（1～5 天 vs. 6 周）。

在辅助放疗时，另一个需要考量的因素是手术所放置的内植物。切除瘤体后用于稳定脊柱的内植物可能对术后放疗造成严重限制。金属置入物在术后的 CT 扫描中会产生伪影，这可能会影响确定带电重粒子的正确范围[89]。即使没有伪影，金属置入物也可能导致一系列不确定性，因为它们与生物组织不同。一些中心主张对脊索瘤进行术前照射，以抑制肿瘤细胞在术中的溢出与播散，并最大限度地减少脊柱内植物造成的遮挡，但目前尚无数据支持这个专家提议。

2. 化学疗法

大多数颈椎原发肿瘤对常规化疗不敏感，随着新的有效化学药物的应用，几种原发性骨肿瘤，如尤因肉瘤和成骨肉瘤患者生存率已得到改善。然而，这些病变在颈椎中很少见[70, 90]。而对于软骨瘤，除非考虑软骨瘤发生恶变，尚没有用于治疗软骨瘤的化疗报道。在病理学上，脊索瘤由对 S-100、上皮标志物、上皮膜抗原和细胞角蛋白具有免疫反应性的空泡细胞组成。根据系统文献综述，发现脊索瘤对常规化学疗法不敏感。有病例报道蒽环类、顺铂、烷化剂和喜树碱类似物对脊索瘤有一定的治疗作用[91, 92]，但总体生存率仍然很差。细胞遗传学和蛋白质组学标志物的鉴定与应用促进了新的靶向化疗药物研发，已显示出一定的前景。去分化脊索瘤与高级别肉瘤相似，是罕见的亚型。这些肿瘤可能对多种化学治疗药物有一定的反应[74, 93]。

甲磺酸伊马替尼（Gleevec，Novartis）是一种酪氨酸激酶抑制药，靶向血小板衍生的生长因子受体 -β（platelet-derived growth factor receptor-β，PDGF-β）。Stacchiotti 等进行的 II 期临床研究表明，甲磺酸伊马替尼对晚期脊索瘤具有一定的抗肿瘤作用[94]。在接受伊马替尼的 26 例患者中，有 10 例（39%）在治疗开始后 3 个月 PET 吸收量下降了 25% 以上，并且有 72% 的患者病情稳定。中位生存期和无进展生存期分别为 34.9 个月和 9.2 个月。该研究的一个局限性在于中位随访时间仅为 26.4 个月，因为脊索瘤生长缓慢，但多会顽固性复发，所以此研究的随访时间较短，可能尚未囊括足够的疾病进展时间。此外，虽然经过治疗，但这些患者仍有 42% 发生了转移[94]。

另一个潜在的治疗靶点是表皮生长因子受体（epidermal growth factor receptor，EGFR）和 c-MET。几项体外研究表明，在脊索瘤发病机理中，EGFR 的表达水平较高[91, 95]，而当给予 EGFR 抑制药时，其生长受到明显抑制。霍夫等研究了联合使用西妥昔单抗 / 吉非替尼（一种抑制 EGFR 途径的两种著名药物）在骶骨脊索瘤治疗中的作用。该患者最初表现为骶骨脊索瘤和肺转移，并接受了辅助放疗。11 个月后，他肺转移的情况发生了进展，并接受西妥昔单抗 / 吉非替尼治疗。他的肺转移情况在 9 个月的随访中显示出部分缓解[96]。

有几项体外研究评估了脊索瘤细胞系的基因表达及促进其生长的因子，其靶标包括短尾蛋白[97]、MTAP、胰岛素样生长因子 -1 受体 / 胰岛素（IGF1R）、PI3K/AKT/TSC1/TSC2/Mtor、多药耐药相关蛋白 1（MRP1）、低氧诱导因子 1α（HIF-1a）及信号转导和转录激活因子 3（STAT3）[91]。正在进行的临床试验，包括尼洛替尼的 I 期临床试验（NCT01407198）和一项涉及达沙替尼的研究（NCT00464620）[91]，此外，还有拉帕替尼和依维莫司的临床试验[91]。

（三）手术适应证与手术治疗

对于大多数骨肿瘤，手术是主要的治疗方法。初步评估后，有必要对肿瘤进行分期以评估患者的预后，并为患者制订最佳的治疗方案。目前存在几种评分系统，可以评估患者的总体状况及患者的预后，并为患者确定最佳的治疗方案。Tomita 评分系统是对 Enneking 系统的改良，以描述椎体内肿瘤的解剖学位置和范围[31]，该评分系统可帮助外科医生确定是否采取根治性或姑息性治疗。椎体分为五个解剖部位，即椎体、椎弓根、椎板和棘突、椎管和椎旁间隙，用数字表示肿瘤的解剖部位并反映肿瘤进展的情况。作者将肿瘤分为间室内（1～3 型）或间室外肿瘤（4～6 型），多发性或跳跃性病变被标记为 7 型。建议对 2～5 型的病变行整块切除（en bloc resection），对 1 型和 6 型选择性推荐整块切除，7 型病变为整块切除的禁忌[31]。

在肿瘤确诊及肿瘤学分期后可进行 Weinstein-Boriani-Biagini（WBB）分期，该系统可以帮助外科医生制订最合适的肿瘤切除方案[32, 33]。WBB 系统从椎管向外扇形放射，按顺时针进行编号，从

1～12 分成 12 个相等的区域。此外，以脊髓为中心，从椎旁软组织（A）到硬脑膜（E）和椎动脉（F），分为 6 个同心圆区。传统观点认为，如果肿瘤限制在 WBB 4～8 或 5～9 区域，且至少有一侧椎弓根没有受累，则可以进行整块切除。如果肿瘤孤立发生在 3～10 区，则可能仅需要切除椎体后方附件。若肿瘤累及 2～5 区或 7～11 区，应进行矢状切除术，即整块切除偏心分布于椎体、椎弓根或横突的肿瘤。

此外，Enneking 首先描述了治疗长骨肿瘤的外科治疗原则，此原则进一步应用于脊柱肿瘤[33]。良性肿瘤根据组织学上活跃程度分为三个级别，即无活动性、有活动性和有侵袭性。恶性肿瘤也可基于肿瘤组织学进行分期，并可基于解剖学分区划分为亚型。据此，可建议对这些病变进行保守、经瘤切除或整块切除（表 29-2）。

整块切除

整块切除是指整块切除肿瘤而没有破坏肿瘤边缘的切除。广泛切除意味着将切除一层健康的组织完全包裹肿瘤，但是，鉴于椎体与硬膜、椎动脉和周围神经根毗邻关系，广泛切除面临着许多技术挑战和风险。关于颈椎整块切除术，大多数文献报道的都是边缘切除术，即外科医生沿假性包囊或肿瘤周围的反应性组织进行手术[70]。鉴于颈部许多重要解剖结构的毗邻关系，如脊髓、颈神经根和椎动脉等，颈椎整块切除术特别具有挑战性。如果一点不牺牲这些结构，几乎不可能实现大范围切除，而牺牲这些重要结构将导致患者发生严重并发症或死亡。整块切除术的其他风险包括切除过程中可能破坏肿瘤切缘、硬膜外静脉丛和截骨部位出血引起的大量失血。其他困难包括肿瘤的大小与肿瘤的位置，尤其是肿瘤与口腔、颈胸部等功能性解剖结构相关的时候，难以对结构缺损进行软组织覆盖、结构重建和固定。

另外，如果肿瘤累及硬膜外，则难以真正地实现广泛切除，因为这需要切除硬膜，虽然有相关报道，但存在很大的风险和挑战。多篇病例报道显示，脊索瘤部分切除后会早期复发和死亡，5 年生存率预计为 50%～70%[31, 98, 99]。然而，整块切除的 5 年生存率高达 100%[31, 99]。然而恶性肿瘤具有较高的局部复发风险，患者的 5 年存活率不到一半[11, 32, 100]。最近的证据表明，整块切除后 5 年生存率可高达 60%～70%。

根据肿瘤的位置和与脊髓、神经根和椎动脉的关系，肿瘤切除分为三种不同的类型：位于 C_1～C_3 上颈椎病变，位于 C_4～C_6 阶段的中段颈椎肿瘤，以及累及 C_7～T_1 阶段的颈胸交界处肿瘤[101]。

高位颈椎整块切除术通常涉及颈神经根和椎动脉，牺牲 C_1 和 C_2 神经根一般没有明显的神经功能障碍，而通常牺牲单侧 C_3、C_4 神经根不会引起膈肌麻痹。但是，牺牲椎动脉会导致脑梗死和其他神经系统障碍，尤其是在椎动脉占优势或大脑后循环缺乏足够的侧支循环的情况下更容易发生。整块切除通常需要经过前方下颌下或经下颌入路，上颈椎术后重建也具有挑战性，特别是涉及寰枢椎复合体的时候。颅颈交界处负责从枕骨到脊柱轴向载荷的过渡，这种过渡使轴向载荷完全位于椎管外面，然后将力向前分布在 C_2～C_3 的椎间盘上，向后外侧分布在 C_2 与 C_3 的小关节上。目前已有先进的设备结构进行复杂的重建，但实现重建正常的生物力学很难。术后该位置的假性关节炎和内固定失败很常见（图 29-4 至图 29-6）[101]。

颈椎中段肿瘤（C_4～C_6）可累及 C_5、C_6 的神经根和椎动脉。如果牺牲这个阶段的神经根，会导致上肢近端肌群功能丧失。患者或许可以接受上肢神经功能障碍来换取长期生存或临床治愈，但术前应与患者进行充分讨论。可以使用改良的

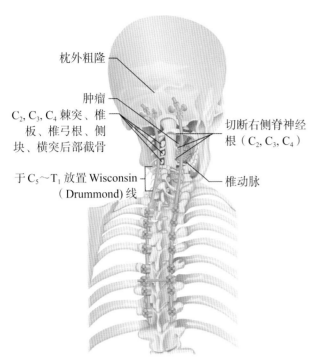

枕外粗隆

肿瘤
C_2, C_3, C_4 棘突、椎
板、椎弓根、侧
块、横突后部截骨

于 C_5～T_1 放置 Wisconsin
（Drummond）线

切断右侧脊神经
根（C_2, C_3, C_4）

椎动脉

▲ 图 29-4　后路整块切除颈椎多阶段脊索瘤手术结构
示意图

Smith–Robinson 入路完成沿该区域的前路手术，沿颈椎前外侧区域彻底切除软组织肿块。前路重建技术更为成熟，可以通过放置前路支撑移植物或椎间融合器进行重建。像治疗退行性或创伤性颈椎疾病一样，应用后路钉棒系统可以完成颈椎肿瘤术后的重建。

颈胸交界处的颈胸肿瘤可能累及 C_7、C_8 和 T_1 的神经根。牺牲这些神经根会导致远端手臂和手无力，导致严重的患者肢体功能障碍。椎动脉通常位于中上段颈椎的前外侧，并且在下颈椎通常不穿过横突孔[102]。根据该区域肿瘤侵袭范围，肿瘤下缘与胸骨的毗邻关系，可能从常规的颈前入路延伸至经胸骨柄或劈开胸骨入路。此位置的脊柱重建类似于颈中段肿瘤术后的重建。然而，应考虑到整块切除后脊柱三柱结构可能完全破坏，对器械的生物力学要求增加，这可能导致

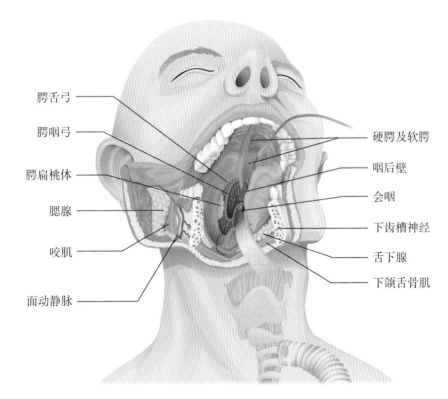

腭舌弓

腭咽弓

腭扁桃体

腮腺

咬肌

面动静脉

硬腭及软腭

咽后壁

会咽

下齿槽神经

舌下腺

下颌舌骨肌

▲ 图 29-5　高位颈椎脊索瘤前路手术示意图

引自 Rhines LD, Fourney DR, Siadati A, et al. En bloc resection of multilevel cervical chordoma with C2 involvement. Case report and description of operative technique. *J Neurosurg Spine*. 2005;2(2):199-205.

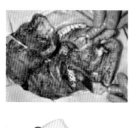
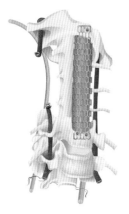
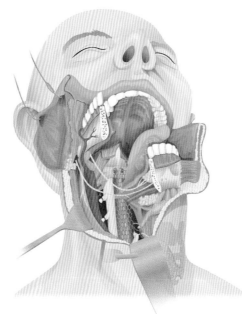
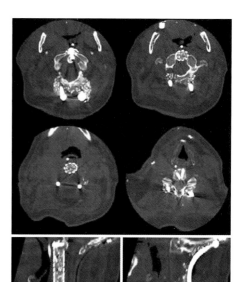

▲ 图 29-6　上颈椎肿瘤前路劈下颌骨肿瘤切除术，手术器械、手术入路和手术内植物示意图

引自 Rhines LD, Fourney DR, Siadati A, et al. En bloc resection of multilevel cervical chordoma with C_2 involvement. Case report and description of operative technique. *J Neurosurg Spine.* 2005;2(2):199-205.

术后假性关节炎和内固定失败的发生率更高。

经前路切除椎体前巨大肿瘤，术前应行气管造口和胃造瘘，因为术后有发生气道阻塞和吞咽困难的可能。手术的目标应该是实现肿瘤的广泛或边缘整块切除，同时尽可能保留肢体和神经的功能。

（四）并发症

颈椎解剖的复杂性使得手术后的并发症发生率很高。颈椎虽然是脊索瘤发生的第三大常见部位，但发病仍然较少。颅底和寰枢椎脊索瘤占总发病率的 22.6%～60.3%，死亡率为 2%～7.8%[91]。在一组含有 7 例患者的临床研究中，有 4 例出现了术后并发症，包括 1 例伤口裂开、2 例脑脊液漏和 1 例 C_5 神经根麻痹。在此之前有研究表明 4.1%～33% 的病例存在永久性的神经障碍[91]。

脑脊液漏是颅底或颈椎手术中最常见的并发症，发生率为 4%～35.7%[70, 91]。一经诊断可能需要通过腰椎引流脑脊液，直到该区域结痂或愈合。脑膜炎也是一个潜在的并发症，尤其当手术入路因口腔黏膜裂开或伤口渗漏而受到污染时更易发生。为此，患者应预防性使用广谱抗生素。

伤口裂开也是一个严重的并发症，尤其是在上颈椎。高位颈椎椎体切除术可能涉及横切咽后壁，手术内植物可能会磨损伤口、引起前入路的切口裂开[103]。此外，移植物和钢板若发生移位进入咽后间隙，或翻修手术所需的广泛切开均可能导致切口撕裂。初次手术时应考虑使用游离肌皮瓣进行修补加固。一旦出现伤口裂开，应给予对引起脑膜感染菌株敏感的抗生素，因为不可能去除内植物进行彻底清创。

随着对脊柱进行刚性固定及立体结构重建，其应能承受轴向、矢状和扭转方向上的力[61, 103]。后路融合可能会限制颈椎活动，但融合不足会导致内固定连接处受力增加，后路颈椎椎体切除术可能需要从枕骨固定到胸椎，如此长的内固定可能对患者颈部活动范围有明显的限制。但是，如果在病变椎体上方和下方的固定范围不足，则内固定失败的风险很高 [60, 61]。众所周知，脊柱内固定在骨愈合前是力学传递的桥梁，尚不清楚在原发性肿瘤的治疗中，内固定长期的失败情况。在先前报道的行枕颈胸融合的病例中，没有骨融合情况的记录 [101, 103]。

术中牺牲椎动脉有时可能是必要的，但鉴于脊髓前根动脉分支（Adamkiewicz 动脉）的重要性和变异性，牺牲椎动脉可能存在较大风险。如果担心在术中无意或作为手术计划的一部分而牺牲椎动脉造成脑血管事件，则应行术前椎动脉造影。可行 CTA 或常规血管造影以确保对侧椎动脉血流是否通畅。还应考虑在术前进行球囊闭塞试验，或在术中进行暂时闭塞，并同时行体感诱发电位（somatosensory-evoked potentials，SEP）监测脊髓功能 [70]。

这些患者术后通常因机械通气障碍导致需要长时间插管或拔管困难。此外，上颈椎手术需要行术前气管切开，以方便气道管理。此外，由于几乎所有患者在椎体整块切除的围术期需要经胃管或其他形式给予肠内营养，或在必要情况下延长营养支持时间。

（五）预后

积极的手术切除是颈椎肿瘤最有效的治疗方法，患者有可能实现长期无瘤生存，并有望治愈某些病理类型的肿瘤。一般认为脊索瘤生长缓慢但有局部侵袭性，据估计其总体中位生存期为 6~8 年，5 年和 10 年的中位生存率分别为 67%~87% 和 39%~64% [66, 76, 98, 100]。脊柱肿瘤研究小组（Spinal Oncology Study Group，SOSG）的最新研究强调瘤灶内活检或切除会显著增加肿瘤复发的风险 [104]，脊索瘤和软骨肉瘤整块或边缘切除可降低复发率和死亡率 [99]。几项具有 IV 级证据的临床系列研究表明，整块肿瘤切除可有效治疗脊索瘤（表 29-4）[104]。

Choi 等报道了一个多中心病例系列研究，包括 132 例颅底和高位颈椎脊索瘤，其 5 年和 10 年生存率分别为 55% 和 36% [111]。在其研究中，所有患者均行病灶内切除，目的是进行完全切除。目前尚无肿瘤复发或进展的报道，但他们发现，切除术后接受翻修手术的患者生存率较初次手术的患者差。他们的研究表明，颅底和高位颈椎的脊索瘤患者应在首次手术时尽可能完整、彻底地切除肿瘤，首次手术是患者完全切除肿瘤的最佳机会 [111]。Barrenechea 等报道了 7 例接受颈椎脊索瘤病灶内切除的患者，7 例中有 6 例实现了完全切除 [109]。他们的平均无病生存期为 58.7 个月，但是中位随访时间仅为 23 个月。Hseih 等报道了 5 名接受颈椎脊索瘤整块切除的患者 [101]，他们的中位无病生存期为 84.2 个月，无病进展期平均为 43.4 个月。

有 II 级证据表明，在有可能的情况下，最好采用整块切除治疗恶性或良性但有侵袭性的脊柱肿瘤，如脊索瘤 [104]。鉴于颈椎脊索瘤邻近重要结构，整块切除在技术上具有很大的挑战性。尽管并发症发病率很高，但整块切除的死亡率仍然可以接受。考虑到整体生存率的提高和局部病灶控制率的改善，应尽可能由熟悉这些复杂操作的多学科外科医生团队协作进行整块切除。尽管辅助化疗并未显著影响这些患者的存活率，但新靶向疗法正在进行临床试验 [91]。放射疗法改善了患者总体存活率和局部的肿瘤控制率。虽然目前尚无大型的、前瞻性的多中心研究，但是收集更多的此类患者病例，对于了解和治疗这些罕见疾病是有益的。

表 29-4 颈椎脊索瘤整块切除与病灶内切除的预后指标

作者（年份）	LoE	患者例数	手术方式（边缘或广泛整块切除，或病灶内切除）	辅助治疗	并发症	生存期
Fisher (2005)[105]	II	26例（7例脊索瘤，1例颈部脊索瘤）	6/7脊索瘤广泛整块切除；1/7病灶内切除	未报道	大量失血（42%），感染（15%），骨不连（8%）	3.5年随访，无局部复发患者。SF-36无显著下降
Bjornsson (1992)[68]	II	40例（19例颈椎，48%）	未报道，但大多数为不完全切除	除11例外均接受放疗	未报道	平均生存期56个月。平均随访65个月。所有死亡患者曾接受次全切除术。5年时的总生存率为58%。仅5%发生转移
Di Lorenzo (1992)[106]	III	38例原发肿瘤，7例脊索瘤	均为病灶内切除	均接受放疗（40Gy）	2例患者出现一过性声嘶困难和发声困难	2例脊索瘤患者因复发再次手术
Bergh (2000)[76]	III	39例（5例颈椎）	4/5病灶内切除、1/5边缘整块切除	未报道	56%的运动阶段脊柱内固定失败	5年、10年、15年和20年生存率分别为84%、64%、52%和52%。局部复发与转移风险、肿瘤相关死亡风险呈正相关。肿瘤体积较大、在肿瘤中心外进行侵入性诊断、手术切缘阳性、镜下肿瘤坏死、Ki-67 > 5%以及局部复发与不良预后相关
Carpentier (2001)[107]	III	36例（8例颈椎）	未报道	28例接受放疗（10质子束）	4/8者为一过性霍纳综合征，5例患者为下脑神经衰弱	平均随访4年。原发性肿瘤组的死亡率为20%。而复发患者的死亡率为57%
Boriani (2006)[108]	II和III	52例（37例前瞻性，15例回顾性），15例颈椎	平均随访时间为58个月；48%随访中有32例局部复发：复发率66%	—	3/15颈脊索瘤患者因呼吸衰竭死亡。一些枕骨螺钉松动者无须翻修	未接受治疗者与既往治疗病例的局部复发率为16/30（53%）vs. 16/18（89%）。所有带瘤性/病灶内切除患者均复发并在治疗后平均57个月后死亡。接受整块切除的患者无死亡，但2/10有局部病变
Barrenechea (2007)[109]	III	7例颈椎	均为病灶内切除。均采用后入路，5例进行前路融合	5例放疗（79Gy），2例化疗（未分化型）	2/7脑脊液漏，1/7 C5麻痹，1/7切口裂开	中位随访时间为23个月。2例发生远处转移者均死亡，1例患者需行二次切除
Zileli (2007)[110]	III	35例，最常见节段为C2（14%）、C7（10%）；8例脊索瘤	6/7次全切除，1/7病灶内切除	6/7放疗	1例硬膜外血肿，1例呼吸并发症，2例内固定失败，1例trach并发症（死亡）	平均随访53.4个月。所有脊索瘤均复发。随访期间3例患者死亡

（续表）

作者（年份）	LoE	患者例数	手术方式（边缘或广泛整块切除，或病灶内切除）	辅助治疗	并发症	生存期
Choi（2009）[111]	Ⅲ	97 例，颈椎或斜坡具体例数未提及	未报道	未具体报道，大多数接受放疗	严重并发症包括咽闭合不全（3.1%）、椎动脉卒中（3.1%）、伤口感染（1%）、脑脊液漏（6.2%）	中位生存期 84 个月。平均随访 50.4 个月。5 年和 10 年总生存率分别为 55% 和 36%。接受翻修手术患者的生存率低于初次手术的患者
Stacchiotti（2010）[112]	Ⅲ（双中心，回顾性）	138 例，9 例颈椎	未报道	42 例（30%）接受放疗，9 例剂量 > 60Gy。生存期无差异	10% 的手术并发症	中位随访时间为 142 个月，共 69 例死亡。64 例与脊索瘤或手术并发症相关。5 年和 10 年总生存率分别为 78% 和 54%，中位总生存期 131 个月。接受原发性肿瘤广泛切除的无病生存期更长，45% 患者达到 19 年。22% 患者发生转移
Hsieh（2011）[101]	Ⅲ	5 例颈椎	5/5 整块切除	未报道	1 例伤口感染，1 例神经根病	平均随访 54.7 个月，2/5 例局部复发（分别发生于 25 个月和 83 个月）
Wang（2012）[113]	Ⅲ	14 例颈椎	均为病灶内切除，5 例行全椎切除术	均接受术后放疗（44～80Gy，平均 63.7Gy），未化疗	1 例肺部感染（死亡），1 例肢体无力在 2 个月内消退	平均随访 58.6 个月。术后症状和体征改善。高肿瘤复发率相关因素：年龄 < 40 岁或年龄 >70 岁、上颈椎肿瘤
Yasuda（2012）[86]	Ⅲ	13 例颅颈交界区，10 例颈椎（12 例初次手术，11 例翻修手术）	5 广泛切除，4 次全切除，0 部分切除。颅颈交界区：6 广泛切除，4 次全切除，3 部分切除	75% 的病例接受放疗（3 例质子束放疗）	脑脊液漏 11.3%	从手术到疾病进展开始的平均时间为 30.4 个月，12.5% 的患者在随访期间死亡。手术和死亡的平均间隔时间为 45.8 个月。在接受纯质子治疗的患者中，复发率和死亡率分别为 25% 和 0%，治疗和复发的平均间隔时间同为 62.3 个月

LoE. 证据等级

参考文献

[1] Wu AS, Fourney DR. Evolution of treatment for metastatic spine disease. Neurosurg Clin N Am. 2004;15(4):401–11.

[2] American Cancer Society, editor. Cancer Facts and Figures. Atlanta: American Cancer Society; 2005.

[3] Dreghorn CR, Newman RJ, Hardy GJ, et al. Primary tumors of the axial skeleton. Experience of the Leeds regional bone tumor registry. Spine. 1990;15(2):137–40.

[4] Molina CA, Gokaslan ZL, Sciubba DM. Diagnosis and management of metastatic cervical spine tumors. Orthop Clin North Am. 2012;43(1):75,87, viii–ix.

[5] Cobb CA 3rd, Leavens ME, Eckles N. Indications for nonoperative treatment of spinal cord compression due to breast cancer. J Neurosurg. 1977;47(5):653–8.

[6] Wong DA, Fornasier VL, MacNab I. Spinal metastases: the obvious, the occult, and the impostors. Spine. 1990;15(1): 1–4.

[7] Lenz M, Freid JR. Metastases to the skeleton, brain and spinal cord from cancer of the breast and the effect of radiotherapy. Ann Surg. 1931;93(1):278–93.

[8] Sundaresan N, Digiacinto GV, Hughes JE, et al. Treatment of neoplastic spinal cord compression: results of a prospective study. Neurosurgery. 1991;29(5):645–50.

[9] Fehlings MG, David KS, Vialle L, et al. Decision making in the surgical treatment of cervical spine metastases. Spine. 2009;34(22 Suppl):S108–17.

[10] Jenis LG, Dunn EJ, An HS. Metastatic disease of the cervical spine. A review. Clin Orthop Relat Res. 1999;359(359):89–103.

[11] Bilsky MH, Boland PJ, Panageas KS, et al. Intralesional resection of primary and metastatic sarcoma involving the spine: outcome analysis of 59 patients. Neurosurgery. 2001;49(6):1277,86; discussion 1286–7.

[12] Bilsky MH, Shannon FJ, Sheppard S, et al. Diagnosis and management of a metastatic tumor in the atlantoaxial spine. Spine. 2002;27(10):1062–9.

[13] Moulding HD, Bilsky MH. Metastases to the craniovertebral junction. Neurosurgery. 2010;66(3 Suppl):113–8.

[14] Chaichana KL, Pendleton C, Sciubba DM, et al. Outcome following decompressive surgery for different histological types of metastatic tumors causing epidural spinal cord compression. clinical article. J Neurosurg Spine. 2009;11(1):56–63.

[15] Marchesi DG, Boos N, Aebi M. Surgical treatment of tumors of the cervical spine and first two thoracic vertebrae. J Spinal Disord. 1993;6(6):489–96.

[16] Mazel C, Balabaud L, Bennis S, et al. Cervical and thoracic spine tumor management: surgical indications, techniques, and outcomes. Orthop Clin North Am. 2009;40(1):75,92, vi–vii.

[17] Gokaslan ZL. Spine surgery for cancer. Curr Opin Oncol. 1996;8(3):178–81.

[18] Phillips E, Levine AM. Metastatic lesions of the upper cervical spine. Spine. 1989;14(10):1071–7.

[19] Posner J. Neurological Complications of Cancer. Philadelphia: FA Davis; 1995.

[20] Dickman CA, Sonntag VK. Posterior C1–C2 transarticular screw fixation for atlantoaxial arthrodesis. Neurosurgery. 1998;43(2):275,80; discussion 280–1.

[21] Coley CM, Barry MJ, Fleming C, et al. Early detection of prostate cancer. Part I: Prior probability and effectiveness of tests. The American College of Physicians. Ann Intern Med. 1997;126(5):394–406.

[22] Khanna AJ, Shindle MK, Wasserman BA, et al. Use of magnetic resonance imaging in differentiating compartmental location of spinal tumors. Am J Orthop. 2005;34(10):472–6.

[23] Li KC, Poon PY. Sensitivity and specificity of MRI in detecting malignant spinal cord compression and in distinguishing malignant from benign compression fractures of vertebrae. Magn Reson Imaging. 1988;6(5):547–56.

[24] Rao S, Badani K, Schildhauer T, et al. Metastatic malignancy of the cervical spine. A nonoperative history. Spine. 1992;17(10 Suppl):S407–12.

[25] Francken AB, Hong AM, Fulham MJ, et al. Detection of unsuspected spinal cord compression in melanoma patients by 18F–fluorodeoxyglucose–positron emission tomography. Eur J Surg Oncol. 2005;31(2):197–204.

[26] Gottfried ON, Schloesser PE, Schmidt MH, et al. Embolization of metastatic spinal tumors. Neurosurg Clin N Am. 2004;15(4):391–9.

[27] Fourney DR, York JE, Cohen ZR, et al. Management of atlantoaxial metastases with posterior occipitocervical stabilization. J Neurosurg. 2003;98(2 Suppl):165–70.

[28] Tokuhashi Y, Matsuzaki H, Oda H, et al. A revised scoring system for preoperative evaluation of metastatic spine tumor prognosis. Spine. 2005;30(19):2186–91.

[29] Tomita K, Kawahara N, Baba H, et al. Total en bloc spondylectomy for solitary spinal metastases. Int Orthop. 1994;18(5):291–8.

[30] Fisher CG, DiPaola CP, Ryken TC, et al. A novel classification system for spinal instability in neoplastic disease: an evidence–based approach and expert consensus from the spine oncology study group. Spine. 2010;35(22): E1221–9.

[31] Tomita K, Kawahara N, Murakami H, et al. Total en bloc spondylectomy for spinal tumors: improvement of the technique and its associated basic background. J Orthop Sci. 2006;11(1):3–12.

[32] Boriani S, Weinstein JN, Biagini R. Primary bone tumors of the spine. terminology and surgical staging. Spine. 1997;22(9):1036–44.

[33] Chan P, Boriani S, Fourney DR, et al. An assessment of the

reliability of the Enneking and Weinstein–Boriani–Biagini classifications for staging of primary spinal tumors by the spine oncology study group. Spine. 2009;34(4):384–91.

[34] Patchell RA, Tibbs PA, Regine WF, et al. Direct decompressive surgical resection in the treatment of spinal cord compression caused by metastatic cancer: a randomised trial. Lancet. 2005;366(9486):643–8.

[35] Klimo P Jr, Schmidt MH. Surgical management of spinal metastases. Oncologist. 2004;9(2):188–96.

[36] Leidbel S, Phillips T, editors. Textbook of Radiation Oncology. Philadelphia: WB Saunders; 1998.

[37] Faul CM, Flickinger JC. The use of radiation in the management of spinal metastases. J Neurooncol. 1995; 23(2):149–61.

[38] Gerszten PC, Burton SA, Ozhasoglu C, et al. Radiosurgery for spinal metastases: clinical experience in 500 cases from a single institution. Spine. 2007;32(2):193–9.

[39] Ryu S, Jin JY, Jin R, et al. Partial volume tolerance of the spinal cord and complications of single–dose radiosurgery. Cancer. 2007;109(3):628–36.

[40] Chang EL, Shiu AS, Mendel E, et al. Phase I/II study of stereotactic body radiotherapy for spinal metastasis and its pattern of failure. J Neurosurg Spine. 2007;7(2):151–60.

[41] Hsu W, Nguyen T, Kleinberg L, et al. Stereotactic radiosurgery for spine tumors: review of current literature. Stereotact Funct Neurosurg. 2010;88(5):315–21.

[42] Wowra B, Muacevic A, Zausinger S, et al. Radiosurgery for spinal malignant tumors. Dtsch Arztebl Int. 2009;106(7): 106–12.

[43] Gibbs IC. Spinal and paraspinal lesions: the role of stereotactic body radiotherapy. Front Radiat Ther Oncol. 2007;40:407–14.

[44] Yu MK, Buys SS. Medical management of skeletal metastasis. Neurosurg Clin N Am. 2004;15(4):529,36, xi.

[45] Amato RJ, Hernandez–McClain J, Henary H. Bone–targeted therapy: Phase II study of strontium–89 in combination with alternating weekly chemohormonal therapies for patients with advanced androgen–independent prostate cancer. Am J Clin Oncol. 2008;31(6):532–8.

[46] Cazzaniga ME, Dogliotti L, Cascinu S, et al. Diagnosis, management and clinical outcome of bone metastases in breast cancer patients: results from a prospective, multicenter study. Oncology. 2006;71(5–6):374–81.

[47] Harel R, Angelov L. Spine metastases: current treatments and future directions. Eur J Cancer. 2010;46(15):2696–707.

[48] Kattan JG, Farhat FS, Chahine GY, et al. Weekly docetaxel, zoledronic acid and estramustine in hormone–refractory prostate cancer (HRPC). Invest New Drugs. 2008;26(1): 75–9.

[49] Lin AM, Rini BI, Derynck MK, et al. A phase I trial of docetaxel/ estramustine/imatinib in patients with hormone–refractory prostate cancer. Clin Genitourin Cancer. 2007;5(5):323–8.

[50] Lipton A, Steger GG, Figueroa J, et al. Extended efficacy and safety of denosumab in breast cancer patients with bone metastases not receiving prior bisphosphonate therapy. Clin Cancer Res. 2008;14(20):6690–6.

[51] Nagata M, Ueda T, Komiya A, et al. Treatment and prognosis of patients with paraplegia or quadriplegia because of metastatic spinal cord compression in prostate cancer. Prostate Cancer Prostatic Dis. 2003;6(2):169–73.

[52] Paridaens RJ, Dirix LY, Beex LV, et al. Phase III study comparing exemestane with tamoxifen as first–line hormonal treatment of metastatic breast cancer in postmenopausal women: The European Organisation for Research and Treatment of Cancer Breast Cancer Cooperative Group. J Clin Oncol. 2008;26(30):4883–90.

[53] Amir E, Ooi WS, Simmons C, et al. Discordance between receptor status in primary and metastatic breast cancer: an exploratory study of bone and bone marrow biopsies. Clin Oncol. 2008;20(10):763–8.

[54] Hortobagyi GN, Theriault RL, Porter L, et al. Efficacy of pamidronate in reducing skeletal complications in patients with breast cancer and lytic bone metastases. protocol 19 aredia breast cancer study group. N Engl J Med. 1996;335(24):1785–91.

[55] Lipton A, Theriault RL, Hortobagyi GN, et al. Pamidronate prevents skeletal complications and is effective palliative treatment in women with breast carcinoma and osteolytic bone metastases: long–term follow–up of two randomized, placebo–controlled trials. Cancer. 2000;88(5):1082–90.

[56] Rosen LS, Gordon D, Tchekmedyian S, et al. Zoledronic acid versus placebo in the treatment of skeletal metastases in patients with lung cancer and other solid tumors: a phase III, double–blind, randomized trial—the zoledronic acid lung cancer and other solid tumors study group. J Clin Oncol. 2003;21(16):3150–7.

[57] Paterson AH, Powles TJ, Kanis JA, et al. Double–blind controlled trial of oral clodronate in patients with bone metastases from breast cancer. J Clin Oncol. 1993;11(1): 59–65.

[58] Sciubba DM, Gokaslan ZL. Diagnosis and management of metastatic spine disease. Surg Oncol. 2006;15(3):141–51.

[59] Jones DC, Hayter JP, Vaughan ED, et al. Oropharyngeal morbidity following transoral approaches to the upper cervical spine. Int J Oral Maxillofac Surg. 1998;27(4): 295–8.

[60] Jackson RJ, Gokaslan ZL. Occipitocervicothoracic fixation for spinal instability in patients with neoplastic processes. J Neurosurg. 1999;91(1 Suppl):81–9.

[61] Hsu W, Zaidi HA, Suk I, et al. A new technique for intraoperative reduction of occipitocervical instability. Neurosurgery. 2010;66(6 Suppl Operative):319,23; discussion 323–4.

[62] Witham TF, Khavkin YA, Gallia GL, et al. Surgery insight: current management of epidural spinal cord compression from metastatic spine disease. Nat Clin Pract Neurol. 2006;2(2):87,94; quiz 116.

[63] Ibrahim A, Crockard A, Antonietti P, et al. Does spinal surgery improve the quality of life for those with extradural

(spinal) osseous metastases? an international multicenter prospective observational study of 223 patients. invited submission from the joint section meeting on disorders of the spine and peripheral nerves, march 2007. J Neurosurg Spine. 2008;8(3):271–8.

[64] Quan GM, Vital JM, Pointillart V. Outcomes of palliative surgery in metastatic disease of the cervical and cervicothoracic spine. J Neurosurg Spine. 2011;14(5):612–8.

[65] Dickman CA, Fehlings MG, Gokaslan ZL, editors. Spinal Cord and Spinal Column Tumors: Principles and Practice, 1st edition. New York: Thieme; 2006.

[66] McMaster ML, Goldstein AM, Bromley CM, et al. Chordoma: incidence and survival patterns in the united states, 1973–1995. Cancer Causes Control. 2001;12(1):1–11.

[67] McPherson CM, Suki D, McCutcheon IE, et al. Metastatic disease from spinal chordoma: a 10–year experience. J Neurosurg Spine. 2006;5(4):277–80.

[68] Bjornsson J, Wold LE, Ebersold MJ, et al. Chordoma of the mobile spine. A clinicopathologic analysis of 40 patients. Cancer. 1993;71(3):735–40.

[69] Chambers PW, Schwinn CP. Chordoma. A clinicopathologic study of metastasis. Am J Clin Pathol. 1979;72(5):765–76.

[70] Sciubba DM, Chi JH, Rhines LD, et al. Chordoma of the spinal column. Neurosurg Clin N Am. 2008;19(1):5–15.

[71] Murphey MD, Andrews CL, Flemming DJ, et al. From the archives of the AFIP. Primary tumors of the spine: radiologic pathologic correlation. Radiographics. 1996;16(5):1131–58.

[72] Mehta RC, Marks MP, Hinks RS, et al. MR evaluation of vertebral metastases: T1–weighted, short–inversion–time inversion recovery, fast spin–echo, and inversion–recovery fast spin–echo sequences. Am J Neuroradiol. 1995;16(2):281–8.

[73] Wippold FJ 2nd, Koeller KK, Smirniotopoulos JG. Clinical and imaging features of cervical chordoma. Am J Roentgenol. 1999;172(5):1423–6.

[74] Fleming GF, Heimann PS, Stephens JK, et al. Dedifferentiated chordoma. Response to aggressive chemotherapy in two cases. Cancer. 1993;72(3):714–8.

[75] Flemming DJ, Murphey MD, Carmichael BB, et al. Primary tumors of the spine. Semin Musculoskelet Radiol. 2000;4(3):299–320.

[76] Bergh P, Kindblom LG, Gunterberg B, et al. Prognostic factors in chordoma of the sacrum and mobile spine: a study of 39 patients. Cancer. 2000;88(9):2122–34.

[77] Boriani S, Chevalley F, Weinstein JN, et al. Chordoma of the spine above the sacrum. Treatment and outcome in 21 cases. Spine. 1996;21(13):1569–77.

[78] Casali PG, Stacchiotti S, Sangalli C, et al. Chordoma. Curr Opin Oncol. 2007;19(4):367–70.

[79] Catton C, O'Sullivan B, Bell R, et al. Chordoma: long–term follow–up after radical photon irradiation. Radiother Oncol. 1996;41(1):67–72.

[80] Cummings BJ, Hodson DI, Bush RS. Chordoma: the results of megavoltage radiation therapy. Int J Radiat Oncol Biol Phys. 1983;9(5):633–42.

[81] Forsyth PA, Cascino TL, Shaw EG, et al. Intracranial chordomas: a clinicopathological and prognostic study of 51 cases. J Neurosurg. 1993;78(5):741–7.

[82] Austin–Seymour M, Urie M, Munzenrider J, et al. Considerations in fractionated proton radiation therapy: clinical potential and results. Radiother Oncol. 1990;17(1):29–35.

[83] Suit HD, Goitein M, Munzenrider J, et al. Definitive radiation therapy for chordoma and chondrosarcoma of base of skull and cervical spine. J Neurosurg. 1982;56(3):377–85.

[84] Noel G, Feuvret L, Calugaru V, et al. Chordomas of the base of the skull and upper cervical spine. One hundred patients irradiated by a 3D conformal technique combining photon and proton beams. Acta Oncol. 2005;44(7):700–8.

[85] DeLaney TF, Liebsch NJ, Pedlow FX, et al. Phase II study of high–dose photon/proton radiotherapy in the management of spine sarcomas. Int J Radiat Oncol Biol Phys. 2009;74(3):732–9.

[86] Yasuda M, Bresson D, Chibbaro S, et al. Chordomas of the skull base and cervical spine: clinical outcomes associated with a multimodal surgical resection combined with proton–beam radiation in 40 patients. Neurosurg Rev. 2012;35(2):171,82; discussion 182–3.

[87] Kano H, Iqbal FO, Sheehan J, et al. Stereotactic radiosurgery for chordoma: a report from the North American Gamma Knife Consortium. Neurosurgery. 2011;68(2):379–89.

[88] Jiang B, Veeravagu A, Lee M, et al. Management of intracranial and extracranial chordomas with CyberKnife stereotactic radiosurgery. J Clin Neurosci. 2012;19(8):1101–6.

[89] Jakel O, Kramer M, Karger CP, et al. Treatment planning for heavy ion radiotherapy: clinical implementation and application. Phys Med Biol. 2001;46(4):1101–16.

[90] Sciubba DM, Okuno SH, Dekutoski MB, et al. Ewing and osteogenic sarcoma: evidence for multidisciplinary management. Spine. 2009;34(22 Suppl):S58–68.

[91] Walcott BP, Nahed BV, Mohyeldin A, et al. Chordoma: current concepts, management, and future directions. Lancet Oncol. 2012;13(2):e69–76.

[92] Chugh R, Dunn R, Zalupski MM, et al. Phase II study of 9–nitro–camptothecin in patients with advanced chordoma or soft tissue sarcoma. J Clin Oncol. 2005;23(15):3597–604.

[93] Chou WC, Hung YS, Lu CH, et al. De novo dedifferentiated chordoma of the sacrum: a case report and review of the literature. Chang Gung Med J. 2009;32(3):330–5.

[94] Stacchiotti S, Longhi A, Ferraresi V, et al. Phase II study of imatinib in advanced chordoma. J Clin Oncol. 2012;30(9):914–20.

[95] Shalaby A, Presneau N, Ye H, et al. The role of epidermal growth factor receptor in chordoma pathogenesis: a

potential therapeutic target. J Pathol. 2011;223(3):336–46.

[96] Hof H, Welzel T, Debus J. Effectiveness of cetuximab/ gefitinib in the therapy of a sacral chordoma. Onkologie. 2006;29(12):572–4.

[97] Hsu W, Mohyeldin A, Shah SR, et al. Generation of chordoma cell line JHC7 and the identification of brachyury as a novel molecular target. J Neurosurg. 2011;115(4): 760–9.

[98] York JE, Kaczaraj A, Abi–Said D, et al. Sacral chordoma: 40–year experience at a major cancer center. Neurosurgery. 1999;44(1):74,9; discussion 79–80.

[99] Boriani S, Saravanja D, Yamada Y, et al. Challenges of local recurrence and cure in low grade malignant tumors of the spine. Spine. 2009;34(22 Suppl):S48–57.

[100] Baratti D, Gronchi A, Pennacchioli E, et al. Chordoma: natural history and results in 28 patients treated at a single institution. Ann Surg Oncol. 2003;10(3):291–6.

[101] Hsieh PC, Gallia GL, Sciubba DM, et al. En bloc excisions of chordomas in the cervical spine: review of five consecutive cases with more than 4–year follow–up. Spine. 2011;36(24):E1581–7.

[102] Xu R, Ebraheim NA, Tang G, et al. Location of the vertebral artery in the cervicothoracic junction. Am J Orthop. 2000;29(6):453–6.

[103] Rhines LD, Fourney DR, Siadati A, et al. En bloc resection of multilevel cervical chordoma with C2 involvement. Case report and description of operative technique. J Neurosurg Spine. 2005;2(2):199–205.

[104] Yamazaki T, McLoughlin GS, Patel S, et al. Feasibility and safety of en bloc resection for primary spine tumors: a systematic review by the spine oncology study group. Spine. 2009;34(22 Suppl):S31–8.

[105] Fisher CG, Keynan O, Boyd MC, et al. The surgical management of primary tumors of the spine: initial results of an ongoing prospective cohort study. Spine. 2005;30(16): 1899–908.

[106] Di Lorenzo N, Delfini R, Ciappetta P, et al. Primary tumors of the cervical spine: surgical experience with 38 cases. Surg Neurol. 1992;38(1):12–8.

[107] Carpentier A, Blanquet A, George B. Suboccipital and cervical chordomas: radical resection with vertebral artery control. Neurosurg Focus. 2001;10(3):E4.

[108] Boriani S, Bandiera S, Biagini R, et al. Chordoma of the mobile spine: fifty years of experience. Spine. 2006;31(4):493–503.

[109] Barrenechea IJ, Perin NI, Triana A, et al. Surgical management of chordomas of the cervical spine. J Neurosurg Spine. 2007;6(5):398–406.

[110] Zileli M, Kilincer C, Ersahin Y, et al. Primary tumors of the cervical spine: a retrospective review of 35 surgically managed cases. Spine J. 2007;7(2):165–73.

[111] Choi D, Melcher R, Harms J, et al. Outcome of 132 operations in 97 patients with chordomas of the craniocervical junction and upper cervical spine. Neurosurgery. 2010;66(1):59,65; discussion 65.

[112] Stacchiotti S, Casali PG, Lo Vullo S, et al. Chordoma of the mobile spine and sacrum: a retrospective analysis of a series of patients surgically treated at two referral centers. Ann Surg Oncol. 2010;17(1):211–9.

[113] Wang Y, Xiao J, Wu Z, et al. Primary chordomas of the cervical spine: a consecutive series of 14 surgically managed cases. J Neurosurg Spine. 2012;17(4):292–9.

第30章 颈椎创伤
Trauma of the Cervical Spine

George Rymarczuk Geoffrey Stricsek James S Harrop **著**

王贝宇 **译** 刘 浩 **校**

一、概述

历来认为颈椎损伤的分型比胸腰椎损伤的分型更难以区分。下颈椎解剖结构的相对均一性使其易于进行相对简单的描述，然而这也是相对于上颈椎和枕颈交界处的较复杂的骨性结构和韧带序列而言的。枕骨髁、寰椎及枢椎是高度特化的结构，可提供极大的运动自由度，因此这个区域遭受的损伤在形态及生物力学上与脊柱的其他节段有所区别。

二、上颈椎损伤

寰枕交界区的解剖学复杂性已导致产生了无数种狭义适用的、小众的分类方案以描述损伤的形态。为了更简明地描述个体创伤的相关方面，AO Spine 上颈椎损伤分类系统针对枕骨髁和寰枕交界区（Ⅰ型），寰椎和 $C_1 \sim C_2$ 关节（Ⅱ型）以及枢椎和 $C_2 \sim C_3$ 关节（Ⅲ型）将该区域的伤害大致分为骨性损伤（A 类）、张力带和韧带损伤（B 类）及移位损伤（C 类）。表 30-1 对此进行了汇总。

对于 Ⅰ A 型损伤，可以使用 Anderson 和 Montesano[1] 系统来进一步表述特定的骨折类型。应该注意评估第Ⅻ对脑神经功能，尽管这种性质的损伤通常没有神经损伤。这些形式的骨折通常适合固定。Ⅰ C 型损伤包括寰枕脱位（atlanto-occipital dislocations，AOD），最初由 Traynelis 的分级系统描述[2]。寰枕脱位可以通过所谓的"BAI-BDI"方法或通过评估重新格式化的计算机断层扫描上的枕骨髁间隙来诊断[3, 4]。

Ⅱ型损伤是指 $C_1 \sim C_2$ 关节的寰椎和相关韧带复合体所遭受的损伤。单纯的 C_1 后弓骨折通常可以保守处理，但是，这一组中的进行性

表 30-1 **AO Spine 上颈椎损伤分类系统**

	Ⅰ型：枕骨髁和寰枕交界区	Ⅱ型：寰椎和 $C_1 \sim C_2$ 关节	Ⅲ型：枢椎和 $C_2 \sim C_3$ 关节
A 类：单纯骨性损伤	枕骨髁骨折	C_1 后弓骨折	C_2 骨性损伤（非移位性 Hangman 骨折，齿状突骨折）
B 类：韧带和张力带损伤	寰枕交界区韧带损伤	寰椎横韧带断裂（如 Jefferson 骨折）	C_2 张力带损伤
C 类：移位或脱位损伤	寰枕脱位	寰枢椎半脱位	移位损伤（如 $C_2 \sim C_3$ 椎间盘撕裂）

损伤更有可能导致寰横韧带（transverse atlantal ligament，TAL）破裂，这是手术固定的相对指征。ⅡC 型损伤定义为寰枢椎不稳。磁共振成像（MRI）非常适合评估 TAL 的完整性[5]，因此其在辅助指导治疗中是必不可少的。

Ⅲ型损伤包括针对枢椎的所有骨性损伤，也包括 C_2～C_3 关节复合体和椎间盘。ⅢA 型伤害包括齿状突骨折[6]、枢椎的非移位性创伤性峡部裂（所谓的 "Hangman 骨折"），以及其余的多种 C_2 椎体骨折和非典型的 Hangman 型伤害。对于ⅢB 型和ⅢC 型损伤，存在进行性张力带和 C_2～C_3 椎间盘撕裂，这可能导致枢椎滑脱[7-9]。C_2 相对于 C_3 的成角和位移提示 C_2～C_3 椎间盘韧带断裂，是固定手术的指征。

三、下颈椎（损伤）

AOSpine 下颈椎损伤分类系统的前身[10]，即下颈椎损伤分类（subaxial cervical spine injury classification，SLIC）[11] 是迄今为止所有其他已迭代分型系统中改进最显著的[12, 13]。虽然以前的系统在 SLIC 之前被广泛使用，并且在许多情况下相当全面，但值得注意的是它们存在结构冗杂、临床医生之间缺乏共识、难以传达个别临床情境下的影像学信息，且重复性和可靠性相对较低的问题[11, 14-18]。

AOSpine 下颈椎分类系统与胸腰椎分类系统的基本形式保持一致，将损伤大致分为压缩伤（A型）、张力带型（B型）和平移型损伤（C型）。下颈椎分类系统的独特之处的是针对小关节复合体损伤的表述做了调整。"F型" 损伤即小关节的损伤）按连续性严重程度进行分级。F_1 型小关节损伤包括那些高度小于 1cm 且小于侧块 40% 的碎片。Spector 在 2006 年首次将这种性质的损伤描述为生物力学稳定的损伤[19]。F_2 型损伤被定义

为大于上述标准的关节突关节骨折，最后 F_3 和 F_4 型损伤表现为所谓的 "漂浮侧块"，最后表现为 "栖息" 或 "跳跃" 的小关节。附加修饰语 "BL" 表示双侧小关节复合体损伤。

四、案例汇报

（一）病例 1：下颈椎完全性爆裂骨折

患者男，31 岁。被部分倒塌的建筑物压在墙下而受伤入院。患者表现出左侧偏瘫，ASIA 运动评分为 64，以及与 Brown-Sequard 型损伤（脊髓半切综合征）一致的感觉障碍。影像显示 C_5 椎体矢状劈裂，完全爆裂性骨折（A_4 型损伤）伴后柱骨折。CT 结果见图 30-1。正中矢状位 T_2 加权 MRI 可见图 30-2，提示 C_3～T_1 节段有较广泛的椎管内脊髓挫伤，其中 C_4～C_5 平面压迫最为明显。对该患者行后路减压固定融合术，包括 C_5 椎体切除术和 C_3～T_1 后路减压融合术。术后侧位 X 线片见图 30-3。患者在术后约 11 个月时神经功能恢复良好，ASIA 运动评分为 99。

（二）病例 2：下颈椎平移损伤

患者男，26 岁。因车祸汽车侧翻受伤入院。他在临床上表现为 ASIA B 型不完全脊髓损伤，三头肌远端无运动功能，但骶部感觉保留。入院时他的 ASIA 运动评分为 35。

矢状位 CT 见图 30-4，提示了 C_6～C_7 平面的 C 型平移损伤，具有半脱位和双侧 "跳跃" 小关节征象，因此也使用了修饰符 "F_4" 和 "BL"。最初尝试用 Gardner-Wells 钳进行闭合复位失败，因此，患者接受分期开放骨折复位，然后进行环向减压和融合。通过前入路成功地减少了 C_6～C_7 的平移损伤。

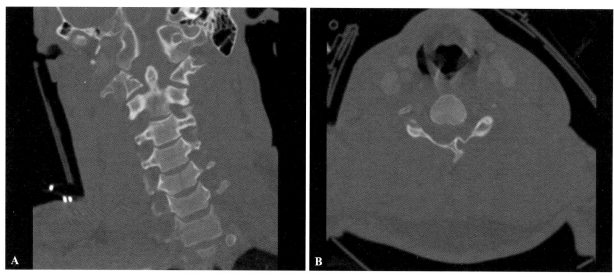

▲ 图 30-1　A. 冠状位计算机断层扫描（CT）示 C_5 椎体 A_4 型完全爆裂性骨折；B. 横断面 CT 扫描示相关的椎板骨折

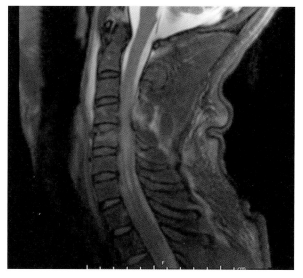

▲ 图 30-2　正中矢状位 T_2 加权 MRI 示 $C_3 \sim T_1$ 的广泛椎管内脊髓挫伤，并持续压迫脊髓

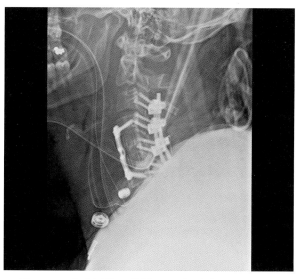

▲ 图 30-3　术后侧位 X 线片示 C_5 切除术和 $C_3 \sim T_1$ 减压融合，以及 C_7 椎弓根螺钉

图 30-5（正中矢状位 CT）和图 30-6（矢状位 T_2 加权 MRI）显示了初始手术后的外观。在矢状 T_2 加权 MRI 上（图 30-6），明显可见 $C_5 \sim C_7$ 节段广泛脊髓挫伤，并有腹侧血肿和背侧后方组织持续的压迫。后方韧带复合体的损伤也明显可见。患者随后接受 $C_4 \sim T_2$ 后路减压融合，术后矢状位 CT 如图 30-7 所示。受伤后 1 年，尽管仍不能走动，但患者的神经功能已恢复良好，

已基本实现生活自理。

（三）病例 3：骨代谢异常情况下颈椎的过伸损伤

患者男，66 岁。因 36h 前从座位上跌落而出现的持续性颈部疼痛而被送往急诊科，而后进行了常规的神经检查。影像学见图 30-8。正中矢状位 CT（图 30-8A）提示弥漫性骨赘生和不完

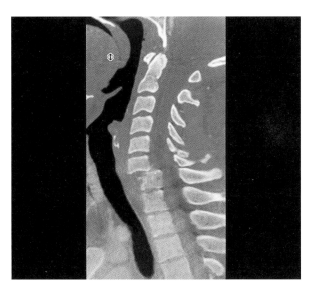

▲ 图 30-4　矢状位计算机断层扫描（CT）显示 $C_6 \sim C_7$ 的 C 型平移损伤，伴有半脱位及双侧小关节"跳跃"征

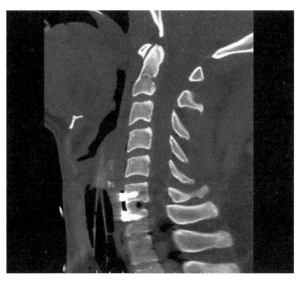

▲ 图 30-5　正中矢状位 CT 示行 $C_6 \sim C_7$ 颈前路椎间盘切除减压融合术（ACDF）后

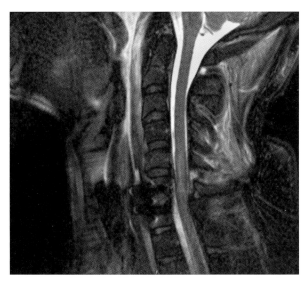

▲ 图 30-6　$C_6 \sim C_7$ 前路颈椎间盘切除融合术（ACDF）后的正中矢状位 T_2 加权磁共振成像（MRI），显示横跨 $C_5 \sim C_7$ 节段的大范围脊髓挫伤

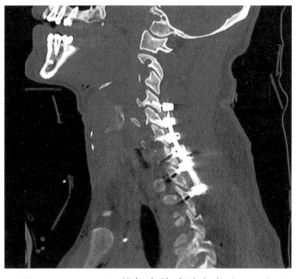

▲ 图 30-7　$C_6 \sim C_7$ 颈椎间盘摘除融合术（ACDF）和 $C_4 \sim T_2$ 后路减压融合术（ACDF）后矢状面 CT 检查

全后纵韧带骨化，诊断为弥散性特发性骨肥厚症（diffuse idiopathic skeletal hyperostosis，DISH）。可以看到一条非典型的骨折线，始于 $C_5 \sim C_6$ 上方的骨赘复合体，穿过 C_6 的中线，止于在 $C_6 \sim C_7$ 椎间盘区域。矢状位 STIR 序列也提示这一骨折（图 30-8B）。这种损伤模式代表了 B_3 型过伸型前方张力带损伤，此外，代表"硬化或代谢性骨

病"的 "M_3" 修饰词也适用。

DISH 和强直性脊柱炎等疾病为制订治疗计划带来了独特的挑战。由于骨骼和软骨的代谢异常，加之多重的应力遮挡，缺乏灵活的韧带及较长力矩的支持，具有这些疾病的患者即使是受到最轻微的创伤，如从座位上跌落，也容易遭受非典型的骨折[20-23]。通常会采用多节段后路融合内

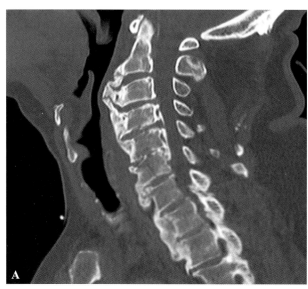 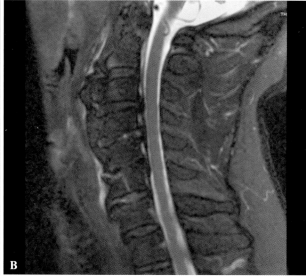

▲ 图 30-8　A. 正中矢状位计算机断层扫描（CT）；B. MRI 显示 DISH 和 B₃ 型过伸损伤贯穿 C₆ 椎体

固定的手术方式，并且在制订手术计划时应考虑周全。患者接受了 C₃～T₁ 的后路固定。术后 X 线片如图 30-9 所示。

（四）病历 4：老年齿状突骨折

患者女，75 岁。因进行性轴性颈痛数周于急诊科就诊，接受了常规的神经系统检查。该患者在就诊前 2 年曾发生过轻微的汽车事故，在此之前没有任何相关病史。矢状位（图 30-10A）和冠状位（图 30-10B）CT 扫描显示为 ⅢA 型损伤，更具体地说为 Ⅱ 型齿状突骨折。骨折碎片相对于枢椎向颅侧和背侧移位，骨折端皮质连续提示该损伤为慢性。MRI 成像（图 30-11）显示了骨折区域内有一条 T₂ 相高信号的条带。Ⅱ 型齿状突骨折的治疗在历史上一直存在争议，但是，对于明显移位的骨折以及老年人骨折，最近的研究表明，通过固定进行早期积极的干预与改善预后相关，这一定程度上可能与患者的早期活动相关[24-27]，该患者接受了由 Harms 描述的后路 C₁～C₂ 融合手术[28]，术后 X 线片如图 30-12 所示。

五、本章要点

- 颈椎，特别是枕颈交界处，是一个解剖学复杂的区域，具有独特的骨性与韧带的结构和相关关系。

- 下颈椎损伤的分级与胸腰椎类似，大致分为压缩型损伤、张力带损伤和平移型损伤。颈椎小关节复合体的重要性被进一步

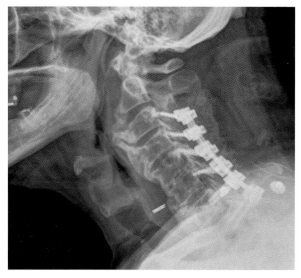

▲ 图 30-9　使用 C₇ 椎弓根螺钉进行 C₃～T₁ 后路固定术后侧位 X 线片

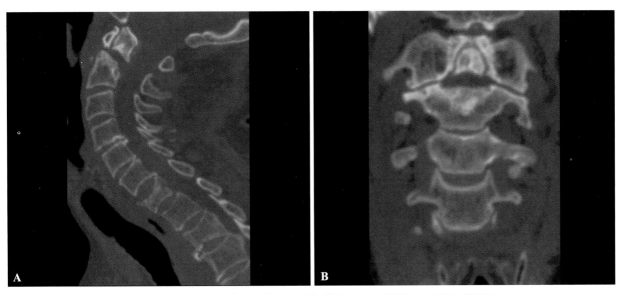

▲ 图 30-10 **A.** 矢状面；**B.** 冠状面计算机断层扫描显示ⅢA 型损伤：Ⅱ型齿状骨折

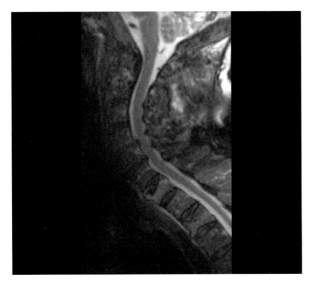

▲ 图 30-11 Ⅱ型齿状突骨折的中矢状位 T_2 加权 MRI

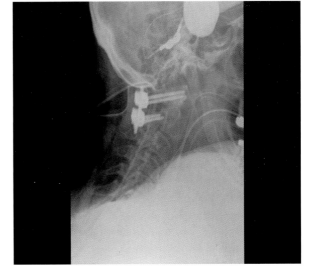

▲ 图 30-12 后 $C_1 \sim C_2$ 融合后侧位 X 线片

强调，并使用了特定的修饰词来描述这些损伤。

- 考虑到其独特的解剖结构，上颈椎损伤分类系统按所涉及区域对损伤进行分类。枕骨髁骨折和寰枕损伤分型为 A 型，$C_1 \sim C_2$ 复合体损伤为 B 型，$C_2 \sim C_3$ 损伤为 C 型。
- 寰枕骨脱位可通过 "BAI-BDI" 方法以及枕骨髁间隙进行评估。
- 在治疗 C_1 骨折方面，TAL 的完整性至关重要。

- 对于伴有脱位的Ⅱ型齿状突骨折的患者，行固定手术是普遍趋势，尤其是对于老年人。
- 对于创伤性枢椎裂的患者，C_2 相对于 C_3 的成角和平移意味着一定程度的椎间盘以及韧带结构不稳定，需要进行固定。
- 患有代谢性骨病的患者，如 DISH 和强直性脊柱炎患者，即使发生最小的创伤也可导致骨折，对于这些损伤的处理，可能存在一定挑战性。

参考文献

[1] Anderson PA, Montesano PX. Morphology and treatment of occipital condyle fractures. Spine. 1988;13(7):731–6.

[2] Traynelis VC, Marano GD, Dunker RO, et al Traumatic atlanto–occipital dislocation. Case report. J Neurosurg. 1986;65(6):863–70.

[3] Theodore N, Aarabi B, Dhall SS, et al. The diagnosis and management of traumatic atlanto–occipital dislocation injuries. Neurosurgery. 2013;72(Suppl 2):114–26.

[4] Horn EM, Feiz–Erfan I, Lekovic GP, et al. Survivors of occipitoatlantal dislocation injuries: imaging and clinical correlates. J Neurosurg Spine. 2007;6(2):113–20.

[5] Ryken TC, Aarabi B, Dhall SS, et al. Management of isolated fractures of the atlas in adults. Neurosurgery. 2013;72(Suppl 2):127–31.

[6] Anderson LD, D'Alonzo RT. Fractures of the odontoid process of the axis. J Bone Joint Surg Am. 1974;56(8): 1663–74.

[7] Francis WR, Fielding JW, Hawkins RJ. Traumatic spondylolisthesis of the axis. J Bone Joint Surg Br. 1981; 63–B(3):313–8.

[8] Effendi B, Roy D, Cornish B, et al. Fractures of the ring of the axis. A classification based on the analysis of 131 cases. J Bone Joint Surg Br. 1981;63–B(3):319–27.

[9] Levine AM, Edwards CC. The management of traumatic spondylolisthesis of the axis. J Bone Joint Surg Am. 1985;67(2):217–26.

[10] Vaccaro AR, Koerner JD, Radcliff KE, et al. AOSpine subaxial cervical spine injury classification system. Eur Spine J. 2016;25(7):2173–84.

[11] Vaccaro AR, Hulbert RJ, Patel AA, et al. The subaxial cervical spine injury classification system: a novel approach to recognize the importance of morphology, neurology, and integrity of the disco–ligamentous complex. Spine. 2007;32(21):2365–74.

[12] Harris JH, Edeiken–Monroe B, Kopaniky DR. A practical classification of acute cervical spine injuries. Orthop Clin North Am. 1986;17(1):15–30.

[13] Allen BL, Ferguson RL, Lehmann TR, et al. A mechanistic classification of closed, indirect fractures and dislocations of the lower cervical spine. Spine. 1982;7(1):1–27.

[14] Aarabi B, Oner C, Vaccaro AR, et al. Application of AOspine subaxial cervical spine injury classification in simple and complex cases. J Orthop Trauma. 2017;31(Suppl 4):S24–32.

[15] Aarabi B, Walters BC, Dhall SS, et al. Subaxial cervical spine injury classification systems. Neurosurgery. 2013;72(Suppl 2):170–86.

[16] Urrutia J, Zamora T, Campos M, et al. A comparative agreement evaluation of two subaxial cervical spine injury classification systems: the AOSpine and the Allen and Ferguson schemes. Eur Spine J. 2016;25(7):2185–92.

[17] Stone AT, Bransford RJ, Lee MJ, et al. Reliability of classification systems for subaxial cervical injuries. Evid Based Spine Care J. 2010;1(3):19–26.

[18] van Middendorp JJ, Audigé L, Hanson B, et al. What should an ideal spinal injury classification system consist of? A methodological review and conceptual proposal for future classifications. Eur Spine J. 2010;19(8):1238–49.

[19] Spector LR, Kim DH, Affonso J, et al. Use of computed tomography to predict failure of nonoperative treatment of unilateral facet fractures of the cervical spine. Spine. 2006;31(24):2827–35.

[20] Westerveld LA, Verlaan JJ, Oner FC. Spinal fractures in patients with ankylosing spinal disorders: a systematic review of the literature on treatment, neurological status and complications. Eur Spine J. 2009;18(2):145–56.

[21] Westerveld LA, Verlaan J–J, Lam MGEH, et al. The influence of diffuse idiopathic skeletal hyperostosis on bone mineral density measurements of the spine. Rheumatology (Oxford). 2009;48(9):1133–6.

[22] Chaudhary SB, Hullinger H, Vives MJ. Management of acute spinal fractures in ankylosing spondylitis. ISRN Rheumatol. 2011;2011:150484.

[23] Gelb DE, Aarabi B, Dhall SS, et al. Treatment of subaxial cervical spinal injuries. Neurosurgery. 2013;72(Suppl 2): 187–94.

[24] Ryken TC, Hadley MN, Aarabi B, et al. Management of isolated fractures of the axis in adults. Neurosurgery. 2013;72(Suppl 2):132–50.

[25] Wagner SC, Schroeder GD, Kepler CK, et al. Controversies in the management of geriatric odontoid fractures. J Orthop Trauma. 2017;31(Suppl 4):S44–8.

[26] Smith JS, Kepler CK, Kopjar B, et al. Effect of type II odontoid fracture nonunion on outcome among elderly patients treated without surgery: based on the AOSpine North America geriatric odontoid fracture study. Spine. 2013;38(26):2240–6.

[27] Schroeder GD, Kepler CK, Kurd MF, et al. A systematic review of the treatment of geriatric type II odontoid fractures. Neurosurgery. 2015;77(Suppl 4):S6–14.

[28] Harms J, Melcher RP. Posterior C1–C2 fusion with polyaxial screw and rod fixation. Spine. 2001;26(22): 2467–71.

第四篇

胸
Thoracic

第31章　胸椎：病史和体格检查
Thoracic Spine: History and Physical Examination

Alexandra Paraskos　Marzena Buzanowska　Michael P Steinmetz　著
孟　阳 译　刘　浩 校

一、概述

胸椎区域解剖结构复杂，生物力学环境独特，并且常见病较少，所以胸椎区域的评估相对独特。颈椎异常导致的症状常累及上肢，而胸椎疾病造成的症状则累及胸腹部及下肢。因此评估胸椎的时候还必须综合考虑胸腔和腹腔内脏器官病变。胸椎是人体骨骼轴向稳定性的核心，其运动范围非常有限。胸椎由多个关节构成，包括椎间盘、关节突关节、肋椎关节、肋横关节、肩胛胸壁关节、胸锁关节、胸肋关节和肋软骨关节等。

二、病史

与颈椎相似，采集病史前需要充分掌握胸椎的生理解剖知识和疾病的病理表现。病史采集的重点在于患者症状的位置和性质、发病类型、损伤机制、演变进程和持续时间、加重或缓解因素，以及其他阳性发现。其中，特别要注意"红旗征（Red flag sign）"。因为胸椎区域症状很有可能是对内脏器官病变的外在反映，所以"红旗征"评估尤其重要。临床医生应该询问有无全身疾病、恶性肿瘤、不明原因的体重减轻、发热和夜间疼痛等问题。

（一）定性

胸背部最常见的症状是疼痛。详细的症状描述常会提示疼痛的来源。疼痛的严重程度是重要线索，患者在疼痛程度较重时常会表现出不适。如果患者主诉疼痛伴有胸椎僵硬，则应该询问一天中僵硬的时段和每次僵硬的持续时长。多项研究表明疼痛和僵硬是弥漫性特发性骨质增生症（diffuse idiopathic skeletal hyperostosis，DISH）最常见的症状，并且这两个症状的发生率远较健康人群高[1]。突发的背部剧烈疼痛常见于主动脉夹层的患者，并且多为左锁骨下动脉远端剥离[2]。局灶性压痛和伤害性疼痛（疼痛、搏动、感觉迟钝）常见于肌筋膜或关节病，而神经源性疼痛（刺痛、麻木）则常见于神经根性或脊髓性疾病。

（二）定位

与颈椎不同，胸椎区域的疼痛来源常可准确定位。胸段脊髓定位的常见体表标志包括，T_4 通常在双侧乳头连线水平，T_{10} 大约平脐水平[3]。神经根性疼痛可沿病变节段水平向前放射到胸部或腹部。单侧或跨越中线的症状需引起医生注意。带状疱疹等疼痛综合征会在皮疹出现之前表现出单侧胸背部疼痛。机械性疼痛常局限于椎旁肌肉组织。机械性背痛的鉴别诊断包括椎间盘退变、关节突关节病、骨折和肌肉韧带扭伤 / 拉伤。椎管狭窄和椎间盘突出常导致下肢症状。感染和肿瘤极少引起背痛，但胸椎是脊柱感染和肿瘤最常见的部位。

（三）起病情况

起病过程可能是急性的、慢性的或是隐匿的。起病过程可能与发病机制有关，如急性疼痛可能是骨折（椎体或肋骨）等疾病，而慢性疼痛可以考虑关节突关节病、肌筋膜疼痛、肋椎关节功能障碍、强直性脊柱炎等。

（四）加重缓解因素

加重和缓解因素可以提示症状来源。机械性的疼痛如关节突关节病和脊柱骨折等疾病可在平卧和睡觉时缓解。如果患者主诉夜间痛且影响睡眠或者是静息痛，则需考虑恶性肿瘤、炎症或感染[4]。

（五）病程

大多数患者不会在疼痛发作后立即表现出胸椎疾病的特征。医生在诊断处理急性疼痛时应更加迅速准确，尤其是在创伤的情况下[5]。老年骨质疏松症患者的急性疼痛应考虑急性椎体压缩骨折或其他创伤。如果疼痛随着时间推移而逐渐加重并由急性疼痛转为亚急性疼痛时，应考虑感染或恶性肿瘤。

（六）其他阳性症状

需注意采集神经系统的相关病史。下肢无力和感觉障碍是胸椎脊髓病最常见的症状[6]。严重狭窄的患者还可能出现下肢反射亢进和阵挛以及步态障碍。神经根病变的患者常主诉特定皮肤节段的症状。要注意必须首先排除需要紧急干预的严重脊髓压迫症状，如大小便失禁和鞍区麻木等。发热、寒战伴随炎性标志物升高则提示椎间盘炎或硬膜外脓肿。

（七）既往史

由于腹部脏器病变可导致胸背部的牵涉痛，故应仔细询问患者的既往史。相关的鉴别诊断包括肾结石、肾盂肾炎、外伤性肋骨骨折或肿瘤病理性骨折等。应仔细询问患者有无有恶性肿瘤病史和脊柱手术史。尸检研究表明约 70% 的转移性疾病患者存在脊柱转移[7]。

三、体格检查

胸椎的体格检查与经典的肌肉骨骼系统检查过程相似，包括视诊、触诊、运动功能检查，神经系统检查和特殊检查。体格检查需要全面、仔细，临床医生通过体格检查将进一步确认或否定在询问病史时提出的诊断和鉴别诊断。完整的体格检查不仅包括患处，还应至少检查两个邻近节段。

（一）视诊

视诊开始于患者步入诊室时，观察的内容包括患者步态，行走的难易程度，以及行走是否需要器具辅助。严重的胸椎感染、肿瘤、不稳定骨折等疾病可能会使胸段脊髓受累，导致胸段脊髓病变，其临床表现最初可能仅为微弱的步态问题。对于新鲜的压缩骨折，即使在深呼吸或咳嗽的情况下，也会引起剧烈的活动性疼痛，因此该类患者对功能性指令的执行十分谨慎和小心。在视诊胸椎时，患者需着病员服，仅显露患处和邻近节段。临床医生需观察患处有无肿胀、不对称、皮肤异常、畸形（如脊柱侧弯、后凸畸形）等情况。患者取前屈位时更易观察到脊柱侧弯或不对称。胸椎后凸畸形病伴随僵硬时需要考虑强直性脊柱炎或 Scheuermann 后凸畸形。

（二）触诊

触诊的检查内容包括软组织触诊和骨性结构触诊。检查者要检查有无压痛、肿胀、皮疹、痉挛、触发痛和运动异常。触诊部位包括软组织、棘突、肋骨横突、肋突、关节突关节、椎旁肌肉、胸骨前、软骨、肋骨和锁骨关节。有严重创伤史的肋骨压痛可能是由于肋骨骨折，症状需与胸椎神经根病鉴别。对于胸腰椎骨折的患者，后背正中压痛、畸形和神经功能下降等阳性触诊结果的诊断灵敏度为 78.4%，特异度为 72.9%[8]。

（三）主动活动

主动运动包括前屈、后伸和旋转。关于胸椎正常活动度的研究有很大的变异性。由于胸椎的主要提供旋转运动，所以让患者在站立位时双肩向左、右各旋转 90° 将有助于诊断[9]。检查者应寻找使症状再现的运动模式和异常或不对称的运动模式。在特定的活动下引起的症状重现可以提示疼痛的机械来源，如肌筋膜、关节囊或神经。

（四）神经检查

每位患者都应进行神经肌肉检查，即使患者没有主诉神经根疼痛或神经症状。这是因为患者倾向于少报不疼痛的症状，并且某些疾病如胸段脊髓病或运动神经元病在早期可能表现出较轻的神经功能损害症状。神经检查包括肌肉力量检查、肌肉牵张反射检查、上运动神经元征（ Hoffmann 征、Babinski 反射、Lhermitte 征、肌

阵挛）、感觉检查、平衡和共济检查，有时还包括脑神经检查。应在疑似脊髓压迫或损伤的情况下进行针刺感觉检查，因为它可以帮助确定损伤的程度。应检查上肢和下肢的肌力和反射。神经检查的具体内容请见别章。

（五）特殊检查

由于胸椎的活动度非常有限，特殊检查并不是胸椎查体的主要内容。但是，有一些特殊的检查可以与其他查体联合应用，以支持鉴别诊断。

1. 胸廓挤压征

胸廓挤压征一种有效的肋骨骨折筛查方法。检查者对胸廓侧面进行按压，如果引起疼痛，则为阳性[10]。

2. 最大深吸气

在吸气和呼气时胸部的压力变化传导到硬膜外和椎旁间隙。随着吸气深，硬膜外间隙负压进一步增大。当患者其他的查体结果提示椎间盘突出时，深呼吸时疼痛加重应考虑硬膜征。

3. 咳嗽 / 喷嚏实验

咳嗽或打喷嚏产生 Valsalva 效应，可在硬膜外间隙产生净正压。这种压力的增加可瞬时在胸椎产生神经根性症状。患者可能在就诊前就已经注意到这一现象，并主诉会在打喷嚏或咳嗽时加重疼痛[11]。

4. 胸廓扩张度

胸部扩张是指最大吸气和最大呼气时胸围的差值。胸廓扩张度可以用于评估强直性脊柱炎活动受限程度。关于胸廓扩张是应该在剑突切迹水平测量还是在传统的第四肋间隙测量一直存在争议。有人认为，肥胖会影响第 4 肋间隙的测量。传统的纽约分类标准认为第 4 肋间隙胸廓扩张度正常值为大于 2.5cm，而近期研究表明大多数患者在剑突切迹处测量胸廓扩张度为（1.9 ± 0.07）cm[12]。

胸廓扩张度小于 2.5cm 的诊断灵敏度为 10%～15%，特异度为 93%～97%[13]。

四、总结

胸背疼痛是一种相当常见的疾病，疼痛大多数情况下源于肌筋膜结构病变。然而，考虑到胸椎是肿瘤脊柱转移的常见部位，并且此区域有可能发生内脏牵涉痛，因此，在制订治疗计划之前，必须由经验丰富的临床医生进行彻底的病史采集和体格检查。

五、本章要点

- 绝大多数情况下，病史采集是临床医生做出诊断的重要依据。
- 胸椎体格检查中最重要的部分是神经系统检查。
- 对胸椎进行体格检查时必须同时检查括颈、肩部和腰椎。

参考文献

[1] Mata S, Fortin PR, Fitzcharles M, et al. A controlled study of diffuse idiopathic skeletal hyperostosis. Medicine. 1997;76(2):104–17.

[2] Hagan PG, Neinaber CA, Isselbacher EM, et al. The International Registry of Acute Aortic Dissection (IRAD): new insights into an old disease. JAMA. 2000;283(7): 897–903.

[3] Lee MWL, McPhee RW, Stringer MD. An evidence–based approach to human dermatomes. Cin Anat. 2008;21: 363–73.

[4] Golob AL, Wipf JE. Low back pain. Med Clin North Am. 2014;98(3):405–28.

[5] Michael ALR, Newman J, Rao AS. The assessment of thoracic pain. Orthop Trauma. 2010;24(1):63–73.

[6] Hou X, Sun C, Liu X, et al. Clinical features of thoracic spinal stenosis–associated myelopathy: a retrospective analysis of 427 cases. Clin Spine Surg. 2016;29(2):86–9.

[7] Guo M, Kolberg KL, Smith EC, et al. Predominance of spinal metastases involving the posterior vertebral body. World Neurosurg. 2018;119:e991–6.

[8] Inaba K, Nosanov L, Menaker J, et al. Prospective derivation of a clinical decision rule for thoracolumbar spine evaluation after blunt trauma: an American Association for the Surgery of Trauma Multi–Institutional Trials Group study. J Trauma Acute Care Surg. 2015;78(3):459–67.

[9] Lauerman W, Russo M. Thoracolumbar spine disorders in the adult. DeLee & Drez's Orthopaedic Sports Medicine, 4th edition. Philadelphia: Saunders; 2015. pp. 1523–41.

[10] Dandy DJ, Edwards DJ. History and clinical examination. Essential Orthopaedics and Trauma, 5th edition. Cambridge: Elsevier Limited; 2009. pp. 9–31.

[11] Evans DC. Lumbar spine. Illustrated Orthopedic Physical Assessment, 3rd edition. Maryland, US: Mosby; 2009. pp. 535–698.

[12] Assassi S, Weisman MH, Lee M, et al. New population–based reference values for spinal mobility measures based on the 2009–2010 national health and nutrition examination survey. Arthritis Rheumatol. 2014;66(9):2628–37.

[13] Moll JMH, Wright V. New York clinical criteria for ankylosing spondylitis. Ann Rheum Dis. 1973;32(4): 354–63.

第 32 章　胸髓神经根和脊髓病
Thoracic Radiculopathy and Myelopathy

Karthikeyan E Ponnusamy　Emmanuel Menga　A Jay Khanna　**著**

王龙杰　**译**　李危石　**校**

一、流行病学及自然病程

胸髓神经根和脊髓病分别代表由神经根受压和胸髓受压所引起的一系列疾病。尽管此类疾病较为罕见，但神经根病是引发胸背痛较常见的病因。它可引起感觉减退、下肢麻木、刺痛及神经根支配区域的感觉异常。胸髓病是胸髓受压所导致的一类疾病，症状多变，可产生根性疼痛、感觉异常、步态不稳及各种椎体束征[1]。

典型的胸髓神经根和脊髓病是由退行性病变所引起，如椎间盘突出、骨赘形成及椎管狭窄等。而其他非退行性病变如胸椎骨折、肿瘤、动脉供血不足及感染，也被认为是引起此类疾病的常见病因。

由原发或转移瘤所引发的胸髓神经根和脊髓病的发病率，目前仍然未知。但公认的是，胸椎是脊柱转移瘤最常见的发生部位，约70%的转移瘤均发生于此[2, 3]。局部疼痛、脊柱轴性痛及神经根放射痛是此类疾病的早期表现[4]。而胸腰椎交界区，则是脊柱骨折的好发部位，75%~90%的损伤发生在此区域[5]。

胸椎间盘突出，作为引起胸髓神经根和脊髓病的常见病因，发生率在症状性脊柱椎间盘突出中占0.25%~0.75%[6]，发病率为1/100万[7]。整体发病特点呈现男性患者多（男女比例1.5 : 1），下胸椎多见（其中75%发生于T_8和L_1）[6, 8, 9]。胸椎间盘突出的位置不同，会导致不同的疾病。胸髓神经根病的椎间盘突出主要位于胸椎上外侧椎间孔处，而脊髓病的突出位置主要位于脊髓中央。约4%的患者在压迫出现后会出现急性胸髓病[10]。

Brown等报道了55例胸髓神经根及脊髓病的发病特点[9]，其中神经根性症状合并前胸壁束带样疼痛最为常见，是继发于胸椎间盘突出后最早期的症状。多数患者（73%）在经过了系统的非手术治疗，可以得到较好的临床疗效[9]。

二、检查（临床发现）

（一）症状和体征

胸髓神经根和脊髓病临床症状多变，病因不同，常常需要进行细致的病史采集及体格检查，辅以先进的放射影像技术，才能得出正确，完整的临床诊断。

胸壁及上腹部疼痛，麻木及沿神经根支配区域放射样疼痛是胸髓神经根病变常见的临床表现。Brown等发现在患者中，胸壁束带样疼痛是胸椎间盘突出引发胸髓神经根病最早的症状[9]。而下肢肌力减退，感觉异常，则是胸髓病最常见的症状[9]。Vaccaro 描述了三组胸椎间盘突出症患者的症状[11]：第一组表现为局限在中胸及下胸段的，轻至中度的轴性痛，偶可出现前胸壁的放射痛；第二组患者表现为 T_{10} 皮节支配区域的束带样不适；第三组患者表现为脊髓受压后的下肢无力，步态不稳，持续和偶发的痉挛。大小便功能障碍（15%～20%）和 Brown-Sequard 综合征（脊髓半切损害综合征）常见于急性中央型的胸椎间盘突出症[11]。

90% 的脊柱转移瘤表现为局灶性背痛和颈部疼痛，合并神经根压迫后的根性症状。而脊髓受压后则表现为下肢无力、麻木、二便障碍及 Brown-Sequard 综合征（脊髓半切损害综合征）[2, 12]。

其他有助于临床诊断的检查为腹壁反射（沿皮肤从侧腹部划向脐中线）。正常的腹壁反射表现为沿划向侧的腹壁收缩，而反射消失可用于提示上运动神经元病变以及脊髓损伤后的平面定位[13]。

（二）实验室检验

胸髓神经根病和脊髓病临床症状和体征多变。不同病因所引发的胸椎疾病常常需要不同的实验室检查，联合全面的病史采集，体格检查及影像学检查，方能正确的诊断。以下的实验室检验，在临床诊断中应当予以考量，包括全血细胞计数、生化检验、红细胞沉降率（ESR）、C 反应蛋白（CRP）、抗核抗体、人类白细胞抗原 B27 及血培养。尽管上述实验室检验为非特异性，但在临床中，这些检验联合病史、体格检查及影像学检查，可能有助于疾病的病因诊断。活检，则被认为是在肿瘤和感染中最重要的确诊手段。

尽管白细胞总数、ESR 及 CRP 可能在脊柱肿瘤中升高，但上述三项指标在感染性疾病中尤为重要[14]。因此，不仅仅是实验室检验，临床中需要进行全面彻底的检查，联合其他指标，才能给出正确的诊断。

（三）影像学检查

X 线摄影、CT、CT 脊髓造影及磁共振（MRI）在胸髓神经根病和脊髓病的诊断中尤为重要。

标准前后位及侧位 X 线摄影被认为是最常用的初筛手段，可以用来评估骨性解剖结构、骨损伤、脊柱曲度和椎间盘高度的改变。如骨性结构改变可能提示肿瘤的发生，骨赘及骨化的后纵韧带形成可以提示胸髓神经根和脊髓病的可能，但通常此类改变并不能在 X 线摄影上观察到。因此，更为先进的影像学诊断技术被应用于临床。

CT 作为一种先进的成像方式，可以评估椎间盘钙化、骨赘形成及创伤性、原发性或转移性肿瘤椎体骨质改变的情况。它可以在多个窗位（骨窗和软组织窗），多个位置（冠状位、轴位及矢状位）突出显示各种结构。CT 联合脊髓造影，则可以为装有起搏器和其他植入式装置以及 MRI 禁忌患者提供优越的分辨率，明确压迫物的性质（椎间盘、后纵韧带及黄韧带）。

MRI 被认为是评价神经根和脊髓最敏感，有效的一种成像方式。它能够提供良好的软组织视图，在椎间盘突出、感染及肿瘤性疾病中，显示硬膜内外的异常信号。增强 MRI 在脊柱感染和肿瘤中也尤为重要。在脊柱肿瘤中，MRI 可以有效地评价脊柱转移瘤的范围和神经侵犯情况[3]。而在脊柱感染中，增强 MRI 可以分辨肉芽肿性脊柱感染和化脓性脊柱感染[14]。

MRI 也能够很好地评价椎间盘突出。在 T_1 和 T_2 加权像上，椎间盘纤维环表现为低信号；在 T_2 加权像上，突出的髓核则表现为高信号，脑脊液同样表现为高信号，而脊髓为低信号，类似于脊髓造影的效果，很好地显示了脊髓形态，并能够轻易分辨椎间盘与脊髓的关系（图 32-1 至图 32-3）。

不管使用何种成像手段，都必须与患者症状与体征相关联，所获得的影像学信息必须支持患者的病史和临床查体结果。因为单独的影像学结果与症状并不是完全的因果关系。

三、保守治疗

识别胸髓神经根或脊髓病的真正病因，对保守治疗的选择至关重要。保守治疗对大多数胸髓神经根病，仍然被认为是主流的治疗手段，主要包括抗炎药物、肌肉松弛药、静脉注射抗生素、化疗、物理疗法、支具、调整活动和硬膜外注射。

对于胸髓神经根病，首选非手术治疗。Vanichkachorn and Vaccaro 建议联合使用伸展支具[11]，物理治疗以及口服类固醇类药物。同时，为了避免肌肉功能退化，作者建议仅在症状严重时使用支具，同时应避免长时间使用。物理治疗最初应该设定一个活动范围，随着治疗的进

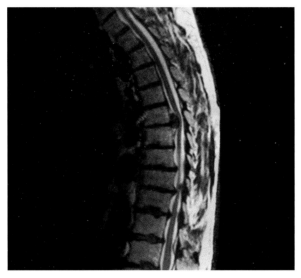

▲ 图 32-1　T₂ 矢状位显示，T₆～T₇ 椎间盘突出，压迫脊髓
引自 Krauss WE, Edwards DA, Cohen-Gadol AA. Transthoracic discectomy without interbody fusion. Surg Neurol. 2005;63(5):403-8, discussion 408-9;Fig. 1A, p. 404.

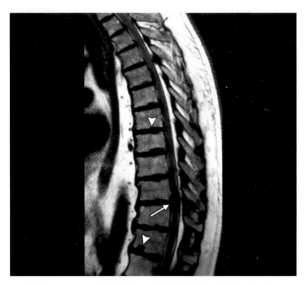

▲ 图 32-2　T₂ 矢状位显示，椎间盘突出（箭）及 Schmorl 结节（箭头）压迫脊髓
引自 Okubadejo GO, Daftary AR, Buchowski JM, et al. The lumbar and thoracic spine. In: Khanna AJ (Ed). MRI for Orthopaedic Surgeons. New York: Thieme; 2010. pp. 269-315; Fig. 11.29A, p. 290.

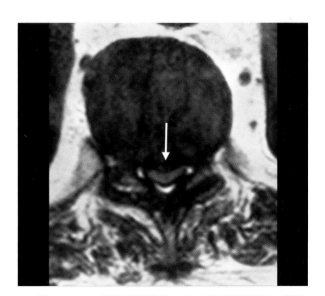

▲ 图 32-3　T₂ 轴位图像显示，中央型椎间盘突出（箭）
引自 Okubadejo GO, Daftary AR, Buchowski JM, et al. The lumbar and thoracic spine. In: Khanna AJ (Ed). MRI for Orthopaedic Surgeons. *New York*: *Thieme*; 2010. pp. 269-315; Fig. 11.29B, p. 290.

程，逐渐增加这个范围。3～5 天的短期使用类固醇类药物，可以缓解急性期炎症和改善患者功能状态。此外，使用非甾体抗炎药可以显著减轻患者症状。当然，使用任何一种药物之前，都要仔细询问患者是否具有并发症。如果这些方法都不能明显起效，则需要更为积极的治疗手段，包括肋间或硬膜外注射类固醇类药物。若 4～6 周的非手术治疗无明显效果，则应当考虑手术[11]。

由于脊髓病可以引发严重的症状和具有进展的风险，因此，需要更为积极的手段，许多临床医生建议手术治疗。

由于胸髓神经根病和脊髓病发病率较低，因此有关此类疾病保守治疗及疗效的文献少之又少。Brown[9] 等通过对 55 例胸椎间盘突出症患者的回顾性研究（证据等级 4 级）发现，只有 4% 的患者表现为明显的脊髓病症状（无力），剩下的患者则表现为神经根性或轴性疼痛。在所有的患者中（除了 1 例快速进展为瘫痪的患者），最初的治疗方案是采用非甾体抗炎药物和物理疗法。在 55 例患者中，15 例（27%）最终接受了手术治疗，另外 2 例正在考虑接受手术（由于症状持续不缓解）。在 40 例非手术的患者中，77% 最终恢复至基线水平。这项研究提示，对于胸椎间盘突出导致的胸椎神经根性及轴性疼痛患者，保守治疗多能起效。Brown 等同时提出[9]，对于较长病史的脊髓病患者，手术则是更好的选择。

四、手术适应证和入路

（一）适应证

胸髓神经根病和脊髓病通常症状多变，对此类疾病的治疗目标是预防进一步的神经损害。外

科治疗通常适用于非手术治疗效果不好，出现急性或进展性的脊髓病症状的患者。感染和肿瘤（原发或转移性）导致的神经根性和脊髓性病变同样是手术的适应证。Tay 等描述了五种脊柱感染的手术指征[14]：①经皮穿刺活检未明确病原体；②感染引起了败血症或神经功能损害；③继发于感染导致的脊髓压迫；④继发于感染的脊柱不稳或畸形；⑤保守治疗无效且炎症指标持续升高。同样，Rose 和 Buchowski 列出了四类脊柱转移瘤的手术指征[3]，即神经受压、脊柱不稳、持续的疼痛和组织学诊断。

（二）手术入路

对于感染及肿瘤的手术入路，主要取决于病变发生的部位。当压迫主要来自于脊柱后方结构时，通常采用后入路，而前中柱的压迫则可以采用单纯前路手术，以及侧前方或前后路联合手术。对于胸椎间盘突出引发的神经根和脊髓病，目前临床中已经采用了多种手术方式进行治疗。对于此类疾病的治疗目标是解决神经根和脊髓压迫，缓解症状。

1. 前方入路

前方入路可以提供直视下的脊髓和神经根减压。经胸入路被认为是最为有效的一种方法，可以切除中央及中央旁突出的椎间盘。该手术方式几乎不涉及脊髓层面的操作，同时保证了脊柱的稳定性（图 32-4 和图 32-5）。经胸入路可以直视下切除椎间盘以及进行椎体间融合。许多作者都报道了此种手术方式及其较好的临床效果[8, 15]。当然，把控手术适应证，选择适合该术式的患者是获得较好手术效果的前提，尤其是对于肺功能不全的患者，需要慎重。值得注意的是，限于术式本身，错误定位胸椎间盘的比例极高，术者需要制定标准流程帮助确定显露节段[11]。

Regan 等首先提出了电视胸腔镜手术（video-assisted thoracic surgery，VATS）及胸腔镜治疗胸椎疾病[16]。该团队报道此类术式可以改善患者术后疼痛，缩短重症监护时间以及住院日。VATS 作为一种微创手术技术，可以有效地切除椎间盘，从前方松解脊柱治疗畸形以及截骨[11]。同时，微创手术可以显著降低因为开胸导致的一系列并发症[11, 16]。但考虑到学习曲线，VATS 需要有经验的外科医生进行操作。因此，此种术式在美国并没有被广泛推广。

2. 后路 / 后外侧入路

经椎板切除后方入路，以及其他后方入路的手术方式在临床中被广泛应用，且被证明能够获得较好的临床效果，主要包括经椎弓根入

路、经椎弓根关节突切除入路、经关节突保留椎弓根入路、肋横突切除入路和经胸腔外侧入路（图 32-6）。

传统经椎板切除入路最初被用于治疗胸椎间盘突出症。然而，由于狭窄的椎管以及需要跨脊髓切除椎间盘，此类术式的神经并发症率较高[6, 17, 18]。因此，在胸椎间盘突出症的治疗中，单纯的经椎板切除入路已被淘汰[6, 17, 18]。伴随而生的是其他各种替代手术技术。

经椎弓根或经椎弓根关节突切除入路，通过

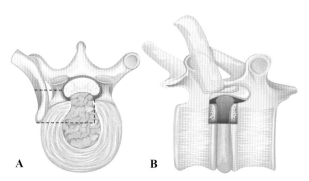

▲ 图 32-4　经胸入路切除中央型椎间盘示意图

A. 轴位视图；B. 矢状位视图［引自 Krauss WE, Edwards DA, Cohen-Gadol AA. Transthoracic discectomy without interbody fusion. *Surg Neurol.* 2005; 63 (5):403-8, discussion 408-9; Figs. 3A and B, p. 405.］

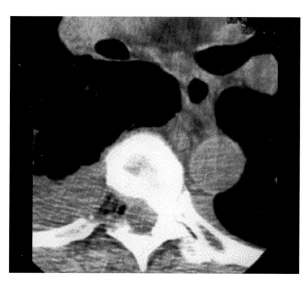

▲ 图 32-5　术后轴位 CT 显示经胸入路切除椎间盘需要切除部分椎体

引自 Krauss WE, Edwards DA, Cohen-Gadol AA. Transthoracic discectomy without interbody fusion. *Surg Neurol.* 2005;63 (5):403-8, discussion 408-9; Fig. 1C, p. 404.

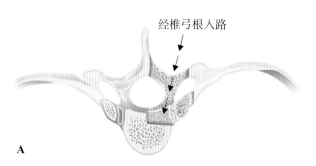
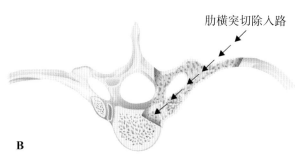

▲ 图 32-6　2 种侧后方入路示意图

A. 经椎弓根入路；B. 肋横突切除入路［引自 Fessler RG, Sturgill M. Review: complications of surgery for thoracic disc disease. *Surg Neurol.* 1998; 49 (6):609-18; Fig. 2, p. 610 and Fig. 3, p. 611.］

切除责任节段的关节突及椎弓根，可以直达椎间盘侧方。Le Roux 等报道了 20 例经椎弓根入路治疗胸椎间盘突出症[19]，在随访的 1 年中，8 例患者得到完全缓解。

经关节突保留椎弓根入路可以减少切除椎弓根及关节突后的脊柱不稳风险。Bransford 等报道了 14 例采用该术式联合短节段关节融合的患者[20]，尽管有 6 例发生了术后并发症，但在 1 年的随访中，所有患者症状均较术前明显改善。值得注意的是，尽管该术式减少了脊柱不稳的风险，但术中视野及操作空间显著受限[1]。

肋横突切除入路的切除范围包括肋骨椎体近端、横突、关节突、椎弓根及椎板。该术式适用于外侧型和旁中央型椎间盘突出。对于肿瘤和脊柱感染，同样适用[21, 22]。Simpson 等报道了该术式治疗 19 例胸椎间盘突出症患者[23]，其中 16 例临床疗效评级为优，3 例评级为改善。

经胸腔外侧入路，类似于肋横突切除入路，可以治疗脊柱感染、切除肿瘤，以及切除外侧及旁中央软性或钙化胸椎间盘。相比于肋横突切除入路，此术式通常需要切除数根肋骨，切除范围较大，最初应用于治疗结核性脊柱炎。目前被证明在椎间盘突出，胸腰椎神经根病及外伤性脊髓病中也能够达到较好的临床效果[24, 25]。

3. 微创手术

除上述的 VATS，临床中还包括其他多种微创技术，用于治疗胸椎间盘突出症。Uribe 等描述了一种通过极外侧入路进行椎间融合的技术[26]，用于治疗胸椎间盘突出症，总体优良率达到 80%。Deviren 等报道了前外侧经胸腔胸膜入路治疗单节段胸椎间盘突出症[27]，12 例患者术后 VAS 评分显著改善。

五、并发症

文献中有关 VATS 和开胸术（表 32-1）的并发症报道相差较多[26, 28]。很难比较这两种术式孰好孰坏。VATS 相对更适合病情简单的患者，而开胸术更适合病情复杂的患者。据我们所知，目前尚没有对比两种手术方式治疗基线情况类似患者的文献。但 VATS 被认为可以减少胸膜渗出和神经性疼痛。而对于严重的椎间盘钙化患者，开胸手术有可能导致硬膜切开率明显上升[11]。对于每种入路方式的并发症，未来需要更严谨的研究。

最近，有学者提出另一种侧方入路的微创术式，被认为是腰椎极外侧椎间融合术式的延伸，其并发症率可与上述两种术式媲美（表 32-1）[26, 28]。其他手术方式包括经关节突椎弓根保留入路、经椎弓根入路，以及前外侧经胸膜入路，在既往的文献中报道较少，学者对其并发症的探究也较少。

表 32-1　各种术式并发症类型及发生率

术　式	需要引流的胸腔积液（%）	硬膜切开（%）	复发需要再次手术及椎间盘不完全切除（%）	定位错误（%）	肺炎（%）	神经痛（%）	额外的神经功能障碍（%）
VATS[28]	2～5	0～1.7	1.7～4	0.8～2	2～6	13～17	2～3
开胸术[28]	0～15.4	0～27.3	0～2.6	2.6	25～27.3	5.6～75	13
侧方微创术式[26]	0～1.7	7.7～11.7	1.7	—*	1.7	1.7	1.7

VATS. 电视胸腔镜手术
*. 未提供

六、临床疗效

（一）开胸及电视胸腔镜手术

对于胸椎手术，多项研究试图明确开胸和VATS 哪种术式临床疗效更好[28-34]。然而，这些研究最主要的缺陷在于两种手术所治疗的患者基线数据并不相同。例如，Wait 等纳入了 121 例经 VATS 治疗的胸椎间盘突出症患者[28]，与同时期的 39 例开胸手术患者（基线数据未匹配）进行了并发症发生率等一系列的对比。该项研究发现，对于 VATS，其禁忌证明显较开胸术多，包括巨大的骨化椎间盘，3 个或以上的节段，存在较大血管遮挡，以及 T$_3$～T$_4$ 以上和 T$_{11}$～T$_{12}$ 以下节段。对于此类患者，临床中常采用开胸术。在VATS 治疗的患者中，43% 为神经根病，28.9%为脊髓病，27.2% 为脊髓病合并疼痛，2% 的患者轴性疼痛。研究使用了 Frankel 分级，视觉模拟评分，以及患者对手术疗效满意度的问卷调查，平均随访时间 2.4 年（1～148 个月）。对于脊髓病患者，73.5%Frankel 分级提高了一级，17.6%症状有所改善但未到达 Frankel 提高一级的标准，7.4% 较术前无明显变化，1.5% 较术前恶化，但最终恢复至基线水平。对于神经根病的患者，84% 达到了完全缓解，14% 症状有所改善，只有1% 的患者较术前无明显变化或恶化。相比于接受开胸手术的患者，接受 VATS 的患者表现为更低的肋间神经痛发生率（23.1% vs .5.8%），更短的住院时间（8.6 天 vs. 4.9 天），更短的胸部引流管留置时间（4.6 天 vs. 3.4 天），以及更少的出血量（1440ml vs. 311ml），但值得注意的是，开胸手术组患者椎间盘突出更大，钙化更多，基线神经功能更差。在另一项研究中[29]，纳入的 100 例接受 VATS 手术的患者表现为类似的结果：平均

出血量 261ml（范围：502 500ml），平均重症监护时间少于 1 天（0.62 天；范围 0～4 天）；平均住院日 4 天（范围 1～11 天）。这些学者建议椎间盘侵占率小于 40%，非钙化，突出偏中央的患者接受 VATS 手术。

Hott 等的报道了对于巨大椎间盘突出的患者（侵占率超过 40%）[30]，开胸手术能够获得更好的功能恢复。但该项研究纳入病例数较少，开胸手术组及 VATS 组分别只有 8 例患者。神经并发症方面，开胸手术组术后无神经并发症，而VATS 组两例患者出现神经功能恶化：1 例最终恢复至基线水平，另一例虽然较术后神经功能有所改善，但并未恢复至基线水平。Hott 等认为VATS 更适合于软性巨大椎间盘突出[30]，对于硬性巨大椎间盘突出疗效不佳。

在一项非随机、前瞻性、证据等级 Ⅱ 级的研究中，Johnson 等对 36 例单节段或双节段患者采用了 VATS[31]，而对 3 个节段或更多，后纵韧带钙化以及 VATS 翻修的患者使用了开胸术（8 例）。接受开胸手术的患者术前均表现为脊髓病，而接受 VATS 的患者中术前有 53% 表现为脊髓病，47% 表现为神经根病。疗效采用 ODI 和 Frankel分级评价。接受 VATS 手术的患者表现为更短的，具有统计学差异的胸部引流管时间（3.1 天 vs. 5.4天），无显著差异的手术时间（212min vs. 305min）及出血量（225ml vs. 380ml）。在接受 VATS 手术的脊髓病患者中，47.4% 的患者 Frankel 分级显著提高，47.4% 较术前无明显变化，5.3% 较术前变差。而接受开胸术的脊髓病患者，基线 Frankel 分级更差，术后 50% 的患者 Frankel 分级显著提高，37.5% 较术前无明显变化，12.5% 较术前变差。这些数据并不能直接反应两种手术方式的临床疗效，因为接受 VATS 的患者基线 Frankel 分级较接受开胸术的患者高 21%。因此学者建议单节段

或双节段的患者，采用 VATS 较好，而对于超过双节段及 OPLL 的患者，开胸术更为适合。

在另一项对 47 例接受 VATS 手术，前瞻性、证据等级Ⅳ级的研究中，Oskouian 和 Johnson 使用与 Johnson 类似的适应证[31, 34]，若病变节段少于 2 个，同时未合并 OPLL 的患者，采用 VATS。纳入人群中，55% 的表现为脊髓病，采用 Frankel 评价手术疗效；45% 表现为神经根病，采用 Oswestry 疼痛量表评价手术疗效。在脊髓病患者中，39.1% 平均提高了 2 个等级（范围：1～2 等级），58.7% 较术前没有变化，只有 1 名患者（2.2%）Frankel 等级变差。神经根病的患者均较术前有明显改善，疼痛评分从术前的 60（范围 40～80）提高到术后的 14（范围 0～40）。Oskouian 和 Johnson 得到了与 Johnson 等相似的结果[31, 34]，即多节段，OPLL 的患者，采用开胸术会更有利于术后症状改善。

由于 VATS 具有一定技术难度，因此上述研究均表明，对于特定的患者，例如椎间盘软性突出，侵占率＜ 40%，两个节段或更少，不合并 OPLL 采用 VATS 会得到较好的临床疗效，表现为较少的出血量和较短的住院日。对于其他患者，开胸术等手术可能更为适合。这些研究也表明，对于脊髓病和神经根病患者，手术疗效往往优于轴性疼痛患者。Anand 和 Regan 报道脊髓病患者术后 ODI 平均提高 60%[29]，轴性及神经根痛的患者术后提高 37%，轴性及腿痛患者提高 28%，单纯轴性痛患者提高 24%。

很多临床医生认为胸椎间盘切除后，有必要进行小关节融合。为了验证这个假设，Krauss 等进行了一项证据等级为Ⅳ级的研究[32]，来明确椎间盘切除术后无小关节融合的患者手术效果如何。他们随访了 18 例患者（17 例为脊髓病，1 例为神经根病），平均随访周期 28 个月（SD

± 20）。结果显示，83% 的患者症状明显改善，11% 的患者较术前无明显改变，而 6% 的患者出现了症状加重。Krauss 等[32] 表明，上述结果与既往行小关节融合的文献结果类似，同时建议当行广泛椎体或椎间盘切除，多节段椎间盘切除，胸椎疼痛，以及位于胸腰段的椎间盘切除的患者，作为小关节融合的适应证。

（二）侧方入路微创手术

Deviren 等提出了一种从前侧方[27]，经胸入路的微创术式，使用台式撑开系统（Nuvasive Inc.，San Diego，CA）以便达到椎间盘水平，进行切除及椎间融合。在这项证据等级为Ⅳ级的研究中，12 例患者（其中 8 例为脊髓病）接受了该项手术；VAS 和生活质量评价量表 –36（SF–36）被用于评价临床疗效。患者手术时间平均 210min（范围：133～298min），出血量为 440ml（范围：100～1200ml），平均住院日 5d（范围 2～12 天）。术后患者 VAS 评分显著提高，具有统计学差异；而 SF–36 量表评分虽然稍有提升，但无统计学差异。该文作者建议，前侧方经胸入路，可以作为 VATS 的代替术式，同时具有较容易的学习曲线。

Kasliwal 和 Deutsch 也报道了侧方入路微创手术[35]，使用相同的撑开系统（Nuvasive Inc.），并表示该术式从胸膜后入路，是前方入路的一种替代术式。该手术需要联合显微镜系统。但作者同时提出，过长时间的操作有可能会导致出血及其他并发症。该团队用此术式治疗了 7 例中央型突出的患者，且未做椎间融合。结果显示，3 例患者提高了 1 分（Nurick 评分），且没有患者神经功能恶化。剩下的 4 例神经根病患者症状同样得到了改善。

Uribe 等进行了证据等级Ⅳ级的回顾性研究[26]，对使用 Nuvasive 撑开系统的 60 例患者，平均随访 11 个月（范围：0.5～24 个月）。在这些患者中，70% 术前表现为脊髓病，52% 为神经根病，77% 表现为轴性疼痛。若患者存在严重的脊柱不稳，则行后路关节融合术；若患者合并严重椎管狭窄，则行后方减压。平均出血量为 290ml（范围：10～3000ml），平均住院日 5 天（范围：1.1～12 天）。术后 83% 的脊髓病患者，91% 的神经根病患者及 87% 的轴性疼痛患者症状显著改善。作者与既往文献中报道的其他手术方式进行了对比，临床疗效类似。值得注意的是，Uribe 等也对并发症进行了对比[26]。

Khoo 等采用了另一种渐进式管状扩张系统[36]，（如 METRx 撑开系统，Medtronic Inc.，Minneapolis），从胸膜外入路的手术方式。通过旁正中入路，该团队使用扩张系统，选择横突和侧方关节突方向，逐步扩进。该团队使用此术式共治疗 13 例患者，平均单节段操作时间 94min（范围：120～140min），双节段 130min（范围：120～140min），平均出血 33ml（范围：10～50ml），平均住院日 3.1 天（范围：1.5～5 天）。研究还纳入了 11 例接受开胸术的患者作为对照

组。对照组平均手术时间 175min，平均出血量 295ml，平均住院日 5.3 天。结果显示，使用扩张系统的病例组具有更低的出血量，输血发生率，更少的操作时间，重症监护时间及住院日。在 10 个月的随访时间中，两组神经功能恢复无明显统计学差异。

上述基于撑开器所进一步发展的微创术式，为临床中的治疗提供了更多选择，减少了 VATS 所带来的技术难题。上述术式的其他优点包括不需要术后胸部引流管及术中的单肺通气。但未来需要更多严谨的研究，将上述术式与 VATS 和开胸术进行对比，以评价手术的风险和临床疗效（表 32-2）。

（三）后方入路

几十年前，胸椎疾病最初的手术方式就是通过后方椎板切除入路。但由于胸椎管较为狭窄，以及椎间盘侵入椎管的原因，导致该术式风险极高，术后有 59% 的神经恶化风险和 13% 的死亡率[36]。因此，后方入路的其他术式逐渐被提出。

Bilsky[37] 等采用了经椎弓根胸椎间盘切除

表 32-2 VATS vs. 微创 vs. 开胸术

作者，杂志，年份	研究类型	LoE	主 题	随访（个月）	方 法	主要结果
Wait, Spine, 2012[28]	回顾性对比	III	VATS vs. 非匹配开胸术	28.2（1～148）	Frankel、VAS、患者满意度、并发症	VATS 并发症显著降低
Anand, Spine, 2002[29]	病例对照	IV	VATS	48（24～72）	ODI、VAS	长期随访显示，VATS 疗效更好
Hott, J Neurosurg Spine, 2005[30]	回顾性对比	III	VATS vs. 非匹配开胸术 vs. 非匹配侧后方入路	31（1～36）	Frankel	对于巨大椎间盘突出，VATS 短期和长期随访疗效较差
Johnson, Neurosurg Focus, 2000[31]	前瞻性非随机对照	II	VATS vs. 开胸术	12	Oswestry 疼痛量表、Frankel	VATS 是有效的，但受限于特殊类型
Uribe, J Neurosurg Spine, 2012[26]	回顾多中心病例对照	IV	微创侧方入路	11（0.5～24）	VAS、术中数据、并发症	微创侧方入路可获得较好疗效

LoE. 证据等级；VAS. 视觉模拟评分；VATS. 电视胸腔镜手术

术，在 20 例采用该术式的患者中，70% 患有脊髓病，30% 为神经根病。所有的脊髓病患者术后较术前症状显著改善（除 1 例术后短暂神经功能恶化，随后恢复至正常水平）。神经根病患者中，1/3 完全缓解，1/3 部分缓解，而剩下的 1/3 较术前无改善。Bilsky[37] 认为该术式对侧方或中央外侧型突出较为适用，对于中央型钙化椎间盘，也可以使用。但对于中央型钙化椎间盘，作者推荐使用经胸入路，以能够达到更好的显露。为了能够对中央型椎间盘和前方结构得到更好的视野和操作范围，Jho 采用了一种经后方椎弓根入路[38]，使用 70° 内镜的技术。在该研究中，25 例接受该术式的患者 28% 为脊髓病，24% 为脊髓合并神经根病，40% 为神经根病，8% 为轴性疼痛。术后所有的脊髓病患者症状显著改善（除 1 例术后发生车祸，导致症状复发）。患有神经根病的患者中，90% 得到了完全缓解，剩下的 10% 及所有的轴性疼痛患者较术前没有明显改善。值得注意的是，所有患者未发生手术相关并发症。

七、总结

严格把握手术适应证，选择合适的患者，多种手术方式均可获得良好的临床疗效。Bransford 等[20] 总结了其中关键的因素，包括病变的位置、患者并发症及术者经验。胸椎疾病多为椎间盘突出。位于中央型的突出最好采用前方开胸入路或 VATS，而位于侧方或中央外侧型突出，可采用后方入路。此外，黄韧带骨化引起的胸髓病通常采用后入路。另一个关键因素为患者的并发症，尤其是肺部疾病。VATS、开胸手术和术中单肺通气不可避免。因此，慢性阻塞性肺病和其他肺部疾病患者通常无法承受此类操作。最后，并不是所有的外科医生都能熟练掌握各种手术技术。术者需要使用他们熟悉的手术方式，以将并发症风险降到最低。

参考文献

[1] Bono CM. Thoracic spondylosis, stenosis, and disc herniations. In: Bono CM, Garfin SR (Eds). Spine. Philadelphia: Lippincott Williams & Wilkins; 2004. pp. 122–31.

[2] Perrin RG, Laxton AW. Metastatic spine disease: epidemiology, pathophysiology, and evaluation of patients. Neurosurg Clin N Am. 2004;15(4):365–73.

[3] Rose PS, Buchowski JM. Metastatic disease in the thoracic and lumbar spine: evaluation and management. J Am Acad Orthop Surg. 2011;19(1):37–48.

[4] Gokaslan ZL, York JE, Walsh GL, et al. Transthoracic vertebrectomy for metastatic spinal tumors. J Neurosurg. 1998;89(4):599–609.

[5] Patel AA, Vaccaro AR. Thoracolumbar spine trauma classification. J Am Acad Orthop Surg. 2010;18(2):63–71.

[6] Arce CA, Dohrmann GJ. Herniated thoracic disks. Neurol Clin. 1985;3(2):383–92.

[7] Carson J, Gumpert J, Jefferson A. Diagnosis and treatment of thoracic intervertebral disc protrusions. J Neurol Neurosurg Psychiatry. 1971;34(1):68–77.

[8] Bohlman HH, Zdeblick TA. Anterior excision of herniated thoracic discs. J Bone Joint Surg Am. 1988;70(7):1038–47.

[9] Brown CW, Deffer PA, Jr., Akmakjian J, et al. The natural history of thoracic disc herniation. Spine. 1992;17(6):S97–102.

[10] Cornips EMJ, Janssen MLF, Beuls EAM. Thoracic disc herniation and acute myelopathy: clinical presentation, neuroimaging findings, surgical considerations, and outcome. J Neurosurg Spine. 2011;14(4):520–8.

[11] Vanichkachorn JS, Vaccaro AR. Thoracic disk disease: diagnosis and treatment. J Am Acad Orthop Surg. 2000;8(3):159–69.

[12] Perrin RG, Livingston KE, Aarabi B. Intradural extramedullary spinal metastasis: a report of 10 cases. J Neurosurg. 1982; 56(6):835–7.

[13] Dick JPR. The deep tendon and the abdominal reflexes. J Neurol Neurosurg Psychiatry. 2003;74(2):150–3.

[14] Tay BKB, Deckey J, Hu SS. Spinal infections. J Am Acad Orthop Surg. 2002;10(3):188–97.

[15] Currier BL, Eismont FJ, Green BA. Transthoracic disc excision and fusion for herniated thoracic discs. Spine.

1994;19(3):323–8.

[16] Regan JJ, Mack MJ, Picetti GD, III. A technical report on videoassisted thoracoscopy in thoracic spinal surgery: preliminary description. Spine. 1995;20(7):831–7.

[17] Hulme A. The surgical approach to thoracic intervertebral disc protrusions. J Neurol Neurosurg Psychiatry. 1960;23:133–7.

[18] Ridenour TR, Haddad SF, Hitchon PW, et al. Herniated thoracic disks: treatment and outcome. J Spinal Disord. 1993;6(3):218–24.

[19] Le Roux PD, Haglund MM, Harris AB. Thoracic disc disease: experience with the transpedicular approach in twenty consecutive patients. Neurosurgery. 1993;33(1): 58–66.

[20] Bransford R, Zhang F, Bellabarba C, et al. Early experience treating thoracic disc herniations using a modified transfacet pedicle–sparing decompression and fusion. J Neurosurg Spine. 2010;12(2):221–31.

[21] Ando K, Imagama S, Wakao N, et al. Single–stage removal of thoracic dumbbell tumors from a posterior approach only with costotransversectomy. Yonsei Med J. 2012;53(3): 611–7.

[22] Rangel–Castilla L, Hwang SW, Whitehead WE, et al. Surgical treatment of thoracic Pott disease in a 3–year–old child, with vertebral column resection and posterior–only circumferential reconstruction of the spinal column: case report. J Neurosurg Pediatr. 2012;9(4):447–51.

[23] Simpson JM, Silveri CP, Simeone FA, et al. Thoracic disc herniation: re–evaluation of the posterior approach using a modified costotransversectomy. Spine. 1993; 18(13): 1872–7.

[24] Larson SJ, Holst RA, Hemmy DC, et al. Lateral extracavitary approach to traumatic lesions of the thoracic and lumbar spine. J Neurosurg. 1976;45(6):628–37.

[25] Maiman DJ, Larson SJ, Luck E, et al. Lateral extracavitary approach to the spine for thoracic disc herniation: report of 23 cases. Neurosurgery. 1984;14(2):178–82.

[26] Uribe JS, Smith WD, Pimenta L, et al. Minimally invasive lateral approach for symptomatic thoracic disc herniation: initial multicenter clinical experience. J Neurosurg Spine. 2012;16(3):264–79.

[27] Deviren V, Kuelling FA, Poulter G, et al. Minimal invasive anterolateral transthoracic transpleural approach: a novel technique for thoracic disc herniation: a review of the literature, description of a new surgical technique and experience with first 12 consecutive patients. J Spinal Disord Tech. 2011;24(5):E40–8.

[28] Wait SD, Fox DJ, Jr., Kenny KJ, et al. Thoracoscopic resection of symptomatic herniated thoracic discs: clinical results in 121 patients. Spine. 2012;37(1):35–40.

[29] Anand N, Regan JJ. Video–assisted thoracoscopic surgery for thoracic disc disease: classification and outcome study of 100 consecutive cases with a 2–year minimum follow–up period. Spine. 2002;27(8):871–9.

[30] Hott JS, Feiz–Erfan I, Kenny K, et al. Surgical management of giant herniated thoracic discs: analysis of 20 cases. J Neurosurg Spine. 2005;3(3):191–7.

[31] Johnson JP, Filler AG, Mc Bride DQ. Endoscopic thoracic discectomy. Neurosurg Focus. 2000;9(4):e11.

[32] Krauss WE, Edwards DA, Cohen–Gadol AA. Transthoracic discectomy without interbody fusion. Surg Neurol. 2005;63(5):403–8; discussion 08–9.

[33] Oskouian RJ, Johnson JP. Endoscopic thoracic microdiscectomy. J Neurosurg Spine. 2005;3(6):459–64.

[34] Oskouian RJ, Johnson JP. Endoscopic thoracic microdiscectomy. Neurosurg Focus. 2005;18(3):e11.

[35] Kasliwal MK, Deutsch H. Minimally invasive retropleural approach for central thoracic disc herniation. Minim Invasive Neurosurg. 2011;54(4):167–71.

[36] Khoo LT, Smith ZA, Asgarzadie F, et al. Minimally invasive extracavitary approach for thoracic discectomy and interbody fusion: 1–year clinical and radiographic outcomes in 13 patients compared with a cohort of traditional anterior transthoracic approaches. J Neurosurg Spine. 2011;14(2): 250–60.

[37] Bilsky MH. Transpedicular approach for thoracic disc herniations. Neurosurg Focus. 2000;9(4):e3.

[38] Jho HD. Endoscopic transpedicular thoracic discectomy. Neurosurg Focus. 2000;9(4):e4.

第 33 章　胸椎创伤的分型与治疗
Classification and Management of Thoracic Spine Trauma

Sajeel R Khan　Ankit I Mehta　著

孟　阳 **译**　刘　浩 **校**

一、概述

胸腰椎骨折主要由高强度撞击导致，近年来其发病率稳步上升[1]。诊断、分类和治疗胸腰椎骨折伤对于脊柱外科医生至关重要。

解剖学上，第 1 胸椎（T_1）至第 12 胸椎（T_{12}）呈一个整体后凸。上胸椎（$T_1 \sim T_{10}$）由胸腔和胸骨支撑，如此笼状结构赋予了这一区域一定的刚性，因此造成机体损伤需要很大的冲击力。胸腰段（$T_{10} \sim L_2$），可称之为"过渡区"，由于从后凸的胸椎过渡到前凸的腰椎，该区域相对活动较多，更容易受伤[2]。此外，由于椎管狭窄，$T_1 \sim L_2$ 的损伤通常会导致脊髓损伤[3]。尽管解剖位置不同，胸椎和腰椎损伤的机制、形态和处置方式都非常相似。因此，我们将这两个部分放在一起讨论。

北美每年约发生 16 万例脊髓损伤[4]。Katsuura等最近对胸腰椎外伤的流行病学进行了 Meta 分析[5]，其结果显示最常见的胸腰椎损伤的原因是高速撞击所致的外伤（36.70%），其次为高处坠落伤（31.70%），其中 L_1 椎体损伤最常见，约占 1/3（34.40%）。此外，约 1/4 的胸腰椎损伤都伴有脊髓损伤（26.56%）。最常见的损伤是爆裂性骨折（AO 分型 A_3），其次是压缩骨折（AO 分型 A_1）。骨折脱位（AO 分型 C）占 14.20%；屈曲脱位损伤（AO 分型 B）的发生率最低，约为 6.7%。

二、胸椎损伤的机制

作用在脊柱上的力可归纳为压缩力、牵张力和剪切力。

生理状态下上述所有应力都会被脊柱韧带和骨性结构平衡。压缩力可被椎间盘和椎体缓冲。牵张力由包括小关节、后方张力带在内的后柱及前方张力带抵消。剪切力由所有上述结构共同抵抗。但在创伤时这些力的平衡被打破从而导致脊柱结构损伤。

压缩性损伤导致椎体塌陷和椎间盘损伤，从而引起了椎体缩短，而牵张损伤导致的是后柱断裂，因此延长了脊柱。剪切损伤可导致各种损伤中最不稳定的状态。剪切损伤是最不稳定的损伤类型，可以引起多种伴随环周断裂的损伤模式，进而导致脊柱骨折脱位（图 33-1 和图 33-2）。

在对损伤机制和由此导致的脊柱断裂进行上述讨论后，应根据损伤机制进一步明确脊柱损伤的分类。

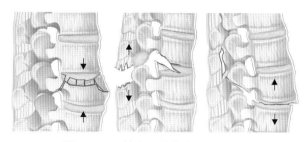

▲ 图 33-1　压缩力和分离力导致脊柱损伤

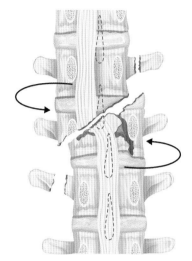

▲ 图 33-2　剪切力导致脊柱损伤

三、分类

由于相似的发生机制和处理方式，胸腰椎损伤通常被分为一大类。从发展的角度研究不同的分类系统是十分有意义的。

（一）三柱理论

Denis 于 1983 年提出了"三柱模型"，用于脊柱创伤和稳定性的分类。该理论的主要内容为脊柱骨和韧带结构的损伤范围。该分类在解剖学上将脊柱分为三部分：前柱包括前纵韧带和椎体的前 2/3；中柱包括椎体的后 1/3 和后纵韧带；最后是后柱，包括小关节和后方韧带[6]。

这一分类模型已被广泛用于指导脊柱外伤的处理及治疗。它基于损伤的程度引入了"不稳定性"的概念，并引导脊柱损伤分类系统进一步发展。

（二）Magerl 胸腰椎创伤分类

1994 年，Magerl 提出了一个分类系统，其中包括脊柱损伤形态学的评估，以及脊柱骨骼韧带损伤程度。由于没有考虑到患者神经系统功能状态，该分类系统的临床应用尚存争议。

该分类系统基于 3/3/3 模型与三个类型（A、B、C）分为三组，每组三个亚组。A 型为压缩型损伤，B 型为牵张型损伤，C 型为剪切型损伤。该分型描述了超过 50 种脊柱损伤分型[7]。

（三）胸腰椎损伤分型及评分

手术决策主要取决于脊柱解剖结构损伤的类型。同时，患者的神经功能状态也是影响手术决策中的重要因素。

因此一种基于损伤机制、骨折的解剖学特征和患者神经功能状态的新型分类系统被提出用于手术决策。这个分类系统被称为胸腰椎损伤分型和严重程度评分（Thoracolumbar Injury Classification and Severity Score，TLICS）。此评分由脊柱创伤研究协会于 2005 年提出[8]。TLICS 评分分类旨在规范化脊柱损伤患者的临床决策。

TLICS 的评分获得了广泛的关注，在骨科和神经外科两个领域都显示出良好的可靠性[9]。Patel 等对观察者之间的可靠性进行了前瞻性研究并认为该分类可以有效地融入临床实践中[10]。

（四）胸椎损伤的分型和严重程度评分的组成

评分的组成大致可以分为两部分，即损伤形态和神经功能状态。损伤形态和先行机制是最重要的组成元素，并可以进一步分为骨和韧带。

在骨的损伤中，压缩力导致的压缩或爆裂骨折计 1 分，由剪切力引起的平移或旋转损伤计

3 分。最高计分为牵张损伤，其可以导致脊髓截面离断。本评分适用于同时存在屈曲和背伸两方向的损伤，这两种损伤可分别造成椎体骨折和后附件骨折。

此评分系统的另一个主要组成部分是包括小关节韧带、棘间韧带、黄韧带、棘上韧带在内的后方韧带复合体的完整性。从无明显损伤到韧带明显中断，评分逐渐增加。Zhang 等推荐使用影像学检查，特别是磁共振成像（MRI）[11]，以便于分辨韧带复杂损伤。

接下来，是我们对脊柱分类系统中新型的、具有争议性的、最重要的补充部分，即患者的神经功能状态进行了讨论。从"无神经损伤"到"不完全脊髓损伤"，其中不完全脊髓损伤计分最高。

TLICS 评分：见表 33-1。

临床决策演示：如流程图 33-1 所示。

TLICS 有效性

TLICS 评分被普遍接受，并可以纳入胸腰椎创伤的日常治疗。评估该评分有效性的研究表明，其在外科手术治疗决策过程中能够提供较好的一致性。

Joaquim 等最新的一项回顾性多中心研究表明[12]，96%（47/49）患者的 TLICS 评分与手术治疗方案相匹配，并与 AO 分型相关。另一项回顾性研究纳入了 400 多名胸腰椎创伤的患者。尽管该研究表明 TLICS 评分与保守治疗的患者存在99% 的相关性，但对于神经功能完好的爆裂骨折患者，临床常行手术治疗，而 TLICS 评分并未推荐，无明显相关性[13]。尽管 TLICS 提倡保守治疗，但该研究表明其可识别潜在的神经功能完好的爆裂骨折，而基于骨折的损伤形态和外科医生的判断这些患者可能需要手术治疗。

表 33-1　胸椎损伤分类和严重程度评分

TLICS 组成	分 值
损伤类型	
压缩性骨折	1
爆裂骨折	1
平移旋转	3
分离损伤	4
韧带状态	
完整的	0
不确定的	2
中断	3
神经功能状态	
无损伤	0
神经根损伤	2
完全损伤	2
不完全损伤（脊髓或马尾）	3

TLICS. 胸腰椎损伤分类及严重程度评分

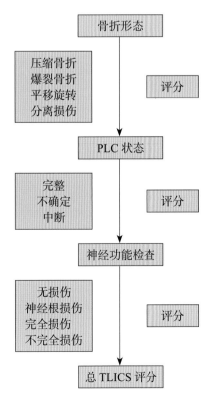

▲ 流程图 33-1　临床决策演示

PLC. 后方韧带复合体；TLICS. 胸腰椎损伤的分类和严重程度评分

（五）改良的 AO 胸腰椎脊柱损伤分类

胸腰椎创伤的最新分类是改良的 AO 胸腰椎脊柱损伤分类系统，这里简称 AO 胸腰椎系统（thoracic and lumbar system，TLS）。改良的 TL 损伤分类系统之所以出现，部分原因是 TLICS 未能充分解决评分在 3～5 分的骨折的治疗问题，包括神经功能完好地合并后方韧带复合体可疑损伤的爆裂骨折患者。对于此类情况的处理，应根据外科医生的个人选择。因此，一个改良的 AO TLS 系统被设计出来，它结合了 Magerl 及 TLICS 的分类系统，可以更详细地描述了骨折形态以及患者的神经功能状态。

AO 脊柱 TL 分级系统包括以下几个方面。

● 骨折形态。

● 神经功能状态。

● 修正部分（损伤特异性 / 患者特异性）。

1. 骨折形态

骨折形态被大致分为以下三种类型。

A：压缩骨折。

B：张力带损伤（包括前方和后方）不合并平移或分离损伤。

C：脊柱中断损伤造成平移或分离。

也包括完全中断的软组织铰链（伴或不伴有平移及分离损伤）。

2. 亚型

亚型 A（图 33-3 至图 33-6）：主要是对椎体压缩导致的损伤。

A_0：轻微损伤，如横突 / 棘突骨折。

A_1：前方楔形骨折。

A_2：上、下终板均有钳型骨折，未累及后壁。

A_3：不完全爆裂性骨折未累及后壁。

A_4：完全爆裂性骨折累及后壁。

亚型 B（图 33-7 至图 33-9）。

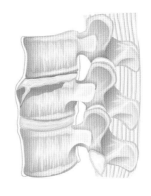
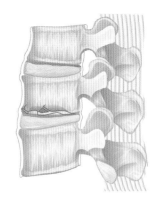

▲ 图 33-3　A1 类型骨折

引自 AO Foundation，Switzerland. AO spine is a clinical division of the AO Foundation.

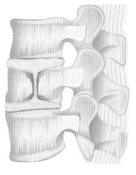
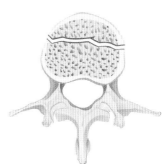

▲ 图 33-4　A2 类型骨折

引自 AO Foundation，Switzerland. AO spine is a clinical division of the AO Foundation.

B_1：骨性分离的后张力带骨折，如 Chance 骨折。

B_2：韧带分离的后张力带骨折。

B_3：前张力带分离，如强直性脊柱炎。

亚型 C：包括脊柱中断合并平移及分离。这也同样包括软组织铰链的中断，即使不存在明显的滑移。

3. 神经功能情况

N_0：神经功能检查完好。

N_1：短暂的神经功能缺损，但随后完全康复。

N_2：神经根损伤导致单独肌肉群无力或神经根疼痛。

N₃：马尾 / 不全脊髓损伤。

N₄：完全脊髓损伤。

Nₓ：神经功能无法评估，如插管或镇静状态下患者。

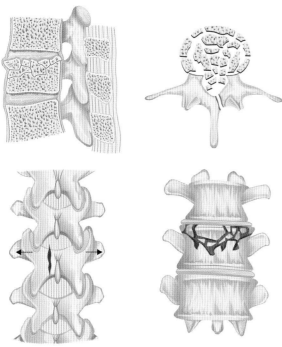

▲ 图 33-5　A₃ 类型骨折，不完全爆裂性骨折

引自 AO Foundation, Switzerland. AO spine is a clinical division of the AO Foundation.

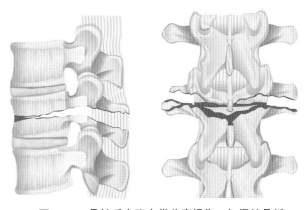

▲ 图 33-7　骨性后方张力带分离损伤，如偶然骨折

引自 AO Foundation，Switzerland. AO spine is a clinical division of the AO Foundation.

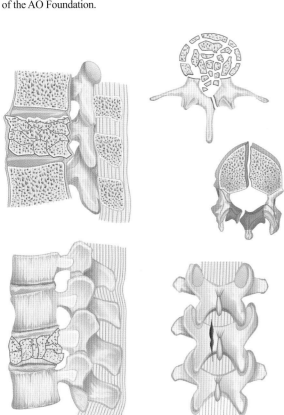

▲ 图 33-6　A₄ 类型骨折，完全性爆裂骨折

引自 AO Foundation，Switzerland. AO spine is a clinical division of the AO Foundation.

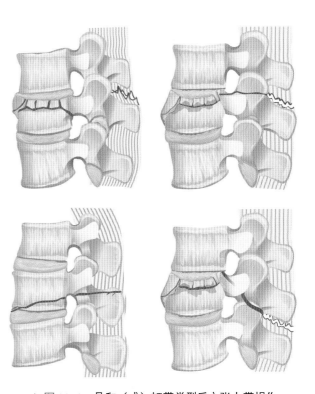

▲ 图 33-8　骨和（或）韧带类型后方张力带损伤

引自 AO Foundation，Switzerland. AO spine is a clinical division of the AO Foundation.

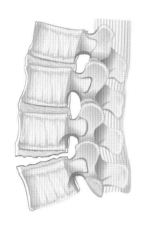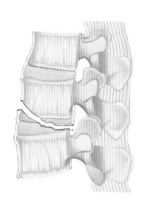

▲ 图 33-9　前方张力带损伤导致过伸损伤

引自 AO Foundation，Switzerland. AO spine is a clinical division of the AO Foundation.

4. 修正部分

修正因素包括能够影响手术决策的制订和调整的因素。它们可以分为损伤特异性和患者特异性因素。

M_1：损伤特异性修正用于影像学上可疑的张力带损伤；

M_2：患者特异性修正用于患者复杂并发症的管理，如强直性脊柱炎、弥漫性特发性脊柱肥厚症、烧伤覆盖手术部位、骨质疏松症等，这些都会影响外科医生的处理意见。

随后进行了分类系统的可信度验证。Vaccaro 等报道了该系统在鉴别和分类损伤的内在可信度是可靠的[14]，kappa 值为 0.71。Urrutia 等也证明了类似的观察者间和观察者内的可靠性[15]。

四、治疗方式

综上所述，胸椎创伤治疗方式的选择主要取决于损伤的形态以及患者的神经功能状态。根据损伤的分类，治疗策略可大致分为保守治疗和手术治疗两大类。

（一）保守治疗

保守治疗通常包括观察、疼痛控制下的早期锻炼、以保持肌肉力量和张力为目的的物理治疗，以及深静脉血栓形成的预防。

一般来说，对于神经功能较为完整的 $A_0 \sim A_3$ 型骨折，首选保守治疗。换言之，对于椎体后壁完整（未突入椎管）的椎体骨折甚至是不完全爆裂性骨折而言，保守治疗都是安全有效且可常规实施的。

如上所述，保守治疗是神经功能完整的 $A_0 \sim A_3$ 型骨折的主要治疗方法。外固定支架或特殊的胸腰椎 - 骶骨矫形器（thoracolumbo sacral orthosis，TLSO）是脊柱骨折保守治疗的基础，这也正如 Chang 等研究中所提及的理念[16]，在大量研究后得到了广泛接受。然而，Jaffrey 等的一项回顾性分析显示[17]，对于伤后早期即接受功能锻炼而不予以外固定的患者，其临床恢复情况与外固定组并没有显著性差异。

Bailey 等研究发现[18]，在处理无张力带损伤和神经功能完整的爆裂性骨折（$A_0 \sim A_3$ 型骨折）时，使用或不使用 TLSO 的临床疗效是没有差异的。随后，Shamji 等对此进行了一项随机对照研究[19]，他们纳入了仅有轻度骨折畸形的 A_3 患者作为研究对象，在随访 6 个月时，使用与不使用外固定支架固定的两组患者，其临床及影像学结果是没有差异的。

（二）手术治疗

手术治疗有一定的优势，包括可以早期进行锻炼和理疗，以及可以获得更可靠的矢状面畸形矫正等。对于部分轻症患者而言，若无法忍受长时间使用石膏 / 矫形器，也可以考虑进行手术治疗。

手术治疗通常用于不稳定性骨折的患者，包括 B 型损伤（前 / 后张力带损伤）伴或不伴 A 型损伤、C 型损伤（脊柱横断伤）和 A-M$_1$ 型损伤（疑似张力带损伤）。伴有任何类型（N$_1$～N$_4$）神经功能障碍的胸腰椎损伤也符合手术指征。

1. 无神经功能障碍的爆裂性骨折

最近，对于不伴有神经功能障碍的爆裂性骨折，临床医师们逐渐意识到急诊手术并非必需。多项研究表明，此类损伤大多可以保守处理，包括伴有中度脊柱后凸甚至中重度的椎管狭窄的患者[20-23]。另外，Siebanga 和 Wood 等的前瞻性随机试验也表明[24-26]，在不伴有神经功能障碍的情况下，手术和非手术治疗稳定的爆裂性骨折效果是相同的。目前，对于这种类型骨折的处理方式虽未达成共识，但最新的数据显示，手术治疗和非手术治疗的临床效果并无明显差异。

2. 手术策略

手术的治疗目标包括充分减压、畸形矫正和融合固定。后路椎弓根螺钉内固定术是一种安全可靠且效果良好的治疗方法。短节段固定融合可以通过对伤椎上位和下位各 1～2 个节段进行螺钉固定而获得充分的稳定性[27-30]。短节段内固定融合往往伴有潜在的并发症风险，主要包括器械失效（如螺钉/棒断裂）、术中神经损伤、脑脊液漏、感染和严重失血。正如 McLain 等所指出的[31]，医源性骨折和（或）后凸角度丢失是一个值得所有人关注的问题，因为此类并发症可能导致早期融合失败。

考虑到可能出现的后方内固定失效，McCormack 等建议对负载平衡进行分类[32]。这一分类的目的是为了明确何时需行前路融合以避免出现后方内固定失败的情况。

3. 前路手术

自 20 世纪 80 年代开始，前路手术已成为脊柱外科医生必须掌握的手术技术。这一技术最早起源于背部支撑，后来发展成为一种独立的治疗胸外伤的方法。前路手术可以有效地进行减压、恢复脊柱高度、矫正后凸畸形，并能够缓解疼痛等症状。这一手术技术已被证明是安全有效且可靠的，手术时间和术中出血量都在可接受的范围内[33-34]，Wood 等的研究也证明了前路手术的疗效和功能恢复情况与后路手术没有差异[35]。

Sasso 等发现[36]，不稳定的胸腰椎爆裂性骨折可以通过前路手术进行治疗。目前，对于手术入路的选择主要取决于主治医生的习惯与经验。

4. 微创手术

微创技术的不断发展使胸腰椎创伤的治疗方式取得了突破性进展。在过去的 10 年中，内镜微创手术日趋成熟，并被广泛地应用于临床的方方面面。电视胸腔镜手术（video-assisted thoracoscopic surgery，VATS）在保证治疗效果的基础上，减少了术中失血量，降低了术后疼痛程度，并加速了患者的术后恢复速度进而缩短了住院时间。内镜入路可以很好地显示整个胸椎，随着该技术的不断发展和成熟，经膈肌入路已成为胸腰椎创伤外科治疗的常用手术入路。Khoo 等对 371 例患者进行了回顾性研究[37]，发现上述手术技术的缺点之一在于初始学习曲线较为陡峭，手术时间较长。其中，包括主动脉损伤、脾挫伤、脑脊液漏、神经症状加重等在内的严重并发症发生率小于 2%；而经内镜治疗的患者所需麻醉剂量比开放手术少 42%。后续研究结果显示，微创内镜手术的并发症（包括气胸、血胸、肋间神经痛、大血管损伤或器官损伤等）发生率较低，且其平均手术时间的统计结果明显优于较早期的文献报道数据[38-40]。

5. 经皮内固定技术

对于无神经损伤和（或）张力带损伤的患者，

经皮置钉可作为内固定的有效手段。这项技术因可以早期愈合，进而有利于早期的功能锻炼。对于伴有多发性创伤、烧伤、肥胖和支气管肺部疾病等情况的患者，矫形器会对呼吸功能产生明显影响，因此经皮置钉则尤为适用。Wang 等发现[41]，经皮内固定即使最终没有实现融合，其对胸腰椎爆裂性骨折治疗的临床效果与其他方法也没有显著性差异。

6. 椎体填充扩张术

椎体球囊扩张成形术和椎体成形术是治疗胸腰椎创伤的有效手段，特别适用于压缩性骨折和新鲜的爆裂性骨折。

椎体成形术需要经椎弓根向骨折的椎体内注射骨水泥。椎体球囊扩张成形术则在注射骨水泥前首先对骨折的椎体进行球囊撑开。这些技术可作为主要治疗手段，也可作为术中的辅助治疗技术，特别是在术中需要对断裂终板进行提升以改善后凸角的情况下。Marco 等[42] 的研究也证明，在不稳定的爆裂性骨折的手术过程中使用该技术作为辅助手段，可有效地恢复脊柱的前柱高度。椎体球囊扩张成形术和椎体成形术可以通过快速恢复骨折部位椎体和终板的稳定性，进而实现缓解疼痛、纠正后凸畸形的目的，并可以显著降低相关并发症的发生率。

因骨质疏松所导致的胸椎压缩性骨折在老年人群中的发病率日益升高。在美国，每年有 70 万人出现骨质疏松所导致的胸椎压缩性骨折，其中 10% 需要进行住院治疗，上述技术尤为适用于此类患者[43]。椎体球囊扩张成形术和椎体成形术的禁忌证主要包括后壁损伤并伴有骨块突入椎管、刚性骨折，以及伴有严重的心肺疾病等。该技术的潜在并发症包括骨水泥渗漏至椎管导致神经损伤、骨水泥渗漏至静脉系统导致肺栓塞，以及邻近椎体的压缩性骨折等。根据现有数据估算，椎体球囊扩张成形术 / 椎体成形术术后 90 天内邻近椎体发生再骨折的风险约为 10%[44]。

Hulme 等在系统性回顾中提及[45]，一般来说，椎体成形术比椎体球囊扩张成形术更加安全和有效。总之，椎体强化是一种安全有效的治疗胸椎骨折的方法，亦可作为短节段内固定融合的辅助手段，用于增加前柱的支撑和矫正后凸畸形。

五、结论

胸椎和胸腰椎外伤是导致死亡和许多疾病的重要原因。针对胸椎和胸腰椎外伤的治疗，其最重要的就是明确诊断及其分型，这便要求我们要考虑到韧带的损伤情况，并完善术前的神经功能检查，同时补充创伤和患者本身的个性化的影响因素。外科医生需要综合考虑各种可行的治疗方案，包括保守治疗、外科处理以及相关的辅助技术（如椎体增强）。外科治疗的主要目标包括神经减压、内固定植入、畸形矫正，以及脊柱稳定性的长期维持。

致谢

我们要感谢以下个人 / 实体在本章汇编中使用受版权保护的材料。

- AO 基金会，瑞士：AO 脊柱是 AO 基金会的一个临床部门。
- M Alvarez，AO 基金会版权内容许可。
- Max Aebi 博士等。

参考文献

[1] Doud AN, Weaver AA, Talton JW, et al. Has the incidence of thoracolumbar spine injuries increased in the United States from 1998 to 2011? Clin Orthop Relat Res. 2015;473(1): 297–304.

[2] Wood KB, Li W, Lebl DR, et al. Management of thoracolumbar spine fractures. Spine J. 2014;14(1):145–64.

[3] Bohlman HH. Treatment of fractures and dislocations of the thoracic and lumbar spine. J Bone Joint Surg Am. 1985; 67(1):165–9.

[4] el–Khoury GY, Whitten CG. Trauma to the upper thoracic spine: anatomy, biomechanics, and unique imaging features. Am J Roentgenol. 1993;160(1):95–102.

[5] Katsuura Y, Osborn JM, Cason GW. The epidemiology of thoracolumbar trauma: a meta–analysis. J Orthop. 2016; 13(4):383–8.

[6] Denis F. The three column spine and its significance in the classification of acute thoracolumbar spinal injuries. Spine (Phila Pa 1976). 1983;8(8):817–31.

[7] Magerl F, Aebi M, Gertzbein SD, et al. A comprehensive classification of thoracic and lumbar injuries. Eur Spine J. 1994;3(4):184–201.

[8] Vaccaro AR, Zeiller SC, Hulbert RJ, et al. The thoracolumbar injury severity score: a proposed treatment algorithm. J Spinal Disord Tech. 2005;18(3):209–15.

[9] Raja Rampersaud Y, Fisher C, Wilsey J, et al. Agreement between orthopedic surgeons and neurosurgeons regarding a new algorithm for the treatment of thoracolumbar injuries: a multicenter reliability study. J Spinal Disord Tech. 2006;19(7):477–82.

[10] Patel AA, Vaccaro AR, Albert TJ, et al. The adoption of a new classification system: time–dependent variation in interobserver reliability of the thoracolumbar injury severity score classification system. Spine (Phila Pa 1976). 2007;32(3):E105–10.

[11] Zhang T, Feng SQ, Jiang WX. [Reliability of magnetic resonance imaging in diagnosing posterior ligament complex injury in thoracolumbar fractures]. Zhonghua Wai Ke Za Zhi. 2008;46(16):1241–4.

[12] Joaquim AF, Fernandes YB, Cavalcante RA, et al. Evaluation of the thoracolumbar injury classification system in thoracic and lumbar spinal trauma. Spine (Phila Pa 1976). 2011;36(1):33–6.

[13] Joaquim AF, Daubs MD, Lawrence BD, et al. Retrospective evaluation of the validity of the Thoracolumbar Injury Classification System in 458 consecutively treated patients. Spine J. 2013;13(12):1760–5.

[14] Vaccaro AR, Oner C, Kepler CK, et al. AOSpine thoracolumbar spine injury classification system: fracture description, neurological status, and key modifiers. Spine (Phila Pa 1976). 2013;38(23):2028–37.

[15] Urrutia J, Zamora T, Yurac R, et al. An independent interobserver reliability and intraobserver reproducibility evaluation of the new AOSpine Thoracolumbar Spine Injury Classification System. Spine (Phila Pa 1976). 2015;40(1):E54–8.

[16] Chang V, Holly LT. Bracing for thoracolumbar fractures. Neurosurg Focus. 2014;37(1):E3.

[17] Jaffray DC, Eisenstein SM, Balain B, et al. Early mobilisation of thoracolumbar burst fractures without neurology: a natural history observation. Bone Joint J. 2016;98–B(1):97–101.

[18] Bailey CS, Urquhart JC, Dvorak MF, et al. Orthosis versus no orthosis for the treatment of thoracolumbar burst fractures without neurologic injury: a multicenter prospective randomized equivalence trial. Spine J. 2014; 14(11):2557–64.

[19] Shamji MF, Roffey DM, Young DK, et al. A pilot evaluation of the role of bracing in stable thoracolumbar burst fractures without neurological deficit. J Spinal Disord Tech. 2014;27(7):370–5.

[20] Shen WJ, Liu TJ, Shen YS. Nonoperative treatment versus posterior fixation for thoracolumbar junction burst fractures without neurologic deficit. Spine (Phila Pa 1976). 2001;26(9):1038–45.

[21] Mumford J, Weinstein JN, Spratt KF, et al. Thoracolumbar burst fractures. The clinical efficacy and outcome of nonoperative management. Spine (Phila Pa 1976). 1993; 18(8):955–70.

[22] Cantor JB, Lebwohl NH, Garvey T, et al. Nonoperative management of stable thoracolumbar burst fractures with early ambulation and bracing. Spine (Phila Pa 1976). 1993;18(8):971–6.

[23] Shen WJ, Shen YS. Nonsurgical treatment of three–column thoracolumbar junction burst fractures without neurologic deficit. Spine (Phila Pa 1976). 1999;24(4):412–5.

[24] Siebenga J, Leferink VJ, Segers MJ, et al. Treatment of traumatic thoracolumbar spine fractures: a multicenter prospective randomized study of operative versus nonsurgical treatment. Spine (Phila Pa 1976). 2006;31(25): 2881–90.

[25] Wood K, Buttermann G, Mehbod A, et al. Operative compared with nonoperative treatment of a thoracolumbar burst fracture without neurological deficit. A prospective, randomized study. J Bone Joint Surg Am. 2003;85(5):773–81.

[26] Wood KB, Buttermann GR, Phukan R, et al. Operative compared with nonoperative treatment of a thoracolumbar burst fracture without neurological deficit: a prospective randomized study with follow–up at sixteen to twenty–two years. J Bone Joint Surg Am. 2015;97(1):3–9.

[27] Singh R, Rohilla RK, Kamboj K, et al. Outcome of pedicle screw fixation and monosegmental fusion in patients with fresh thoracolumbar fractures. Asian Spine J.

2014;8(3):298–308.

[28] Yue JJ, Sossan A, Selgrath C, et al. The treatment of unstable thoracic spine fractures with transpedicular screw instrumentation: a 3–year consecutive series. Spine (Phila Pa 1976). 2002;27(24):2782–7.

[29] Ökten AI, Gezercan Y, Özsoy KM, et al. Results of treatment of unstable thoracolumbar burst fractures using pedicle instrumentation with and without fracture–level screws. Acta Neurochir (Wien). 2015;157(5):831–6.

[30] Kanna RM, Shetty AP, Rajasekaran S. Posterior fixation including the fractured vertebra for severe unstable thoracolumbar fractures. Spine J. 2015;15(2):256–64.

[31] McLain RF, Sparling E, Benson DR. Early failure of shortsegment pedicle instrumentation for thoracolumbar fractures. A preliminary report. J Bone Joint Surg Am. 1993;75(2):162–7.

[32] McCormack T, Karaikovic E, Gaines RW. The load sharing classification of spine fractures. Spine (Phila Pa 1976). 1994;19(15):1741–4.

[33] Elzinga M, Segers M, Siebenga J, et al. Inter– and intraobserver agreement on the Load Sharing Classification of thoracolumbar spine fractures. Injury. 2012;43(4): 416–22.

[34] Hrabalek L, et al. [Reliability of load–sharing classification in indications for anterior vertebral body replacement in thoracolumbar spine fractures]. Rozhl Chir. 2010;89(4):223–8.

[35] Wood KB, Bohn D, Mehbod A. Anterior versus posterior treatment of stable thoracolumbar burst fractures without neurologic deficit: a prospective, randomized study. J Spinal Disord Tech. 2005;(18 Suppl):S15–23.

[36] Sasso RC, Renkens K, Hanson D, et al. Unstable thoracolumbar burst fractures: anterior–only versus short–segment posterior fixation. J Spinal Disord Tech.

2006;19(4):242–8.

[37] Khoo LT, Beisse R, Potulski M. Thoracoscopic–assisted treatment of thoracic and lumbar fractures: a series of 371 consecutive cases. Neurosurgery. 2002;51(5 Suppl): S104–17.

[38] Beisse R, Verdu–Lopez F. [Current status of thoracoscopic surgery for thoracic and lumbar spine. Part 1: general aspects and treatment of fractures]. Neurocirugia (Astur). 2014;25(1):8–19.

[39] Kim DH, Jahng TA, Balabhadra RS, et al. Thoracoscopic transdiaphragmatic approach to thoracolumbar junction fractures. Spine J. 2004;4(3):317–28.

[40] Kocis J, Wendsche, Muzik V, et al. [Minimally invasive thoracoscopic transdiaphragmatic approach to thoracolumbar junction fractures]. Acta Chir Orthop Traumatol Cech. 2009;76(3):232–8.

[41] Wang ST, Ma HL, Liu CL, et al. Is fusion necessary for surgically treated burst fractures of the thoracolumbar and lumbar spine? A prospective, randomized study. Spine (Phila Pa 1976). 2006;31(23):2646–52; discussion 2653.

[42] Marco RA, Meyer BC, Kushwaha VP. Thoracolumbar burst fractures treated with posterior decompression and pedicle screw instrumentation supplemented with balloon–assisted vertebroplasty and calcium phosphate reconstruction. Surgical technique. J Bone Joint Surg Am. 2010;92(Suppl 1 Pt 1):67–76.

[43] Kim DH, Vaccaro AR. Osteoporotic compression fractures of the spine; current options and considerations for treatment. Spine J. 2006;6(5):479–87.

[44] Lavelle WF, Cheney R. Recurrent fracture after vertebral kyphoplasty. Spine J. 2006;6(5):488–93.

[45] Hulme PA, Krebs J, Ferguson SJ, et al. Vertebroplasty and kyphoplasty: a systematic review of 69 clinical studies. Spine (Phila Pa 1976). 2006;31(17):1983–2001.

第五篇

腰　骶
Lumbosacral

第34章　腰骶段脊柱：病史采集和体格检查
Lumbosacral Spine: History and Physical Examination

Alexandra Paraskos　Marzena Buzanowska　Michael P Steinmetz　**著**

梁战成　高文杰　**译**　　黄东生　**校**

一、概述

对腰骶椎的评估应尽量详细和精确，为后续获得明确的诊断、制订合理的治疗方案奠定基础。对于腰痛这种十分常见但病因复杂的疾病，准确的诊断是必需的。全球范围内，腰痛是导致残疾最常见的原因，造成了巨大的经济负担[1]。全面系统的评估应包括肌肉骨骼、神经系统和血管功能等方面。对于骶髂关节功能障碍，因为缺乏体格检查的金标准，所以很难通过体检来明确诊断。腰椎与骶骨毗邻，两者的病变需要根据仔细的病史采集和准确的体格检查来区分。目前有很多关于骨盆和与骶髂关节生物力学方面的研究，但力学改变、年龄相关的退行性变与临床表现的确切关系和影响程度尚不完全清楚。检查者在综合评估时需要对骨盆和髋关节进行评估，在鉴别诊断时需要注意骶髂关节的病变。

二、病史

与颈椎和胸椎相似，全面准确的病史采集要求临床医生清楚腰骶椎的解剖结构，并熟悉腰骶椎常见病和罕见病的类型及其临床表现。临床医生应仔细询问患者症状的性质和位置，包括放射

部位、出现时间和持续时间、病情变化（减轻或加重）的因素、伴随症状以及可能与他们当前状况有关的既往史。应特别注意"危险信号"相关症状，尤其是可能引起脊髓或神经功能障碍的圆锥和马尾综合征等可疑外科急症[2]。与评估颈椎和胸椎一样，全身性疾病、不明原因的体重减轻、发热、夜间痛和恶性肿瘤病史等也是需要评估的重要方面。

（一）性质

当腰骶椎出现病变时，绝大多数患者会出现某种形式的腰痛。疼痛的性质可以指导临床医生做出正确的诊断。无放射的钝痛和酸痛通常是机械性因素引起，包括小关节来源的或椎间盘源性的疼痛。在臀部深处或腰背处出现的钝痛，表现为晨僵和活动后改善，应考虑炎症性脊柱关节病[3]。疼痛性质是尖锐或灼热的，特别是放射到一侧或双侧下肢伴或不伴有感觉异常时，应考虑神经根炎或神经根病。急性发作的锐性痛和严重的位于中线的下腰痛，特别是在老年患者、有创伤、骨质疏松或恶性肿瘤病史时，应该考虑腰椎骨折。

（二）定位

大量的研究表明腰骶椎病变类型多样、表现

复杂，熟悉其疾病模型的特点有助于提高临床医生体格检查的准确性。受累神经根的定位非常重要，因为它直接指导介入和外科治疗的开展。独特的皮节支配模式是确定病变水平的重要依据。但应注意的是，最近的研究指出患者对不适区域的描述时常会在皮节支配区之外[4]。临床医生应注意小关节源性的疼痛以及骶髂关节功能障碍可能会出现大腿的放射痛。L$_5$以下和髂后上棘的疼痛、压痛是诊断骶髂关节病变最可靠的体征[5]。疼痛经膝放射至双下肢最常见的原因是椎间盘突出和椎管狭窄。双下肢的放射痛更多的提示椎管狭窄。

（三）发病

腰骶部疾病的发病形式可以是隐匿的、延迟的或突发的。医生应尽可能地询问出诱发因素，因为这些信息可以提示创伤或过劳损伤而有助于进行鉴别诊断。隐匿性疼痛发作最常见的原因有盘源性、小关节源性或肌筋膜源性痛，但也可能是恶性肿瘤或感染的征兆。疼痛突然发作，尤其是有外伤史时，常常提示骨折的发生。

（四）影响因素

加重和缓解因素可以为寻找腰骶部疼痛的病因进一步提供线索。前屈位加重、不伴有根性症状的腰痛提示盘源性腰痛。前屈时出现根性症状提示合并不稳的腰椎滑脱。旋转和侧屈引起的疼痛提示小关节源性腰痛。行走和站立时的下肢疼痛并在坐位时改善提示腰椎管狭窄。

（五）病程

大多数腰痛能够在短时间内得到改善。严重的急性疼痛，特别是在老年患者中应考虑骨折。慢性疼痛提示机械性因素，如盘源性或小关节源

性的腰痛。在严重的椎间盘突出或椎间孔狭窄情况下，神经根病也可表现为慢性病程。椎管狭窄通常会出现慢性、渐进性的腰痛和下肢症状。而即使在夜间平卧时，仍出现持续性的疼痛应考虑恶性肿瘤或感染的可能。

（六）伴随症状

病史采集时，对于神经系统方面的症状（包括肌力减弱和感觉减退）应特别留意、避免遗漏。急性发作、持续进展的下肢无力和感觉异常，特别是伴有鞍区麻木和（或）大小便失禁，出现上述情况应作为医疗紧急情况积极处理，因为脊髓圆锥和马尾综合征可能在短时间内出现永久性的神经功能障碍。寒战、发热并且炎症指标升高，应考虑椎间盘感染和硬膜外脓肿。有时，主诉下腰痛的患者会同时伴有颈椎病变相关的手部无力和平衡障碍等症状，故而在病史采集时应全面兼顾、避免遗漏重要病情。

三、体格检查

腰骶椎的体格检查遵循标准的骨骼肌肉系统检查的顺序，包括视诊、触诊、运动范围、神经系统评估和特殊检查。与颈椎和胸椎一样，临床医生应在体格检查过程中对通过病史评估提出的假设进行验证。腰骶椎的全面体检至少要包括患处、近端关节和患处远端。对近端关节进行全面的神经系统检查和评估不在本节讨论范围之内。

（一）视诊

在患者进入房间时，即可开始观察步态、保护性动作、行动是否自如等情况。痉挛步态提示上运动神经元病变。若出现保护性的减痛步态提

示神经根病，同时应对远端关节进行评估。急性压缩性骨折患者可能会由于严重的疼痛而出现保护性动作，甚至需坐轮椅。腰骶部脊柱的视诊应在患者充分暴露患处和近端关节的情况下进行。临床医生应注意评估皮肤变化、肿胀情况、姿势不对称或畸形（脊柱侧弯、前凸减少等）等内容。过大的腰椎前凸提示腰椎滑脱、髋关节屈曲挛缩或伸髋肌无力[6]。沿腰骶部脊柱皮肤分布的异常毛簇提示脊柱裂。脊柱侧弯和椎旁肌不对称可通过观察屈曲位下双侧肩部、肩胛骨和髂嵴来评估。广泛而显著的屈曲受限和僵硬应高度怀疑强直性脊柱炎。此外，还应注意评估下肢肌肉萎缩的情况，最好是通过双侧对比来进行评估。体表标志可用于确定疼痛的位置。双侧髂嵴最高点的连线最常被用来确认 L_4 椎体水平。髂前上棘和髂后上棘也是重要的骨性标志，可以通过双侧比较以检查对称性。

（二）触诊

检查者可以通过触诊双侧骨性标志以进一步排除不对称性畸形，特别是在通过视诊难以观察骨隆起的肥胖患者中。用手指触诊髂嵴最高点，通常拇指会指向 $L_4\sim L_5$ 椎间。怀疑腰椎滑脱时，应评估是否有棘突的压痛和"台阶"式改变。椎体骨折、恶性肿瘤或骨髓炎时可以出现椎体深部叩击痛和压痛。通过椎旁肌的触诊了解是否存在肌肉痉挛和疼痛触发点。髂后上棘压痛对诊断骶髂关节炎十分敏感，骶骨骨折时骶骨区可出现严重的压痛。大转子压痛提示大转子疼痛综合征。

（三）活动检查

腰骶椎的活动范围检查有助于识别是否有活动限制并提示疼痛的病因。应在所有平面上对活动能力进行评估，包括屈曲、伸展、侧屈和轴向旋转。应注意活动的不对称性改变。活动范围因患者的年龄和性别差异而有所不同。屈曲动作由腰椎和骨盆共同完成。腰椎和骨盆的屈曲功能的情况可以通过测量患者伸膝、躯干屈曲时中指尖到地板之间的距离来量化。侧屈能力可以通过测量侧屈时大腿上指尖的位置量化。一项大型的系统回顾 Meta 分析研究表明，由于测量方法的多样性，在没有腰痛的受试者中，其活动范围差异巨大，但也发现腰痛患者的平均运动范围较正常对照显著减小[7]。体格检查中尚无评估腰椎活动范围的金标准方法，目前，影像学分析仍然是金标准[8]。

（四）神经功能检查

无论患者是否有神经根性痛或其他神经症状，神经肌肉系统的检查对于脊柱的评估都至关重要。在椎管狭窄症的患者中，高达 60% 的患者存在串联式的多节段椎管狭窄或脊椎两个离散区域（通常是颈椎和腰椎）的椎管狭窄[9]。完整的神经系统评估应包括四肢，内容有肌力的测试、深反射、上运动神经元病变检查（Babinski 反射、Hoffmann 征、Lhermitte 征和阵挛）、感觉检查以及平衡与协调性测试等。综合性的神经学检查并不在本节讨论范围。

（五）特殊检查

特殊检查是腰骶部体格检查的重要方面，有助于进一步的鉴别诊断。研究表明激发性试验在骶髂关节疾病的诊断中并不可靠。在骶髂关节炎中，高于 L_5 水平的疼痛极为罕见，大多数患者的疼痛位于髂后上棘附近。由于骶髂关节疼痛仅占腰痛患者的 15%，因此在鉴别诊断中应特别注意疼痛病因是否源于腰椎病变[5]。

1. Schober 试验

Schober 试验用于评估腰椎的屈曲功能。方法是在直立位时分别在 S_1 棘突处及其上 10cm 处各作一个标记。嘱患者向前屈曲弯腰，再次测量两个标记之间的距离。在正常屈曲状态下，两个标记之间的距离应增加到 14～15cm。尽管研究表明该方法的测试者信度很高，但其与影像学检查结果间的相关性较低[10]。

2. 改良 Schober 试验

两处标记分别位于 S_1 "Venus 凹（dimples of Venus）"中点上方 10cm 及其下方 5cm 处。嘱患者向前屈曲弯腰，并再次测量两个标记之间的距离。改良 Schober 试验较 Schober 试验更能代表腰椎活动度，但与影像评估间相关性仍较低[10]。

3. 改良 - 改良的 Schober 试验

患者直立时在双侧髂后上棘之间画一条线，并在这条线上方 15cm 处做一标记。嘱患者屈曲或伸展，并测量比较两个标记之间的距离。但与影像评估间相关性仍较低[10]。

4. 直腿抬高试验（Lasègue 征）

直腿抬高试验阳性是患者仰卧、伸膝伸髋下抬起下肢 30°～70° 时，诱发出膝盖以下的放射性疼痛。对于其在诊断腰椎间盘突出症的特异性和敏感性，众多研究各不相同。总体而言，表现为高灵敏度（汇总评估为 0.92）和差异较大的特异性（汇总评估为 0.28）[11]。尽管研究表明直腿抬高试验的灵敏度从仰卧位的 0.67 降低到坐位的 0.41，但坐位直腿抬高测试还是有其应用价值[12]。

5. 交叉直腿抬高试验

交叉直腿抬高试验与直腿抬高试验的检查方法相同，是在抬高对侧下肢时，重现症状侧的下肢放射痛。多项研究对交叉直腿抬高试验的有效性进行了评估，Cochrane 的系统综述显示其具有高特异性（汇总评估为 0.90）和低敏感性（汇总评估为 0.28）的特点[11]。

6. 弓弦征

如果直腿抬高试验呈阳性，检查者可以稍微屈曲膝盖并向腘窝处的胫神经施加压力，若疼痛再现为弓弦征阳性。研究显示其敏感性为 69%[13]。

7. 塌陷试验（Slump test）

Slump 试验是患者双腿并拢端坐保持骶骨垂直、双手置于背后并双膝置于检查台边上，嘱患者躯干尽力向前屈曲，检查者轻柔施力于患者颈部使颈椎前屈，嘱患者伸展膝盖，而检查者背屈其脚踝。若放射性疼痛再现，则试验为阳性。2009 年的一项研究表明单侧下肢痛患者的直腿抬高试验与 slump 试验之间存在显著的相关性[14]。

8. 踝背屈试验（Braggard 征）

踝背屈试验是直腿抬高试验的延伸。在直腿抬高试验达到疼痛激发点后，下降下肢至疼痛消退后背屈同侧踝关节以增加硬膜张力，根性疼痛再现表明试验阳性。有研究发现踝背屈试验能够提高直腿抬高试验与塌陷试验的相关性[14]。

9. 股神经牵拉试验

股神经牵拉试验用于识别导致腰椎神经根病的高位腰椎间盘突出症。患者俯卧，检查者将手置于腘窝并背屈患侧膝关节。阳性结果为在相同区域疼痛再现，包括在大腿前方、腹股沟、臀部。研究发现股神经牵拉试验对中段腰神经根受累（L_2～L_4）具有 100% 的特异性和 50% 的敏感性，对 MRI 结果证实的 L_3 神经根受累有 88% 的特异性和 70% 的敏感性[15]。

10. 交叉股神经牵拉试验

交叉股神经牵拉试验与在对侧进行股神经牵张试验的方法相同。对其有效性评估的研究较少。在 Suri 等进行的研究中发现股神经牵拉试验对中段腰神经根受累（$L_2 \sim L_4$）具有较高的特异性，而交叉股神经牵拉试验不能提高检查的特异性。在 160 名参与者中，只有一名出现阳性。然而，该检查联合膝反射检查、踝内侧感觉检查对诊断 L_4 神经根受累具有特异性[15]。

11. Waddell 征

Waddell 征包括五个方面，即浅表压痛、疼痛诱发活动、注意力分散测试、非解剖性神经功能障碍和过激反应。上述体征 3 个或 3 个以上阳性，而缺乏确切的器质性病变，则应考虑心理源性因素。但目前对于该检查在评估患者非器质性病变中的作用存在争议。应注意 Waddell 征不应用于评估伪装的患病者。最近的一项回顾性队列研究发现，伴有 Waddell 征的下腰痛患者，其病变严重程度与不伴有 Waddell 征的患者相比无显著差异[16]。

12. Hoover 试验

Hoover 试验用来评估患者避免伤害或保护自己的努力程度。当患者仰卧单独抬起每条腿时，检查者将双手分别置于患者的双侧脚踝下；若患者足够尽力，在患侧肢体抬起时，应在对侧肢体上感觉到有用力。目前缺乏关于 Hoover 试验的研究，因此其可靠性、特异性和敏感性尚不清楚。

13. 站立屈曲试验

站立屈曲试验可用于评估骨盆活动的对称性。患者站立并背对检查者、相距约 1 英尺（$\approx 0.3m$），足部对着髋臼。检查者将两个拇指分别置于患者双侧髂后上棘，然后嘱患者伸膝并屈曲躯干，观察拇指在髂后上棘上移动的对称性。研究发现该检查有很高的假阳性率[17]。

14. 坐位屈曲试验

坐位屈曲试验理论上是为了评估骶骨在髂骨上的活动能力。患者坐位、下肢固定，检查者将

2 个拇指分别置于双侧髂后上棘。嘱患者躯干向前屈曲至双手靠近地面。若拇指在一侧髂后上棘向头侧移动较对侧少，则测试为阳性，表明活动能力下降。关于该检查的敏感性和特异性，研究结果差异较大，部分研究表明该检查存在较高的假阳性率且在不同检查者间的信度较低[17]。

15. Gillet 试验

Gillet 试验旨在评估是否存在骶髂关节功能障碍。与站立屈曲试验类似，患者站立位，检查者将拇指置于其髂后上棘，然后嘱患者单腿站立，同时屈曲对侧髋关节使膝盖靠近胸部。关于该检查在不同检查者间信度的研究结果差异较大。与站立和坐位屈曲试验一样，其假阳性率较高。

16. Fortin 手指试验

Fortin 手指试验旨在评估骶髂关节功能障碍，在 20 世纪 90 年代首次由 Fortin 描述。让患者用一根手指指着疼痛区域，如果患者在检查中至少两次指向髂后上棘 1cm 以内的区域，则该试验为阳性[18]。在 Fortin 1997 年的一项研究中，通过向骶髂关节注射诱发症状证实了骶髂关节功能障碍，并在 16 例患者中发现 Fortin 手指试验阳性与骶髂功能障碍存在直接的相关性[19]。

17. 加压试验

骶髂加压试验长期以来一直被认为是评估骶髂关节功能障碍的一种手段。患者仰卧位，检查者可以在双侧髂前上棘上施加朝向内侧的力量，也可以嘱患者侧卧而在髂前外侧嵴上施加向下的压力。如果患者报告骶髂关节附近疼痛，则为阳性。关于该检查在不同检查者间信度的研究结果差异较大。一项通过骶髂关节注射证实骶髂关节疼痛的研究发现，加压测试十分特异（特异性 100%），但敏感性较低，仅为 26%[20]。其他研究则发现该试验在骶髂关节功能障碍的诊断上并不可靠[21]。

18. 分离试验（间隙、试验）

分离试验，也称为间隙试验，是通过压迫关节后部和伸展关节前部来排除骶髂关节功能障碍的另一种试验。患者仰卧位，分别向两侧髂前上棘施加向下和向外的压力。关于该检查的敏感性、特异性及在不同检查者间信度的研究结果差异较大。多数研究表明其敏感性低于 21%，而特异性介于 90%～100%[22]。

19. FABERE 试验（Patrick 试验）

FABERE 是由屈曲（flexion）、外展（abduction）、外旋（external）和伸展（extension）的英文首字母缩写组成，也称为 Patrick 试验。将患者一侧脚踝置于另一侧伸直的膝关节上方，当压低弯曲侧膝盖时诱发骶髂关节疼痛，则为阳性。也可以将力同时施加到弯曲侧的膝盖和对侧的髂前上棘上。然而，许多研究表明该试验并不可靠[21]。

20. Gaenslen 试验

患者仰卧于检查床边，一侧下肢置于检查床外并自然下垂，嘱患者对侧下肢屈髋屈膝并双臂环抱使屈曲的下肢尽量靠近胸腹，从而固定骨盆和腰椎。然后，检查者将施力于双侧下肢。如果患者报告症状侧骶髂关节出现疼痛，则该试验为阳性。2002 年的一篇综述文献发现，Gaenslen 试验、大腿推压试验、Fortin 手指试验和骶髂关节疼痛定位具有一致的可靠性[21]。随后的 2005 年对 48 例局部麻醉注射患者的研究发现，该试验的敏感性为 50%～53%，特异性为 71%～77%。研究人员还发现，在 6 项骶髂激发试验中，有 3 项或 3 项以上阳性的敏感性为 93.8%，特异性为 78.1%。然而，Gaenslen 试验并未增加曲线下的面积，因此认为可以在不影响诊断价值的情况下将其从临床检查中省略掉[23]。

21. Cranial Shear 试验

患者取俯卧位，检查者对骶骨远端施加向

下压力的同时向大腿施加向尾侧的牵引力。若诱发疼痛，则为阳性。1994 年的一项纳入 51 例患者的研究发现该检查在不同检查者间的信度大于 80%，系数为 0.61[24]。

22. 大腿推压试验

患者取仰卧位、屈髋屈膝，检查者沿股骨方向施加向髂后的压力，同时骶骨由检查者用另一侧手臂施力稳定。诱发疼痛则为阳性。Dreyfuss 等在 1996 年进行的一项研究发现，该检查敏感性为 42%，特异性为 45%，并指出包括大腿推压测试在内的 12 项检查在骶髂关节疼痛的诊断方面均欠缺价值[25]。另一方面，2002 年的一篇文献综述认为该检查是可靠且有效的[21]。

23. 骶骨中线推压试验

患者俯卧位，检查者在骶骨上施加向下的压力。如果诱发疼痛，则认为是阳性的。与其他激发性骶髂关节动作一样，Dreyfuss 等发现骶骨中线推压试验与诊断性注射间相关性差，其特异性为 40%，敏感性为 51%[25]。

24. 主动直腿抬高和主动辅助直腿抬高

嘱患者仰卧位、双下肢伸直并适当分开，嘱患者分别独立抬高下肢至膝盖抬离检查台 5～20cm。然后进行评估。

- 患者报告直腿抬高没有限制。
- 患者报告抬高能力有下降，但检查者并未发现器质性损伤。
- 患者报告抬高能力有下降，检查者发现器质性病变。
- 患者无法直腿抬高。

一项纳入 25 例患者的研究发现该检查在不同检查者间信度较高。此外，该研究还描述了辅助的直腿抬高，嘱患者佩戴骶髂腰带时进行主动直腿抬高试验，研究发现 21 例佩戴骶髂腰带患者中有 20 例的评分升高[26]。

四、总结

腰痛是一种十分常见的临床症状，其病因众多，必须进行全面的病史采集和体格检查加以区分。正确的诊断是有效治疗的前提。对于急症情况应迅速识别并转诊进行手术治疗。由于文献报道骶髂激发性试验有效性一般，骶髂关节疼痛有时很难与腰椎病变来源的疼痛进行鉴别。骶髂关节疼痛并不常见，仅占腰痛发生率的15%[5]。

五、本章要点

- 在绝大多数情况下，根据患者的病史和症状，临床医生能够对腰骶部疾病的病因做出初步的判断。
- 神经系统检查、髋关节检查和激发性检查试验是腰骶椎体格检查的重要方面。
- 骶髂关节功能障碍的诊断可能比较困难，但与腰椎病变相比，其患病率较低。

参考文献

[1] Driscoll T, Jacklyn G, Orchard J, et al. The global burden of occupationally related low back pain: estimates from the Global Burden of Disease 2010 study. Ann Rheum Dis. 2014;73(6):975–81.

[2] Seecharan DJ, Arnold PM. Spinal Cord Injuries and Syndromes. In: Shen FH, Samartzis D, Fessler RG (Eds). Textbook of the Cervical Spine. Maryland Heights, Missouri: Saunders Elsevier; 2015. pp. 192–6.

[3] Taurog JD, Chhabra A, Colbert RA. Ankylosing Spondylitis and Axial Spondyloarthritis. N Engl J Med. 2016;374(26): 2563–74.

[4] Furman MB, Johnson SC. Induced lumbosacral radicular symptom referral patterns: a descriptive study. Spine J. 2019;19(1):163–70.

[5] Dreyfuss P, Dreyer SJ, Cole A, et al. Sacroiliac joint pain. J Am Acad Ortop Surg. 2004;12(4):255–65.

[6] Woznica DN, Press JM. Physical Examination of the Lumbar Spine and Sacroiliac Joint. In: Malanga GA, Mautner K (Eds). Musculoskeletal Physical Examination: An Evidence-based Approach, 2nd edition. Philadelphia, PA: Elsevier; 2017. pp. 106–44.

[7] Laird RA, Gilbert J, Kent P, et al. Comparing lumbo-pelvic kinematics in people with and without back pain: a systematic review and meta-analysis. BMC Musculoskeletal Disord. 2014;15:229.

[8] Littlewood C, May S. Measurement of range of movement in the lumbar spine—what methods are valid? A systematic review. Physiotherapy. 2007;93:201–11.

[9] Overley SC, Kim JS, Gogel BA, et al. Tandem spinal stenosis: a systematic review. JBJS Rev. 2017;5(9):e2.

[10] Rezvani A, Ergin O, Karacan I, et al. Validity and reliability of the metric measurements in the assessment of lumbar spine motion in patients with ankylosing spondylitis. Spine. 2012;37:E1189–96.

[11] van der Windt DA, Simons E, Riphagen II, et al. Physical examination for lumbar radiculopathy due to disc herniation in patients with low-back pain. Cochrane Database Syst Rev. 2010;(2):CD007431.

[12] Rabin A, Gerszten PC, Karausky P, et al. The sensitivity of the seated straight-leg raise test compared with the supine straight-leg raise test in patients presenting with magnetic resonance imaging evidence of lumbar nerve root compression. Arch Phys Med Rahabil. 2007;88:840–3.

[13] Supik LF, Broom MJ. Sciatic tension signs and lumbar disc herniation. Spine. 1994;19:1066–9.

[14] Walsh J, Hall T. Agreement and correlation between the straight leg raise and slump tests in subjects with leg pain. J Manipulative Physiol Ther. 2009;32(3):184–92.

[15] Suri P, Rainville J, Katz JN, et al. The accuracy of the physical examination for the diagnosis of midlumbar and low lumbar nerve root impingement. Spine. 2011;36(1): 63–73.

[16] Cox JS, Blizzard S, Carlson H, et al. Lumbar magnetic resonance imaging findings in patients with and without Waddell signs. Spine J. 2017;17(7):990–4.

[17] Dreyfuss P, Dryer S, Griffin J, et al. Positive sacroiliac screening tests in asymptomatic adults. Spine. 1994; 19(10):1138–43.

[18] Fortin JD, Dwyer AP, West S, et al. Sacroiliac joint: pain referral maps upon applying a new injection arthrography technique. 1: Asymptomatic volunteers. Spine. 1994; 19:1475–82.

[19] Fortin JD, Falco FJ. The Fortin finger test: an indicator of sacroiliac pain. Am J Orthop. 1997;26:477–80.

[20] Werner CM, Hoch A, Gautier L, et al. Distraction test of the posterior superior iliac spine (PSIS) in the diagnosis of sacroiliac joint arthropathy. BMC Surg. 2013;13:52.

[21] Cattley P, Winyard J, Trevaskis J, et al. Validity and reliability of clinical tests for the sacroiliac joint. A review of the literature. Australas Chiropr Osteopathy. 2002;10(2):

73–80.

[22] Van der Wurff P, Meyne W, Hagmeijer RH. Clinical tests of the sacroiliac joint. Man Ther. 2000;5:89–96.

[23] Laslett M, Aprill CN, McDonald B, et al. Diagnosis of sacroiliac Joint Pain: validity of individual provocation tests and composites of tests. Man Ther. 2005;10(3):207–18.

[24] Laslett M, Williams M. The reliability of selected pain provocation tests for sacroiliac joint pathology. Spine.

1994;19(11):1243–9.

[25] Dreyfuss P, Michaelsen M, Pauza K, et al. The value of medical history and physical examination in diagnosing sacroiliac joint pain. Spine. 1996;21(22):2594–602.

[26] Mens JM, Vleeming A, Snijders CJ, et al. The active straight leg raising test and mobility of the pelvic joints. Eur Spine J. 1999;8(6):468–73.

第 35 章　腰痛的脊柱外科治疗：目前的观点与循证医学证据

Low Back Pain Spine Surgery: Current Concepts and Evidence

David E Fish　Jason D Berk　Casey Fisher　Stephen Dechter　著

李朋飞　高文杰　译　黄东生　校

一、流行病学

腰痛是内科医生、骨科医生及理疗师等医疗专业人员最常见的医疗主诉之一。本章中所讨论的"腰痛"涵盖所有伴或不伴有神经根性症状的腰痛，尽管其治疗方式与疗效方面存在巨大差异。有报道称超过 80% 的人会在生命中存在有忍受某种形式的腰疼的时候[1, 2]。有许多研究评估了人群中腰痛的患病率和发病率，但由于其所采用的定义和研究参数存在差异，导致这些研究间很难进行横向比较[1, 3-5]。Hoy 等对纳入的 12 篇研究文献进行综述发现，"首发"腰痛的年发生率为 6.3%～15.4%，而一年内至少经历一次腰痛发作（首次或复发）的发生率为 1.5%～36%（表 35-1）[6]。

同样，由于所采用的定义和数据收集方法的不同，年患病率也会发生变化，其范围在 2%～65%[1, 6-8]，而终生患病率为 60%～85%[5, 9-11]。此外，患病率将随着年龄的增长而上升，直至 60—65 岁，之后会开始下降[12, 13]，而且许多研究表明，腰痛在青春期颇为常见[6, 14-16]。

尽管众多腰痛流行病学研究间的方法学参数存在差异，但显而易见的是，因为腰痛而寻求医疗专业人员的医疗护理已经成为很普遍的现状。40%～70% 的腰痛患者在一生中的某个时刻需要医生的评估和诊治[17, 18]。而且，Freburger 等研究表明因腰疼寻求专业医疗处理的患者人数有增加的趋势[1]，他们发现 1992—2006 年的 14 年间，北卡罗来纳州慢性腰痛的患病率从 3.9% 增加至 10.2%[1]。在不同性别、年龄和种族 / 民族人口的统计数据中，这种显著的增长都是显而易见的。此外，急性腰痛的年发生率从 7.3% 上升到 10.5%[1]。急性腰痛定义为导致正常活动受限至少 1 天，但少于 3 个月的疼痛，或限制活动的腰痛累计发作次数少于 25 次。虽然 Freburger 的数据特定于北卡罗来纳州的患者，但有理由认为其能够体现整个人群正在经历的变化趋势。

腰痛的自然病程和进展变化差异很大，有些人的症状只出现几天，有些人则持续数年[19]。从首次腰痛发作开始，有报道称症状持续时间的中位数为 42 天[6, 20]。Von Korff 等研究表明，在 1 年的随访中，腰痛持续时间低于 3 个月的患者中，受疼痛影响的持续天数中位数为 15.5 天，腰痛持续时间在 3～6 个月的患者中，这一

表 35-1　普通人群中腰痛的年发病率[6]

引　用	国　家	年龄（岁）	基线人群的纳入标准	病例定义 a	发生率（%）	标准差（%）	偏差风险
首发发病率							
Biering-Sorensen	丹麦	30—60	无腰痛病史	过去 1 年内腰痛病史	6.3c	0.8	低
Croft 等	英国	18—75	无腰痛病史	过去 1 年内腰痛病史	15.4c	0.9	中
Mustard 等	加拿大	21—34	无腰痛 > 1 天病史	过去 1 年中腰痛 > 1 天	7.5c	0.6	高
发病率（首发或复发）							
Al-Awadhi 等	科威特	15—99	无腰痛病史	过去 1 年内腰痛病史	1.5b	0.2	高
Cassidy 等	加拿大	20—69	前 6 个月无腰痛病史	过去 1 年内腰痛病史	18.9b	2.2	低
Croft 等	英国	18—75	调查时无腰痛病史	过去 1 年内腰痛病史	36.0c	1.2	中
Hestbaek 等	丹麦	30—50	过去 1 年无腰痛病史	过去 1 年有腰背问题	19.3c	1.7	低
Jacob 等	以色列	22—70	过去 1 月内无活动限制性腰痛 > 1 天	过去 1 年中，限制活动的腰痛 > 1 天	18.4c	2.7	中

a. 腰痛发作的定义；b. 年龄和性别标准化；c. 未校正

数据为 128.5 天[21]。

腰痛患者在发病过程中症状通常会得到缓解，但 50% 的患者会在一年内出现腰痛复发，2 年内复发和 5 年内复发的比例分别为 60% 和 70%[22]。若把时间范围拉长到一生，大约 85% 的腰痛患者会在某个时期出现复发[23]。在腰痛复发易感因素的研究中，研究者发现腰痛复发率会随着年龄的增长而增加[24]，且女性较男性复发风险更高[25]。此外，首次出现腰痛并导致日常功能受限持续 1 天以上的患者腰痛反复发作的风险更高[22, 26]。

虽然腰痛不是一个威胁生命或需要紧急医疗处理的问题，但文献报道腰痛是造成功能性运动不便和影响工作的重要原因[6, 27]。腰痛每年导致约 1.49 亿天工作时间的损失[28]，与正常人相比，经常反复腰痛者的难以工作的时间会更长[29]。此外，在 45 岁以下人群中，腰痛是限制体力活动的最常见原因[30]。

腰痛除了对人们日常功能和生活质量产生负面影响外，还给个人及其家庭、企业和政府带来巨大的经济损失[31-33]。腰痛患者消耗的医疗服务资源是普通人的 2 倍，主体为 20—30 岁的人群[7]。据估计，1998 年在美国，与腰痛有关的直接医疗支出为 907 亿美元[34]。而且随着发病率的增加，可以肯定的是，这一支出也出现了大幅增长。

确定腰痛及其相关后遗症的危险因素，将有助于我们更好地理解这种疾病，并提高医务人员预防和管理这种疾病的能力。如前所述，年龄是一个常见的危险因素，一些研究表明，20—30 岁人群中腰痛的发病率最高[35, 36]，而总体患病率随着年龄的增长而增加，直到 60—65 岁，此后开始下降[12, 13]。在性别差异方面，女性的患病率较高[6]。同时，腰痛的发生也与低教育水平和低社会地位有关[37-40]。那些从事体力要求较高的职业劳动者，包括手工操作，以及涉及频繁弯腰、扭腰和全身振动等工作，有较高罹患腰痛的风险[41, 42]。有研究表明，包括焦虑、抑郁和压力在内的许多心理因素也是腰痛的易感因素，应予以重视和适当管理[43]。此外，体重、身体质量指数（body mass index，BMI）也是影响腰痛发生的重要因素[44, 45]。

虽然关于腰痛的流行病学数据以及相关危险因素的相对强度在医学研究文献中存在差异，但毋庸置疑的是这一常见疾病对人们的生活质量产生了负面影响、导致患者功能严重受损，并给整个社会带来了直接或间接的巨大经济损失（表 35-2）。

二、诊断检查

导致腰痛的原因有很多种，包括但不限于骨骼系统方面的病因：①脊椎骨折、椎体滑脱、小

表 35-2　证据等级

作者，期刊，年份	实验设计	证据等级	内　容	随　访	测　量	主要结果
Atlas, Spine, 2005	PC	Ⅱ	手术 vs. 非手术	10 年	MRDS、MOSSF、SF、BI	手术组功能更好、满意度更高、下肢痛减轻
Wilson–Mac Donald, JBJS, 2005	RCT	Ⅰ	急性腰痛 ESI	2 年	Oxford 疼痛表、VAS	可减轻急性疼痛，但不能长期缓解疼痛
Chou, Spine, 2009	系统性回顾	Ⅱ	ESI	1 个月～3 年	VAS、ODI	有短期益处，长期益处存在争议
Ng, Spine, 2005	RTC	Ⅰ	ESI vs. 局部治疗慢性疼痛	3 个月	ODI、VAS、间歇性跛行、满意度	组间无统计学差异
Karppinen, Spine, 2001	RTC	Ⅰ	ESI vs. 生理盐水治疗急性 / 亚急性坐骨神经痛	1 年	VAS、满意度、病假、成本	有短期益处，但无长期益处
Weinstein, JAMA, 2006	PC	Ⅰ	手术 vs. 非手术	2 年	MOSSF、MODI	神经根性疼痛改善，功能改善无差异
Pauza, Spine, 2004	RTC	Ⅰ	IDET vs. 安慰组		VAS、SF–36、ODI	IDET 组患者的 VAS，ODI 和抑郁评分均有改善
Chinmoy, JVIR, 2012	PC	Ⅱ	RFA + 类固醇药物	1 年	VAS、NRS	VAS 和 NRS 在 1 年内持续改善
Arden, Rheum, 2005	RCT	Ⅰ	ESI vs. 生理盐水注射	1 年	ODQ	有短期改善，重复 ESI 无长期益处
Storheim, Rehab Med, 2003	RCT	Ⅰ	锻炼 vs. 认知 vs. 医疗处理	4 个月	VAS、RM	与对照组相比，运动和认知组显著改善
Foster, Neurology, 2001	RCT	Ⅱ	肉毒素 vs. 生理盐水注射治疗慢性腰痛	3～8 周	VAS、OLBPQ	肉毒素组疼痛和残疾状态均显著改善
North, NSGY, 2005	RCT	Ⅰ	SCS vs. 再次手术	3 年	VAS、阿片类药物、ADL、工作状态	与再次手术组相比，SCS 组疼痛减轻

BI. 全面的索引；ESI. 硬膜外类固醇注射；JOA. 日本骨科协会评分；MODI. 修订的 Oswestry 残疾指数；MOSSF. 医疗结果研究简表；MRDS. 修订的罗兰伤残评定量表；NDI. 颈椎功能障碍指数；NRS. 数字评分表；OLBPQ. Oswestry 腰痛问卷调查；PC. 前瞻性研究；RCT. 随机对照试验；RM. Roland–Morris 问卷；SCS. 脊髓电刺激；SF. 坐骨神经痛频率；VAS. 视觉模拟评分量表

关节病和骶髂关节炎；②椎间盘源性病因，如腰椎间盘突出和纤维环撕裂；③神经根受侵犯的神经源性病因；④涉及肌筋膜病变和肌肉劳损的肌肉源性病因。医务人员面临的挑战是确定这些众多因素中哪一个是导致患者疼痛出现的罪魁祸首。诊断的起始应是病史的全面采集，包括疼痛的持续时间和位置、导致症状发作的诱因、疼痛的性质（如锐痛、钝痛、烧灼感等）和强度、加重 / 缓解因素等，以及是否伴有下肢无力、麻木、二便失禁等情况。

通常，在一个完整的病史采集后足以做出正确的诊断。Roshan 和 Rao 在一项纳入 100 例患者的前瞻性研究中发现，在接受评估的患者中，78.58% 能通过采集病史就做出正确诊断[46]。"现病史"的采集效果不仅取决于医生提出重点而非引导性问题的能力，还取决于患者提供详细信息的能力。当患者不能准确描述自身症状时，通过病史进行诊断就会受到限制，特别是在疼痛或相关症状不明显时。因此，除了相对完善的病史采集，通常仍需要借助额外检查以获得更多信息来明确腰痛的病因。

病史采集后是体格检查，以进一步缩小可能导致患者腰痛的病因范围。体格检查不仅包括全面的肌肉骨骼评估，还包括神经功能评估。通常，体格检查从一般项目开始，感觉和肌力的检查通过运动强度、针刺和轻触觉及反射检测进行评估。对神经张力的检查，如直腿抬高和加强试验，能够协助明确是否存在腰神经根的损伤。此外，包括肌阵挛、肌张力增高、Babinski 征、Hoffman 征、反射亢进、步态不稳在内的所谓"长轨征（long track sign）"的出现，提示神经根水平以上中枢神经系统的损伤。肌筋膜和滑囊所致的疼痛可通过触诊椎旁肌、腰方肌、髂腰肌、梨状肌、臀肌及大转子等部位，并在相应部位诱发

症状来明确诊断。

骶髂关节病变，如骶髂关节炎 / 关节病，引起的腰痛占 10%～30%[47, 48]，可以通过触诊及包括 Patrick 试验和 Yeoman 试验在内的激发试验，以评估骶髂关节的病变情况。除了骶髂关节外，腰椎小关节可通过触诊和小关节负荷实验进行评估，这些小滑膜关节的炎症或关节病通常是轴性腰痛的病因[49]。

同病史采集一样，腰痛患者的体格检查也存在局限性。因为对体格检查结果的解释往往是主观的，不同检查者之间可能存在差异；同时，体格检查的结果在很大程度上也取决于患者的充分参与和全力配合，但患者往往因疼痛而无法接受全面系统的体格检查。此外，检查结果中有时会出现前后矛盾的情况，这使得很难权衡它们的临床意义。另外，多数腰痛患者都有一个自认为的"病因"来解释他们的症状，并竭力向医务人员说明以希望得到治疗和帮助，但此时医务人员应保持足够的谨慎，以防个人为了获得其他利益而提供虚假的体格检查结果。

由于病史采集与体格检查的固有局限性[50–52]，医生仍需要其他辅助检查的帮助以做出正确的诊断。通常借助的诊断工具是医学影像技术，最常见的是普通 X 线摄影和磁共振成像（MRI）。

X 线摄影对脊柱骨的结构、序列的显示、骨折与潜在退行性改变的发现具有很大帮助，像腰椎过伸过屈侧位 X 线片能够帮助医生方便快捷地评估腰椎滑脱移位。虽然 X 线摄影方便、获取迅速，是很好的初筛手段，但其无法显示丰富的细节结构，也不能像 MRI 那样评估软组织。

MRI 为异常腰椎解剖结构的诊断提供了有力的帮助。然而，需要注意的是，这些图像只是反映了患者某一时间点腰椎的情况，并且"异常"的发现不一定与腰痛相关。Boden 等对 67 名无

腰痛、坐骨神经痛或神经源性跛行病史的患者进行了 MRI 的影像研究[53]，发现即便在 20 岁至 39 岁较年轻的人群中，MRI 也提示有 34% 的受试人员存在椎间盘突出。同时，该研究还证实了年龄和 MRI 异常发现比例直接相关。Jensen 等报道了 98 名无症状受试者的 MRI 结果[54]，发现 68% 的受试者 MRI 有异常发现。进一步分析发现 52% 的受试者在一个或多个节段有腰椎间盘膨出，27% 有椎间盘突出，1% 有椎间盘脱出。此外，在 38% 的受试者中发现多个节段的异常。综上，这些研究表明 MRI 的异常不一定能够解释患者腰痛的原因。所以这些传统的诊断技术，包括影像学、体格检查和病史采集的不确定性，促进了更专业化甚至有创性检查的发展。

肌电图（electromyography，EMG）对运动单位的评估有助于明确神经根病的诊断，并对病变严重程度进行评价。神经根病的诊断是根据由共同神经根但由不同外周神经支配的不同肌肉中均出现电生理异常而做出的。Nardin 等对一组"确诊神经根病"的受试者进行了研究，发现在肌电图上检测到的异常与在 MRI 中观察到的病变之间的相关率为 60%[55]。该研究还显示了肌电图在神经根病诊断中的特异性作用，发现肌电图检查阳性率在确诊和疑似神经根病的受试者中分别为 72% 和 29%。表明肌电图在神经根病的诊断中特异性较高。然而，与其他检查相比，肌电图的敏感性较低。通常在神经损伤后 7～10 天，有时甚至 3 周后，才能在肌电图检查中发现异常变化。另外，在神经根受刺激与神经损伤时，肌电图均可显示正常结果，这是由于肌电图所检测的肌肉范围内尚未去神经支配导致的。综上，肌电图不是一种有效的筛查手段，但它在诊断神经根病方面具有一定的价值。

椎间盘造影是一种用于明确腰痛是否是由椎间盘病变导致的诊断技术。在透视引导下，将穿刺针插入椎间盘髓核，并注射无刺激性的对比剂。从理论上讲，如果椎间盘源性腰痛，对比剂的注入将使椎间盘膨胀，从而诱发腰痛症状的出现。而对正常的椎间盘进行注射虽然仍会造成椎间盘膨胀，但不会导致疼痛的产生。然而 Holt 的一项研究表明椎间盘造影在诊断椎间盘源性腰痛中缺乏特异性[56]。另外，Walsh 等对包括 7 名无症状的男性和 10 名有腰痛症状的男性样本人群研究中，发现椎间盘造影的假阳性率为 0%[57]。在诊断椎间盘源性腰痛时，导致椎间盘造影特异性低的一个重要因素是该检查的主观性，因为这种诊断技术的结果几乎完全取决于患者的配合和反馈。该检查要求受试者不仅能够反馈注入对比剂后是否出现疼痛，受试者还必须能够分辨出诱发的疼痛是正常状态下的疼痛还是病理性疼痛。因此，对从椎间盘造影中获得的结果进行评估时，不仅要考虑检查者的技术水平，还要考虑患者的因素。Carragee 等的一项研究表明，存在慢性疼痛、功能障碍和索赔相关问题的受试者在椎间盘造影时出现疼痛的概率更高[58]。

显而易见的是，病史采集、体格检查、影像学检查或侵入性检查等在诊断腰痛中均存在各自的局限性。因此，对任何一个患者的正确诊断都应基于各种检查手段的联合应用和对其检查结果的综合分析。Roshan 和 Rao 研究表明，医生对疾病确诊的信心从病史采集后的 6.36 上升至体格检查后的 7.57，而若再结合影像学检查，分数进一步提高到 9.84（以 0～10 作为衡量范围）。总之，腰痛病因的明确诊断是进行有效治疗的重要前提。

三、治疗

腰痛，无论是轴性痛还是根性痛，均涉及

多种病理过程，故而存在多种干预方式和治疗药物，其中联合治疗是最常见的治疗模式。对于腰痛的治疗方式多种多样，既包括有创的侵入性操作，又包括简单的软膏局部应用。所有治疗方法都有不同程度的效果，但目前尚没有哪一种药物或疗法被证明能完全缓解所有类型的腰痛。本章将要讨论的是由肌筋膜、韧带、关节复合体和椎间盘退变等引起的轴性腰痛，或由神经根复合体病变引起的神经根性腰痛，而不包括由肿瘤、感染、先天性畸形或风湿性疾病等引起的腰背部症状。同时，本节将讨论的治疗方式包括物理治疗、仪器辅助治疗、药物治疗和心理治疗。涉及介入技术或外科技术的治疗方式将在下一节或后续章节中讨论。

（一）物理治疗

物理疗法是一个宽泛的术语，指的是通过物理手段，如按摩、仪器辅助和锻炼，而非药物来治疗疾病或功能障碍。物理治疗是由具有执照的专业治疗师开展的。对于腰痛的物理治疗，包括拉伸锻炼和力量强化训练，适用于机械性或肌筋膜病变（伴或不伴有脊柱原发性病变）引起的轴性或神经根性腰痛。

目前有多种针对腰痛的锻炼方法，其形式多样，被广泛应用于腰痛的初期治疗中。但遗憾的是，对于使用何种类型的方法以及何时开始进行锻炼目前尚缺乏共识。2005 年 Cochrane 对 61 项随机对照试验共纳入 6390 名患有急性、亚急性或慢性腰痛患者的综述发现运动疗法能够有效缓解慢性腰痛患者的症状，并显著提升其机体功能[59]。然而，在急性腰痛患者中，运动疗法并不比休息更加有效。在亚急性患者中，接受分级或渐进的方式进行活动（包括运动治疗）的受试者，其缺勤天数显著减少，但除此之外并没有其他功

能改善的效果[59]。此外，有研究对不同方法进行比较，发现接受个性化、监督下的拉伸和力量强化训练对亚急性和慢性腰痛在缓解疼痛和提升机体功能方面是最有效的[60]。总之，物理治疗和治疗性的功能锻炼被认为是腰痛的一线治疗方法，其具有无创、并发症少、不良反应小等优势。

（二）仪器辅助治疗

仪器辅助治疗定义为通过使用物理能量来减轻疼痛的非药物疗法。对于腰痛患者来说，有许多仪器辅助手段可以用来缓解症状，如冷疗、透热疗法、经皮神经电刺激（transcutaneous electric nerve stimulation，TENS）、牵引、按摩、推拿、整脊术、支具、针灸等。

冷疗是通过降温来缓解局部疼痛。多利用冰袋、冷水或蒸汽喷雾剂来进行。低温的治疗机制是通过降低局部组织温度、进而造成局部血管收缩和代谢降低，从而提高神经疼痛阈值并减轻炎症反应[61]，与此同时，肌梭活性亦显著降低，包括 Ia 和 II 型传入神经纤维的放电均出现下降[62]。这些特点使冷疗在缓解与肌肉劳损、韧带损伤和局部炎症有关的腰痛方面非常有效。

透热疗法是利用深度组织加温来缓解疼痛，但不会使皮下组织或皮肤过热。其机制是利用能量转换使深达 3～5cm 的组织获得热量，这比使用加热垫或热敷包产生的表面热量要深，目前包括三种类型，分别为治疗性超声波透热疗法、短波（无线电波）透热疗法和微波透热疗法[63-65]。此外，超声波还可用于透过背部皮肤向深层组织输送药物，如皮质类固醇或局部麻醉药。这种方法能够通过增加表皮渗透性（表皮的渗透性至少提高 10 倍，对某些药物甚至达到 1000 倍），从而使药物更有效的透过表皮[66]。

TENS 是一种通过附着在皮肤上的电极传递

电信号的过程。TENS 可以有效缓解背痛，部分原因是基于 Melzack 和 Wall 首先描述的门控疼痛理论。该理论认为，疼痛信号可以通过刺激更粗大的有髓传入神经纤维来阻断[67]。研究表明 TENS 以低频传递电信号的方式通过促进内源性阿片样物质的释放来缓解疼痛[68]。而且大部分 TENS 装置是便携式和可编程的，可以为患者提供相对安全和可靠的疼痛治疗。

按摩作为治疗腰痛的方法已经有很多年历史了。通过对背部软组织的加压和拉伸产生机械性的、心理的和反射性的效应，已被证明在宣教与锻炼的协同下，对亚急性和慢性腰痛的治疗十分有效[69]。按摩方法有许多种，包括轻抚法、揉捏法、叩击法、摩擦法、肌筋膜松解法、指压法等，但目前尚缺乏证据指出哪一种按摩手法在治疗上更有效。有研究表明与安慰组相比，按摩在短期及长期随访中均能有效缓解患者的疼痛并改善其功能[69]。

牵引常被应用于颈部疼痛治疗，但也可以用于腰痛[70]。当应用于腰痛的治疗时，可以采用间歇性或持续性的牵引模式，并利用机动装置或滑轮系统进行。牵引在腰痛治疗中的应用目前尚未得到很好的研究，但有研究表明牵引在治疗特定类型的腰痛患者中取得了满意的疗效，其能使 40 岁左右的腰痛患者的腿痛和腰痛症状有效减少至少 50%，这些患者的腰痛症状是由腰椎前凸不足引起的，同时伴有与 $L_5 \sim S_1$ 腰椎间盘突出相关的慢性单侧腰骶神经根病，且症状持续时间超过 3 个月[71]。针对这些患者，由计算机控制的牵引装置提供的拉伸型牵引能够有效减轻下肢痛和腰痛并改善腰椎前凸[71]。

尽管多数研究显示整脊术在治疗急性或慢性腰痛中的疗效并不确切，但其应用却十分广泛。操作通常由脊柱按摩师或整骨医生进行，包括一系列的手法操作和身体辅助活动。必须强调的是，对于怀疑骨折、感染、恶性肿瘤、进行性神经系统疾病或脊柱解剖结构发生改变的患者应避免使用整脊术[72]。2004 年 Cochrane 的综述表明，与全科医生护理、镇痛药物治疗、物理治疗或功能锻炼相比，整脊术并不具有显著优势，但与安慰组相比，整脊术具有临床和统计学上的显著差异[73]。这意味着整脊术对腰痛患者的影响不仅仅是安慰剂效应，但具体机制仍需进一步探究。

虽然当前支具治疗腰痛有非常大的商业市场，但是没有证据表明使用支具是预防或治疗腰痛的有效手段[74]。有学者指出这可能是由于患者佩戴支具时的依从性差造成的，但具体原因仍有待进一步观察，因为目前缺乏有关支具在腰痛中使用的高质量研究。大多数医生不愿意使用支具治疗腰痛，因为它限制了椎旁肌肉的活动，这可能会导致肌肉萎缩而加重患者的腰痛症状[75]。另一方面，在针对脊柱骨折所致疼痛的保守治疗中，支具是有效的。支具治疗最常见于患有脊椎峡部裂的年轻运动员，其目的是将应力传导至骨折的峡部以促使骨缺损的愈合[76]。应用胸腰骶矫形支具固定 3～6 个月，结合物理疗法以减少腰椎前凸和腘绳肌挛缩，并在最初 3 个月避免活动，上述措施已被证明可有效缓解疼痛、促进骨折愈合[77]。

针灸是将细针穿过身体特定部位皮肤的一种古老的传统中医疗法，已存在近 2000 多年。迄今为止，各种各样的理论和研究表明，当这些针置入组织后会引起多种不同的生理反应。正电子发射扫描（PET）显示 μ 阿片样物质结合电位增加，功能 MRI 显示大脑疼痛处理中枢活动增加、脑干中内源性阿片样物质释放增加[78]。作为多学科治疗的一部分，针灸虽然不被视为一线疗法，但可作为慢性腰痛的补充治疗。研究表明，针灸并不比安慰组有效，但较空白治疗组，还是具有一定疗效的[79, 80]。

（三）药物治疗

腰痛的治疗方法也包括药物治疗，主要分为口服药物和局部外用药物两大类。其中，最常用的口服药物有非甾体抗炎药 [（nonsteroidal anti-inflammatory drugs，NSAID），如水杨酸盐、对乙酰氨基酚]、肌肉松弛药、抗癫痫药、三环类抗抑郁药和阿片类药物；局部外用药物有局部麻醉药、非甾体抗炎药、辣椒素及含有水杨酸甲酯和薄荷醇的复合药物。这些药物都有治疗腰痛的作用。

NSAID 在世界范围内被广泛使用，研究表明该药可通过减少组织肿胀、减轻炎症反应来改善腰痛[81]。NSAID 的使用适应证为轻度至中度疼痛、类风湿性或骨关节炎性疼痛。其主要通过抑制前列腺素合成 2 型环氧化酶（COX-2）来发挥抗炎镇痛作用；而非甾体抗炎药同时又抑制 1 型环氧化酶（COX-1）的合成而产生相关的不良反应[82]。其中消化不良、抗血小板活性和心血管事件风险增加是与非甾体抗炎药相关的常见的严重不良反应，所以胃溃疡患者、正在服用抗凝药物的患者或患有冠状动脉疾病的患者应避免使用该类药物。但非甾体抗炎药在治疗腰痛中具有十分重要的作用，尤其是针对因外伤或慢性损伤再次加重后的急性腰痛，非甾体抗炎药和水杨酸盐被认为是一线用药。此外，也有研究表明当腰痛与肌肉劳损、韧带拉伤或急性关节炎相关时，该类药物治疗效果尤其明显。

水杨酸盐，跟非甾体抗炎药一样，通过抑制炎症和影响前列腺素的产生来改善腰痛。而且水杨酸盐也具有与非甾体抗炎药相似的适应证和不良反应。对乙酰氨基酚，也称为扑热息痛，是另一种治疗腰痛的一线药物，与水杨酸盐有类似的治疗效果，但它无抗炎、抗血小板和导致胃溃疡发生等不良反应。对乙酰氨基酚非常常用，尤其是与阿片类药物联合使用，但如果长时间高剂量使用该类药物，则会对肾脏和肝脏功能产生严重影响[83, 84]。

肌肉松弛药也是一类常用于腰痛初始治疗的药物，特别是针对有肌肉痉挛和神经性疼痛的患者。最常见的三种肌肉松弛药包括抗痉挛的苯二氮䓬类药物、非苯二氮䓬类抗痉挛药物和解痉类药物。安定、阿普唑仑（xanax）和劳拉西泮（ativan）是用于治疗腰痛的最常见的苯二氮䓬类药物；环苯扎林（flexeril）、美索巴莫（robaxin）和替扎尼定（zanaflex）是最常用的非苯二氮䓬类抗痉挛药；巴氯芬和丹曲林是治疗肌肉痉挛最常用的口服药物。但是，关于各型肌肉松弛药的具体使用条件以及使用疗程，目前还未达成共识，联邦药物执法局的指南建议肌肉松弛药在治疗腰痛患者肌肉痉挛症状时疗程不应超过 2 周。2003年 Cochrane 数据库对 30 项研究的大型综述表明，该类药物在非特异性腰痛的短期治疗中比安慰剂有效，但同时它们也带来很大的不良反应，主要与其对中枢神经系统的镇静作用有关[85]。

最近加巴喷丁（neurontin）和普瑞巴林（lyrica）也被用于治疗神经源性腰痛，这类药物通过调节电压敏感钙通道亚单位 α2-δ 配体发挥作用[86]，最初仅用作抗癫痫治疗。目前，这类药物也适用于带状疱疹后神经痛和神经源性疼痛，普瑞巴林（lyrica）也适用于纤维肌痛，而且与苯二氮䓬类和选择性 5- 羟色胺再摄取抑制药相比，该类药物具有较少的并发症[87]。然而，由于其具有镇静作用，所以要以低剂量开始使用，当药物浓度在患者体内达到稳定、机体耐受后再加大剂量直至机体疼痛得到有效缓解。

三环类抗抑郁药，如去甲替林（pamelor）、阿米替林（elavil）和选择性血清素 – 去甲肾上腺素抑制药（SNRI），如度洛西汀（cymbalta），现已被发现对治疗神经源性腰痛有效[87]。该类药物可通过选择性抑制血清素和去甲肾上腺素再摄取来治疗神经源性疼痛。一篇纳入 105 项临床随机对照试验的综述表明，需要治疗的神经源性疼痛患者的比例为 2.1%～3.1%[87]，并且认为加巴喷丁和普瑞巴林联合应用是治疗神经源性疼痛的一线用药[88]。而且服用 SNRI 比服用 TCA 的一个优点是不良反应更少，这是因为 TCA 还阻断了乙酰胆碱的毒蕈碱受体、α 受体和组胺受体，从而造成机体出现视物模糊、尿潴留、便秘、体位性低血压和镇静等不良反应。

阿片类药物越来越多地用于治疗腰痛，但该类药物的使用在用药时机、给药剂量以及疗程等方面存在很大争议。阿片类药物有长效或短效制剂，包括氢可酮、吗啡、氢吗啡酮、羟考酮和可待因等。另外，当医生给腰痛患者阿片类药物治疗时应注意防止该类药物的滥用、误用和转卖。在临床中，该类药物通常与对乙酰氨基酚联合使用，如可待因和对乙酰氨基酚（泰诺 3 号）、氢可酮和对乙酰氨基酚（维柯丁）或羟考酮和对乙酰氨基酚（奥施康定，percocet）。吗啡也经常被用来治疗腰痛，其他阿片类药物还有羟吗啡酮（opana）、氢吗啡酮（dilaudid）、芬太尼、哌替啶（demerol）、美沙酮（dolophine）、左啡烷、丙氧芬（darvon）、他喷他多（nucynta）以及部分激动药或激动药拮抗药，如丁丙诺啡（subutex）和喷他佐辛（talwin）。上述药物都有各自的药理特点，使用时也各有利弊。阿片类药物不仅适用于急性和亚急性腰痛的治疗，也可用于治疗慢性腰痛。但是有文献不支持其在慢性疼痛患者中使用，特别是出于安全和疗效的考虑而应避免高剂量使用[89]。其中短效阿片类药物可用于阿片类

药物初始使用者、急性或亚急性疼痛或仅间断服用镇痛药的患者。需要注意的是，在为肌筋膜病变患者开具阿片类处方时应谨慎，因为长期用药会导致患者成瘾[89]。所以给患者应用阿片类药物时，一定要叮嘱患者规范用药，例如只服用处方中的药物、不添加其他药物，避免使用兴奋性药物，不可将药物转手给他人，以及通过同一医师和药房获取阿片类药物等。此外，临床医生应遵守毒理学原理避免不规范的用药，如阿片类药物之间的用药变更应考虑不完全交叉耐受性，在维持相同镇痛效果的同时，医师应在较低剂量上给予新的阿片类药物。当从一种阿片类药物变更为另一种阿片类药物，或从速释制剂转换为长效制剂时，建议将总剂量减少 25%～50%，以防不完全交叉耐受性的发生[90]。临床上减少耐受性发生的策略有阿片类药物轮换、定期阿片类药物停用、重新开始较低剂量用药或完全停止阿片类用药。需要强调的是，医师应该始终注意阿片类药物的成瘾性和长期使用的上限，并与患者详细交代长期用药的注意事项。如果患者服用大剂量阿片类药物（长效或短效），但疼痛仍然显著，则应强烈建议停用药物。

利多卡因是最常用的局部麻醉药物，也可用于腰痛的治疗，通常以贴剂或局部软膏的形式使用，也可以混合丙胺卡因以混合剂或凝胶的形式使用。有研究表明其对神经性疼痛的缓解十分有效，可作为神经源性疼痛的一线治疗[88]。此外，利多卡因也可用于带状疱疹后胸部皮节分布区残留背痛的治疗[91]。需要注意的是，使用该药物时应避免接触皮损、眼睛、面部和黏膜，以防其被机体吸收导致全身性影响。

薄荷醇和局部药物水杨酸甲酯软膏单独 / 联合使用、辣椒素和双氯芬酸的经皮使用，均适用于因肌筋膜病变引起腰痛的治疗。其中，双氯芬

酸是一种非甾体抗炎药，可以以贴剂或软膏的方式外用。它的主要适应证是骨关节炎引起的疼痛，但也适用于因肌筋膜炎引起的背痛。另外，薄荷醇和水杨酸甲酯外用软膏是治疗疼痛的非处方药，薄荷醇给人一种冰冷的感觉，水杨酸甲酯则作为表皮和真皮的局部抗炎剂。而辣椒素是辣椒代谢物的合成物，当它接触皮肤时会引起烧灼感，也用作腰痛的局部止痛，且已发现辣椒素在浓度为 0.025% 和 0.075% 时对肌筋膜源性和神经源性疼痛有益，具有不同程度的功效[92]。

（四）心理治疗

治疗腰痛的另一个重要方法是精神或心理干预。该疗法是腰痛多学科综合治疗的重要组成部分。当患者有精神障碍史，如创伤后应激障碍、抑郁症、双相情感障碍或分裂情感障碍时，心理治疗会有很大帮助。除此之外，心理干预对人格障碍如边缘性、表演性或强迫性人格障碍的治疗也有好处。首先治疗前应识别并确定患者的环境应激源（如工作满意度、心理压力和心理社会因素）对其疼痛的影响[93]，然后采取应对策略控制环境应激源。医师们应该意识到心理治疗是改善腰痛患者症状的一个重要方法，应在治疗时加以使用。

四、外科操作

外科治疗通常适用于药物难以缓解的轴性或神经根性腰痛。特别是介入治疗，由于其创伤小，可与其他治疗手段联合使用以改善患者功能和缓解疼痛，从而使外科手术风险较高的患者避免手术。而对于需要外科手术治疗的患者，重要的是要明确哪种病变情况下需立即治疗；哪种情况下可选择手术治疗，并根据不同的病情选择不同的手术方式。同时，要清楚已经做过手术但疼痛不缓解的患者下一步该怎样治疗。本节将重点针对上述问题进行介绍。

（一）介入治疗

神经根性或轴性腰痛的患者在接受外科手术前，通常会选择介入治疗，特别是那些伴有广泛退行性变、单节段椎间盘切除术或椎板切除术无法改善症状的患者。介入手术通常使用穿刺针将药物输送到特定责任部位来进行治疗，包括肌筋膜注射，如触发点注射和促增生注射、硬膜外类固醇注射、内侧支阻滞、射频消融、椎间盘内介入疗法、椎体后凸成形术或椎体成形术等。

肌筋膜触发点注射可以缓解因肌筋膜、皮肤、筋膜、韧带或骨膜引起的腰痛。触发点（trigger point）是指当触诊绷紧的肌肉时，会引发激惹、产生疼痛的组织区域上的点。操作方法包括干针穿刺法，即不使用任何药物、仅对触发点使用穿刺针进行反复穿刺，或者注射局部麻醉药（如利多卡因），注射局部麻醉药和皮质类固醇［如曲安奈德（kenalog）］，或注射肉毒杆菌毒素等。不同的操作方法和注射药物种类因操作者而异，目前关于注射何种药物疗效最佳的研究十分有限，有项研究表明干针穿刺法和药物注射的疗效并无显著性差异[94]。

促增生注射（prolotherapy injection）同样是一种局部注射的方法，是向脊柱韧带注射药物，以激活粒细胞、巨噬细胞、成纤维细胞等促进局部炎症反应，在理论上可以促进韧带的修复生长以稳定脊柱节段。注射的药物可选择苯酚、愈创木酚、单宁酸、浮石粉、鱼肝油酸钠、甘油和葡萄糖等，其中葡萄糖最为常用。目前尚缺乏证据表明单独使用促增生注射能够取得优于安慰剂的效果，但其作为其他治疗的辅助手段，对缓解腰痛有一定的作用[95, 96]。

硬膜外类固醇注射和选择性神经根阻滞，适用于腰神经根病或与神经根炎相关的神经源性疼痛的治疗。操作通常在透视下进行，以引导穿刺针的位置，从而避免损伤重要血管。超声和 CT 引导在临床中也经常使用。经过培训后，对某些操作水平高、对脊柱解剖结构熟悉的医师已经可以在不使用影像引导的情况下完成穿刺注射。其中有三种硬膜外给药方法，分别是经棘间、经骶尾部和经椎间孔给药。经棘间是将穿刺针经腰椎棘突之间穿过椎板间隙穿刺进入硬膜外，需要在棘间韧带或旁正中韧带间进入，以避开骨性的棘突[97]。骶尾部硬膜外入路是将穿刺针通过骶裂孔和骶尾韧带从底部中线进入硬膜外间隙[98]。经椎间孔入路是将穿刺针经椎弓根、横突和责任椎板的正下方进入椎间孔。注射的药物通常是局部麻醉药和皮质类固醇的混合制剂。虽然注射剂间有不同的组合方式，但研究表明不同组合方式之间的疗效无显著差异。此外，硬膜外注射不但可以用于缓解症状、改善功能，而且还可以通过评估注射后有无效果来判断疼痛的原因，从而达到诊断的目的。若注射不能缓解疼痛则提示疼痛是其他来源的继发性疼痛，而不是腰神经根病变引起的，但也可能是药物没有注射到神经根附近造成的。通过硬膜外类固醇注射或选择性神经根阻滞后，如果患者症状改善，表明导致患者症状的原因是腰神经根的病变，但也不排除是患者治疗后心理安慰造成的。

小关节，也称为关节突关节，可能是导致轴性腰痛的主要病因。文献报道小关节源性疼痛的发生率为 15%～40%[99, 100]。小关节由该节段及上一节段神经根的背侧分支神经支配。临床上通过将局部麻醉药和类固醇注射到小关节囊内或背侧支神经周围进行治疗，这种双阻滞方案不但有治

疗作用，还具有诊断作用。其注射位置为上关节突与腰椎横突或骶翼（L_5 背支）的交界处的中部，如果注射后疼痛没有缓解则提示疼痛由其他病因引起，或者药物没有注射至准确位置；如果通过小关节注射或内侧支传导阻滞后患者症状改善则表明疼痛是由关节突关节引起的。一旦确诊患者的疼痛是由小关节引起，下一步就可以对责任部位的内侧分支进行射频消融，以达到对疼痛的根治。总而言之，内侧支阻滞和射频消融是诊断和治疗小关节源性疼痛有效的手段[101]。

其他可用于治疗腰痛的介入措施有椎间盘内电热成形术（intradiskal electrothermal annuloplasty，IDET）、髓核成形术、射频成形术（discTRODE）和椎间盘修复术。这些技术主要是针对由椎间盘内部破裂或椎间盘突出引起的腰痛。通常情况下，进行这些操作前需要通过椎间盘造影术明确腰痛的病因。椎间盘造影术是临床上一个重要的诊断方法，可以帮助确定椎间盘源性腰痛，特别是在已经排除了其他如小关节或骶髂关节引起轴性腰痛的情况下。对于椎间盘源性疼痛的治疗，目前尚缺乏证据支持纤维环射频消融或椎间盘修复术可以改善由椎间盘破裂引起的腰背痛[102]。此外，尽管 IDET 在临床中很少使用，但有研究表明其在缓解椎间盘源性腰痛中效果显著[102, 103]。IDET 的作用机制是向椎间盘内置入一根自带线圈的导管，经纤维环传导加热，使胶原纤维变性、烧灼肉芽组织并使神经纤维发生凝结，进而达到止痛的作用[104]。

椎体后凸成形术或椎体成形术适用于骨质疏松性椎体压缩性骨折引起的腰痛的治疗。通过插入椎体的导管将一种名为聚甲基丙烯酸甲酯（poly-methyl-methacrylate，PMMA）的骨水泥注入椎体。后凸成形术和椎体成形术的不同之处在于，后凸成形术具有恢复塌陷椎体高度及其

终板序列的作用，而椎体成形术主要是减轻压缩性骨折引起的疼痛。后凸成形术利用球囊膨胀以增加椎体体积、提高椎体高度，并在注入骨水泥前恢复终板序列。最近的一项研究表明椎体后凸成形术与安慰组治疗效果无显著差异，所以该手术以后在临床上的应用可能会减少[105]，但对于那些在发病 3 个月内而保守治疗无效，且无法接受开放手术的患者来说仍是一个不错的治疗选择[106]。

（二）外科手术

如果腰痛患者对前面提到的治疗方法无效，并且合并脊柱不稳、肠道或膀胱功能障碍，则需要进行外科手术干预。临床工作中，诊治医师应该警惕腰痛患者症状和体征的变化，以明确是否需要进行手术干预，手术方案取决于患者的症状和引起症状的病因。另外，有部分腰痛患者需要进行急诊手术，急诊手术的一些常见指征有出现神经功能恶化，包括感觉麻木、肌无力、马尾神经综合征，以及合并脊柱不稳的创伤。

（三）术后的治疗选择

术后腰痛，也被称为腰部手术失败综合征，指接受手术治疗后仍残留有腰痛。腰部手术失败综合征严格来说用词是欠妥当的，因为手术通常在恢复脊柱稳定性和减压方面是成功的，但由于退变或者术后瘢痕的影响，可能会导致脊柱其他节段出现疼痛。关于这类患者的术后治疗选择包括再次手术、保守治疗、置入式装置治疗（如鞘内泵、脊髓电刺激仪）等。鞘内泵和脊髓电刺激仪在减轻疼痛方面作用显著[107, 108]。其中电刺激脊髓背侧纵柱的治疗原理为 Melzack 和 Wall 提出的门控理论，即其阻碍了疼痛信号在脊髓水平上从外周向大脑的传递[67]。而鞘内泵是经置入鞘内间隙的导管以实现阿片类药物在体内的缓释来缓解疼痛。

五、并发症

虽然腰痛病程通常是自限性和良性的，但有时也会导致患者严重的功能障碍，特别是持续的疼痛会影响患者的步态，或由于邻近关节生物力学的改变而加速退行性变的发展。此外，在某些特定病因下（如椎管狭窄、椎体滑脱或髓核突出导致神经孔狭窄等），患者会出现神经压迫症状，导致运动和感觉功能障碍。需要特别注意的是，临床医生必须考虑到肿瘤和感染病因的可能，因为这两种病因都可能导致患者发生严重的疼痛和神经功能损害，所以临床上需要通过仔细的病史问诊、体格检查和全面的辅助检查来进行鉴别诊断。关于腰痛各种病因和检查的细节已经在本章的其他部分进行了详细的讨论。

腰痛的治疗可能会造成一些并发症。因此，在开始任何一种治疗之前，必须仔细评估各种治疗方法的风险和益处，并与患者进行充分的沟通。并发症的发生率因治疗方式的不同而存在差异，其中最严重的并发症有感染、血管或神经损伤、药物渗漏、脊髓损伤、癫痫发作和死亡等。

（一）经肌筋膜和韧带介入治疗的并发症

对腰痛最基本的介入干预是肌筋膜触发点注射。触发点注射通常被认为是安全的，然而，已有文献报道了与注射部位疼痛加重和局麻药相关的一过性感觉异常并发症的发生[94]。A 型肉毒毒素也可以用于肌筋膜源性腰痛的治疗，但注射肉毒杆菌毒素可能会扩散到靶肌肉之外，从而导致患者出现严重过敏反应和死亡的风险，这一点必须告知患者[109]。而对于旨在加强或硬化韧带的促增生注射，则被认为可能会加重患者的腰痛症状。有研究表明促增生注射后最常见的并发症是注射部位疼痛加重，但该疼痛通常是一过性的[110, 111]，像更严重的并发症如死亡和截瘫的报道十分少见[112]。

（二）轴位介入治疗的并发症

如果患者腰痛的病因已明确是由脊椎附件引起的，则可以采用关节突关节内注射或内侧支阻滞伴神经松解术治疗。当在透视引导下规范操作时，两者通常都被认为是安全的。但是，也必须警惕注射剂可能扩散进硬膜外或血管内并发症的发生，文献已报道有高达 8% 的患者出现该并发症[113]。而对于小关节源性腰背痛的治疗，射频消融和内侧支神经松解术的并发症发生率也非常低。2004 年，Kornick 等回顾分析 92 例患者的 616 例射频损伤，发现轻微并发症的总发生率为 1%，包括一过性局部疼痛和根性疼痛[114]。最近，Manchikanti 在 20 个月的时间里进行了超过15 000 次腰椎内侧支阻滞、小关节内注射和射频消融，统计表明轻微并发症发生率为 4%，没有神经根或脊髓损伤、硬膜外血肿或感染的发生[115]。其他手术，如骶髂关节皮质类固醇注射和梨状肌内注射，并发症发生率也同样较低，大多数是感染性、神经损伤或与药物相关的并发症[116]。同时，骶髂关节外侧支射频松解术也被证实是治疗骶髂关节疼痛的安全可行的选择。一项较小的随机对照试验表明，大多数患者在术后 10 天出现疼痛暂时性加重，另有一名患者出现一过性臀部感觉异常，没有其他重大并发症的发生[117]。

（三）椎间盘内介入治疗并发症

椎间盘造影术是一种重要的诊断手段，有助于确定椎间盘是否是引起腰痛的内在原因。与该

操作的相关并发症有感染、神经和脊髓损伤、对比剂血管渗漏和术后椎间盘炎等。Frasier 在 1987年统计表明术后椎间盘炎症的发生率为 2.7%，使用双针技术后，这一发生率降至 0.7%[118]。IDET已被用于椎间盘造影证实的椎间盘源性疼痛的治疗，而与此操作相关的并发症相对较少，常见的并发症包括导管断裂、神经损伤或术后椎间盘突出等[119]，也有文献报道有其他相对罕见并发症的发生，如椎体骨坏死和马尾综合征[120, 121]。

（四）硬膜外介入治疗并发症

对于根性腰痛，最常用的介入方式是硬膜外类固醇注射。硬膜外类固醇注射通常是在严格的无菌条件下进行的，利用透视引导及不透射线染料来确认穿刺针的位置。其有不同的进针点，包括经椎间孔、经棘间和骶尾侧入路，然而，无论哪种进针方式都会有发生严重并发症的风险，其中包括有感染、脓肿、脊髓损伤和死亡等。但是由于美国不要求针对并发症进行强制性报道，而且医疗机构也担心承担法律后果，所以一些更严重的并发症的发生率很难被估计。最近，在硬膜外类固醇注射后爆发了真菌性脑膜炎，导致 19个州出现 664 例感染和 40 例死亡病例，还有部分患者出现硬膜外脓肿、蛛网膜下腔炎、椎间盘炎和脊椎骨髓炎等并发症。根据疾病控制中心的说法，这些并发症的发生主要归因于一种受污染的类固醇药物[122]。

通常情况下硬膜外类固醇注射的并发症是自限性的。2000 年，Botwin 等追踪随访 227 名接受 322 次腰椎硬膜外类固醇注射的患者，研究表明注射的轻微并发症发生率为 9.6%，包括一过性头痛（3.1%）、腰痛恶化（2.4%）、小腿疼痛增加（0.6%）、面部潮红（1.2%）、血管迷走神经反射（0.3%）、血糖升高（0.3%）和高血压（0.3%），

没有记录到其他重大并发症[123]。最近，McGrath 公布了一项纳入 2000 名受试者的研究数据，他们在 7 年内接受了 4000 多次腰椎硬膜外类固醇注射，发现经棘间入路的轻微并发症发生率为 6%，而经椎间孔入路的轻微并发症发生率为 2.1%，总体并发症发生率为 2.4%。这些并发症包括 1.1% 的疼痛加重、0.33% 的注射部位疼痛、0.14% 的持续感觉麻木，无其他严重并发症[124]。

此外，许多医生在进行硬膜外类固醇注射时还常规使用注射前抽吸、非颗粒类固醇和数字减影血管造影（digital subtraction angiography，DSA）来进一步降低并发症的发生率，特别是针对那些与血管内药物渗漏相关的并发症。但是，目前还没有研究证明使用非颗粒类固醇或 DSA 具有降低并发症的优势，而且关于它们改善手术安全性的说法仍存在争议。Furman 在 2000 年统计表明，有 11.2% 的患者在透视引导下行硬膜外注射时发生血管内药物渗漏，而且注射前抽吸呈阴性，此外研究还表明注射前抽吸预防血管内药物渗漏的特异性和敏感性分别为 97.9% 和 44.7%[125]。关于非颗粒类固醇的使用，Okubadejo 表明血管内注射颗粒类固醇会导致弥漫性神经损伤，而注射非颗粒类固醇则没有不良后遗症的发生[126]。

（五）置入式装置使用的并发症

对于介入干预和外科手术治疗效果不理想的腰痛患者来说，置入鞘内泵或脊髓电刺激仪是一个可行的选择。但这些治疗方法同时也伴随着潜在的并发症。2005 年，North 研究表明，使用脊髓电刺激仪的患者中，近 1/3 出现了电极移位、感染或与电刺激仪引线相关的并发症[127]。Kumar 在 2007 年的统计表明，经脊髓电刺激仪治疗后 12 个月内总的并发症发生率为 32%，包括 10% 的电极移位、8% 的感染或伤口裂开以及

7% 的感觉异常[107]。鞘内给药系统（intrathecal drug delivery systems，IDDS）已用于治疗慢性癌性和非癌性疼痛。Paice 在 1996 年评估了 419 名使用 IDDS 的患者，发现总的并发症发生率为 21.6%[128]。这些并发症包括恶心、皮肤瘙痒、尿潴留和导管相关问题[129]，而相对罕见的并发症有鞘内肉芽肿形成和周围组织水肿[130]。

六、预后

绝大多数急性腰痛患者的症状在 12 周内消失，且不遗留任何的功能障碍或长期后遗症[131]。但有文献报道腰痛的复发率差异很大。Rossignol 报道，1 年复发率为 20%，3 年复发率为 36%[132]，总的终生复发率高达 85%[133]。而且对于少数进展成慢性疼痛的患者来说，休息的时间越长，复工的比例越低。统计表明患病休息 6 个月后能够复工的患者不到 50%，患病休息 1 年能够复工的不足 25%，而患病休息 2 年能复工的几乎为 0%[134]。

（一）非介入治疗的预后

物理治疗是腰痛基础治疗中重要的组成部分。本节不再讨论各种形式的物理治疗效果，只是简要地阐述下物理治疗的原则。2003 年 Storheim 等研究表明运动疗法在减轻患者疼痛和改善神经功能方面优于仅由医师提供的基础治疗[135]。2005 年 Hayden 发现，接受个体化的、有监督的拉伸或力量强化锻炼可改善亚急性或慢性腰痛患者的疼痛和功能障碍情况[60]。另外据报道，其他锻炼方式，如普拉提支撑和瑜伽[136, 137]，在减轻疼痛和改善功能方面对慢性腰痛患者也有益处，而针灸和有氧锻炼的治疗效果则不明显[138-140]。

（二）肌筋膜和韧带介入治疗的预后

触发点注射，无论是否使用皮质类固醇药物[94]，均被证明在短期改善肌筋膜源性腰痛方面优于安慰剂[141]，但对于触发点注射的长期疗效评估还缺乏相关研究[142]。此外，对于肌筋膜源性疼痛和 Oswestry 残疾指数（Oswestry disability index，ODI）的 3 周和 8 周内的短期改善方面，发现肉毒杆菌毒素注射治疗优于盐水注射，但是这些优势在治疗后 5 个月时并不明显[143]。促增生注射的疗效缺乏研究证据支持，多数随机对照研究发现，单独的促增生注射治疗慢性腰痛无效，并且大部分患者在治疗后短期内出现疼痛和僵硬度的加重[142, 144]。

（三）轴性介入治疗的预后

内侧支传导阻滞和腰椎小关节内注射可用于治疗小关节源性轴性腰痛，但是关于其治疗效果褒贬不一。Carette 在 1991 年研究表明，小关节内分别注射类固醇和盐水在治疗 1 个月或 3 个月的慢性腰痛疗效之间没有差异，但是在治疗发病 6 个月的患者时，接受类固醇注射组的症状有显著改善[145]。另外，Mayer 等发现小关节内类固醇注射加拉伸锻炼并不比单独进行拉伸锻炼效果更好[146]。最近，一项小规模的随机对照试验表明，对患有慢性腰痛的患者使用多次小关节内注射类固醇药物或非类固醇药物，在治疗后 2 年时患者的疼痛减轻超过 50%[115]。

此外，有文献表明射频消融背内侧支也有效。Gofeld 在 2007 年发现近 70% 的患者在内侧支射频消融神经松解后 6～12 个月内疼痛减轻 50%～80%[147]。最近的证据表明，内侧支射频消融术与皮质类固醇注射相结合可长期改善患者的疼痛症状和生活质量[148]。而对于骶髂关节

源性疼痛，可以考虑关节内注射皮质类固醇或射频消融 S_1～S_3 外侧支。 Slipman 在 2001 年研究统计了接受骶髂关节皮质类固醇注射的患者，表明患者在治疗后 2 年时疼痛显著减轻、ODI 改善和复工比率提高[149]。另外，射频消融 S_1～S_3 外侧支似乎也是一个可行的选择。Cohen 发现术后 3 个月时 64% 的患者和术后 6 个月时 57% 的患者疼痛缓解率超过 50%，功能障碍显著改善[117]。最近的一项随机对照试验表明，近 60% 的受试者在术后 9 个月时疼痛和功能障碍均得到显著改善[150]。

（四）椎间盘内介入治疗的预后

IDET 对于部分经过严格筛选的椎间盘源性腰痛患者有一定疗效[142]，并且使患者避免了外科手术[151]。Pauza 等研究表明 56% 的受试者疼痛减轻了 2 分，并显示与安慰组相比疼痛程度和功能障碍均有显著改善[152]。在一项规模较小的非随机研究中，Bogduk 也报道了类似的发现，并且 20% 的患者在 IDET 后 2 年无疼痛复发[153]。但是，目前仍缺乏严格的双盲研究去进一步证实。

（五）硬膜外介入治疗的预后

已有大量研究评估了硬膜外类固醇注射在治疗腰痛中的有效性。研究表明在有神经根性症状的患者中，该疗法对于急性和亚急性腰痛的缓解是短期的，长期效果欠佳[154-156]；对于慢性、非神经根性腰痛，有证据表明硬膜外类固醇注射也具有短期益处，但对于疼痛的长期缓解或功能改善则疗效有限[157, 158]。

（六）使用置入式装置治疗的预后

对于伴有持续性神经根性痛的术后疼痛综合

征患者，脊髓电刺激治疗作为再次手术的替代方案已被证实具有长期缓解疼痛的疗效，并减少了阿片类药物的使用[127]。2007 年 Kumar 发现对术后疼痛综合征患者采用脊髓电刺激与保守治疗相比，置入脊髓电刺激仪组中 48.8% 的受试者在 12 个月时疼痛减轻了 50%，功能和治疗满意度

显著改善[107]。此外，用于治疗慢性非癌性腰痛的鞘内给药系统也表现出对疼痛、情绪和功能的长期改善[108]。Grider 在 2011 年的研究表明，与鞘内泵置入前相比，置入后患者 VAS 评分显著降低[159]。

参考文献

[1] Freburger J, Holmes GM, Agans RP, et al. The rising prevalence of chronic low back pain. Arch Intern Med. 2009;169(3):251-8.

[2] Rubin DI. Epidemiology and risk factors for spine pain. Neurol Clin. 2007;25(2):353-71.

[3] Deyo RA, Mirza SK, Martin BI, et al. Back pain prevalence and visit rates: estimates from U.S. National Surveys, 2002. Spine. 2006;31(23):2724-7.

[4] Harkness EF, Macfarlane GJ, Silman AJ, et al. Is musculoskeletal pain more common now than 40 years ago? Two populationbased cross-sectional studies. Rheumatology (Oxford). 2005;44(7):890-5.

[5] Elders L, Burdorf A. Prevalence, incidence, and recurrence of low back pain in scaffolders during a 3-year follow-up study. Spine. 2004;29(6):E101-6.

[6] Hoy D, Brooks P, Blyth F, et al. The epidemiology of low back pain. Best Practice Res Clin Rheumatol. 2010;24: 769-81.

[7] Joud A, Petersson IF, Englund M. Low back pain: epidemiology of consultations. Arthritis Care Res. 2012; 64(7):1084-8.

[8] Rossignol M, Rozenberg S, Leclerc A. Epidemiology of low back pain: what's new? Joint Bone Spine. 2009;76:608-13.

[9] Deyo RA. Nonsurgical care of low back pain. Neurosurg Clin North Am. 1991;2:851-62.

[10] Burton AK, Clarke RD, McClune TD, et al. The natural history of LBP in adolescents. Spine. 1996;21:2323-8.

[11] Anderson GBJ. The epidemiology of spinal disorders. In: Frymoyer JW (Ed). The Adult Spine: Principles and Practice, 2nd edition. New York: Raven Press; 1997. pp. 93-141.

[12] Loney PL, Stratford PW. The prevalence of low back pain in adults: a methodological review of the literature. Phys Ther. 1999;79(4):384-96.

[13] Lawrence RC, Helmick CG, Arnett FC, et al. Estimates of the prevalence of arthritis and selected musculoskeletal disorders in the United States. Arthritis Rheum. 1998;41(5):778-99.

[14] Dionne CE, Dunn KM, Croft PR, et al. Does back pain prevalence really decrease with increasing age? A systematic review. Age Ageing. 2006;35(3):229-34.

[15] Jeffries LJ, Milanese SF, Grimmer-Somers KA, et al. Epidemiology of adolescent spinal pain: a systematic overview of the research literature. Spine. 2007;32(23): 2630-7.

[16] Grimmer K, Nyland L, Milanese S, et al. Longitudinal investigation of low back pain in Australian adolescents: a five year study. Physiother Res Int. 2006;11(3):161-72.

[17] Carey TS, Evans A, Hadler N, et al. Care-seeking among individuals with chronic low back pain. Spine. 1995;30:312-7.

[18] Carey TS, Evans AT, Hadler NM, et al. Acute severe low back pain: a population-based study of prevalence and careseeking. Spine. 1996;21:339-44.

[19] Roland MO. The natural history of back pain. The Practitioner. 1983;227(1381):1119-22.

[20] Van den Hoogen, Koes BW, van Eijk JTM, et al. On the course of low back pain in general practice: a one year follow up study. Annals Rheum Dis. 1998;57(1):13-9.

[21] Von Korff M, Deyo RA, Cherkin D, et al. Back pain in primary care. Outcomes at 1 year. Spine. 1993;18(7): 855-62.

[22] Hestbaek L, Leboeuf-Yde C, Manniche C, et al. Low back pain: what is the long-term course? A review of studies of general patient populations. Eur Spine J. 2003;12(2): 149-65.

[23] van Tulder M, Koes B, Bombardier C, et al. Low back pain. Best Pract Res Clin Rheumatol. 2002;16(5):761-75.

[24] Cassidy JD, Côté P, Carroll LJ, et al. Incidence and course of low back pain episodes in the general population. Spine. 2005;30(24):2817-23.

[25] Chenot JF, Becker A, Leonhardt C, et al. Sex differences in presentation, course, and management of low back pain in primary care. Clin J Pain. 2008;24(7):578-84.

[26] Pengel LH, Herbert RD, Maher CG, et al. Acute low back pain: systematic review of its prognosis. BMJ. 2003;327(7410):323.

[27] Lidgren L. The bone and joint decade 2000-2010. Bull World Health Organization. 2003;81(9):629.

[28] Guo HR, Tanaka S, Halperin WE, et al. Back pain

prevalence in US industry and estimates of lost workdays. Am J Public Health. 1999;89(7):1029–35.

[29] Wasiak R, Kim J, Pransky G. Work disability and costs caused by recurrence of low back pain: longer and more costly than in first episodes. Spine. 2006;31(2):219–25.

[30] Bigos S, Bowyer O, Braen G, et al. Acute Low Back Problems in Adults. Clinical Practice Guideline No. 14. AHCPR Publication No. 95–0642. Rockville, MD: Agency for Health Care Policy and Research, Public Health Service, U.S. Department of Health and Human Services; 1994.

[31] Steenstra IA, Verbeek JH, Heymans MW, et al. Prognostic factors for duration of sick leave in patients sick listed with acute low back pain: a systematic review of the literature. Occup Environ Med. 2005;62(12):851–60.

[32] Kent PM, Keating JL. The epidemiology of low back pain in primary care. Chiropr Osteopat. 2005;13:13.

[33] Thelin A, Holmberg S, Thelin N. Functioning in neck and low back pain from a 12–year perspective: a prospective population–based study. J Rehabil Med. 2008;40(7): 555–61.

[34] Luo X, Pietrobon R, Sun SX, et al. Estimates and patterns of direct health care expenditures among individuals with back pain in the United States. Spine. 2004;29(1):79–86.

[35] Kopec JA, Sayre EC, Esdaile JM, et al. Predictors of back pain in a general population cohort. Spine. 2004;29(1): 70–7.

[36] Waxman R, Tennant A, Helliwell P, et al. A prospective follow–up study of low back pain in the community. Spine. 2000;25(16):2085–90.

[37] Reisbord LS, Greenland S. Factors associated with selfreported back–pain prevalence: a population–based study. J Chronic Dis. 1985;38(8):691–702.

[38] Dionne CE, Von Korff M, Koepsell TD, et al. Formal education and back pain: a review. J Epidemiol Commun Health. 2001;55(7):455–68.

[39] Heistaro S, Vartiainen E, Heliövaara M, et al. Trends of back pain in eastern Finland, 1972–1992, in relation to socioeconomic status and behavioral risk factors. Am J Epidemiol. 1998;148(7):671–82.

[40] Croft PR, Rigby AS. Socioeconomic influences on back problems in the community in Britain. J Epidemiol Commun Health. 1994;48(2):166–70.

[41] Matsui H, Maeda A, Tsuji H, et al. Risk indicators of low back pain among workers in Japan: association of familial and physical factors with low back pain. Spine. 1997;22(11):1242–8.

[42] Hoogendoorn WE, van Poppel MN, Bongers PM, et al. Systematic review of psychosocial factors at work and private life as risk factors for back pain. Spine. 2000;25(16):2114–25.

[43] Linton SJ. Occupational psychological factors increase the risk for back pain: a systemic review. J Occup Rehabil. 2001;11(1):53–66.

[44] Vogt MT, Lauerman WC, Chirumbole M, et al. A communitybased study of postmenopausal white women with back and leg pain: health status and limitations in physical activity. J Gerontol Ser A Biol Sci Med Sci. 2002;57(8):M544–50.

[45] Webb R, Brammah T, Lunt M, et al. Prevalence and predictors of intense, chronic, and disabling neck and back pain in the UK general population. Spine. 2003; 28(11):1195–202.

[46] Roshan M, Rao AP. A study on relative contributions of the history, physical examination and investigations in making medical diagnosis. J Assoc Phys India. 2000;48(8):771–5.

[47] Forst SL, Wheeler MT, Fortin JD, et al. The sacroiliac joint: anatomy, physiology and clinical significance. Pain Physician. 2006;9(1):61–7.

[48] Hansen HC, McKenzie–Brown AM, Cohen SP, et al. Sacroiliac joint interventions: a systematic review. Pain Physician. 2007;10(1):165–84.

[49] Stone JA, Bartynski WS. Treatment of facet and sacroiliac joint arthropathy: steroid injections and radiofrequency ablation. Tech Vasc Interv Radiol. 2009;12(1):22–32.

[50] White AA 3rd, Gordon SL. Synopsis: workshop on idiopathic low–back pain. Spine. 1982;7(2):141–9.

[51] Boden SD, Wiesel SW. Lumbar spine imaging: role in clinical decision making. J Am Acad Orthop Surg. 1996;4(5):238–48.

[52] Boden SD. The use of radiographic imaging studies in the evaluation of patients who have degenerative disorders of the lumbar spine. J Bone Joint Surg Am. 1996;78(1): 114–24.

[53] Boden SD, Davis DO, Dina TS, et al. Abnormal magneticresonance scans of the lumbar spine in asymptomatic subjects. A prospective investigation. J Bone Joint Surg. 1990;72–A:403–8.

[54] Jensen MC, Brant–Zawadzki MN, Obuchowski N, et al. Magnetic resonance imaging of the lumbar spine in people without back pain. New Engl J Med. 1994;331(2):69–73.

[55] Nardin RA, Patel MR, Gudas TF, et al. Electromyography and magnetic resonance imaging in the evaluation of radiculopathy. Muscle Nerve. 1999;22(2):151–5.

[56] Holt EP Jr. The question of lumbar discography. J Bone Joint Surg Am. 1968;50(4):720–6.

[57] Walsh TR, Weinstein JN, Spratt KF, et al. Lumbar discography in normal subjects. A controlled, prospective study. J Bone Joint Surg Am. 1990;72(7):1081–8.

[58] Carragee EJ, Tanner CM, Khurana S, et al. The rates of falsepositive lumbar discography in select patients without low back symptoms. Spine. 2000;25(11):1373–80, discussion 1381.

[59] Hayden JA, van Tulder MW, Malmivaara A, et al. Exercise therapy for treatment of non–specific low back pain. Cochrane Database Syst Rev. 2005;(3):CD000335.

[60] Hayden JA, van Tulder MW, Tomlinson G. Systematic review: strategies for using exercise therapy to improve outcomes in chronic low back pain. Ann Intern Med. 2005;142(9):776–85.

[61] Swenson C, Swärd L, Karlsson J. Cryotherapy in sports

medicine. Scand J Med Sci Sports. 1996;6(4):193–200.

[62] Knutsson E, Mattsson E. Effects of local cooling on monosynaptic reflexes in man. Scand J Rehabil Med. 1969;1(3):126–32.

[63] Lehman JF, Silverman DR, Baum BA, et al. Temperature distributions in the human thigh, produced by infrared, hot pack and microwave applications. Arch Phys Med Rehabil. 1966;47(5):291–9.

[64] Lehman JF, DeLateur BJ, Sonebridge JB, et al. Therapeutic temperature distributions produced by ultrasound as modified by dosage and volume of tissue exposed. Arch Phys Med Rehabil. 1967;48(12):662–6.

[65] Lehman JF, Guy AW, DeLateur BJ, et al. Heating patterns produced by shortwave diathermy using helical induction coil applicators. Arch Phys Med Rehabil. 1968;49(4):193–8.

[66] Mitragotri S, Blankschtein D, Langer, R. Transdermal drug delivery using low–frequency sonophoresis. Pharm Res. 1996;13:411–20.

[67] Melzack R, Wall PD. Pain mechanisms: a new theory. Science. 1965;50:971–9.

[68] Cheng RS, Pomeranz B. Electroacupuncture analgesia could be mediated by at least two pain relieving mechanisms; endorphin and non–endorphin systems. Life Sci. 1979;25(23): 1957–62.

[69] Furlan AD, Imamura M, Dryden T, et al. Massage for low–back pain. Cochrane Database Syst Rev. 2008; (4):CD001929.

[70] Judovich BD. Lumbar traction therapy: elimination of physical factors that prevent lumbar stretch. JAMA. 1955;159:549–50.

[71] Moustafa IM, Diab AA. Extension traction treatment for patients with discogenic lumbosacral radiculopathy: a randomized controlled trial. Clin Rehabil. 2013;27(1): 51–62.

[72] Farabaugh RJ, Dehen MD, Hawk C. Management of chronic spine–related conditions: consensus recommendations of a multidisciplinary panel. J Manipulative Physiol Ther. 2010;33(7):484–92.

[73] Assendelft WJ, Morton SC, Yu EL, et al. Spinal manipulative therapy for low back pain. Cochrane Database Syst Rev. 2004;(1):CD000447.

[74] Jellema P, van Tulder MW, van Poppel MN, et al. Lumbar supports for prevention and treatment of low back pain: a systematic review within the framework of the Cochrane Back Review Group. Spine. 2001;26:377–86.

[75] Lantz SA, Schultz AB. Lumbar spine orthosis wearing. II. Effect on trunk muscle myoelectric activity. Spine. 1986;11(8):838–42.

[76] Blanda J, Bethem D, Moats W, et al. Defects of pars interarticularis in athletes: a protocol for nonoperative treatment. J Spinal Disord. 1993;6:406–11.

[77] Steiner ME, Micheli LJ. Treatment of symptomatic spondylolysis and spondylolisthesis with the modified Boston brace. Spine. 1985;10:937–43.

[78] Berman B, Langevin HM, Witt CM, et al. Acupuncture for chronic low back pain. New Engl J Med. 2010;363:454–61.

[79] Yuan J, Purepong N, Kerr DP, et al. Effectiveness of acupuncture for low back pain: a systematic review. Spine. 2008;33:E887–900.

[80] Rubinstein SM, van Middelkoop M, Kuijpers T, et al. A systematic review on the effectiveness of complementary and alternative medicine for chronic non–specific low–back pain. Eur Spine J. 2010;19(8):1213–28.

[81] Singh G, Ramey D, Morfeld D, et al. Gastrointestinal tract complications of nonsteroidal anti–inflammatory drug treatment in rheumatoid arthritis. A prospective observational cohort study. Arch Intern Med. 1996;156:1530–6.

[82] Cashman JN. The mechanisms of action of NSAIDs in analgesia. Drugs. 1996;52(l5):13–23.

[83] Larsen AM, Polson J, Fontana RJ, et al. Acute liver failure study group. Acetaminophen–induced acute liver failure: results of a United States multicenter, prospective study. Hepatology. 2005;42(6):1364–72.

[84] Curhan GC, Knight EL, Rosner B, et al. Lifetime nonnarcotic analgesic use and decline in renal function in women. Arch Intern Med. 2004;164(14):1519–24.

[85] van Tulder MW, Touray T, Furlan AD, et al. Muscle relaxants for nonspecific low back pain: a systematic review within the framework of the cochrane collaboration. Spine. 2003;28(17):1978–92.

[86] Thorpe AJ, Offord J. The alpha2–delta protein: an auxiliary subunit of voltage–dependent calcium channels as a recognized drug target. Curr Opin Investig Drugs. 2010;11(7):761–70.

[87] Finnerup NB, Otto M, Jensen TS, et al. An evidence–based algorithm for the treatment of neuropathic pain. Med Gen Med. 2007;9(2):36.

[88] Dworkin RH, O'Connor AB, Audette J, et al. Recommendations for the pharmacological management of neuropathic pain: an overview and literature update. Mayo Clin Proc. 2010;85(Suppl 3):S3–14.

[89] Ballantyne JC, Mao J. Opioid therapy for chronic pain. New Eng J Med. 2003;349:1943–53.

[90] Pasternak GW. Incomplete cross tolerance and multiple mu opioid peptide receptors. Trends Pharmacol Sci. 2001;22(2):67–70.

[91] Rowbotham MC, Fields HL. Topical lidocaine reduces pain in post–herpetic neuralgia. Pain. 1989;38(3):297–301.

[92] Mason L, Moore RA, Derry S, et al. Systematic review of topical capsaicin for the treatment of chronic pain. BMJ. 2004;328(7446):991.

[93] Nahit ES, Hunt IM, Lunt M, et al. Effects of psychosocial and individual psychological factors on the onset of musculoskeletal pain: common and site–specific effects. Ann Rheum Dis. 2003;62:755–60.

[94] Garvey T, Marks M, Wiesel S. A prospective, randomized, double–blind evaluation of trigger–point injection therapy for low–back pain. Spine. 1989;14:962–4.

[95] Klein RG, Eek BC, DeLong WB, et al. A randomized doubleblind trial of dextrose–glycerine–phenol injections for chronic, low back pain. J Spinal Disord. 1993;6(1): 23–33.

[96] Ongley MJ, Klein RG, Dorman TA, et al. A new approach to the treatment of chronic low back pain. Lancet. 1987;2(8551):143–6.

[97] Manchikanti L, Singh V, Cash KA, et al. The role of fluoroscopic interlaminar epidural injections in managing chronic pain of lumbar disc herniation or radiculitis: a randomized, doubleblind trial. Pain Pract. 2013;13(7): 547–58.

[98] Murakibhavi VG, Khemka AG. Caudal epidural steroid injection: a randomized controlled trial. Evid Based Spine Care J. 2011;2(4):19–26.

[99] Schwarzer AC, Aprill CN, Derby R, et al. Clinical features of patients with pain stemming from the lumbar zygapophysial joints. Is the lumbar facet syndrome a clinical entity? Spine. 1994;19:1132–7.

[100] Schwarzer AC, Wang S, Bogduk N, et al. Prevalence and clinical features of lumbar zygapophysial joint pain: a study in an Australian population with chronic low back pain. Ann Rheum Dis. 1995;54:100–66.

[101] Cohen SP, Huang JH, Brummett C. Facet joint pain–advances in patient selection and treatment. Nat Rev Rheumatol. 2013;9(2):101–16.

[102] Helm IS, Deer TR, Manchikanti L, et al. Effectiveness of thermal annular procedures in treating discogenic low back pain. Pain Physician. 2012;15(3):E279–304.

[103] Kapural L, Hayek S, Malak O, et al. Intradiscal thermal annuloplasty versus intradiscal radiofrequency ablation for the treatment of discogenic pain: a prospective matched control trial. Pain Med. 2005;6(6):425–31.

[104] Kloth DS, Fenton DS, Andersson GB, et al. Intradiscal electrothermal therapy (IDET) for the treatment of discogenic low back pain: patient selection and indications for use. Pain Physician. 2008;11(5):659–68.

[105] Buchbinder R, Osborne RH, Ebeling PR, et al. A randomized trial of vertebroplasty for painful osteoporotic vertebral fractures. New Engl J Med. 2009;361(6): 557–68.

[106] Alexandru D, So W. Evaluation and management of vertebral compression fractures. Perm J. 2012;16(4): 46–51.

[107] Kumar K, Taylor RS, Jacques L, et al. Spinal cord stimulation versus conventional medical management for neuropathic pain: a multicentre randomized controlled trial in patients with failed back surgery syndrome. Pain. 2007;132(1):179–88.

[108] Thimineur MA, Kravitz E, Vodapally MS. Intrathecal opioid treatment for chronic non–malignant pain: a 3–year prospective study. Pain. 2004;109(3):242–9.

[109] Li M, Goldberger BA, Hopkins C. Fatal case of BOTOX–related anaphylaxis? J Forensic Sci. 2005;50:169–72.

[110] Hunt WE, Baird WC. Complications following injections of sclerosing agent to precipitate fibro–osseous proliferation. J Neurosurg. 1961;18:461–5.

[111] Kim SR, Stitik TP, Foye PM, et al. Critical review of prolotherapy for osteoarthritis, low back pain, and other musculoskeletal conditions: a physiatric perspective. Am J Phys Med Rehabil. 2004;83(5):379–89.

[112] Schneider RC, Williams JL, Liss L. Fatality after injection of sclerosing agent to precipitate fibro–osseous proliferation. JAMA. 1959;170:1768–72.

[113] Dreyfuss P, Schwarzer A, Lau P, et al. Specificity of lumbar medial branch and L5 dorsal ramus blocks: a computed tomography study. Spine. 1997;22(8):895–902.

[114] Kornick C, Kramarich S, Lamer T, et al. Complications of lumbar facet radiofrequency denervation. Spine. 2004;29(12):1352–4.

[115] Manchikanti L, Singh PV, Falco FJ, et al. Evaluation of lumbar facet joint nerve blocks in managing chronic low back pain: a randomized, double–blind, controlled trial with a 2–year follow–up. Int J Med Sci. 2010;7(3): 124–35.

[116] Manchikanti L, Staats PS, Singh PV, et al. Evidence-based practice guidelines for interventional techniques in the management of chronic spinal pain. Pain Physician. 2003;6(1):3–81.

[117] Cohen SP, Hurley RW, Buckenmaier CC 3rd, et al. Randomized placebo–controlled study evaluating lateral branch radiofrequency denervation for sacroiliac joint pain. Anesthesiology. 2008;109(2):279–88.

[118] Fraser RD, Osti OL, Vernon–Roberts B. Discitis after discography. J Bone Joint Surg. 1987;69(1):26–35.

[119] Saal JA, Wetzel FT, Saal JS, et al. IDET related complications: a multi–center study of 1,675 treated patients with a review of the FDA MDR data base. Proceedings of the North American Spine Society, 16th Annual Meeting, Seattle; 2001. pp. 187–9.

[120] Scholl BM, Theiss SM, Lopez–Ben R, et al. Vertebral osteonecrosis related to intradiscal electrothermal therapy: a case report. Spine. 2003;28(9):161–4.

[121] Hsia AW, Isaac K, Katz JS. Cauda equina syndrome from intradiscal electrothermal therapy. Neurology. 2000;55:320.

[122] Centers for Disease Control and Prevention. (2012). Multistate Fungal Meningitis Outbreak Investigation. [online] Available from https://www.cdc.gov/hai/outbreaks/meningitis.html [Last Accessed August 2019].

[123] Botwin KP, Gruber RD, Bouchlas CG, et al. Complications of fluoroscopically guided transforaminal lumbar epidural injections. Arch Phys Med Rehabil. 2000;81:1045–50.

[124] McGrath JM, Schaefer MP, Malkamaki DM. Incidence and characteristics of complications from epidural steroid injections. Pain Med. 2011;12(5):726–31.

[125] Furman MB, O'Brien EM, Zgleszewski TM. Incidence of intravascular penetration in transforaminal lumbosacral epidural steroid injections. Spine. 2000;25:2628–32.

[126] Okubadejo GO, Talcott MR, Schmidt RE, et al. Perils of intravascular methylprednisolone injection into the vertebral artery. An animal study. J Bone Joint Surg Am. 2008;90:1932–8.

[127] North RB, Kidd DH, Farrokhi F, et al. Spinal cord stimulation versus repeated lumbosacral spine surgery for chronic pain: a randomized, controlled trial. Neurosurgery. 2005; 56:98–107.

[128] Paice J, Penn R, Shott S. Intraspinal morphine for chronic pain: a retrospective, multicenter study. J Pain Symptom Manage. 1996;11:71–80.

[129] Turner JA, Sears JM, Loeser JD. Programmable intrathecal opioid delivery systems for chronic noncancer pain: a systematic review of effectiveness and complications. Clin J Pain. 2007;23(2):180–95.

[130] Patel VB, Manchikanti L, Singh V, et al. Systematic review of intrathecal infusion systems for long–term management of chronic non–cancer pain. Pain Physician. 2009;12(2):345–60.

[131] Andersson GBJ, Svensson HO, Oden A. The intensity of work recovery in low back pain. Spine. 1983;8:880–4.

[132] Rossignol M, Suissa S, Abenhaim L. Working disability due to occupational back pain: three–year follow–up of 2300 compensated workers in Quebec. J Occup Med. 1988;30:502–5.

[133] Valkenburg HA, Haanen HCM. The epidemiology of low back pain. In: White AA, Gordon SL (Eds). Symposium on Idiopathic Low Back Pain. St Louis: Mosby; 1982. pp. 9–22.

[134] Spitzer WO, LeBlanc FE, Dupuis M, et al. Scientific approach to the assessment and management of activity-related spinal disorders: a monograph for clinicians. Report of the Quebec Task Force on Spinal Disorders. Spine. 1987;12:S1–59.

[135] Storheim K, Brox JI, Holm I, et al. Intensive group training versus cognitive intervention in sub–acute low back pain: short–term results of a single–blind randomized controlled trial. J Rehabil Med. 2003;35(3):132–40.

[136] Rydeard R, Leger A, Smith D. Pilates–based therapeutic exercise: effect on subjects with nonspecific chronic low back pain and functional disability: a randomized controlled trial. J Orthop Sports Phys Ther. 2006;36(7):472–84.

[137] Sherman KJ, Cherkin DC, Erro J, et al. Comparing yoga, exercise, and a self–care book for chronic low back pain. Ann Intern Med. 2005;143(12):849–56.

[138] Cherkin DC, Eisenberg D, Sherman K, et al. Randomized trial comparing traditional Chinese medical acupuncture, therapeutic massage, and self–care education for chronic low back pain. Arch Intern Med. 2001;161(8):1081–8.

[139] Cherkin DC, Sherman KJ, Avins AL, et al. A randomized trial comparing acupuncture, simulated acupuncture, and usual care for chronic low back pain. Arch Inter Med. 2009;169(9):858–66.

[140] Chan CW, Mok NW, Yeung EW. Aerobic exercise training in addition to conventional physiotherapy for chronic low back pain: a randomized controlled trial. Arch Phys Med Rehabil. 2011;92(10):1681–5.

[141] Sonne M, Chirstensen K, Hansen S, et al. Injection of steroids and local anaesthetics as therapy for low–back pain. Scand J Rheum. 1985;14:343–5.

[142] Chou R, Loeser J, Owens D. Interventional therapies, surgery, and interdisciplinary rehabilitation for low back pain an evidence–based clinical practice guideline from the American Pain Society. Spine. 2011;34(10)1066–77.

[143] Foster L, Clapp L, Erickson M, et al. Botulinum toxin A and chronic low back pain: a randomized, double–blind study. Neurology. 2001;56:1290–3.

[144] Dechow E, Davies RK, Carr AJ, et al. A randomized, doubleblind, placebo–controlled trial of sclerosing injections in patients with chronic low back pain. Rheumatology. 1999;38:1255–9.

[145] Carette S, Marcoux S, Truchon R, et al. A controlled trial of corticosteroid injections into facet joints for chronic low back pain. N Engl J Med. 1991;325:1002–7.

[146] Mayer TG, Gatchel RJ, Keeley J, et al. A randomized clinical trial of treatment for lumbar segmental rigidity. Spine. 2004;29:2199–205.

[147] Gofeld M, Michael J, Faclier G. Radiofrequency denervation of the lumbar zygapophysial joints: 10–year prospective clinical audit. Pain Physician. 2007; 10(2):291–300.

[148] Chinmoy R, Nilay C, Sudeshna G, et al. Efficacy of combined treatment with medial branch radiofrequency neurotomy and steroid block in lumbar facet joint arthropathy. J Vasc Interv Radiol. 2012;23(12):1659–64.

[149] Slipman CW, Lipetz JS, Plastaras CT, et al. Fluoroscopically guided therapeutic sacroiliac joint injections for sacroiliac joint syndrome. Am J Phys Med Rehabil. 2001;80(6): 425–32.

[150] Patel N, Gross A, Brown L, et al. A randomized, placebocontrolled study to assess the efficacy of lateral branch neurotomy for chronic sacroiliac joint pain. Pain Med. 2012;13(3):383–98.

[151] Andersson GBJ, Mekhail NA, Block JE. Treatment of intractable discogenic low back pain: a systematic review of spinal fusion and intradiscal electrothermal therapy (IDET). Pain Physician. 2006;9(3):237–48.

[152] Pauza KJ, Howell S, Dreyfuss P, et al. A randomized, placebocontrolled trial of intradiscal electrothermal therapy for the treatment of discogenic low back pain. Spine. 2004;4:27–35.

[153] Bogduk N, Karasek M. Two–year follow–up of a controlled trial of intradiscal electrothermal anuloplasty for chronic low back pain resulting from internal disc disruption. Spine. 2002;2:343–50.

[154] Karppinen J, Malmivaara A, Kurunlahti M, et al. Periradicular infiltration for sciatica: a randomized controlled trial. Spine. 2001;26:1059–67.

[155] Arden NK, Price C, Reading I, et al. A multicenter

randomized controlled trial of epidural corticosteroid injections for sciatica. Rheumatology. 2005;44:1399–406.

[156] Wilson–MacDonald J, Burt G, Griffin D, et al. Epidural steroid injection for nerve root compression. A randomized, controlled trial. J Bone Joint Surg Br. 2005;87:352–5.

[157] Resnick D, Choudhri T, Dailey A, et al. Guidelines for the performance of fusion procedures for degenerative disease of the lumbar spine. Part 13: injection therapies, low–back pain, and lumbar fusion. J Neurosurg Spine. 2005;2: 707–15.

[158] Ng L, Chaudhary N, Sell P. The efficacy of corticosteroids in periradicular infiltration for chronic radicular pain. A randomized, double–blind, controlled trial. Spine. 2005;30:857–62.

[159] Grider JS, Harned ME, Etscheidt MA. Patient selection and outcomes using a low–dose intrathecal opioid trialing method for chronic nonmalignant pain. Pain Physician. 2011;14(4):343–51.

第36章 腰椎间盘突出症
Lumbar Disk Herniation

Perry Dhaliwal　Ajit A Krishnaney　著

甘　璐　译　李　沫　校

一、概述

腰椎间盘突出症是指在椎间盘退行性变的过程中髓核、软骨、骨赘或纤维环碎片超出了椎间盘的原有范围。这些碎片可能仍和椎间盘相连，也可能完全分离，掉入椎管内。突出压迫椎管位置不同，引起的一系列症状也不同。一部分患者可能表现为背部或腿部疼痛，一部分患者可能表现为严重的慢性疼痛，但大多数患者可能不会出现任何症状。这里，我们将回顾腰椎间盘突出症的表现、自然病史和治疗。

二、流行病学和自然史

虽然腰椎间盘突出症能导致患者产生剧烈疼痛，甚至瘫痪，但仅有限的数据研究了该病的发病率。据统计，男性和女性神经根性症状为主的腰椎间盘突出症（lumbar radiculopathy）的患病率都在3%～5%[1]。造成患者急性腰椎间盘突出的病因也不甚清楚。在一项研究中，被认为与退行性椎间盘疾病有关的共同因素在双胞胎中进行了评估[2]。这些因素（职业、运动、坐立、抬举、旋转、外伤和吸烟）似乎与快速进展的椎间盘退行性变有关。这项研究提示在椎间盘退行性变的

发展过程中遗传因素可能发挥着重要作用。与此类似，丹麦的一项评估遗传因素易感性与腰痛进展关系的研究表明，在老年人腰痛和退行性腰椎间盘疾病的发展中遗传因素比环境因素更重要[3]。然而，在其他几项评估职业暴露发挥作用的研究中[4-6]，没有明确证据表明频繁从事搬重物工作的人更可能出现腰椎间盘突出症。环境因素和遗传因素之间的相互作用可能使某些人易患腰椎间盘突出症。

已经有许多回顾性和前瞻性研究探究了腰椎间盘突出症的自然史。在早期的研究中，放射学和尸检证实了在有症状和无症状的成年患者中都存在椎间盘退变[7, 8]。事实上，40岁以上患者超过90%都存在椎间盘退变，并且这种疾病与年龄的增长有明显联系。早期研究也提到了这样一个现象，即随着时间的推移，大多数患者的疼痛症状在无任何手术干预的情况下会得到缓解。在一项研究中[9]，对165名表现为神经根性症状的腰椎间盘突出症患者进行了长期随访。每名患者都接受了保守治疗（包括硬膜外激素封闭）。随着时间的推移，大多数患者成功康复，而有23名患者仍需要手术干预。同样地，在另一项研究中[10]，对64名确诊为腰椎间盘突出症和具有明显临床症状、体征的神经根性症状为主的腰椎

间盘突出症患者进行了随访观察。这些患者中，90% 都在研究过程中完全康复。Weber 等对 208 名在 2 周内出现神经根性症状为主的腰椎间盘突出症患者进行了一系列评估[11]。要求患者严格卧床休息 1 周，之后恢复活动，并对这些患者进行疼痛和功能的评估。70% 的患者在没有进行任何干预的情况下，症状在 4 周内都得到了缓解。类似这些早期的研究表明，椎间盘突出症患者既可能有症状也可能没有症状，而在有症状的患者中，大多数无须手术干预即可恢复。这些研究还强调了有必要对这些患者进行至少 4 周的观察随访，因为大多数患者的症状会在 1 个月内自行缓解。

三、体格检查

（一）症状和体征

详细的病史和体格检查对诊断继发性神经根性症状为主的急性腰椎间盘突出症至关重要。完整的病史有助于排除常见的具有类似症状的疾病，如髋关节骨性关节炎、髋关节滑囊炎、髂胫束综合征、梨状肌综合征和周围神经病，以及更多与病理有关的疾病，如创伤或病理性骨折、椎间盘炎或骨髓炎。

继发于腰椎间盘突出症的患者通常会出现急性剧烈的下肢放射痛。站立或坐立时通常会加剧这种疼痛，卧位会减轻这种疼痛。与此相反，有潜在肿瘤或感染的患者往往会在卧位时出现神经根性症状的恶化。在这些腰椎间盘突出症患者中，他们可能会由于不自主地屈曲和旋转动作而感到疼痛。除了疼痛，患者还可能在特定的皮肤区域（图 36-1）出现麻木，特定的肌肉出现肌力下降。不同的神经根受到压迫，将造成不同的区

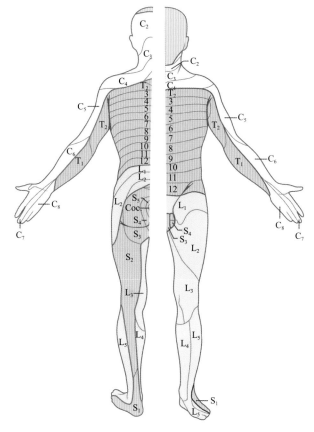

▲ 图 36-1　神经支配区域图

域出现疼痛、麻木或肌无力（表 36-1）。应该注意的是，神经根可以在其从脊髓圆锥向下穿过硬膜囊，离开椎间孔路径上的任何位置受到压迫。通过影像学，我们能判断出究竟是中央型还是极外侧型椎间盘突出压迫了神经根（图 36-2）。

虽然椎间盘突出很少累及 L_1 或 L_2 神经根，一旦累及，患者会出现腹股沟区疼痛。患者也可能存在客观的髋部屈曲无力，尽管这可能很难确定。值得注意的是，髋关节骨关节炎也能造成腹股沟区的疼痛。因此，在检查疑似 L_1 或 L_2 神经根受累的患者时，通过影像学检查来明确髋关节病理状况是至关重要的。

累及 L_2 或 L_3 神经根的椎间盘突出症可能很难区分。这类患者可能会有疼痛放射至大腿前侧，也可能表现为大腿前侧麻木，膝关节伸展和髋关节内收无力。坐骨神经牵拉试验是提示神经

表 36-1　单侧神经根受累临床检查结果

神经根	疼　痛	肌无力	感觉改变	反　射
L_1	腹股沟区域	髋屈肌	阴囊	
$L_{2,3,4}$	大腿前内侧或内侧，小腿内侧	膝关节伸展	大腿前侧或内侧、小腿内侧	膝腱反射
L_5	背部、臀部、大腿外侧、小腿外侧、足背、踇趾	足背屈，踇趾背伸	小腿外侧，第一和第二足趾之间的背侧间隙	半腱肌（膝内侧）
S_1	背部、臀部、大腿和小腿后侧、足底	髋关节伸展、膝关节屈曲、足跖曲	小腿后侧、足外侧或足底	跟腱反射
$S_{2,3,4}$	骶部或臀部疼痛、会阴区	大小便失禁	臀部内侧、会阴区	球海绵体反射

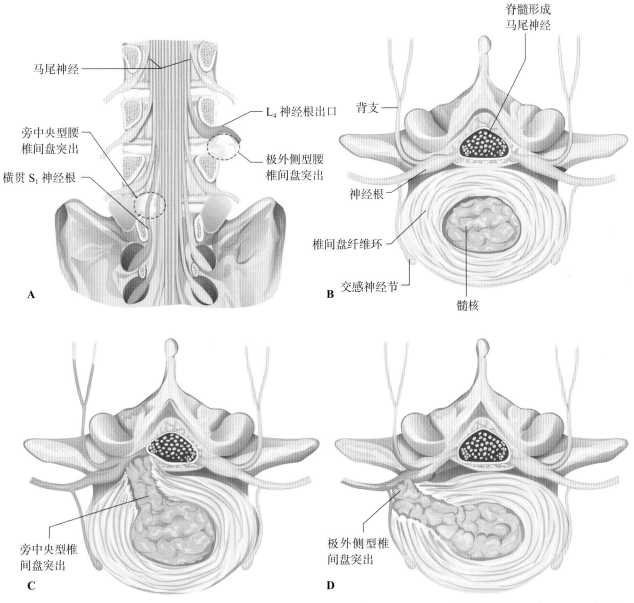

▲ 图 36-2　**A.** 去除硬脊膜后的神经根冠状面。值得注意的是，神经根可能受到中央型椎间盘突出或极外侧椎间盘突出的压迫。因此，当怀疑神经根受压时，必须仔细评估影像以阐明受压的原因。**B.** 水平腰椎间盘脊柱横断面显示正常解剖。**C.** 旁中央。**D.** 极外侧椎间盘突出并导致神经根受压

根张力的有效体格检查。由于疼痛的分布区域，还必须考虑到髋关节的病理情况。

L_4 神经根受累的患者通常表现为疼痛沿着大腿的内侧一直向下延伸到内踝。足背伸也可能较弱（与 L_5 神经根受累相鉴别）。L_2、L_3 或 L_4 神经根受累的患者膝反射也可能减弱。

累及 L_5 神经根的典型表现是疼痛沿着大腿外侧向下放射至小腿外侧和外踝，疼痛也可能延伸到脚背。由于与 L_4 神经根感觉支配范围的部分重叠，患者出现的麻木迹象最明显位置位于第一和第二足趾背侧之间。L_5 神经根受到累及的患者也可能有背伸无力，更具体地说，患者的第一个足趾会背伸无力。由于 L_5 神经根病变会导致臀中肌和臀小肌无力，我们可以通过髋关节外展来具体区分是 L_5 神经根病变还是腓神经病变。此外，通过足内翻也可以区分，腓神经病变的患者足内翻正常，而 L_5 神经根病的患者足内翻会减弱。

S_1 神经根受累的患者会出现从臀部开始的疼痛和麻木，并沿着大腿和小腿的后方向足底放射。患者可能出现跟腱反射消失，跖屈无力，可能只有患者用足趾站立时才会表现出来。

虽然大多数以神经根性症状为主的腰椎间盘突出症患者是以亚急性的方式出现，但也存在急性症状的情况（马尾综合征），马尾综合征是指单侧或双侧下肢瘫痪以及疼痛、尿潴留、感觉丧失和大小便失禁。这些患者通常会由于同时出现上述几种症状而被送至急诊室紧急治疗。然而，值得注意的是，许多患者仅会表现出突发的大小便失禁不伴随严重的下肢疼痛、无力或麻木。在这种情况下，如果出现大小便失禁而没有其他神经根性症状，我们应该从其他方面考虑导致大小便失禁的原因。

夜间痛是病史询问中非常重要的一部分。腰椎间盘突出症患者通常不会从熟睡中痛醒。如果患者在休息过程中痛醒，那么需要考虑下面这几种情况。首先，夜间痛虽然在以神经根性症状为主的腰椎间盘突出症患者中不常见，但见于有慢性疼痛史的患者。与疼痛病程有关，慢性疼痛的患者通常存在抑郁、焦虑和失眠等问题。因此，为了确定患者是否有慢性疼痛障碍，应该更进一步评估他们的情绪、精力水平和其他心理社会因素。至于慢性疼痛，需要我们采取多学科联合治疗而不是单纯的手术干预。恶性病变是引起腰椎间盘突出症患者夜间痛的另一个原因。一般来说，脊椎肿瘤患者晚上会有机械性疼痛，可能是由于脊柱不稳定或肿瘤进展、病理性骨折压迫脊神经根引起。夜间痛也可能预示着髋关节病变，髋关节骨性关节炎患者通常会有夜间疼痛、屈曲疼痛和患侧负重疼痛。因此，是否存在夜间痛是病史的重要一部分，有助于我们明确疼痛的根本原因。

（二）检查

对于腰椎间盘突出症患者，我们应该仔细询问病史，进行相关体格检查，将其阳性体征与相关的影像学检查联系。有许多不同的检查方式（MRI、CT 和 X 线摄影）能帮助我们确定病变累及的神经根和椎间盘突出位置。

深入研究影像学在确诊以神经根性症状为主的腰椎间盘突出症中所发挥的作用之前，我们应该清楚，影像往往会表现出比患者病史和体检情况更多的内容，具有误导性。退行性改变在影像上很常见。一项关于无症状患者的腰椎 CT 研究表明[12]，40 岁以上患者 50% 都存在脊柱退行性变。在对 148 名无症状成年志愿者进行腰椎 MRI 检查时[13]，发现 83% 的患者有中到重度的椎间盘脱水，64% 的患者有椎间盘膨出，32% 的患者至少有一处椎间盘突出。这些发现在另一项研究中也得到了证实[14]，在这项研究中，32% 的无症状患者存在多于一个节段的椎间盘退行性改变。在另一项研究中[15]，以 200 名有腰痛风险的无症状患者 MRI 作为基线，与同一人群中曾有一次背部疼痛患者的 MRI 进行比较。有 25% 的患者在 5 年内出现了背部疼痛，其中 84% 的患者 MRI 与基线对比没有显著变化。如果这些患者没有之前的基线 MRI 研究，他们的症状可能会归因于椎间盘退行性变，并接受手术干预治疗。

在诊断腰椎间盘突出症的不同影像中，X 线虽然有助于评估骨密度、骨折和脊柱椎体排列，但对评估椎间盘病理的能力有限，因此在腰椎间盘突出症的诊断作用最小。虽然人们可以通过椎间盘间隙变窄或真空现象看到退行性椎间盘疾病的蛛丝马迹，但这些发现并不一定等同于腰椎间盘突出症。因此，当医生怀疑患者存在椎体不稳定或与矢状面失衡一致的体征和症状时，X 线检查是最有用的。在术前讨论阶段 X 线检查也发挥着重要的作用，通过 X 线检查我们可以发现腰椎滑脱或脊柱侧弯的存在，并可能因此改变腰椎间盘突出症手术的范围。

在诊断腰椎间盘突出症方面，CT 与 MRI 发挥着一样的作用。CT 可以用来评估皮质骨、松质骨、软组织和腰椎间盘突出，但在评估前两者时更佳[16, 17]。CT 在识别骨赘方面发挥着更重要作用，而 MRI 在评估脊髓、硬膜囊和神经根与椎间盘的关系更有用。在患者不能进行 MRI 检查时，CT 脊髓造影仍然是评估神经元素的有用工具。

Modic 等最先描述通过脊椎 MRI 可以观察到脊柱的一系列变化，其中包括椎体骨髓和椎间盘的变化[18]。Modic Ⅰ 型改变是指在 T_1 加权像上，椎体内与椎间隙相邻区域表现为低信号，而在 T_2 加权像上表现为高信号。大约 4% 的普通人群和

8% 的椎间盘摘除术后患者会出现这些变化[19, 20]。组织病理学上，被认为是终板断裂和骨髓纤维样变。Ⅱ 型改变在 T_1 加权像上表现为邻近椎体骨髓的轻微高信号，在 T_2 加权像上表现为中等信号。这些变化反映了骨髓纤维区的骨髓被脂质所取代。Ⅲ 型改变可观察到骨的硬化性改变，在 T_1 加权和 T_2 加权像上均表现为低信号。为了研究骨髓改变与退行性脊椎疾病相关性，对 670 名存在腰痛和坐骨神经痛的患者进行了 MRI 检查[21]。发现症状得到缓解的患者中，Ⅰ 型变化已经转变为 Ⅱ 型变化。而在那些存在持续疼痛症状的患者中，Ⅰ 型改变变得更加严重了。与此同时，人们已经注意到，用腰椎融合术治疗背部疼痛时，Ⅰ 型改变的患者往往比其他类型改变的患者反应更好[22]。类似地，脊柱融合术后持续的 Ⅰ 型改变往往预示着预后较差，术后这些变化的消失往往预示着预后较好[23]。

除了 CT 和 MRI 外，还有其他几种检查可以用来诊断和评估腰椎间盘突出症。一些学者建议使用椎间盘造影刺激试验来确定腰痛是否由椎间盘引起。即通过向腰椎间盘注射生理盐水来确定定位的腰椎间盘内的压力是否会重现疼痛。如果发现疼痛与椎间盘造影前一致，就可以确定椎间盘退变是疼痛的原因，需要手术干预。然而，实验也可能诱发无症状患者的疼痛，因此对于多节段腰椎间盘退变患者，很难区分是否是假阳性结果。关于椎间盘造影的适用范围和争议我们已经在其他地方进行了论述[24]。肌电图（EMG）和神经传导检查（nerve conduction studies，NCS）也可以诊断以神经根性症状为主的腰椎间盘突出症。虽然这些检查对于正常患者（即仅有疼痛或感觉异常）用处不大，但对于诊断继发于疼痛的肌无力非常有用。在神经学检查无法诊断的情况下，这些检查可能有助于明确特定的神经根病理

情况。从本质上讲，肌电图和神经传导检查对区分以神经根性症状为主的腰椎间盘突出症和单神经根病或多神经病非常有用。在长期存在疼痛的患者中，肌电图和神经传导检查有助于区分慢性脱髓鞘和传导阻滞。这对于以前做过手术减压仍反复出现疼痛的患者诊断特别有用。尽管肌电图和神经传导测试很有用，但这项技术的使用也有很大的局限性。首先，EMG 和 NCS 对于运动正常的患者（即出现单纯感觉或疼痛症状的患者）用处较小。由于沃勒变性在生理电改变出现之前发生，因此在确定以神经根性症状为主的腰椎间盘突出症诊断后的 3 周内，EMG 和 NCS 不能提供任何有用的信息。

马尾神经综合征的患者经常出现尿潴留。因此，在急性期，测量排尿后膀胱残余尿量对确定诊断是有价值的。正常的排尿后膀胱残余尿量通常小于 100ml，而较高的膀胱残余量对于确诊马尾神经综合征具有诊断意义。事实上在最近的一项研究中，为了确诊继发于腰椎间盘突出症的马尾神经综合征[25]，除要求膀胱残余容量 > 500ml 外，还应单独或结合以下任何两种表现：双侧坐骨神经痛或大小便失禁。如前所述，MRI 也是诊断腰椎间盘突出症和马尾神经综合征的重要诊断工具。

（三）药物治疗

在考虑对腰椎间盘突出症患者进行手术之前，应首先尝试进行保守治疗。保守治疗包括有氧运动、物理治疗、脊椎推拿、按摩、镇痛药、针灸和行为认知疗法。

考虑到患者可能在早期出现剧烈的疼痛，适当的止痛特别重要。根据 WHO 的指南，治疗急性疼痛，我们需要根据患者的情况阶梯性用药。患者首先应该服用非阿片类镇痛药（如对乙酰氨基酚或其他非甾体抗炎药）。然后，可以通过使用温和的阿片类药物（如可待因）、较强的阿片类药物（如吗啡、氢吗啡酮）和IV类镇痛药［如阿片类药物和非甾体抗炎药（如酮咯酸）］来增加镇痛药的剂量和药效。三环类抗抑郁药和抗癫痫药物（如加巴喷丁、普瑞巴林和托吡酯）等辅助镇痛药也已被证实在疼痛的综合治疗中是有效的。辅助镇痛药可以在使用更高级别阿片类药物期间配合使用。尽管止痛特别重要，由于阿片类药物具有成瘾性和依赖性，我们必须谨慎使用。

在给予足够的镇痛药物后，患者应该采取措施加强背部肌肉并增加有氧运动。尽管只有极少的证据能证明物理治疗、脊椎推拿和按摩等常用疗法有效，但这些疗法由于无创而被患者广泛接受并应用。如果尝试了所有保守疗法患者症状还是没有改善，那么我们应该考虑手术干预。一般说来，经过 4～6 周保守治疗，患者的病情会得到缓解。考虑到大多数患者前 4 周内症状会得到缓解，在这段时间之前的干预治疗可能会导致很大比例的患者不必要外科手术（参见流行病学和自然病史部分）。应该注意的是[26]，即使是非常大的椎间盘突出也可能并不需要手术治疗，它们已经被证实随着时间的推移是可以自发吸收的。大的椎间盘碎片并不是手术治疗指征。而且，经过一段时间 MRI 的随访证明，患者的预后与腰椎间盘突出的大小、位置无关[27]。

虽然保守治疗对于以神经根性症状为主的腰椎间盘突出症患者有一定的作用，但治疗马尾神经综合征不能采用保守治疗。对于马尾神经综合征，需紧急手术恢复肠道和膀胱功能。如果不能及时进行手术干预，可能会给患者带来严重的不良后果，包括下肢无力、神经性疼痛和大小便失禁。目前指南建议对这些患者紧急手术治疗而不是保守观察（完整的讨论请参阅手术适应证部分）。

1. 手术适应证

虽然大多数腰神经根性症状引起的腰椎间盘突出症患者，经保守治疗，症状明显缓解，但仍有一部分患者需要手术干预来缓解疼痛。30 年前，有 3 个随机对照试验验证了手术与保守治疗各自在腰椎间盘突出症治疗中的作用。此外，随着时间的推移、外科技术的发展，微创手术变得越来越流行。

在 1983 年第一个比较手术和保守治疗腰椎间盘突出症的随机对照试验中[28]，由于主管医生不清楚哪种治疗策略能更好地缓解患者症状，因此将 126 名腰椎间盘突出症患者随机分为手术治疗和保守治疗两组。手术治疗包括腰椎间盘摘除；保守治疗包括卧床休息 2 周，然后逐渐增加活动量和腰背肌功能锻炼。在治疗后的 1 年、4 年和 10 年对这些患者进行随访。在每次检查时，都会进行体格检查和问卷调查以判断患者治疗后的满意度。分析表明，在治疗 1 年后手术效果更好，但在第 4 年和第 10 年的随访中，各组之间没有显著差异。无论采取了哪种治疗方法，有肌无力症状的患者，预后较好；但感觉障碍患者，感觉恢复只有 50%。

在一项类似的研究中，Osterman 等进行了一项前瞻性随机对照试验[29]，其中 56 名患者被随机分为手术组和保守治疗组。两组患者均随访 2 年，无明显差异。结果表明，手术患者比保守治疗的患者恢复得更快。

Buttermann 等把 169 名保守治疗 6 周失败后的患者随机分成两组[30]，再分别进行腰椎间盘摘除术和硬膜外激素封闭，然后比较症状、缓解效果，发现接受手术的患者症状迅速缓解，而在接受硬膜外激素封闭的患者中，近一半的患者症状

得到缓解。在未经手术治疗的患者，延迟治疗并没有造成伤害。

2006 年发表的关于随机对照试验的文章是目前规模最大的[31, 32]。在这项试验中，保守治疗 6 周失败的患者被随机分到腰椎间盘摘除术组和持续保守治疗组。保守治疗没有跨组标准化。共有 501 名患者进行了 2 年的随访。主要治疗结果评价包括 SF-36 患者问卷的变化、疼痛程度、身体功能量表以及 Oswestry 残疾指数（Oswestry disability index，ODI）的变化。随访结束时，手术组有 50% 的人没有接受手术治疗，保守组有 30% 的人接受了手术治疗。在意向治疗分析中，手术治疗组和保守治疗组之间没有统计学差异，尽管在治疗分析中结果更倾向于手术治疗。这两个对照组之间的高交叉率可能会导致对结果的解释有偏差。作者还将 743 名不愿参与随机对照的患者纳入到观察性研究。在这项研究中，接受手术治疗的患者在身体疼痛评分、ODI 评分和肢体功能方面都有统计学上的显著改善。在这项研究的最新进展中[33]，作者报道了对前述试验中的患者进行 4 年联合治疗分析的结果。4 年后，接受手术的患者的所有主要结果指标都比接受了保守治疗患者的指标更好。

马尾神经综合征通常是外科急症[34]。然而，关于是否需要急诊手术一直存在争论。在 Meta 分析中，发现马尾神经综合征患者在 48h 内行手术减压，术后效果更好。然而，该研究涉及病例报道的 Meta 分析，而不是与对照组前瞻性数据的 Meta 分析，因此我们应谨慎看待这个结果。其他人则认为，神经损伤的严重程度（即是否存在尿潴留）比手术时机更重要[35]。在对大量马尾神经综合征患者的前瞻性系列研究中[36]，对 33 名马尾神经综合征首次发病的患者术后 3 个月和 12 个月进行了随访和评估。其中，12 名患者在

48h 内接受了手术，而 21 名患者在症状出现 48h 以后才进行了减压手术。对小便失禁的患者随访 3 个月时发现，腰部和腿部疼痛，肠漏的发生率较高，肠道和膀胱的功能恢复较差。在这一前瞻性系列研究中，没有证据表明神经恢复情况与手术时间的选择有明显的相关性。

基于这些研究，很明显，接受保守治疗的患者经过长期治疗才能恢复到与接受手术的患者相同的功能情况（表 36-2）。此外，在患者最终手术前，推迟手术使得腰椎神经根病症状自发消退似乎并不会降低康复机会。这些实验的一个共同主题是患者在开始手术干预之前接受 4~6 周的保守治疗。而且，在接受保守治疗或手术治疗的患者中，肌无力的改善速度几乎相同，因此，肌无力不是腰椎间盘突出症手术治疗的绝对适应证。对于急进性神经恶化的患者以及接受过充分的保守治疗，但症状仍存在的患者应考虑手术干预治疗。

2. 外科治疗

对于需要手术治疗的腰椎间盘突出症患者，通常采用腰椎板开窗减压 – 椎间盘切除术和微创椎间盘切除术两种术式。

传统的显微镜下椎间盘切除术是一种经正中切口，切开筋膜，骨膜下剥离棘突和椎板间肌肉，切开患侧椎板的手术。在椎板切开后，去除黄韧带，显露神经根并摘除突出髓核。这一过程包括开放的切口以及显微镜下更好的视野。微创或开放手术包括经矢状面旁切口，使用微创通道逐渐扩张开口分离肌肉显露椎板。之后，椎间盘摘除的方式与传统的显微镜下手术相似。骨膜下肌肉剥离会使肌肉失去神经营养，导致肌肉损伤和萎缩而引起严重疼痛，患者需更长的康复时间。经常争议的是，通道系统比传统的开放式椎板开窗减压、椎间盘切除术具有切口更小，出血量更少的优势。

尽管人们特别看好微创技术，但只有有限的研究表明这项技术确实能为腰椎间盘突出症患者带来更好的预后[37]。一项有 40 名患者参与的随机对照试验证实了微创入路手术的切口更小，患者住院时间更短，但有限的样本量导致这项实验

表 36-2 证据表

作者、期刊、年份	设 计	主 题	随 访	结果计量	结 果	证据水平
Weber 等, Spine, 1983	随机对照试验	标准椎间盘摘除术与保守治疗腰椎间盘突出症的比较	1 年、4 年和 10 年	独立观察评估	手术组在随访 1 年时有统计学意义的改善，但在 4 年和 10 年时两组间没有差异	II
Buttermann 等, JBJS, 2004	随机对照试验	标准椎间盘摘除术与椎间孔封闭	3 年	背部和腿部疼痛，ODI，需要第二次手术	96%~98% 的接受椎间盘摘除术的患者的预后有改善，而接受椎间孔封闭治疗的患者中只有 46%~52% 的患者有改善	II
Osterman 等, Spine, 2006	随机对照试验	标准椎间盘摘除术与腰背肌等长收缩功能锻炼	2 年	腿部疼痛，健康相关生活质量评分，Oswestry 下腰残疾评分	尽管手术治疗组的患者最初恢复得很快，但手术治疗和保守治疗在两年多随访中没有差别	II
Weinstein 等, JAMA, 2006	随机对照试验和队列观察	标准椎间盘切除术与保守治疗的比较	2 年	SF-36，身体疼痛和功能评估	接受手术治疗的患者最初恢复较快，但在最终随访时两组之间没有差异	II

ODI. Oswestry 残疾指数

意义有限[38]。还有一部分值得注意的是，微创技术会导致医护人员接受更多的辐射，在学习过程中通过微创手术减压也可能并不会彻底。

总之，开放式显微镜下椎间盘切除术和微创手术都被广泛用于腰椎间盘切除。但是，我们还需要对大量患者进行长时间的随访研究才能确定这两种技术是否存在显著差异。

3. 并发症

腰椎间盘突出手术是一种常见且耐受性好的手术，但标准的显微镜下椎间盘切除术的并发症是存在的。在脊柱患者预后试验研究（Spine Patient Outcomes Research Trial，SPORT）中[33]，最常见的并发症包括硬脊膜撕裂（10%）、椎间盘突出复发（15%）和伤口感染（2%）。但在这项试验中，血管和神经损伤很少见。这些发现与较早的研究结果相似。

有人认为，椎间盘突出复发概率与椎间盘切除的程度有关。Carragee 等在他们的病例对照研究中研究了这一问题[39]，他们将 30 名接受椎间盘次全切除术的患者与一组对患者进行椎间盘部分切除（即仅摘除突出的椎间盘碎片）的历史对照组进行了比较。结果虽然没有统计学上的显著差异，但接受椎间盘次全切除术的患者中有 9%，接受椎间盘部分切除术的患者有 18% 都出现了椎间盘突出复发。

早期研究与 SPORT 研究中的伤口感染率相近。在 984 名患者的系列研究中[40]，伤口感染率不到 3%。类似地，在一项回顾性和前瞻性的大型研究中[41]，患者伤口感染率约为 2%。

在之前的研究中，神经损伤率也与 SPORT 研究中非常接近，接受腰椎间盘切除术患者的神经损伤不到 1%[40, 41]。

其他报道较少的并发症包括主动脉或髂动脉损伤、肠穿孔、输尿管损伤和死亡。

四、总结

腰椎间盘突出症是引起普通人群疼痛和瘫痪的常见原因。脊柱外科医生在患者的检查和治疗时机、手术选择中起重要作用。如先前讨论，第一步是进行详细的病史和体格检查来确定神经根受压位置，进而排除其他原因。影像学检查可进一步确认与体格检查结果是否相符。有文献报道支持，腰椎间盘突出症患者经过 4～6 周的保守治疗，大多数患者症状有所缓解。只有经过充分的保守治疗后仍存在症状的患者才可能需要通过手术干预来减轻疼痛。在腰椎间盘突出的外科治疗中，可以采用标准的开放式显微镜下椎间盘切除术和微创技术。应该及时告知患者手术的常见并发症，包括硬膜撕裂、椎间盘突出复发、伤口感染及神经损伤等意外。

参 考 文 献

[1] Tarulli AW, Raynor EM. Lumbosacral radiculopathy. Neurol Clin. 2007;25(2):387–405.

[2] Battié MC, Videman T, Gibbons LE, et al. 1995 Volvo Award in clinical sciences. Determinants of lumbar disc degeneration. A study relating lifetime exposures and magnetic resonance imaging findings in identical twins. Spine (Phila Pa 1976). 1995;20(24):2601–12.

[3] Hestbaek L, Iachine IA, Leboeuf–Yde C, et al. Heredity of low back pain in a young population: a classical twin study. Twin Res. 2004;7(1):16–26.

[4] Heliövaara M. Occupation and risk of herniated lumbar intervertebral disc or sciatica leading to hospitalization. J Chronic Dis. 1987;40(3):259–64.

[5] Kelsey JL. An epidemiological study of the relationship

between occupations and acute herniated lumbar intervertebral discs. Int J Epidemiol. 1975;4(3):197–205.

[6] Seidler A, Bolm-Audorff U, Siol T, et al. Occupational risk factors for symptomatic lumbar disc herniation; a casecontrol study. Occup Environ Med. 2003;60(11):821–30.

[7] Hult L. The Munkfors investigation; a study of the frequency and causes of the stiff neck–brachialgia and lumbagosciatica syndromes, as well as observations on certain signs and symptoms from the dorsal spine and the joints of the extremities in industrial and forest workers. Acta Orthop Scand Suppl. 1954;16:1–76.

[8] Hult L. Cervical, dorsal and lumbar spinal syndromes; a field investigation of a non-selected material of 1200 workers in different occupations with special reference to disc degeneration and so-called muscular rheumatism. Acta Orthop Scand Suppl. 1954;17:1–102.

[9] Bush K, Cowan N, Katz DE, et al. The natural history of sciatica associated with disc pathology. A prospective study with clinical and independent radiologic follow-up. Spine (Phila Pa 1976). 1992;17(10):1205–12.

[10] Saal JA, Saal JS. Nonoperative treatment of herniated lumbar intervertebral disc with radiculopathy. An outcome study. Spine (Phila Pa 1976). 1989;14(4):431–7.

[11] Weber H, Holme I, Amlie E. The natural course of acute sciatica with nerve root symptoms in a double-blind placebocontrolled trial evaluating the effect of piroxicam. Spine (Phila Pa 1976). 1993;18(11):1433–8.

[12] Wiesel SW, Tsourmas N, Feffer HL, et al. A study of computerassisted tomography. I. The incidence of positive CAT scans in an asymptomatic group of patients. Spine (Phila Pa 1976). 1984;9(6):549–51.

[13] Jarvik JJ, Hollingworth W, Heagerty P, et al. The Longitudinal Assessment of Imaging and Disability of the Back (LAIDBack) Study: baseline data. Spine (Phila Pa 1976). 2001;26(10):1158–66.

[14] Jensen MC, Brant-Zawadzki MN, Obuchowski N, et al. Magnetic resonance imaging of the lumbar spine in people without back pain. N Engl J Med. 1994;331(2):69–73.

[15] Carragee E, Alamin T, Cheng I, et al. Are first-time episodes of serious LBP associated with new MRI findings? Spine J. 2006;6(6):624–35.

[16] Bischoff RJ, Rodriguez RP, Gupta K, et al. A comparison of computed tomography–myelography, magnetic resonance imaging, and myelography in the diagnosis of herniated nucleus pulposus and spinal stenosis. J Spinal Disord. 1993;6(4):289–95.

[17] Jarvik JG, Deyo RA. Diagnostic evaluation of low back pain with emphasis on imaging. Ann Intern Med. 2002;137(7):586–97.

[18] Modic MT, Steinberg PM, Ross JS, et al. Degenerative disk disease: assessment of changes in vertebral body marrow with MR imaging. Radiology. 1988;166(1 Pt 1):193–9.

[19] Ross JS, Obuchowski N, Zepp R. The postoperative lumbar spine: evaluation of epidural scar over a 1-year period. AJNR Am J Neuroradiol. 1998;19(1):183–6.

[20] Ross JS, Robertson JT, Frederickson RC, et al. Association between peridural scar and recurrent radicular pain after lumbar discectomy: magnetic resonance evaluation. ADCON–L European Study Group. Neurosurgery. 1996;38(4):855–61; discussion 861–3.

[21] Mitra D, Cassar-Pullicino VN, McCall IW. Longitudinal study of vertebral type-1 end-plate changes on MR of the lumbar spine. Eur Radiol. 2004;14(9):1574–81.

[22] Vital JM, Gille O, Pointillart V, et al. Course of Modic 1 six months after lumbar posterior osteosynthesis. Spine (Phila Pa 1976). 2003;28(7):715–20;discussion 721.

[23] Buttermann GR, Heithoff KB, Ogilvie JW, et al. Vertebral body MRI related to lumbar fusion results. Eur Spine J. 1997;6(2):115–20.

[24] Resnick DK, Malone DG, Ryken TC. Guidelines for the use of discography for the diagnosis of painful degenerative lumbar disc disease. Neurosurg Focus. 2002;13(2):E12.

[25] Domen PM, Hofman PA, van Santbrink H, et al. Predictive value of clinical characteristics in patients with suspected cauda equina syndrome. Eur J Neurol. 2009;16(3):416–9.

[26] Benson RT, Tavares SP, Robertson SC, et al. Conservatively treated massive prolapsed discs: a 7–year follow-up. Ann R Coll Surg Engl. 2010;92(2):147–53.

[27] Modic MT, Obuchowski NA, Ross JS, et al. Acute low back pain and radiculopathy: MR imaging findings and their prognostic role and effect on outcome. Radiology. 2005;237(2):597–604.

[28] Weber H. Lumbar disc herniation. A controlled, prospective study with ten years of observation. Spine (Phila Pa 1976). 1983;8(2):131–40.

[29] Osterman H, Seitsalo S, Karppinen J, et al. Effectiveness of microdiscectomy for lumbar disc herniation: a randomized controlled trial with 2 years of follow-up. Spine (Phila Pa 1976). 2006;31(21):2409–14.

[30] Buttermann GR. Treatment of lumbar disc herniation: epidural steroid injection compared with discectomy. A prospective, randomized study. J Bone Joint Surg Am. 2004;86(4):670–9.

[31] Weinstein JN, Tosteson TD, Lurie JD, et al. Surgical vs nonoperative treatment for lumbar disk herniation: the Spine Patient Outcomes Research Trial (SPORT): a randomized trial. JAMA. 2006;296(20):2441–50.

[32] Weinstein JN, Lurie JD, Tosteson TD, et al. Surgical vs nonoperative treatment for lumbar disk herniation: the Spine Patient Outcomes Research Trial (SPORT) observational cohort. JAMA. 2006;296(20):2451–9.

[33] Weinstein JN, Lurie JD, Tosteson TD, et al. Surgical versus nonoperative treatment for lumbar disc herniation: fouryear results for the Spine Patient Outcomes Research Trial (SPORT). Spine (Phila Pa 1976). 2008;33(25):2789–800.

[34] Ahn UM, Ahn NU, Buchowski JM, et al. Cauda equina syndrome secondary to lumbar disc herniation: a metaanalysis of surgical outcomes. Spine (Phila Pa 1976). 2000;25(12):1515–22.

[35] Gleave JR, MacFarlane R. Prognosis for recovery of

bladder function following lumbar central disc prolapse. Br J Neurosurg. 1990;4(3):205–9.

[36] Qureshi A, Sell P. Cauda equina syndrome treated by surgical decompression: the influence of timing on surgical outcome. Eur Spine J. 2007;16(12):2143–51.

[37] German JW, Adamo MA, Hoppenot RG, et al. Perioperative results following lumbar discectomy: comparison of minimally invasive discectomy and standard microdiscectomy. Neurosurg Focus. 2008;25(2):E20.

[38] Mariscalco MW, Yamashita T, Steinmetz MP, et al. Radiation exposure to the surgeon during open lumbar microdiscectomy and minimally invasive microdiscectomy: a prospective, controlled trial. Spine (Phila Pa 1976).

2011;36(3):255–60.

[39] Carragee EJ, Spinnickie AO, Alamin TF, et al. A prospective controlled study of limited versus subtotal posterior discectomy: short–term outcomes in patients with herniated lumbar intervertebral discs and large posterior anular defect. Spine (Phila Pa 1976). 2006;31(6):653–7.

[40] Davis RA. A long–term outcome analysis of 984 surgically treated herniated lumbar discs. J Neurosurg. 1994;80(3):415–21.

[41] Wiese M, Krämer J, Bernsmann K, et al. The related outcome and complication rate in primary lumbar microscopic disc surgery depending on the surgeon's experience: comparative studies. Spine J. 2004;4(5):550–6.

第 37 章　腰椎管狭窄症
Spinal Stenosis

Sandeep N Gidvani　Michael D Daubs　著

甘　璐　译　李　沫　校

一、流行病学与自然史

腰椎管狭窄症是指中央椎管、侧隐窝或椎间孔狭窄，导致硬膜囊或神经根受压，其发病率为 1.7%～8%[1]。

腰椎管狭窄的病因有很多。一般来讲，腰椎管狭窄症分为先天性和后天性椎管狭窄。先天性椎管狭窄是由于解剖学上椎弓根和椎板较短所导致的，椎管狭窄患者椎管直径减小，就会出现相应症状。但对于大多数患者来说，这种情况是逐渐退变的结果。随着年龄的增长，脊柱椎间盘退变越来越严重，导致椎间高度丧失和椎间盘膨出。相应的会导致小关节负荷增加，关节软骨磨损增加，骨接触增加，关节肥大，骨赘形成。椎间高度丧失也会导致黄韧带内折，并增加终板与椎体后部接触而形成骨赘。椎间盘膨出、小关节肥大、黄韧带内折和肥厚以及后方骨赘形成共同压迫中央椎管，并挤压穿过椎间盘和小关节形成之孔道的神经根（图 37-1 和图 37-2）。当关节囊变薄、关节完整性受损时，就会将压力循环转移到已经退化的纤维环。因此，关节突形成的动力性半脱位会导致退行性腰椎滑脱并加重椎管狭窄[2]。

引起腰椎管狭窄症的其他原因也很多。融合后的邻椎病、脊柱椎板切除术后凸畸形、肿瘤或感染是导致腰椎管狭窄的几种常见原因。本质上来说，任何改变椎管大小的过程，无论是生物力学、新陈代谢，还是创伤，都可能导致椎管狭窄。

动物实验研究证实椎管的狭窄程度的增加对患者的影响[3]，并发现体感诱发电位对压迫高度敏感，在神经功能受损前就可表达。神经根和背根神经节周围可见静脉充血和动脉收缩。从组织学角度看，狭窄的增加导致神经根内轴浆流动阻塞、水肿和脱髓鞘，以及运动纤维和感觉纤维的 Wallerian 变性，后者更易受到直接压力且恢复

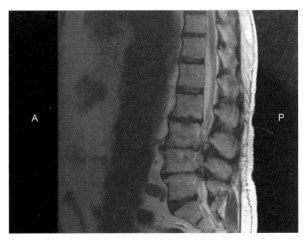

▲ 图 37-1　MRI 矢状面 T_2 加权像显示继发于退行性腰椎间盘疾病、椎间盘膨出、韧带内折和小关节肥大的多节段椎管狭窄

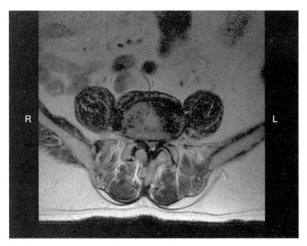

▲ 图 37-2　MRI 轴位 T_2 加权像显示侧隐窝水平有明显的椎管狭窄

小关节肥大、间隙变窄、黄韧带肥厚——所有这些都会导致中央椎管明显狭窄

较慢。这也解释了为何在临床体格检查中，患者有时在没有明显运动障碍的情况下存在主观感觉障碍。

腰椎管狭窄的自然进展是可变的，并不一定遵循渐进性恶化的过程。20%～25% 的人群都存在椎管狭窄，一旦年龄超过 50 岁，发生的风险会相应增加。Johnsson 对腰椎管狭窄症患者回顾性研究时发现尽管 70% 的患者症状没有变化，但在 4 年的随访过程中也未有明显加重[4]。

近期有更多 8～10 年前瞻性随访研究中，通过对特定结果的评估来确定手术和非手术治疗患者间是否有显著差异[5]，这为了解疾病的自然进程提供了进一步观点。与非手术治疗的患者相比，接受手术的患者在腰痛、术前症状改善和对术后当前症状上没有差别。然而，接受手术治疗的患者人群中，腿部疼痛缓解和背部相关肌肉情况都得到改善[6-8]。

在脊柱疾患疗效研究实验（spine patient outcomes research trial，SPORT）中，腰椎管狭窄症的保守治疗组所有疗效指标显示，患者仅在 2 年内功能得到适度改善。然而，与之前回顾性

研究结果相似，没有证据表明症状会突然或严重加重[9, 10]。

随着关于腰椎管狭窄症的研究深入，我们对疾病的认识也更加清楚。目前，随着时间的推移患者症状有可能会加重；然而，症状加重的速度仍不可预知。

二、体检（临床表现）

（一）症状或体征

从临床症状上看，患者出现下肢疼痛、麻木和无力存在一定顺序和规律[11]。大约 70% 的患者存在双侧临床症状，基于其他退行性病变（椎间盘退变、小关节关节炎和脊椎滑脱）的存在会出现不同程度的腰痛。

大部分存在侧隐窝或椎间孔狭窄的腰椎管狭窄症患者，都会伴随根性症状或神经源性跛行。尤其是如果腰椎管狭窄症继发于退行性滑脱，根性症状可能是主要的临床表现。神经源性跛行表现为站立时间变短、行走时间变短和容易疲劳，通常描述为行走距离有限，坐或短暂休息后，能够站立继续行走。通常在过伸位时可诱发症状，直立位时患者会感到不适。患者可能会表现出手推购物车过屈姿势，这表明过屈位可扩大椎管容积而改善症状。同样，坐立位比直立位症状更轻。

区分患者症状是神经源性跛行还是血管性跛行非常重要（表 37-1）。后者继发于下肢肌肉痉挛，行走距离有限且固定，通过改变姿势并不能改善行走距离，例如过屈位或前倾位利用助步器行走。两者症状不能通过骑健身动感单车（假设过屈位姿势）和走路来区分。通常，那些有血管性跛行的人也存在脉搏减弱和营养改变（皮肤发

表 37-1　神经源性和血管源性跛行的区别

检查结果	神经源性跛行	血管源性跛行
腰背痛	可能存在	经常无
感觉症状	经常存在	无
肌无力	经常存在	无
反射	减弱或消失	正常
动脉脉搏	正常	减弱或消失
皮肤或营养改变（皮肤有光泽，脱发）	无	存在
固定自行车	可进行长时间锻炼	不能进行
姿势依赖性	是	否
休息放松	是	否

亮、脱发）；神经源性跛行则常与腰痛和反射改变有关。

在体检中如神经根出现病变，患者可有相应神经根控制区感觉减退或运动障碍。侵犯 L_5 神经根会导致腓长肌或拇长伸肌（extensor hallucis longus，EHL）无力，这在腰椎管狭窄症中十分常见[4]。步态的评估与"类猿"姿势（肩部前移至骨盆前）的代偿性屈曲或发展有关。反射通常会减弱或消失，退变会造成运动度的受限，可能会引起三个不同平面以上的肌肉僵硬。如上所述，过伸位可诱发疼痛，因此在过伸位站立 30s 或更长时间会导致大腿疼痛，这被称为持续性腰椎过伸激发试验[12]。直腿抬高试验通常不像腰椎间盘突出症呈阳性表现，只有约 10% 的椎管狭窄患者的直腿抬高试验会呈阳性[13]。在区分神经源性跛行和血管性跛行时，评估外周血管情况和下肢外观也很重要。我们还应进行彻底的体格检查，以便与其他诊断相鉴别。例如，检查者应评估髋关节的活动度和髋关节撞击征，以排除关节本身病变，并进行全面的神经检查以确保没有混合脊髓

型颈椎病或中枢神经系统疾病而导致步态异常、行走距离减少或平衡障碍。

（二）实验室检查

目前没有特定的实验室检查异常与腰椎管狭窄症直接相关。血液检查如全血细胞计数（CBC）、红细胞沉降率（ESR）和 C 反应蛋白（CRP）也并未升高。当然，如果根据 MRI 和临床病史怀疑腰椎管狭窄症继发于感染或恶性肿瘤，那么实验室检查可以用来进一步确诊或排除诊断。

除了 MRI 外肌电图（EMG）或神经传导功能检测也作为诊断腰椎管狭窄症的辅助检查。如果从影像学神经根受压和临床体征上不足以明确诊断，我们还可以通过肌电图来进一步明确责任间隙（如具体神经根、中枢或周围神经症状）。另外，如怀疑存在周围神经卡压，如腓神经穿行过腓骨头或踝管综合征中的胫神经，电生理检查可帮助明确神经传导延迟部位。术后电生理检查还可帮助医生确认急性或慢性神经病变，从而判断患者症状的相关预后。

（三）影像学

评估腰椎管狭窄症必须先拍全套腰椎 X 线片，包括腰椎正侧位、过伸过屈位。在侧位片上可以评估腰椎矢状位序列，注意是否存在腰椎滑脱及滑脱程度，如果存在滑脱就可解释相应的神经根症状。还可通过椎间隙高度、椎体前后缘骨赘及终板硬化情况判断退变程度，并根据代偿性骨赘的形成评估椎间稳定性。正位 X 线片可用于诊断成人退行性脊柱侧弯，有利于手术方式的选择；两个椎体之间的侧方移位，椎间盘不对称性塌陷可再次解释相应的神经根性症状，而小关节的增生肥大可造成对中央椎管的压迫。如果患者需要进行手术，动力位片可用于评估减压外是否

存在失稳及是否需要椎间融合。

　　一般来说，如果神经症状持续存在，MRI 是诊断、治疗腰椎管狭窄症的必要检查。矢状位 T_2 像可用于评估包括：椎间盘脱水、椎间隙高度、终板改变情况、椎间盘膨出、椎间孔狭窄（出口神经根周围的硬膜外脂肪消失）、黄韧带褶皱，以及更主要的远端马尾神经的压迫[14]。轴位 T_2 像可用来评估椎管前后径和左右径、关节突肥大 / 侧隐窝狭窄、韧带肥厚、椎间盘膨出和由此导致椎管及出口根压迫、椎间孔狭窄、小关节脱位或半脱位以及关节内积液所导致的潜在失稳可能[15]。磁共振（MRI）影像学结果与临床症状相互对应非常重要，症状与影像学表现不对应并不少见，尤其在年龄超过 60 岁的无临床症状患者中[16]。Boden 报道，在检查患者中高达 57% 的无临床症状患者的 MRI 结果异常，其中 20% 存在椎管狭窄。

　　计算机断层扫描（CT）引导下的脊髓造影用于不能接受 MRI 检查的患者。例如，有心脏起搏器或假体植入的患者做 MRI 会产生明显的伪影，从而降低图像准确性。CT 引导下脊髓造影是利用穿刺针穿入硬膜囊并注射造影剂使硬膜囊外增强显影，造影剂显影中断不连续说明神经根卡压在侧隐窝、椎间孔或中央管的狭窄。该检查的缺点包括有创、注射后易引发头痛、与 MRI 相比准确性较差[17]。之前的研究利用 CT 引导下脊髓造影测量有症状的腰椎管狭窄症患者椎管前后径（anteroposterior，AP）为 10mm[18]。术前的造影剂显影中断与术后预后有直接相关性[19]。

（四）药物治疗

　　内科或非手术治疗的目的是控制症状，使患者能够在疾病发作前恢复日常生活并维持基本日常功能。继发于退行性椎间盘疾病或小关节炎的下腰痛患者可能与椎管狭窄的症状有关，通常可以通过使用抗炎药物，如非甾体抗炎药（nonsteroidal anti-inflammatory drugs，NSAID）来得到有效控制。同时应该避免使用麻醉性药物特别是针对老年人，其不良反应多且有毒副作用。神经病理性疼痛可以用 γ- 氨基丁酸（γ-aminobuyric acid，GABA）激动药［加巴喷丁（neurontin）和普瑞巴林（lyrica）］治疗。此类药物的开始使用和剂量调整最好由疼痛科医生进行，以实现长期的控制。患者应该清楚认识到，腰椎管狭窄症是一种持续压迫硬膜或伴随行走椎间孔神经的疾病。虽然症状可以通过药物和非手术方式来控制，但其解剖学上的骨性狭窄是不会改变的。

　　腰椎管狭窄非手术治疗的主要方法仍然是物理治疗和硬膜外类固醇注射[20]。这些方法已被反复验证可以缓解疼痛、麻木和肌无力，但程度各不相同，这取决于患者自身、狭窄程度和累及节段数量[2]。

　　理疗应注重核心肌群锻炼，包括腹部肌肉和椎旁肌群。这可以改善活动能力、功能状态，并降低脊柱的轴向负荷。综合的保守治疗（屈膝运动、按摩和跑步运动）在减轻症状方面比卧床休息更有益[21]。同样的，患者应专注于主动运动而不是被动的治疗来改善症状。

　　硬膜外类固醇注射是有创性治疗，包括在透视引导下对硬膜外间隙给予类固醇局部注射。它既有诊断的作用，又能为不同病程的患者提供短期缓解的治疗作用。根据疼痛专家的评估，它通过不同的途径给药 - 椎板间、经椎间孔和骶部。Botwin 进行了经椎间孔硬膜外注射后 1 年的随访并进行了具体评价（疼痛评分、活动耐力和站立耐力），发现所有指标都有所提高[22]。Manchikanti 研究发现腰椎管狭窄症患者无论进行麻药，还是麻药加类固醇骶部硬膜外注射，患者的疼痛和功能状况都得到了显著改善[23]。这项研究采用了随机、双盲对照方式进行。硬膜外注射可能有明显的不良反应。Radcliff 分析了运动性椎管狭窄人群中的一个亚组，发现那些术前进行过硬膜外类固醇注射的患者手术时间增加，住院时间延长，4 年后总体改善结果明显较小[24]。这可能是由于之前注射区域的硬膜外间隙发生了瘢痕和粘连，使得手术难以从周围的椎板和小关节边界剥离硬脊膜。其他令人担忧的问题包括糖尿病患者血糖水平的暂时性升高和对骨量的局部影响。硬膜外注射可以暂时缓解椎管狭窄引起的症状，但需要注意注射后的长期效果。从诊断的角度来看，当患者存在不同程度、水平的狭窄时，可以通过硬膜外注射帮助定位手术需要治疗哪种程度的狭窄。硬膜外阻滞也可用于进行选择性神经根阻滞，以确定引起症状的主要责任间隙。在此过程中，患者必须仔细观察症状是否缓解。

1. 手术适应证与治疗

除马尾神经综合征外，椎管狭窄症的手术治疗应由患者自行决定。讨论的主要考虑因素包括顽固性疼痛、进行性神经功能障碍、活动能力和耐受性逐渐减弱，以及生活质量和功能状态显著改变，所有这些都是在非手术治疗失败的情况下进行。手术的目的一部分是减轻根性疼痛，主要是解决神经源性跛行的症状。应该让患者意识到，仅仅解决椎管狭窄问题并不一定会改善他们的腰痛，因为很难预测疼痛是否与退行性椎间盘疾病、关节炎和轻微或严重的椎体不稳有关[25]。

2. 开放和微创的选择

如前所述，将临床症状与影像学检查结果联系起来很重要。一旦这个过程已经明确，硬膜外类固醇注射作为一个辅助手段确定责任间隙，就可以计划手术干预了。相对于稳定性来说，包括

腰椎滑脱、侧方滑脱或过度活动的小关节等可能需要通过原位后外侧关节融合术或通过椎间融合术来解决。手术的目的是对所有有症状的压迫区域减压，包括椎管、侧隐窝和椎间孔。实现减压的标准方法是进行椎板切除、部分内侧小关节切除和椎间孔减压。基本上，切除椎板目的是为了进入椎管内。患者俯卧在 Jackson 手术台上，确认骨性突起，使用透视机定位责任间隙后，行正中切口。软组织沿着棘突和椎板向下剥离直至关节突，注意保留关节囊，以免造成相邻节段的不稳定[26]。椎板间也要显露，以便识别减压的边界。然后通过从上椎板的下缘或下椎板的背部表面切开黄韧带而进入椎管内空间。一旦确定了硬脊膜的位置，就使用 Kerrison 咬骨钳结合高速磨钻切除黄韧带和椎板。更安全的做法是从上椎板的下缘开始从头侧方向咬除椎板，因为黄韧带位于椎板下方以保护硬脊膜。然后应该识别、减压侧隐窝，从小关节切除增生骨赘，以确保走行根出椎间孔。椎间孔也要减压，以确保 Woodson 或球形探子可以自由通过椎间孔。尽量保证峡部的完整性以确保椎体的稳定性[11]。

这个手术有效吗？ SPORT 研究是一项前瞻性随机多中心研究，评估无椎体滑脱的腰椎管狭窄症患者，这些患者至少有 12 周的症状且保守治疗失败。患者被分成两组，分别接受如上所述的减压手术治疗或包括抗炎药物和物理治疗在内的非手术治疗。手术治疗显示疼痛减轻和身体功能改善，在手术后 2 年和 4 年，SF-36 评分和改良的 OSwestry 残疾指数（ODI）在统计学上都有显著差异[9, 10]。

上面提到的缅因州腰椎研究也评估了手术治疗腰椎管狭窄的结果，并进行了长达 8～10 年的随访。腿部或背部疼痛在 1 年的随访中得到了实质性的改善，相对差异为 55%～28%，手术治疗

明显优于非手术治疗。随着时间的推移，这种差异明显减小。这项研究不是随机的，人群中腰椎管狭窄程度也是不同的，一些患者还接受了融合手术治疗[6-8]。

其他研究已经证实了手术干预结果更好，但他们的数据与接受同期融合手术治疗的患者混淆了[27]。由于融合对背部疼痛和功能状态有明显影响，因此很难将这些患者的预后改善与减压手术的效果分开。

另一种治疗腰椎管狭窄的开放手术选择，特别是在仅有单个节段及单侧症状的情况下，通过椎板切开 / 半椎板切开或半椎板切除进行显微镜下减压术。这两种手术的不同之处在于仅切除一侧椎板。在有限的椎板 / 半椎板切开术中，如有必要，可切除一侧上位椎板的下 1/2 和下位椎板的上 1/2，以解决单侧症状。如果有对侧症状，可以在显微镜下通过同一椎板切开部位，进行对侧减压。由于棘上和棘间韧带的内侧结构，使得很难获得与 Kerrison 咬骨钳的正确夹角，所以在显露和减压对侧侧隐窝和椎间孔的技术要求很高，而且减压是通过触诊而不是显微镜来进行的，这对技术有很高要求。如有必要，手术台也可倾斜。半椎板切除术包括切除患侧的整个椎板，而不是上下椎板的一部分，以进入椎板切开的部位。决定使用哪种技术应以大多数压迫在解剖标志的具体位置为指导[28]。

最后一个开放选择是进行腰椎管成形术，这在概念上类似于颈椎管成形术。椎板一侧用铰链打开，切除的棘突固定在另一侧的椎板上，以保持椎管的通畅。这项技术的目的是通过扩大椎管的直径来减压中央管。腰椎管成形术最适合主要是中央型狭窄的年轻活跃患者，因为用这种技术很难解决侧隐窝问题[29]。初步研究显示，在平均 3 年的随访中，椎管直径增加了大约 20%，

术前日本整形外科协会（Japanese Orthopedic Association，JOA）评分的改善率为 70%[30]。Matsui 报道，根据术前和术后 JOA 评分评估，临床症状明显缓解，在 5 年随访中，80% 的结果为良好或极佳，当扩大腰椎管成形术与稳定手术相结合时，重复手术的风险相对较小[13]。仅由 Kawaguchi 进行椎管成形术（未融合）的长期随访，并再次评估 JOA 评分。大多数患者在 1 年内神经功能恢复满意，5 年后恢复正常。3 例脊柱侧弯伴有侧方狭窄的患者恢复较差。5 年以上，7 例晚期功能恶化伴邻近节段病变。5 例发展为腰椎滑脱，因此应在术后进行筛查。尽管恢复不受影响，但大约 40% 的患者发生了椎板间融合[29]。总体而言，椎管成形术仍然是以中央型狭窄为主的患者的最佳选择。

解决腰椎管狭窄的微创技术包括使用管状套管和纤维内镜系统的内镜下椎板切开术。手术相关的学习曲线很陡，在最初学习期间，如果不大幅切除小关节就很难扩大同侧的侧隐窝[31]。研究显示，验证该技术的 ODI 评分有显著改善[32]。与开放手术相比，意外硬脊膜撕裂和一过性神经痛等并发症的发生率更高，这被认为是由于神经根和硬膜囊过度回缩而导致的。关于管状内镜减压术的最新研究已经修改了原来使用的技术。一系列扩张器用于显露棘突椎板连接处。然后将管状牵引器对准内侧，首先处理对侧的侧隐窝和椎间孔。这可以改善同侧的可视性，也被认为可以将硬膜切开率降低 4 倍[33]。内镜减压的优点包括减少出血、缩短住院时间，以及减少麻醉药物的使用，减压效果与椎管扩大减压相同[33, 34]。

另一种治疗腰椎管狭窄的方法是使用棘突间固定装置。是通过伸展黄韧带和增加椎间孔高度、扩大椎管直径而发挥作用。屈曲位可以改善神经源性跛行和神经根压迫引起的症状。在患者

处于侧卧位，腰椎轻度屈曲的情况下放置。装置的优点是能够在局部麻醉下植入。这为患有严重内科并发症、不能耐受全身麻醉的老年患者提供了一种手术治疗椎管狭窄的选择。Zucherman 等进行了一项多中心前瞻性随机研究，比较了使用 X-Stop 装置和非手术治疗椎管狭窄患者，并使用 ZCQ 作为主要衡量标准。ZCQ 的组成部分包括身体功能、症状严重程度和患者满意度。第一年手术患者与非手术患者的成功率分别为 59% 和 12%[35]。对同一患者群体的 2 年随访显示，在 ZCQ 评估的三个方面，该方法都比非手术患者有显著的改善[36]。使用这些装置的问题是翻修率高（随访 3.5 年翻修高达 30%）以及该装置有可能沉入棘突的疏松骨质中[37]，从而使症状改善不明显。在不久的将来，长期的后续研究应该会揭示这些装置的用途，并可能指导它们的可用性和使用性[35, 36]。

3. 并发症

腰椎管狭窄症相关的几个潜在并发症中，大多数可能发生在术中或术后。非手术治疗的主要并发症是发生马尾神经综合征。严重压迫可导致下肢急性神经感觉或运动障碍、尿潴留（逼尿肌无力）、小便失禁、大便失禁、性功能障碍和鞍区感觉异常。这被认为是急诊手术指征，并需要立即减压处理。有报道称硬膜外封闭也会导致马尾神经综合征。短暂性神经症状的发生有多种机制，包括不慎注射入硬膜内、药物的神经毒性、血管受损，以及注射时定位不准。尽管在直接进行手术干预之前会仔细监测神经系统症状，但对术后患者进行筛查时必须保持警惕[38]。

在腰椎管狭窄症的手术减压术中，瘢痕、粘连或钙化都可导致硬脊膜撕裂，进而导致脑脊液漏[39]。文献研究中，椎管狭窄组硬脊膜撕裂的发生率为 8%～10%[40]，当然，翻修组的发生率

更高。治疗包括完全显露撕裂处并使用连续缝合或间断缝合修复。严密缝合能避免术中诱发 Valsalva 动作。也可以使用辅助性纤维蛋白胶或胶原基质来封闭缺损。如果在修复过程中感觉到硬脊膜壁过度紧张，可以使用脂肪、筋膜或肌肉移植物来修补缺损。还应注意严密缝合筋膜，使用引流管目前存在争议，因为可能在皮下组织中产生瘘管或假性脊膜膨出[41]。如果初次修复和翻修硬脊膜漏无效，那么可以使用引流管引流脑脊液，以便愈合或使用硬膜外补片。在罕见的持续性硬脊膜漏病例中，脑膜炎的发生率为 0.18%[11]。无论如何，我们的目标是修复硬脊膜，预防或治疗与脑脊液漏引起相关的脑部症状，如低颅内压头痛、畏光、畏声、耳鸣、眩晕、恶心和呕吐[42]。

腰椎管狭窄症术后深部感染的报道发生率约为 2%。围术期预防使用抗生素和严格遵守无菌原则是必要的。感染率会随着糖尿病、吸烟、体重指数增加和感染史等疾病而增加[11]。

减压后硬膜外血肿形成，比较少见。在整个手术过程中和闭合前仔细止血是预防的关键。彻底的术后检查是避免遗漏神经功能新损伤的关键，术后检查伤口能及时发现逐渐出现的血肿。MRI 可用于术后辅助手术决策。

脊柱椎板切除术后椎体不稳定是椎管狭窄减压手术后可能发生的另一种并发症。生物力学研究表明，只要保留至少 50% 的小关节、峡部，就能够保持椎体的稳定性[43]。解剖时应注意保留小关节囊。术后拍摄 X 线片以确保减压节段的稳定性。

在手术减压过程中，术中对硬膜囊、椎间孔和侧隐窝操作，可能会导致神经根损伤。手术后，这可能会表现为一过性神经痛或明显的神经功能缺损，但通常会随着时间的推移而恢复。

SPORT 研究、缅因州腰椎研究和 Malmivaara

目前都着眼于接受狭窄手术治疗后患者的再手术率。他们都引用了术后 1 年极低的发生率，分别为 1.3%、1.2% 和 2%[8, 10, 27]。如果出现椎板骨再生，患者可能会出现症状复发。Postachini 等通过术后评估前 - 后位 X 线片的研究，发现 40% 的患者中有超过 40% 的再生率，而只有 12% 的患者完全没有发生再生[44]。骨再生的数量与临床预后相关，正如预期的那样，再生越少，预后越好[44, 45]。

4. 预后

Sigmundsson 等对那些接受非融合性减压治疗中央性椎管狭窄的患者进行了瑞典脊柱记录调查。他们通过 VAS 和 EQ-5D 评估了各种结果评分，包括 ODI、自我估计的步行距离、腿部和背部疼痛程度。他们发现，有几个因素可以预测腰椎管狭窄手术干预的结果。手术前腿部疼痛持续时间超过 2 年，预示着腿部和背部疼痛以及下肢功能方面的不良结果。那些术前使用镇痛药较多的患者，术后腰痛程度较高。术前功能低下预示术后功能恢复不良、随访时表现不满意。最后，狭窄的硬脊膜囊面积预示着随访时背痛和腿痛会有更多的改善。因此，这能够确定几个可以评估和用于预测结果的因素，并就术后的预后预期对患者进行教育[46]。

前面的章节已经讨论了手术和非手术治疗腰椎管狭窄症的结果研究。大多数研究表明，随着时间的推移，手术干预后的结果确实会恶化，然而，在长期随访中，接受手术治疗的患者中有更大比例的患者得到了很好缓解。上述情况也记录在 SPORT 长达 4 年，只接受了减压手术的患有椎管狭窄而没有腰椎滑脱患者的随访中[9, 10]。对 SPORT 研究中患者群体的亚组分析发现，以腿部疼痛为主的椎管狭窄患者的改善明显高于以腰痛为主的患者[47]。在对 SPORT 研究中腰椎管狭窄症患者进行的另一项单独的子分析中，一些有趣的发现是，如果进行手术，节段的数量不会影响手术效果；多节段狭窄患者的基线症状或治疗效果并不比单节段狭窄的患者更差[47]。然而，如果退行性腰椎滑脱也存在，单节段狭窄的患者比多节段狭窄的患者效果更好[48]。Ragab 研究了超过 100 名年龄在 70—101 岁的患者，证实预期结果不会受到高龄的影响；与年轻人群相比，老年患者没有进一步的手术干预发病率[49]。为了改善结果，建议在手术时进行更广泛的减压手术。这确保了有更多机会解决病理性症状和避免早期翻修手术。应在术前优化并发症。融合与减压的结合目的性仍然存在争议。在没有失稳的情况下，进行小关节融合术是不合理的。然而，很难预测那些与腰椎管狭窄症状相关的腰痛患者中需要再次手术的比例有多大。经手术治疗，腰椎管狭窄的自然病史已显示出良好的改变，确实改善了功能状态、步行能力和生活质量指标。

参考文献

[1] Patel C, Truumees E. Spinal stenosis: pathophysiology, clinical diagnosis, and differential diagnosis. In: Rothman RH, Simeon FA (Eds). The Spine, 6th edition. Vol. 2. Philadelphia, PA: W.B. Saunders; 2011. p. 1064.

[2] Daffner SD, Wang JC. The pathophysiology and nonsurgical treatment of lumbar spinal stenosis. Instr Course Lect. 2009;58:657–68.

[3] Delamarter RB, Bohlman HH, Dodge LD, et al. Experimental lumbar spinal stenosis. Analysis of the cortical evoked potentials, microvasculature, and histopathology. J Bone Joint Surg Am. 1990;72(1):110–20.

[4] Johnsson KE, Rosén I, Udén A. The natural course of lumbar spinal stenosis. Clin Orthop Relat Res. 1992;(279):82–6.

[5] Amundsen T, Weber H, Nordal HJ, et al. Lumbar

spinal stenosis: Conservative or surgical management? A prospective 10-year study. Spine (Phila Pa 1976). 2000;25(11):1424-35;discussion 1435-6.

[6] Atlas SJ, Deyo RA, Keller RB, et al. The Maine Lumbar Spine Study, Part III. 1-year outcomes of surgical and nonsurgical management of lumbar spinal stenosis. Spine (Phila Pa 1976). 1996;21(15):1787-94;discussion 1794-5.

[7] Atlas SJ, Keller RB, Robson D, et al. Surgical and nonsurgical management of lumbar spinal stenosis: four-year outcomes from the maine lumbar spine study. Spine (Phila Pa 1976). 2000;25(5):556-62.

[8] Atlas SJ, Keller RB, Wu YA, et al. Long-term outcomes of surgical and nonsurgical management of lumbar spinal stenosis: 8 to 10 year results from the maine lumbar spine study. Spine (Phila Pa 1976). 2005;30(8):936-43.

[9] Weinstein JN, Tosteon TD, Lurie JD, et al. Surgical versus nonoperative treatment for lumbar spinal stenosis four-year results of the Spine Patient Outcomes Research Trial. Spine (Phila Pa 1976). 2010;35(14):1329-38.

[10] Weinstein JN, Tosteon TD, Lurie JD, et al. Surgical versus nonsurgical therapy for lumbar spinal stenosis. N Engl J Med. 2008;358(8):794-810.

[11] Su BW, Rihn J, Byers R, et al. Surgical management of lumbar spinal stenosis. In: Rothman RH, Simeon FA (Eds). The Spine, 6th edition. Vol. 2. Philadelphia: WB Saunders; 2011. p. 1083.

[12] Thomas SA. Spinal Stenosis: history and physical examination. Phys Med Rehabil Clin N Am. 2003;14(1): 29-39.

[13] Matsui H, Kanamori M, Ishihara H, et al. Expansive lumbar laminoplasty for degenerative spinal stenosis in patients below 70 years of age. Eur Spine J. 1997;6(3):191-6.

[14] Fortin JD, Wheeler MT. Imaging in lumbar spinal stenosis. Pain Physician. 2004;7(1):133-9.

[15] Schinnerer KA, Katz LD, Grauer JN. MR findings of exaggerated fluid in facet joints predicts instability. J Spinal Disord Tech. 2008;21(7):468-72.

[16] Boden SD, Davis DO, Dina TS, et al. Abnormal magneticresonance scans of the lumbar spine in asymptomatic subjects. A prospective investigation. J Bone Joint Surg Am. 1990;72(3):403-8.

[17] de Schepper EI, Overdevest GM, Suri P, et al. Diagnosis of lumbar spinal stenosis: an updated systematic review of the accuracy of diagnostic tests. Spine (Phila Pa 1976). 2013;38(8):E469-81.

[18] Bolender NF, Schönström NS, Spengler DM. Role of computed tomography and myelography in the diagnosis of central spinal stenosis. J Bone Joint Surg Am. 1985;67 (2):240-6.

[19] Herno A, Airaksinen O, Saari T, et al. The predictive value of preoperative myelography in lumbar spinal stenosis. Spine (Phila Pa 1976). 1994;19(12):1335-8.

[20] Mazanec, D. Nonoperative management of lumbar spinal stenosis. In: Rothman RH, Simeon FA (Eds). The Spine, 6th edition. Vol. 2. Philadelphia: WB Saunders; 2011. p. 1078.

[21] Whitman JM, Flynn TW, Childs JD, et al. SPORT Investigators. A comparison between two physical therapy treatment programs for patients with lumbar spinal stenosis: A randomized clinical trial. Spine. 2006;31(22):2541-9.

[22] Botwin KP, Gruber RD, Bouchlas CG, et al. Fluoroscopically guided lumbar transformational epidural steroid injections in degenerative lumbar stenosis: An outcome study. Am J Phys Med Rehabil. 2002;81(12):898-905.

[23] Manchikanti L, Cash KA, McManus CD, et al. Results of 2-year follow-up of a randomized, double-blind, controlled trial of fluoroscopic caudal epidural injections in central spinal stenosis. Pain Physician. 2012;15(5):371-84.

[24] Radcliff K, Kepler C, Hilibrand A, et al. Epidural steroid injections are associated with less improvement in patients with lumbar spinal stenosis: a subgroup analysis of the Spine Patient Outcomes Research Trial. Spine (Phila Pa 1976). 2013;38(4):279-91.

[25] Johnsson KE, Udén A, Rosén I. The effect of decompression on the natural course of spinal stenosis. A comparison of surgically treated and untreated patients. Spine (Phila Pa 1976). 1991;16(6):615-9.

[26] Hansraj KK, Cammisa FP Jr, O'Leary PF, et al. Decompressive surgery for typical lumbar spinal stenosis. Clin Orthop Relat Res. 2001;(384):10-7.

[27] Malmivaara A, Slätis P, Heliövaara M, et al. Finnish Lumbar Spinal Research Group. Surgical or nonoperative treatment for lumbar spinal stenosis? A randomized controlled trial. Spine (Phila Pa 1976). 2007;32(1):1-8.

[28] Toyoda H, Nakamura H, Konishi S, et al. Clinical outcome of microsurgical bilateral decompression via unilateral approach for lumbar canal stenosis: Minimum five-year follow-up. Spine (Phila Pa 1976). 2011;36(5):410-5.

[29] Kawaguchi Y, Kanamori M, Ishihara H, et al. Clinical and radiographic results of expansve lumbar laminoplasty in patients with spinal stenosis. J Bone Joint Surg Am. 2004;86(8):1698-703.

[30] Matsui H, Tsuji H, Sekido H, et al. Results of expansive laminoplasty for lumbar spinal stenosis in active manual workers. Spine (Phila Pa 1976). 1992;17(Suppl 3):S37-40.

[31] Rahman M, Summers LE, Richter B, et al. Comparison of techniques for decompressive lumbar laminectomy: The minimally invasive versus the "classic" open approach. Minim Invasive Neurosurg. 2008;51(2):100-5.

[32] Pao JL, Chen WC, Chen PQ. Clinical outcomes of microendoscopic decompressive laminotomy for degenerative lumbar spinal stenosis. Eur Spine J. 2009;18(5): 672-8.

[33] Azgarzadie F, Khoo LT. Minimally invasive operative management for lumbar spinal stenosis: overview of early and long-term outcomes. Orthop Clin North Am. 2007;38(3):387-99; abstract vi-vii.

[34] Khoo LT, Fessler RG. Microendoscopic decompressive laminotomy for the treatment of lumbar stenosis. Neurosurgery. 2002;51(Suppl 5):S146-54.

[35] Zucherman JF, Hsu KY, Hartjen CA, et al. A prospective

randomized multi–center study for the treatment of lumbar spinal stenosis with the X STOP interspinous implant: 1–year results. Eur Spine J. 2004;13(1):22–31.

[36] Zucherman JF, Hsu KY, Hartjen CA, et al. A multicenter, prospective, randomized trial evaluating the X STOP interspinous process decompression system for the treatment of neurogenic intermittent claudication: two–year follow–up results. Spine (Phila Pa 1976). 2005;30(12):1351–8.

[37] Tuschel A, Chavanne A, Eder C, et al. Implant survival analysis and failure modes of the X–STOP interspinous distraction device. Spine (Phila Pa 1976). 2013;38(21): 1826–31.

[38] Bilir A, Gulec S. Cauda equina syndrome after epidural steroid injection: a case report. J Manipulative Physiol Ther. 2006;29(6):492.e1–3.

[39] Desai A, Ball PA, Bekelis K, et al. Surgery for lumbar degenerative spondylolisthesis in Spine Patient Outcomes Research Trial: does incidental durotomy affect outcome? Spine (Phila Pa 1976). 2012;37(5):406–13.

[40] Takahashi Y, Sato T, Hyodo H, et al. Incidental durotomy during lumbar spine surgery: risk factors and anatomic locations: clinical article. J Neurosurg Spine. 2013;18(2):165–9.

[41] Wang JC, Bohlman HH, Riew KD, et al. Dural tears secondary to operations on the lumbar spine: Management and results after a two–year minimum follow–up of eighty–eight patients. J Bone Joint Surg Am. 1998;80(12): 1728–32.

[42] Campbell PG, Hanna A, Harrop J, et al. Spinal dural injuries. In: Rothman RH, Simeon FA (Eds). The Spine, 6th edition. Vol. 2. Philadelphia, PA: Saunders; 2011. p. 1720.

[43] Lee CK. Lumbar spinal instability (olisthesis) after extensive posterior spinal decompression. Spine (Phila Pa 1976). 1983;8(4):429–33.

[44] Postacchini F, Cinotti G. Bone regrowth after surgical decompression for lumbar spinal stenosis. J Bone Joint Surg Br. 1992;74(6):862–9.

[45] Chen Q, Baba H, Kamitani K, et al. Postoperative bone regrowth in lumbar spinal stenosis. A multivariate analysis of 48 patients. Spine (Phila Pa 1976). 1995;19(19):2144–9.

[46] Sigmundsson FG, Kang XP, Jönsson B, et al. Prognostic factors in lumbar spinal stenosis surgery. Acta Orthop. 2012;83(5):536–42.

[47] Pearson A, Blood E, Lurie J, et al. Predominant leg pain is associated with better surgical outcomes in degenerative spondylolisthesis and spinal stenosis: results from the Spine Patient Outcomes Research Trial (SPORT). Spine (Phila Pa 1976). 2011;36(3):219–29.

[48] Park DK, An HS, Lurie JD, et al. Does multilevel stenosis lead to poorer outcomes? A subanalysis of the Spine Patient Outcomes Research Trial (SPORT) lumbar stenosis study. Spine (Phila Pa 1976). 2010;35(4):439–46.

[49] Ragab AA, Fye MA, Bohlman HH. Surgery of the lumbar spine for spinal stenosis in 118 patients 70 years of age or older. Spine (Phila Pa 1976). 2003;28(4):348–53.

第 38 章　退行性滑脱
Degenerative Spondylolisthesis

Gabriel Widi　Faiz Ahmad　Jason I Liounakos　Yi Lu　Michael Y Wang　著
涂志鹏 译　李 沫 校

一、概述

脊柱滑脱是指一个椎体相对于相邻椎体的向前滑移。据估计，它影响到大约 5% 的人口[1-3]。腰椎滑脱症是由一位名叫 Herbinaux 的产科医生在 1772 年首次描述为骶骨前的骨性突出，导致骨盆出口狭窄和难以分娩。Junghann 在 1930 年首次描述了退行性腰椎滑脱，从病理上与峡部裂滑脱分离开来，并描述为"假性椎体滑脱"。一个椎体相对于下位椎体的前移通常会导致明显的中央 / 侧隐窝狭窄，其症状可表现为下背部疼痛，根性症状和（或）神经源性跛行。关于各种形式的腰椎滑脱的病理生理学 / 病因学的描述已经有很多[1]。退行性腰椎滑脱的病因学是多因素的，并且与其他疾病相关。

与其他医学学科相比，腰椎滑脱手术治疗的证据基础仍然相对缺乏，目前还没有明确的最佳治疗指南。这可能是由多种原因造成的，包括在队列研究中设计和执行适当的盲法和随机试验所涉及的伦理挑战。腰椎滑脱的几种不同亚型的存在和该患者群体的异质性排除了获得广泛适用的治疗结论 / 指南的可能性。与腰椎滑脱实际构成比例不同，相关文献中绝大多数是关于退行性滑脱的，这构成了本章节的基础，而关于峡部性滑脱的文献仅占小部分。

二、流行病学和自然病史

退行性脊柱滑脱，也称为脊柱滑脱，是一种脊柱退行性疾病，大多数患者年龄超过 50 岁。它的特征是一个椎骨后滑到另一个椎骨上。$L_4 \sim L_5$ 是最常受影响的节段。如果 L_5 骶化，$L_4 \sim L_5$ 发生滑脱的风险增加了 4 倍。较少受影响的是 $L_5 \sim S_1$，因为强大的髂腰韧带使 L_5 在解剖学上相对固定。尸检研究显示，总体发病率为 4%，60 岁以上的女性发病率为 10%。男女比例为 1:（5~6）。黑人女性患这种疾病的可能性是白人女性的 3 倍[4, 5]。其他相关疾病包括糖尿病和卵巢切除术史。然而，雌激素在脊椎滑脱发展中的作用仍不清楚[6, 7]。

在机械因素方面，疾病发展可能与小关节方位有关。据推测，关节突关节的过度矢状化可能是导致滑脱的原因。相反，其他人认为，小关节方向过度改变可能只是骨重塑的结果[8-11]。髂嵴连线的相对高度、支撑韧带的固有强度、椎间盘退变的程度和腰椎前凸也可能与本病有关[7, 12]。

Jacobsen 等回顾了哥本哈根骨关节炎研究的 4151 名参与者[7]，以确定退行性腰椎滑脱的患病率和个体危险因素，发现对于女性来说，体重指数（body mass index，BMI）、年龄和前凸程度的增加是腰椎滑脱的危险因素。在男性中，只有年龄增加被确定为危险因素（Ⅲ级证据）。

就其自然病史而言，至少在初期对无神经功能症状的轻度脊椎滑脱保守治疗通常是有效的。反复脊柱过屈可能导致脊椎滑脱加重。可以理解的是，椎间盘明显塌陷（大于 80%）后的自发融合，包括椎间骨赘，可以降低进展的风险[13]。同一组的另一项研究发现[14]，大多数无神经功能障碍的患者在保守治疗中表现良好，为无神经功能受损患者的保守治疗提供了二级证据。此外，出现感觉改变、肌肉无力或马尾综合征的患者更有可能在不手术的情况下出现进展。这项研究也支持了滑脱的进展与临床症状的进展无关的观点。

Vogt 等在宾夕法尼亚州中南部的 65 岁以上白人女性中研究了退行性腰椎滑脱[5]。在这一特殊的人群中，有 29% 的病例发生了向前滑脱，而其中 90% 的病例仅涉及一个节段。滑脱的发生率不受吸烟、糖尿病或卵巢切除术的影响，并且与腰背部症状的存在无关。

同样，Kauppila 等详细介绍了一项回顾性队列研究[15]，研究对象为 217 名男性和 400 名女性，其中 12% 的男性和 25% 的女性在大约 20 年的时间里出现了一定程度的脊柱滑脱。与对照组相比，发生脊柱滑脱的患者日常腰背部症状更常见，但没有功能障碍。这项研究提供了Ⅲ级证据，表明在老年人群中，腰背痛与脊柱滑脱有关；然而，在这些病例中只有 1/3 是有症状的脊柱滑脱。因此，退行性脊柱滑脱可以在无症状人群中出现，女性发病率较高（4∶1）。

目前的证据主要基于Ⅱ级和Ⅲ级研究，表明以神经功能损伤为表现的腰椎退行性滑脱症采用保守治疗通常会恶化。未来对未经治疗的退行性腰椎滑脱患者进行前瞻性研究产生的Ⅰ级证据，可能会改变治疗方式，并可能取得更好的预后。

三、症状和体征

准确的病史和针对性的体检对于制定退行性腰椎滑脱患者的治疗计划至关重要。退行性腰椎滑脱可能无症状或伴有根性症状或神经源性跛行症状，伴有或不伴有背痛。此外，与无神经症状的退行性腰椎滑脱相关的机械不稳定的体征和症状尚未得到很好的描述。也就是说，根性症状和神经源性间歇性跛行的患者应考虑脊椎滑脱的诊断，并且在平片上很容易排除。

Cauchioux 等对 26 例退行性脊椎滑脱患者进行了诊断评估[16]。在这些患者中，80% 有背痛，46% 有根性症状，54% 有神经源性跛行为其主要症状。老年患者易患坐骨神经痛，而年轻患者易患神经源性跛行（Ⅲ级证据）。其他研究得出结论，虽然通常无症状，但有症状时，根性症状和继发于相关狭窄的神经源性跛行最常见（Ⅲ级证据）[17, 18]。

四、诊断影像

无创检测退行性腰椎滑脱最基本的工具是侧位 X 线片。Brown 等的回顾性研究检查了 20 世纪 80 年代 X 线片上的许多不同参数[19]，包括诊断特征。这些患者是从 2348 名持续的腰痛患者中挑选出来的，其中 132 名（5.6%）有退行性腰椎滑脱的 X 线证据。88 名为女性，44 名为男性，女性平均年龄 63 岁，男性平均年龄 65 岁。这些数据提供了Ⅲ级证据，表明平片是识别退行性腰椎滑脱患者的有用检查（Ⅲ级证据）。在有症状的患者中，使用平片或计算机断层扫描（CT）脊髓造影已被证明在评估退行性腰椎滑脱患者的椎管狭窄中非常有用。Rosenberg 等回顾了一组 200 名退行性腰椎滑脱患者[18]。这些患者中有 39 名存在持续的症状，其中 29 名进行了脊髓造影，显示硬膜在滑脱节段上沙漏状收缩，而 7 名患者也有椎间盘突出症。因此，在出现神经症状时，脊髓造影被证明是一种有效的诊断工具（Ⅲ级证据）。

尽管一些Ⅲ级研究表明过屈过伸位影像可预测脊柱不稳，但动力位影像的使用很少得到支持[20]。Kanayama 等回顾了 19 名腰椎滑脱患者，其动力位片均提示应接受腰椎内固定减压手术，他们的发现表明椎间盘的屈曲角度和运动范围与术中撑开的高度相关。术中僵硬程度的效度本身是有问题的，这种检查的临床应用是未知的（Ⅳ级证据）。

对于有磁共振成像禁忌证、磁共振成像结果不确定或磁共振成像结果与症状相关性差且不适合 CT 脊髓造影的患者，CT 是一种有用的无创性检查。在计算机断层扫描上明显的病变发现包括椎管狭窄、小关节肥大和椎间孔狭窄[21]。在没有禁忌证的患者中，磁共振成像仍然是评估退行性腰椎滑脱神经压迫的金标准。磁共振成像在检测小关节囊肥大、黄韧带肥厚或褶皱以及神经根压迫方面更具优势。

与常规磁共振成像相比，轴向负荷磁共振成像可见退行性脊柱滑脱患者的硬膜囊横截面积比无脊柱滑脱的椎管狭窄患者有更大的变化，表明轴向负荷磁共振成像可能是脊柱滑脱患者的一种有用的辅助诊断手段[22]。

五、药物治疗

对于退行性腰椎滑脱的治疗，目前还缺乏

足够的证据。患者可无症状，仅表现为轴性腰背痛，或表现为神经源性跛行和（或）根性疼痛，伴有或不伴有轴向背痛。脊柱预后研究试验（spine patient outcomes research trial，SPORT）旨在比较经确诊为椎间盘突出症[23, 24]、椎管狭窄症和退行性脊椎滑脱症[12]（一级证据）的患者的手术和非手术治疗的有效性。这项研究没有发现手术相比保守治疗的显著优势，然而由于治疗交叉，这些初步结论的意义非常有限。当进行治疗分析时，发现手术确实优于非手术治疗。与先前的研究相比，SPORT 患者在一定程度上改善更大可能与所接受的非手术治疗有关。SPORT 参与者比主要腰椎研究（main lumbar spine study，MLSS）参与者的硬膜外类固醇注射率高（44% vs. 18%），活动受限较少（16% vs. 29%）[25]。

六、手术指征和治疗

目前，缺乏强有力的临床证据证明手术干预对退行性腰椎滑脱症有明显的治疗效果。直到现在，脊柱滑脱手术干预后的良好预后主要受限于经验、个人病例报道和各种低水平回顾性研究。尽管脊柱外科医生普遍认为有症状的脊柱滑脱对手术治疗反应良好。

在对 32 例Ⅲ～Ⅳ级脊椎滑脱的青少年患者的早期回顾性分析中，Harris 等报道说[26]，在平均 24 年的随访中，57% 的原位融合术患者临床上无症状，而非手术治疗的患者为 36%（Ⅲ级证据）。这与一项类似的研究结果一致，该研究还表明，接受原位融合治疗的青少年脊柱滑脱患者比接受卧床休息及核心肌群锻炼的保守治疗患者具有更好的临床预后并且疼痛更轻（Ⅲ级证据）[27]。

几项同时期的随机对照试验评估了手术治疗

腰椎滑脱症的疗效[25, 28–32]。这些试验的结果因为一些原因很难解释。从诊断的角度来说，不能辨别患者患有腰椎管狭窄症和（或）椎间盘退行性疾病和腰椎滑脱症也是导致这一问题的原因。在一项精心设计的比较退行性腰椎管狭窄症手术治疗与非手术治疗的 RCT 研究中，Malmivaara 等对 10 例手术治疗的腰椎管狭窄症伴退行性腰椎滑脱症患者进行了亚组分析[25]，与同样接受手术治疗的狭窄症患者相比，这些患者在 Oswestry 功能障碍指数（ODI）量表评分表现出更好的结果，在 2 年随访中腿部和腰背部疼痛缓解更明显（Ⅰ级证据）。所有 10 名患者都接受了椎板切除术加后路椎弓根螺钉固定融合术，而不是单纯接受减压手术治疗。手术组在 2 年随访时在功能预后和腿痛 / 腰背痛评分方面比非手术组更好；然而，亚组分析缺乏足够的证据来解释在伴有退行性腰椎滑脱的患者中采用腰椎固定融合术的小的结果差异[25]。这与 Möller 等以前报道的发现相似[30]，他们根据残疾等级指数（disability rating index，DRI）证明了功能结果的改善，并且与参加有组织的锻炼计划的匹配队列（Ⅰ级证据）相比，采用后外侧融合术治疗的成人峡部裂腰椎滑脱患者（posterolateral fusion，PLF）的疼痛减轻。有趣的是，在随访报道中重新评估术后 9 年的结果，手术组的功能和疼痛改善程度似乎随着时间的推移而降低；然而，外科手术患者仍然将其总体结果归类为明显优于保守治疗患者（Ⅰ级证据）[30]。Carreon 等最近发表了一份关于症状性腰椎退行性疾病融合（未详细说明）和非手术治疗（Ⅰ级证据）预后的 ODI 和医疗结果研究简表 36（SF-36）的广泛的系统综述[28]。总的来说，融合患者在 ODI 评分上表现出较大的改善，而退行性脊椎滑脱患者在融合后 ODI 改善最明显，无论采用何种融合技术。

最近，SPORT 的 4 年随访结果公布（Ⅰ级证据）。在最初的研究中，Weinstein 等进行了一项多中心、前瞻性的 RCT 研究[23]，比较了椎管狭窄和退行性脊柱滑脱引起的神经源性跛行的手术和药物 / 介入治疗。手术治疗包括椎板切除术，融合或非融合。尽管这项研究有足够的能力（n=607）来检测显著的统计趋势，但研究组之间的高交叉率否定了其中的一些趋势。事实上，近一半接受保守治疗的患者在两年的随访中接受了手术。与此同时，64% 被分配到手术组的人实际上做了手术。重要的是，两个队列的治疗分析显示了术后 3 个月和 1 年的显著优势，这种优势在 2 年的随访中仅略有减少（Ⅰ级证据）[31]。在 4 年的随访中，手术治疗退行性腰椎滑脱症患者的这一结果优势得以维持[32]。尽管最初设计为 RCT 试验，但 SPORT 试验在治疗分析的基础上基本上提供了支持手术治疗退行性腰椎滑脱的Ⅰ级证据。尽管有明显的缺点，SPORT 试验代表了第一次有组织的专门针对退行性脊椎滑脱症患者手术疗效的尝试，因此为该问题的未来研究提供了有价值的见解和方向。

总体而言，许多现有的高水平证据表明，就功能预后和疼痛缓解而言，手术明显优于保守治疗，尤其是在术后早期。改善的程度似乎随着时间的推移而减弱，然而与保守治疗的患者相比，手术患者有更好的总体预后和满意度。

（一）单纯减压与减压 / 融合

在腰椎滑脱症的手术减压治疗中，融合术对于促进骨融合的作用一直存在争议。过去不同的作者报道了单纯减压椎板切除术成功的结果[16, 33–37]，而其他作者则讨论了减压与融合、有或没有内固定的效用[4, 19, 38–44]。总体而言，缺乏支持一种干预措施优于另一种干预措施的高质量证据。

在现有的研究中，许多研究确实得出结论，认为对于接受减压融合治疗的患者来说，与单纯减压相比存在显著的优势。在 1991 年 Herkowitz 等具有里程碑意义的前瞻性试验中[4]，首次证明了减压加横突间非固定融合术与单纯减压相比，在缓解腰背部和腿部疼痛方面有明显的优势（Ⅱ级证据）。相对较高的假关节率（36%）并没有变为不良的临床结果，这与以前报道的结果相似[27]。尽管受到许多限制，包括假随机分组、泛泛的疼痛结果测量和缺乏功能结果评估，但它为腰椎滑脱手术治疗中的辅助融合术奠定了基础。Ghogawala 等在一项相对较小规模（n=34）的前瞻性非随机试验中发现[45]，与单纯减压相比，接受减压融合治疗的患者的 ODI 改善程度与基线相比有显著差异（平均 ODI 差异分别为 27.5 和 13.6，P=0.02）（Ⅱ级证据）。值得注意的是，在 20 名仅接受椎板切除术治疗的患者中，15% 的患者在 1 年后接受了第二次手术，在滑脱的节段进行融合，以治疗腰椎不稳。Martin 等提供了更高质量的证据[46]，进行了一项系统回顾和 Meta 分析，旨在汇编单独融合和减压固定或不固定融合治疗退行性脊柱滑脱的研究的总体知识。作者总结，有中等证据表明，与单纯减压相比，融合可能有更好的临床结果。也有中等的证据表明固定可以提高融合率（Ⅰ级证据）。

为了对这一问题进行更高质量的随机对照试验，最近瑞典椎管狭窄研究（Swedish spinal stenosis study，SSSS）对椎板切除术与椎弓根螺钉植入术（spinal laminectomy versus instrumented pedicle screw，SLIP）进行对比试验[47, 48]。SSSS 提供了相当多的Ⅰ级证据，认为对于有或没有脊柱滑脱的椎管狭窄症的外科治疗，增加融合并不能产生更好的临床结果。这项研究充分检测两个主要组和分层亚组（有无脊柱滑脱）之间 2

年时的 ODI 的显著差异。此外，2/3 的随机患者在 5 年后完成了随访，两组之间没有任何显著差异。脊柱滑脱的存在对临床结果没有影响，与单纯减压相比，融合手术的费用明显较高。相反，RCT 发表的对 66 名患者（SSSS 为 247 名）的 SLIP 试验发现，手术后 2 年、3 年和 4 年的生活质量（SF-36 评分）有所改善，但在临床意义上 ODI 评分的下降没有显著差异。重要的是，仅椎板切除术组的再次手术率（34%）明显高于椎板切除术融合组的 14%。本研究的局限性包括总体样本量小，失访率高，在 4 年随访时样本减少到 45 名患者，以及仅接受椎板切除术的患者的显著（34%）翻修率，这可能影响了 SF-36 评分。

总之，单纯减压或减压融合术是否是治疗腰椎滑脱的最佳方法仍存在不确定性。为了进一步探索这一点，有必要进一步开展大样本高质量随机对照试验。

（二）固定与非固定后外侧融合

尽管早期缺乏证据表明在融合强度和成本效益方面优于 PLF，但椎弓根螺钉器械的出现帮助改变了腰椎手术的方式。应用内固定能够改善临床结果的最早报道之一来自方法学的研究。Chang 等回顾了固定融合治疗的 85 例腰椎滑脱患者（57 例退行性腰椎滑脱和 28 例峡部性腰椎滑脱）[49]，发现采用固定融合治疗的退行性腰椎滑脱患者的临床疗效和融合率均有所改善，60% 的患者最近的随访中完全没有疼痛（Ⅲ级证据）。有趣的是，峡部裂性脊柱滑脱患者的融合率也有所提高；然而，这并没有转化为疼痛缓解和功能方面临床结果的改善。

在另一项对 57 例 L$_4$～L$_5$ Ⅰ度或Ⅱ度退行性腰椎滑脱的患者的回顾性比较研究中，Kimura 等评估了使用和不使用固定的 PLF[50]。报道称，非固定融合病例满意率为 72.4%，融合率为 82.8%。接受固定融合的患者报告满意度为 82.1%，融合率为 92.8%。组间唯一的显著差异是固定融合组的腰背痛发生率较低（Ⅲ级证据）。因此，提高固定满意度和融合率的趋势并没有达到显著的差异。缺乏随机化和组间不同的随访时间是这项研究的不足之处。

有几项随机对照试验进一步阐明固定在腰椎融合手术中的潜在作用[51-54]。不幸的是，数据的异质性使得这些研究的结果很难在腰椎滑脱的背景下进行解释。Mélot 认为[55]，在评估退行性腰椎固定融合的 RCT Meta 分析中，接受固定融合的患者比未接受固定融合的患者具有更好的疼痛缓解效果。然而，由于样本量小和治疗组内固有的异质性（Ⅰ级证据），无法得出明确的结论。Ekman 等在 RCT 评估成人峡部裂性脊柱滑脱的固定融合术中[29]，未能证明固定融合术和非固定融合术在疼痛缓解和功能障碍方面有任何显著差异，随访时间为 9 年[30, 56]（Ⅰ级证据），与文献中以前的报道一致[53]。同样，Christensen 等报道无论采用固定融合术还是非固定融合术治疗的患者的总体结果没有显著差异，但确实注意到椎弓根螺钉固定治疗的患者的再手术率增加了[51, 52]（Ⅰ级证据）。一项亚组分析表明，退行性腰椎滑脱患者使用椎弓根螺钉内固定往往会显著改善，而成人峡部裂滑脱患者（一度和二度）使用非固定融合具有更好的长期预后[52]。这些发现与 Martin 等的 Meta 分析一致，该分析得出结论，使用辅助固定融合显著增加了获得牢固融合的可能性，而对临床结果没有任何显著的相关影响[46]（Ⅰ级证据）。

Bridwell 等描述了一项对 44 名接受手术治疗的退行性腰椎滑脱患者的前瞻性对比研究，随访时间至少为 2 年（Ⅱ级证据）[57]。作者发现较高的融合率与内固定的使用有关，并注意到在那些仅接受椎板切除术的患者中，脊柱滑脱进展显著增加。

Gibson 等对 31 个 RCT 进行了一项系统回顾[58]，这些 RCT 着眼于退行性腰椎疾病的所有外科治疗方案（Ⅱ级证据）。虽然固定与较高的融合率有关，但其临床影响尚不清楚，固定也与较高的并发症发生率有关。Fischgrund 等在一项前瞻性随机比较研究中发现了类似的结果[53]，该研究对 76 名有症状的连续椎管狭窄患者进行了研究，这些患者均伴有退行性腰椎滑脱（Ⅰ级证据）。

Mardjetko 等[59]对 1970—1993 年主要针对伴有神经根性腿痛或神经源性跛行的退行性脊椎滑脱的三级研究进行了 Meta 分析（Ⅲ级证据）。关于患者报道的临床结果，与仅减压组相比，原位融合减压组的满意度显著更高（90% vs. 69%）。与减压和原位融合相比，增加固定不会导致统计学差异。总的结论是，无论有无固定，脊柱融合都显著提高了患者的满意度。其局限性在于仅包括三项Ⅱ级研究，且数据差异很大。

尽管有可用的Ⅰ级证据表明固定融合实现牢靠融合的可能性更高，但目前没有令人信服的证据表明增加固定可以改善功能结局或缓解疼痛。在诊断为退行性腰椎滑脱症的患者中，固定融合的明显改善趋势仅在随后的亚分析中显示出来。症状性椎管狭窄和退行性腰椎滑脱患者经手术减压融合治疗后临床疗效改善，因此建议优于单纯减压治疗。

（三）腰椎椎间融合与后外侧融合固定

虽然 Briggs 和 Milligan 在 1944 年首次描述了后路腰椎间融合（posterior lumbar interbody fusion，PLIF）技术，但该技术后来被 Cloward 推

广 [60, 61]。50 年来，该技术进一步发展，包括后路椎弓根螺钉固定，以及 Steffe 和 Brantigan 最近提出的多孔垫片 [62, 63]。在 Yu 等对 76 名患者的回顾性研究中 [64]，他们比较了使用混合自体 / 同种异体骨粒和使用填充有小颗粒骨粒的人工融合器的患者，发现与单独使用骨粒的患者相比，人工融合器获得了更好的 ODI 和影像学改善（涉及维持椎间盘高度、滑移率、节段前凸和融合状态）（Ⅲ级证据）。PLIF 优于 PLF 的理论优势包括维持椎间盘高度、前柱支撑、间接椎间孔减压、环向融合和恢复节段性脊柱前凸。就像椎弓根螺钉固定术的普及一样，尽管普遍缺乏高质量的结果数据来支持其使用，但 PLIF 在过去 20 年中的普及程度也急剧上升。Ha 等未能证明 PLIF 和 PLF 在 40 例回顾性研究患者的疼痛缓解、ODI 功能结果或融合率方面有任何显著差异（Ⅲ级证据）[65]。Dehoux 等报道了在重度滑脱（Ⅲ度和Ⅳ度）的患者中有利于 PLIF 的功能预后的显著差异 [66]，这在Ⅰ度和Ⅱ度脊椎滑脱的患者中不明显（Ⅱ级证据）。他们还报道尽管功能预后没有任何显著改善，接受 PLIF 手术的患者总体融合率较高。在一项对 60 名成人腰椎滑脱（峡部裂滑脱和退行性滑脱）患者的非随机前瞻性研究中，Dantas 等报道称 [1]，PLF 和 PLIF 之间的 ODI 和 Roland–Morris 量表（Ⅱ级证据）没有统计学上的显著差异，这与 Ekman 等（Ⅱ级证据）在另一期刊发表的成人腰椎滑脱患者的结果相似 [56]。在一个 20 名患者的小型 RCT 中，Inamdar 等认为 PLIF 患者的影像学复位改善更明显 [6]；然而，PLF 似乎有更好的主观临床预后（Ⅰ级证据）。Cheng 等的研究可能是关于该问题最佳设计的 RCT 实验 [67]，他们报道了较好的融合率（92.6% vs. 80.3%），两组之间的临床 / 功能预后没有任何统计学差异（Ⅰ级证据）。有趣的是，他们注意到在 PLF 组中与生物

力学相关的并发症发生率更高。类似地，SPORT 试验的亚组分析显示，接受非固定 PLF、固定 PLF 或 360°（固定 PLF + 椎体间融合）融合 [68]（Ⅱ级证据）治疗的退行性腰椎滑脱患者的临床预后差异不一致。在另一项由 Fei 等比较固定 PLF 与 PLIF 治疗腰椎管狭窄症伴轻度腰椎滑脱的研究中 [69]，45 名患者被随机分为两组（A 组和 B 组）（Ⅰ级证据）。A 组患者（24 例，平均年龄 54 岁）接受了 PLF 减压和固定治疗，而 B 组患者（21 例，平均年龄 53 岁）也接受了 PLIF 减压。随访 12～72 个月。尽管 PLIF 组感染和神经系统并发症更多，但他们发现在随访、临床结果和解剖复位率方面没有显示出任何显著差异。因此，他们建议应严格把握使用椎体间装置（特别是融合器）的适应证。

目前，在退行性腰椎滑脱的手术治疗中，没有Ⅰ级证据支持 PLIF 优于固定 PLF，尽管最近的随机对照试验显示峡部裂性腰椎滑脱预后良好 [52, 67, 69-72]。虽然有一些的证据得出结论，PLIF 确实可能比单独使用固定 PLF 导致更高的融合率，但这种可能性背后的临床意义尚不清楚。为了进一步证明椎体间融合在腰椎滑脱手术治疗中的潜在作用，需要进行充分的 RCT。

（四）前路腰椎椎间融合与后外侧融合和后侧融合

腰骶部脊柱前路手术具有以下优点：复位滑脱，重建解剖冠状平衡，不受阻碍地进入椎间，使用更大的植入物，从而增加置入物与终板表面接触面积，以增强前柱融合。对 56 名接受前路腰椎融合术（anterior lumbar interbody fusion，ALIF）/ 固定 PLF 与仅接受固定 PLF 的患者进行的回顾性分析显示，两组患者的融合率几乎相同，ALIF/ 固定 PLF 组在 2 年随访中术后滑移较

小。尽管有这种影像学优势，但功能 / 临床预后并无显著差异[73]（Ⅲ级证据）。这些发现与文献中评估接受 ALIF 或固定 PLF/PLIF[74-77]（Ⅲ级证据）治疗的患者临床预后的各种其他回顾性分析相似。相反，Remes 等[78]报道了与单独 PLF 相比，接受 360° 融合术（ALIF/ 非固定 PLF）的患者 ODI 评分功能预后更佳（Ⅲ级证据）[78]。按照同样的思路，Christensen 等进行了一项 RCT 分析 360° 融合的效果[52]，其中 148 名患者随机选择 PLF 与 ALIF 后路融合（Ⅰ级证据）。两组在生活质量预后和腰腿痛方面均有显著改善。在 1 年的随访中，360° 腰椎融合术确实恢复了脊柱前凸（$P < 0.01$），减轻了腿痛（$P < 0.03$）和腰背痛（$P < 0.04$），并获得了更高的愈合率（92% vs. 80%，$P < 0.04$），且翻修手术显著减少（7% vs. 22%，$P < 0.009$）（Ⅰ级证据）。本研究结果表明，与使用后路固定 PLF 相比，在患有严重失稳、平背和既往椎间盘手术的复杂腰椎疾病的较年轻患者中，360° 融合更适合作为最终手术方式[52]。在另一项分析前柱支撑对腰椎前路手术后矢状平衡的临床影响长期（8～13 年）随访的研究中，随机选择 92 名患有严重慢性下腰痛的患者进行 PLF + 前路支撑（PLF + ALIF）或 PLF 治疗[79]。他们的研究结果显示，随机分组之间的矢状平衡参数相似，而腰椎前凸和前凸类型与预后相关（Ⅰ级证据）。

在比较经椎间孔腰椎融合术（transforaminal lumbar interbody fusion，TLIF）和 ALIF 治疗轻度峡部裂性脊柱滑脱时，Kim 等在他们的回顾性研究中显示[74]，$L_4～L_5$ 节段的 TLIF ODI 评分更高，而 $L_5～S_1$ 的 ALIF 在椎间盘高度、整个腰椎前凸和骶骨倾斜角度的恢复方面影像学结果更好（Ⅲ级证据）。这些发现促使医生在不同的节段推荐不同的技术。Yan 等在对 87 例退行性腰椎滑脱患者进行回顾性分析时发现[80]，接受单节段减压 / 融合术的患者预后无显著差异（Ⅲ级证据）。这些结果与 Suh 等评估使用一个或两个融合器 PLIF 的 RCT 报道的结果一致（Ⅰ级证据）[81]。

目前，没有Ⅰ级证据支持 ALIF 优于 PLIF/ TLIF 或 PLIF 对 TLIF 治疗腰椎滑脱效果。然而，与 PLF 相比，ALIF 联合 PLF 固定似乎提供了更高的融合率，更好的腰骶力学恢复，减少腰背部和腿部疼痛。比较不同椎体间融合技术的有限证据表明，无论采用何种技术，接受 360° 融合的患者的融合率和功能预后相似。有一些的证据表明 ALIF 有较好的影像学结果，然而这似乎与任何相关的临床收益无关。

（五）开放与微创手术的选择

开放手术和微创手术都用于治疗有症状的退行性脊柱疾病患者。开放式腰椎融合术是一种行之有效的方法，虽然微创手术安全性相对出色，但融合结构的长期耐用性仍有待充分验证。Rouben 等试图评估单节段与二节段 MIS-TLIF 的临床疗效[82]。结果是非常令人鼓舞的，在长期随访中，两组的 ODI 评分都有显著和持续的改善，两者之间没有显著差异。此外，在 1 年的随访中，两组均有接近 100% 的优良融合率（Ⅲ级证据）。其他多项研究已经证明了 MIS 的益处，包括减少失血，缩短住院时间，减少麻醉药物使用，以及加速重返工作岗位[83, 84]。虽然 MIS 的益处显而易见，但需要更长时间的 RCT 随访研究才能对临床和影像学预后做出明确的判断。

（六）滑脱复位固定与原位融合

腰椎滑脱手术复位的作用是腰椎手术治疗中最有争议的话题之一。滑脱复位提供了理论上的优势，即改善生物力学条件以促进融合，提供间接的神经减压，矫正腰骶后凸，以及恢复腰骶矢状面序列，这是以增加神经功能受损（通常是暂时性，有些是 L_5 神经麻痹）的风险以及增加手术时间和手术失血为代价的。尽管文献中有 10%～50% 的神经并发症发生率，但在 6 年（1996—2002 年）内，滑脱复位的腰椎滑脱患者的百分比从 22% 增加到 44%[3]。早期的滑脱复位技术包括非固定 PLF 手术（有或没有减压），随后是分期手法复位，并在术后 10～14 天使用髋人字形石膏长达 3 个月[85]。目前最常见的滑脱复位技术是利用椎弓根螺钉复位 / 固定结合的椎间植入物（放置在前面或后面）。尚没有进行 RCT 来直接比较固定复位与原位融合之间的功能 / 临床预后；因此，关于手术复位治疗重度（Ⅲ度 / Ⅳ度）脊柱滑脱的益处的现有证据级别不高。在患有重度峡部裂性滑脱的小儿患者中，与原位融合相比，复位手术在功能结局或有关疼痛缓解的临床预后方面没有发现显著差异，而影像学结果似乎更好[86]（Ⅲ级证据）。这与 Transfeldt 等在他们关于该问题的系统综述中的发现一致[87]，由于缺乏支持在患有高度脊柱滑脱的儿童患者中使用复位固定的高级别证据（Ⅲ级证据），作者无法制订明确的指南。

目前，文献缺乏足够的 Ⅰ 级证据来支持在腰椎滑脱的外科治疗中进行滑脱复位固定。由于神经损伤的风险在复位操作后可能更高，需要做将功能 / 临床预后与原位融合进行比较的随机对照试验，以阐明是否有任何临床收益可以抵消其相关风险。

（七）症状性腰椎滑脱的活动保留装置

最近，在与脊柱滑脱相关的退行性腰椎管狭窄症的外科治疗中，活动保留装置作为减压的可行辅助手段得到了发展。减少邻近退变（adjacent segment degeneration，ASD）和避免与融合相关的取骨部位并发症使医生对这一新兴技术感兴趣。Khoueir 等设计了一个应用的后方动态稳定装置的分型方案[88]。与药物治疗对照组（Ⅰ级证据）相比[90]，使用 X-STOP 系统（IGEA Brain，Spine & Orthopedics，Union，NJ）的椎间减压在苏黎世跛行问卷（Zurich Claudication Questionnaire，ZCQ）的每个领域都表现出更好的结果。Anderson 等报道了一项来自大型 RCT 的亚组分析数据[89]，该数据涉及 75 名接受 X-STOP 或内科 / 介入治疗（Ⅰ级证据）的椎管狭窄伴轻度脊柱滑脱患者。在 2 年的随访中，接受 X-STOP 治疗的患者的 ZCQ 评分和患者满意度有显著改善，而接受保守治疗的组没有显著改善。最近，其远期预后受到了质疑，因为据报道，在植入 X-STOP 的退行性腰椎滑脱患者中，再手术率高达 58%（Ⅲ级证据）[91]。

在现有的基于椎弓根的动态稳定系统中，Dynesys（Zimmer Spine，Minneapolis，MN）已在有症状的退行性腰椎滑脱患者中开展了广泛的研究。在一项前瞻性多中心试验发现 Dynesys 是对减压 / 融合治疗退行性脊柱滑脱的一种安全有效的替代方法[92]（Ⅱ级证据）。Schnake 等还报道了 Dynesys 的临床预后类似于使用减压和椎弓根螺钉固定的既定方案的预后，然而他们还观察到在对使用 Dynesys 系统的患者进行的至少 2 年的随访中，植入物的失败率相对较高，为 17%[93]（Ⅱ级证据）。他们在 4 年的长期随访研究表明，植入物失败率没有进一步增加；但是 39% 的患者发生影像学 ASD。尽管结果如此，患者满意度仍然高达 95%，表示他们将再次接受 Dynesys 植入（Ⅲ级证据）[94]。另外，Fakhil-Jerew 等对 55 例因症状性腰椎滑脱而接受 Dynesys 植入术的患者进行回顾性分析[95]，报道其在 2 年内再次手术率达到 45%（Ⅲ级证据）。

虽然有少量一级证据表明动态稳定与更传统的减压 / 椎弓根螺钉融合联合手术的功能结果相当，但这些结果的持久性值得怀疑。此外，文献报道的相对较高的内植物失败率和 ASD 值得进一步研究。需要设计良好的随机对照试验来评估现有的动态稳定装置和新兴的小关节置换 / 表面重建技术。还应该强调的是，这些研究集中于与椎管狭窄相关的相对稳定的低度退行性脊柱滑脱。目前，在存在不稳或重度滑脱的情况下，禁止使用动态装置。

七、总结

症状性退行性腰椎滑脱是一种相对致残的疾病，具有潜在的深远医学经济学意义。虽然随着时间的推移保守治疗可能会使疼痛症状的适度改善，但疾病的自然史往往是渐进的，不太可能完全自发地缓解。以减压和固定为形式的手术干预，可获得疼痛和功能的显著改善，尤其是在术后早期。与非手术组相比，接受减压 / 融合术的患者更易获得满意的总体结果。椎弓根螺钉固定和椎体间融合都关系到较高的融合率，但这种影像学改善并没有转化为可证明的临床收益。滑脱复位固定术的作用仍有争议，因为神经损伤的内在风险可能无法通过任何有利结果来抵消。表 38-1 总结了目前关于症状性退行性脊柱滑脱治疗的循证建议。

表 38-1　证据水平和推荐等级

建　议	证据级别
与非手术治疗相比，手术治疗腰椎滑脱可显著提升疼痛缓解和功能结果	Ia/A
融合 + 减压在腰椎滑脱手术治疗中优于单纯减压	Ia/A
PLF 联合固定有更高的融合率，与非固定融合相比，功能 / 临床预后没有显著性差异	Ia/A
腰椎滑脱的 PLF、PLF 结合内固定和 360°（PLF+ 椎体间）融合的临床疗效无显著性差异	II/B
亚组分析显示，在退行性腰椎滑脱的患者中，PLF 结合内固定的临床预后提升	III/B
在短期随访研究中，MIS 技术减少软组织损伤、术后麻醉使用和住院时间，与开放技术相比，融合率无显著性差异	III/B
与原位融合相比，滑脱复位固定不能带来任何益处，并且增加了神经并发症的风险	III/B
动态稳定装置具有较好的早期预后，可与减压 + 融合观察到的结果相媲美，但这些结果似乎不如固定融合观察到的结果持久	II/B

MIS. 微创手术；PLF. 后外侧融合

参 考 文 献

[1] Dantas FL, Prandini MN, Ferreira MA. Comparison between posterior lumbar fusion with pedicle screws and posterior lumbar interbody fusion with pedicle screws in adult spondylolisthesis. Arq Neuropsiquiatr. 2007;65(33):764–70.

[2] Goyal N, Wimberley DW, Hyatt A, et al. Radiographic and clinical outcomes after instrumented reduction and transforaminal lumbar interbody fusion of mid and high-grade isthmic spondylolisthesis. J Spinal Disord Tech.

2009;22(5):321–7.

[3] Hakato J, Wroński J. The role of reduction in operative treatment of spondylolisthesis. Neurologia i Neurochirurgia Polska. 2008;42:345–52.

[4] Herkowitz HN, Kurz LT. Degenerative lumbar spondylolisthesis with spinal stenosis. A prospective study comparing decompression with decompression and intertransverse process arthrodesis. J Bone Joint Surg Am. 1991;73(6): 802–8.

[5] Vogt MT, Rubin D, Valentin RS, et al. Lumbar olisthesis and lower back symptoms in elderly white women. The Study of Osteoporotic Fractures. Spine (Phila Pa 1976). 1998;23(23):2640–7.

[6] Imada K, Matsui H, Tsuji H, et al. Oophorectomy predisposes to degenerative spondylolisthesis. J Bone Joint Surg Br. 1995;77(1):126–30.

[7] Jacobsen S, Sonne-Holm S, Rovsing H, et al. Degenerative lumbar spondylolisthesis: an epidemiological perspective: the Copenhagen Osteoarthritis Study. Spine (Phila Pa 1976). 2007;32(1):120–5.

[8] Grobler LJ, Robertson PA, Novotny JE, et al. Etiology of spondylolisthesis. Assessment of the role played by lumbar facet joint morphology. Spine (Phila Pa 1976). 1993;18(1):80–91.

[9] Love TW, Fagan AB, Fraser RD, et al. Degenerative spondylolisthesis. Developmental or acquired? J Bone Joint Surg Br. 1999;81(4):670–4.

[10] McAfee PC, Yuan HA. Computed tomography in spondylolisthesis. Clin Orthop Relat Res. 1982;(166): 62–71.

[11] Nagaosa Y, Kikuchi S, Hasue M, et al. Pathoanatomic mechanisms of degenerative spondylolisthesis. A radiographic study. Spine (Phila Pa 1976). 1998;23(13): 1447–51.

[12] Birkmeyer NJ, Weinstein JN, Tosteson AN, et al. Design of the Spine Patient outcomes Research Trial (SPORT). Spine (Phila Pa 1976). 2002;27(12):1361–72.

[13] Matsunaga S, Sakou T, Morizono Y, et al. Natural history of degenerative spondylolisthesis. Pathogenesis and natural course of the slippage. Spine. 1990;15(11):1204–10.

[14] Matsunaga S, Ijiri K, Hayashi K. Nonsurgically managed patients with degenerative spondylolisthesis: a 10- to 18-year follow-up study. J Neurosurg. 2000;93(Suppl 2):194–8.

[15] Kauppila LI, Eustace S, Kiel DP, et al. Degenerative displacement of lumbar vertebrae. A 25-year follow-up study in Framingham. Spine. 1998;23(17):1868–73.

[16] Cauchoix J, Benoist M, Chassaing V. Degenerative spondylolisthesis. Clin Orthop Relat Res. 1976;(115):122–9.

[17] Postacchini F, Perugia D. Degenerative lumbar spondylolisthesis. Part I: Etiology, pathogenesis, pathomorphology, and clinical features. Ital J Orthop Traumatol. 1991;17(2):165–73.

[18] Rosenberg NJ. Degenerative spondylolisthesis. Predisposing factors. J Bone Joint Surg Am. 1975;57(4): 467–74.

[19] Brown MD, Lockwood JM. Degenerative spondylolisthesis. Instr Course Lect. 1983;32:162–9.

[20] Kanayama M, Hashimoto T, Shigenobu K, et al. Intraoperative biomechanical assessment of lumbar spinal instability: validation of radiographic parameters indicating anterior column support in lumbar spinal fusion. Spine. 2003; 28(20):2368–72.

[21] Rothman SL, Glenn WV Jr, Kerber CW. Multiplanar CT in the evaluation of degenerative spondylolisthesis. A review of 150 cases. Comput Radiol. 1985;9(4):223–32.

[22] Ozawa H, Kanno H, Koizumi Y, et al. Dynamic changes in the dural sac cross-sectional area on axial loaded MR imaging: is there a difference between degenerative spondylolisthesis and spinal stenosis? AJNR Am J Neuroradiol. 2012;33(6): 1191–7.

[23] Weinstein JN, Lurie JD, Tosteson TD, et al. Surgical vs nonoperative treatment for lumbar disk herniation: the Spine Patient Outcomes Research Trial (SPORT) observational cohort. JAMA. 2006;296(20):2451–9.

[24] Weinstein JN, Tosteson TD, Lurie JD, et al. Surgical vs nonoperative treatment for lumbar disk herniation: the Spine Patient Outcomes Research Trial (SPORT): a randomized trial. JAMA. 2006;296(20):2441–50.

[25] Malmivaara A, Slätis P, Heliövaara M, et al. Surgical or nonoperative treatment for lumbar spinal stenosis? A randomized controlled trial. Spine (Phila Pa 1976). 2007;32(1):1–8.

[26] Harris IE, Weinstein SL. Long-term follow-up of patients with grade-III and IV spondylolisthesis. Treatment with and without posterior fusion. J Bone Joint Surg Am. 1987;69(7):960–9.

[27] Seitsalo S. Operative and conservative treatment of moderate spondylolisthesis in young patients. J Bone Joint Surg Br. 1990;72(5):908–13.

[28] Carreon LY, Glassman SD, Howard J. Fusion and nonsurgical treatment for symptomatic lumbar degenerative disease: a systematic review of Oswestry Disability Index and MOS Short Form-36 outcomes. Spine J. 2008;8(5): 747–55.

[29] Ekman P, Möller H, Hedlund R. The long-term effect of posterolateral fusion in adult isthmic spondylolisthesis: a randomized controlled study. Spine J. 2005;5(1):36–44.

[30] Möller H, Hedlund R. Surgery versus conservative management in adult isthmic spondylolisthesis—a prospective randomized study: part 1. Spine (Phila Pa 1976). 2000;25(13):1711–5.

[31] Weinstein JN, Lurie JD, Tosteson TD, et al. Surgical versus nonsurgical treatment for lumbar degenerative spondylolisthesis. N Engl J Med. 2007;356(22):2257–70.

[32] Weinstein JN, Lurie JD, Tosteson TD, et al. Surgical compared with nonoperative treatment for lumbar degenerative spondylolisthesis. Four-year results in the Spine Patient Outcomes Research Trial (SPORT) randomized and observational cohorts. J Bone Joint Surg Am. 2009;91(6): 1295–304.

[33] Dall BE, Rowe DE. Degenerative spondylolisthesis. Its surgical management. Spine (Phila Pa 1976). 1985;10(7):668–72.

[34] Dupuis PR, Yong–Hing K, Cassidy JD, et al. Radiologic diagnosis of degenerative lumbar spinal instability. Spine (Phila Pa 1976). 1985;10(3):262–76.

[35] Epstein JA, Epstein BS, Lavine L. Nerve root compression associated with narrowing of the lumbar spinal canal. J Neurol Neurosurg Psychiatry. 1962;25:165–76.

[36] Herkowitz HN, Garfin SR. Decompressive surgery for spinal stenosis. Sem Spine Surg. 1989;1:163–7.

[37] Spengler DM. Degenerative stenosis of the lumbar spine. J Bone Joint Surg Am. 1987;69(2):305–8.

[38] Bolesta MJ, Bohlman HH. Degenerative spondylolisthesis: the role of arthrodesis. Orthop Trans. 1989;13:564.

[39] Feffer HL, Wiesel SW, Cuckler JM, et al. Degenerative spondylolisthesis. To fuse or not to fuse. Spine (Phila Pa 1976). 1985;10(3):287–9.

[40] Hanley EN. Decompression and distraction–derotation arthrodesis for degenerative spondylolisthesis. Spine. 1986;11:269–76.

[41] Kaneda K, Kazama H, Satoh S, et al. Follow–up study of medial facetectomies and posterolateral fusion with instrumentation in unstable degenerative spondylolisthesis. Clin Orthop. 1986;203:159–67.

[42] Lombardi JS, Wiltse LL, Reynolds J, et al. Treatment of degenerative spondylolisthesis. Spine. 1985;10:821–7.

[43] Reynolds JB, Wiltse LL. Surgical treatment of degenerative spondylolisthesis. Spine. 1979;4:148–9.

[44] Wiltse LL. Common problems of the lumbar spine. Degenerative spondylolisthesis and spinal stenosis. J Contin Ed Orthop. 1979;7:17–30.

[45] Ghogawala Z, Benzel EC, Amin–Hanjani S, et al. Prospective outcomes evaluation after decompression with or without instrumented fusion for lumbar stenosis and degenerative Grade I spondylolisthesis. J Neurosurg Spine. 2004;3(1):267–72.

[46] Martin CR, Gruszczynski AT, Braunsfurth HA, et al. The surgical management of degenerative lumbar spondylolisthesis. A systematic review. Spine. 2007;32:1791–98.

[47] Forsth P, Olafsson G, Carlsson T, et al. A Randomized, Controlled Trial of Fusion Surgery for Lumbar Spinal Stenosis. N Engl J Med. 2016;374(15):1413–23.

[48] Ghogawala Z, Dziura J, Butler WE, et al. Laminectomy plus Fusion versus Laminectomy Alone for Lumbar Spondylolisthesis. N Engl J Med. 2016;374(15):1424–34.

[49] Chang P, Seow KH, Tan SK. Comparison of the results of spinal fusion for spondylolisthesis in patients who are instrumented with patients who are not. Singapore Med J. 1993;34:511–4.

[50] Kimura I, Shingu H, Murata M, et al. Lumbar posterolateral fusion alone or with transpedicular instrumentation in L4–L5 degenerative spondylolisthesis. J Spinal Disord. 2001;14:301–10.

[51] Anderson T, Videbaek TS, Hansen ES, et al. The positive effect of posterolateral lumbar spinal fusion is preserved at longterm follow–up: a RCT with 11–13 year follow–up. Eur Spine J. 2008;17:272–80.

[52] Christensen FB, Hansen ES, Laursen M, et al. Long–term functional outcome of pedicle screw instrumentation as a support for posterolateral spinal fusion. Randomized clinical study with a 5–year follow–up. Spine. 2002;27:1269–77.

[53] Fischgrund JS, Mackay M, Herkowitz HN, et al. Degenerative lumbar spondylolisthesis with spinal stenosis: a prospective, randomized study comparing decompressive laminectomy and arthrodesis with and without spinal instrumentation. Spine. 1997;22:2807–12.

[54] Möller H, Hedlund R. Instrumented and noninstrumented posterolateral fusion in adult spondylolisthesis. A prospective randomized study: part 2. Spine. 2000;25:1716–21.

[55] Mélot C. Instrumented fusion of the degenerative lumbar spine: state of the art, questions, and controversies. Clinical Trends in Surgery: Methodologic and Statistical Criteria of Validity, with an Example of Meta–analysis of Randomized Trials in Spine Surgery. Philadelphia: Lippincott–Raven; 1996. pp. 281–9.

[56] Ekman P, Möller H, Tullberg T, et al. Posterior lumbar interbody fusion versus posterolateral fusion in adult isthmic spondylolisthesis. Spine. 2007;32(20):2178–83.

[57] Bridwell KH, Sedgewick TA, O'Brien MF, et al. The role of fusion and instrumentation in the treatment of degenerative spondylolisthesis with spinal stenosis. J Spinal Disord. 1993;6(6):461–72.

[58] Gibson JN, Waddell G, Grant IC. Surgery for degenerative lumbar spondylosis. Cochrane Database Syst Rev. 2000;(3):CD001352.

[59] Mardjetko SM, Connolly PJ, Shott S. Degenerative lumbar spondylolisthesis. A meta–analysis of literature 1970–1993. Spine. 1994;19(Suppl 20):2256S–65S.

[60] Briggs DS, Milligan PR. Chip fusion of the low back following exploration of the spinal canal. J Bone Joint Surg Am. 1944;26:125–30.

[61] Cloward RB. The treatment of ruptured lumbar intervertebral disc by vertebral body fusion: indications, operative technique, after care. J Neurosurg. 1953;10:154–68.

[62] Brantigan JW, Steffee AD, Lewis M, et al. Lumbar interbody fusion using Brantigan I/F cage for PLIF and VSP pedicle screw system: Two year clinical results of the FDA clinical trial. Montpellier: Sauramps; 1996. pp.239–69.

[63] Steffe AD, Sitkowski DJ. Posterior lumbar interbody fusions and plates. Clin Orthop. 1988;227:99–102.

[64] Yu CH, Wang CT, Chen PQ. Instrumented posterior lumbar interbody fusion in adult spondylolisthesis. Clin Orthop Relat Res. 2008;466:3034–43.

[65] Ha KY, Na KH, Shin JH, et al. Comparison of posterolateral fusion with and without additional posterior lumbar interbody fusion for degenerative lumbar spondylolisthesis. J Spinal Disord Tech. 2008;21:229–34.

[66] Dehoux E, Fourati E, Madi K, et al. Posterolateral versus

interbody fusion in isthmic spondylolisthesis: functional results in 52 cases with a minimum follow-up of 6 years. Acta Orthop Belg. 2004;70:578–82.

[67] Cheng L, Nie L, Zhang L. Posterior lumbar interbody fusion versus posterolateral fusion in spondylolisthesis: a prospective controlled study in the Han nationality. Int Orthop (SICOT). 2009;33:1043–7.

[68] Abdu W, Lurie JD, Spratt KF, et al. Degenerative spondylolisthesis. Does fusion method influence outcome? Four-year results of the spine patient outcomes research trial. Spine. 2009;34:2351–60.

[69] Fei Q, Wang YP, Xu HG, et al. Comparison of instrumented posterior fusion with instrumented circumferential lumbar fusion in the treatment of lumbar stenosis with low degree lumbar spondylolisthesis. Zhonghua Wai Ke Za Zhi. 2005;43(8):486–90.

[70] Farrokhi MR, Rahmanian A, Masoudi MS. Posterolateral versus posterior interbody fusion in isthmic spondylolisthesis. J Neurotrauma. 2012;29(8):1567–73.

[71] Inamdar DN, Alagappan M, Shyam L, et al. Posterior lumbar interbody fusion versus intertransverse fusion in the treatment of lumbar spondylolisthesis. J Orthop Surg. 2006;14:21–6.

[72] Musluman AM, Yilmaz A, et al. Posterior lumbar interbody fusion versus posterolateral fusion with instrumentation in the treatment of low-grade isthmic spondylolisthesis: midterm clinical outcomes. J Neurosurg Spine. 2011; 14(4):488–96.

[73] Suk KS, Jeon CH, Park MS, et al. Comparison between posterolateral fusion with pedicle screw fixation and anterior interbody fusion with pedicle screw fixation in adult spondylolytic spondylolisthesis. Yonsei Med J. 2001;42:316–23.

[74] Kim JS, Kang BU, Lee SH, et al. Mini-transforaminal lumbar interbody fusion versus anterior lumbar interbody fusion augmented by percutaneous pedicle screw fixation. A comparison of surgical outcomes in adult low-grade isthmic spondylolisthesis. J Spinal Disord Tech. 2009;22:114–21.

[75] Kim JS, Lee KY, Lee SH, et al. Which lumbar interbody fusion technique is better in terms of level for the treatment of unstable isthmic spondylolisthesis? J Neurosurg Spine. 2010;12:171–7.

[76] Kim NH, Lee JW. Anterior interbody fusion versus posterolateral fusion with transpedicular fixation for isthmic spondylolisthesis in adults. A comparison of clinical results. Spine. 1999;24:812–7.

[77] Min JH, Jang JS, Lee SH. Comparison of anterior- and posteriorapproach instrumented lumbar instrumented fusion for spondylolisthesis. J Neurosurg Spine. 2007;7:21–6.

[78] Remes V, Lamberg T, Tervahartiala P, et al. Long-term outcome after posterolateral, anterior, and circumferential fusion for high-grade isthmic spondylolisthesis in children and adolescents. Magnetic resonance imaging findings after average of 17-year follow-up. Spine. 2006;31:2491–9.

[79] Videbaek TS, Bunger CE, Henriksen M, et al. Sagittal spinal balance after lumbar spinal fusion: the impact of anterior column support results from a randomized clinical trial with an eight- to thirteen-year radiographic follow-up. Spine (Phila Pa 1976). 2011;36(3):183–91.

[80] Yan DL, Pei FX, Li J, et al. Comparative study of PLIF and TLIF treatment in adult degenerative spondylolisthesis. Eur Spine J. 2008;17:1311–6.

[81] Suh KT, Park WW, Kim SJ, et al. Posterior lumbar interbody fusion for adult isthmic spondylolisthesis. A comparison of fusion with one or two cages. J Bone Joint Surg Br. 2008;90:1352–6.

[82] Rouben D, Casnellie M, Ferguson M. Long-term durability of minimal invasive posterior transforaminal lumbar interbody fusion: a clinical and radiographic follow-up. J Spinal Disord Tech. 2011;24(5):288–96.

[83] Adogwa O, Parker SL, Cheng J, et al. Comparative effectiveness of minimally invasive versus open transforaminal lumbar interbody fusion: 2-year assessment of narcotic use, return to work, disability, and quality of life. J Spinal Disord Tech. 2011;24(8):479–84.

[84] Dhall SS, Wang MY, Mummaneni PV. Clinical and radiographic comparison of mini-open transforaminal lumbar interbody fusion with open transforaminal lumbar interbody fusion in 42 patients with long-term follow-up. J Neurosurg Spine. 2008;9(6):560–5.

[85] Burkus JK, Lonstein JE, Winter RB, et al. Long-term evaluation of adolescents treated operatively for spondylolisthesis. A comparison of in situ arthrodesis only with in situ arthrodesis and reduction followed by immobilization in a cast. J Bone Joint Surg Am. 1992;74:693–704.

[86] Poussa M, Schlenzka D, Seitsalo S, et al. Surgical treatment of severe isthmic spondylolisthesis in adolescents. Reduction or fusion in situ. Spine. 1993;18:894–901.

[87] Transfeldt EE, Mehbod AA. Evidence-based medicine analysis of isthmic spondylolisthesis treatment including reduction versus fusion in situ for high-grade slips. Spine. 2007;32:S126–S129.

[88] Khoueir P, Kim KA, Wang MY. Classification of posterior dynamic stabilization devices. Neurosurg Focus. 2007; 22:1–8.

[89] Anderson PA, Tribus CB, Kitchel SH. Treatment of neurogenic claudication by interspinous decompression: application of the X STOP device in patients with lumbar degenerative spondylolisthesis. J Neurosurg Spine. 2006;4:464–71.

[90] Zucherman JF, Hsu KY, Hartjen CA, et al. A multicenter, prospective, randomized trial evaluating the X STOP interspinous process decompression system for the treatment of neurogenic intermittent claudication: Two-year follow-up results. Spine. 2005;30:1351–8.

[91] Verhoof OJ, Bron JL, Wapstra FH, et al. High failure rate of the interspinous distraction device (X STOP) for the treatment of lumbar spinal stenosis caused by degenerative spondylolisthesis. Eur Spine J. 2008;17(2):188–92.

[92] Stoll T, Gilles D, Schwarzenbach O. Dynamic stabilization

of degenerative lumbar spondylolisthesis. Spine J. 2004;4:72S–3S.

[93] Schnake KJ, Schaeren S, Jeanneret B, et al. Dynamic stabilization in addition to decompression for lumbar spinal stenosis with degenerative spondylolisthesis. Spine. 2006;31:442–50.

[94] Schaeren S, Broger I, Jeanneret B. Dynesys stabilization in

degenerative lumbar spondylolisthesis: 4 years follow–up. J Bone Joint Surg Br. 2009;91:108.

[95] Fakhil–Jerew F, Haleem S, Shepperd J. Functional outcome following dynamic neurtralisation system for the treatment of spondylolisthesis without adjunct decompression. J Bone Joint Surg Br. 2009;91:463.

第 39 章　脊柱外科：峡部裂性滑脱的现代概念和证据

Spine Surgery: Current Concepts and Evidence Isthmic Spondylolisthesis

Douglas Orr　Perry Dhaliwal　著

吴秉超　译　　刘玉增　校

一、概述

比利时产科医生 Herbinaux 于 1782 年首次提出部分产妇的阴道存在阻碍分娩的骨性突出物。这一发现随后被证实是由腰椎体发生相对位移所致，称之为峡部裂性腰椎滑脱[1]，峡部缺损导致下关节突与其余后柱结构的连接中断，同时也导致椎骨前部（包括椎体、椎弓根、横突与上关节突）相对于椎骨后部向前滑移（图 39-1）。上下椎体间的相对滑移若压迫行走神经根或出口根，可产生严重的神经根性症状及神经源性跛行。200 多年来，各国专家学者提出了许多治疗方案，尽可能避免上下位椎体间的继续滑移，降低其临床症状。本章我们将总结峡部裂性腰椎滑脱的临床表现、流行病学研究和治疗方案（表 39-1 至表 39-3）。

二、流行病学与病程

早期的研究者对峡部裂性腰椎滑脱的自然史已有较为准确的了解[1-3]，解剖胎儿时很少发现峡部裂缺损，加之临床上极少观察到 5 岁以下儿童发病，因此早期的研究者大多认为这峡部裂性腰椎滑脱不是一种先天性疾病。但是，对于 5 岁之前腰椎峡部出现上述病损的儿童，5 岁之后发

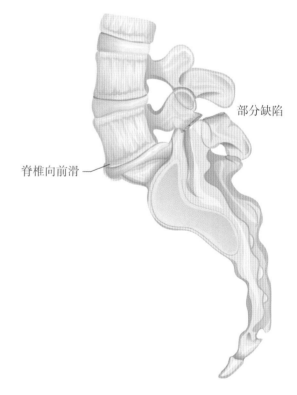

部分缺陷

脊椎向前滑

▲ 图 39-1　峡部裂性腰椎滑脱：双侧峡部断裂导致 L_5 椎体相对于 S_1 椎体向前滑移

表 39–1　证据表

作者，期刊，年份	实验设计设计	证据水平	主　题	随访时间	措　施	主要结果
Möller, Spine, 2000	RCT	1	手术治疗 vs. 保守治疗	2 年	DRI、VAS	接受手术的患者的功能与疼痛改善情况更佳
Möller, Spine, 2000	RCT	1	融合内固定 vs. 非融合内固定	2 年	DRI、VAS	结果无统计学差异
Thomsen, Spine, 1997	RCT	1	融合内固定 vs. 非融合内固定	2 年	Dallas 疼痛问卷	两手术组效果无统计学差异
McGuire, Spine, 1993	RCT	2	融合内固定 vs. 非融合内固定	2 年	融合率，效果分级：优秀、中等、好或差	两手术组效果和融合率无统计学差异
France, Spine, 1999	RCT	2	融合内固定 vs. 非融合内固定	2 年	融合率、总体主观结果、VAS	手术组总体效果无统计学显著差异，但内固定融合组融合率较高的趋势
Carragee, J Bone Joint Surg Am, 1997	RCT	2	后路减压融合内固定 vs. 后路融合内固定	平均随访4.5 年	疼痛、活动水平、患者满意度、镇痛药使用情况	2 个手术臂对所有评估结果无显著差异
Christensen, Spine, 2002	RCT	2	后路融合内固定 vs. 后路融合内固定 +ALIF	2 年	Dallas 疼痛问卷、腰背疼痛评定量表、融合率	在背痛、腿部疼痛和融合率有统计学显著差异，结果更倾向于环形融合
Musulman, J Neurosurg Spine, 2011	RCT	2	后路融合内固定 vs. 后路融合内固定 +PLIF	平均随访 3.3 年	VAS、ODI、SF–36	加做 PLIF 的患者疼痛评分和功能状态有统计学显著差异
Farrokhi, J Neurotrauma, 2012	RCT	2	后路融合内固定 vs. 后路融合内固定 +PLIF	1 年	VAS、ODI	两手术组的结果无显著差异
Lee, Spine J, 2004	RCT	4	经皮椎弓根螺钉固定 + ALIF	平均随访 16 个月	主观总体结果、住院时间、融合率	35.6% 的患者为"优秀"，58.9% 的患者为"良好"，融合率为 97%，平均住院时间 4.1 天

ALIF. 前路腰椎融合术；ODI. 功能障碍指数；PLIF. 后外侧融合术；RCT. 随机对照试验；VAS. 视觉模拟评分

表 39–2　证据级别：单纯融合

作者，期刊，年份	实验设计	证据登记	主　题	随访时间	措　施	主要结果
Möller, Spine, 2000	RCT	II	融合内固定 vs. 非融合内固定	24 个月	VAS	两组患者的融合率、功能结果或疼痛评分无显著差异

VAS. 视觉模拟评分；RCT. 随机对照试验

生峡部裂性腰椎滑脱的概率约为 5%[4]。目前，大多数学者认为机械应力长期作用于先天发育异常的腰椎峡部是峡部性腰椎滑脱的主要发病机制。在峡部裂存在先天性病损儿童，其椎体生长

发育过程中，峡部异常的骨化使得本就存在慢性损伤、接受异常应力的峡部更易发生骨折，这在腰椎进行伸展运动时更为明显[5]。

据统计，约有一半的腰椎峡部裂将继续进

表 39-3　证据级别：融合内固定

作者，期刊，年份	实验设计	证据等级	主　题	随访时间	措　施	主要结果
Swan，Spine Journal，2006	RCT	II	后路融合内固定 vs. 前后路联合融合内固定	24 个月	ODI、VAS、AAOS	前后路联合治疗可获得更好的临床效果，但随访时间仅 6 个月时样本差异很小
Musulman，J Neurosurg Spine，2011	RCT	II	后路融合术 vs. 后外侧路如融合内固定治疗轻度峡部裂性腰椎滑脱	所有患者随访 18 个月，平均随访 3.3 年	ODI、SF-36、VAS、影像学资料	接受 PLIF 的患者在长期随访中可减轻背部疼痛，长期 ODI 不变，与 PLIF 的融合率更高
Farrokhi，J Neurosurg Spine，2005	RCT	II	后路融合术 vs. 后外侧路如融合内固定治疗轻度峡部裂性腰椎滑脱	12 个月	ODI、VAS、融合率	后外侧路如融合内固定术更能提高融合率，改善背痛症状
Lee，Spine Journal，2004	R	IV	经皮椎弓根螺钉固定 + ALIF	平均随访 16 个月	改良 MacNab 评分	临床结果优良率为 35.6%，良好为 58.9%，一般为 4.1%，较差为 1.4%
Wang，Eur Spine J，2010	R	III	微创 TLIF vs. 开放式 TLIF	平均随访 26.3 个月	ODI、SF-36、VAS、影像学资料	微创组 POD#3 出血更少，住院时间更短，术后背痛症状更轻

AAOS. 美国骨科医师年会；ALIF. 前路腰椎融合术；PLIF. 后外侧腰椎间融合；R. 回顾性研究；RCT. 随机对照试验；VAS. 视觉模拟评分；TLIF. 经椎弓根的椎体间融合

展为峡部裂性腰椎滑脱，小关节的损伤也会加重脊柱的失平衡。双侧峡部损伤后，椎间盘将成为阻止该节段椎体向前滑脱的唯一结构。一种基于 Delpech 原理的假说解释了 L_5 与 S_1 的形态学改变，L_5 与 S_1 的相互应力作用与椎体的生长潜能都在一定程度上加速腰椎滑脱。儿童生长发育过程中，垂直方向的应力集中于 L_5 与 S_1 椎体的接触点上，而像 L_5 前下部与 S_1 后上部这样受力较小的椎体部位则能够与其接触面不成比例的增生。因此，L_5 椎体将会特征性地呈现为阶梯状而 S_1 上终板将呈现圆顶状。久而久之，L_5 椎体会嵌入 S_1 的上终板，更加速了腰椎的滑脱。反之，如果峡部裂性腰椎滑脱的进展发生在生长发育结束之后，上述的形态学变化将不会发生，椎体上位椎体前移与嵌入的程度也将大大减少。

Wiltse LL 和 Winter RB 对峡部裂性腰椎滑脱的流行病学进行了深入的研究，统计结果显示，90% 的腰椎峡部裂发生于 L_5，L_4 所占的比例仅为 5%[6]，男女的发病比例并没有明显差距。

三、症状和体征

峡部裂性腰椎滑脱会引起多种临床症状。典型的峡部裂性腰椎滑脱患者会出现背部及臀部疼痛，常放射至下肢[7]。Boxall D 等学者的研究显示，62%～77% 的患者会出现神经根性症状[8]，主要表现为神经支配区域的感觉异常和肌力减退。一般来说，疼痛症状与活动和姿势相关，运动时症状加重，而在静息状态、前屈或仰卧体位时减轻或消失，但与椎体滑脱程度并没有紧密地联系。此外，重度腰椎滑脱的患者可表现有特殊的姿势异常。病变节段椎体间的不稳定活动对神经的慢性压迫以及刺激引起腘肌紧张，骨盆的代偿性后旋也限制了髋关节的后伸，所以此时患者只有屈膝才能维持身体平衡，这有可能引起行走障碍，极大地降低患者的生活质量[9]。

一般来说，峡部裂性腰椎滑脱患者的临床表现会随着年龄的增大而不断加重。据统计，仅有13%的腰椎峡部裂患儿表现出神经根性症状。但是他们在成年之后往往都会出现下肢放射痛、神经源性跛行等症状[7]。除了年龄，外伤也是症状加重的重要因素，许多峡部裂性腰椎滑脱患者在产生临床表现之前有过创伤史[8-10]。

四、影像学表现

完整的影像学检查有助于合理评估腰椎峡部裂的严重程度，确定治疗方案。X 线摄影、计算机断层扫描（CT）扫描和磁共振成像（MRI）的检查对该病的诊治具有很大意义。

（一）常规影像

X 线片根据被拍摄方向的不同，可分为正位、侧位和斜位，三者都能够提供独特的信息。正位 X 线片可以显示脊柱有无侧弯，还能够清晰观察椎间盘 – 骨赘复合体；侧位 X 线片可以定量评估腰椎滑脱的程度，还能通过骨盆入射角 PI、骨盆倾斜角 Pt、骶骨倾斜角 SS、腰椎倾斜度 LL 等参数评估骨盆矢状面的平衡情况（图 39-2）。此外，X 线片还能观察到髂嵴平面与哪一截椎体处于同一水平面上，这有助于多节段融合的术前评估。

普通的正侧位片可显示大多数腰椎的滑移。

但是，仅有约 20% 的峡部损伤能在 X 线片上直接观察到。单侧峡部裂损伤的患者，X 线检查结果的假阴性率会更高[11]。因此，对于可疑的峡部裂损伤患者，加做负重 X 线摄影，可更为清晰地显示病变椎体的滑移。

（二）CT

CT 可以清晰地显示骨性结构，评价椎间盘钙化程度，以及判断其中是否存在空气，因此是一种有价值的辅助检查。此外，CT 可以测量椎弓根的宽度，判断其是否存在发育异常及硬化，亦可评估异常椎弓根的手术策略。

（三）MRI

不同于 X 线片，CT、MRI 对于软组织的分辨率高于骨性结构，所以检查神经根的受压迫情况，与其他可能导致神经根性症状的占位性病变鉴别。

五、保守治疗

成年等位性脊椎滑脱患者可能出现一系列症状和体征，包括疼痛、感觉障碍、虚弱、矢状状不平衡和步态改变。然而，这些症状的出现与前屈的程度无关，也不知何时会发生[9]。非手术治疗用于成人轻症腰椎滑脱可避免手术带来的创伤。限制可能导致腰椎劳损的运动、锻炼腹肌及椎旁肌，而服用止痛药可以使腰腿痛、步态异常等临床症状减轻或消失。即使重度腰椎滑脱，保守治疗也能大大缓解症状，提高患者的生活质量[12]。峡部裂性腰椎滑脱的患儿若体育运动后出现疼痛加重疼，也应通限制其活动以避免病情的快速进展。

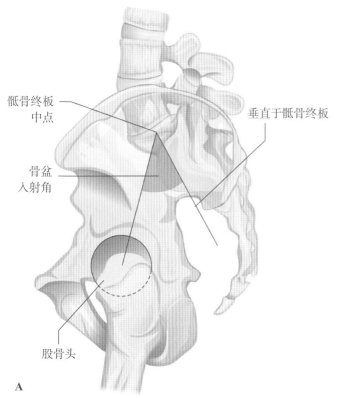

骶骨终板中点

垂直于骶骨终板

骨盆入射角

股骨头

A

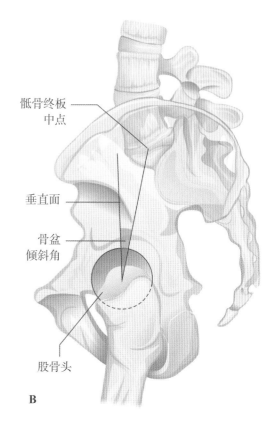

骶骨终板中点

垂直面

骨盆倾斜角

股骨头

B

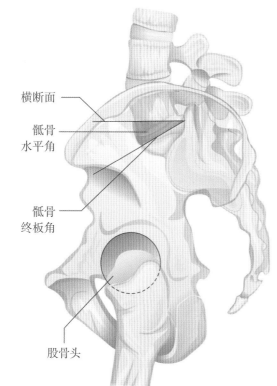

横断面

骶骨水平角

骶骨终板角

股骨头

C

▲ 图 39-2 **A.** 骨盆入射角：经骶骨上终板中点作垂线，再经骶骨上终板中点和双侧股骨头中心连线中点作直线，两条直线的夹角；**B.** 骨盆倾斜角：经骶骨上终板中点和双侧股骨头中心连线中点的直线与铅垂线的夹角；**C.** 骶骨倾斜角：骶骨终板切线与水平线的夹角

六、手术治疗的方式与指征

如果等位性脊椎滑脱患者有顽固性疼痛、进行性神经缺陷或保守措施失败，则建议进行手术 [8, 13]。约有 25% 的腰椎滑脱患者的临床表现会继续加重，而进展到一定程度可以考虑手术治疗。手术治疗的主要适应证；①疼痛症状严重，反复发作，经非手术治疗无效；②有明显的神经受累表现者。手术主要有以下几种方式。

- 峡部的修补。
- 非内固定手术
  - 后路减压椎板切除 + 小关节切除。
  - 非内固定融合术。
- 内固定手术
  - 伴或不伴减压的后路融合内固定。
  - 椎体复位 + 后路融合内固定。
  - L_5 椎体切除术。
  - 微创椎弓根螺钉与金属棒植入。

上述的每一种术式都有其缺点与独特的适应证，所以应充分评估患者的状况，选择合适的手术方式。

（一）非内固定手术

过去在峡部裂性滑脱的治疗中，曾流行过三种修复椎弓根缺损和非内固定的术式。目前他们均已经被更先进的方法所取代。但在极少数情况下，患者可能不符合接受器械手术条件时，这些技术便有了用武之地。

1. 峡部裂修补技术

峡部裂修补技术主要适用于无椎体滑脱或仅有滑脱轻微的峡部裂，旨在恢复峡部区域的正常解剖结构。早期的外科医生提出了多种手术方案：一是将骨粒植入去除纤维组织的峡部缺损处，破骨细胞的破骨成骨过程会使两者逐渐融合；二是峡部螺钉植入术，被放置在椎板内的螺钉将覆盖峡部的缺损 [14]；三是用钢丝固定，两头分别缠绕受累节段的横突与棘突上，起到限制椎体向前继续滑移的作用 [15]。上述的术式都在不同程度上能够提高受累椎体的稳定性，缓解临床症状。但是，峡部修补的术后患者需要经历较长时间卧床休息与支具治疗，长时间卧床或佩戴治具又会改变小关节突与椎板之间的关系。此外，目前能够支持上述术式疗效的病例数量仍然偏少，没有一致的方法来评估术后结果。目前，峡部修补术仅用于在 MRI 或骨扫描上可见峡部缺损但并无腰椎滑移与椎前盘退变损伤的年轻患者。

2. 椎板切除和神经根减压术

此术式旨在缓解根性症状、减少疼痛。该术式要求完全切除椎板与除填充峡部缺损的纤维结缔组织，从而实现彻底的椎管与椎间孔减压。Gill GG 团队与 Amuso SJ 团队的回顾性病例分析显示，有 55%～86% 的患者预后良好，但仍有 2%～20% 的患者术后腰椎会继续向前滑移 [16, 17]。所以，该术式主要应用于难以行内固定手术的患者。此外，对于椎间盘 – 骨赘复合体稳定的峡部裂性腰椎滑脱患者的患者，考虑到目前专家仍未对椎板切除在多大程度上或在哪些情况下会加重腰椎的滑移达成共识，所以尽管手术不会明显破坏腰椎的稳定性，是否行该术式仍存在争议。

3. 非内固定融合术

非内固定融合术包括后路椎板融合 [18]、后外侧融合 [8, 19-22] 和椎体间融合 [23, 24]。应用最广泛的后外侧融合，三者均能一定程度上提高手术节段的稳定性。融合的过程首先需要显露出椎板、小关节、横突与棘突，使其可视化，然后清除其周围的软组织，咬下小关节与横突，注意避免损伤邻近的关节突关节和侵犯关节突关节囊。然后，再将自体或异体骨植入两者之间。尽管该术式曾应用广泛，但是高达 19.5%～40% 的假关节发生率使其已逐渐被后路椎弓根内固定术所取代 [8, 19, 20, 22]。

虽然这项技术已被广泛应用，但假性关节的高发生率使得更现代化的后路椎弓根内固定技术更加具有吸引力。不过在一项研究中 [25, 26]，111 名前一年里存在背痛或坐骨神经痛的峡部裂型腰椎滑脱症患者，不分滑脱等级地被随机分为后路非内固定融合组、后路内固定融合组或运动疗法组。对 3 组患者进行了 2 年多的随访，并对疼痛和功能结果进行了评估。在 2 年的时间里，两个手术组患者的疼痛显著减轻，功能显著增强。但是，手术组中的非内固定组和内固定组在融合率、疼痛评分或功能结果方面没有显著差异。基于这项随机试验，是否行内固定似乎不会对结果产生影响。然而有趣的是，在 Möller H 与 Hedlund R 团队持续 2 年、比较不同手术方式疗效的前瞻性随机研究得却得出了不同的结果，即非内固定与内固定手术在融合率、疼痛评分、功能评估方面没有显著差距，与是否植入内固定物无关。

（二）内固定融合术

近年来，越来越多的学者倾向于采用后路椎弓根内固定术，他们认为加用固定可明显提升椎间高融合率及疗效。手术步骤包括以下几点：首先，应根据手术部位解剖结构的透视结果，确定椎弓根植入的部位。然后，敲入椎弓根螺钉，确保螺钉的轨迹能够支持椎弓根螺钉的三角测量，从而有效地监测内固定物。螺钉植入后，使用固定棒连接螺钉，进一步提升手术节段椎体的稳定性。最后，将自体或人工骨植入内固定物周围，促进其相互愈合。整个操作过程动作必须轻柔，

避免损伤椎骨骨皮质与邻近小关节。

如前所述，一些回顾性研究表明，坚固的后路内固定装置可以大大降低术后假关节的发生率。Möller H 团队与 Zdeblick TA 团队的随机对照实验比较了非内固定融合、部分内固定、椎弓根螺钉内固定三者的融合情况。结果，椎弓根螺钉内固定作为一种刚性融合，融合率也最高 [27, 28]。那么，我们可以得出这个结论，即无论采用何种手术方式，都必须尽可能确保稳定的后路固定。除此之外，行后路椎弓根内固定术治疗峡部裂性腰椎滑脱时，还应考虑以下三点：①是否植入椎间融合器；②是否进行椎管减压；③是否矫正矢状面畸形。

内固定装置包括椎弓根螺钉与金属棒，两者共同固定住滑脱的椎体。Kim NH 等报道的一组研究显示，内固定患者的融合率会高达 80% 以上 [29, 30]。而在 Swan J 等 [31-33] 的小型随机对照实验中，融合率在 84%～93%，也支持这一结论。

外科技术的进步使椎间融合器能够被高效、准确地植入椎间隙，并且多组对照实验都表明放置椎间融合器能够提高手术节段的稳定性 [31-33]。wan J 团队的前瞻性随机研究将峡部裂性腰椎滑脱患者根据手术方式的不同分为两类 [31]：第一类仅进行后路椎弓根螺钉内固定，而第二类在椎弓根螺钉内固定的基础上还植入了椎间融合器。通过长达 2 年的随访，评估了两类患者的功能障碍、疼痛及止疼药使用情况、术后工作状态与手术并发症，发现出第二类患者在所有评估项目上均比第一类患者要好。但是，近期 Farrokhi M 等却得出了相反的结论，他认为仅进行椎弓根螺钉内固定的患者预后更佳 [33]。目前，学者们对植入椎间融合器是否能利大于弊仍未达成共识。

早期阶段，医生们普遍认为填充峡部缺损的纤维结缔组织会压迫神经根，从而引起疼痛，因

此手术时还应减压出口的神经根[34]。一项随机研究比较了 42 例轻度腰椎滑脱的患者，发现仅行后路关节融合术的患者预后好于行后路融合 + 减压术的患者。尽管这项研究存在样本量较少、各随访时间不同、评估的各项数据难以量化、各样本融合术式有差异等诸多缺陷，大部分脊柱外科医生仍支持对峡部裂性腰椎滑脱的患者进行神经减压。

早年间，医生们普遍认为填充峡部缺损的纤维结缔组织会压迫神经根从而引起疼痛，所以手术时还应减压出口根。Carragee EJ 比较了 42 例低度腰椎滑脱的患者[35]，发现仅行后路关节融合术的患者预后好于行后路融合 + 减压术的患者。但这项研究存在样本量较少、各随访时间不同、评估的各项数据难以量化、各样本融合术式有差异等诸多缺陷。此外，这项研究中行内固定融合术的 42 例中 22 例的融合方法有显著差异。然而，目前大部分脊柱外科医生仍支持对峡部裂性腰椎滑脱的患者进行神经减压。

（三）重度峡部裂性腰椎滑脱患者的手术治疗

重度峡部裂性腰椎滑脱是指向前滑脱超过椎体中部矢状径 1/2 者。腰椎的大幅度滑移会使椎间隙和椎间孔明显变窄，破坏矢状面的平衡，而矢状位失衡会导致载荷在节段的传递无法正常完成，从而影响脊柱正常的生理功能（图 39-3）[36-38]。我们结合生物力学背景，根据骨盆入射角等平衡参数的不同，将腰椎滑脱进行不同的分型，并据此采取不同的手术方案（表 39-4）。根据这一方案，所有 5 度与 6 度滑脱都应行融合 + 内固定术（图 39-2），为了将这种分类应用于峡部滑脱的治疗中，对脊柱骨盆生物力学的详细了解是必要的。

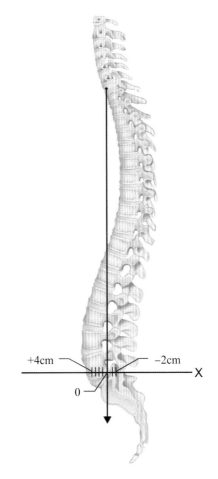

▲ 图 39-3　矢状位平衡：从 C_7 椎体向下作垂线，矢状位平衡状态下，该线经过 S_1 椎体后上角

表 39-4　脊柱畸形研究组对腰椎滑脱的分类

类　型	定　义
轻度腰椎滑脱	
1 度	PI < 45°
2 度	PI 45°～60°
3 度	PI > 60°
重度腰椎滑脱	
4 度	骨盆和脊柱保持平衡
5 度	骨盆内翻，但脊柱仍保持平衡
6 度	脊柱不平衡

PI. 盆腔入射角

重度峡部裂性腰椎滑脱对任何脊柱外科医生来说都是巨大的挑战。前路、后路手术均可矫正矢状面失平衡。部分脊柱外科医生主张对于所有患者应一律进行后路手术。后路手术方法主要有以下几种：第一种术式首选进行骶骨穹顶截骨，截去增生的骶骨后上角，然后用椎弓根螺钉和金属棒固定住对齐复位后的椎体。第二种术式则较为复杂，需要在 L_1 节段植入临时椎弓根螺钉，然后在 S_1 节段植入第二个椎弓根螺钉。紧接着将一根复位螺钉敲入滑脱节段，再将一根金属棒植入 L_1 与 S_1 之间。待把滑移的椎体向后拉到杆上后，拧紧螺母。最后将 L_1 螺钉取下，金属棒将滑脱节段与 S_1 椎体牢牢固定。术中必须实时检测神经电生理，避免对神经根造成牵拉损伤。此外，还可以经前路或后路增加放置椎间融合器，促进邻近椎体间融合。

另外一部分医生持不同看法，他们认为应将前后路手术相结合。先行前路手术固定住滑移的椎体：使用大号螺钉或移植的腓骨将 L_5、S_1 节段融合，其轨迹始于 L_5 前上角，穿过 L_5/S_1 椎间隙，插入 S1 终板。待前路手术完成后，再行减压、融合内固定等后路经典术式。

对于完全性腰椎滑脱的患者，或滑移的 L_5 基本位于骶骨前方或下方，可考虑完全切除 L_5。Gaine 和 Nichols 提出了另外一种术式：首先前路切除 L_5 椎体，再行后路手术，将 L_4 与 S_1 融合[39]。考虑到行 L_5 复位时经常损伤 L_5 神经根，该手术的一大优势就是从源头上消除了这类并发症。

总而言之，目前脊柱外科医生对严重脊柱滑脱该采取哪种手术方式尚未达成共识，也没有相关的随机试验与前瞻性研究以供参考[40]。术中对复位退变性滑脱椎体也会带来诸多并发症，因此，目前对是否减少脊柱的活动节段、是否尽可能恢复脊柱的功能也存在很大争议。

（四）微创手术

微创技术包括微创经椎间孔入路的腰椎椎间融合术（MIS-TLIF）、经皮椎弓根螺钉植入术等，以最小的侵袭和最小的生理干扰达到与传统开放手术同样的效果。尽管微创手术在脊柱外科领域已得到广泛应用，但中重度腰椎滑脱仍难以应用微创治疗[41-43]。

Kasliwal MK 等比较了 73 例采用微创手术治疗峡部裂性腰椎滑脱的患者[41]，这些患者均接受了前路腰椎微创植骨融合术与经皮椎弓根螺钉植入术，但并未行腰椎减压。该研究是目前同类研究中样本量最大的，显示融合率为 97.3%，90% 以上的患者预后良好，证明了微创手术也具有良好的疗效。

Wang J 等的一组非随机实验研究了 83 例行传统术式与微创术式的不同类型的腰椎滑脱患者[43]。根据他们的研究结果，无论是手术出血量、住院时间、术后疼痛缓解情况，微创手术均优于传统手术。值得一提的是，在固定前没有尝试减少活动节段。

尽管目前缺少腰椎滑脱微创治疗的对照研究，也缺少术后长期随访的资料。但上述的回顾性研究表明，经皮椎弓根螺钉植入术与椎体融合术能够减少术中出血、缩短住院时间、缓解疼痛症状，是治疗轻度腰椎滑脱的有效手段。不过，与单纯内固定相比，额外植入腰椎融合器是否能够改善预后尚有争议。

（五）手术的预后

近些年，各国学者发表了不许多比较峡部裂性腰椎滑脱手术与保守治疗效果的文章。但限于病例数不够多，其结果仍难以服众。

Seitsalo S 团队回顾性研究的样本量相对较大[13]，他们观察了经保守治疗的峡部裂性腰椎滑脱患者。通过长达 13 年的随访，发现多数病例出现椎间盘退变与骨赘形成，增生的骨赘固定住了滑移节段。此外，接受保守治疗的患者也没有与接受手术干预的患者相同的疼痛特征。但 Seitsalo S 团队在病例选择上存在一定程度的主观倾向，所以研究结果的可信度稍弱。Möller H 等的研究则更加有说服力，他比较了保守治疗与手术治疗对于峡部裂性腰椎滑脱治疗的效果。尽管采用手术治疗的患者的在 2 年的随访期内，疼痛与功能改善情况非常明显[26]。但是，保守治疗无效本身就是手术的适应证之一，采用手术治疗的样本的症状本身就比采用保守治疗样本的症状要严重，研究的结果的可信度仍不尽如人意。

单纯融合术是治疗腰椎滑脱的手段之一。目前有 4 篇相关的文献公开发表，而其中能提供临床数据的仅有 2 篇[25, 44-46]。在法国学者主持的随机对照实验中，采用内固定融合术患者中有 63% 预后优良，与采用无内固定融合的患者的 62% 非常接近。Möller H 团队的研究结果也表明接受内固定融合术的患者与接受单纯后路融合的患者在术后恢复情况上并无显著差异。

有趣的是，部分学者研究了同时行椎弓根螺钉内固定与后路椎间融合的患者，却得出了相反的结论。部分学者的研究结果显示，仅进行后路内固定术的效果优于同时行内固定与后路融合术。然而，还有一部分学者不赞成这一结论，他们的实验结果证明增加植入椎弓根螺钉可以提高单纯后路融合术的预后。与之类似的是，不同文献关于椎间融合器的效果也不尽相同，甚至相互矛盾。

（六）手术并发症

手术虽然是治疗峡部裂性腰椎滑脱的一种有效有段，但也可能产生诸如假关节形成、神经损伤、感染、硬膜破裂与脑脊液漏、固定节段的临近阶段退变之类的一系列并发症。

Gaines RW 等曾对行后外侧内固定手术的患者进行随访，手术的成功率约为 98%，但尽管没有个别并发症发生率的报道，仍有约 12% 的患者术后并发神经损伤、硬膜破裂或感染[47]。而 Ogilvie JW 等的研究显示，同时进行器械内固定与椎间融合术患者术后出现各种并发症的概率明显高于仅行椎弓根螺钉内固定的患者，行后外侧内固定融合术、前路椎体内固定融合术的患者出现并发症的概率分别为 24% 和 20%[47]。应该注意的是，任何椎间技术的并发症发生率似乎高于单独使用椎弓根螺钉时。

Müslüman AM 比较了 50 名行后外侧内固定融合术与后路椎体融合内固定术的患者[32]。前者的融合率为 100%。出现假关节的概率为 12%。其出现深部感染的概率为 8%，2 倍于后路融合内固定组（4%）。2 种术式并发神经损伤的概率相同，均为 4%。Farrokhi MR 的随机对照实验比较了行后外侧融合术与行后路融合内固定术术后的状态，发现 2 种手术方式并发脑脊液漏（4.3% vs. 5%）、运动障碍（4.3% vs. 5%）或感染（2.1% vs. 2.5%）的概率没有显著差异。

复位高度滑移的椎体常常损伤神经根。Kasliwal MK 的研究结果显示，即使采取了各种预防、监测和治疗手段，术后出现神经根性瘫痪的概率仍达 5%～10%[40]。

复位活动节段还可能引起马尾神经受损，这在高度滑移时更加明显。虽然其发生率难以确定，但是多数学者认为，椎间盘向后移位、神经根过度伸展或腰骶交界处过度伸展是引起马尾神经损伤的主要原因[48]。

男性患者行前路腰椎间融合术可能并发逆行射精。其原因可能是前路手术损伤了上腹部下神经丛，而该神经与髂总静脉关系密切。据统计，逆行射精的发生率为2%～6%[49, 50]，过度退缩或者使用单极烧灼腰椎前路可能会增加并发逆行射精的风险，但是 Escobar E 和 Kaiser MG 的研究都认为腰椎滑脱的分度不会影响逆行射精的发生率。

七、结论

峡部裂性腰椎滑脱因椎体峡部骨皮质缺损或不连续，而使小关节与椎弓根相互分离，进而产生神经源性跛行、神经根性疼痛等症状，进展到一定程度是应考虑手术治疗。对于一些手术细节专家们尚未达成共识，例如是否减压，是否植入椎间融合器，是否植入内固定，以及是前路还是后路。因此，我们应仔细评估每一名患者的自身条件与滑脱的分级，从而选择合适的手术方式。

参考文献

[1] Taillard W. Le Spondylolisthésis. Paris: Masson; 1957.

[2] Wiltse LL, Widell EH Jr, Jackson DW. Fatigue fracture: the basic lesion is inthmic spondylolisthesis. J Bone Joint Surg Am. 1975;57(1):17–22.

[3] Wiltse LL, Newman PH, Macnab I. Classification of spondylolisis and spondylolisthesis. Clin Orthop Relat Res. 1976;(117):23–9.

[4] Baker DR, McHollick W. Spondyloschisis and spondylolisthesis in children. J Bone Joint Surg. 1956;37:878–80.

[5] Wiltse LL. The etiology of spondylolisthesis. J Bone Joint Surg Am. 1962;44–A:539–60.

[6] Wiltse LL, Winter RB. Terminology and measurement of spondylolisthesis. J Bone Joint Surg Am. 1983;65(6):768–72.

[7] Fredrickson BE, Baker D, McHolick WJ, et al. The natural history of spondylolysis and spondylolisthesis. J Bone Joint Surg Am. 1984;66(5):699–707.

[8] Boxall D, Bradford DS, Winter RB, et al. Management of severe spondylolisthesis in children and adolescents. J Bone Joint Surg Am. 1979;61(4):479–95.

[9] Hensinger RN. Spondylolysis and spondylolisthesis in children and adolescents. J Bone Joint Surg Am. 1989;71(7):1098–107.

[10] Bradford DS, Iza J. Repair of the defect in spondylolysis or minimal degrees of spondylolisthesis by segmental wire fixation and bone grafting. Spine (Phila Pa 1976). 1985;10(7):673–9.

[11] Libson E, Bloom RA, Dinari G, et al. Oblique lumbar spine radiographs: importance in young patients. Radiology. 1984;151(1):89–90.

[12] Harris IE, Weinstein SL. Long-term follow-up of patients with grade-III and IV spondylolisthesis. Treatment with and without posterior fusion. J Bone Joint Surg Am. 1987;69(7):960–9.

[13] Seitsalo S. Operative and conservative treatment of moderate spondylolisthesis in young patients. J Bone Joint Surg Br. 1990;72(5):908–13.

[14] Buck JE. Direct repair of the defect in spondylolisthesis. Preliminary report. J Bone Joint Surg Br. 1970;52(3):432–7.

[15] Nicol RO, Scott JH. Lytic spondylolysis. Repair by wiring. Spine (Phila Pa 1976). 1986;11(10):1027–30.

[16] Gill GG, Manning JG, White HL. Surgical treatment of spondylolisthesis without spine fusion; excision of the loose lamina with decompression of the nerve roots. J Bone Joint Surg Am. 1955;37–A(3):493–520.

[17] Amuso SJ, Neff RS, Coulson DB, et al. The surgical treatment of spondylolisthesis by posterior element resection. J Bone Joint Surg Am. 1970;52(3):529–36.

[18] Bosworth DM, Fielding JW, Demarest L, et al. Spondylolisthesis; a critical review of a consecutive series of cases treated by arthrodesis. J Bone Joint Surg Am. 1955;37–A(4):767–86.

[19] DeWald RL, Faut MM, Taddonio RF, et al. Severe lumbosacral spondylolisthesis in adolescents and children. Reduction and staged circumferential fusion. J Bone Joint Surg Am. 1981;63(4):619–26.

[20] Laurent LE, Osterman K. Spondylolisthesis in children and adolescents: a study of 173 cases. Acta Orthop Belg. 1969;35(3):717–27.

[21] Peek RD, Wiltse LL, Reynolds JB, et al. In situ arthrodesis without decompression for Grade–III or IV isthmic spondylolisthesis in adults who have severe sciatica. J Bone Joint Surg Am. 1989;71(1):62–8.

[22] Turner RH, Bianco AJ Jr. Spondylolysis and spondylolisthesis in children and teen-agers. J Bone Joint Surg Am. 1971;

53(7):1298–306.

[23] Cloward RB. Spondylolisthesis: treatment by laminectomy and posterior interbody fusion. Clin Orthop Relat Res. 1981(154):74–82.

[24] Wiltberger BR. Intervertebral body fusion by the use of posterior bone dowel. Clin Orthop Relat Res. 1964;35: 69–79.

[25] Möller H, Hedlund R. Instrumented and noninstrumented posterolateral fusion in adult spondylolisthesis—a prospective randomized study: part 2. Spine (Phila Pa 1976). 2000;25(13):1716–21.

[26] Möller H, Hedlund R. Surgery versus conservative management in adult isthmic spondylolisthesis—a prospective randomized study: part 1. Spine (Phila Pa 1976). 2000;25(13): 1711–5.

[27] Zdeblick TA. A prospective, randomized study of lumbar fusion. Preliminary results. Spine (Phila Pa 1976). 1993; 18(8):983–91.

[28] Fischgrund JS, Mackay M, Herkowitz HN, et al. 1997 Volvo Award winner in clinical studies. Degenerative lumbar spondylolisthesis with spinal stenosis: a prospective, randomized study comparing decompressive laminectomy and arthrodesis with and without spinal instrumentation. Spine (Phila Pa 1976). 1997;22(24):2807–12.

[29] Kim NH, Lee JW. Anterior interbody fusion versus posterolateral fusion with transpedicular fixation for isthmic spondylolisthesis in adults. A comparison of clinical results. Spine (Phila Pa 1976). 1999;24(8):812–6;discussion 817.

[30] Deguchi M, Rapoff AJ, Zdeblick TA. Posterolateral fusion for isthmic spondylolisthesis in adults: analysis of fusion rate and clinical results. J Spinal Disord. 1998;11(6): 459–64.

[31] Swan J, Hurwitz E, Malek F, et al. Surgical treatment for unstable low–grade isthmic spondylolisthesis in adults: a prospective controlled study of posterior instrumented fusion compared with combined anterior–posterior fusion. Spine J. 2006;6(6):606–14.

[32] Müslüman AM, Yilmaz A, Cansever T, et al. Posterior lumbar interbody fusion versus posterolateral fusion with instrumentation in the treatment of low–grade isthmic spondylolisthesis: midterm clinical outcomes. J Neurosurg Spine. 2011;14(4):488–96.

[33] Farrokhi MR, Rahmanian A, Masoudi MS. Posterolateral versus posterior interbody fusion in isthmic spondylolisthesis. J Neurotrauma. 2012;29(8):1567–73.

[34] Wenger M, Sapio N, Markwalder TM. Long–term outcome in 132 consecutive patients after posterior internal fixation and fusion for Grade I and II isthmic spondylolisthesis. J Neurosurg Spine. 2005;2(3):289–97.

[35] Carragee EJ. Single–level posterolateral arthrodesis, with or without posterior decompression, for the treatment of isthmic spondylolisthesis in adults. A prospective, randomized study. J Bone Joint Surg Am. 1997;79(8): 1175–80.

[36] Glassman SD, Berven S, Bridwell K, et al. Correlation

of radiographic parameters and clinical symptoms in adult scoliosis. Spine (Phila Pa 1976). 2005;30(6):682–8.

[37] Glassman SD, Bridwell K, Dimar JR, et al. The impact of positive sagittal balance in adult spinal deformity. Spine (Phila Pa 1976). 2005;30(18):2024–9.

[38] Schwab F, Lafage V, Farcy JP, et al. Surgical rates and operative outcome analysis in thoracolumbar and lumbar major adult scoliosis: application of the new adult deformity classification. Spine (Phila Pa 1976). 2007;32(24):2723–30.

[39] Gaines RW, Nichols WK. Treatment of spondyloptosis by two stage L5 vertebrectomy and reduction of L4 onto S1. Spine (Phila Pa 1976). 1985;10(7):680–6.

[40] Kasliwal MK, Smith JS, Kanter A, et al. Management of high–grade spondylolisthesis. Neurosurg Clin N Am. 2013;24(2):275–91.

[41] Lee SH, Choi WG, Lim SR, et al. Minimally invasive anterior lumbar interbody fusion followed by percutaneous pedicle screw fixation for isthmic spondylolisthesis. Spine J. 2004;4(6):644–9.

[42] Park P, Foley KT. Minimally invasive transforaminal lumbar interbody fusion with reduction of spondylolisthesis: technique and outcomes after a minimum of 2 years' followup. Neurosurg Focus. 2008;25(2):E16.

[43] Wang J, Zhou Y, Zhang ZF, et al. Comparison of one–level minimally invasive and open transforaminal lumbar interbody fusion in degenerative and isthmic spondylolisthesis grades 1 and 2. Eur Spine J. 2010; 19(10):1780–4.

[44] France JC, Yaszemski MJ, Lauerman WC, et al. A randomized prospective study of posterolateral lumbar fusion. Outcomes with and without pedicle screw instrumentation. Spine (Phila Pa 1976). 1999;24(6):553–60.

[45] McGuire RA, Amundson GM. The use of primary internal fixation in spondylolisthesis. Spine (Phila Pa 1976). 1993;18(12):1662–72.

[46] Thomsen K, Christensen FB, Eiskjaer SP, et al. 1997 Volvo Award winner in clinical studies. The effect of pedicle screw instrumentation on functional outcome and fusion rates in posterolateral lumbar spinal fusion: a prospective, randomized clinical study. Spine (Phila Pa 1976). 1997;22(24):2813–22.

[47] Ogilvie JW. Complications in spondylolisthesis surgery. Spine (Phila Pa 1976). 2005;30(Suppl 6):S97–101.

[48] Schoenecker PL, Cole HO, Herring JA, et al. Cauda equina syndrome after in situ arthrodesis for severe spondylolisthesis at the lumbosacral junction. J Bone Joint Surg Am. 1990;72(3):369–77.

[49] Escobar E, Transfeldt E, Garvey T, et al. Video–assisted versus open anterior lumbar spine fusion surgery: a comparison of four techniques and complications in 135 patients. Spine (Phila Pa 1976). 2003;28(7):729–32.

[50] Kaiser MG, Haid RW Jr, Subach BR, et al. Comparison of the mini–open versus laparoscopic approach for anterior lumbar interbody fusion: a retrospective review. Neurosurgery. 2002;51(1):97–103;discussion 103–5.

第40章 脊柱外科：成人脊柱侧弯的现代概念和循证医学

Spine Surgery: Current Concepts and Evidence Adult Scoliosis

Caglar Yilgor Ahmet Alanay 著

王 辉 译 李危石 校

一、概述

成人脊柱畸形（adult spinal deformity，ASD）包括可能导致疼痛、功能障碍、美容问题和（或）神经系统疾病的各种情况，最常见的潜在病理改变是生理性脊柱排列异常、退变、椎管狭窄和不稳定。本章总结了成人脊柱畸形的临床检查、诊疗和手术治疗、并发症和预后。

二、流行病学和自然史

成人脊柱畸形是一种慢性疾病，影响健康相关生活质量（health-related quality of life，HRQoL）。在 8 个工业化国家，与自我报告的慢性病（如关节炎、慢性肺病、糖尿病和充血性心力衰竭）相比，成人脊柱畸形造成的全球负担是巨大的[1]。

成人脊柱侧弯可分为两大类，即进展的青少年脊柱侧弯和退变性脊柱侧弯。据估计 50 岁以上人群的患病率均为 6%[2]。然而，一项老年志愿者中成人脊柱侧弯的患病率高达 68%[3]。尽管某些方面可能会交叉，成人脊柱侧弯和成人脊柱畸形在本章中通常所指为退变性脊柱侧弯。

成人脊柱畸形与青少年畸形不同之处在于畸形程度、退变程度、自然史和临床症状。与成人特发性脊柱侧弯不同，退变性脊柱侧弯多发生在腰椎，侧弯程度较轻。椎管和椎间孔狭窄的发生率更高。

成人脊柱畸形病理生理学的主要过程是小关节和椎间盘退变，随后出现脊柱不稳定，导致侧向和（或）旋转脱位。骨质疏松可导致椎体压缩性骨折而出现畸形。椎弓根和骨性结构的增生肥大导致椎管或神经根受压。

成人脊柱畸形的自然史尚未完全明确，但一些危险因素已被证实。一般而言，平均每年会进展 1°~6°，平均 3.3°[4]。Cobb 角＞ 30°、横向椎体平移＞ 6mm、顶端旋转 3 级和 L_5 位置较深是侧弯进展的预测指标[4]。成人脊柱畸形自然史的最新研究证实，椎体旋转半脱位是侧弯进展的始动因素。在这项研究中，第一次和最后一次 X 线摄影之间的间隔是 27 年，更年期是侧弯加重的时期[5]。

三、临床诊疗

成人脊柱畸形的临床表现差异很大，轻症

者可仅有影像学表现而无临床症状，而严重者可表现为严重疼痛伴神经源性间歇性跛行和神经根刺激症状。患者的评估包括详细的病史（包括并发症）、体格检查和适当的影像学检查。进行髋、膝和腿长检查对于评估患者的整体矢状面平衡十分重要。

与心脏、呼吸系统、内分泌、肾脏、胃肠道、造血系统和泌尿生殖系统有关的并发症及吸烟和恶性肿瘤的病史都应仔细询问。跑步机、化学应激测试或多巴酚丁胺应激超声心动图可用于进一步评估心肺功能。

然后应对患者进行分类，以确保使用通用语言，预测自然病史并指导治疗。由于成人脊柱畸形对 HRQoL 有显著影响，因此使用考虑到残疾和放射线影像学发现的临床影响分类系统是合理的。

典型的临床诊疗还应包括对骨质疏松症的评估，因为骨质减少和（或）骨质疏松症的存在和程度可能会改变治疗方法。

（一）症状和体征

常见的体征和症状是背痛、神经根病、间歇性跛行、神经功能障碍和外观异常。矢状面不平衡的患者将倾向于代偿机制的发挥作用，例如髋关节伸展、膝关节屈曲和骨盆后倾，以平衡腰椎前凸的丢失。

背痛是临床上最常见的主诉[6, 7]。肌肉源性痛较为弥散，而骨骼和小关节痛可能更局限在局部。仅当患者直立时或在某些运动期间才发生的疼痛提示脊柱不稳定。疼痛封闭对于明确诊断具有重要意义。

背痛可伴有神经根性放射性腿痛和（或）间歇性跛行。神经根性放射性腿痛可出现在凸侧和凹侧，原因在于神经根的挤压和牵引都可能引起

疼痛。狭窄可能发生在中央椎管或侧隐窝处，分别表现为间歇性跛行或根性疼痛。神经功能缺损可能涉及一个或多个神经根。马尾神经也可能受到损害，并出现膀胱和括约肌症状。

尽管与青少年相比，老年患者外观异常并非主要矛盾，但对于成人来说，外观异常可造成精神压力，担心侧弯是否会发展以及将来是否会面临潜在的残疾风险。与此相伴的事实是，当今的老年人比前拥有更加积极的生活方式，并且对残疾和畸形是衰老过程的观念更加抵制。

（二）实验室发现

没有特定血液检查可以帮助成人脊柱畸形患者诊断或随访。肌电图（EMG）可以与神经传导检查一起进行，以帮助诊断神经受压。

（三）影像学

应当获得脊柱的前后位，包括肩关节、髂棘和髋关节。患者应站立，膝盖完全伸展。静态胶片显示脊柱序列的旋转、侧向滑移、滑脱和后滑。仰卧或支撑位有助于评估侧弯的刚度。动态站立侧位 X 线可能有助于评估局部不稳定。

斜位可用于识别关节突峡部缺陷的存在。同样地，椎间盘造影用来评估椎间盘的形态和疼痛反应。随着磁共振成像（MRI）和计算机断层扫描（CT）的广泛使用，前两个检查的使用逐渐消失。

经过简单的放射学评估后，MRI 应用来评估椎间盘、小关节、韧带、脊髓、神经、椎管、椎间孔和骨髓。

当需要进一步评估旋转畸形，骨解剖结构和在不同平面中进行重建时，可以使用 CT。

X 线、双能 X 线吸收法（dual-energy X-ray absorptiometry，DEXA）、定量 CT 和微光密度法

的分级量表可用于诊断和定量骨质疏松症。从股骨颈获得的 DEXA 值应谨慎解释，因为在绝经后的早期，由于该小梁骨的翻转，脊柱的骨密度下降得比其他骨骼部位更早。由于退行性改变，从椎体获得的 DEXA 可能会假性升高。

全面的放射学评估始于定义和测量脊柱侧弯度数。骶骨中垂线（central sacral vertical line, CSVL）为穿过骶骨中点的直线偏离中垂线的距离。侧位 X 线片具有更重要的成人脊柱畸形诊疗信息。首先，应测量腰椎前凸和胸椎后凸。应注意任何 Cobb 角大于整体后凸的局部畸形区域。应绘制从 C_7 椎体中心开始并沿垂直轴向下的 C_7 铅垂线。从这条线到 S_1 的后上角的水平距离定义为矢状垂直轴（sagittal vertical axis, SVA）。脊柱骨盆参数包括骨盆入射角（pelvic incidence, PI）、骶骨倾斜角（sacral slope, SS）和骨盆倾斜角（pelvic incidence, PT）。SS 是水平线和与 S_1 终板切线间的夹角。PT 是垂直线和连接股骨头中心与 S_1 上终板中点线之间的夹角。PI 是连接股骨头中心与 S_1 上终板中点的线和垂直于 S_1 上终板切线之间的角度。从几何角度看，PI 等于 PT 和 SS 之和。但是，这些参数受到姿势和代偿机制的影响。T_1 骨盆角度和整体倾斜度（global tilt, GT）整合了脊柱和骨盆矢状面参数，受患者体位的影响较小。T_1 骨盆角是从股骨头中心到 T_1 椎体中心的线与从股骨头中心到 S_1 上终板中点的线之间的夹角[8]。在术前计划中，目标角度为 < 14°。GT 是从 C_7 到 S_1 上终板中点的线与从股骨头中心到 S_1 上终板中点的线之间的角度[9]。从几何角度来看，GT 等于骶骨倾斜度与脊柱倾斜度之和，这使其计算非常容易。另外，这两个参数不需要校准的 X 线片，因为它们是角度测量，不是线性测量。

将影像学参数与视觉模拟量表（visual analog scale, VAS）所体现的疼痛之间的相关性进行评估[10]。L_3 或 L_4 倾斜角、侧方移位、胸腰椎后凸畸形和脊柱前凸丢失与疼痛的相关性更大。未发现 Cobb 角、骨盆倾斜角和铅垂线偏移与疼痛相关。矢状位及骨盆参数与 HRQoL 参数之间的相关性将在本章后面的手术目标中更详细地讨论。

在评估射线及其测量参数时，应记住正常范围值会随年龄而变化。衰老导致胸椎后凸和骨盆倾斜角升高，腰椎前凸和骶骨倾斜角降低[11]，骶骨向后移位，SVA 向前移动[12]。此外，年龄和性别校正后的 HRQoL 评分显示，临床对矢状面不平衡的耐受性因年龄不同差异巨大[13]。严重的矢状面不平衡对年轻患者的 HRQoL 影响更大；然而，在老年患者中，HRQoL 并不随畸形的严重程度而存在显著差异。

（四）疾病特定结果评估

与健康相关的生活质量分析在成人脊柱畸形评估中起着至关重要的作用。基线 HRQoL 值对于跟踪医学或外科治疗的结果至关重要。VAS、Oswestry 残疾指数（ODI）和脊柱侧弯研究协会 –22（Scoliosis Research Society, SRS–22）问卷是经过验证的成人畸形人群的常用的评估工具。

这些指标也与放射学参数相关。矢状面平衡是成人脊柱畸形中 HRQoL 的主要预测因子[14]。所有 HRQoL 指标均随着 SVA 的增加而显示不良的结果[15]。在未手术患者中，冠状位严重失衡是中等程度的阴性因素[14]。ODI 评分与最大的后凸区域相关。最大后凸畸形位于更远端区域时[14]，ODI 表现为更高的残疾评分[15]。

（五）分类

Simmons 可能是第一个尝试对成人脊柱畸形

患者进行分类，并通过根据是否存在旋转将患者分为两类，影响了治疗的方法选择[16]。

Aebi 根据畸形的主要成因对成人退变性脊柱侧弯进行了分类[7]。尽管这种四级分类有助于预测自然病史，但不能用于影响手术治疗。另外，Faldini 分类系统将患者分为 2 个主型和 8 个亚型，其主要目的是指导手术治疗，并根据减压和融合策略提出针对每个亚型的方案[17]。

脊柱畸形研究小组分类[18]、Schwab 分类[19] 和 SRS 成人畸形分类[20] 旨在区分不同的侧弯类型，并使用几种修正型来提供可靠且可重现的分类系统，该系统能够根据患者的严重程度对其进行分类。迄今为止，这项工作的最终成果 SRS-Schwab ASD 分类[21] 是最可靠的成人脊柱畸形临床影像分类系统。SRS-Schwab 分类对手术率和手术策略（例如入路、融合至骶骨及截骨术的使用）有重大影响。它反映了患者疼痛和残疾程度。另外，与基线 HRQoL 分数结合应用，与并发症发生率有关。但是，它缺乏对不稳定的评估，如滑脱和侧方移位，这在成人畸形患者中具有重要的临床影响。

四、非手术治疗

传统的保守治疗方法是非手术治疗中的一线治疗方法。以前，使患者相信他们必须相应地调整生活并适应这种情况。由于该年龄组的大手术具有很高的并发症发生率，并且骨骼质量和手术器械较差，无法进行大的矫正。所有保守措施的失败才是手术的先决条件。

但是，目前尚无保守治疗的标准，而且非手术治疗的疗效在文献中也没有得到很好的支持。对于成人脊柱畸形的任何非手术治疗选择，证据很少[22]。然而，由于并发症的发生率很高，在轻度和中度病例，尤其是在没有神经功能缺损或不稳定的情况下，非手术治疗可以替代手术。但是还应记住，非手术治疗并非没有并发症，并且在患者的症状变得更加严重和进入慢性之前对患者进行手术可能是合理的，从而为每位患者量身定制治疗方案。

保守治疗措施包括镇痛药、非甾体抗炎药和肌肉松弛药。加巴喷丁和普瑞巴林可用于神经性疼痛。也可以考虑使用抗抑郁药和抗惊厥药。麻醉性镇痛药可能在背部或腿部疼痛的急性加重中起作用。

在没有心血管禁忌证的情况下，物理疗法、条件锻炼、伸展运动和核心肌群强化锻炼可能有助于减轻疼痛。游泳、散步、骑自行车和举重可能是可行的选择。硬膜外、神经根或疼痛触发点的封闭注射以及小关节的阻滞可能有助于暂时控制疼痛。支具治疗可以帮助少数患者暂时缓解疼痛。瑜伽、普拉提、针灸和推脊治疗等补充性治疗也是可行的治疗选择。

这些非手术治疗可以单独使用或组合使用。目标不是尽可能地推迟手术，而应该是使患者能够控制疼痛并保持功能。

五、手术管理

（一）手术目标和脊柱序列矫正目标

手术主要目的是减轻背部和神经根疼痛以及神经源性间歇性跛行。减压时应尽可能保留脊柱稳定性。然后进行冠状和更重要的矢状面矫正。如果可能的话，在减压时保留小关节，将小关节融合，将有助于辅助后外侧融合。

成人畸形序列的恢复与矢状位脊柱骨盆参数有关。设定主要目标是使术后 SVA < 5cm，T_1 倾

斜 < 0°、PT < 25° 并且 LL=PI ± 9°[23, 24]。在所有冠状和矢状参数中，PI 减去 LL 与 SRS-22 SI、功能和总分、ODI 和 SF 12 PCS 有关[23]。腰椎前凸指数（lumbar lordosis index，LLI）是 LL 与 PI 之间的比率（LL/PI），与脊柱畸形相关，并且高度预测了脊柱截骨的效果[25]。SVA 和 T_1 倾斜度时矢状参数中第二重要参数，与 SVA 相比，T_1 倾斜度与 HRQoL 具有更大的相关性。PT 处于第三位[23]。

当试图达到这些目标时，外科医生应意识到术中俯卧位以及髋关节屈伸程度会影响腰椎前凸。在一项回顾性评估中，术前腰椎前凸减小的患者仅通过俯卧位即可获得比其术前直立 X 线片更大的腰椎前凸。相反，成人脊柱畸形术前脊柱前凸正常的患者，则在俯卧位时保持腰椎前凸不变[26]。

（二）最大的困境：手术还是非手术

在做出手术还是非手术治疗的决定时，缺乏有关成人脊柱畸形患者和外科医生循证决策过程的信息。成人脊柱畸形的手术方法很复杂，并发症发生率很高。然而，仍有大量患者仍倾向于手术治疗。

外科手术可减轻 / 缓解疼痛并提高生活质量，但伴随着包括死亡在内的多种外科手术并发症的可能性。同样，非手术治疗也不是无害的。它对整体健康有负面影响，存在限制活动和疼痛增加和（或）神经损伤的风险。因此，最大的问题是成人脊柱畸形手术的益处是否大于其相关的风险。

Akbarnia 等报道[27]，主要手术并发症的发生率为 56%～75%，非计划手术率为 18%～58%，HRQoL 的改善尚不清楚。Mok 等报道 2 年以上随访的 89 例患者中[28]，因感染、邻近节段问题、

内固定失败、假关节和置入物源性疼痛而再次手术率为 25.8%。Cho 等也报道了相似结果[29]，47 例退变性腰椎侧弯患者年龄平均 66 岁，并发症发生率为 68%，30% 发生在 30 天内。10 例（21%）在平均 3.8 年的随访期内重新进行了手术。一个大样本 867 例患者研究发现，30 天计划外再入院率为 8.2%，90 天计划外再入院率为 12.1%[30]。多变量 Cox Proportional Hazards 分析表明，医学并发症，如抑郁症、糖尿病、周围血管疾病、肺循环系统疾病和心脏瓣膜疾病对于计划外再次入院的风险影响很大[30]。从出院至恢复的时期或者接受专业护理设施，长节段和中节段的融合相比于短节段融合来讲，是再次入院的独立危险因素。

综上所述，成人脊柱畸形手术的并发症和再手术率很高。但是，对于有症状的患者手术治疗有效吗？ Bridwell 等比较了手术和非手术治疗 2 年的成人脊柱侧弯病例随访 HRQoL 结果[31]。在匹配和不匹配的病例中，手术治疗的成人脊柱畸形患者表现优于非手术治疗的患者。此外，系统评价显示，没有实质性证据可证明成人脊柱侧弯非手术治疗的疗效可靠性[22]。同样，Glassman 等试图量化手术和非手术治疗的优劣[32]，结论认为没有明确的目标人群适宜接受保守治疗，非手术治疗 HRQoL 的改善并不明确。在一项 83 例手术和非手术治疗平均年龄超过 65 岁的患者中，SRS-2、SF-12 和 ODI 结果的对比发现，手术治疗的患者疼痛减轻更明显，获得更好的 HRQoL[33]。

基于这些研究，看起来成人脊柱畸形手术治疗是有效的。但是，那些经历轻微或重大围术期和（或）随访并发症的患者，他们是否仍然从手术中受益的问题，Glassman 等采用 SRS-22、SF-12、ODI、背部和腿部疼痛指标[34]，比较严重、轻微和无并发症患者，每组有 46 例患者，各组

年龄、诊断、术前 SRS、融合水平和术后矢状面平衡匹配，严重并发症患者 SF-12 的总体健康状况下降，轻微并发症并未影响。结果发现，严重并发症和轻微并发症患者的疾病特异性疗效并未受影响[34]。针对 113 例成人脊柱畸形手术治疗患者的 2～5 年随访研究证实，临床疗效和影像学指标无恶化[35]。约有 10% 的患者在随访过程中出现新的并发症，对结果产生负面影响[35]。对于翻修手术患者也报道了类似的结果。Cho 等[36] 报道 35% 的严重并发症发生率，围术期并发症率为 19.3%，随访中并发症为 18.7%。围术期并发症对手术疗效无不良影响，而随访时出现的并发症会产生不良影响。

在 317 例经历过背痛的成人脊柱侧弯患者中，手术治疗表现出明显更好的数值量表和 ODI 改善[37]。

基于对年龄为 25—85 岁的前瞻性和多中心成人脊柱畸形数据库进行回顾性风险 - 收益评估，65—85 岁年龄组相比于 25—44 岁年龄组，轻微并发症发生率高 4 倍，严重并发症发生率高 5 倍。在这组病例报道中，术后 2 年随访时的所有年龄组与基线相比均显著改善，老年患者的改善程度最大。作者得出结论，尽管面对发生并发症的风险最大，与年轻人相比老年人在功能恢复和疼痛缓解方面可能获益更大[38]。这组数据支持手术治疗。

因此，早期的观点认为成人脊柱畸形保守治疗无效是手术的前提，这不一定是正确的。如今，了解成人畸形患者的治疗决策很重要，以及他们如何或为什么选择手术与非手术治疗。据报道非手术患者有更多的术前医学风险因素，而手术患者腿痛更频繁，中度至重度背部疼痛更频繁[39]。Pekmezci 等报道[40]，功能状态下降是导致成人脊柱畸形患者寻求手术治疗的重要因素。

同样，Fu 等报道 156 例手术和 341 例非手术患者[41]，HRQoL 差的患者统一决定接受手术。该假设基于以下事实，即所有年龄段的手术治疗患者基线疼痛程度和残疾均高于非手术患者。

（三）手术过程

后路手术包括减压和（或）融合。前路手术或前后路联合手术均可用于治疗成人脊柱畸形患者。

1. 单纯减压

单纯减压可用于缓解因神经根压迫而出现的放射性疼痛和神经源性间歇性跛行患者。这项技术的应用需要排除脊柱不稳和神经根放射痛程度超过腰痛的情况。单纯减压的风险在于术后可能会出现畸形加重和医源性脊柱不稳定[42]。Prichett 等提出侧方滑移超过 6mm、滑脱、旋转和中度侧弯（超过 30°）是危险因素，当存在上述因素时，需要考虑融合手术。

即便是保留关节突关节，单纯减压降低了后柱结构完整时可提供的稳定性。然而并没有特定的标准提示需要实施融合手术。椎板切除的范围取决于脊柱骨质、侧弯角度、旋转或侧方移位程度、骨赘、关节突的保留。需要对患者的临床症状和影像学特点进行分析。举例来讲，若患者主诉为运动后出现背痛，提示存在脊柱不稳定而需要减压融合手术。

Liu 等报道平均随访 5.7 年的 112 例患者[43]，证实单纯减压或融合治疗足以治疗畸形相关的疼痛。一项回顾性分析单纯减压与减压融合，发现单纯减压手术并发症发生率较低（10% vs. 56%）[44]。在上述报道中，结果表明减压融合患者比仅接受减压的患者更满意[44]。

2. 后路减压融合固定

对于成人脊柱畸形的冠状位和矢状位重建

来讲，后路固定、融合、截骨、减压、椎间融合在近年来成为主流。椎间融合可以通过后路椎板切除椎间融合术（posterior lumbar interbody fusion，PLIF）或者经椎间孔减压椎间融合术（transforaminal lumbar interbody fusion，TLIF）来实现。在技术的选择上存在着争议和挑战，将在后文中详述。

3. 前路手术

前方固定融合手术可用于矫正冠状位和矢状位畸形，重建椎间高度和椎间孔的高度。传统的入路可以实现前方腰椎椎体间融合和固定。

单纯前路手术具有一些优势。拟手术节段相邻的椎间盘通常存在退变，前路手术可以保留其活动度。手术时可以获得良好的椎间盘视野，可以使用尺寸较大的椎间植骨物以提供前柱支撑，恢复腰椎前凸。后方骨性结构和肌肉的保留可以提供额外的稳定性。

前路手术也存在一些并发症。假关节形成、植骨材料移位、下沉、血管损伤、骶-髂血管血栓、神经损伤、膀胱损伤、腹壁疝、男性患者的逆向性射精[2]。

一项包含 62 例接受前路矫形胸腰段后凸畸形患者的回顾性研究证实，整体满意度为 82.2%[45]。32.3% 诉胸腰段伤口瘢痕疼痛，43.5% 诉异物突出感。将近 1/4 的患者表示前路手术后限制了日常活动，功能受到影响，48.4% 对于外观改善不满意[45]。

一项对于 ALIF 和 PLIF 术后 3 年临床和影像学指标的研究发现，两组资料在 VAS、ODI 和并发症方面并无差异[46]。

近年来，微创侧方入路椎间融合发展迅速[47]。该入路无须分离血管，避免了主要的并发症。相比于传统前路手术，其优势在于手术出血的减少和住院时间的缩短[48]。然而，在个别情况下行 L4~L5 和 L5~S1 手术时，可能受到髂棘的干扰[47]。患者均表示 VAS 和 ODI 获得满意改善[47, 48]。尽管如此，30% 患者表示腹股沟和股前皮肤的麻木，27% 患者表示腹股沟和股前皮肤的疼痛[47]。此外，手术时可能会对腰丛造成损伤。

4. 前后路联合手术

畸形角度较大合并冠状位和矢状位失平衡，常需要减压的同时进行前后路联合手术融合。在实施后路手术前，行前方松解和椎间融合器融合可以通过重建椎间隙高度和矫正侧方滑移来实现恢复椎间孔高度。然而，前后路联合增加的手术时间和医疗压力，可导致并发症和病死率的增加[49]。

一些研究报道了畸形矫正较大、融合率较高以及患者症状的改善[49, 50]。最近的一项研究证实，单纯后路手术可提供与前后路联合手术一样的畸形矫正[51]。在超过 2 年的随访中，临床疗效和并发症发生率相同。前后路联合手术可导致更高的假关节发生率和较少的邻近节段退变，但差异并无统计学意义[51]。

对于拟行前后路联合手术的患者来讲，可以考虑采用后路微创经皮置钉联合之前所述的微创下侧方椎间融合术[52]。一项回顾性的研究证实，术后平均 13.4 个月随访，其融合率可达 97%[53]。

（四）争议、困难和挑战

成人脊柱前方较为僵硬，源于椎间盘退变和凹侧骨赘的形成。脊柱后方同样较为僵硬，源于关节突关节的退变和骨赘形成。

成人融合率较低。一项 232 例患者的长期随访发现假关节发生率达 17%[54]。假关节发生率最高的位置为胸腰段（58%）和腰骶段（25%）。内固定物的挑战在于其发挥作用需要到骨性融合实现为止。然而，术后 3 年的随访发现 42% 的非融合并未出现相关症状[54]。假关节发生的危险因素包括吸烟、年龄大于 55 岁、融合大于 13 个节段、胸腰段后凸大于 $20°$ [54]。

骨量减少和骨质疏松同样也会对成人脊柱畸形的手术疗效造成影响。因此，对于每一位患者均要考虑个性化的后路固定融合手术。

后路手术的主要争议、困难和挑战将在本章节进行阐述，包括融合节段的选择，是否融合到骶骨，是否需要椎间融合，是否需要截骨，如何安全有效地对骨质疏松患者进行固定。

1. 融合节段的选择

青少年特发性脊柱侧弯融合节段的选择原则已达成共识。相对于成人脊柱畸形来讲，上端固定椎和下端固定椎的选择标准并不明确。成人脊柱畸形手术决策的制订并非易事，原因在于常合并退变、腰腿痛、活动度下降、移位畸形。然而，特定的生物力学和影像学原则可适用于成人脊柱畸形，以实现手术和临床疗效的最优化。

首先，结构性和代偿性弯需要准确辨别，因为两者都要纳入到融合范围里。侧弯的稳定椎和中立椎如果满足以下标准，可被选为上端固定椎和下端固定椎。需要避免融合止于生理学上的后凸顶点。

上端固定椎和下端固定椎选择的基本原则在于不能终止于邻近节段存在退变。近端固定融合椎的两个原则：①中立椎通常为结构弯的上端椎或者其近端一个椎体；②上端固定椎不应选择存在较高近端交界性后凸风险的椎体。

总体的目标在于避免将上端固定椎位于胸腰段交接区。然而，目前并未对于上端固定椎的选择达成共识。选择 L_1 或 T_{10} 作为上端固定椎并未存在显著差异[55]。相似的研究发现，上端固定椎位于 T_9、T_{11} 或 L_1 对于临床症状的改善和翻修率并未造成显著影响[56]。因此，对于上端固定椎的

选择，在以下椎体 $T_9 \sim T_{11}$、L_1，应该尽可能选择靠近尾端且作为中立椎和稳定椎的椎体。

当面临上胸椎和胸椎的选择作为上端固定椎时，需要了解没有哪个脊柱节段可以规避近端交界性问题的发生。对于存在骨质疏松且过度后凸的患者，上端固定椎建议选择在 T_2。相似的情况，对于存在胸腰段交界区和胸椎区域存在严重矢状位畸形的患者，上端固定椎建议选择在 T_2。对于合并 MRI 显示黄韧带压迫造成的胸椎管狭窄症，上端固定椎建议选择在 T_2。总体而言，上端固定椎越靠近近端胸椎，手术时间越长、术中出血越多、不融合的发生率越高。反之，近端交界性后凸和翻修手术率较低[57]。

最新的一项研究比较了上胸椎和下胸椎作为上端固定椎且远端固定倒骶骨或骨盆的患者，术后两年随访时临床和影像学数据均无差异[58]。上胸椎作为上端固定椎时总体并发症发生率高，严重并发症且需要翻修手术者并无差别。在一项198 例患者的多中心研究中，两组患者近端交界性后凸的发生率无差异[58]。一项相似的研究证实，上胸椎作为上端固定椎时围术期并发症较高、假关节发生率较高、再手术率高。下胸椎作为上端固定椎时，近端交界性后凸发生率高，但是再手术率低[57]。

2. 融合至骶骨（L_5 vs. S_1）

下端固定椎选择 L_5 还是 S_1（或者骶骨）的挑战在于，融合至 L_5 通常会出现 $L_5 \sim S_1$ 椎间盘的退变，而融合至 S_1 常出现较多的并发症和较高的假关节发生率。Bridwell 等建议对于骨质疏松的患者下端固定椎不要选择 L_5[59]。

通常而言，下端固定椎选择骶骨的推荐情况如下。

- $L_5 \sim S_1$ 既往椎板减压史。
- $L_5 \sim S_1$ 关节突关节退变严重，侧隐窝和神

经根管狭窄。

- 上端固定椎位于 T_5 及以上。
- L_5 侧方滑移。
- $L_5 \sim S_1$ 椎间不稳，如滑脱或脊柱裂。

Edwards 报道下端固定椎选择 L_5 时，术后 2 年以上的随访发现，$L_5 \sim S_1$ 椎间盘退变的发生率达 61%，12% 的患者需要延长固定节段到骶骨[60]。一项同类研究收集了 5 年以上的随访数据发现，$L_5 \sim S_1$ 椎间盘退变的发生率达 72%，23% 的患者需要延长固定节段到骶骨[61]。

当融合至骶骨时，S_1 螺钉需要采用三皮质固定，钉头朝向骶骨角。术前 $L_5 \sim S_1$ 严重退变或存在不稳定者，需要考虑行椎间融合以增加 $L_5 \sim S_1$ 节段的融合率。

对于长节段固定的患者来讲，单纯 S_1 螺钉固定提供的强度可能不充分，尤其是存在骨质疏松时。除了前方支撑外，髂骨钉、髂骨翼螺钉、骶髂螺钉、Jackson 和 Galveston 技术同样可以选用以补充骶骨螺钉的把持力[49]。前方支撑可以降低骶骨钉的应力大概 30%，而增加骶髂螺钉或者髂骨钉后可降低约 70%[62]。

3. 椎间融合的需求

使用椎间融合的适应证中，患者因素包括严重骨质疏松、节段不稳定、存在假关节风险。减压范围较大且融合至骶骨需要考虑应用椎间融合。可选用的技术包括 PLIF、TLIF、ALIF，以及侧方经腰大肌入路椎间融合术、OLIF 和 AxiaLIF。

一项 Meta 分析纳入 4 项前瞻性随机对照临床研究，对比后外侧融合与环形融合，发现尽管环形融合的手术出血和并发症发生率更高，椎间融合可提供较高的融合率，有效降低再手术率[63]。一项 5 年随访对 135 例患者进行的成本效用评估显示了相似的结果[64]。环形融合在身体和心理方面的综合评分比后外侧融合更好。后外侧融合和环形融合的净效用收益分别为 0.13 和 0.24。后外侧融合术的再手术率为 38%，而环形融合术的再手术率为 15%[64]。

一旦外科医生决定使用椎间融合，接下来的挑战在于选用何种手术技术。对于技术的熟练程度是决定手术方案的最重要因素。但是，一些特殊的患者因素会决定使用或者避免特定技术。

- 需要减压时可选择用 TLIF 或 PLIF。
- 男性患者 $L_5 \sim S_1$ 可选择用 TLIF 或 PLIF。
- 女性患者 $L_5 \sim S_1$ 可选择用 ALIF。
- 严重骨质疏松、硬膜外粘连较重、$L_5 \sim S_1$ 椎间楔形变的患者不易采用 TLIF 或 PLIF。
- 严重骨质疏松、$L_5 \sim S_1$ 椎间楔形变的患者可选择用 ALIF。
- 过度前凸的患者可选择用 ALIF。
- 严重骨质疏松患者可选择侧方经腰大肌入路。
- 侧方经腰大肌入路可用于上腰椎手术。
- OLIF 通过腹膜后入路作为前路手术的替代。

据报道 PLIF 可以提高 ODI 评分、改善冠状位侧弯、重建腰椎前凸角，患者满意率达 76.9%[65]。相似的是，TLIF 也可以改善患者症状、侧弯和前凸重建，患者满意率达 81%[66, 67]。

一项对比 TLIF 和 ALIF 的 3 年随访研究发现，两者在临床症状改善和畸形矫正方面并无差异[46]。ALIF 和 TLIF 的适用范围因畸形类型、椎间融合范围和脊柱平衡情况而存在差异。ALIF 更多用于严重矢状位失平衡和腰椎前凸减小的患者[46]。

尽管侧方经腰大肌入路椎间融合术的矫形能力有限，当与后路经皮椎弓根螺钉固定联合使用时，可提供 40%～75% 的冠状位畸形矫正和前凸的适当重建[68]。相比于传统环形融合手术，侧方经腰大肌入路椎间融合联合后路经皮椎弓根螺钉固定术的并发症更低，但并非没有并发症。文献报道存在永久性神经损伤和内脏并发症的可能[68]。

斜方入路腰椎椎间融合可提供单节段经椎间固定，可作为侧方经腰大肌入路的替代[69, 70]。斜方入路腰椎椎间融合对于腰大肌和腰丛的影响较小，可以直视感觉神经、输尿管和交感干[70]。该技术可提供椎管的间接减压。

轴向腰椎椎间融合术也是一项相对安全的技术，对于成人侧弯患者无论是短节段固定还是长节段固定，均可提供良好的临床症状改善，但是同样也存在并发症的风险[71]。通常建议与后路固定联合使用。直肠损伤和骨盆内血肿是该入路可能发生的并发症[71]。

4. 截骨的必要性

通常而言，当椎间盘切除、关节突切除及软组织松解不足以矫正畸形时，需要考虑实施截骨术。对于成人脊柱畸形，截骨通常用于腰椎前凸减小和僵硬性后凸畸形患者。截骨技术通常包括桥截骨术、Smith–Petersen 截骨术（Smith–Petersen osteotomy，SPO）、经椎弓根椎体楔形截骨术（pedicle subtraction osteotomy，PSO）、椎体 – 椎间盘 – 椎体截骨术（bone–disk–bone osteotomy，BDBO）和椎体切除矫形术（vertebral column resection，VCR）。近来，Schwab 基于解剖学切除范围对于截骨术进行了分级[72]。

一级截骨：截骨范围包括关节囊、下关节突。前柱的活动度是实施该项技术的先决条件，决定了矫形的程度。SPO 和 Chevron 截骨是一级截骨的典型代表。

二级截骨：截骨范围包括后方韧带（棘上、棘间和黄韧带）和关节突关节的全切。可以进行多节段截骨，每个节段可提供 10°～15°后凸矫

正。手术过程相对简单，满意度达 86%[73]。典型代表是桥截骨术。

三级截骨：截骨范围包括椎弓根和部分椎体。单节段截骨可提供胸椎 15°～20°、腰椎 30°～40°局部后凸的矫正。若行不对称截骨可以在矫正矢状位畸形的同时矫正冠状位畸形。尽管并发症发生率较高，术后两年 ODI 和 SRS 均有明显改善[74]。典型代表是 PSO。

四级截骨：截骨方式的不同，后凸矫正可达 35°～60°。截骨范围包括椎弓根、部分椎体和椎间盘。四级截骨可以作为五级截骨的替代形式，用于治疗严重和僵硬的胸腰段和腰椎后凸畸形，尤其是顶点在椎间盘水平。典型代表是 BDBO。

五级截骨：截骨范围包括整个椎体和椎间盘。对于其他截骨技术无法有效矫正的畸形，可提供最大限度的矫正。单节段的 VCR 是典型的五级截骨。En block 和多节段 VCR 是典型的六级截骨。

不同的临床和影像学特征需要采取不同等级的截骨技术。所有的截骨技术都存在并发症。截骨技术的选择依赖于外科医生的经验、畸形的类型、畸形的角度。

- 若外科医生对于截骨技术经验不足或者患者健康情况不佳，可以采用术中 halo- 股骨牵引和一级截骨。

- 如果后凸是进展性、矢状位失平衡为中度，且椎间盘活动度良好，可行二级截骨。

- 僵硬性的椎间盘或者严重的矢状位失平衡，常需要三级或四级截骨。

- 腰椎局部角状后凸畸形需要采用三级或四级截骨。

- 胸椎局部角状后凸畸形需要采用五级或六级截骨。

图 40-1A 和 B 显示了一名 71 岁的成人退变性侧弯合并椎管狭窄女性患者的腰骶段冠状位和矢状位 MRI。该患者在另一个医学中心接受手术治疗。后路减压固定融合的范围为 T$_9$ 至骶骨。图 40-1C 和 D 显示第一次翻修手术发生在术后第 4 个月，髂骨螺钉被移除。图 40-1E 和 F 展示该患者第一次就诊于我们诊所，即第二次手术后。诊断为融合后平背畸形、假关节、连接棒断裂、上端固定椎骨折和近端交界性后凸。平背畸形采用 L$_4$ PSO 矫正。T$_8$~T$_9$ 和 T$_{12}$~L$_1$ Chevron 截骨用于治疗假关节和近端交界性后凸。T$_3$- 骶骨固定融合且在 PSO 截骨区应用双棒技术。二期手术在 1 周后进行。采用前路 T$_{12}$~L$_1$ 椎间盘切除 + ALIF + 固定融合。图 40-2 显示的是该患者术后 2 年随访时的影像学资料。

5. 骨量减少 / 骨质疏松

对于骨量减少的患者，使用脊柱内固定物时的安全性不如骨量正常者，通过内固定物实施矫形是困难的。为了避免内固定物失败，需要准确了解骨质疏松的生物机械特性，并认识到骨质疏松是一种系统性疾病。骨质疏松的药物治疗不在本章节讨论范围。

总体而言，骨质疏松者手术治疗常见的两个外科问题是内固定失败和邻近节段失败，两者之一均可导致假关节和（或）矫形丢失。

关于骨质疏松患者最佳的螺钉直径、长度、螺纹设计、内固定形状尚未达成共识。尽管如此，椎弓根螺钉的特殊设计联合钉道的特殊准备，如注射骨水泥（聚甲基丙烯酸甲酯）后再拧入椎弓根螺钉，可以达到良好的固定效果。也可以使用中空椎弓根螺钉。生物活性水泥、磷酸钙和硫酸钙也可用于增强。用羟基磷灰石涂覆椎弓根螺钉是一种与时间有关的增强技术，可增加骨整合。

椎弓根螺钉进钉点、进钉角度和轨迹是确定固定强度的其他重要因素。螺钉的拔出阻力取决于螺纹之间的松质骨的体积，而三角螺钉提供了更好的拔出强度，因为该结构是由螺钉形成的梯形区域内松质骨填充所形成的[75]。

在骨质疏松性松质骨中，与椎弓根螺钉相同尺寸的攻丝会导致椎弓根螺钉轨道内的松质骨移位，防止松质骨在螺纹周围压缩。与相同尺寸的攻丝相比，直径减小 0.5mm 和 1.0mm 分别使拧入扭矩增加了 47% 和 93%[76]。

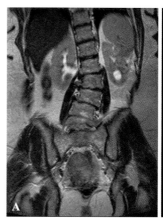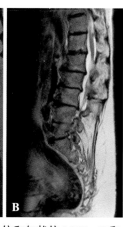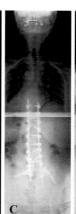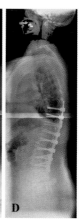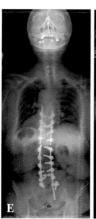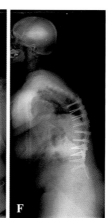

▲ 图 40-1　**A 和 B.** 术前冠状位和矢状位 **MRI。C 和 D.** 第一次手术后 **6 周** X 线片。矢状纵轴（**SVA**）为轻度负值，腰椎前凸为 **38°**，骨盆倾斜角（**PT**）为 **27.5°**，骶骨倾斜角（**SS**）为 **16.1°**，骨盆入射角（**PI**）为 **43.6°**，上端固定椎（**UIV**）与上两位椎体（**UIV+2**）的夹角为 **9°**。**E 和 F.** 两次手术后的第 **3 年。SVA** 为 **+14cm**，腰椎前凸为 **23°**，**PT** 为 **26.1°**，**SS** 为 **17°**，**PI** 为 **43.1°**，**UIV** 与 **UIV+2** 的夹角为 **32°**

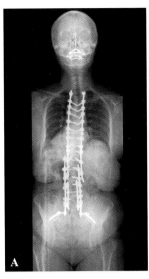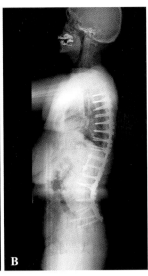

▲ 图 40-2 患者术后 2 年随访时的影像学资料

矢状纵轴（SVA）为 –0.5cm，腰椎前凸为 45°，骨盆倾斜角（PT）为 18.4°，骶骨倾斜角（SS）为 25°，骨盆入射角（PI）为 43.4°，上端固定椎（UIV）与上两位椎体（UIV+2）的夹角为 10°

通过多节段固定、使用横联以及利用带有钩、线、缆绳和绑带固定在相对更坚固的皮质骨来分担负载，对于增强骨质疏松脊柱的锚固点很重要。预防性椎体成形术需要增加近端和远端邻近的椎体的固定，从而降低由于邻近椎体骨折而引起的翻修的发生率[77]。如在近端融合椎体和邻近椎体之间保留了棘上韧带、棘间韧带和黄韧带，可以形成较高强度的张力带。这可以防止交界区不稳定的发展。此外，应该保留上下相邻的关节突关节，并且椎弓根螺钉不应对上位椎间盘造成损伤。

在骨质疏松的情况下，如果固定从 L_2 以上开始，应考虑进行 $L_5 \sim S_1$ 椎间盘切除术和椎间融合术。应注意使椎间融合器与皮质骨更坚固的椎间盘外周骨质接触，以避免融合器沉入终板，否则可能导致前柱的塌陷。

脊柱结构的有效松解可能有助于消除畸形矫正过程中对内固定物施加的应力，从而避免内固定的失败。适度矫形对于避免内固定 – 骨接触界

面的失败也很重要。

术后至少使用 3 个月支具也可能有助于防止置入物失效和交界性问题。

（五）微创手术

与传统方法相比，微创方法可降低与手术相关的并发症发生率，然而最近一项对 30 位患者进行的为期 1 年的随访研究显示，其严重并发症发生率达 23%[78]。文献综述了微创侧方入路椎间融合术获得了令人信服的初步报道结果[48]。然而，对于成人脊柱畸形采取微创技术，影像学参数的矫正和临床改善的程度仍不清楚[79]。对于潜在具有并发症的人群，患者的仔细选择对于实现最佳手术矫形和临床结果至关重要[80]。

六、并发症

成人脊柱畸形并发症可以总结如下。

- 非手术治疗的并发症。
  - 疾病进展。
  - 残余疼痛。
  - 与药物有关的不良反应。
- 手术并发症。
  - 术中并发症。
    - ➢ 出血。
    - ➢ 血管损伤。
    - ➢ 神经系统损伤。
    - ➢ 视力丧失。
    - ➢ 硬脑膜撕裂。
    - ➢ 置入失败。
    - ➢ 死亡。
  - 术后并发症。
    - ➢ 骨折、置入失败。
    - ➢ 感染。

➢ 假关节。

➢ PJK-DJK（近端和远端交界性后凸）。

➢ 矫正丢失。

➢ 平背畸形。

➢ 脑脊液漏。

➢ 残余疼痛。

➢ 死亡。

- 医疗并发症。

➢ 心脏。

➢ 肺。

➢ 血栓栓塞。

➢ 精神状态。

➢ 泌尿生殖。

➢ 胃肠道。

众所周知，成人脊柱畸形与高并发症发生率相关。由于所报道病例的病因多种多样，每种类型和总体并发症的确切发生率尚不清楚。

脊柱侧弯研究协会的发病率和死亡率数据库显示，死亡率为 0.2%[81]。大约 79% 的死亡发生在出院前。死亡率随着年龄的增长而增加，90 岁以上的患者死亡率达到 3.43%[81]。

脊柱侧弯研究协会的成人脊柱侧弯手术的发病率和死亡率显示总体并发症发生率为13.4%[82]。他们报道了截骨术、翻修术以及前后手术联合的并发症发生率更高[82]。对 306 名 50 岁以上患者进行的多中心回顾性研究证实总体并发症发生率为 39%[83]。并发症风险增加的相关因素包括固定范围、融合至骶骨、PSO，以及术前 PT 为 26°或更高[83]。年龄分层分析并发症风险显示，25—44 岁、45—64 岁和 65—85 岁年龄组的比率分别为 17%、42% 和 71%[38]。

据报道，成人脊柱畸形手术后感染率高达8%[84]。深层伤口感染很少见，但可能导致严重后果。在深部伤口感染后，假关节和再手术很普遍。尿路感染是最常见的轻微并发症，发生率高达 34%[38]。

Charosky 等报道的神经系统并发症发生率为 7.5%，其中大部分是神经根性的[83]。其他报道显示神经系统并发症在初次手术中发生率为2.9%，在翻修病例中为 3.8%，在长节段固定中为 7%[85]。这些损伤近一半通过非手术治疗可完全恢复，尤其是在术后影像学检查未显示明确神经压迫时。其余的神经功能障碍将不恢复或部分恢复。

据报道，成人脊柱畸形手术后近端交界性问题的发生率高达 26%[86]。肥胖、高龄、严重矢状位不平衡和低 BMD 会增加急性相邻节段骨折的风险[87, 88]。在一项 5 年以上的随访中，76% 的PJK 在手术后 3 个月内发生[89]。然而，PJK 和非PJK 组的 SRS 和 ODI 结局评分没有差异[89]。尽管并不常见，远端固定区的邻近节段亦可发展为后凸畸形，被称为 DJK。

假关节是手术失败的主要原因。除非另有证明，否则断裂的脊柱置入物提示骨不融合，并需要进行后路固定和前方融合的翻修手术。假关节的发生率据报道高达 50%[83]。感染、高龄、经椎弓根椎体楔形截骨术和融合到骶骨的发生率较高。在连续的 171 例 PSO 患者中，为期 2 年的随访发现假关节发生率为 10.5%，61% 发生在 PSO 部位[89]。在他们的病例中，所有假关节患者均因矢状位失平衡和疼痛而需要接受翻修手术。尽管截骨术和融合至骶骨确实会产生更高的并发症和骨不融合，但不能通过不进行截骨术或停在 L$_5$ 处而完全避免这些情况。这些较高的并发症发生率可能是由于患者术前畸形较重所致，使外科医生选择进行截骨术或远端融合至骶骨。

文献中关于并发症与并发症发生率之间关系

的报道相互矛盾。高体重指数、糖尿病、肺功能不全、肾功能不全，周围血管疾病和骨质减少 / 骨质疏松与假关节、置入物松动 / 失败、相邻节段和矢状位平衡问题有关 [28, 83, 86]。然而，其他研究得出的结论是并发症的存在与并发症发生率无关 [90, 91]。

可以采取一些措施来最大限度地减少甚至防止成人畸形手术并发症的发生。第一步是要认识到，由于病例选择不当、诊断不正确、适应证不正确、节段选择不正确或手术不正确而导致并发症的发生是不可否认的。因此，精心制订手术计划是至关重要的第一步。

正确的术前患者评估应包括 – 识别疼痛源、生理年龄评估、并发症、精神健康和营养状况评估、识别深静脉血栓形成的危险因素、既往手术和二次手术的收益。仔细的脊柱和畸形评估包括不稳定性、活动度、冠状位平衡、矢状位平衡、狭窄和移位分析。骨质量也应评估。预防性下腔静脉滤过器可能有助于减少血栓栓塞并发症。

在计划手术并选择融合节段时，应始终尝试找到达到矫形目标而采取的最简单手术。患者教育对于取得更好的结果非常重要。应当与患者详细讨论手术和临床治疗目标、切合实际的期望以及可能的并发症。

可以采取的手术措施包括正确定位、减少麻醉时间、实施限制失血的策略以及进行有效的神经监护。

尽管仍有争议，伤口内使用万古霉素可能有助于降低感染率。在矫正矢状位和冠状位不平衡时，尝试达到最佳矫正是合理的，但是外科医生应该知道患者脊柱的极限。如果患者和（或）外科医生的能力不能承受长时间的手术，那么进行分期手术可能是一个明智的选择。

重症监护病房的围术期监测，在可行的情况下与老年科医生进行磋商以及明智地使用镇痛药也是有助于最大限度减少并发症的发生。早期积极的功能锻炼以及早期的呼吸支持和康复至关重要。

七、预后

成人脊柱畸形的负担很大。然而可能许多成人脊柱畸形患者从未寻求治疗。在寻求治疗且可以手术的患者中，手术对这些患者益处的文献仍存在争议。

感染、矢状位失平衡、融合后平背、初次手术减压不足、初次手术减压后狭窄复发、术后神经功能障碍、PJK 和假关节都是常见需要翻修手术的状况。

Mok 等报道在 2 年的随访中再次手术率为 26%[28]。在 Charosky 等系列研究中[83]，2 年再手术率也为 26%，6 年再手术率为 44%。尽管长节段融合和融合至骶骨因机械或神经系统并发症而更为常见，但作者得出的结论是，长节段融合的长期有效性似乎优于短节段融合。

最近的单中心研究报道，对 815 例患者进行了平均 6.4 年的随访，再手术率较低，为 7.61%[92]。再手术最常见原因是置入物断裂、畸形进展和感染。如此低的比率可能与该组病例中平均年龄（30.5 岁）相对较低有关。

一项 455 例成人脊柱畸形手术的研究报道得出再手术率为 21%[93]。假关节、邻近节段疾病、感染和置入物隆起是再次手术的最常见指征。然而，在重新修订的成人脊柱畸形患者中 SRS 结果评分显著改善。

Transfeldt 等报道了 85 例成人脊柱畸形合并神经根疾病的三种不同手术治疗的结果[44]。单纯减压、减压和有限融合、减压和全畸形范围融合的并发症发生率分别为 10%、40% 和 56%。然而，仅减压治疗的满意度较低，全畸形范围融合的满意度最高[44]。Kleinstueck 等进行了类似的比较[94]，并报道在 2 年的随访中再手术率分别为减压后 7%，短节段融合后 15% 和长节段融合术后 28%。满意率分别为 69%、74% 和 76%[94]。尽管疾病和治疗很复杂，但并发症多和再手术的患者仍可从手术中受益。这反映出谨慎和适当选择患者的重要性。

另外，Glassman 等对前瞻性多中心患者进行回顾性分析得出的结论是[34]，重大并发症对术后 1 年患者报道的总体健康状况产生不利影响。但是，主要并发症并未对疼痛和功能的预后参数产生不利影响。尽管广泛考虑了手术并发症及其预防措施，但并发症是成人脊柱畸形手术不可避免的风险。此外，某些严重并发症的结果可能是不可逆的。因此，成人脊柱畸形患者了解手术潜在并发症的发生率至关重要。患者教育和共同决策可以进一步提高满意度和 HRQoL 结果。

在最近的一篇评论中，非手术治疗未发现具有成本 – 效益，也未显示出对生活质量的积极影响[95]。渐进的成本 – 效益分析表明，基于预测非手术治疗 HRQoL10 年随访后出现恶化，成人脊柱畸形手术治疗的成本 – 有效性是良好的[96]。在对 5 年随访的成人脊柱畸形患者进行的成本 – 效益分析中，与达到 100 000 美元 / QALY 阈值的相关因素是术前残疾较重、特发性脊柱侧弯的诊断、术前 HRQoL 得分差、较少融合节段[97]。

八、总结

成人脊柱畸形是一种慢性疾病，会对 HRQoL 产生负面影响。脊柱生理曲度异常、退变、狭窄和（或）不稳定会导致背痛、神经根病、间歇性跛行、神经功能障碍和（或）美容问题。SRS-Schwab 成人脊柱畸形分型是一种可靠的临床影像分类系统。典型的患者评估应包括完整的病史（包括并发症）、体格检查、适当的影像学检查和骨质疏松的评估。脊柱序列、旋转、移位和冠状位、矢状位和骨盆参数需要评估，随年龄变化的手术矫形目标存在差异。然而，手术的主要目的是减轻背部和神经根疼痛以及神经源性间歇性跛行。可以采用的外科手术包括单纯后路手术减压联合或不联合融合、前路手术或前后路联合手术。成人脊柱畸形手术伴随着各种争议和困难。融合节段的选择、确定是否融合至骶骨、确定椎间融合的必要性以及确定截骨的必要性是通常面临的挑战。另外，成人脊柱畸形手术的融合率较低、并发症和再次手术率较高。尽管随访期间并发症可能会产生不利影响，但总体而言，针对特定疾病的预后指标在严重或轻微并发症患者中均未显示恶化。此外，尽管面临着最大的并发症风险，但与年轻患者相比，老年人在手术中的残疾和疼痛改善方面将获得更大的增长。因此，外科治疗成人脊柱畸形看起来是有效的。另一方面，尽管花费高昂，但非手术治疗的任何特定治疗方式均无法显示出明显的 HRQoL 益处。另外，非手术治疗并非无并发症。因此，以前认为所有适当的保守治疗失败是成人脊柱畸形患者进行手术干预的先决条件的理念不一定成立。精心选择合适的患者是成功的关键。但是，可以采取一些术前和围术期的措施以最大限度地减少成人畸形手术中的并发症。患者教育和共同决策可以进一步提高满意度。

参 考 文 献

[1] Pellisé F, Vila–Casademunt A, Ferrer M, et al. European Spine Study Group, ESSG. Impact on health related quality of life of adult spinal deformity (ASD) compared with other chronic conditions. Eur Spine J. 2015;24(1):3–11.

[2] Youssef JA, Orndorff DO, Patty CA, et al. Current status of adult spinal deformity. Global Spine J. 2013;3(1):51–62.

[3] Schwab F, Dubey A, Gamez L, et al. Adult scoliosis: prevalence, SF–36, and nutritional parameters in an elderly volunteer population. Spine (Phila Pa 1976). 2005; 30(9):1082–5.

[4] Pritchett JW, Bortel DT. Degenerative symptomatic lumbar scoliosis. Spine (Phila Pa 1976). 1993;18(6):700–3.

[5] Marty–Poumarat C, Scattin L, Marpeau M, et al. Natural history of progressive adult scoliosis. Spine (Phila Pa 1976). 2007;32(11):1227–35.

[6] Winter RB, Lonstein JE, Denis F. Pain patterns in adult scoliosis. Orthop Clin North Am. 1988;19(2):339–45.

[7] Aebi M. The adult scoliosis. Eur Spine J. 2005;14(10): 925–48.

[8] Protopsaltis T, Schwab F, Bronsard N, et al. International Spine Study Group. TheT1 pelvic angle, a novel radiographic measure of global sagittal deformity, accounts for both spinal inclination and pelvic tilt and correlates with health–related quality of life. J Bone Joint Surg Am. 2014;96(19):1631–40.

[9] Boissière L, Obeid I, Vital JM, et al. Global tilt: a single parameter incorporating the spinal and pelvic sagittal parameters and least affected by patient positioning. Eur Spine J. 2014;23(Suppl 5):S469–96.

[10] Schwab FJ, Smith VA, Biserni M, et al. Adult scoliosis: a quantitative radiographic and clinical analysis. Spine (Phila Pa 1976). 2002;27(4):387–92.

[11] Roussouly P, Nnadi C. Sagittal plane deformity: an overview of interpretation and management. Eur Spine J. 2010; 19(11):1824–36.

[12] Vedantam R, Lenke LG, Keeney JA, et al. Comparison of standing sagittal spinal alignment in asymptomatic adolescents and adults. Spine (Phila Pa 1976). 1998;23(2): 211–5.

[13] Urquiza FP, Vila–Casademunt A, Domingo–Sabat M, et al. Clinical tolerance to sagittal imbalance varies with age. Eur Spine J. 2014;23(Suppl 5):S469–96.

[14] Glassman SD, Berven S, Bridwell K, et al. Correlation of radiographic parameters and clinical symptoms in adult scoliosis. Spine (Phila Pa 1976). 2005;30(6):682–8.

[15] Glassman SD, Bridwell K, Dimar JR, et al. The impact of positive sagittal balance in adult spinal deformity. Spine (Phila Pa 1976). 2005;30(18):2024–9.

[16] Simmons ED Jr, Simmons EH. Spinal stenosis with scoliosis. Spine (Phila Pa 1976). 1992;17(Suppl 6):S117–20.

[17] Faldini C, Di Martino A, De Fine M, et al. Current classification systems for adult degenerative scoliosis.

Musculoskelet Surg. 2013;97(1):1–8.

[18] Schwab F, Bridwell K, Berven S, et al. A comprehensive clinical impact classification of Adult Scoliosis. Spinal Deformity Study Group Meeting; San Diego, CA; 2005.

[19] Schwab F, Farcy JP, Bridwell K, et al. A clinical impact classification of scoliosis in the adult. Spine (Phila Pa 1976). 2006;31(18):2109–14.

[20] Lowe T, Berven SH, Schwab FJ, et al. The SRS classification for adult spinal deformity: building on the King/Moe and Lenke classification systems. Spine (Phila Pa 1976). 2006;31(Suppl 19):S119–25.

[21] Terran J, Schwab F, Shaffrey CI, et al. International Spine Study Group. The SRS–Schwab adult spinal deformity classification: assessment and clinical correlations based on a prospective operative and nonoperative cohort. Neurosurgery. 2013;73(4):559–68.

[22] Everett CR, Patel RK. A systematic literature review of nonsurgical treatment in adult scoliosis. Spine (Phila Pa 1976). 2007;32(Suppl 19):S130–4.

[23] Lafage V, Schwab F, Patel A, et al. Pelvic tilt and truncal inclination: two key radiographic parameters in the setting of adults with spinal deformity. Spine (Phila Pa 1976). 2009;34(17):E599–606.

[24] Schwab F, Ungar B, Blondel B, et al. Scoliosis Research Society–Schwab adult spinal deformity classification: a validation study. Spine (Phila Pa 1976). 2012;37(12): 1077–82.

[25] Boissière L, Vital JM, Aunoble S, et al. Lumbo–pelvic related indexes: impact on adult spinal deformity surgery. Eur Spine J. 2015;24(6):1212–8.

[26] Harimaya K, Lenke LG, Mishiro T, et al. Increasing lumbar lordosis of adult spinal deformity patients via intraoperative prone positioning. Spine (Phila Pa 1976). 2009;34(22):2406–12.

[27] Akbarnia BA, Ogilvie JW, Hammerberg KW. Debate: degenerative scoliosis: to operate or not to operate. Spine (Phila Pa 1976). 2006;31(Suppl 19):S195–201.

[28] Mok JM, Cloyd JM, Bradford DS, et al. Reoperation after primary fusion for adult spinal deformity: rate, reason, and timing. Spine (Phila Pa 1976). 2009;34(8):832–9.

[29] Cho KJ, Suk SI, Park SR, et al. Complications in posterior fusion and instrumentation for degenerative lumbar scoliosis. Spine (Phila Pa 1976). 2007;32(20):2232–7.

[30] Schairer W, Carrer A, Deviren V, et al. 90–Day Readmission Rate after Spine Fusion for Adult Deformity. 47th Annual Meeting of the Scoliosis Research Society. Chicago, IL, USA: The Scoliosis Research Society; 2001.

[31] Bridwell KH, Glassman S, Horton W, et al. Does treatment (nonoperative and operative) improve the two–year quality of life in patients with adult symptomatic lumbar scoliosis: a prospective multicenter evidence–based medicine study.

Spine (Phila Pa 1976). 2009;34(20):2171–8.

[32] Glassman SD, Carreon LY, Shaffrey CI, et al. The costs and benefits of nonoperative management for adult scoliosis. Spine (Phila Pa 1976). 2010;35(5):578–82.

[33] Li G, Passias P, Kozanek M, et al. Adult scoliosis in patients over sixty–five years of age: outcomes of operative versus nonoperative treatment at a minimum two–year follow–up. Spine (Phila Pa 1976). 2009;34(20):2165–70.

[34] Glassman SD, Hamill CL, Bridwell KH, et al. The impact of perioperative complications on clinical outcome in adult deformity surgery. Spine (Phila Pa 1976). 2007; 32(24):2764–70.

[35] Bridwell KH, Baldus C, Berven S, et al. Changes in radiographic and clinical outcomes with primary treatment adult spinal deformity surgeries from two years to three– to five–years follow–up. Spine (Phila Pa 1976). 2010;35(20):1849–54.

[36] Cho SK, Bridwell KH, Lenke LG, et al. Major complications in revision adult deformity surgery: risk factors and clinical outcomes with 2– to 7–year follow–up. Spine (Phila Pa 1976). 2012;37(6):489–500.

[37] Smith JS, Shaffrey CI, Berven S, et al. Spinal Deformity Study Group. Improvement of back pain with operative and nonoperative treatment in adults with scoliosis. Neurosurgery. 2009;65(1):86–934.

[38] Smith JS, Shaffrey CI, Glassman SD, et al. Risk–benefit assessment of surgery for adult scoliosis: an analysis based on patient age. Spine (Phila Pa 1976). 2011;36(10):817–24.

[39] Glassman SD, Schwab FJ, Bridwell KH, et al. The selection of operative versus nonoperative treatment in patients with adult scoliosis. Spine (Phila Pa 1976). 2007;32(1):93–7.

[40] Pekmezci M, Berven SH, Hu SS, et al. The factors that play a role in the decision–making process of adult deformity patients. Spine (Phila Pa 1976). 2009;34(8):813–7.

[41] Fu KM, Bess S, Shaffrey CI, et al. International Spine Study Group. Patients with adult spinal deformity treated operatively report greater baseline pain and disability than patients treated nonoperatively; however, deformities differ between age groups. Spine (Phila Pa 1976). 2014;39(17): 1401–7.

[42] Matsumura A, Namikawa T, Terai H, et al. The influence of approach side on facet preservation in microscopic bilateral decompression via a unilateral approach for degenerative lumbar scoliosis. Clinical article. J Neurosurg Spine. 2010;13(6):758–65.

[43] Liu W, Chen XS, Jia LS, et al. The clinical features and surgical treatment of degenerative lumbar scoliosis: a review of 112 patients. Orthop Surg. 2009;1(3):176–83.

[44] Transfeldt EE, Topp R, Mehbod AA, et al. Surgical outcomes of decompression, decompression with limited fusion, and decompression with full curve fusion for degenerative scoliosis with radiculopathy. Spine (Phila Pa 1976). 2010; 35(20):1872–5.

[45] Kim YB, Lenke LG, Kim YJ, et al. The morbidity of an anterior thoracolumbar approach: adult spinal deformity

patients with greater than five–year follow–up. Spine (Phila Pa 1976). 2009;34(8):822–6.

[46] Crandall DG, Revella J. Transforaminal lumbar interbody fusion versus anterior lumbar interbody fusion as an adjunct to posterior instrumented correction of degenerative lumbar scoliosis: three year clinical and radiographic outcomes. Spine (Phila Pa 1976). 2009;34(20):2126–33.

[47] Bergey DL, Villavicencio AT, Goldstein T, et al. Endoscopic lateral transpsoas approach to the lumbar spine. Spine (Phila Pa 1976). 2004;29(15):1681–8.

[48] Mundis GM, Akbarnia BA, Phillips FM. Adult deformity correction through minimally invasive lateral approach techniques. Spine (Phila Pa 1976). 2010;35(Suppl 26):S312–21.

[49] Gupta MC. Degenerative scoliosis. Options for surgical management. Orthop Clin North Am. 2003;34(2):269–79.

[50] McPhee IB, Swanson CE. The surgical management of degenerative lumbar scoliosis. Posterior instrumentation alone versus two stage surgery. Bull Hosp Jt Dis. 1998;57(1): 16–22.

[51] Good CR, Lenke LG, Bridwell KH, et al. Can posterior–only surgery provide similar radiographic and clinical results as combined anterior (thoracotomy/ thoracoabdominal)/ posterior approaches for adult scoliosis? Spine (Phila Pa 1976). 2010;35(2):210–8.

[52] Dakwar E, Cardona RF, Smith DA, et al. Early outcomes and safety of the minimally invasive, lateral retroperitoneal transpsoas approach for adult degenerative scoliosis. Neurosurg Focus. 2010;28(3):E8.

[53] Wang MY, Mummaneni PV. Minimally invasive surgery for thoracolumbar spinal deformity: initial clinical experience with clinical and radiographic outcomes. Neurosurg Focus. 2010;28(3):E9.

[54] Kim YJ, Bridwell KH, Lenke LG, et al. Pseudarthrosis in adult spinal deformity following multisegmental instrumentation and arthrodesis. J Bone Joint Surg Am. 2006;88(4):721–8.

[55] Simmons ED. Surgical treatment of patients with lumbar spinal stenosis with associated scoliosis. Clin Orthop Relat Res. 2001;(384):45–53.

[56] Kim YJ, Bridwell KH, Lenke LG, et al. Is the T9, T11, or L1 the more reliable proximal level after adult lumbar or lumbosacral instrumented fusion to L5 or S1? Spine (Phila Pa 1976). 2007;32(24):2653–61.

[57] O'Shaughnessy BA, Bridwell KH, Lenke LG, et al. Does a longfusion "T3–sacrum" portend a worse outcome than a shortfusion "T10–sacrum" in primary surgery for adult scoliosis? Spine (Phila Pa 1976). 2012;37(10):884–90.

[58] Kim HJ, Boachie–Adjei O, Shaffrey CI, et al. International Spine Study Group. Upper thoracic versus lower thoracic upper instrumented vertebrae endpoints have similar outcomes and complications in adult scoliosis. Spine (Phila Pa 1976). 2014;39(13):E795–9.

[59] Bridwell KH, Edwards CC 2nd, Lenke LG. The pros and cons to saving the L5–S1 motion segment in a

long scoliosis fusion construct. Spine (Phila Pa 1976). 2003;28(20):S234–42.

[60] Edwards CC 2nd, Bridwell KH, Patel A, et al. Thoracolumbar deformity arthrodesis to L5 in adults: the fate of the L5–S1 disc. Spine (Phila Pa 1976). 2003;28(18):2122–31.

[61] Kuhns CA, Bridwell KH, Lenke LG, et al. Thoracolumbar deformity arthrodesis stopping at L5: fate of the L5–S1 disc, minimum 5–year follow-up. Spine (Phila Pa 1976). 2007;32(24):2771–6.

[62] Alegre GM, Gupta MC, Bay BK, et al. S1 screw bending moment with posterior spinal instrumentation across the lumbosacral junction after unilateral iliac crest harvest. Spine (Phila Pa 1976). 2001;26(18):1950–5.

[63] Han X, Zhu Y, Cui C, et al. A meta–analysis of circumferential fusion versus instrumented posterolateral fusion in the lumbar spine. Spine (Phila Pa 1976). 2009; 34(17):E618–25.

[64] Soegaard R, Bünger CE, Christiansen T, et al. Circumferential fusion is dominant over posterolateral fusion in a longterm perspective: cost–utility evaluation of a randomized controlled trial in severe, chronic low back pain. Spine (Phila Pa 1976). 2007;32(22):2405–14.

[65] Wu CH, Wong CB, Chen LH, et al. Instrumented posterior lumbar interbody fusion for patients with degenerative lumbar scoliosis. J Spinal Disord Tech. 2008;21(5):310–5.

[66] Li F, Chen Q, Chen W, et al. Posterior–only approach with selective segmental TLIF for degenerative lumbar scoliosis. J Spinal Disord Tech. 2011;24(5):308–12.

[67] Burneikiene S, Nelson EL, Mason A, et al. Complications in patients undergoing combined transforaminal lumbar interbody fusion and posterior instrumentation with deformity correction for degenerative scoliosis and spinal stenosis. Surg Neurol Int. 2012;3:25.

[68] Berjano P, Lamartina C. Far lateral approaches (XLIF) in adult scoliosis. Eur Spine J. 2013;22(Suppl 2):S242–53.

[69] St Clair S, Tan JS, Lieberman I. Oblique lumbar interbody fixation: a biomechanical study in human spines. J Spinal Disord Tech. 2012;25(4):183–9.

[70] Fujibayashi S, Hynes RA, Otsuki B, et al. Effect of indirect neural decompression through oblique lateral interbody fusion for degenerative lumbar disease. Spine (Phila Pa 1976). 2015;40(3):E175–82.

[71] Boachie–Adjei O, Cho W, King AB. Axial lumbar interbody fusion (AxiaLIF) approach for adult scoliosis. Eur Spine J. 2013;22(Suppl 2):S225–31.

[72] Schwab F, Blondel B, Chay E, et al. The comprehensive anatomical spinal osteotomy classification. Neurosurgery. 2014;74(1):112–20.

[73] Chang KW, Cheng CW, Chen HC, et al. Closing–opening wedge osteotomy for the treatment of sagittal imbalance. Spine (Phila Pa 1976). 2008;33(13):1470–7.

[74] Rose PS, Bridwell KH, Lenke LG, et al. Role of pelvic incidence, thoracic kyphosis, and patient factors on sagittal plane correction following pedicle subtraction osteotomy. Spine (Phila Pa 1976). 2009;34(8):785–91.

[75] Hadjipavlou AG, Nicodemus CL, al–Hamdan FA, et al. Correlation of bone equivalent mineral density to pull–out resistance of triangulated pedicle screw construct. J Spinal Disord. 1997;10(1):12–9.

[76] Kuklo TR, Lehman RA Jr. Effect of various tapping diameters on insertion of thoracic pedicle screws: a biomechanical analysis. Spine (Phila Pa 1976). 2003; 28(18):2066–71.

[77] Chiang CK, Wang YH, Yang CY, et al. Prophylactic vertebroplasty may reduce the risk of adjacent intact vertebra from fatigue injury: an ex vivo biomechanical study. Spine (Phila Pa 1976). 2009;34(4):356–64.

[78] Scheufler KM, Cyron D, Dohmen H, et al. Less invasive surgical correction of adult degenerative scoliosis. Part II: Complications and clinical outcome. Neurosurgery. 2010;67(6):1609–21.

[79] Bach K, Ahmadian A, Deukmedjian A, et al. Minimally invasive surgical techniques in adult degenerative spinal deformity: a systematic review. Clin Orthop Relat Res. 2014;472(6):1749–61.

[80] Mummaneni PV, Tu TH, Ziewacz JE, et al. The role of minimally invasive techniques in the treatment of adult spinal deformity. Neurosurg Clin N Am. 2013;24(2): 231–48.

[81] Smith JS, Saulle D, Chen CJ, et al. Rates and causes of mortality associated with spine surgery based on 108,419 procedures: a review of the Scoliosis Research Society Morbidity and Mortality Database. Spine (Phila Pa 1976). 2012;37(23): 1975–82.

[82] Sansur CA, Smith JS, Coe JD, et al. Scoliosis research society morbidity and mortality of adult scoliosis surgery. Spine (Phila Pa 1976). 2011;36(9):E593–7.

[83] Charosky S, Guigui P, Blamoutier A, et al. Study Group on Scoliosis. Complications and risk factors of primary adult scoliosis surgery: a multicenter study of 306 patients. Spine (Phila Pa 1976). 2012;37(8):693–700.

[84] Bradford DS, Tay BK, Hu SS. Adult scoliosis: surgical indications, operative management, complications, and outcomes. Spine (Phila Pa 1976). 1999;24(24):2617–29.

[85] Pateder DB, Kostuik JP. Lumbar nerve root palsy after adult spinal deformity surgery. Spine (Phila Pa 1976). 2005;30(14):1632–6.

[86] DeWald CJ, Stanley T. Instrumentation–related complications of multilevel fusions for adult spinal deformity patients over age 65: surgical considerations and treatment options in patients with poor bone quality. Spine (Phila Pa 1976). 2006;31(Suppl 19):S144–51.

[87] O'Leary PT, Bridwell KH, Lenke LG, et al. Risk factors and outcomes for catastrophic failures at the top of long pedicle screw constructs: a matched cohort analysis performed at a single center. Spine (Phila Pa 1976). 2009;34(20):2134–9.

[88] Watanabe K, Lenke LG, Bridwell KH, et al. Proximal junctional vertebral fracture in adults after spinal deformity surgery using pedicle screw constructs:

analysis of morphological features. Spine (Phila Pa 1976). 2010;35(2):138–45.

[89] Yagi M, King AB, Boachie–Adjei O. Incidence, risk factors, and natural course of proximal junctional kyphosis: surgical outcomes review of adult idiopathic scoliosis. Minimum 5 years of follow–up. Spine (Phila Pa 1976). 2012;37(17):1479–89.

[90] Daubs MD, Lenke LG, Cheh G, et al. Adult spinal deformity surgery: complications and outcomes in patients over age 60. Spine (Phila Pa 1976). 2007;32(20):2238–44.

[91] Carreon LY, Puno RM, Dimar JR 2nd, et al. Perioperative complications of posterior lumbar decompression and arthrodesis in older adults. J Bone Joint Surg Am. 2003; 85(11):2089–92.

[92] Zhu F, Bao H, Liu Z, et al. Unanticipated revision surgery in adult spinal deformity: an experience with 815 cases at one institution. Spine (Phila Pa 1976). 2014;39(26 Spec No.):B36–44.

[93] Kelly MP, Lenke LG, Bridwell KH, et al. Fate of the adult revision spinal deformity patient : a single institution experience. Spine (Phila Pa 1976). 2013;38(19): E1196–200.

[94] Kleinstueck FS, Fekete TF, Jeszenszky D, et al. Adult degenerative scoliosis: comparison of patient–rated outcome after three different surgical treatments. Eur Spine J. 2016; 25(8):2649–56.

[95] Paulus MC, Kalantar SB, Radcliff K. Cost and value of spinal deformity surgery. Spine (Phila Pa 1976). 2014;39(5):388–93.

[96] McCarthy I, O'Brien M, Ames C, et al. International Spine Study Group. Incremental cost–effectiveness of adult spinal deformity surgery: observed quality–adjusted life years with surgery compared with predicted quality–adjusted life years without surgery. Neurosurg Focus. 2014;36(5):E3.

[97] Terran J, McHugh BJ, Fischer CR, et al. Surgical treatment for adult spinal deformity: projected cost effectiveness at 5–year follow–up. Ochsner J. 2014;14(1):14–22.

第 41 章　腰椎翻修手术
Revision Lumbar Surgery

Michael J Lee　Jens R Chapman　著

钟沃权　译　　李危石　校

一、概述

腰椎翻修手术伴随着更多的诊断挑战、技术要求、更高的发病率、更差的临床结果和更高的经济负担。在过去的 10 年里，腰椎手术的比率呈指数级上升，经济费用增加了 500% 以上。与预期的一致，腰椎翻修手术也增加，Meta 分析研究显示 10%～23% 的患者需要在 5 年内进行再次手术[1]。再次手术的含义包括在先前的手术部位进行翻修，以及在与先前手术部位不同的节段上进行手术，如邻近节段病变。

腰椎翻修手术的适应证与原发性腰椎手术的适应证基本相同，但也有不同，如骨不连。腰椎翻修手术有三个目标：①神经压迫性病变的减压；②不稳定节段的稳定处理，理想情况下是实现融合；③矫正畸形。

二、腰椎翻修手术的病因

腰椎翻修手术的适应证一般分为以下几类：①原有基础病变的复发；②术后不稳定的进展；③术后畸形的发展；④指标手术（index surgery）的失败；⑤邻近节段病变。

（一）原有基础病变复发

最常见需要翻修手术的脊柱病变复发是腰椎髓核突出（herniated nucleus pulposus，HNP）（图 41-1）。据报道，复发性椎间盘突出症的发生率约为 10%，再次手术率在 5%～10%[2, 3]。虽然有报道说翻修显微椎间盘切除术的临床结果与初次显微椎间盘切除术相当，但与翻修手术相关的并发症发生率更高[4, 5]。

即使没有不稳定的情况，腰椎管狭窄仍可以复发（图 41-2），它的发生率低于复发性椎间盘突出症。比较直观地说，HNP 更可能是一个急性的过程，而脊椎椎管狭窄的发展可能是一个渐进的退行性过程。文献中没有明确提出椎板切除术后复发性腰椎管狭窄症的发生率。

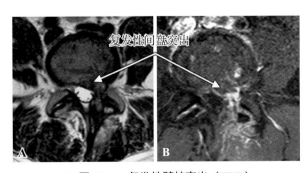

▲ 图 41-1　复发性髓核突出（HNP）

A. T₂ 轴位图像显示左侧旁中央型 HNP；B. T₁ 增强轴位图像显示椎板切除处的瘢痕组织及左侧旁中央型 HNP

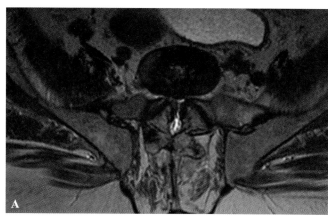

▲ 图 41-2　椎板切除术后复发性腰椎管狭窄症

A. 磁共振成像 T$_2$ 轴位图像显示明显狭窄；B. 计算机断层扫描显示骨质过度生长

（二）术后不稳定的发展

腰椎管狭窄症最初是由 Verbiest 在 1954 年描述的[6]。在那个时代，手术治疗通常包括根治性椎板切除术，即所谓的"圣诞树椎板切除术"。根治性椎板切除术需要完全切除棘突、椎板、峡部和双侧小关节。虽然这一策略在治疗神经压迫性病变方面是有效的，至少在短期内有效，但术后不稳定以及由此产生的神经压迫和机械性疼痛的报道越来越频繁[7-9]（图 41-3）。

1990 年，Abumi 等发表了题为"分级小关节切除术后腰椎稳定性的生物力学评估"的生物力学研究。从这项研究中提到，人们长期以来都认为每个小关节保留至少 50%，方可维持腰椎的稳定性[10]。然而，即使是在适当做了保留关节突的椎板切除术，即保留至少 50% 的小关节和足够的峡部，随时间而发生不稳定的概率仍可能在 8%～31%[11, 12]（图 41-4）。虽然保留小关节面的椎板切除术后腰椎滑脱并不普遍导致腰椎翻修手术，但这些患者需要翻修椎板切除术及关节融合稳定术的风险较高。

（三）术后畸形的发展

脊柱后凸或矢状面向前失衡的发展已经被认

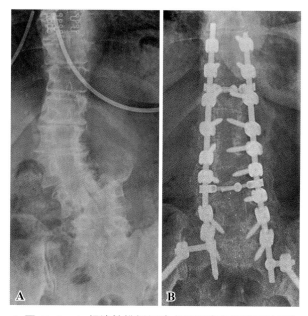

▲ 图 41-3　A. 根治性椎板切除术后不稳定伴明显畸形和侧方滑脱；B. 同一患者行胸 – 腰 – 骨盆固定融合术后获得稳定

为发生在融合结构的周围。也许最显著的例子是 Harrington 棒治疗脊柱侧弯患者在数年后出现的平背综合征。虽然这些棒在治疗冠状面畸形可能是有效的，但是现在人们了解到，由于内植物缺乏前凸，可能导致形成矢状面向前失衡（图 41-5）。通常这些患者可能需要通过截骨以及扩大融合范围来恢复矢状面平衡。矢状面向前失衡也可能在融合结构下沉或骨不连的情况下发生。虽

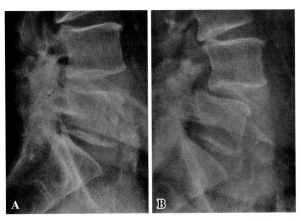

▲ 图 41-4　保留关节突的椎板切除手术患者，术前（**A**）和术后（**B**）腰椎侧位 **X** 线片显示术后腰椎滑脱的进展

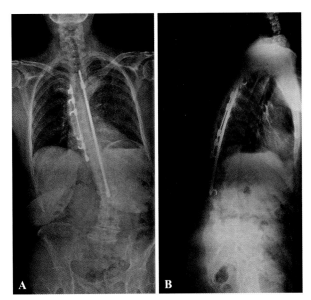

▲ 图 41-5　1 例 30 年前接受 **Harrington** 棒融合术的患者前后位（**A**）和侧位（**B**）全脊柱站立位 **X** 线检查，其结果为平背综合征和严重的矢状位向前失平衡

然单节段的中立位融合不一定会导致整体后凸或矢状位向前失衡，但不重建前凸的多节段腰椎融合肯定会增加矢状位向前失衡进展的可能性。

（四）指标手术失败

绝大多数腰椎手术都需要对受压神经结构进行减压，或者行关节融合术以达稳定。当手术目标没有实现时，这可能需要进行翻修手术。在显微椎间盘切除或腰椎椎板切除术中，残留的椎间盘碎片或残余腰椎管狭窄可能需要早期行翻修的椎板切除术或显微椎间盘切除术。融合失败也是翻修手术的一个显著原因。然而，神经减压失败通常在术后早期被发现，而融合失败可能在围术期或术后几年出现。围术期的内置物失效可能表现为螺钉拔出或脱离，而骨不连常表现为螺钉松动或内植物断裂、松动、脱离或下沉到周围骨结构。如果出现骨不连，应考虑感染的可能性，这可能会改变翻修策略。

对于围术期并发症，如血肿形成、手术部位感染、内置物位置不良或持续性脑脊液（cerebrospinal fluid，CSF）漏，也可以进行原手术节段的二次手术。但是，这些不在本章的讨论范围之内。

（五）邻近节段病变

Ghiselli 和其他学者报道了需要再次手术的腰椎邻近节段病变（adjacent segment pathology，ASP），5 年内的发生率为 16.5%，10 年内的发生率为 36.1%[13]（图 41-6）。自 2004 年这份报道以来，其他多个研究报道了类似的再手术率。目前尚不清楚 ASP 的病因是融合本身，或是在没有融合的情况下也会发生的退行性疾病自然进展，还是两者的结合[14]。不管 ASP 的真正病因是什么，它的发生已被发现。接受关节融合术的患者应该被告知可能需要再次手术。

虽然 ASP 翻修手术的重点不在手术操作技术上，因为相邻节段理论上还没有被手术治疗过，但是考虑到先前的融合和减压确实增加了翻修手术的操作要素。前次手术融合的存在可能影响手术入路和手术策略。

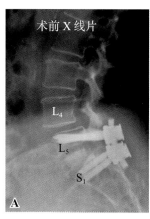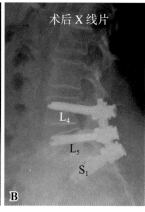

▲ 图 41-6　A. 既往行 L₅～S₁ 后外侧和椎体间融合术的患者侧位 X 线片，该患者在 L₄～L₅ 发生相邻节段病变和腰椎滑脱；B. 术后侧位 X 线片显示该患者经 L₄～L₅ 椎板切除术并融合至 L₄

三、腰椎翻修手术的风险

虽然腰椎翻修手术的结果与初次手术的结果还具有可比性，但是翻修手术的并发症风险明显更高。解剖结构的改变、广泛的瘢痕组织、先前的融合骨块和骨质增生都是导致腰椎翻修手术复杂的原因。腰椎翻修手术的手术时间更长、失血量更大、住院时间更长[15]。因在手术室时间长及失血量大，发生医疗并发症和手术部位感染的可能性就更高。

（一）硬膜撕裂

在腰椎椎板切除术的翻修中，从硬脊膜中分离瘢痕组织的过程是具有挑战性的。由于瘢痕组织附着在硬膜上，即使整个手术都尽量小心操作，硬膜撕裂仍可能发生。几项研究报道了在翻修手术中硬脊膜撕裂的可能性增加。在我们的多变量分析中，我们报道了翻修手术中硬脊膜撕裂的危险性接近初次手术的 2.5 倍（相对危险比 RR=2.21）[16]。接受翻修性椎板切除术的患者应被告知硬膜意外切开的可能性增加。

（二）感染

近年来，许多研究探讨了手术部位感染的危险因素。Kurtz 等使用 Medicare 数据库分析指出，翻修状态与手术部位感染显著相关[17]。相反，目前大多数文献在多变量分析后并未将手术部位感染与翻修手术联系起来[18-27]，然而，这很可能是由于证据不足造成的。许多外科医生仍然认为翻修手术是导致手术部位感染的一个危险因素。在我们自己对手术部位感染危险因素的分析中，通过单变量分析，翻修状态与感染显著相关，但在我们的多变量分析中没有相关。尽管有 1500 多名患者接受了检查，但多因素分析后发现，这一观察结果被认为是次要的，因为没有足够的证据来证明这种相关性[19]。手术时间延长、失血量增加以及与翻修手术相关的输血需求的增加都间接地表明翻修术可能会有较高的感染风险。在我们自己的实践中，我们仍然认为翻修状态是手术部位感染的一个危险因素。

（三）医疗并发症

由于翻修手术本身就比较复杂，可以预期会有更大的失血量、更长的手术时间和更长的麻醉时间。因此，外科手术固有的风险很可能会随着翻修手术而增大。在过去的单变量分析报道中，我们指出了翻修手术是心脏、胃肠道、血液学和神经内科并发症的一个重要危险因素[28]。虽然这在我们的多变量分析中没有得到证实，但这很可能是证据不足而导致的，因为这些结论有些凭直觉而得到。虽然翻修手术与更高的医疗并发症可能性之间的关联在文献中可能没有得到有力的支持（在多变量分析之后），由于其与更长的手术时间和更大的失血量相关，我们继续将翻修状态视为医疗并发症的一个危险因素。

四、腰椎翻修手术的疗效

在最近的文献中报道，翻修显微椎间盘切除术的结果通常与初次显微椎间盘切除术相当，然而翻修显微椎间盘切除术有更长的手术时间和更高的并发症发生率[4, 5, 29]。Morgan–Hough 等报道了初次显微椎间盘切除术组并发症发生率为 8.7%，翻修显微椎间盘切除术组并发症发生率为 19.1%[4]，硬脊膜撕裂在初次显微椎间盘切除术中发生率为 5.4%，而翻修手术组的发生率为 14.3%。

文献中报道复发性腰椎管狭窄症的手术疗效各不相同。Djurasovic 等报道了先前减压后接受翻修手术的患者的健康相关生活质量（health related quality–of–life，HRQoL）评分[30]。该研究结果表明，减压后患者的 HRQoL 评分有适度改善，46% 的翻修融合患者 2 年随访时在短表 –36（SF–36）身体健康评分（physical component score，PCS）上获得了最小临床重要差异（minimum clinically important difference，MICD）。在 2 年随访时，只有 49% 的患者在 Oswestry 残疾指数（oswestry Disability Index，ODI）上达到。然而，Adogwa 等报道，在复发腰椎管狭窄症的翻修手术中，HRQoL 评分有显著改善。

文献中腰椎翻修融合术的疗效也各不相同，在某些方面可能受到技术进步的影响。1992 年，Kim 和 Michelson 报道了假关节行翻修融合的失败率高达 45%[31]。值得注意的是，所使用的技术主要是无内置物翻修的后外侧关节融合术，并配以束身装置。2011 年，Djurasovic 等报道，腰椎翻修融合术后的 HRQoL 评分仅略有改善。在他们的研究中，只有 24% 的翻修融合患者在 2 年随访时 SF–36 PCS 评分达到 MICD。在 2 年的随访中，只有 29% 的患者在 ODI 中实现了 MCID[30]。与 Kim 的研究相似，Djurasovic 研究指出，后

外侧融合是首选技术。Albert 等报道了 37 例腰椎骨不连患者采用前后联合入路治疗，融合率为 90%，功能改善率为 65%[32]。同样，Adogwa 等回顾了 2 年来接受腰椎翻修融合术患者的 HRQoL 评分，并得出结论，即翻修融合是治疗骨不连的可行选择[33]。然而也存在结果相反的报道，Geisler 等指出，翻修前路腰椎椎体间融合术（anterior lumbar interbody fusion，ALIF）的疗效明显低于未经翻修手术的患者。

最近在一项系统回顾中评估了 ASP 再次手术的疗效，这是一项包含 8 个患者的病例系列研究[34]。虽然可以直观地得出 ASP 再次手术的结果与初次手术相似的结论，但这一假设仅得到文献的微弱支持。

虽然做进一步的研究总是更为理想的，特别是需要进一步研究腰椎翻修手术与非手术治疗的疗效比较，但近期研究表明，减压或融合术后的翻修手术可以改善 HRQoL 评分[35]。

五、腰椎翻修手术的手术策略

与任何翻修手术一样，策略上从"已知解剖"到"未知解剖"的做法是明智的。这可能需要延长先前的切口，以确认未被改变的解剖标志。在翻修手术中，识别和理解骨的解剖结构是特别重要的，如果磁共振成像（meganetic resonance imaging，MRI）或平片上不能清楚地了解已被改变的解剖结构，术前 CT 扫描可能会有帮助。

（一）翻修手术减压

在行翻修椎板切除或椎间盘切除术前，充分研究所做的最新的影像学资料是至关重要的。翻修椎板切除术中最明显的问题是医源性神经损伤，因此，了解神经鞘囊相对于周围椎体结构的

位置至关重要。翻修手术做安全显露的关键是充分了解后柱的骨结构，对于这一点，术前 CT 扫描会很有帮助。应注意残余骨结构内的所有可能缺损，如峡部缺损或小关节切除。相邻节段部位的初次显露可作为参考来识别相对于皮肤的脊柱深度。它也可以为脊柱后方骨质的显露提供一个起点。

当完成显露后，椎板切除的部位上可以直接看到一层瘢痕，外科医生可以通过多种方式进入椎管。

- 在确定椎板切除后的骨性边缘连接处后，用微型刮匙将骨壁内侧缘的瘢痕／硬脊膜分离，可以形成一个额外的侧隐窝减压区。由于硬脊膜可能黏附在内侧骨壁上，因此可能会发生硬膜撕裂。一旦确定了这个界面，增加的侧隐窝减压可以提供更多的空间和机动性。

- 或者，可以通过高速磨钻制造纵向槽来创建"原始"平面。这个槽应位于确定的先前椎板切除骨缘连接处的外侧，一直延伸到椎管。当前皮质被穿透时，这个槽既可以用磨钻，也可以用有角度的微型刮匙或小的 Kerrison 咬骨钳来完成。一旦这个槽已经完成，额外的侧隐窝减压可以通过这个槽完成。应小心切除内侧骨碎片，因为这可能与下方硬膜粘连。

当进入椎管时，椎弓根的识别是定位的关键。术中透视影像也有助于定位。从瘢痕组织中分离硬膜既费时又具挑战性，因为有明显的脑脊液漏的风险。

翻修手术减压的过程中，很可能需要额外的侧隐窝减压和小关节切除。如果预期有大部分关节突切除并因此产生医源性不稳定，建议同时行关节融合术。在尚不清楚需要切除多少关节面以达充分减压的情况下，外科医生应做好同时进行关节融合术的准备。

（二）翻修手术的关节融合术

关节融合术是生物学、木工和机械稳定性的一种作用。出现不融合的情况时，应在翻修手术中清楚了解未融合的原因。影像学上显示内固定失效表明融合失败的可能性很高。在没有骨融合的情况下，所有的内固定都有可能在足够的时间和加载周期内失效。内固定点周围的透亮线、螺钉或钩的直接拔出表明局部骨质不足、脊柱存在活动，骨不连的可能性很高。如果没有足够的骨性融合，即使在关节融合术后数年内，也可能发生内固定失败（螺钉、棒、横联的断裂）以及下沉到相邻椎体中。

翻修关节融合术的策略很大程度上取决于先前失败的手术技术。如果是没有内固定的关节融合术中发生不愈合，通过置入内固定增加机械稳定性，同时加入适当的植骨材料已足够。识别出初次骨面进行融合可以降低翻修关节融合术的难度。如果先前的后路外侧融合失败，则可以考虑前路椎间融合，反之亦然。对于任何翻修融合术，应充分考虑 360° 融合，以最大化可能融合的骨表面积。

成功的融合需要细致的显露和骨面准备。应清除覆盖或插入的软组织或瘢痕，最大限度地显露骨面区域。对于后外侧融合，除了充分显露横突、峡部、小关节和先前的融合块外，还必须建立一个后外侧的沟槽用于植骨。建议对这些结构进行广泛的去皮质化处理，直至皮质下骨出血，以增加融合的可能性。如果在植骨前放置椎弓根螺钉，螺钉头会阻止植骨材料在去皮质化骨结构上的最佳放置。作者倾向于在椎弓根螺钉置入（通过预处理好钉道的椎弓根）之前，将植骨材料压实到去皮质化的后外侧结构上和沟槽中，以便最大限度地使植骨材料与去皮质化的自体骨结构接触。若行椎体间融合，建议行广泛的椎间盘切除和终板处理。

翻修手术应达到最佳的固定状态。在螺钉固定失败的情况下，可能需要更粗和更长的椎弓根螺钉来实现足够的固定强度。在骨质疏松性骨中，许多固定增强技术正在被研究，包括骨水泥增强螺钉和可膨胀螺钉。

器械提供了暂时的机械稳定性，然而，必须有足够的生物愈合来实现成功的骨融合。自体髂嵴骨移植仍然是实现融合的金标准生物材料；然而，同种异体骨移植、骨移植替代材料和辅助材料的应用越来越广泛。骨形态发生蛋白 2（bone morphogenetic protein，BMP-2）是一种有效的成骨剂，但近年来有关其安全性的讨论一直是热点。BMP-2 在文献中被认为与炎症、异位骨形成、逆行射精有关，并可能与肿瘤的发生有关，尽管长期随访已基本驳斥了这一观点[36]。迄今为止，BMP-2 已经被美国食品药品管理局（FDA）批准用于 ALIF，任何其他用途都被认为是"超适应证"的。

作者认为如果能获得，翻修关节融合术的植骨材料首选是自体髂骨。如果不可用，BMP-2 常被推荐用于翻修关节融合术。术前对 BMP-2 和上述并发症的风险和益处进行了广泛的讨论，特别同意使用 BMP-2。

术前也应优化可控制的患者因素。如果患者是吸烟者，我们的做法是让患者停止使用尼古丁，并通过一系列尿液可替宁测试去证实。优化营养也被鼓励以促进愈合。

（三）邻近节段病变

治疗邻近节段病变（adjacent segment pathology，ASP）的手术策略取决于 ASP 的性质和初次手术入路，以及再次手术的目标。一般来说，手术方案应尽量避开瘢痕组织，同时满足手术［减压和（或）关节融合术］的目的。例如，如果患者先前接受了 $L_5 \sim S_1$ ALIF 治疗，后来在 $L_4 \sim L_5$ 节段出现了 ASP，则最好从后入路进入 $L_4 \sim L_5$，以剥离正常组织，避免前路翻修的风险。

了解先前手术的范围以及是否存在瘢痕组织的部位也很重要。假如一个患者先前进行过 $L_4 \sim L_5$ 椎板切除和融合，出现 $L_3 \sim L_4$ 节段的滑脱并引起狭窄。如果先前的 L_4 椎板仅为部分切除而保留了 L_4 椎板的上半部分，那么从理论上讲，头侧 $L_3 \sim L_4$ 节段的减压会在硬脊膜上遇到相对较小的瘢痕组织。然而，如果在之前的手术中，整个 L_4 椎板被切除，那么在 $L_3 \sim L_4$ 显露的过程中，很可能会遇到瘢痕组织，并且可以预见到减压会更困难。

六、结论

虽然腰椎翻修手术的目标与原发性腰椎手术的目标没有什么不同，但是翻修手术无疑在技术上更困难，而且并发症的可能性也更高。翻修手术的疗效因多种原因而不同，但已有报道翻修减压和翻修关节融合术后的临床效果良好。术前解剖的详细了解，术前跟患者充分交代手术风险、获益及预期结果，对于腰椎翻修手术而言是必要的。

参 考 文 献

[1] Malter AD, McNeney B, Loeser JD, et al. 5-year reoperation rates after different types of lumbar spine surgery. Spine (Phila Pa 1976). 1998;23(7):814-20.

[2] Carragee EJ, Han MY, Yang B, et al. Activity restrictions after posterior lumbar discectomy. A prospective study of outcomes in 152 cases with no postoperative restrictions. Spine (Phila Pa 1976). 1999;24(22):2346-51.

[3] McGirt MJ, Eustacchio S, Varga P, et al. A prospective cohort study of close interval computed tomography and magnetic resonance imaging after primary lumbar discectomy: factors associated with recurrent disk herniation and disk height loss. Spine (Phila Pa 1976). 2009;34(19):2044-51.

[4] Morgan-Hough CV, Jones PW, Eisenstein SM. Primary and revision lumbar discectomy. A 16-year review from one center. J Bone Joint Surg Br. 2003;85(6):871-4.

[5] Papadopoulos EC, Girardi FP, Sandhu HS, et al. Outcome of revision discectomies following recurrent lumbar disk herniation. Spine (Phila Pa 1976). 2006;31(13):1473-6.

[6] Verbiest H. A radicular syndrome from developmental narrowing of the lumbar vertebral canal. J Bone Joint Surg Br. 1954;36-B(2):230-7.

[7] Natelson SE. The injudicious laminectomy. Spine (Phila Pa 1976). 1986;11(9):966-9.

[8] Johnsson KE, Redlund-Johnell I, Udén A, et al. Preoperative and postoperative instability in lumbar spinal stenosis. Spine (Phila Pa 1976). 1989;14(6):591-3.

[9] Lee CK. Lumbar spinal instability (olisthesis) after extensive posterior spinal decompression. Spine (Phila Pa 1976). 1983;8(4):429-33.

[10] Abumi K, Panjabi MM, Kramer KM, et al. Biomechanical evaluation of lumbar spinal stability after graded facetectomies. Spine (Phila Pa 1976). 1990;15(11):1142-7.

[11] Fox MW, Onofrio BM, Onofrio BM, et al. Clinical outcomes and radiological instability following decompressive lumbar laminectomy for degenerative spinal stenosis: a comparison of patients undergoing concomitant arthrodesis versus decompression alone. J Neurosurg. 1996;85(5):793-802.

[12] Fu YS, Zeng BF, Xu JG. Long-term outcomes of two different decompressive techniques for lumbar spinal stenosis. Spine (Phila Pa 1976). 2008;33(5):514-8.

[13] Ghiselli G, Wang JC, Bhatia NN, et al. Adjacent segment degeneration in the lumbar spine. J Bone Joint Surg Am. 2004;86(7):1497-503.

[14] Lee MJ, Dettori JR, Standaert CJ, et al. The natural history of degeneration of the lumbar and cervical spines: a systematic review. Spine (Phila Pa 1976). 2012;37(Suppl 22):S18-30.

[15] Zheng F, Cammisa FP Jr, Sandhu HS, et al. Factors predicting hospital stay, operative time, blood loss, and transfusion in patients undergoing revision posterior lumbar spine decompression, fusion, and segmental instrumentation. Spine (Phila Pa 1976). 2002;27(8):818-24.

[16] Baker GA, Cizik AM, Bransford RJ, et al. Risk factors for unintended durotomy during spine surgery: a multivariate analysis. Spine J. 2012;12(2):121-6.

[17] Kurtz SM, Lau E, Ong KL, et al. Infection risk for primary and revision instrumented lumbar spine fusion in the Medicare population. J Neurosurg Spine. 2012;17(4):342-7.

[18] Abdul-Jabbar A, Takemoto S, Weber MH, et al. Surgical site infection in spinal surgery: description of surgical and patient-based risk factors for postoperative infection using administrative claims data. Spine (Phila Pa 1976). 2012;37(15):1340-5.

[19] Cizik AM, Lee MJ, Martin BI, et al. Using the spine surgical invasiveness index to identify risk of surgical site infection: a multivariate analysis. J Bone Joint Surg Am. 2012;94(4):335-42.

[20] Kang BU, Lee SH, Ahn Y, et al. Surgical site infection in spinal surgery: detection and management based on serial C-reactive protein measurements. J Neurosurg Spine. 2010;13(2):158-64.

[21] Lonjon G, Dauzac C, Fourniols E, et al. Early surgical site infections in adult spinal trauma: a prospective, multicenter study of infection rates and risk factors. Orthop Traumatol Surg Res. 2012;98(7):788-94.

[22] Olsen MA, Mayfield J, Lauryssen C, et al. Risk factors for surgical site infection in spinal surgery. J Neurosurg. 2003;98(Suppl 2):149-55.

[23] Olsen MA, Nepple JJ, Riew KD. Risk factors for surgical site infection following orthopaedic spinal operations. J Bone Joint Surg Am. 2008;90(1):62-9.

[24] Pull ter Gunne AF, Hosman AJ, Cohen DB, et al. A methodological systematic review on surgical site infections following spinal surgery: part 1: risk factors. Spine (Phila Pa 1976). 2012;37(24):2017-33.

[25] Pull ter Gunne AF, van Laarhoven CJ, Cohen DB. Incidence of surgical site infection following adult spinal deformity surgery: an analysis of patient risk. Eur Spine J. 2010;19(6):982-8.

[26] Schwarzkopf R, Chung C, Park JJ, et al. Effects of perioperative blood product use on surgical site infection following thoracic and lumbar spinal surgery. Spine (Phila Pa 1976). 2010;35(3):340-6.

[27] Watanabe M, Sakai D, Matsuyama D, et al. Risk factors for surgical site infection following spine surgery: efficacy of intraoperative saline irrigation. J Neurosurg Spine. 2010;12(5):540-6.

[28] Lee MJ, Hacquebord J, Varshney A, et al. Risk factors for medical complication after lumbar spine surgery: a multivariate analysis of 767 patients. Spine (Phila Pa 1976).

2011;36(21):1801–6.

[29] Suk KS, Lee HM, Moon SH, et al. Recurrent lumbar disk herniation: results of operative management. Spine (Phila Pa 1976). 2001;26(6):672–6.

[30] Djurasovic M, Glassman SD, Howard JM, et al. Health–related quality of life improvements in patients undergoing lumbar spinal fusion as a revision surgery. Spine (Phila Pa 1976). 2011;36(4):269–76.

[31] Kim SS, Michelsen CB. Revision surgery for failed back surgery syndrome. Spine (Phila Pa 1976). 1992;17(8): 957–60.

[32] Albert TJ, Pinto M, Denis F. Management of symptomatic lumbar pseudarthrosis with anteroposterior fusion. A functional and radiographic outcome study. Spine (Phila Pa 1976). 2000;25(1):123–9;discussion 130.

[33] Adogwa O, Carr RK, Kudyba K, et al. Revision lumbar surgery in elderly patients with symptomatic pseudarthrosis, adjacent–segment disease, or same–level recurrent stenosis. Part 1. Two–year outcomes and clinical efficacy: clinical article. J Neurosurg Spine. 2013;18(2):139–46.

[34] Chou D, Dekutoski M, Hermsmeyer J, et al. The treatment of lumbar adjacent segment pathology after a previous lumbar surgery: a systematic review. Spine (Phila Pa 1976). 2012;37 (Suppl 22):S180–8.

[35] Adogwa O, Parker SL, Shau D, et al. Long–term outcomes of revision fusion for lumbar pseudarthrosis: clinical article. J Neurosurg Spine. 2011;15(4):393–8.

[36] Dettori JR, Chapman JR, DeVine JG, et al. Longer follow–up continues to reveal no increased risk of cancer with the use of recombinant human bone morphogenetic protein in spine fusion. Spine J. 2019 May 17. pii: S1529–9430(19)30186–X. doi: 10.1016/j.spinee.2019.05.005. [Epub ahead of print] PubMed PMID: 31108234.

第42章　胸腰段、腰椎和骶椎创伤
Trauma of the Thoracolumbar Junction, Lumbar, and Sacral Spine

George Rymarczuk　Geoffrey Stricsek　Kevin Hines　James S Harrop　**著**

付佳伟 **译**　汤　宇 **校**

一、腰椎创伤

有许多方案和术语被用来定义脊柱创伤。AO 脊柱胸腰椎损伤分类模式代表了 80 多年来我们精炼和简化表达脊柱损伤模式相关方面方法的顶峰。尽管可能不像之前设计应用于颈椎和枕颈部创伤方案那样，要么完全不同，要么重叠，胸腰椎损伤的命名历史仍然漫长而曲折，随着我们脊柱生物力学知识的增加，其命名逐渐得到改良[1]。放射学的技术进步在很大程度上促进了这一过程，这些进步也导致第一次计算机断层扫描（CT）和随后的磁共振成像（MRI）的广泛应用和使用。

Watson-Jones 在 1938 年的最初方案是基于临床评估和单一平片上的表现[2]。在接下来的几十年里，骨折模式的相对"稳定"或"不稳定"的概念开始进入术语中，后方附件和关节囊韧带复合体的重要性被认识到，脊柱开始被视为由各种"柱"组成，每一个柱都有特定的生物力学作用[3-6]。1994 年，Magerl 等提出了一个相当全面但有点冗余的 AO 分类系统[7]。11 年后，在 2005 年，脊柱创伤研究小组提出了胸腰椎损伤分类和严重程度（thoracolumbar injury classification and severity，TLICS）量表[8]，该系统成功地将患者的神经状态与骨折形态学和韧带复合体的完整性结合到决策算法中。

最新的 AO 脊柱分型系统代表了对脊柱创伤的理解和分类的最新改进[9-12]。尽管它是一个全面的系统，但也适合在床边应用，并且得出的分数在观察者中重测信度较高。该系统使用损伤模式的形态学来广泛区分压缩性损伤（A 型）、由分散力引起的张力带损伤（B 型）和最严重的移位和脱位型损伤（C 型），然后将一个表明损伤严重程度的评分系统应用于损伤形态的评估，并在该值上添加了限定词，用来识别患者神经状态及其他可能影响手术与非手术治疗决策的患者特定因素，特别的是，代谢性骨病如强直性脊柱炎和弥漫性特发性骨质增生（diffuse idiopathic skeletal hyperostosis，DISH）是手术决策过程中的重要因素。该方案的作者指出，相关非手术指征包括烧伤或骨折处软组织缺损，因其可能会妨碍可被接受的愈合[11]。这三个类别及其赋值可在表 42-1 中看到，该表改编自 Kepler 等 2016 年的文章[11]。这些变量的总和可以得出 AOSpine 损伤评分（AOSpine Injury score，AOSIS）。对于 AOSIS 三级或三级以下的损伤模式，保守治疗是常用手段。AOSIS 五级或以上的损伤模式最好通过手术处理。最后，在受伤得分为 4 或 5 情况下，是否手术由外科医生决定。这总结在表 42-2[11] 中。

表 42-1　AOSpine 胸腰椎损伤分型系统组成

形态学分型	评　分	神经功能状态	评　分
A_0	0	N_0: 无缺陷	0
A_1	1	N_1: 暂时性缺陷无长远影响	1
A_2	2	N_2: 神经根损伤	2
A_3	3	N_3: 不完全	4
A_4	5	N_4: 完全	4
B_1	5	N_x: 未知	3
B_2	6	修正	评分
B_3	7	M_1	1
C	8	M_2	0

SCI. 脊髓损伤

表 42-2　AOSpine 损伤评分

AOSIS	治　疗
3 或更少	保守治疗
4 或 5	临床医生决定
6 或更多	手术

AOSIS. AO 脊柱损伤评分

二、骶骨创伤

骶骨骨折需要很大的力量，因此很少发生骶骨单独损伤而无其他全身损伤情况[13]。这种损伤可能伴随脊柱、骨盆环的其余部分、腹部或骨盆内脏器或其他软组织；因此，这些疾病是复杂的，可能危及生命。从治疗的角度来看，骶骨骨折通常要结合骨创伤学和脊柱神经外科学。虽然神经外科医生通常在髂骨、第一和第二骶骨椎弓根和骶髂关节进行操作检查，但骶骨的其余部分可能是其不熟悉的领域，因此，对这种结构的损伤可能需要一个综合的多学科团队才能得到满意的处理[14]。

有许多不同的分类方案被用来对骶骨损伤进行分类。为了更好地理解骶骨骨折，作者们做了复杂的努力，将各种对骶骨损伤的讨论写入方案中，旨在表明骶骨损伤对整体上的潜在影响，包括骨盆环的稳定性[15-17]，脊柱 - 骨盆单元[18-20]，或者单纯的骶骨本身的损伤[21]。目前还没有神经外科、骨创伤和关节专家一致公认的术语来简明地表达骶骨骨折的相关临床问题。Denis 在 1988 年提出了最广为人知和最常用的分型模式[21]，然而，批判者认为这种系统过于简单，不能预测预后[22.]。AOSpine 骶骨骨折分型方案旨在解决这些问题，并遵循以前提出的 AO 脊柱分型方案的算法格式，提出了有关骨盆和脊柱稳定性的相关观点。

AOSpine 骶骨分型系统将骶骨骨折分为 A 型、B 型和 C 型三大类[22]。A 型骨折的典型特征是下骶骨或尾骨撕脱或其他骶髂关节水平以下的横向骨折。这种性质的骨折对生物力学稳定性没有影响，尽管不一定没有神经功能缺损的风险。这些骨折通常不需要治疗或固定。B 型骨折广泛包含由 Denis 提出的模式[21]，可对骨盆整体稳定性产生影响。最后，C 型骨折与脊柱 - 骨盆不稳定有关，在形态学上表现为多位作者描述的所谓的 "U""H" 和 "T" 形骨折，以及 Isler 描述的 S_1 上关节突骨折[18]。C 型损伤由于其高神经损伤率和不稳定性而成为脊柱外科医生最关心的问题。

三、案例说明

（一）案例 1：经骨张力带破裂

一名 19 岁男子从高处坠落，立即出现轴性背痛以及与下胸椎神经根病一致的放射性右腰痛。患者运动检查和直肠检查正常。CT 和随后的 MRI 提示脊椎骨有 13 根肋骨，T_{12} 椎骨 A_3 型不完全爆裂性骨折但保留了下终板，B_2 型经锥板及椎弓根平面的后部张力带断裂。影像学的结果可以在图 42-1 中看到。B_2 型经骨张力带损伤伴临床神经根病的 AOSIS 评分为 8 分，建议首选手术治疗。患者在 T_{10}～L_1 接受了后路减压和稳定术，包括在 T_{11}～T_{12} 右侧关节突全切除术。患者对手术的耐受性良好，神经根病得到了解决。术后前后位片如图 42-2 所示。

（二）案例 2：经骨张力带断裂

一名 24 岁的男性从高处跌落，立即出现轴向背痛，其神经检查正常，影像学显示 6 个无肋骨的腰椎型椎体。他在 L_1 发生 A_4 型完全爆裂性骨折，伴有左侧峡部、椎弓根和左侧关节突骨折（B_2 型经骨张力带断裂）。腰椎的矢状和冠状位 CT 可以在图 42-3 中看到。腰椎的矢状 MRI T_2 加权像可以在图 42-4 中看到。这种受伤模式的 AOSIS 是 6。患者接受了 T_{11}～L_3 减压融合术，对手术耐受良好。术后侧位摄片见图 42-5。

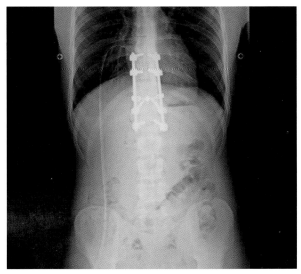

▲ 图 42-2 后路减压和 T_{10}～L_1 稳定后的术后 X 线片

注意该患者有 13 根肋骨椎骨

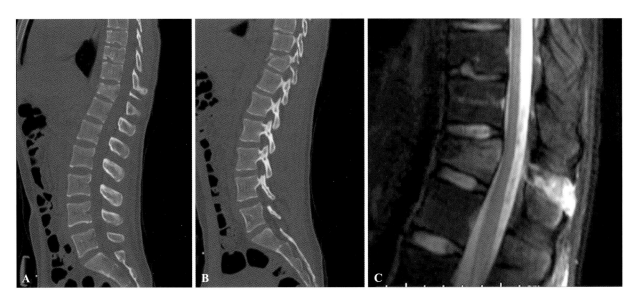

▲ 图 42-1 A. 正中矢状面和旁正中矢状面；B. 计算机断层扫描（CT）和正中矢状 T_2 加权向 MRI；C. 显示 T_{12} 椎体 A_3 型不完全性爆裂性骨折和相关的 B_2 型经锥板及椎弓根平面后张力带断裂

注意该患者有 13 根肋骨椎骨

（三）案例 3：经韧带张力带断裂

一名 19 岁的男性在健身房举重时发生意外，立即发生轴性腰背部疼痛。体格检查发现胸腰段有明显的台阶。患者肌力正常，直肠指诊正常。

CT 显示 T_{12} 椎骨 A_1 型压缩畸形，T_{11}～T_{12} 处棘突张开，该水平关节突关节半脱位，双侧表现为即将脱离的外观。这些在 CT 扫描上的发现高度提示了晶状体囊损伤，并且可以在图 42-6 中看到。MRI 显示伴随的 B_2 型经韧带张力带失败，棘上

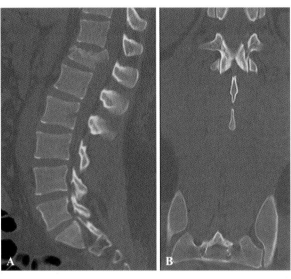

▲ 图 42-3　**A.** 腰椎矢状位；**B.** 冠状位 CT，显示 L_1 水平 **A_4** 型完全爆裂性骨折，伴左侧峡部、椎弓根和左侧关节突骨折（**B_2** 型经骨张力带断裂）

值得注意的是患者有 6 个无肋骨的腰椎型椎骨

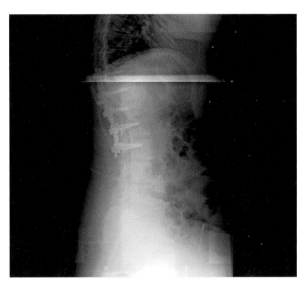

▲ 图 42-5　T_{11}～L_3 减压融合术后侧位 X 线片

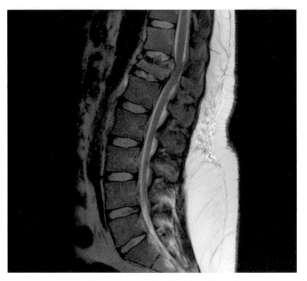

▲ 图 42-4　腰椎矢状 T_2 加权磁共振成像（MRI）显示 L_1 处合并 A_4/B_2 损伤

这种损伤模式的脊柱损伤评分（AOSIS）为 6

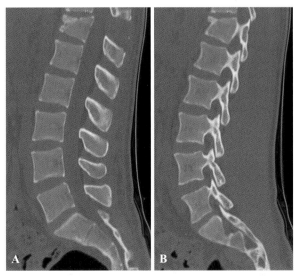

▲ 图 42-6　**A.** 正中矢状位；**B.** 旁矢状位腰椎 CT 显示 T_{12} 椎体 A_1 型受压畸形

注意 T_{11}～T_{12} 处广泛张开的棘突，该水平的小关节突关节半脱位，其程度达到双侧即将脱离的外观。这些 CT 表现高度提示囊状韧带破裂

韧带和棘间韧带以及黄韧带完全断裂。这可以在图 42-7 中看到。该损伤的 AOSIS 总数为 6，患者从 T_{10}～L_2 开始接受后路减压、复位和稳定治疗。患者接受了手术，没有不良反应。术后 X 线摄影见图 42-8。

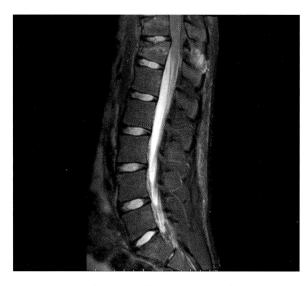

▲ 图 42-7　矢状 T_2 加权像 MRI 显示伴随 B_2 型经韧带张力带损伤，棘上和棘间韧带及黄韧带完全断裂

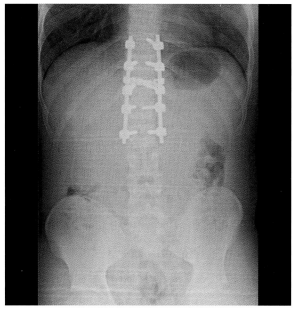

▲ 图 42-8　T_{10}～L_2 后路减压、复位和稳定后的术后 X 线片

（四）病例 4：穿透性脊柱外伤

一名 36 岁的男子是左侧军用枪伤的受害者。子弹伤导致左侧气胸和膈肌撕裂伤，以及左侧脾脏和肾脏损伤，然后在 L_1～L_2 穿过椎管，从右侧穿出。患者被带到手术室进行剖腹手术和出血控制，以及脾切除术、胰体尾切除术左肾切除术和膈肌修复术。当血流动力学稳定，神经系统检查在腹股沟区以下有零散的感觉保留，在左侧保留更多，可认为是最符合美国脊髓损伤协会（ASIA）B 的 T_{12} 型临床患者，这种情况不同于大多数穿透性损伤。射弹造成的碎片损伤阻碍了 MRI 的安全使用。在图 42-9A（轴位）和 B（矢状位）中可以看到 CT 成像。可以看到子弹的路径在 L_1～L_2 水平穿过椎管，破坏了 L_2 椎弓根、L_1～L_2 关节突复合体和该水平的其余后方附件。

穿透性脊柱损伤可能不符合传统的分类系统，在大多数情况下不需要手术治疗。在这种罕见的患者中，损伤模式与单纯经骨张力带破裂最一致，没有伴随的 A 型损伤（因此称为 B_1 型）。完全脊髓损伤患者手术的目标通常是稳定脊柱和早期活动。在他之前的神经系统检查中，损伤模式得出的 AOSIS 值为 9。患者接受 T_{11}～L_4 后路

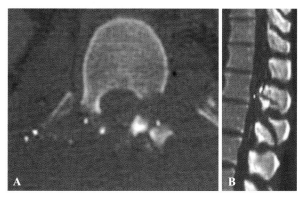

▲ 图 42-9　A. 腰椎轴位矢状位；B. CT 在 L_1～L_2 水平，显示子弹穿过 L_1～L_2 水平的路径，伴有 L_2 椎弓根和 L_1～L_2 小关节突复合体的破坏

减压和稳定术，图 42-10 是手术时拍摄的术中图像。为了定位目的，患者处于俯卧位，图像的右侧代表头侧，图像的上方为患者的左侧。左 L_2 椎弓根螺钉未置入，因为椎弓根和椎弓椎体连接处被子弹严重损坏。L_2 剩余的后部成分被移除，在图像的中心可以看到横断的硬膜囊，显露出神经成分，包括远端脊髓圆锥和马尾神经根。有趣的是，术中神经生理监测数据显示双下肢躯体感觉诱发电位（somatosensory evoked potentials，SSEP）存在，同时肛门内外括约肌存在运动诱发电位（motor evoked potentials，MEP）。硬脑膜缺损太严重，不能初步修复。将显露的神经用脊柱膜包覆，并在修复周围涂上生物胶。术后 X 线片如图 42-11 所示。

（五）病例 5：多处不连续骨折

一名 21 岁的男子卷入了一场机动车翻车事故。他在临床上表现出明显的左下肢远端无力，但其他神经检查正常，包括直肠指检。他的摄片显示 T_7 和 L_1 椎骨不完全爆裂性骨折，在这些节段上伴有相关的经骨张力带损伤。L_1 张力带损伤

的特点是 L_1 左侧部分和小关节突复合体骨折。在 T_7 有一个微小移位和水平方向的骨折，穿过椎体两侧，贯穿后侧骨韧带复合体。患者的 CT 可以在图 42-12A（正中矢状位腰椎）、B（冠状重建腰椎）和 C（正中矢状位胸椎）中看到。MRI 显示在 L_1 有一个大的后移碎片压迫远端脊髓和脊髓圆锥，髓内有明显的异常 T_2 信号，与挫伤一致（图 42-13B）。在 T_7 处有不明显程度的致压物（图 42-13A）。B_2 型不完全性脊髓损伤的 AOSIS 为 10。患者行 $T_5 \sim L_3$ 后路减压融合术，术后左下肢功能恢复至接近正常。

（六）病例 6：骶骨骨折脱位

一名 68 岁的女性帕金森病患者在家中直立跌倒。患者立即出现腰痛、下肢无力和尿失禁。经神经学检查，发现右侧足下垂、直肠张力丧失、与马尾综合征有关肛周感觉减退。正中矢状位 CT（图 42-14A）和 T_2 加权 MRI（图 42-14B）显示完整的骨质疏松和骶骨远端成角骨折，伴骶管狭窄和双侧 S_2 关节下神经根受压。损伤为 C_3 型骶骨移位 U 形骨折，伴有以下相关改变：马尾综

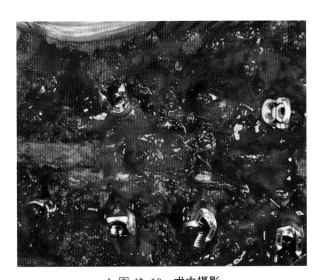

▲ 图 42-10　术中摄影
左侧 L_2 椎弓根未置入。可见有脊髓神经显露的硬膜囊破裂

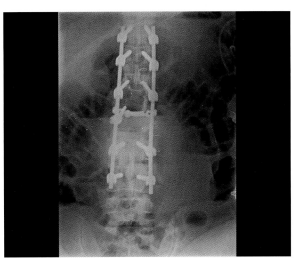

▲ 图 42-11　$T_{11} \sim L_4$ 后路减压稳定后的术后 X 线片

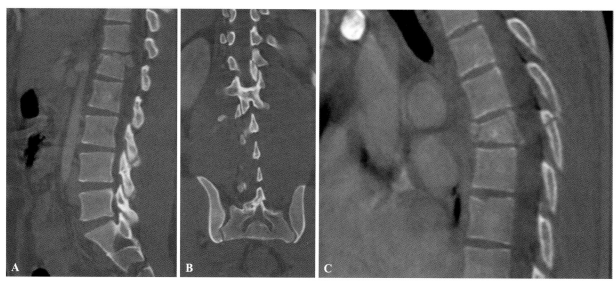

▲ 图 42–12　A. 矢状面腰椎 CT；B. 冠状面腰椎 CT；C. 矢状胸椎 CT，显示 T_7 和 L_1 椎体不完全性爆裂性骨折，这些节段伴有经骨张力带损伤

L_1 的张力带损伤以 L_1 左侧部和小关节突复合体骨折为特征。T_7 发生轻度移位、水平向骨折，穿过双侧椎体，贯穿后骨韧带复合体

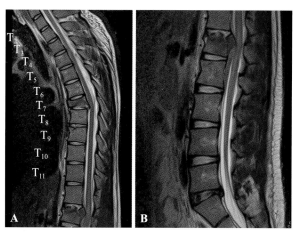

▲ 图 42–13　A. 矢状 T_2 加权胸椎 MRI；B. 腰椎 MRI 显示 L_1 处有一个大的后移碎片，压迫远端脊髓和圆锥髓质，实质内可见异常 T_2 信号，与挫伤一致

T_7 椎管水平明显

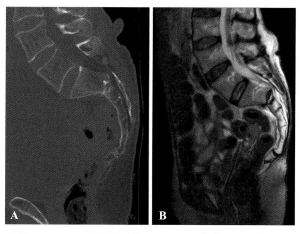

▲ 图 42–14　A. 正中矢状 CT；B. T_2 加权 MRI 显示 C_3 型骶骨移位 U 形骨折伴骶管狭窄和双侧 S_2 关节下神经根受压

合征 N_3 和骨质疏松症 M_2。因此，患者被带到手术室，行经皮骶髂内固定螺钉盆腔固定，而后行后路减压、L_5– 骨盆融合，双侧 L_5 和 S_1 椎弓根螺钉置入，融合结构与双侧 S_2AI 螺钉相连。术后 X 线片如图 42–15 所示，分别显示正位片和侧位片。

四、本章要点

● 脊柱损伤的分类系统已经发展了 80 多年。AOspine 系统是基于损伤的形态、患者的神经状态，以及患者本身特异的因素。

● 胸腰椎损伤的形态学在压缩性损伤（A

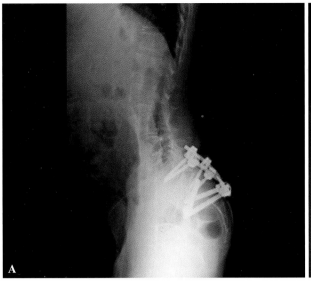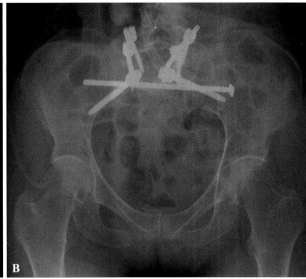

▲ 图 42-15　**A.** 术后侧位片；**B.** 前后位片；患者行 L₅ – 髂骨减压融合术后的 **X** 线检查

型)、张力带损伤(B 型)和平移性损伤(C 型)之间有广泛的不同。

- 一般来说，C 型损伤被认为是高度不稳定的，需要固定。对于神经系统正常的 A 型损伤，只要患者神经系统正常且没有伴随的张力带损伤，通常可以保守处理。

- 脊柱穿透性创伤很难分类，通常可以通过非手术治疗。

- 骶骨损伤的形态分为稳定的下骶骨及尾骨撕脱和骶髂关节以下横向骨折(A 型)，Denis 阐明的可能影响骨盆稳定性的垂直骨折(B 型)，以及脊柱脱位(C 型)。

- 骶骨和骨盆骨折需要很大的外力，通常伴有全身损伤。处理这些损伤通常需要一个由脊柱外科医生和骨科创伤学家组成的多学科团队。

参 考 文 献

[1] Harrop JS, Rymarczuk GN, Vaccaro AR, et al. Controversies in spinal trauma and evolution of care. Neurosurgery. 2017;80(3S):S23–32.

[2] Watson–Jones R. The results of postural reduction of fractures of the spine. J Bone Joint Surg Am. 1938;20(3):567–86.

[3] Nicoll EA. Fractures of the dorso–lumbar spine. J Bone Joint Surg Br. 1949;31B(3):376–94.

[4] Kelly RP, Whitesides TE Jr. Treatment of lumbodorsal fracturedislocations. Ann Surg. 1968;167(5):705–17.

[5] McAfee PC, Yuan HA, Fredrickson BE, et al. The value of computed tomography in thoracolumbar fractures. An analysis of one hundred consecutive cases and a new classification. J Bone Joint Surg Am. 1983;65(4):461–73.

[6] Denis F. The three column spine and its significance in the classification of acute thoracolumbar spinal injuries. Spine (Phila Pa 1976). 1983;8(8):817–31.

[7] Magerl F, Aebi M, Gertzbein SD, et al. A comprehensive classification of thoracic and lumbar injuries. Eur Spine J. 1994;3(4):184–201.

[8] Vaccaro AR, Lehman RA Jr, Hurlbert RJ, et al. A new classification of thoracolumbar injuries: the importance of injury morphology, the integrity of the posterior ligamentous complex, and neurologic status. Spine (Phila Pa 1976). 2005;30(20):2325–33.

[9] Vaccaro AR, Oner C, Kepler CK, et al. AOSpine thoracolumbar spine injury classification system: fracture description, neurological status, and key modifiers. Spine (Phila Pa 1976). 2013;38(23):2028–37.

[10] Vaccaro AR, Schroeder GD, Kepler CK, et al. The surgical

algorithm for the AOSpine thoracolumbar spine injury classification system. Eur Spine J. 2016;25(4):1087–94.

[11] Kepler CK, Vaccaro AR, Schroeder GD, et al. The thoracolumbar AOSpine injury score. Global Spine J. 2016;6(4):329–34.

[12] Vaccaro AR, Oner C, Kepler CK, et al. AOSpine thoracolumbar spine injury classification system: fracture description, neurological status, and key modifiers. Spine (Phila Pa 1976). 2013;38(23):2028–37.

[13] Rodrigues–Pinto R, Kurd MF, Schroeder GD, et al. Sacral fractures and associated injuries. Global Spine J. 2017;7(7): 609–16.

[14] Lindtner RA, Bellabarba C, Firoozabadi R, et al. Should displaced sacral fractures be treated by an orthopedic traumatologist or a spine surgeon? Clin Spine Surg. 2016;29(5):173–6.

[15] Burgess AR, Eastridge BJ, Young JW, et al. Pelvic ring disruptions: effective classification system and treatment protocols. J Trauma. 1990;30(7):848–56.

[16] Young JW, Burgess AR, Brumback RJ, et al. Pelvic fractures: value of plain radiography in early assessment and management. Radiology. 1986;160(2):445–51.

[17] Tile M. Pelvic ring fractures: should they be fixed? J Bone Joint Surg Br. 1988;70(1):1–12.

[18] Isler B. Lumbosacral lesions associated with pelvic ring injuries. J Orthop Trauma. 1990;4(1):1–6.

[19] Roy–Camille R, Saillant G, Gagna G, et al. Transverse fracture of the upper sacrum. Suicidal jumper's fracture. Spine (Phila Pa 1976). 1985;10(9):838–45.

[20] Strange–Vognsen HH, Lebech A. An unusual type of fracture in the upper sacrum. J Orthop Trauma. 1991;5(2):200–3.

[21] Denis F, Davis S, Comfort T. Sacral fractures: an important problem. Retrospective analysis of 236 cases. Clin Orthop Relat Res. 1988;227:67–81.

[22] Schroeder GD, Kurd MF, Kepler CK, et al. The Development of a Universally Accepted Sacral Fracture Classification: A Survey of AOSpine and AOTrauma Members. Global Spine J. 2016;6(7):686–94.

第43章　胸、腰和骶椎肿瘤
Thoracic, Lumbar, and Sacral Tumors

Paul E Kaloostian　Jean Paul Wolinsky　Ziya L Gokaslan　著

肖强强　译　　陈华江　校

一、流行病学和自然史

中轴骨是肿瘤的常见部位。多种的肿瘤均可在脊柱中生长，这些肿瘤可能是原发性或转移性。不同部位、大小和病理特点的肿瘤，可能产生各种神经症状和损害，影响患者的生活和生存质量。此章节我们将广泛回顾多种与胸、腰和骶椎相关的肿瘤。这些肿瘤有各自独特的流行病学、组织病理学、影像学和治疗特点，这些特点对于内科或外科医生治疗肿瘤患者非常重要。脊柱肿瘤曾一度认为是患者的终末期，然而近来立体定向放射外科、椎体成形术以及更为激进的椎体整块切除与重建技术给脊柱外科带来革命性进展，已经让这些患者重获新生。胸、腰和骶椎肿瘤的病理诊断十分多样，如多发性骨髓瘤、脊索瘤、巨细胞瘤、血管瘤、骨肉瘤、软骨肉瘤、动脉瘤性骨囊肿、嗜酸性肉芽肿、骨样骨瘤、骨母细胞瘤和转移性肿瘤。本章将详细讨论每种肿瘤的流行病学和自然史。

二、多发性骨髓瘤

（一）诊断

多发性骨髓瘤是脊柱常见的原发性恶性肿瘤，占脊柱原发肿瘤的 40%，骨髓瘤细胞是恶性浆细胞肿瘤，由单个细胞过度克隆增殖而来[1]。

多发性骨髓瘤多见于 50—60 岁，病灶部位不同会产生不同的症状。脊柱转移典型表现为病灶部位的局部背痛。患者可能发生急性病理性骨折并伴有急性发作的局部疼痛。有否根性症状取决于塌陷椎体的数量以及是否继发的椎间孔狭窄。患者可能会在肿瘤所在的身体其他部位出现骨痛，如上肢或下肢。患者可能出现与骨髓受累相关的贫血、血小板减少症，以及与肾脏受累相关的肾衰竭的症状[1]。

多发性骨髓瘤患者在 X 线片上有典型的"穿凿样"病变，不伴周围原始骨生长。X 线还可显示局灶性或弥漫性骨质减少。CT 和 MRI 能够检查出脊柱病理骨折以及伴发的椎间孔狭窄等病变。全脊柱检查也可发现其他病灶。骨扫描能显示骨折部位的代谢增强或者正常，对于显示多区域骨骼系统的骨髓瘤侵犯非常有价值[1]。

多发性骨髓瘤的诊断主要依据病史、物理检查和影像学检查。传统的骨髓穿刺会发现异常的浆细胞分布，从而确诊。CT 引导下的脊椎病灶活检很少采用，除非诊断仍不明确。40% 的患者出现血钙升高[1]。多发性骨髓瘤呈现一种独特的组织学特征。它是浆细胞的单克隆增殖，因此，增多的细胞为典型的浆细胞。载玻片上浆细胞的比例对于诊断至关重要。例如，骨髓中浆细胞超过 20% 是骨髓瘤的明确证据，而 10%～20% 提示可能为多发性骨髓瘤。免疫组化用于辨别 λ 和 κ 重链和轻链的分布情况[1]。

（二）临床 / 外科治疗

多发性骨髓瘤的治疗根据患者的不同表现采用多种治疗方式。稳定的脊柱疾病不伴畸形或脊髓受累的患者无须手术，保守治疗包括化疗（呈系统性时）和（或）放疗（呈局限性时）。放疗能够改善局部骨症状。病理性骨折同时伴有严重后凸畸形、脊柱不稳或脊髓受压的患者将从手术中获益。手术治疗方式取决于病变脊柱的部位，颈椎椎体肿瘤可行前路椎体切除融合手术，胸椎椎体肿瘤更倾向于行后路经椎弓根椎体切除后外侧融合内固定术。腰椎椎体肿瘤可行前路椎体切除融合内固定术或后路的椎体切除后外侧融合内固定术[1]。

（三）并发症

外科并发症包括感染、出血和内固定失败。

（四）预后

尽管有以上的多种治疗模式，疾病预后仍然较差，5 年生存率低于 30%[1]。

三、脊索瘤

（一）诊断

脊索瘤是成人中轴骨最常见的原发恶性肿瘤，很少呈良性。通常发生于中年患者[2]。常见发病部位为颅底斜坡和骶骨，但也会在颈、胸或腰椎出现。该肿瘤源自残留在成熟中轴骨中的未分化残留脊索组织，因此命名为"脊索瘤"[3]。这些脊索细胞被证明确实会转化和发展为肿瘤[4]。缓慢增生的脊索瘤使周围结构变形，有较高复发率，被定义为恶性肿瘤[2]。

肿瘤生长的部位不同，患者会出现不同症状。例如，骶前和骶尾区的肿瘤可迅速增长，造成周围的神经结构扭曲。患者可能表现出神经功能受损，如背伸无力、会阴部麻木、大小便功能障碍及性功能障碍。同样，颈胸段肿瘤可出现局部疼痛，肿瘤较大时可因脊髓受压出现脊髓病。腰椎脊索瘤可出现局部疼痛，肿瘤较大可出现根性症状以及麻木、无力或马尾综合征[2, 3]。

通常采用 CT 和 MRI 检查用来诊断脊索瘤（图 43-1）。脊柱 CT 扫描可见大的肿物，可有钙化和周围组织变形。通常，缓慢增长的脊索瘤会重塑骨结构，而不是侵袭或破坏。MRI 可显示异常增强肿块和继发神经或椎间孔病变[2]。

脊索瘤的诊断基于影像学检查和 CT 引导活检[2]。

脊索瘤有不同于其他肿瘤的独特细胞结构。例如，它呈特异空泡状细胞结构，具有典型的液泡化细胞质。镜下脊索瘤细胞对 S-100 蛋白和其他上皮标志物（如细胞角蛋白和上皮细胞膜抗原）呈阳性反应[5, 6]。

（二）临床 / 外科治疗

10 年来，治疗方式向着更加激进的手术治疗转变。病变对传统的分次放疗并不敏感。质子束疗法在脊索瘤的辅助治疗中日益增加，具有减少组织损伤的优势，5 年局部肿瘤量的控制率达到 50%～60%[7]。大多文献显示化疗在脊柱脊索瘤的治疗上效果甚微[8]。

手术方式随着病变在脊柱的部位而不同，但

其主要的理念是一致的。不破坏包膜的肿瘤整块切除对提高无进展生存率和降低复发率极为重要。颈椎的肿瘤又进一步分为高位颈椎、下颈椎和颈胸段肿瘤。肿瘤在颈椎的部位影响手术对神经根、椎动脉的取舍，决定了手术分期。胸、腰和骶尾段肿瘤可分期行多节段的不破坏包膜的肿瘤整块切除以及前路或后路融合内固定术[9-11]。

一般，当前的建议是整块手术切除以及术后质子束放射治疗，相较于复发的肿瘤，原发脊索瘤更需放射治疗[12]。

（三）并发症

手术的并发症包括感染、出血和内固定失败。另外，进行更激进的胸腰椎和骶椎全脊椎切除术的患者可能会出现如食管穿孔，胸膜撕裂，直肠和膀胱功能障碍和脊髓损伤的并发症。

（四）预后

脊索瘤的手术效果与不破坏包膜的整块切除术高度相关（图 43-2）。如果整块切除过程中肿瘤包膜受破坏，局部复发的可能性将翻倍[13]。非

整块切除术的复发时间为 8 个月，而整块切除术复发时间为 2 年，后者 5 年生存率通常为 60%[14]。肿瘤转移很少见，研究表明，相比肿瘤是否转移，患者生存率与局部病变更具相关性[15]。

最新证据表明，进行骶骨切除术时，保留 S_2 神经根非常关键，有 50% 概率保留术后大小便功能正常。保留 S_3 神经将为保留大小便功能提供更大保证。研究表明双侧 S_2 神经根保留和单侧 S_3 神经根保留与大小便功能正常有关[11]。

四、骨巨细胞瘤

（一）诊断

脊柱巨细胞瘤常为溶骨性和扩张性病变，以 20—50 岁女性多见。尽管主要被归类为良性肿瘤，但其局部侵袭性使其表现得更像恶性肿瘤[16]。

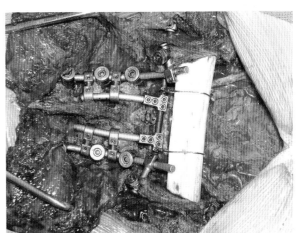

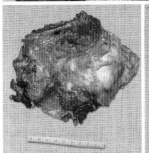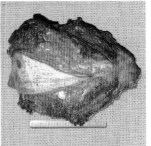

▲ 图 43-2　脊索瘤骶骨整块切除并内固定治疗

经 Ian Suk 许可转载，引自 The Johns Hopkins Hospital.

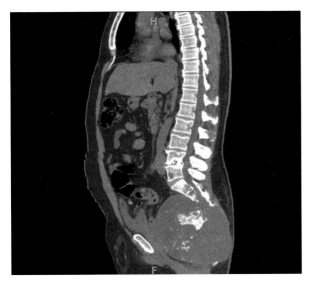

▲ 图 43-1　术前 CT 检查显示骶尾部巨大肿块

引自 Johns Hopkins Hospital.

患者可因肿瘤所致病理性骨折出现局部疼痛。重度后凸畸形可导致椎间孔狭窄，引起根性症状[17]。肿瘤在脊柱无明显好发部位[16]。

X 线片和 CT 能帮助判断椎体骨破坏的范围。MRI 可辨别肿瘤在椎体内外的范围。MRI T_1 加权像可清楚显示肿瘤与黄骨髓之间的界限。核素骨扫描可显示溶骨中心摄取减少，周围区域摄取增高[17]。

骨巨细胞瘤的诊断依据影像学检查和 CT 引导下活检，活检呈巨大单核细胞的组织学特征[17]。

巨大的肿瘤细胞显示出独特的组织学特征。标志性特征是大量的单核基质细胞和巨细胞[17]。

（二）临床 / 外科治疗

巨细胞瘤分为三期[17]：一期呈潜在溶骨活性；二期为影像学上表现为轻度增高的溶骨活性；三期为椎体的高侵袭性溶骨改变。侵及椎管的肿瘤导致神经肿瘤浸润和压迫，通常进行病灶内刮治术，不能采用骨水泥填塞治疗。也可试图行整块切除。已发布数据显示此法可使复发率降低，脊椎全切后的伤残也是可接受的。然而也有研究显示其术后并发症是不可接受的[18, 19]。整块切除通常分期行后路、前路固定融合术和重建术[19]。由于放疗有使肿瘤恶变的可能，传统上不做放疗。但有研究表明放疗效果较好，对于无神经损伤的患者，可与外科切除疗效相当[20]。

（三）并发症

手术的并发症包括感染、出血和内固定失败。

（四）预后

据报道，非固定椎的局部复发率为 41.0%～66.7%[16, 17]。5%～13% 的患者会发生肺转移，需要手术切除[17, 21]。肺内病灶的病理结果可确定其良恶性[17]。

五、血管瘤

（一）诊断

血管瘤通常是中轴骨良性肿瘤，可见于 10% 的尸检患者。血管瘤很常见，经常无临床症状，当体积增大和发生病理骨折时会出现症状[22]。在脊柱多发性血管瘤综合征，整个脊柱骨性结构中都可见到这些肿瘤[23]。血管瘤好发于下胸椎[22]。

患者在被确诊时常无症状。病灶增大可导致病理性骨折和继发局部背痛（伴或不伴神经损伤）。只有 1% 的脊柱血管瘤有症状[24]。

X 线下肿瘤部位可呈纵行条纹状。CT 扫描椎体呈"圆点花纹征"。MRI 显示瘤体信号增强，T_1 加权像可显示瘤体的出血和栓塞[22]。

肿瘤的诊断依据病史和影像学。

血管瘤通常是无包裹的带有内皮的薄壁毛细血管。内腔可能有血栓，有时由于血管破裂而导致含铁血黄素的沉积[25]。

（二）临床 / 外科治疗

无症状患者，特别是病变小无周边神经受累或不稳定者，通常建议继续观察[24]。如果出现与脊柱血管瘤相关的持续疼痛，可行放疗控制症状，效果较好[24]。研究表明，对于增生或椎体后皮质膨胀进入椎管的病变，导致神经功能受损或因畸形而引起顽固性疼痛，前路、后外侧入路或后路手术均可取得满意效果[24]。手术方式取决于病变在脊柱的部位。前路手术包含椎体和肿瘤切除，以及合适的重建钛板植入。后外侧入路手术采用经椎弓根椎体切除，后路融合内固定术。单纯的后路手术采用减压融合内固定术[24]。

（三）并发症

手术的并发症包括感染、出血和内固定失败。

（四）预后

脊柱的血管瘤很少引起症状，神经受损和不稳定的有症状患者，行手术治疗效果甚好[24]。目前没有脊柱血管瘤转移的报道。

六、嗜酸性肉芽肿

（一）诊断

脊柱的嗜酸性肉芽肿为良性病变，为朗格汉斯组织细胞增生症 X 的局部表现。脊柱的发生率据报道在 8%～25%[26]。胸椎最常发生[27]。

患者通常无症状，常常是偶然发现肿瘤。肉芽肿较大或导致病理性骨折和畸形，致神经受压可产生严重的颈痛、根性痛或脊髓受压的脊髓病表现[27]。

X 线和 CT 扫描可见椎体变平，最终发生椎体塌陷。CT 和 MRI 可显示中轴骨的其他部位病灶[27]。

嗜酸性肉芽肿的诊断依据影像学和（或）系统性朗格汉斯组织细胞增生症既往病史。如诊断不明可进行活检。

嗜酸性肉芽肿呈经典的朗格汉斯细胞，其为单核组织细胞，电镜下具有椭圆形核和 Birbeck 颗粒。此外，该肿瘤特征还有富含脂质的泡沫细胞和缺乏异型性细胞核[28, 29]。

（二）临床 / 外科治疗

嗜酸性肉芽肿常呈自限性。合适的支具治疗有助于缓解症状和预防后凸。化疗推荐用于系统性的朗格汉斯组织细胞增生症 X。低剂量的常规放疗用于有症状无神经受累者和（或）不适合做手术的患者。患者出现逐渐加重的顽固性疼痛和不稳定，或畸形合并神经受累，需进行手术[27]。手术入路取决于病变节段，可行前路椎体切除融合术或后路 / 后外侧入路椎体切除内固定术[29]。

（三）并发症

手术的并发症包括感染、出血和内固定失败。

（四）预后

肉芽肿通常较稳定而不引起症状。接受手术或放疗 / 化疗患者一般会恢复而无明显伤残[29]。

七、动脉瘤样骨囊肿

（一）诊断

动脉瘤样骨囊肿（aneurysmal bone cysts, ABC）为良性膨胀性溶骨病变，囊腔内充血，囊壁富含破骨细。在脊柱发病率为 25%。多见于 20 岁以下人群。可产生脊柱的局部破坏[30]。它们的特征是周围被增生血管组织包围，中心呈囊性充血。

通常无症状，偶然发现骨囊肿。囊肿可导致病理性骨折而引起背痛。大的囊肿会占据脊椎和椎管大部分，产生局部背痛、根性痛、肌无力，甚至因后方结构受侵犯产生截瘫。

CT 或 MRI 可显示溶骨性改变，周围被薄层皮质骨包绕，并有皮质骨破坏区域，呈现"气球样膨胀"外观。蜂窝状外观，厚薄不一的分隔及液 – 液平面有助于疾病的诊断。CT 扫描有助于判断骨结构和骨侵犯，以便决定固定的方式。MRI 有助于判断肿瘤与周边神经的关系[31]。

通常，可依据影像学做出诊断，极少需要活检，尽管组织学具有决定性诊断意义[31]。

动脉瘤样骨囊肿呈囊性，囊内充血但无血管内皮，被纤维组织分隔，纤维组织内含成纤维细胞和破骨细胞[31]。

（二）临床／外科治疗

文献报道了一种联合治疗方法，包括病灶刮除、部分切除、整块切除、血管栓塞、瘤内注射和放疗[31]。对于无症状的患者，建议行有或无支具的保守治疗。病灶较大出现神经受累，建议进行手术治疗。目前尚没有相关研究能够提出最优的手术方案，但大部分研究建议行整块切除，尽管会增加术中出血和输血，但可显著降低复发率[31]。整块切除需分期进行，并行融合内固定[31]。术前血管栓塞能够降低出血[32]。

（三）并发症

手术的并发症包括感染、出血和内固定失败。

（四）预后

惰性病变经数月会自行吸收[30]。目前没有动脉瘤恶变的报道。总体复发率为 28%，通常在术后 2 年内。因此建议随访和影像复查[31]。

八、骨母细胞瘤

（一）诊断

骨母细胞瘤是少有的脊柱良性肿瘤，类似于骨样骨瘤，通常大于 2cm，见于青年男性和青少年。与骨样骨瘤不同的是通常不引起局部夜间痛。此外，阿司匹林不能缓解疼痛。36% 的骨母细胞瘤发生在脊柱[33, 34]。

患者通常表现局部疼痛，非甾体抗炎药不能控制。较大脊柱病变会引起病理性骨折和（或）脊髓受压，物理检查可发现髓性症状。

X 线和 CT 检查显示脊椎后部附件易受累，表现为周围反应性成骨、伴或不伴膨胀生长的透亮病灶。骨扫描可见肿瘤区域同位素浓集[33]。

诊断依据病史和影像学。如诊断有困难，可进行活检[33]。

组织学上，瘤细胞与骨样骨瘤细胞相似，周围有成骨和原始编织骨，附近有纤维结缔组织。有大量成骨细胞[33]。

（二）临床／外科治疗

通常肿瘤不会自行吸收。瘤体很小时，保守治疗和观察是可行的。肿瘤增大，严重影响周围神经组织，或产生进展性的脊柱不稳和畸形，应行手术治疗。然而，对于此类脊柱的肿瘤没有确定的手术方法。有人提倡病灶内清除，也有人提倡整块切除[35]。对于较大的病灶和整块切除，可行分期手术，行前路和后路治疗，并融合内固定[34, 35]。与脊索瘤手术相似，包膜内扩大切除会增加复发的风险[33, 34]。行病灶内清除的患者，行放疗对于局部控制[35]有较好效果，虽然肿瘤常对射线不敏感。

（三）并发症

手术的并发症包括感染、出血和内固定失败。

（四）预后

此肿瘤有 12%～25% 恶变可能[35]。

九、软骨肉瘤／骨肉瘤

（一）诊断

骨肉瘤是骨的恶性肿瘤。为间充质来源[36]。骨肉瘤多见于青少年或 20 多岁人群。该病很少累及脊柱。软骨肉瘤是软骨的恶性肿瘤，见于 30—70 岁人群[37]。具有局部侵袭和高复发的特点[37]。在脊柱中，胸椎最为好发[38]。

骨肉瘤通常引起白天和夜晚疼痛[36]。瘤体较大可导致神经症状，如局部背痛或根性痛[36]。软骨肉瘤可引起局部疼痛，如果瘤体巨大进入椎管，可出现肌无力、会阴部麻木和直肠膀胱功能障碍等神经症状。颈椎或胸椎的软骨肉瘤可导致髓性症状。

骨肉瘤的 X 线和 CT 检查可见破坏性溶骨改变，新骨形成和骨膜反应。可伴有或不伴有软组织肿块[36]。软骨肉瘤的 X 线和 CT 检查显示不规则斑片状的钙化伴骨质破坏和侵袭。MRI 显示 T_1 加权像成低信号和 T_2 加权像高信号的异质性肿块。

诊断依据影像学和病史。诊断不明时可行活检[36]。

骨肉瘤含有分裂相的多形巨细胞和非典型细胞。它们产生有嗜酸性小梁的类骨质，偶有钙化区域。肿瘤细胞位于骨基质内。软骨肉瘤含有分裂相、非典型的未分化软骨细胞[36, 37]。

（二）临床／外科治疗

脊椎肉瘤治疗相当复杂，当有神经受压和（或）不稳定，则需手术治疗。最近对尤因肉瘤进行的 Meta 分析提出，强烈建议新辅助化疗（术前）用于局部控制和提高远期生存率（中等证据水平）。另外，有低证据水平建议整块切除后

放疗用于改善局部病情，但不能提高总体生存率。整块切除包括分期前路和后路重建融合内固定[37, 38]。对于成骨性肉瘤，强烈建议新辅助化疗（术前）以明显改进局部病情和提高远期生存率（中等证据水平）。同时，强烈建议整块切除用以改善局部病情和提高总体生存率（低证据水平）[37, 38]。

（三）并发症

手术的并发症包括感染、出血和内固定失败。

（四）预后

大多骨肉瘤患者为晚期。70% 有转移的患者通过手术切除和化疗可保持无病生存状态。肿瘤转移是影响骨肉瘤患者生存的最重要因素。通过辅助化疗，5 年生存率可达 50%。骨肉瘤对放疗不敏感。造成神经受累或不稳定者仍需手术。

另外，软骨肉瘤的手术治疗近来有所进步，极大提高了患者无进展生存率[37, 38]。不破坏包膜的整块切除极大增加了患者 5 年无进展生存率。软骨肉瘤的预后基于肿瘤组织学、患者年龄以及是否行整块切除[37, 38]。

十、骨样骨瘤

（一）诊断

骨样骨瘤为脊柱附件的良性肿瘤，小于 2cm。它占骨肿瘤的 11%，以 4—25 岁男性多见[39]。

患者通常有夜间疼痛，阿司匹林可缓解[39]，酒精可使疼痛骤然加重。肿瘤常为偶然发现。

X 线和 CT 检查可见反应性成骨，具有半透明状病灶和硬化性边界[40]。核素骨显像可见核素

浓集[39-41]。MRI T_1 加权像为中等信号、T_2 加权像为高信号[40]。

骨样骨瘤诊断依据影像学[40]。

骨样骨瘤病理表现为类骨质和编织骨，以及相互连接的骨小梁，它们形成淡黄色至红色区域，背景为血管和纤维结缔组织[39]。

（二）临床／手术治疗

骨样骨瘤通常为自限性。病变较小可行保守治疗，引起的疼痛通常使用非甾体抗炎药（如阿司匹林）可缓解[39, 41]。疼痛不缓解或导致不稳定或神经受累，应行手术治疗。对于较大的和邻近神经的肿瘤，手术一般采用融合内固定术[41]。

（三）并发症

手术的并发症包括感染、出血和内固定失败。

（四）预后

肿瘤的恶性进展未有报道[39]。阿司匹林可较好地控制疼痛[41]。

十一、骨纤维异常增殖症

（一）诊断

骨纤维异常增殖症主要为骨吸收障碍，主要见于儿童和青少年。男女无差异[42]。

骨纤维异常增殖症十分少见，患者会出现局部背痛。大部分时间里无症状[43]。

X 线、CT 和 MRI 检查可见明显硬化边缘的磨玻璃样外观。CT 可见呈扩张性生长的病灶，膨胀的皮质边缘。McCune-Albright 综合征是一种严重的，多发的骨纤维异常增殖症，伴有内分泌系统疾病和 café-au-lait（牛奶咖啡色）斑点[43]。

骨纤维异常增殖症的诊断依据影像学。

通常，可见弯曲的编织骨小梁，成纤维细胞为背景细胞。泡沫巨噬细胞亦可见[43]。

（二）临床／外科治疗

患者需进行代谢和内分泌的评估，以治疗潜在的维生素 D 缺乏、磷酸盐减少和（或）甲状旁腺功能亢进。口服双膦酸盐对止痛有效[44]。神经受累和（或）不稳定时应行手术治疗。手术方式取决于病变在脊柱的位置。一些情况下，为了彻底切除病变需进行前路和后路联合融合内固定术[45]。

（三）并发症

手术的并发症包括感染、出血和内固定失败。

（四）预后

治疗效果较好，目前没有恶变的报道[44, 45]。

十二、转移性肿瘤

（一）诊断

大约有 70% 的肿瘤患者在尸检时发现转移灶[46]。脊柱是最常见的肿瘤骨转移部位，胸椎最为多见。最常见的脊柱转移肿瘤来源为乳腺、肺和前列腺[47]。其他常见的脊柱转移性肿瘤为肾细胞癌、胃肠道癌、肉瘤、甲状腺癌、黑色素瘤和多发性骨髓瘤。常导致脊髓压迫的脊柱转移瘤包括乳腺癌（22%），肺癌（15%）和前列腺癌（10%）[48]。

脊柱转移性肿瘤患者的表现取决于转移部位和瘤体对近旁神经组织的侵犯程度。患者可仅表现局部背痛，或者因脊髓压迫出现急性截瘫 / 四肢瘫[46, 47]。

增强 CT 和 MRI 可显示脊柱骨质中或扩散至硬膜外腔的肿瘤。MRI 有助于判定肿瘤对周边神经组织如脊髓、神经根的压迫程度。此外，MRI 有助于发现其他部位病灶。胸部、腹部或骨盆的 CT 可发现潜在的原发肿瘤[46]。

通常做出诊断需要如上所列的影像检查。诊断不明确时，可采用 CT 引导下活检或术中活检。

（二）手术治疗

转移性肿瘤的手术在过去几年呈增加势头。在过去，脊柱转移瘤手术效果不佳，以椎板切除手术为主。此外，由于手术效果不满意，放疗在治疗各种转移瘤中受到欢迎。近年来，更多的研究表明脊柱转移瘤患者的生活质量和生存时间得到改善[49]。研究认为手术患者的合理选择有助于发挥手术治疗的优势。换言之，术前预后因素对于手术的效果很关键。这些因素包括神经受累、术前辅助治疗、患者健康状况及肿瘤组织类型。术前血管栓塞可减少术中出血，特别是肾细胞癌。此外，立体定向放射科和放疗技术革新了脊柱转移瘤的治疗方式。许多研究显示出放疗结合手术或单纯放疗对于转移瘤治疗是有益的。例

如，骨髓瘤有或无脊髓受压的患者不进行手术而从局部放疗中可获益。另一些研究显示了放射科治疗的安全性和有效性，即使之前已行放射治疗[49]。此外，椎体成形术在脊柱转移瘤的姑息治疗中对控制疼痛有作用[50]。

（三）并发症

转移瘤的手术并发症包括感染、出血和内固定失败（可能由于邻近节段的肿瘤侵犯导致融合强度变弱）。

（四）预后

最近的一个随机对照临床试验对比了单纯手术和手术 + 放疗，结果表明单纯手术组术后活动能力和括约肌功能明显好于放疗[49]。生存时间并无显著差异[49]。总体生存率取决于转移瘤的范围。

十三、结论

脊柱原发和转移性骨肿瘤是多种异质性的肿瘤。它们有特殊的病理生理学机制，对于决定患者治疗方式非常重要。近来放疗和手术技术的进步，改变了以往保守治疗的死亡率，大大提高了患者无进展生存期和生活质量。

参考文献

[1] Palumbo A, Anderson K. Multiple myeloma. N Engl J Med. 2011;364(11):1046–60.

[2] Healey JH, Lane JM. Chordoma: a critical review of diagnosis and treatment. Orthop Clin North Am. 1989;20(3):417–26.

[3] Bjornsson J, Wold LE, Ebersold MJ, et al. Chordoma of the mobile spine. A clinicopathologic analysis of 40 patients. Cancer. 1993;71(3):735–40.

[4] Vujovic S, Henderon S, Presneau N, et al. Brachyury, a crucial regulator of notochordal development, is a novel biomarker for chordomas. J Pathol. 2006;209(2):157–65.

[5] Bergh P, Kindblom LG, Gunterberg B, et al. Prognostic factors in chordoma of the sacrum and mobile spine: a study of 39 patients. Cancer. 2000;88(9):2122–34.

[6] Schwab JH, Boland PJ, Agaram NP, et al. Chordoma and chondrosarcoma gene profile: implications for immunotherapy. Cancer Immunol Immunother. 2009;58(3):339–49.

[7] Suit HD, Goitein M, Munzenrider J, et al. Definitive radiation therapy for chordoma and chondrosarcoma of base of skull and cervical spine. J Neurosurg. 1982;56(3):377–85.

[8] Azzarelli A, Quagliuolo V, Cerasoli S, et al. Chordoma: natural history and treatment results in 33 cases. J Surg Oncol. 1988;37(3):185–91.

[9] Hsieh PC, Gallia GL, Sciubba DM, et al. En bloc excisions of chordomas in the cervical spine: review of five consecutive cases with more than 4–year follow–up. Spine (Phila Pa 1976). 2011;36(24):E1581–7.

[10] Sciubba DM, Gokaslan ZL, Black JH 3rd, et al. 5–Level spondylectomy for en bloc resection of thoracic chordoma: case report. Neurosurgery. 2011;69(2 Suppl Operative):onsE248–55; discussion onsE255–6.

[11] Samson IR, Springfield DS, Suit HD, et al. Operative treatment of sacrococcygeal chordoma. A review of twenty–one cases. J Bone Joint Surg Am. 1993;75(10):1476–84.

[12] Park L, Delaney TF, Liebsch NJ, et al. Sacral chordomas: impact of high–dose proton/photon–beam radiation therapy combined with or without surgery for primary versus recurrent tumor. Int J Radiat Oncol Biol Phys. 2006;65(5): 1514–21.

[13] Kaiser TE, Pritchard DJ, Unni KK. Clinicopathologic study of sacrococcygeal chordoma. Cancer. 1984;53(11):2574–8.

[14] Fuchs B, Dickey ID, Yaszemski MJ, et al. Operative management of sacral chordoma. J Bone Joint Surg Am. 2005;87(10):2211–6.

[15] Chambers PW, Schwinn CP. Chordoma: a clinicopathologic study of metastasis. Am J Clin Pathol. 1979;72(5):765–76.

[16] Balke M, Henrichs MP, Gosheger G, et al. Giant cell tumors of the axial skeleton. Sarcoma. 2012;2012(410973):1–10.

[17] Sanjay BK, Sim FH, Unni KK, et al. Giant cell tumors of the spine. J Bone Joint Surg Br. 1993;75(1):148–54.

[18] Filder MW. Surgical treatment of giant cell tumors of the thoracic and lumbar spine: report of nine patients. Eur Spine J. 2001;10(1):69–77.

[19] Liljenqvist U, Lerner T, Halm H, et al. En bloc spondylectomy in malignant tumors of the spine. Eur Spine J. 2008;17(4):600– 9.

[20] Chakravarti A, Spiro IJ, Hug EB, et al. Megavoltage radiation therapy for axial and inoperable giant–cell tumor of bone. J Bone Joint Surg Am. 1999;81(11):1566–73.

[21] Donthineni R, Boriani L, Ofluoglu O, et al. Metastatic behavior of giant cell tumor of the spine. Int Orthop. 2009;33(2):497– 501.

[22] Ng VW, Clifton A, Moore AJ. Preoperative endovascular embolisation of a vertebral hemangioma. J Bone Joint Surg Br. 1997;79(5):808–11.

[23] Karlin CA, Brower AC. Multiple primary hemangiomas of bone. Am J Roentgenol. 1977;129(1):162–4.

[24] Jankowski R, Nowak S, Zukiel R, et al. Surgical treatment of symptomatic vertebral hemangiomas. Neurol Neurochir Pol. 2011;45(6):577–82.

[25] Kumar V, Abbas A, Fausto N, et al. Robbins and Cotran Pathologic Basis of Disease, 8th edition. Philadelphia: Saunders; 2010. pp. 520–1.

[26] Yeaom JS, Lee CK, Shin HY, et al. Langerhans' cell histiocytosis of the spine. Analysis of twenty–three cases. Spine (Phila Pa 1976). 1999;24(16):1740–9.

[27] Seimon LP. Eosinophil granuloma of the spine. J Pediatr Orthop. 1981;1(4):371–6.

[28] Katz RL, Silva EG, deSantos LA, et al. Diagnosis of eosinophilic granuloma of bone by cytology, histology, and electron microscopy of transcutaneous bone–aspiration biopsy. J Bone Joint Surg Am. 1980;62(8):1284–90.

[29] Chen SY, Chao SC, Kao TH, et al. Surgical treatment using mesh cage and plate fixation in a 9–year–old child with solitary histiocytosis lesion in the cervical spine. Eur J Pediatric Surg. 2011;21(3):189–91.

[30] Papagelopoulos PJ, Choudhury SN, Frassica FJ, et al. Treatment of aneurysmal bone cysts of the pelvis and sacrum. J Bone Joint Surg Am. 2001;83(11):1674–81.

[31] Zenonos G, Jamil O, Governale LS, et al. Surgical treatment for primary spinal aneurysmal bone cysts: experience from Children's Hospital Boston. J Neurosurg Pediatr. 2012;9(3):305–15.

[32] Ameli NO, Abbassioun K, Saleh H, et al. Aneurysmal bone cysts of the spine. Report of 17 cases. J Neurosurg. 1985;63(5):685–90.

[33] Boriani S, Capanna R, Donati D, et al. Osteoblastoma of the spine. Clin Orthop Relat Res. 1992;278:37–45.

[34] Boriani S, Amendola L, Bandiera S, et al. Staging and treatment of osteoblastoma in the mobile spine: a review of 51 cases. Eur Spine J. 2012;21(10):2003–10.

[35] Marsh BW, Bonfiglio M, Brady LP, et al. Benign osteoblastoma: range of manifestations. J Bone Joint Surg Am. 1975;57(1):1–9.

[36] Shives TC, Dahlin DC, Sim FH, et al. Osteosarcoma of the spine. J Bone Joint Surg Am. 1986;68(5):660–8.

[37] Sciubba DM, Okuno S, Dekutoski MB, et al. Ewing and osteogenic sarcoma: evidence for multidisciplinary management. Spine (Phila Pa 1976). 2009;34(Suppl 22): S58–68.

[38] Hsieh PC, Xu R, Sciubba DM, et al. Long term clinical outcomes following en bloc resections for sacral chordomas and chondrosarcomas: a series of twenty consecutive patients. Spine (Phila Pa 1976). 2009;34(20):2233–9.

[39] Cohen MD, Harrington TM, Ginsburg WW. Osteoid osteomas: 95 cases and a review of the literature. Semin Arthritis Rheum. 1983;12(3):265–81.

[40] Ropper AE, Cahill KS, Hanna JW, et al. Primary vertebral tumors: a review of epidemiologic, histological, and imaging findings, Part I: benign tumors. Neurosurgery. 2010;69(6):1171–80.

[41] Lisbona R, Rosenthall L. Role of radionuclide imaging in osteoid osteomas. Am J Roentgenol. 1979;132(1):77–80.

[42] Harris WH, Dudley HR Jr, Barry RJ. The natural history of fibrous dysplasia: an orthopaedic, pathological, and roentgenographic study. J Bone Joint Surg Am. 1962;44-A:207–33.

[43] Kumar V, Abbas AK, Fausto N, et al. Robbins Basic Pathology. 8th edition. Philadelphia, PA: Elsevier Health Sciences; 2007. pp. 1–960.

[44] Chapurlat RD. Medical therapy in adults with fibrous dysplasia of bone. J Bone Miner Res. 2006;21(Suppl 2):P114–9.

[45] Medow JE, Agrawal BM, Resnick DK. Polyostotic fibrous dysplasia of the cervical spine: case report and review of the literature. Spine J. 2007;7(6):712–5.

[46] Metastatic tumors of the spine: diagnosis and treatment. J Am Acad Orthop Surg. 1993;1(2):76–86.

[47] Böhm P, Huber J. The surgical treatment of bony metastases of the spine and limbs. J Bone Joint Surg Br. 2002;84(4):521–9.

[48] Gerszten PC, Welch WC. Current surgical management of metastatic spinal disease. Oncology (Williston Park). 2000;14(7):1013–24; discussion 1024, 1029–30.

[49] Patchell R, Tibbs P, Regine W, et al. A randomized trial of direct decompressive surgical resection in the treatment of spinal cord compression caused by metastasis. J Clin Oncol. 2003;21:237.

[50] Fourney DR, Schomer DF, Nader R, et al. Percutaneous vertebroplasty and Kyphoplasty for painful vertebral body fractures in cancer patients. J Neurosurg. 2003;98(Suppl 1): 21–30.

第六篇

脊柱外科手术的未来趋势

Future Trends in Spine Surgery

第 44 章 脊柱外科的未来展望
Future of Spine Surgery

Shaleen Vira　Jacob Enders　Ghaith Habboub　Michael P Steinmetz　Edward C Benzel　著
王建喜　译　　陈华江　校

一、概述

脊柱外科前景光明！我们的职业追求就是要以可靠和可重复的方式为大众提供能够负担的医疗服务。今天的脊柱外科医生能够以前所未有的方式改善患者的生活，并且由于越来越多的资源涌入和致力于脊柱疾病病理基础研究，脊柱外科医生的技术能力不断提高。治疗和手术技术的创新使我们能够更好地实现这一崇高目标。如何能适时恰当地运用每一项创新对于我们来说仍是挑战。

二、门诊手术与门诊手术中心的发展

随着美国医疗越来越强调价值导向型医疗，门诊手术中心（ambulatory surgery centers，ASC）由于其规模小、专业化和费用低等潜在优势而开始增长[1, 2]。事实上，在过去 10 年中，医保人群的门诊手术率增加了 40%[3]。随着技术的不断进步，手术变得更加微创，脊柱外科开始转向利用 ASC 来开展手术[1, 4]。Purger 等最近的一项研究表明，与住院患者相比较，ASC 具有降低费用的优势，ASC 颈前路椎间盘切除融合术（anterior cervical discectomy and fusion，ACDF）的费用不

到住院患者的 50%[5]。腰椎间盘切除术也是一样。Bekelis 等发现，门诊费用约为 11 000 美元，而住院做同样手术的患者，费用约为 24 000 美元[6]。

门诊手术的安全性也应同样得到重视。Chin 等报道了门诊脊柱手术患者的纳入标准，并指出，体重指数（BMI）小于 42，在没有癌症、严重创伤、畸形或感染的情况下，门诊脊柱手术具有良好的疗效，并且并发症发生率与住院手术患者无差别[4]。为了减少手术失血和控制手术时间，作者将门诊脊柱手术限制在两个节段以内[4]。Kamson 等报道了 178 例在 ASC 行腰椎减压手术患者的临床疗效，发现并发症发生率和再手术率与以往文献中报道的相似或更低[7]。

门诊脊柱手术患者的远期疗效和再手术率同样值得关注。Pendharkar 等对腰椎椎板切除术、椎间盘切除术、腰椎融合术、ACDF 和颈椎椎间盘置换术的相关研究进行了回顾，发现有大量的数据支持门诊腰椎减压术的安全性[3]。然而，作者指出，如果 ACDF 手术在 ASC 而不是住院进行，可能与较高的再手术率相关[3]。由于大多数研究是针对小样本患者队列进行的回顾性分析，因此尚需要更多的 I 级和 II 级证据以及更长时间的随访研究。然而，只要患者并发症少，手术节段少，ASC 进行于脊柱手术似乎是安全有效的。

未来，这些新型手术环境的利用率将继续提高。

三、机器人与导航在脊柱手术中的应用

在未来几年里，技术可能会比医疗机构发挥更大的作用。例如，机器人辅助手术在许多专业领域不断取得重要进展。泌尿外科多年来一直在前列腺切除术和肾部分切除术中使用机器人，尤其是达·芬奇手术系统[8]。手术机器人的手臂比人类的双手或腹腔镜器械更容易操作，并提供更高的稳定性和更为精细的操作能力，这在其他影像导航或开放手术中通常不可能实现[8, 9]。在脊柱外科领域，机器人在椎弓根螺钉置入方面的应用越来越多，如 Mazor 机器人[9]。Mazor 机器人固定于骨骼上，依靠术中透视来准确置入螺钉，研究表明 Mazor 机器人精准度高，螺钉置入率精准度达 90% 以上[10, 11]。使用 Medtronic 公司的 O 形臂等设备进行实时术中成像，减少了为提高椎弓根螺钉置入准确性而进行的重复 X 线透视，同时也减少了手术团队的射线暴露[12]。儿童患者对于射线更加敏感，术中射线的减少也有利于儿童患者的远期健康。

Globus Medical Inc. 开发的 ExcelsiusGPS 系统在机器人成像和导航方面有了进一步的改进。该系统具有完整的实时监控导航的能力，能够固定到手术室地板，并且包含了一个刚性的末端执行器，供外科医生钻孔和放置螺钉[13]。Ahmed 等报道了一位 69 岁女性患者，使用 ExcelsiusGPS 系统进行 $L_4 \sim L_5$ 减压椎弓根螺钉固定手术[13]。手术团队使用 O 形臂进行三维锥形束计算机断层扫描（CT），图像传输到 ExcelsiusGPS 系统中进行螺钉置入准备。机器人成功辅助完成了螺钉的置入，O 形臂和透视成像过程中患者射线暴露仅为 8mSv[13]。术后 6 周患者背部和下肢疼痛有显著改善。

尽管大量文献对机器人辅助手术进行了报道，我们仍应认识到机器人手术仍处于初级阶段。已发表的研究样本量通常很小，机器人手术引起的软组织、神经和血管损伤也值得关注。此外，图像配准问题和导钻的意外滑动可能导致机器人手术失败[9]。此外，由于机器人在手术室的布置和患者图像的注册都需要时间，使用机器人手术会增加额外的手术时间。当今时代，成本、质量和效率在医学领域变得越来越重要，机器人需要客观地提高医疗价值，以便机构能够认可其高成本的合理性。

（一）人工智能和机器学习

与机器人技术一样，人工智能（artificial intelligence，AI）在医疗保健的许多领域都在爆炸式发展，脊柱外科只是其中之一。机器学习（machine learning，ML）是人工智能的一个分支，由于其能够将数据变量之间复杂的交互联系起来，目前正受到广泛关注。ML 在皮肤科、眼科、放射科和基因组学等许多医疗专业中都在应用[14-16]。ML 与传统 AI 算法的主要区别在于，在一般 AI 中我们编写规则，而在 ML 中算法通过数据学习来定义规则，如图 44-1 所示。脊柱外科的一些研究正在使用 ML 来联系变量和结果之间的不可见的相关性，应用领域包括脊柱退变、脊柱畸形和硬膜外脓肿等[17-19]。所有这些研究都试图实现对患者的精确个性化护理，而不是目前所使用的统一方法。在脊柱外科的机器人技术领域，ML 将很快发挥主导作用。ML 对机器人的动作选择优化方面表现突出。ML 算法的最新进展可赋予机器人自主执行复杂任务的能力，也就是说机器人可以自主执行部分外科手术任务[20]。

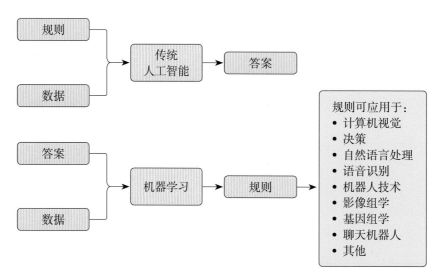

▲ 图 44-1　传统人工智能与机器学习的区别

自然语言处理是 ML 的另一个领域，致力于语言和 AI 研究。它在非结构化的医疗数据（包括记录、放射学报告、病理报告和其他）中被大量使用，以将各项记录与结果联系起来[21]。移动设备是一个很好的平台，所有这些 ML 算法都可以直接与患者交互。聊天机器人（Chatbots）可以直接与患者交流，收集信息，与运行在设备或主机服务上的 ML 算法通信，然后将有意义的结果返回给患者[22]。这些平台可在诊室就医之外的时间监控患者，从而为患者提供持续的医疗保健。随着进一步的改进，AI、ML 和机器人技术将会更好地发挥其优势，在不同的外科领域出现更多的应用。

（二）微创手术继续发展

在过去的 20 年里，微创手术在外科领域中得到了迅速的发展。目前腹腔镜手术在胃肠道和泌尿外科治疗中非常常见，而关节镜也常用于骨科疾病的外科治疗。微创脊柱手术可以减少失血量，降低感染和神经损伤的发生率，并使患者在手术后能更早下床行走[23, 24]。例如，半椎板切除术保留了半侧椎板和棘间韧带的完整性，同时去

除病灶，有助于维持术后脊柱的稳定性和完整性[25]。根据病变的位置可使用的其他技术，包括单侧椎板切除双侧减压和劈开式椎板切除术，可以至少保持部分肌肉和关节突的完整性[25]。

与早期的器械相比较，内镜技术的出现，可以减少切口的大小，同时提供了三维视野和更大的操作空间[26]。通过使用小口径工作通道减少了组织创伤，与开放手术相比，恢复时间和愈合时间都得到了改善。5 年和 10 年的长期随访研究表明，与传统的手术方法相比，内镜技术在致残和背痛方面明显减少[27, 28]。

目前微创脊柱手术的局限性包括学习曲线陡峭，通常需要高级别的培训，同时多种技术临床叠加应用。器械也可能出现损坏或故障，由此引起的操作空间可视化问题可能导致的并发症包括硬膜囊撕裂或神经损伤。随着内镜培训被纳入骨科和神经外科住院医师培训计划，并且相关研究明确了针对特定临床条件的技术优势，微创脊柱手术可能会变得越来越普遍。

（三）非融合技术

脊柱手术技术也同样出现了重要进展。椎

体间融合手术的一个重要并发症是邻近节段疾病（adjacent segment disease，ASD），在融合部位的上方和下方节段开始退变，引起疾病，伴随脊柱失稳[29]。融合也会导致脊柱的僵硬，因此以保留手术节段活动和固有载荷状况的新技术得以研发出现，以防止进一步的退变发生。例如，单节段颈前路椎间盘切除融合术（anterior cervical diskectomy and fusion，ACDF）可使颈椎活动度减少约 7°，两节段 ACDF 可显著降低颈椎活动范围，降低生活质量[30, 31]。颈椎间盘置换术（cervical disk arthroplasty，CDA）是一种很有前景的颈椎活动保留技术，该技术切除患者受损或突出的椎间盘，并用人工椎间盘假体进行置换。人工椎间盘假体包括两个金属终板以及将两者连接的柔性连接件，金属终板贴合于相邻椎体[32]。

在 2018 年的系统回顾中，Laratta 等分析了比较 ACDF 和 CDA 的随机对照试验、生物力学研究和病例系列研究[33]。他们发现 ACDF 患者的再手术率和平均费用高于 CDA，并且与 ACDF 相比，CDA 的颈椎活动范围较大。重要的是，他们发现只有中等证据表明 CDA 比 ACDF 相邻节段疾病的发生率降低，CDA 的翻修手术率略高[33]。随着技术的不断进步，在两节段或多节段 CDA 手术中得到的远期随访证据不断增加，颈椎活动度保留手术可能会更多地被用于临床，帮助患者享有更高的生活质量。

腰椎后路动态固定手术能够减少腰椎 ASD，近年来得到了广泛的关注。Medtronic 公司的 X-stop 和 Paradigm Spine，LLC 公司的 CoFlex 系统等器械可使脊柱保持轻微的弯曲，从而有助于脊髓和邻近神经根减压[32]。Zimmer 公司的 Dynesys 系统将可压缩管与抗张力聚酯绳相结合，该系统同样有助于控制脊柱的伸展和屈曲[32]。这些器械有助于保持脊柱的活动度，同时也减少了

导致椎间盘退变和不稳的脊柱负荷[34]。这些器械未来的发展方向是能够符合脊柱本身固有的活动范围，并通过材料技术的进步确保骨整合。随着研究的深入，远期的随访研究得到确凿的疗效证据，它们将会被更多地用于临床。

（四）促进融合的表面技术

融合手术通常需要放置椎间融合器来保持椎间盘高度并承担负荷以促进骨生长和融合。这些融合器通常是由钛合金或聚醚醚酮（polyetheretherketone，PEEK）制成的，每一种材料都有自己的优缺点。钛合金材料（如 Ti-6Al-4V）非常常用，因为它们形成一个非反应性 TiO_2 表面层，可促进骨生长[35]。钛笼的表面改性，如增加粗糙度和孔隙率，可诱导生长因子在表面的表达，从而进一步提高内植物的骨整合度[35-37]。然而，钛的弹性模量高达 110GPa 左右，会产生应力屏蔽效应，导致周围骨量减少。钛本身射线不能穿透，可影响在影像中骨融合的临床评估[38-40]。PEEK 材料提供了应对这些挑战的一些解决方案，因为它的弹性模量低得多（3~4GPa），而且射线能够穿透[41, 42]。然而，PEEK 是一种化学惰性和疏水性材料，会导致置入物表面的骨结合减少，导致所谓的"PEEK 光环"效应[43-45]。因此，当前应聚焦于钛和 PEEK 的表面改性和涂层研究，以改善这些材料的缺点。

最近研发的一种提高 PEEK 骨整合性的方法是在 PEEK 融合器上涂上一层钛涂层。最近的两项研究应用真空等离子喷涂和电子束沉积技术在 PEEK 表面进行钛涂层，证明了该技术的可行性[46, 47]。McGilvray 等在 2017 年的一项研究发现，与未涂层 PEEK 相比，钛涂层 PEEK 在刚度和活动范围方面的有优势[40]。然而，Kienle 等在 2016 年的一篇文章中报道，钛涂层 PEEK 椎间融合器

置入椎间隙时可能产生与之相关的磨损碎屑[48]。作者指出，超过 50% 的小磨损颗粒足以被吞噬，这就增加了术后慢性炎症的潜在风险，值得关注[48]。

另一种策略是制造和使用多孔 PEEK，最近的研究表明，与钛涂层 PEEK 相比，多孔 PEEK 可以增加骨结合[49, 50]。在一项研究中，Torstrick 等在光滑、多孔和钛涂层 PEEK 圆盘上培养小鼠前成骨细胞，在细胞融合后培养 14 天，发现多孔 PEEK 与光滑或钛涂层 PEEK 相比，骨标志物（如骨钙素和 VEGF）的水平增加[49]。作者还将这三种材料的植入大鼠胫骨进行了拔出试验，发现多孔 PEEK 植入物具有最高的拔出强度，证明这种材料设计具有优越的骨整合性[49]。使用多孔 PEEK 可以减少先前讨论过的 PEEK 光环效应，并且相对于其他材料，多孔 PEEK 有助于改善骨整合和骨融合。然而值得注意的是，其中许多研究都是在体外或动物模型中进行的，因此可能需要大规模的随机临床试验来证实或反驳这些实验结果。

（五）3D 打印

近年来，3D 打印在许多不同学科的应用都呈指数级增长，包括在航空工业[51]、牙科[52] 和医学[53] 等。使用计算机辅助设计（computer-aided design，CAD）软件，可以设计出独特的形状并使用多种材料打印成型，其成本远低于传统制造技术，如铣削或注塑成型。早期的方法是使用喷嘴将加热软化的塑料挤到移动的平台上，较新的方法可以使用激光烧结技术，由金属粉末形成层，随后被熔合在一起，或者可以使用光固化技术，光源将移动的液体容器中的树脂层层固化[54]。较新的烧结技术和光固化技术提供了更高的精度，并能够制造出能够经受灭菌处理的模

型[54]。在脊柱外科领域，3D 打印的应用已经聚焦于的手术规划，以及根据患者的个体解剖个体化定制的置入物[55]。

例如，Goel 等报道使用薄层 CT 制作 3D 打印模型用于 11 例颅颈畸形患者的手术规划[56]。作者术前使用 3D 打印模型选择钛棒和螺钉的型号，并在术中参考模型作为指导[56]。同样，Guo 等报道了使用 3D 打印导板辅助颈椎椎弓根螺钉的置入[57]。颈椎椎弓根螺钉的置入具有椎动脉损伤等风险，因此椎弓根螺钉必须小心置入。在本研究中，Guo 等的结果表明，与传统的术中 CT 扫描方法相比，使用 3D 打印模型缩短了手术时间，显著提高了椎弓根螺钉固定的可接受率，这证明了 3D 打印导板对手术指导的有效性[57]。以物理模型为指导减少了 X 射线的使用，对于患者和手术室工作人员来讲更加安全。

然而，3D 打印确实存在一些缺点，包括工作人员掌握计算机设计软件的技术挑战，购买 3D 打印机和必要软件的成本，以及为指定患者的解剖结构创建个体化模型所需的时间[57, 58]。事实上，从财务角度来看，医院认可这些费用的合理性可能存在挑战，许多患者可能也无法承担这些费用。因此，3D 打印模型在常规脊柱手术病例中的应用可能会受到限制，除非模型能够廉价快速地生产出来，并且可能需要更大规模的成本控制分析来证实 3D 打印技术广泛应用于脊柱融合术中的价值。

四、结论

预计我们将越来越重视利用医疗服务的创新，包括外科置入物和脊柱医疗器械方面技术进步。伴随着这些进步，还有许多未知，例如在什么情况下新技术具有成本效益，什么样的医疗模

式在保证安全的同时提高了疗效水平，以及这些技术进步应用的适应证会有哪些。综上所述，我们对自己专业的了解比其他专业的医生对各自领域的了解要少！这一结论既令人谦卑，又令人鼓舞——脊柱手术的未来将是一段令人兴奋的旅程，我们将战胜这些挑战，并充分利用每一个可能的机会来改善患者的生活。

参考文献

[1] Gologorsky Y. Outpatient spine surgery: transition to the Ambulatory Surgery Center. World Neurosurg. 2018;114:369–70.

[2] Best MJ, Buller LT, Eismont FJ. National trends in ambulatory surgery for intervertebral disc disorders and spinal stenosis: A 12–year analysis of the National Surveys of Ambulatory Surgery. Spine (Phila Pa 1976). 2015;40(21):1703–11.

[3] Pendharkar AV, Shahin MN, Ho AL, et al. Outpatient spine surgery: defining the outcomes, value, and barriers to implementation. Neurosurg Focus. 2018;44(5):E11.

[4] Chin KR, Pencle FJ, Coombs AV, et al. Eligibility of outpatient spine surgery candidates in a single private practice. Clin Spine Surg. 2017;30(10):E1352–8.

[5] Purger DA, Pendharkar AV, Ho AL, et al. Outpatient vs inpatient anterior cervical discectomy and fusion: a population– level analysis of outcomes and cost. Neurosurgery. 2018;82(4):454–64.

[6] Bekelis K, Missios S, Kakoulides G, et al. Selection of patients for ambulatory lumbar discectomy: results from four US states. Spine J. 2014;14(9):1944–50.

[7] Kamson S, Trescot AM, Sampson PD, et al. Full–endoscopic assisted lumbar decompressive surgery performed in an outpatient, ambulatory facility: report of 5 years of complications and risk factors. Pain Physician. 2017;20(2):E221–31.

[8] Honda M, Morizane S, Hikita K, et al. Current status of robotic surgery in urology. Asian J Endosc Surg. 2017;10(4):372–81.

[9] Joseph JR, Smith BW, Liu X, et al. Current applications of robotics in spine surgery: a systematic review of the literature. Neurosurg Focus. 2017;42(5):E2.

[10] Kim HJ, Jung WI, Chang BS, et al. A prospective, randomized, controlled trial of robot–assisted vs freehand pedicle screw fixation in spine surgery. Int J Med Robot. 2017;13(3).

[11] Hyun SJ, Kim KJ, Jahng TA, et al. Minimally invasive robotic versus open fluoroscopic–guided spinal instrumented fusions: a randomized controlled trial. Spine (Phila Pa 1976). 2017;42(6):353–8.

[12] Shin MH, Hur JW, Ryu KS, et al. Prospective comparison study between the fluoroscopy–guided and navigation coupled with O–arm–guided pedicle screw placement in the thoracic and lumbosacral spines. J Spinal Disord Tech. 2015;28(6):E347–51.

[13] Ahmed AK, Zygourakis CC, Kalb S, et al. First spine surgery utilizing real–time image–guided robotic assistance. Comput Assist Surg (Abingdon). 2019:1–5.

[14] Esteva A, Kuprel B, Novoa RA, et al. Dermatologist–level classification of skin cancer with deep neural networks. Nature. 2017;542(7639):115–8.

[15] Gulshan V, Peng L, Coram M, et al. Development and validation of a deep learning algorithm for detection of diabetic retinopathy in retinal fundus photographs. JAMA. 2016;316(22): 2402–10.

[16] Poplin R, Varadarajan AV, Blumer K, et al. Prediction of cardiovascular risk factors from retinal fundus photographs via deep learning. Nat Biomed Eng. 2018;2(3):158–64.

[17] Ames CP, Smith JS, Pellisé F, et al. European Spine Study Group, International Spine Study Group. Development of deployable predictive models for minimal clinically important difference achievement across the commonly used health–related quality of life instruments in adult spinal deformity surgery. Spine (Phila Pa 1976). 2019.

[18] Mroz TE, Habboub G. Artificial Intelligence can Redefine Value– Based Spine Care. It's Already Starting To. ConsultQD. 2018. [online] Available from: https://consultqd.clevelandclinic.org/ artificial–intelligence–can–redefine–value–based–spine–careits– already–starting–to/. [Last accessed July 2019].

[19] Shah AA, Ogink PT, Nelson SB, et al. Nonoperative management of spinal epidural abscess: development of a predictive algorithm for failure. J Bone Joint Surg Am. 2018;100(7):546–55.

[20] Bousmalis K, Irpan A, Wohlhart P, et al. Using Simulation and Domain Adaptation to Improve Efficiency of Deep Robotic Grasping. 2018 IEEE International Conference on Robotics and Automation (ICRA). Brisbane, QLD: IEEE; 2018. pp. 4243–50.

[21] Rajkomar A, Oren E, Chen K, et al. Scalable and accurate deep learning with electronic health records. NPJ Digit Med. 2018;1:18.

[22] Habboub G, Mroz TE. Healthcare at your fingertips. AANS Neurosurgeon. 2018;27(4):5.

[23] Uribe JS, Beckman J, Mummaneni PV, et al.; MIS–ISSG Group. Does MIS surgery allow for shorter constructs in the

surgical treatment of adult spinal deformity? Neurosurgery. 2017;80(3):489–97.

[24] Liu G, Liu S, Zuo YZ, et al. Recent advances in technique and clinical outcomes of minimally invasive spine surgery in adult scoliosis. Chin Med J (Engl). 2017;130(21):2608–15.

[25] Banczerowski P, Czigléczki G, Papp Z, et al. Minimally invasive spine surgery: systematic review. Neurosurg Rev. 2015;38(1):11–26.

[26] Oppenheimer JH, DeCastro I, McDonnell DE. Minimally invasive spine technology and minimally invasive spine surgery: a historical review. Neurosurg Focus. 2009;27(3):E9.

[27] Casal–Moro R, Castro–Menéndez M, Hernández–Blanco M, et al. Long–term outcome after microendoscopic diskectomy for lumbar disk herniation: a prospective clinical study with a 5–year follow–up. Neurosurgery. 2011;68(6):1568–75.

[28] Wang M, Zhou Y, Wang J, et al. A 10–year follow–up study on long–term clinical outcomes of lumbar microendoscopic discectomy. J Neurol Surg A Cent Eur Neurosurg. 2012;73(4):195–8.

[29] Wu JC, Hsieh PC, Mummaneni PV, et al. Spinal motion preservation surgery. Biomed Res Int. 2015;2015:372502.

[30] Fay LY, Huang WC, Tsai TY, et al. Differences between arthroplasty and anterior cervical fusion in two–level cervical degenerative disc disease. Eur Spine J. 2014;23(3):627–34.

[31] Kim SW, Limson MA, Kim SB, et al. Comparison of radiographic changes after ACDF versus Bryan disk arthroplasty in single and bi–level cases. Eur Spine J. 2009;18(2):218–31.

[32] Serhan H, Mhatre D, Defossez H, et al. Motion–preserving technologies for degenerative lumbar spine: The past, present, and future horizons. SAS J. 2011;5(3):75–89.

[33] Laratta JL, Shillingford JN, Saifi C, et al. Cervical disk arthroplasty: a comprehensive review of single–level, multilevel, and hybrid procedures. Glob Spine J. 2018;8(1):78–83.

[34] Erbulut DU, Zafarparandeh I, Ozer AF, et al. Biomechanics of posterior dynamic stabilization systems. Adv Orthop. 2013;2013:451956.

[35] Rao PJ, Pelletier MH, Walsh WR, et al. Spine interbody implants: material selection and modification, functionalization and bioactivation of surfaces to improve osseointegration. Orthop Surg. 2014;6(2):81–9.

[36] Gittens RA, Olivares–Navarrete R, Schwartz Z, et al. Implant osseointegration and the role of microroughness and nanostructures: Lessons for spine implants. Acta Biomater. 2014;10(8):3363–71.

[37] Olivares–Navarrete R, Hyzy SL, Gittens RA 1st, et al. Rough titanium alloys regulate osteoblast production of angiogenic factors. Spine J. 2013;13(11):1563–70.

[38] Wu SH, Li Y, Zhang YQ, et al. Porous titanium–6 aluminum–4 vanadium cage has better osseointegration and less micromotion than a poly–ether–ether–ketone cage in sheep vertebral fusion. Artif Organs. 2013;37(12):E191–201.

[39] Wang Z, Fu S, Wu ZX, et al. Ti2448 pedicle screw system augmentation for posterior lumbar interbody fusion. Spine (Phila Pa 1976). 2013;38(23):2008–15.

[40] McGilvray KC, Waldorff EI, Easley J, et al. Evaluation of a polyetheretherketone (PEEK) titanium composite interbody spacer in an ovine lumbar interbody fusion model: biomechanical, microcomputed tomographic, and histologic analyzes. Spine J. 2017;17(12):1907–16.

[41] Pelletier MH, Cordaro N, Punjabi VM, et al. PEEK versus Ti interbody fusion devices: resultant fusion, bone apposition, initial and 26–week biomechanics. Clin Spine Surg. 2016;29(4):E208–14.

[42] Schimmel JJP, Poeschmann MS, Horsting PP, et al. PEEK cages in lumbar fusion: mid–term clinical outcome and radiologic fusion. Clin Spine Surg. 2016;29(5):E252–8.

[43] Walsh WR, Bertollo N, Christou C, et al. Plasma–sprayed titanium coating to polyetheretherketone improves the boneimplant interface. Spine J. 2015;15(5):1041–9.

[44] Sagomonyants KB, Jarman–Smith ML, Devine JN, et al. The in vitro response of human osteoblasts to polyetheretherketone (PEEK) substrates compared to commercially pure titanium. Biomaterials. 2008;29(11):1563–72.

[45] Phan K, Hogan JA, Assem Y, et al. PEEK–Halo effect in interbody fusion. J Clin Neurosci. 2016;24:138–40.

[46] Han CM, Lee EJ, Kim HE, et al. The electron beam deposition of titanium on polyetheretherketone (PEEK) and the resulting enhanced biological properties. Biomaterials. 2010;31(13):3465–70.

[47] Hoppe S, Albers CE, Elfiky T, et al. First results of a new Vacuum Plasma Sprayed (VPS) Titanium–Coated Carbon/PEEK Composite Cage for lumbar interbody fusion. J Funct Biomater. 2018;9(1). pii: E23.

[48] Kienle A, Graf N, Wilke HJ. Does impaction of titanium–coated interbody fusion cages into the disc space cause wear debris or delamination? Spine J. 2016;16(2):235–42.

[49] Torstrick FB, Lin ASP, Potter D, et al. Porous PEEK improves the bone–implant interface compared to plasma–sprayed titanium coating on PEEK. Biomaterials. 2018;185:106–16.

[50] Carpenter RD, Klosterhoff BS, Torstrick FB, et al. Effect of porous orthopedic implant material and structure on load sharing with simulated bone ingrowth: A finite element analysis comparing titanium and PEEK. J Mech Behav Biomed Mater. 2018;80:68–76.

[51] Joshi SC, Sheikh AA. 3D printing in aerospace and its longterm sustainability. Virtual Phys Prototyp. 2015;10(4):175–85.

[52] Dawood A, Marti Marti B, Sauret–Jackson V, et al. 3D printing in dentistry. Br Dent J. 2015;219(11):521–9.

[53] Christensen A, Rybicki FJ. Maintaining safety and efficacy for 3D printing in medicine. 3D Print Med. 2017;3(1):1.

[54] Garg B, Mehta N. Current status of 3D printing in spine surgery. J Clin Orthop Trauma. 2018;9(3):218–25.

[55] Wilcox B, Mobbs RJ, Wu AM, et al. Systematic review of 3D printing in spinal surgery: the current state of play. J Spine Surg. 2017;3(3):433–43.

[56] Goel A, Jankharia B, Shah A, et al. Three–dimensional models: an emerging investigational revolution for craniovertebral junction surgery. J Neurosurg Spine. 2016; 25(6):740–4.

[57] Guo F, Dai J, Zhang J, et al. Individualized 3D printing navigation template for pedicle screw fixation in upper cervical spine. PLos One. 2017;12(2):e0171509.

[58] Hsu MR, Haleem MS, Hsu W. 3D printing applications in minimally invasive spine surgery. Minim Invasive Surg. 2018;2018:4760769.

相 关 图 书 推 荐

中 国 科 学 技 术 出 版 社

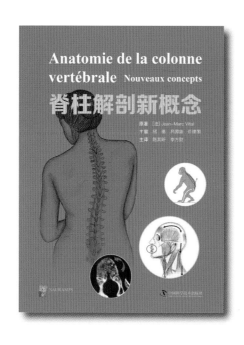

脊柱解剖新概念

原著　[法] Jean–Marc Vital

主审　邱　勇　吕国华　仉建国

主译　陈其昕　李方财

定价　328.00元

　　本书引进自法国 Sauramps Medical 出版社，由法国知名解剖学家联合脊柱外科、神经外科、康复理疗和生物力学专家倾力打造，国内浙江大学医学院附属第二医院骨科脊柱外科中心的专家团队联合翻译，是一部运用最新技术手段研究活体脊柱动态解剖、阐明脊柱病理学、完善脊柱外科手术新视角的经典参考书。著者从脊柱的发育解剖学、体位解剖学、描述解剖学及功能解剖学四个维度，向读者详尽描述了人体脊柱解剖学的特点，并分享了全新的概念。本书视角独特，立意新颖，图文互参，阐述细致，对广大骨科医生、脊柱外科医生和神经外科医生的基础研究及临床工作有极大的帮助，可作为脊柱外科初学者及进阶者的参考工具书，对康复、理疗、风湿病等学科的发展和临床实践也大有裨益。